冠心病的外科治疗

主　编　郝建潮　秦　巍
副主编　李大伟　闫国君　朱　红
　　　　杨永平　白　琳　王芝洁
　　　　杜景辰　武　猛　宁茂华
　　　　朱晓多　王　欢

科学技术文献出版社
Scientific and Technical Documents Publishing House
北　京

(京)新登字 130 号

内容简介

本书从多个侧面对冠心病的病因、发病机制及流行病学的最新理论进行了完整论述。以严谨的科学态度及国内外同行广泛接受和认可的理论阐述冠心病外科在诊断、治疗方面特有的技术和最新进展。写作中力求全面反映冠心病外科近十几年来的最新研究成果及发展趋势，侧重临床实际应用，指导性强，内容深入浅出，资料齐全，可读性强。本书几乎囊括了冠心病外科这一单一领域的全部内容，以减少读者查找其他资料的时间，使读者有一书在手，全部内容尽收眼底的充实感。

科学技术文献出版社是国家科学技术部系统惟一一家中央级综合性科技出版机构，我们所有的努力都是为了使您增长知识和才干。

编 委 会

主　编　郝建潮　秦　巍

副主编　李大伟　闫国君　朱　红　杨永平
　　　　　白　琳　王芝洁　杜景辰　武　猛
　　　　　宁茂华　朱晓多　王　欢

编　委（以姓氏笔画为序）
　　　　　王芝洁　王　欢　宁茂华　白　琳
　　　　　闫国君　朱　红　朱晓多　李大伟
　　　　　李金梁　吴双全　杜景辰　杨永平
　　　　　杨兆颖　武　猛　陈海军　郝建潮
　　　　　高　斌　秦悦洋　秦　巍　郭洪霞
　　　　　鄂继华

目 录

第一篇 心脏的解剖和病理

第1章 心脏的解剖和病理生理 (3)
    第1节 心脏的解剖 (3)
    第2节 心脏的病理生理 (9)
第2章 冠心病的病理和临床分型 (16)
    第1节 冠心病的病理基础 (16)
    第2节 冠心病的临床分型 (21)

第二篇 冠心病诊断学

第3章 冠心病危险因素及其分层 (27)
    第1节 冠心病的危险因素 (27)
    第2节 冠心病危险因素分层 (36)
第4章 心电图诊断冠心病 (41)
    第1节 心室内传导异常 (41)
    第2节 心肌缺血和梗死 (52)
第5章 心律失常 (70)
    第1节 心律失常的诊断 (70)
    第2节 过早搏动 (77)
    第3节 心房扑动与颤动 (90)
    第4节 折返型交界性快速心律失常 (105)
    第5节 室性快速性心律失常 (113)
    第6节 房室传导阻滞 (127)
第6章 心肌损伤标志物 (136)
    第1节 心肌损伤标志物的评价 (136)
    第2节 心肌损伤标志物临床应用 (140)

第7章　超声心动图诊断冠心病　(147)
 第1节　冠状动脉超声显示方法　(148)
 第2节　负荷超声心动图在冠心病中的应用　(151)
 第3节　心肌缺血与室壁运动异常　(158)
 第4节　心肌梗死的超声诊断　(162)
 第5节　心肌梗死并发症的超声诊断　(165)
 第6节　存活心肌的判断　(170)
 第7节　超声新技术在冠心病中的应用　(173)

第8章　影像学诊断冠心病　(181)
 第1节　影像学在心血管疾病诊断上的发展　(181)
 第2节　多层螺旋CT在冠心病诊断上的应用　(183)
 第3节　冠状动脉钙化检出及临床应用　(187)
 第4节　MSCT对冠状动脉斑块的诊断价值　(189)
 第5节　MSCT在冠状动脉支架的应用　(191)
 第6节　MSCT在冠状动脉搭桥术前后评价　(192)
 第7节　MSCT显示冠状动脉起源异常　(194)
 第8节　诊断冠心病技术分析　(195)

第9章　冠状动脉造影　(199)
 第1节　冠状动脉造影术前准备　(199)
 第2节　冠状动脉造影技术　(211)
 第3节　冠状动脉旁路血管的心导管检查技术　(220)

第三篇　冠心病的治疗

第10章　冠心病的内科治疗　(227)
 第1节　冠心病的药物治疗　(228)
 第2节　冠心病介入治疗现状及进展　(245)

第11章　介入性导管治疗技术　(256)
 第1节　经皮经腔冠状动脉成形术　(256)
 第2节　冠状动脉斑块切除术　(273)
 第3节　冠状动脉内支架　(276)
 第4节　激光和其他消除粥样硬化斑块的能源　(282)
 第5节　血管内显像技术　(284)
 第6节　治疗质量和可信任程度　(287)

第12章　冠心病治疗的麻醉　(290)
 第1节　心肌氧供需平衡　(290)
 第2节　术前评估　(292)

第3节　麻醉前准备和麻醉前用药 (294)
　第4节　冠状动脉搭桥术麻醉用药 (295)
　第5节　血管活性药物及抗心律失常药物 (318)
　第6节　围术期血流动力学管理 (324)
　第7节　围术期麻醉管理 (328)
第13章　冠心病与胸段交感神经阻滞 (333)
　第1节　自主神经系统 (335)
　第2节　心脏功能的调控 (343)
　第3节　心肌缺血 (345)
　第4节　心脏病患者围术期心脏保护 (349)
　第5节　硬膜外交感神经阻滞的若干问题 (352)
第14章　心脏起搏器治疗技术 (356)
　第1节　临时性心脏起搏 (356)
　第2节　永久性心脏起搏 (359)
　第3节　心脏起搏器埋植术 (361)
　第4节　心房起搏 (367)
　第5节　双腔心脏起搏 (370)
　第6节　心肌电极起搏的外科技术 (371)
　第7节　自动除颤起搏器埋植术 (376)
第15章　机械辅助循环技术 (381)
　第1节　主动脉内气囊反搏 (381)
　第2节　左心辅助循环 (384)
　第3节　右心辅助及双心室辅助循环 (394)
　第4节　人工心 (398)
　第5节　对辅助循环的评价与展望 (404)
第16章　冠状动脉旁路移植手术 (406)
　第1节　冠状动脉旁路移植手术适应证 (409)
　第2节　冠状动脉旁路移植物的选择 (412)
　第3节　重建血运方式的合理选择 (418)
　第4节　取移植物手术操作技术 (421)
　第5节　冠状动脉旁路移植术 (429)
第17章　心肌梗死并发症外科治疗 (456)
　第1节　急性心肌破裂 (457)
　第2节　左室室壁瘤 (461)
　第3节　缺血性室间隔穿孔 (469)
　第4节　缺血性二尖瓣关闭不全 (477)
第18章　特殊群体的外科治疗 (486)

第1节 OPCABG在低射血分数冠心病患者中的应用 (486)
第2节 高龄患者的冠状动脉旁路移植术 (491)
第3节 左主干病变药物支架不能取代搭桥手术 (497)
第4节 急诊冠状动脉搭桥术 (498)
第5节 缺血性心肌病的外科治疗 (500)
第6节 糖尿病治疗的CABG和PCI之争 (504)
第7节 冠心病合并慢阻肺患者的冠状动脉旁路移植术 (505)
第8节 冠状动脉旁路移植术同期瓣膜手术 (506)

第19章 微创冠状动脉旁路移植手术 (510)
第1节 非体外循环冠状动脉旁路移植术 (512)
第2节 小切口冠状动脉旁路移植术 (513)
第3节 胸腔镜辅助下冠状动脉旁路移植术 (513)
第4节 不用主动脉侧壁钳的冠状动脉旁路移植术 (516)
第5节 主动脉吻合器在冠状动脉旁路移植术中的应用 (518)
第6节 激光重建心肌血运 (519)
第7节 微创冠状动脉旁路移植手术技术的争议和展望 (524)

第20章 冠状动脉外科新技术 (528)
第1节 全动脉化冠状动脉旁路移植手术 (528)
第2节 双侧乳内动脉的冠状动脉旁路移植手术 (529)
第3节 胸降主动脉血管桥治疗冠心病多支病变 (532)
第4节 杂交技术在冠状动脉外科中的应用 (533)
第5节 冠脉旁路移植术联合激光血运重建及干细胞移植 (535)

第21章 冠心病外科手术围术期并发症处理 (537)
第1节 围手术期处理 (537)
第2节 心脏术后并发症的处理 (547)
第3节 术后药物治疗 (556)

第22章 冠心病患者康复治疗 (559)
第1节 体育活动在心脏病康复治疗中的应用 (559)
第2节 二级预防 (567)
第3节 心脏病康复工作规划 (570)
第4节 职业康复 (572)

第23章 冠状动脉外科未来展望 (575)

第一篇

心脏的解剖和病理

第一篇

心理的確認和察理

第1章

心脏的解剖和病理生理

第1节 心脏的解剖

一、心脏的血管

心脏本身的血液循环同身体其他部位一样有动脉和静脉两个系统,冠状动脉将动脉血运送至心脏各部,冠状静脉将静脉血回流入右心房。

(一)冠状动脉

冠状动脉是心脏营养动脉,为升主动脉第1对分支,从主动脉瓣环上约0.7cm,相当于主动脉瓣游离缘水平发出。冠状动脉开口可呈圆形、卵圆形或一窄的裂隙。左冠状动脉开口约0.5～0.7cm,右冠状动脉开口约0.2～0.5cm。冠状动脉开口多有变异,左冠状动脉开口可能有两个,一是左冠状动脉前降支的开口,另一个为旋支的开口。右冠状动脉开口可能缺如,或开口于左冠状动脉窦处。

1. 左冠状动脉

主干起自左冠状动脉窦,长约0.5～2.0cm,走行于肺动脉平面与左心耳之间,达左冠状沟后分成前降支和回旋支(图1-1)。

(1)前降支:为左冠状动脉的直接延续,沿前室间沟下行至心尖部,经心尖切迹转向心脏膈面,终止于后室间沟的下1/3部,沿途发出的分支分布到前室间隔两旁的左右心室前壁、右室漏斗部、心尖部、心脏膈面下1/3及室间隔的前2/3区和希氏束及右室前乳头肌,分布到左室前壁者称左室前支或对角支,到右室前壁者称右室前支,到室间隔者称前室间隔支。

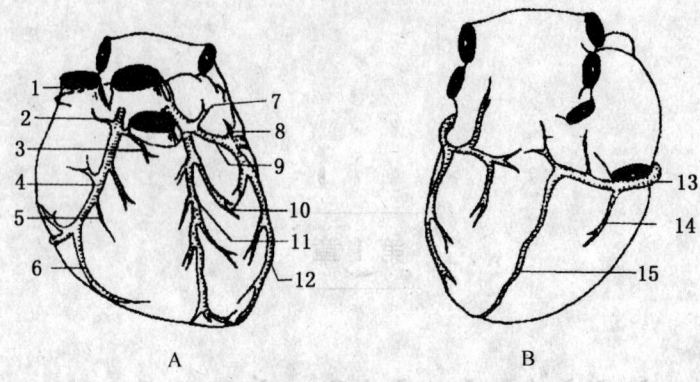

图 1-1 冠状动脉
A. 前面观；B. 膈面或后面观
1. 窦房结动脉；2. 右心房前支；3. 右圆锥支；4. 右冠状动脉；5. 右窦前支；6. 右缘支；7. 左心房前支；
8. 左心房中间动脉；9. 回旋支；10. 对角支；11. 前降支；12. 左缘支；
13. 右冠状动脉；14. 右心室后支；15. 后降支（右冠状动脉）

(2) 回旋支：沿左房室沟左行，在心脏的左缘向左后绕行，终止于近心脏左缘的左室后壁，沿途发出分支分布到左心房称左房支，分布到左室前壁的心底部分称左室前支，分布到左室侧缘称左边缘支（钝缘支），分布到左室后壁近侧缘部称左室后支。

(3) 对角支：在前降和回旋支的分叉处或左前降支近侧发出，分布到左室前壁上部。

2. 右冠状动脉

起自右冠状动脉窦，向右前方走行于主动脉根部和右心耳之间，然后沿右房室沟右行，在心脏右侧缘转向膈面，行至房室交界区再沿后室间沟下行，终止于后室间沟下 2/3 处，在房室沟内的一段称右旋支，在后室间沟内的一段称后降支。沿途发出右房支到右心房，发出左房后支到左心房的后部，发出右室前支、右边缘支（锐缘支），右室后支和左室后支分布到相应的心室各部，发出后室间隔支分布到室间隔。

右室漏斗部的血供，多数来自前降支和右冠状动脉的第 1 分支（圆锥支），有时这两者互相吻合成环，称为 Vieussen 环，常给右室流出道疏通术或右室切口带来困难。

根据冠状动脉后降支的来源可分为 3 种冠状动脉类型（图 1-2）：来源于右回旋支者称右优势型，我国人约有 65.7%；来自左回旋支者称左优势型，我国人约有 56%；左、右回旋支均有后降支者称双优势（中间型或平衡型），我国人有 28.7%。

3. 冠状动脉的吻合与侧支循环

心脏血管间有许多吻合，同一冠状动脉分支间、冠状动脉间、动静脉间、小动脉与动脉-心肌窦状隙-心腔间、心脏动脉与心外动脉，如支气管动脉、胸廓内动脉、食管动脉、纵隔动脉、膈下动脉等均有吻合（均通过心包动脉网与心房及大血管根部的动脉网交通）。有临床状动脉间的吻合，心脏在出生时同一冠状动脉分支间、左、右冠状动脉分支间均有吻合。吻合血管的直径、长度随年龄而增加，18～20 岁发育至正常。动脉吻合管直径一般超过 $100\mu m$，至达数百微米。动脉吻合在室中隔、房中隔、心尖、房室交界点、右室前壁以及窦房结动脉与心房动脉之间吻合较多。心室内膜下血管吻合不如心外膜血管吻合的多而大。两个室表面心外膜处的吻合

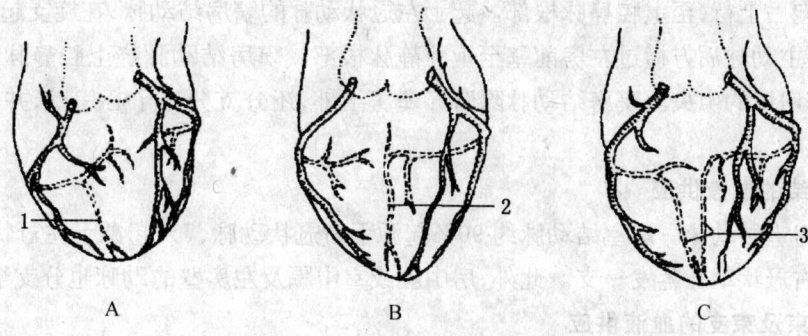

图 1-2　冠状动脉的优势型
A. 右冠状动脉优势型；B. 左冠状动脉优势型；C. 左、右冠状动脉平衡型
1. 右冠状动脉后降支；2. 左旋支后降支；3. 左、右冠状动脉后降支

是侧支循环的解剖基础,吻合的存在并不说明就有侧支循环功能。侧支循环在减少心肌梗死的发生及其程度,促进心脏功能的恢复等方面具有重要的临床意义。所有人的心脏具有足够数量的侧支吻合,其中影响侧支吻合形成有效的侧支循环的因素包括冠状动脉闭塞发展的速度、闭塞的部位、邻近动脉的供血情况等。血管的狭窄、局部缺血可以促进侧支循环的建立。青年人侧支循环还没有很好发育,因此一个主要供血动脉闭塞即可产生心肌梗死。随着年龄的增长及有局部缺血,即伴之有侧支吻合数量增多,吻合管加大形成侧支循环,因此只有该区主要和辅助供血的血管均闭塞才发生心肌梗死。所以在老年人尸检时观察到,一个部位心肌梗死,必然是供给该部位的两个或多个血管同时闭塞。有资料研究指出：心脏侧支吻合有一定保护作用,可以减少心肌功能的丧失。侧支循环在前降支闭塞时保护作用具有更大意义,可减少充血性心力衰竭、心脏肥大的发生率,而在右冠状动脉中不明显。侧支循环可以满足人在静息时心脏的供血,而不能满足工作时心脏的氧耗量。

4. 冠状动脉分支在心肌内的分布与供血特点

冠状动脉及其分支于心室壁外膜下,以直角分出小支深入肌层,这些小旋支一般分为两类：一类很快分成许多很细的支,分布于心肌的外 3/4～外 4/5；一类数目较小,分支也很少,垂直深入心肌层,达心内膜下,形成血管丛,营养心肌层近心膜的部分。由于血管垂直穿过肌层,同时又是冠状动脉之末梢,因此易受心肌收缩及冠状动脉内的压力—心室内压等的影响,从而引起内膜下心肌缺血。心肌层的细小动脉支与肌束平行,并发出分支穿过肌束的结缔组织鞘,分成毛细血管,随着年龄增长,心肌纤维变粗,心肌内毛细血管数至少增加 4 倍。正常人每平方毫米心室肌横切面上有 2000 条毛细血管断面,1 个心肌细胞与 4 条毛细血管相邻,1 条毛细血管与 4 个心肌细胞相邻,平均 1 个细胞有 1 条毛细血管。

(二)心脏特殊部位的血液供应

1. 窦房结的血液供应

窦房结动脉约 2/3 起于右冠状动脉；约 1/3 起于左冠状动脉；约 1/100 分别起于左、右冠状动脉,由两支动脉供血。起于右冠状动脉的窦房结动脉是其第一分支,在主动脉和右心耳之间沿右房壁向后上行,至上腔静脉根部。起于左冠状动脉的窦房结动脉,在旋支起始段数毫米之内发起,在主动脉后方横过左房前壁至上腔静脉根部。窦房结动脉绕上腔静脉形成一动脉环,并穿过窦房结的中央。窦房结动脉除营养窦房结外,还分支分布于心房壁,并与心房的动脉相吻合。

2. 房室结的血液供应

主要是房室结动脉。房室结动脉约90%起源于右冠状动脉,7%起源于左冠状动脉,只有0.4%由左、右冠状动脉各发一支。此外,房中膈或室中膈及左房壁的动脉也分支至房室结。

3. 房室束及束支的血液供应

房室束及左、右束支的起始部由房室结动脉和左冠状动脉的前降支分支供血。右束支及左束支前支由左冠状动脉前降支分支供血,左束支后支由右冠状动脉后降支及左冠状动脉前降支分支双重供血。

传导系的窦房结和房室结多数是由右冠状动脉供血。因此,如果右冠状动脉特别是在其起始段急性阻塞,则对传导功能将有严重影响。房室结、房室束和左束支后支均有多个来源的血管供血,因此,若某一血管阻塞,另一血管有一定的代偿作用。

4. 左心室乳头肌的血液供应

乳头肌由左冠状动脉的前降支及旋支分支供血。后乳头肌由右冠状动脉末支左室后支及左冠状动脉的旋支分支供血,少数还由左冠状动脉前降支绕心脏膈面的终末支分支供血。两个乳头肌恒定地由多个来源动脉供血,因此单一的某一个大的冠状动脉分支闭塞,不致乳头肌的供血完全中断。乳头肌的动脉均是穿过肌层而来,同时也可以说是冠状动脉的末梢,因此最易受冠状动脉供血不足和心肌收缩的影响。

冠状动脉血液有4个出路:①冠状动脉→小动脉→毛细血管→小静脉→冠状静脉窦→右心房;②冠状动脉→小动脉→毛细血管→Thebesian静脉、小静脉、冠状静脉窦→右心房;③冠状动脉→小动脉→肌窦→心腔;④冠状动脉→小动脉→动脉腔管→心腔。

(三)冠状静脉

冠状静脉大多数汇集到位于心脏膈面左房室沟内的冠状静脉窦内,该窦长约2～3cm(图1-3)。

1. 心大静脉

起自心尖部,沿前室间沟上升,再沿左冠状沟到心脏膈面进入冠状静脉窦。其属支来自左心室,左、右心室前壁及左室侧缘。

2. 心小静脉

行走于右心房和右心室后面的冠状沟内,常与心中静脉汇合进入冠状静脉窦的末端,接受来自右心房及右心室后面的

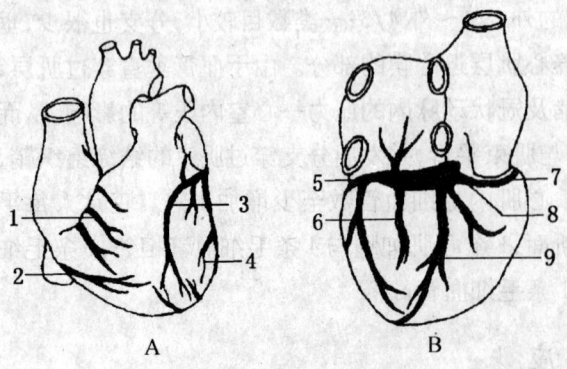

图1-3 冠状静脉

A. 前面观;B. 膈面或后面观

1. 前静脉;2. 右缘静脉;3. 大静脉;4. 左缘静脉;5. 大静脉;
6. 左心室后静脉;7. 小静脉;8. 冠状静脉窦;9. 中静脉

血液。

3. 心中静脉

起源于心尖部、沿心脏膈面的后室间沟与心小静脉汇合入冠状静脉窦的末端。引流左右心室膈面，室间隔后部和心尖部的血流。

4. 左室后静脉

走行于左室膈面，常汇入冠状静脉窦，但也有汇入心中或心大静脉的。

5. 左房斜静脉

左房后壁的一小静脉，沿左方后面斜行下降汇入冠状静脉窦的左端，静脉上端与左上腔静脉韧带相接，两者均为左部静脉的残留物。

二、心脏的传导系统

心脏传导系统是由特殊的心肌细胞组成，其功能是产生自动节律兴奋和传导兴奋以维持心脏节律性搏动。心脏传导系统的结构包括窦房结、结间束、房室结、房室束（希氏束）、左束支、右束支及浦肯野纤维（图1-4）。

（一）窦房结

窦房结位于上腔静脉与右心房交界处的外侧壁内，即在界沟处心外膜下约1mm深处。长约1.5cm，宽0.5～0.7cm，厚0.15～0.2cm，呈梭状形态。窦房结是形成正常心律的起搏点，主要由两种细胞组成：一为成堆的P细胞，负责发出窦性冲动；另一为少数的过渡细胞称Tr细胞，负责传导。窦房结的血液供应来自右冠状动脉的近端2.3cm处分出的窦房结动脉（约占55%），有来自左冠状动脉旋支近端部分（约占45%），极少数人的心脏有两支窦房结动脉，分别来自左、右冠状动脉，窦房结动脉纵行贯穿结的深部。对上腔静脉右心室施行手术操作应注意避免伤及窦房区，以免发生心律失常。

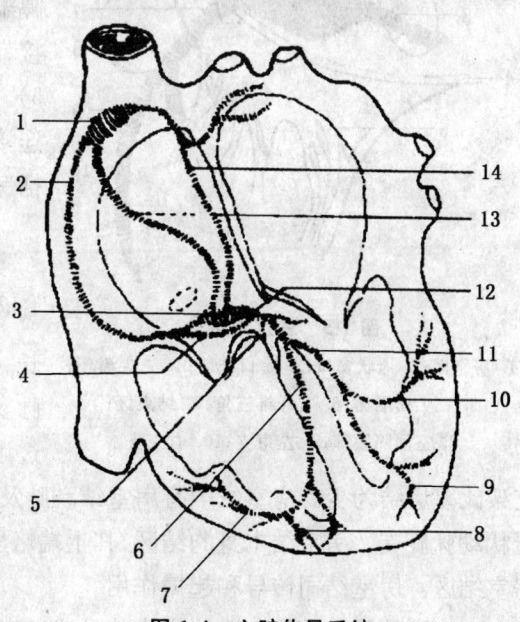

图1-4 心脏传导系统

1.窦房结；2.后结间束；3.房室结；4.旁路纤维；5.马氏纤维；6.右束支；7.右后支；8.右前支；9.左前支；10.左后支；11.左束支；12.房室束；13.中结间束；14.前结间束

（二）结间束

结间束为联系于窦房结和房室结之间的特殊传导束，束内有特殊的传导细胞如浦肯野细胞，也在一般的心肌细胞，均位于房间隔右侧的内膜下，起始于窦房结，终止于房室结，在心房内的行程不同可分为前、中和后结间束。

1. 前结间束

三者中最主要的一条，自窦房结的前缘发出，沿上腔静脉口前缘左行，在房间隔前侧分成

2支,一支继续前行入左心房壁,另一支沿房间隔向下方斜行至房室结的上缘。1916年由Bachmann首先描述故称为Bachmann束。正常的窦性冲动主要通过这条途径从右心房传到左心房。

2. 中结间束

自窦房结后侧发出,沿上腔静脉口后缘达房间隔后,除少量纤维入左房外,大部纤维在房间隔内沿卵圆窝前缘下降至房室结的顶部,相当于Wenckebach束。

3. 后结间束

自窦房结后侧发出,绕上腔静脉口前方入房室结后下缘,相当于Thorel束。后结间束分支到右心房的背部。因此,前、后两结间传导束可将窦性冲动带到左、右两心房。

(三)房室结区(房室交界区)

房室结区位于房间隔下部偏右方、右心房心内膜下面0.1cm深处,室间隔膜部的后上方,三尖瓣隔瓣基部中央后上方,其在前下部与右纤维三角相接,房室束在右纤维三角的前部靠右侧穿过(图1-5)。它是心脏传导系统在心房和心室之间的重要连接区域,对各种心律失常起着很重要的作用,包括房室结、结区和结束区三个部分。

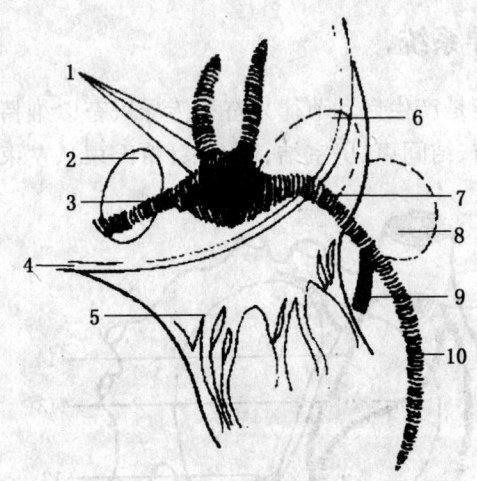

图1-5 房室结区

1. 房结区;2. 冠状窦口;3. 窦口结区;4. 三尖瓣环;
5. 三尖瓣隔瓣;6. 右纤维三角;7. 结束区;
8. 室间隔膜部;9. 左束支;10. 右束支

(四)房室结

房室结本身呈扁平的椭圆形,约0.5～0.6cm长,0.3～0.4cm宽,0.05～0.1cm厚,位于冠状静脉窦开口的前下方约0.5cm处。房室结内有许多过渡细胞,只有少数的P细胞散在其间,胶原纤维支架比窦房结为少。房室结中有房室结动脉及许多小分支,90%来自右冠状动脉,10%来自左冠状动脉旋支。房室结本身的结区,其上端略呈扩展形态,为结间束进入房室结的部分,称为房室结区。房室结司传导和起搏作用。

当窦房结呈窦性静止不能产生冲动或发出冲动频率过缓(窦性心动过缓),或窦性冲动不能达到房室结时(窦房或房室传导阻滞),它就能发挥起搏作用,代替窦房结的起搏。房室结区是心脏外科中的一重要解剖区,与房间隔缺损、房室共同通道的修补手术、三尖瓣置换术或瓣环成形术等都有密切的关系。由于肉眼无法看到它的确切部位,只有在心内操作时根据冠状静脉窦开口和三尖瓣隔瓣基部中心两个解剖标志来掌握,对二者之间的地区应视为手术禁区,避免接近此区,施行房室隔缺损修补术时,对此区组织的缝合应在左心房面置缝针,因为传导系统是位于右心房心内膜下面的,任何钳夹或缝合操作接近冠状静脉窦开口下方或三尖瓣隔瓣基部中心地方都应避免。

(五)房室束(希氏束)

房室束为一略显偏平的束体,长1～2cm,宽0.1～0.3cm,内有浦肯野细胞,被胶原纤维分隔,使每个房室束细胞周围都有胶原纤维间隔包围。这说明在正常房室束内有纵行的分隔的传导,纤维之间也有少数交叉联系。胶原纤维是不良导体,而浦肯野细胞传导很快。所以,这种形态结构在生理功能上很重要。房室束在右纤维三角的前方偏右侧穿过,经室间隔膜部的后缘达后下缘,即分为左、右两束支。房室束由房室结动脉和室间隔后动脉供应血液。

施行室间隔缺损修补时,特别是膜部室间隔的大缺损,其后缘和下缘与房室束及其分支的行程甚接近,如缝针在缺损的后下缘缝扎组织过多或过深,很容易伤及房室束及其分支,造成传导阻滞。

1. 右束支

右束支为0.1～0.3cm的圆束,深埋于室间隔肌部的右侧,经过调节束达右室前乳头肌基部,为右束支的前支。前支分成许多细支,吻合成内膜下浦氏纤维网,有一小支沿主束途径返回室间隔上部的肺动脉圆锥部。右束支分出的后支,离前乳头肌的基部沿右心室后壁下部达后乳头,也分成许多细支形成内膜下浦氏纤维网。右束支主要由左冠状动脉前降支发出的室间隔前分支供给血液。

2. 左束支

左束支为扁平形,宽0.2～0.3cm,厚0.05～0.1cm。自房室束分出后在右冠状主动脉瓣和左冠状主动脉瓣之间由心室间隔膜部后方穿过。在室间隔左心室内膜深面下行一段距离后分成前支和后支。前支达心尖部,分成许多细支,吻合成心内膜下浦氏纤维网,它从心尖达左心室前乳头肌;后支达后乳头肌。左束支前支的血液供应是由室间隔前分支动脉,后支由室间隔后动脉和房室结动脉供应血液。熟悉心脏传导系统及其各个部分的血液供应非常重要。在心脏手术时,如果局部损伤传导系统本身或其血液供应,均可引起传导异常。

第2节 心脏的病理生理

心脏大血管病理生理是心血管外科临床诊断和手术治疗的重要基础,本节就这一问题进行讨论。

一、心脏结构与功能关系

心脏主要功能是作为循环系统的动力血泵,完成泵血功能主要依赖左、右心室。两个心室都有较厚的肌肉壁,特别是左心室,其厚度约为右心室的2倍,其重量约为右心室的3倍。

左心室腔近似圆锥形,心腔表面积小,左心室收缩时,主要为环形肌收缩,前后径和横径缩短明显,因为容量的减少相当于圆锥体半径的平方,射血作用最大;左室长径缩短不明显,射血作用较小。由于左心室有较厚的肌肉壁及呈圆锥形状,能够承受较大的压力负荷,常称作压力负荷心室,但承受容量负荷能力较差。

右心室腔外观呈三角形,室壁肌肉较薄,有两个较宽的侧壁,即室间隔和游离壁,在右前方环绕半侧左心室,右室横切面呈新月形,心腔内表面积甚大,心脏收缩时,右心室的纵轴缩短,游离壁收缩向室间隔运动,室间隔并向右侧运动靠近右室游离壁,产生的风箱作用是右心室排血的主要机制。右室是向低阻力的肺循环排血,因此不能承受过高的压力负荷,但能承受较高的容量负荷。

心脏能完成血泵功能,除依赖心肌形态结构完整外,也依赖于心脏的传导系统、瓣膜结构及冠状循环系统正常的结构。

二、心脏容量负荷与压力负荷的变化

影响心脏收缩的因素有:容量负荷;压力负荷;心肌收缩力;心肌收缩协调性,这些因素常同时并存或单独存在。下面仅就容量负荷和压力负荷进行叙述。

1. 容量负荷加重

容量负荷也称前负荷,即心室收缩前或心室舒张末期容量负荷,其容量作用于心室壁的张力。由于心室壁张力在实际工作中难以测量,临床常以舒张末压,即心室充盈压或舒张末期容积、心房平均压、肺毛细血管楔压来反映前负荷。舒张末期容积决定了心肌被拉长的长度,即肌纤维长度。肌纤维收缩前的长度为初长,心脏由静息状态到收缩状态所释放出的机械能,即心肌应做的功。正常情况下舒张末期容积越大,按 Frank-Starling 定律,在一定范围内,收缩强度越大,心搏出量就越大。若心室内容积超过一定限度时,收缩强度反而随容量增加而下降。经超微结构观察静息状态肌小节长度为 $2.2\mu m$ 时,心肌产生的张力最大,若过度拉伸心肌致肌小节长度超过 $2.2\mu m$,对心肌张力反而减少,作为一个完整的心脏,其结构是三维的。张力是沿一条直线产生的,形成应力是作用在一个横截面或表面上的力量,其压力是产生在一个腔内的力量。简而言之,左心室可以被想像成为一个厚壁的圆锥体。因此,Laplace 提出室壁的应力(S)等于圆锥体内压力(P)乘以室壁弯曲度半径(R),再除以室壁的厚度(Laplace 定律):

$$S=P\times R\div h$$

式中:S 为室壁应力(牛顿/cm^2),P 为压力(牛顿/m^2),R 为半径(cm),h 为室壁厚度(cm)。

经过反复研究证明,在左心室壁厚度,心腔内压力保持恒定时,心腔内容量增加时,室壁的弯曲度半径 R 增加,心室壁的应力亦增加,由此可见心室前负荷,即心腔容量和室壁应力密切相关。

心室从等容收缩期,很快进入快速射血相(0.10s),占总射血量的 2/3 左右。缓慢射血相(0.15s)占射血总量的 1/3。过去研究认为,在心室整个射血相,心室内压始终高于动脉压。近年研究表明,在快速射血中期或稍后,心室内压已经低于动脉压。心室内血液继续进入动脉是由于心室收缩时给予较高的动能,依其惯性作用逆压力梯度前进。心室收缩期后,进入等容舒张期(0.06~0.08s),此期心室无充盈。心室进一步舒张,称快速充盈相(0.11s),此期间进入心室的血液量为总充盈量的 2/3,在缓慢充盈相(0.22s)之后,心房收缩,心室充盈再次加快,占心室充盈的 25% 左右。因此发生心房纤颤时,心室充盈减少,心排出量降低。

心排血功能以心肌收缩为基础,临床上通常以射血分数表达。正常成年人,左室舒张末期容积是145ml,收缩末期容积约75ml。每一次心跳,心室内血液并没有全部射出,因此用射血分数能全面反映心脏排血功能。

心脏正常工作时,心搏出量总是与心室舒张末期容积相匹配,即当心室舒张末期容积增加时,心搏出量也相应增加,射血分值基本不变。心室出现明显扩大的病理改变时,心室功能减退,心室舒张末期容积扩大,但心搏出量可能较正常人并无增加,射血分数会明显下降。

不同的病理状态,都有可能加重左心室或右心室压力和(或)容量负荷。例如,二尖瓣关闭不全或主动脉瓣关闭不全都会增加左心室容量负荷,而室间隔缺损、房间隔缺损、肺动脉瓣关闭不全以及三尖瓣关闭不全都可能加重右心室和(或)左室容量负荷。

右心室对容量负荷过度的耐受性较好,例如在大的房间隔缺损,右心排血量可能是左心的2～3倍,右心室可以在相当长时间不出现心力衰竭;但左心室对容量负荷耐受性则相对较差,特别是对急性容量负荷过重。对于慢性容量负荷过重,心室有一定的适应,可以进行心室重塑,在相当长时间不出现心力衰竭,贫血引起的心衰属于高动力循环状态引起的容量负荷过度。

2. 压力负荷加重

压力负荷又称后负荷,其定义为心肌在静息压力基础上于收缩期承受到额外应力,也就是心室开始收缩后心室射血时室壁所承受的应力。研究后负荷也应认识到心室是三维的。如果前负荷以舒张末期室壁应力来表示,后负荷则应以射血期的室壁应力表示。由于心室射血是一个动态过程,室壁应力即心室内压力、室壁厚度及直径恒定地随时间而变动。一般以动脉阻抗作为测量后负荷的方法,"阻抗"是指在一个系统内对流动的血流产生的反向力。此外尚应考虑血液的物理特征(黏稠度)、动脉壁的弹性、血管直径、动脉远端所产生的压力及血流波动。每个波动都有其振幅、位置及频率。血管阻力与阻抗相似,如假定动脉血流是不搏动的,则血管阻力可用来表示后负荷。阻力与血液黏稠度和动脉长度呈正相关,而与血管半径的4次方呈负相关。由于人体血液黏稠度和动脉长度保持相对恒定,所以对血管阻力影响的变量为动脉床的口径。总之,后负荷是对心室射血量的决定性因素,如果前负荷、心肌收缩力及心率保持正常时,后负荷的增加或降低可引起心肌纤维缩短程度及速度的改变,并影响射血量。能够影响动脉血管床口径改变的神经、体液及结构上的变化,均可调节心室后负荷的变化。

当出现右室流出道狭窄、肺动脉瓣狭窄和肺血管阻力升高时,如先天性心脏病、法洛四联症、三联症或左向右分流的先天性心脏病后期,右心室压力负荷明显增加。对急性的压力负荷加重,右心室的代偿性很差,容易形成心力衰竭,例如急性广泛肺动脉梗死。慢性负荷加重时,右心室心肌肥厚,逐渐代偿,有时右心室压力可达到左心室的压力,但最终代偿失调,发生右心衰竭。高血压、主动脉瓣狭窄及主动脉缩窄等病理状态可增加左心室压力负荷。左心室对压力负荷的耐受性很强,在相当长时间处于代偿状态,一旦失代偿,则是不可逆的。

3. 混合性负荷加重

混合性负荷加重是指前后负荷均加重,例如主动脉瓣狭窄合并关闭不全,主动脉狭窄,增加了左心室射血的阻力,加重了后负荷,而关闭不全又使左室舒张末期容积增加,结果使左心室前、后负荷都加重。三尖瓣关闭不全合并右室流出道狭窄则会加重右心室的前后负荷。还有一些发绀型复杂先心病可以使左或右心室前、后负荷加重。另外,如果开始是左心室容量负荷过重或压力负荷过重,当左心室处于失代偿时,会使右心室压力负荷增加,这也属于混合性负荷加重。

三、心脏对容量负荷与压力负荷的代偿

1. 心室对容量负荷过重的代偿

右心室对容量负荷过重的耐受性较左心室好,如大的房间隔缺损,右心室容量负荷增加 2~3 倍,可无右心室扩大。但肺血流增加持续时间长,肺循环阻力增加,可使右心室扩大、肥厚。而二尖瓣、主动脉瓣关闭不全时,左心室容量负荷增加时,左心室腔就会扩大,同时心肌也会肥厚。不管是左心室,还是右心室,首先是心腔扩大。心腔扩大引起心室壁的弯曲半径 R 增加,根据 Laplace 定律,心室壁的应力增加,心肌收缩力也相应增强,心排血量随之增加。此时,心室对加重的容量负荷维持良好的代偿。如果负荷进一步加重,心腔过度扩大,心肌纤维过度延长,心肌收缩力反而下降,心排血量下降。此时,心脏失去代偿功能,发生心力衰竭。

心脏失代偿的病理生理改变是由于心肌细胞凋亡、坏死,或心肌适应不良性肥大,以及心肌细胞间质胶原增生和纤维化所致。在一定范围内,这种变化是可逆的,当心室容量负荷减轻时,扩大的心腔可以缩小,肥厚的心肌可以恢复正常。但超出一定范围,这种变化就是不可逆的。因此,当病人出现了心室容量负荷加重时,应及时纠正。

2. 心室对压力负荷过重的代偿

左心室是一个压力负荷心室,对压力负荷有较好的耐受性。当心室的压力负荷轻度增加时,可以通过增加能量产生,加强心肌的收缩力来代偿。负荷继续加重,则增加心肌收缩物质、蛋白质合成,心肌纤维增粗和心脏扩大,进一步增加心脏收缩力来克服增加的压力负荷,这种代偿有一定限度,压力负荷再增加,就会发生失代偿,出现心力衰竭。一般说来,右心室的失代偿较左心室来得早,心脏移植手术病例的供心右室对肺动脉高压负荷的代偿性差就是一个典型例子。心室对压力负荷过重的代偿所发生的病理形态学上的变化和加重容量负荷不尽相同。

3. 心室重塑

心室重塑是心室超负荷所引起和导致慢性心功能不全和造成心力衰竭的病理生理变化。其表现为心脏扩大,心室壁肥厚和心脏几何形态的改变,心室结构重塑的基础则是心肌细胞和细胞外基质的变化。

(1)心肌细胞的变化:包括①心肌细胞坏死、凋亡及丧失;②心肌适应不良性肥大,即当心脏超负荷时,很多新合成的蛋白转为胚胎型异构蛋白,以加速蛋白合成的速度,但不能进入细胞周期进行细胞分裂,这是一种适应不良性心肌肥厚。心肌细胞长/宽比例增加可使心肌收缩功能下降,心肌细胞寿命缩短,参与心室扩张形成。

(2)心肌细胞外基质变化:主要是胶原增生和纤维化,其后果:①心肌舒张期硬度增加;②心肌电传导的各向异性增加,使冲动传导不均一,诱发心律失常甚至猝死。

心肌细胞丧失、心肌细胞适应不良性肥大和间质纤维增生是心室重塑和引起心功能低下的基础,是一个复杂的病理生理过程,有许多因素参与这个过程,包括神经、内分泌的激活,细

胞因子活化,细胞内信息传导通路的改变,基因表达的异常和多种基因之间的相互作用等,其机制有待深入研究。

(3)心室形态的变化:心室压力负荷和容量负荷加重,或压力和容量负荷均加重,都会引起左、右心室的大小和形态发生明显的代偿性变化。左室为压力泵,压力负荷加重一般不增加舒张期容积;右室当压力负荷加重时,右心室增厚,心脏变圆产生类似左心室的特征,转变为压力血泵。右室为容量泵,能适应较大容量负荷,在排血阻力较低时不产生心腔扩大与心肌肥厚;左室当容量负荷加重时则出现心腔扩大和心肌肥厚。这些心室对压力和容量负荷过重的代偿机制,一般情况下是可逆的,若到晚期则难以恢复,提示外科矫正压力负荷过度或容量负荷过度均宜尽早进行。

四、肺循环的病理生理

肺循环有其生理特点,位于左、右心之间,并成为连接和调节左、右心血流的纽带。因此,不同的心血管病变可以引起肺循环某些特定的病理生理改变,主要是肺动脉高压($>35mmHg$)。肺动脉高压又可分为四种类型。

1. 动力型肺动脉高压

一般在出生后6周~3个月内肺小动脉的中间肌肉层和弹力层完全退化,肺血管阻力和右心室压力均明显下降;但在出现高动力性肺血增多的病理改变时,例如先天性左向右分流的病变——房间隔缺损、室间隔缺损及动脉导管未闭等,肺血流量明显增加,在肺动脉血管弹力限度以内,肺动脉压并无明显升高。但超过弹力限度,肺动脉压会随着血流量的增加而增加。这种肺动脉高压称为动力性肺动脉高压。当左向右分流被阻断后,肺动脉压多可逐渐恢复正常。

2. 阻力性肺动脉高压

阻力性肺动脉高压又可分为被动性肺动脉高压和反应性肺动脉高压。被动性肺动脉高压是指在二尖瓣狭窄、关闭不全、左心功能衰竭病人,由于左心房压力升高,肺静脉压、毛细血管压相继升高,肺动脉压随之升高,一旦病因去除,则肺动脉压可恢复正常。如果持续时间长,则肺小动脉平滑肌和弹力纤维增生,去除病因后,肺动脉压也不会很快下降。

反应性肺动脉高压:某些药物、低氧及高CO_2血症等因素都会出现肺血管痉挛,而引起肺动脉高压。心脏外科围手术期易发生这种情况,应当引起密切注意。当病因去除后,肺动脉压会降至正常。

3. 闭塞型肺动脉高压

婴儿期肺小动脉的平滑肌和弹力层完全未退化,或退化不全,肺血管阻力和肺动脉高压持续存在,称为原发性肺动脉高压。肺血流增多,病因如果不能短时间解除,肺小动脉的平滑肌和弹力纤维增加,引起肺小动脉管腔狭窄或闭塞,肺循环阻力升高,肺动脉压进一步升高,超过主动脉压,呈现右向左分流,例如艾森曼格综合征,此时即使去除肺血流增多的病因,肺循环阻力和肺动脉压亦不会降低。

4. 肺动脉高压的肺血管病理

不同原因的肺动脉高压的肺血管病理变化有一定差别,但有其共性。肺动脉高压的肺血管病理改变可分为六级:一级是胎儿型肺血管的保留;在高动力型肺动脉高压的早期,这种肺血管没有明显改变。随着肺动脉高压的持续,肺小动脉内膜细胞增生、中层平滑肌和弹力纤维轻度增生为二级;平滑肌和弹力纤维进一步增生,肺小动脉中层出现肥厚,内膜也有纤维化,显示肺血管病变进入三级;四级的病理改变显示部分肺小动脉血管腔闭塞;五级病理改变为弥漫性血管闭塞;进一步变化是出现坏死性动脉炎,为六级。一般说来,三级以前的病变是可逆的,可以进行手术;四级的病变要仔细分析各方面的资料,全面衡量利弊,明确有无手术指征;五级和六级属不可逆性,不宜手术治疗。

五、心力衰竭的循环动力学

心力衰竭是各种原因造成心功能障碍,导致心排出量下降和不能满足组织灌注需要的一种临床综合征,也有人把心力衰竭看成主要是循环动力学障碍的一种表现。按心脏功能障碍情况可以分为以收缩功能障碍为主的收缩性心力衰竭和舒张期功能障碍为主的舒张性心力衰竭,临床上大多数都是收缩性心力衰竭,表现为左心室射血分数(LVEF)低于 $35\%\sim40\%$,常伴有心室扩大。舒张性心力衰竭表现为射血分数正常而心室充盈障碍,引起心搏出量下降。此类病人室壁僵硬度升高,顺应性降低,心室扩大不明显。此两种心功能不全临床症状相似,并可以同时存在。

心力衰竭还可以根据临床征象出现急缓和严重程度的不同分为急性和慢性两种。心力衰竭的发生,开始一般都有一个代偿过程,然后进入失代偿阶段。当急性心力衰竭发生时,不仅全身其他脏器得不到有效灌注,心脏本身也灌注不良。此时主要靠交感神经肾上腺活动增加心脏血流,增加心肌收缩力,改善冠状动脉灌注,心脏功能好转。当心力衰竭尚在部分代偿期内,若给予及时治疗,可使急性心力衰竭逆转。如果病情凶猛或治疗不及时,心力衰竭进一步失代偿,则可造成心肌及机体不可逆性变化。对于慢性心力衰竭或急性心力衰竭进入慢性阶段。还可有以下代偿方式。

(1)心率增快:心力衰竭时,动脉压下降,通过动脉弓和颈动脉窦血管壁压力感受器的反射作用使心率加快。严重心力衰竭时,右房和静脉淤血,刺激该处的压力或容量感受器,冲动传入中枢,使迷走神经紧张性降低,交感神经兴奋,心率增快。缺氧刺激主动脉体和颈动脉体化学感受器反射引起心率加快。心率加快在一定范围内有代偿作用,这种代偿是有限的,也是不经济的。

(2)心脏扩张:肌节初长约 $2.2\mu m$ 时,粗、细肌丝处于最佳重叠状态,横桥的有效数目最多,产生的心肌收缩力最大,称为最适长度(Lmax)。超过或短于 Lmax 时,横桥的有效数目都要减少,心肌收缩力会减弱。正常情况下,心室舒张末压力为 $0\sim10mmHg$,此时肌节的初长变动在 $1.7\sim2.1\mu m$,尚未达到最适长度。因此,当增加前负荷使心室舒张末期容积增大,肌节初长达到最适长度时,心肌有最大的收缩力。当心室进一步扩大,肌节初长超过 Lmax 时,心肌收缩力反而下降,这就是著名的 Frank-Starling 定律。当肌节长度超过 $3.65\mu m$ 时,粗、细肌丝不能重叠,肌节不能收缩。

(3)心肌肥大:是心脏长期负荷过重时逐步发展起来的一种慢性代偿机制。心肌肥大是指心肌细胞体积增大,即直径增宽、长度增加,导致心肌重量增加,同时也可发生心肌间质细胞增生。心肌肥大有向心性心肌肥大,新形成的肌节呈并列性增生;也有离心性心肌肥大,新形成的肌节呈串联性增生。

实验表明,单位重量肥大心肌的收缩性能降低,但由于整个心脏的重量增加,心肌总的收缩力还是增加的,心肌肥大在相当长一段时间能使心功能稳定,不发生心力衰竭。与心率增快比较,心肌肥大是一种经济的、持久的有效代偿方式。心肌过度肥大,会使代偿失调,发生心力衰竭。

发生心力衰竭后,除了心脏功能失代偿外,体液因素,如交感-儿茶酚胺、肾素-血管紧张素-醛固酮系统、抗利尿激素、心房利钠因子及前列腺素都会发生变化。心力衰竭时,血液重新分配,保证重要脏器供血;细胞线粒体数量增多,呼吸酶活性提高,增强组织利用氧的能力及刺激骨髓增加红细胞等都是进一步发挥代偿作用,但这类代偿作用非常有限。

认识上述病理生理变化十分有用,特别围手术期如何判断分析病人的心力衰竭,有针对性及时进行积极而有效处理,对患者的康复至关重要。

(杨兆颖)

参 考 文 献

1 王惠玲. 小儿先天性心脏病学. 北京:北京出版社,1998
2 丁文祥,苏肇伉. 小儿心脏外科学. 济南:山东科学技术出版社,2000
3 Braunward E. Heart Disease, A Textbook of Cardiovascular Medicine, 5th ed. Philadephia: W. B. Saunders Company, 1997:360~420,877~888
4 Kaplan JA. Cardiac Anesthesia, 4th ed. Philadephia: W. B. Saunders Company, 1999:217~240
5 Baue AE. Gleen's Thoracic and Cardiovascular Surgery, 6th ed. Stanford: Appleton and Lange, 1995:1549~1560
6 Applegate RJ and Little WC. Systolic and diastolic left ventricular function. Prog Cardiol, 1991,4(1):63
7 Dellltalia LJ, Freeman CL, Gaasch WH. Cardiac function and functional capacity: Implications for the failing heart. Curr Prob Cardio, 1993,18(2):705

第 2 章

冠心病的病理和临床分型

第 1 节 冠心病的病理基础

一、冠状动脉粥样硬化

冠脉循环通过其左右冠状动脉及其分支为心肌供给氧、营养物质与能量；通过其静脉系统回流低氧血液和代谢物质，与淋巴系统一起维护心肌细胞内环境的稳定。正常动脉由内膜、中层、外膜组成。

（一）内膜

出生时内膜由相对薄的结缔组织构成，包括内皮和内弹力层。内皮为覆盖血管腔表面的扁平细胞，具有物质交换和传递、合成多种血管活性物质、维持血管舒缩状态、抑制血栓形成等多种功能。随着年龄的增长，内膜平滑肌细胞数量呈向心性增加。粥样硬化病变即发生在内膜，如果出现不对称增厚，容易出现临床症状。心肌缺氧时的代谢产物对内膜完整的冠脉有最大的扩张作用。如果内膜发生损伤，很多扩张冠脉的物质如聚集的血小板、麦角新碱、乙酰胆碱对冠脉有收缩作用。内皮细胞产生前列环素、内皮细胞扩张因子，对血管的舒张有重要作用。硝酸甘油、异丙肾上腺素等可直接作用于血管平滑肌或其受体，使血管舒张，称为非内皮依赖性舒张因子。乙酰胆碱、P物质、5羟色胺、凝血酶等均依赖内皮细胞舒张因子发挥舒张血管作用，称为依赖细胞内皮性舒张因子。内皮细胞舒张因子的生成减少和血管平滑肌对其敏感性的降低在冠心病的发生过程中起重要作用。

(二)中层

中层为动脉的肌层,介于内外弹力层之间,弹力层由有孔的胶原纤维薄片组成,其孔道可供物质和细胞交换。肌层由互相连接的平滑肌细胞螺旋层组成,每个细胞绕以不连续的基膜,并散布着胶原纤维和糖蛋白原。

(三)外膜

外膜由较厚的、致密的结缔组织组成,有大量的胶原纤维束,许多成纤维细胞及少量平滑肌细胞和丰富的神经分布。在有些内膜粥样斑块发生的部位,相对外膜滋养血管分布也增加。也发现斑块内有微血管增生,这对出血和血栓形成起重要作用,也可使斑块不稳定。冠脉循环静脉系统由于开口较多和有较丰富的吻合,故较少发生具有临床意义的闭塞和血栓形成。

冠状动脉粥样硬化是动脉粥样硬化在冠状动脉的表现,冠状动脉相对于其他动脉更易受累及,因为心脏在人体不言而喻的重要性及冠脉供血相对的储备能力小在临床上意义更为重要。冠状动脉粥样硬化的病理改变主要表现为脂质条纹、弥漫性内膜增厚、纤维斑块的形成。

1. 脂质条纹

解剖上可见淡黄色脂质条纹,见于病变较轻的血管,在青年也可以看到,以血管分叉处多见,其成分主要为含有脂肪的巨噬细胞、充满脂质的平滑肌细胞、胆固醇和胆固醇脂。虽然脂质条纹可以静止不变,甚至消失,但也可以继续进行性发展为阻塞血管的动脉粥样硬化,因此可认为脂质条纹是早期病变。含有脂质的细胞如果脂质量进一步增加,则成为泡沫细胞。对于泡沫细胞来说,很难确定其是由巨噬细胞还是平滑肌细胞转化而来。疑或是其他细胞,用单克隆抗体的方法可以证明。脂质条纹主要由充满脂质的巨噬细胞、T淋巴细胞和少量平滑肌细胞构成。

2. 弥漫性内膜增厚

内膜增厚是动脉血管硬化进一步的发展,可以表现为管腔的狭窄而引起缺血;也可以管腔不狭窄,表现为血管壁的增厚,甚至少数可以表现为管腔的扩张。组织成分为大量的内膜、平滑肌细胞,并包围以大量的结缔组织,脂质不仅存在于细胞内,也存在于细胞外。平滑肌细胞可以聚集形成垫层,这也可能是血管壁对血压升高的一种病理反应。

3. 纤维斑块

突起在血腔内,肉眼看呈现白色,可以影响血液的流动。如果斑块涉及出血、血栓形成、钙化,称为复合病变。病变成分主要由大量的平滑肌细胞、巨噬细胞、T淋巴细胞组成,在纤维斑块的表面一般都覆盖着一个纤维帽。纤维帽在冠心病的发作中有重要意义,纤维帽主要由特殊类型的平滑肌细胞构成,这些细胞呈现薄煎饼状,并且被大量的基底膜片、胶原纤维和糖蛋白所包围。纤维帽中的结缔组织非常致密,纤维帽混有平滑肌细胞、巨噬细胞和大量的淋巴细胞,特别是CD_8^+和一些CD_4^+的区域下面,坏死组织和碎片可包含胆固醇结晶、钙化区和泡沫细胞。在吸烟的病人中纤维斑块含有较多的致密纤维和较少的脂质,而在高胆固醇血症病人中纤维斑块则含有大量的脂质。在调查中发现,冠状动脉更易发生粥样硬化的部位比较接近大动脉出口。此处血压较高,冠脉内皮细胞更易受到损伤,并且由心脏进入大动脉的血流有可能产生的涡流和流速快,内磨擦力的释放和血液通过瓣膜口时造成血细胞破碎释放的细胞内容物产生黏附。

(四)内皮损伤

内皮损伤导致其功能紊乱,抗渗透作用减弱和激活凝血系统。内皮细胞的更新转换速度加快会导致血管活性物质、脂质和生长因子等的释放,引起巨噬细胞、血小板的聚集和其他细胞间的相互作用,进而引起动脉粥样硬化病变。在高脂血症病人中,LDL的升高、胆固醇的升高可以使内皮细胞中毒。改变内皮细胞和白细胞的表面特性,特别是单核细胞的表面特性,增加了单核细胞对内皮细胞的亲和力,进而定位于内皮细胞下层,转化为巨噬细胞吞食脂质。在高胆固醇情况下形成泡沫细胞,产生脂质条纹。一般巨噬细胞能合成和分泌大量的物质,这些物质能正常地杀灭微生物和灭活毒性物质;但超氧化离子等物质也可以损害上皮细胞。巨噬细胞是生成生长调节因子,能分泌强有力的平滑肌细胞增殖因子。这些生长因子有非常强烈的刺激成纤维细胞和平滑肌细胞的迁移和增殖,并刺激这些细胞形成新的结缔组织的作用。大多数细胞能够产生TGF但以血小板和巨噬细胞产生为多。平滑肌抑制剂和刺激剂之间的平衡,可能确定平滑肌细胞是否有增殖反应,是否导致动脉粥样硬化病变的形成。内皮细胞的损伤收缩,使其连贯性中断,泡沫细胞和结缔组织暴露于血液之中,引起血小板的聚集、粘连,并形成附壁血栓,一旦发生这种情况,血小板可产生强力的生长因子。促细胞增长剂沉积于动脉壁上,对平滑肌的增殖起到关键作用。沉积于裸露结缔组织的平滑肌细胞可以产生刺激因子,进一步促进平滑肌细胞的增殖,形成恶性循环。若要终止或逆转病变的发展,必须终止这一恶性循环。

(五)高脂血症

高脂血症进一步可分为高密度脂蛋白、低密度脂蛋白、三酰甘油的升高。一般认为高密度脂蛋白有减少冠状动脉粥样硬化的危险,而低密度脂蛋白和三酰甘油的升高则增加其危险性。长期的高LDL的水平可能造成内皮细胞的损伤,导致细胞膜上胆固醇分子数的增加,引起膜的黏度升高。这种改变降低内皮细胞膜的韧性,并在动脉系统分支的分叉处产生影响,使之不能适应血液流变学改变所引起的压力变化,从而产生内皮细胞的分离和收缩。高胆固醇血症还可引起单核细胞、内皮细胞黏附性的改变,引起脂质条纹的发展。动物试验证明,通过饮食诱导高胆固醇血症7~14天后,血管内皮即可发生早期变化,表现为在动脉分叉处有成群的单核细胞和内皮细胞黏附。然后,黏附的单核细胞转移到内皮表面。由内皮细胞间挤进内皮细胞下面,这一过程的发展非常迅速。单核细胞在进入内皮细胞下后即转化为巨噬细胞,1个月以内即可发现大量的泡沫细胞。泡沫细胞的堆积即代表了脂质条纹的形成。

从动物和人类的一些研究证实对冠状动脉粥样硬化进行干预,可延缓其发展速度,或静止其发展,甚至可能消退。接受高脂肪和高胆固醇饮食后形成的脂质条纹,可以在恢复正常饮食后1个月内完全消退。有研究证实,平滑肌增殖病变可以缩小,动物经过12个月高胆固醇饮食所造成纤维斑块,在降低血浆胆固醇后病变向好的方向转化。在人类也已经证实,冠状动脉粥样硬化的进行性病变也可以消退。如在改变生活方式和应用药物治疗的病人可以减少心脏事件的发生率,有些病人通过血管造影显示轻度病变有广泛的消退。干预措施包括:减轻体重,素食,低脂肪、低胆固醇饮食,多食鱼油、不饱和脂肪酸以及各种调脂药物,即能够增加HDL,减少LDL。有报道多食芹菜和饮茶可减轻动脉粥样硬化。

二、冠心病的病理特点

冠状动脉粥样硬化性心脏病病理特点主要表现在冠状动脉粥样硬化的纤维斑块所造成的管腔狭窄、血管功能紊乱、纤维帽破裂、血栓形成、出血、斑块脱落造成远端栓塞等,引起的血流动力学的失常。其后果是引起心肌缺氧、心肌营养障碍、心肌代谢障碍、心功能不全以及造成其他脏器损伤和疼病,引起不良反应对人体所造成的伤害。心肌耗氧量的增加或减少,心肌摄取氧的能力在冠心病控制中也有重要的临床意义。冠状动脉通过血流的调节提高摄取氧的能力。

1. 冠状动脉的血流动力学

冠脉的血流量与血管两端的压力成正比,与血管直径成正比,与血管的长度、血液的黏度成反比。所以在血管硬化、血管腔狭窄时冠脉直径又受到各种生物活性物质的调节,其本身还可能存在调节功能的失调,并不能完全套用流体力学的公式,它只能作为一种基础和参考。一氧化碳是一个重要的调节递质,内皮细胞通过感知灌注压的变化产生一氧化碳,调节血流量,如抑制试验狗的一氧化碳的生成。其自身调节阈值的下限增高约 15mmHg(2.0kPa)。血管肌层对充盈压自身也有调节功能,对于离体的微血管给予灌注,可见微血管变细。冠状动脉的粥样硬化斑块不但影响血管直径使冠脉血流减少,而且会造成冠脉血压损失。这主要在狭窄端出口产生涡流,使这段两端压力增大,从而造成远端血管灌注压力不足。

血管阻力的增加,一方面决定于微小动脉的阻力,另一方面决定于心室壁的张力,室壁的张力增加会使血管阻力增加约 30%。心内膜下心肌的供血脆弱一方面是小旋支动脉吻合支较少,另一方面即与其张力较心外膜下心肌高 20% 有关。有试验表明,在冠脉狭窄 85% 时,冠状动脉通过调节尚可保证血流量稳定,首先是心内膜下血管扩张。如果冠脉狭窄大于 95%,心脏血管将处于完全扩张状态,失去调节能力。如果存在左心室肥大和心力衰竭,左室舒张末期压力增高,将会造成心内膜下心肌与心外膜下心肌血流量比值降低。在这种情况下,升高主动脉压力可以增加心内膜下心肌与心外膜下心肌血流量的比值,因为这时心内膜下心肌血管已完全扩张,血流量只与血压有关。这时如果应用扩张血管药物,只会增加心外膜下心肌的血流量,使心内膜下心肌更缺血,即所谓"窃血"作用。应用茶碱或 β 阻滞剂对改善心内膜下供血有一定作用。

冠状动脉的灌注压力是在舒张期冠状动脉与右房或左室之间的压力差,因为心脏的血液供应主要是在舒张期进行的,尤其对于左心室而言。尽管左心室在收缩期心室内的压力传导到心外膜时几乎为零。当冠脉血压 50mmHg(6.65kPa)时冠脉内血流即可能停止,这称为零流量压力,该数值一般和左室舒张末期压力相等。维持心肌灌注的压力差主要影响因素有 4 个:左心室的收缩力;主动脉及大动脉的弹性;主动脉瓣膜的有效;心室的舒张功能,尤其是左室。影响冠脉灌注的另一个因素是舒张时间,在心动过速时,心肌供血的不足,一方面的心肌耗氧增加所造成的相对不足,另一方面是心肌舒张时间的绝对减少所引起。

2. 血液黏滞度

血液流动中的内磨擦力是影响冠脉血流量的一个重要因素。血液在血管中的流速是不一致的,在血管中轴线上血流速度最快,愈靠近血管壁血流速度愈慢,直至为零。在不同流速的血流液层面存在一种内磨擦力,经物理公式转换后用黏度来表示。对于非牛顿流体的血液来说,黏度与血液的成分相关。构成血液的各种成分的比例的改变及各个成分本身的性状,物理特性的改变都会影响到黏度的变化。大家知道,血流成分中的细胞尤其是红细胞占有绝对优势,因此红细胞的压积、红细胞的变形能力、表面电荷是影响黏度的主要因素。胆固醇、三酰甘油等虽然在动脉粥样硬化中有主要作用,但对血黏度的影响并不太大。血液的凝血性和血黏度也不平行,抗凝药物对血黏度的影响也不太大。抗凝药物不能替代降黏度治疗。这些因素之间的数量关系须进一步研究。

3. 影响心肌供氧失衡的其他因素

血液量的高低也影响心肌供氧,在严重肺部疾患、高原环境缺氧都会造成血氧含量降低。气压降低时冠心病发病人数增加与氧压降低有关,吸氧在这类病人中有更重要的意义。心肌代谢障碍使氧利用能力下降,氧离合曲线的平移也会造成心肌缺氧。冠脉储备能力的下降,是发生临床症状的主要原因。除非常严重的冠脉硬化外,大部分病人病理基础的实质是冠状动脉储备能力的下降。一般正常人的储备量应是静息时冠脉流量的 3.5 倍以上,如果低于该储备量就有可能出现临床症状。测定冠脉储备量可以判断冠状动脉粥样硬化的狭窄程度。但心肌梗死的发生和冠脉粥样硬化程度相关性不高。心肌梗死常由纤维斑块破裂引起血栓闭塞管腔所致。对于哪一个或哪一种纤维斑块更易破裂,目前还缺乏分类和判断标准。

4. 影响冠脉储备的因素

首先是冠脉的狭窄、血管的硬化,调节能力的下降也是因素之一。在临床上更应关注血管成冠脉收缩甚至痉挛,引起心绞痛发作。冠脉血管对扩张血管因子,如一氧化氮、腺苷、血清素、组胺、β 物质等敏感性减低也造成冠脉储备能力下降。

5. 心肌抑制现象及其发生机制

在短暂的心肌缺血事件发生后,可导致持久的心肌功能异常,伴收缩功能逐步恢复,这种情况称为心肌抑制,也叫心肌顿抑。在心脏停搏、人工心肺体外循环、心肌梗死、不稳定心绞痛、严重心肌缺血,都可以引起心肌抑制现象。影响心肌抑制的因素一是缺血事件的严重程度,二是缺血事件的持续时间。在心肌缺血期间,心肌的缺血程度与心肌抑制程度有相关性,心内膜下心肌发生心肌抑制常较心外膜下心肌程度为高,这可用缺血更为严重解释。短暂的心肌缺血导致持久的心肌收缩功能抑制,这种抑制能短暂地、迅速地被正性肌力刺激物所唤醒。其生化基础可能与细胞内钙负荷增加,肌浆网功能异常,兴奋收缩偶联失调,氧游离基生成过多有关。其次代谢异常造成能量生成和利用障碍,自主神经功能失调,心肌血液灌注量不足等也是造成心肌抑制的原因。由于心肌长期慢性缺血所造成的左室功能减低,若心肌有可逆性变化,称为心肌冬眠。可以通过 ECT,运用应激超声心动图等来判断心肌是否存活,从而判定心功能异常是心肌坏死还是心肌冬眠所引起。对左室而言,如果有 20%～25% 心肌停止收缩,就会出现心力衰竭;如果 40% 以上心肌停止收缩就出现严重心力衰竭。心肌纤维的冬眠或抑制状态,不仅影响收缩功能,也会影响舒张功能。左室充盈压力增高是心功能不全的表现之一,这将导致肺部充血。

6. 心肌缺血性坏死时波阵现象与再灌注时的损伤现象

当心肌严重缺血时,坏死的发生在15~20分钟后,首先从心内膜下心肌开始,然后以波阵面向心外膜下心肌推进。如果心肌缺血进一步加重和持续,最终将形成透壁的梗死灶。如果冠状动脉不全阻断和(或)侧支循环发育较好时,坏死波阵面的推进将减缓和静止。这时不论是供血减少的较小变化,还是心肌耗氧的增加都会大大加快其推进速度。此时冠脉的扩张一般已经达到最大限度,维持足够的灌注压。如纠正心源性休克,减少心肌的耗氧量;如纠正心动过速,减少发热,减少紧张恐惧等都能减慢波阵面的推进速度。最重要的是建立心肌的再灌注。再灌注虽然是减少心肌坏死的最大有效方法,但其也有许多不利影响。其一,可以加快缺血细胞的死亡速度,细胞肿胀的加速,集中出现爆炸性肿胀,进而继发电生理异常,也有可能对生命造成威胁。这些肿胀的细胞绝大多数也许终归会死亡,但也可能有极少数可划入可逆性损害的范围。其二,再灌注还可以引起出血,这可能是缺血所造成微血管损伤。这些出血区可能已经包括在梗死区范围内即无再灌注也将发生坏死。有些微血管损害可使再灌失败,以致无血流通过,当然这样也不会发生再灌注的损伤。目前还不能证明再灌注是否会造成可逆性缺血心肌细胞的坏死,尽管这种细胞在数量上很少。

第2节 冠心病的临床分型

冠状动脉性心脏病中,90%左右为冠状动脉粥样硬化所致,其余的非动脉粥样硬化的因素有:①冠状动脉栓塞(栓子可为粥样斑块碎片、肿瘤细胞团、赘生物、心腔附壁血栓等);②冠状动脉炎(多发性动脉炎、系统性红斑狼疮和类风湿性关节炎、病毒感染等);③夹层动脉瘤(冠状动脉夹层、主动脉根部夹层);④梅毒性主动脉炎;⑤代谢性疾病(糖尿病、淀粉样变);⑥先天性冠脉畸形;⑦外伤等。本节主要讨论冠状动脉粥样硬化性心脏病。

冠状动脉粥样硬化性心脏病是指冠状动脉粥样硬化使血管腔阻塞,导致心肌缺血、缺氧而引起的心脏病,它和冠状动脉痉挛一起,统称冠状动脉性心脏病(简称冠心病,亦称缺血性心脏病)。

一、冠心病的临床类型

由于冠状动脉病变的程度、部位、范围及供血不足的发展速度不同,临床表现亦明显不同,可分为5种临床类型。

1. 无症状型冠心病

亦称隐匿型冠心病。病人无自觉症状,但静息时或负荷试验后有心肌缺血的心电图改变。病理学检查心肌无明显组织形态学改变,此期冠状动脉出现内皮细胞轻度受损,血小板黏附,结缔组织增生,平滑肌细胞轻度增殖或移位,脂质沉着,冠脉管腔呈现轻度狭窄。

2. 心绞痛型冠心病

以发作性胸骨后疼痛为特征,发作时间短暂,多为3~5分钟,为一过性心肌缺血引起。多与体力负荷有关,称为劳力型心绞痛。部分病人胸痛发作与体力负荷无关,称为自发型心绞痛。有些病人兼有劳力型和自发型心绞痛,称为混合型心绞痛。此期病理学检查心肌无明显组织形态学改变或有纤维化改变,冠状动脉内可见粥样斑块突入管腔,并部分阻塞管腔,造成狭窄,当狭窄大于管腔直径的75%时,引起心绞痛发作。某些粥样硬化为软斑块,纤维帽很薄,稳定性很差,易引起斑块破裂,脂质逸出或管壁破裂导致血小板聚集、血栓形成、部分阻塞管腔,引发不稳定型心绞痛。

3. 心肌梗死型冠心病

胸痛发作严重、剧烈、持续时间较长(多在1小时以上),硝酸酯类药物不能缓解症状,这是由冠状动脉闭塞致心肌急性缺血性坏死所致。心电图表现为病理性Q波形成、ST-T动态演变和心肌酶谱序列变化,此期冠状动脉内粥样斑块破裂出血或血栓形成,使管腔完全阻塞。除发生心肌梗死外,临床还可出现心功能不全,心律失常,甚至猝死。

4. 缺血性心肌病型冠心病

表现为心脏扩大、心力衰竭和心律失常。主要是由于局限性心肌梗死、纤维瘢痕、缺血性无收缩性冬眠心肌,或这些因素的联合作用引起。继发于多次梗死且并发室性心律失常的缺血型心肌病预后差,而继发于大范围可逆性心肌节段损害,但仍有存活(冬眠)心肌者,血运重建后预后较好。此型冠心病与原发性扩张型心肌病类似。

5. 猝死型冠心病

因原发性心脏骤停而猝然死亡,多为缺血心肌局部发生电生理紊乱,引起严重心律失常所致。病理学检查显示有冠状动脉粥样硬化,但多数无血栓形成,动脉腔未完全闭塞,无急性心肌坏死的病理过程。目前认为,在动脉粥样硬化的基础上,发生冠脉痉挛或微循环栓塞,造成心肌急性缺血是导致猝死的主要原因。这种情况是可以逆转的,若心肺复苏抢救及时、得当,可以挽救病人生命。

以上临床类型是人为进行划分的,但在实际工作中,可以见到一位病人兼有两种甚至两种以上类型的临床表现,也可由一种类型转为另一种类型。当心力衰竭和心律失常作为惟一症状时,确诊冠心病有赖于冠脉造影。

新近文献中常提到"急性冠状动脉综合征",它是由于冠状动脉内粥样斑块破裂、表面破损或出现裂纹,继而出血和血栓形成,引起冠状动脉不全或完全阻塞所致。其临床表现为不稳定型心绞痛、急性心肌梗死或心源性猝死,约占所有冠心病病人的90%。

二、缺血性心脏病的命名和诊断标准

缺血性心脏病和冠状动脉性心脏病是同义词,按照1979年世界卫生组织规定的标准,缺血性心脏病的分类如下。

(一)原发性心脏骤停

指由于心电不稳定所引起的原发性心脏骤停,没有其他诊断的依据可寻。若未作复苏或复苏失败,原发性心脏骤停可致猝死。

以往的缺血性心脏病的证据可有可无,若发生猝死时无目睹者,则诊断是臆测性的。

(二) 心绞痛

1. 劳力型心绞痛

劳力型心绞痛是由运动或其他增加心肌耗氧量的情况所诱发的短暂的胸痛发作,疼痛经休息或舌下含服硝酸甘油后可迅速消失。劳力型心绞痛可分为3类:①初发劳力型心绞痛:劳力型心绞痛病程在1个月以内;②稳定劳力型心绞痛:劳力型心绞痛病程稳定1个月以上;③恶化劳力型心绞痛:同等程度劳力所诱发的胸痛发作次数、严重程度及持续时间突然加重。

2. 自发型心绞痛

自发型心绞痛的特征是胸痛发作与心肌需氧量的增加无明显关系。与劳力型心绞痛相比,这种疼痛一般持续时间较长,程度较重,且不易为硝酸甘油所缓解。未见酶的变化,心电图常出现某些暂时性的 ST 段压低或 T 波改变。自发型心绞痛可单独发生或与劳力型心绞痛并发存在。自发性心绞痛病人的疼痛发作频率、持续时间及疼痛程度可有不同的临床表现。有时病人可有持续时间较长的胸痛发作,类似心肌梗死,但没有心电图和酶的特征性变化。某些自发型心绞痛病人在发作时出现暂时性的 ST 段抬高,常称为变异型心绞痛。但在心肌梗死早期记录到这一心电图图形时,不能应用这一名称。

初发劳力型心绞痛、恶化劳力型心绞痛和自发型心绞痛常统称为"不稳定性心绞痛"。国际心脏病学会和协会及世界卫生组织临床命名标准化联合专题组的报告则选用这些各自特异的名称。

(三) 心肌梗死

1. 急性心肌梗死

急性心肌梗死的临床诊断常根据病史、心电图和血清酶的变化而作出。

(1) 病史:典型的病史是出现严重而持久的胸痛。有时病史不典型,疼痛可以轻微甚或没有,主要为其他症状。

(2) 心电图:心电图的肯定性改变是出现异常、持久的 Q 波或 QS 波,以及持续1天以上的演进性损伤电流。当心电图出现这些肯定性变化时,仅凭心电图即可做出诊断。另一些病例,心电图示不肯定性改变,包括:①静息的损伤电流;②T 波对称性倒置;③单次心电图记录中有一病理性 Q 波;④传导障碍。

(3) 血清酶:肯定性改变包括血清酶浓度的序列变化,或开始升高和随后降低。这些变化必须与特定的酶,症状发作和采取血样的时间间隔相联系。心脏特异性同工酶的升高亦认为是肯定性变化。不肯定改变为开始时浓度升高,但不伴有随后的降低,不能取得酶活力的曲线。

①肯定的急性心肌梗死:如果出现肯定的心电图改变和(或)肯定性酶变化,即可诊断为明确的急性心肌梗死,病史可典型或不典型。

②可能的急性心肌梗死:当序列、不肯定性心电图改变持续超过24小时以上,伴有或不伴有酶的不肯定性变化,均可诊断为可能的急性心肌梗死,病史可典型或不典型。

在急性心肌梗死的恢复期,某些病人可呈现自发性胸痛,有时可伴有心电图改变。但无新的酶变化,其中某些病例可诊断为心肌梗死后综合征,某些为自发性心绞痛病人,另一些则为急性心肌梗死复发或可能有扩展。其他的诊断措施可能有助于建立确切的诊断。

2. 陈旧性心肌梗死

陈旧性心肌梗死常根据肯定性心电图改变,没有急性心肌梗死病史和酶变化而作出诊断。如果没有遗留心电图改变,可根据早先的典型心电图改变或根据以往肯定性血清酶改变而诊断。

(四)缺血性心脏病中的心力衰竭

缺血性心脏病可因多种原因而发生心力衰竭,它可以是急性心肌梗死或早先心肌梗死的并发症,或可由心绞痛发作或心律失常所诱发。对于以往没有缺血性心脏病临床或心电图证据的心力衰竭病人(排除其他原因),缺血性心脏病的诊断属推测性。

(五)心律失常

心律失常可以是缺血性心脏病的惟一症状。在这种情况下,除非进行冠状动脉造影证明冠状动脉阻塞,否则缺血性心脏病的诊断也是推测性的。

(郝建潮)

参 考 文 献

1 余国膺. 动脉粥样硬化相关疾病的发病机理和治疗——新世纪血管生物学所面临的挑战. 国外医学情报,2001(03)
2 胡琴,张运. Toll样受体与动脉粥样硬化. 中华医学杂志,2005(21)
3 穗照梅,孙明堂. 人类动脉粥样硬化消退的研究J. 国外医学. 老年医学分册,1989(04)
4 饶晓黎,黄华梅,唐海兰,等. 宏观和微观相结合观察动脉粥样硬化病变的技术改进. 解剖学研究,1999(02)
5 葛铭. 病毒感染与动脉粥样硬化. 临床医学,1980(01)
6 李刚,Schonfeld G. 载脂蛋白B介导致动脉粥样硬化脂蛋白代谢的分子机制. 中华心血管病杂志,2006(06)
7 刘国庆. 血液流变学在动脉粥样硬化发病学中的作用. 国际生物医学工程杂志,1983(01)
8 王艳,杨鹏麟. 光学相干断层成像技术在检测动脉粥样硬化病变中的应用. 中华心血管病杂志,2005(10)
9 Mustafa Baki Cekmen Ayse Binnur Erbagci Ayse Balat Can Duman Hale Maral Kivanc Ergen Meltem Ozden Ozcan Balat and Sevi. Plasma lipid and lipoprotein concentrations in pregnancy induced hypertension. Clinical Biochemistry,2003,36(7):575~578

第二篇

冠心病诊断学

第二篇

近小病分治學

第 3 章

冠心病危险因素及其分层

自美国 Franingham 心脏研究提出心血管病"危险因素"的概念以后,几十年来心血管病研究特别是心血管流行病学的研究取得了长足的进展。除了对传统(经典)危险继续进行深入研究外,近年来陆续发现了一些新的危险因素。另外在研究手段上现在已达到了分子水平。

第 1 节 冠心病的危险因素

迄今为止,已知的心血管病的主要病因动脉粥样硬化形成的危险因素有将近 300 种,但其中最重要的危险因素的分类各家看法不一,表 3-1 为目前比较一致的分类方法。

表 3-1 冠心病危险因素分类方法

主要危险因素	潜在危险因素	社会/经济/心理/行为危险因素
年龄	超重/肥胖	教育程度(偏低)
家族史	血清 TG 升高	经济收入
男性	胰岛素抵抗	职业及其变动
高血压	血清 Lp(a)升高	不健康饮食
吸烟	凝血因子升高	缺乏体力活动
血清 TC 升高	慢性炎症(hsCRP 升高)	过量饮酒
血清 LDL-C 升高	血浆 HCY 升高	精神紧张(压力)
血清 HDL-C 降低		生活工作压力
糖尿病		

注:TC:总胆固醇;LDL-C:低密度脂蛋白胆固醇;HDL-C:高密度脂蛋白胆固醇;TG:三酰甘油;Lp(a):载脂蛋白 a;hsCRP:高敏 C 反应蛋白;HCY:高同型半胱氨酸。

从人和自然的关系上看,危险因素可以归为两大类:遗传因素和环境因素。前者最重要的为年龄、性别和家族遗传史,这些因素是不可变的;后者最重要的有高血压、血脂异常、吸烟和饮酒、糖尿病、缺少运动、不平衡膳食(常导致血脂异常和肥胖)以及精神压力。这些因素和生活方式密切相关并且是可以改变的。本文简述 7 种可改变因素的致心血管病机制及防治方法。

一、高 血 压

高血压是一种古老的疾病,但对其进行深入的研究只是在 100 年前发明了袖带式血压计并应用于临床后才开始的。20 世纪 40 年代以前,医学界对高血压和重要脏器(心、脑、肾)疾病间的因果关系认识不深,认为高血压是一种代偿机制,甚至认为降低过高的血压会损害肾脏的灌注而影响肾功能。因此当时的普遍意见是除了急进型高血压外,其他高血压都不必治疗。20 世纪 50 年代起,以美国 Framingham 心脏研究为代表的一系列大规模、长期和前瞻性的心血管流行病和临床研究以无可辩驳的证据证明高血压是绝大多数心血管病、肾脏病和周围血管病的重要致病原因,降低任何原因导致的血压升高是有效防止心、脑、肾并发症的最重要的措施,从根本上否定了过去"治疗无用,甚至有害"的观点。

从临床病程上看,高血压是一个长期的、逐渐进展的慢性疾病。大量研究资料证实高血压最终将导致心、脑、肾和周围血管的病变,进而发生脑血管病、冠心病、左心室肥厚、慢性心力衰竭、主动脉夹层和慢性肾功能衰竭等一系列严重威胁健康和生命的并发症。在我国,高血压最主要的直接并发症是脑血管病。上海 1 组原发性高血压住院病人(312 例)在 15~18 年随访过程中共死亡 130 例,其中因心、脑、肾并发症死亡 97 例(占全部死因的 74.6%)。在另一组 15 岁以上 5000 余人的随访(9 年)研究中,血压≥160/95mmHg(1mmHg=0.133kPa)的人发生的心脑血管病事件是血压≥140/90mmHg 人的 32 倍。美国 Framingham 心脏研究对 5000 名成人进行 30 年随访发现血压水平与冠心病发病率或死亡率呈连续的等级相关(即剂量-反应关系,图 3-1)。

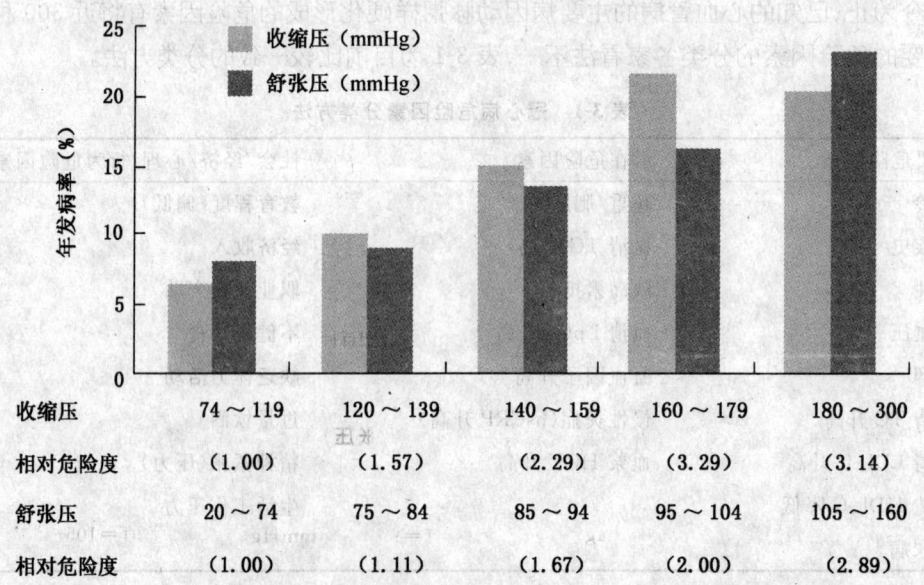

图 3-1 美国 Framingham 心脏研究 30 年随访不同血压水平冠心病发病相对危险度(35~64 岁,男性)

关于收缩压与舒张压哪一个指标与心血管病事件发生率和死亡率的关系更为密切,各家看法不一。过去普遍认为舒张压升高反映外周阻力(后负荷)增加,其致动脉粥样硬化的作用更强。但也有研究结果认为收缩压升高引起动脉中层损害,更易促发脑卒中。近年来对脉压与心血管病的关系进行了许多研究,发现脉压是心脑血管病的独立预测因素,其预测能力高于收缩压或舒张压。这些研究结果的差异主要是由于方法学和研究对象的差别引起,目前还不能对3种指标孰优孰劣作出客观公认的结论。

近年关于多种危险因素聚集的研究以可辩驳的事实证明高血压与其他危险因素有协同致病作用。例如,美国Framingham心脏研究发现在同一血压水平时,伴有其他危险因素越多,心血管病发病和死亡率越高(图3-2)。

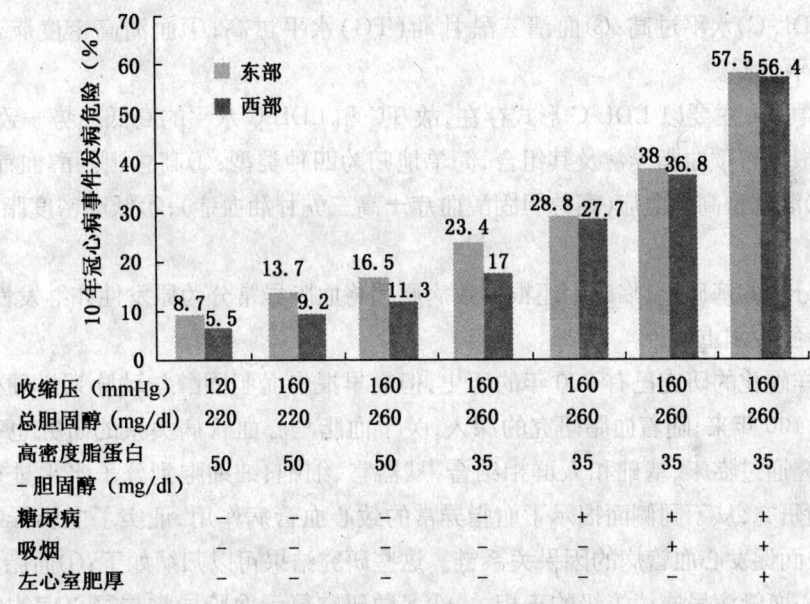

图3-2 不同危险水平个体10年冠心病发病危险比较(美国Framingham心脏研究)

此外,临床和人群干预(治疗)研究都观察到降低升高的血压可以明显减少心、脑、肾的严重并发症,这从另一方面证明了高血压的致心血管病作用。国际上第一个采用科学方法(多中心、随机对照研究)证明治疗高血压可以有效预防心血管病的研究是20世纪60年代美国退伍军人管理局开展的研究。该项研究发现,升高的舒张压经药物控制后并发症发生率明显减少(表3-2)。近40年来,各国(包括我国)相继开展了几百项大规模的高血压防治研究,均得到一致的结果。现在各国对高血压的防治均制订了详细的指南,对人群高血压的防治起到重要的指导作用。

表3-2 美国退伍军人管理局协作研究降压(舒张压)治疗20个月的效果(男性)

组别	基础平均值 (mmHg)	干预后平均值 (mmHg)	20个月并发症发生率(%)	
			基础值=90～104mmHg	基础值=105～114mmHg
干预组	121.2	91.5	14.4	9.6
对照组	121.0	119.7	26.3	30.9

结论:①血压水平与心血管病及其并发症发生危险呈连续性正相关。②高血压与其他危险因素同时存在时有强协同致病作用。③有效的治疗(药物和非药物)高血压可以明显减少心血管病及其并发症,同时对于治疗其他并存的危险因素也十分重要。有多种危险因素并存时,控制高血压可以有效减轻其他危险因素的致病作用。④收缩压、舒张压和脉压哪个指标对心血管病更为重要目前还没有公论。

二、血脂异常

血脂是血液中脂质的总称,有重要的生理功能。血脂异常是血液中脂类代谢异常的简称。

能导致心血管病血脂异常的主要有:①血清总胆固醇(TC)水平过高;②血清低密度脂蛋白胆固醇(LDL-C)水平过高;③血清三酰甘油(TG)水平过高;④血清高密度脂蛋白胆固醇(HDL-C)水平过低。

在血液中 TC 主要以 LDL-C 形式存在,故 TC 和 LDL-C 水平的高低趋势一致。

临床上根据单项血脂异常及其组合,简单地归为四种类型:①高总胆固醇血症;②高三酰甘油血症;③混合型高脂血症(高总胆固醇血症+高三酰甘油血症);④低高密度脂蛋白胆固醇血症。

在上述分型的基础上,临床上还根据致病原因将血脂异常分为原发性和继发性,根据异常的程度分为轻、中和重度。

动脉粥样硬化的研究已有 200 年的历史,但最早报告血胆固醇与动脉粥样硬化关系是在 1913 年。近 100 年来,随着血脂研究的深入,关于血脂与心血管病关系的研究也有了很大进展。这些研究通过临床、基础和人群相结合,从器官、细胞、细细胞到分子水平进行了不同层次、全方位的研究,从不同侧面揭示了血脂异常的致心血管病作用,证实了血脂异常导致动脉粥样硬化,进而促发心血管病的因果关系链。这些研究结果可以归纳如下:①血脂异常与动脉粥样硬化性心血管病呈连续等级的正相关;②多数研究显示血脂异常与冠心病的相关程度高于与脑血管病的相关程度;③血脂异常与其他危险因素同时存在时可能有协同致病作用;④通过干预(药物和非药物)减轻血脂异常的程度可以明显减少心血管病事件(包括初发和复发)的发生率,在血脂异常和其他危险因素合并存在时,控制血脂异常可以有效减轻其他危险因素的致病作用;⑤一些研究观察到,血胆固醇水平与脑血栓发病呈正相关而与脑出血发病呈负相关,对此结果目前尚未有公论。

上述研究结果对心血管病的防治有重要指导作用。我国专家根据国内外最新进展编写的《血脂异常防治建议》已广泛用于临床和人群防治。

三、吸烟和饮酒

1. 吸烟与心血管病

吸烟是许多呼吸系统疾病和癌症的病因,也是心血管病的主要危险因素之一。国外多项研究都证明吸烟与心血管病发病率和死亡率相关并有明显的剂量-反应关系,被动吸烟也会增加患心血管病的危险。中国 11 省市 27000 多人前瞻性队列研究结果也表明,吸烟者与不吸烟者相比,冠心病和脑卒中发病和死亡明显增加。如吸烟者同时伴有其他危险因素则增加更为明显。烟草燃烧时产生的烟雾(包括主流烟和侧流烟)中含有4000多种化学物质。其中有致心血管病作用的主要是尼古丁和一氧化碳两种化学物质。吸烟的危害是低剂量长期持续的慢性化学物质累积中毒的过程,吸烟的危害往往是在开始吸烟后十几年或几十年才表现出来。一旦暴露出来就会产生严重的甚至无法挽回的后果。但研究还发现,吸烟者戒烟后,烟对身体的毒性作用会慢慢消失。英、美等国的研究发现,吸烟者戒烟10年后患心血管病的机会与不吸烟者无明显差别。烟草危害的控制主要有健康教育、立法和价格政策(提高烟价)3种措施。教育青少年终生不吸烟是根本方针,教育吸烟者戒烟也十分重要,但难度很大。戒烟不但是一种生理矫正,更是一种行为心理的矫正。卫生工作者由于其特殊的工作性质,劝说病人不吸烟十分有效。因此医务工作者,尤其是从事心血管病预防和治疗的人员有不可推卸的责任,应该做到:第一,自己不吸烟,以起到表率作用;第二,利用一切场合和机会教育和帮助患者不吸烟。在对心血管病患者进行诊治时应该把不吸烟作为重点干预措施。

2. 饮酒与心血管病的关系

现代医学对酒和人类健康,特别是与慢性非传染病的关系进行了大量的研究,但迄今为止还没有得出十分肯定的结论。这主要是因为研究方法上的困难。酒的品种和浓度种类繁多,不易对各种酒的酒精含量进行标定和分类。另外,个人饮酒的量和品种变化很大,不易准确估测。由于方法的差异和困难,致使饮酒与心血管病关系的研究结果不尽一致。目前国际上比较一致的结论是:①轻、中度饮酒对心血管系统无明显损害;②大量饮酒明显增加心血管病发病和死亡危险;③不饮酒者心血管病发病和死亡危险高于少量饮酒者,即饮酒量与心血管病发病危险呈一种所谓的"U"形或"J"形关系,但现在还没有充分的证据证明少量饮酒对心血管系统有保护作用。

过量饮酒对心血管系统的损害已十分肯定,饮酒量越大危害越大。酗酒是急性心脑血管事件(特别是脑出血)的重要诱因之一。酒精对心血管系统的损害也是一种长期、慢性和累积的中毒过程。但一次性大量酒精摄入会导致各种致病因素的急剧增加而引发心脑血管急性事件。

饮酒的利弊不能绝对化,应根据其他情况综合考虑。从医学角度看,对待饮酒的一般原则是:①重度饮酒和酗酒者一定要减量或戒酒;②轻、中度饮酒者如无其他重要脏器(肝、肾、脑)疾病则不一定要强制改变原来的习惯,而是由本人抉择;③不提倡用饮酒(少量)作为预防心血管病的方法。特别要提出的是,我国的酒文化有好的一面,也有一些陋习,如强制性劝酒以及近年出现的"饮酒比赛"等。因此一定要教育群众关于酗酒和强制性劝酒等陋习的危害。不但有害健康,也是造成车祸和其他社会问题(如家庭破裂)的重要原因。

四、糖尿病

1. 概况

糖尿病是遗传因素与环境因素长期共同作用而导致的一种慢性、全身性、代谢性疾病,其发病机制是胰岛素分泌相对或者绝对不足、胰高血糖素不适当地分泌过多造成的双激素病。

临床上主要有两种类型:1型和2型。1型糖尿病多见于儿童,与遗传因素密切相关。2型糖尿病由环境和遗传因素共同作用所致,多见于成人,其发病多有一个较为漫长的过程,一般可分为3个阶段:①高危人群阶段,即血糖正常但有易患糖尿病的倾向(因素);②血糖增高阶段,指血糖已经增高,糖耐量受损,但尚未达到糖尿病的诊断标准;③临床糖尿病,指空腹血糖≥126mg/dl(7.00mmol/L)或者餐后2小时血糖≥200mg/dl(11.1mmol/L)者,一旦罹患则不能完全治愈。

目前,全世界糖尿病患病率都在增加,增长特别快的是从穷到富的发展中国家。我国目前正处于这样一个阶段,在今后20年内,我们很难完全阻止这种迅速增长的势头。

1979年,我国20岁以上人群调查结果表明2型糖尿病患病率为1.0%左右,1989年升至2.0%,1996年已达3.2%,年增长率在0.1%以上。估计目前全国糖尿病患者4000万人以上。除了大量糖尿病患者外,我国还有大量血糖升高者存在,这预示着我国糖尿病爆发性流行的趋势还将持续。

2. 糖尿病并发症

糖尿病本身会引起多种严重并发症,主要包括糖尿病合并感染、神经并发症、糖尿病酮症酸中毒(DKA)、高渗性非酮症糖尿病昏迷、糖尿病乳酸酸中毒和糖尿病低血糖昏迷。糖尿病还引起多种心、脑、血管病并发症。

(1)脑血管病:多为血栓栓塞性脑血管疾病。糖尿病患者比非糖尿病者患病率高3倍以上,是糖尿病患者残疾或早亡的主要原因之一。

(2)冠心病:糖尿病患者比非糖尿病者患病率高3倍以上。糖尿病合并冠心病者心绞痛不明显或不典型,急性发病时常表现为无痛性心肌梗死等非典型临床表现,是耽误诊断的主要原因。

(3)下肢血管病:糖尿病患者比非糖尿病患者患病率高5倍以上。糖尿病患者因糖尿病下肢血管病变造成截肢者要比非糖尿病者多10倍以上,是引起糖尿病患者肢体残疾的主要原因。

(4)血管并发症:肾脏微血管病变早期表现为糖尿病肾病,严重(晚期)时发展成肾功能不全和尿毒症,进而导致死亡。

(5)眼底病变:眼底是血管非常丰富的区域,易受糖尿病的损害。轻者为眼底微血管瘤及渗出,晚期可因新生血管产生、出血和视网膜剥离而导致失明。糖尿病患者双目失明比非糖尿病者高25倍。

由于糖尿病与心血管病的关系如此密切,近年来有些学者将糖尿病视为心血管病(特别是冠心病)的"等危症"。现在医学界已达成共识:有其他心血管病危险因素的患者,一旦同时有糖尿病,则其他危险因素的控制标准就应更严格。

糖尿病患病率急剧增加的重要原因是不科学和不健康的生活方式,主要包括热量摄取过多(过多食用饱和脂肪和高生糖指数的精糖类食品)、缺乏体力活动、肥胖及心理应激的增多。加强糖尿病知识的健康教育,预防糖尿病的发生,尽早发现糖尿病,正确有效地治疗糖尿病,可以有效地控制和减少糖尿病及其并发症带来的危害,这是每一个医务人员应尽的义务和职责。糖尿病的详细防治方法可参考《中国糖尿病防治指南》(2005版)。

五、缺少体力活动

缺少体力活动能引起心血管病发病和死亡增加的事实已越来越为医学界和公众所接受。现在认为经常参加体力活动加上其他减低危险因素的措施有助于预防心血管事件的首次发病（一级预防）；能加快心肌梗死和脑卒中发病后以及搭桥手术和冠脉成形术后的康复；能减少心血管事件的复发（二级预防）。体力活动有保护心血管系统健康的作用，其减低心血管病危险的主要机制为：①增加脑血流量，改善全身微循环；②降低血压，增加心肌等张机械性或代谢性功能，增加电稳定性；③减少身体脂肪，降低血 TG 和升高 HDL-C；④增加骨骼肌血流量，提高胰岛素敏感性，降低血糖；⑤降低血纤维蛋白原活性，减少血小板聚集；⑥提高机体免疫能力。

缺乏体力活动者机体丧失了上述保护作用，导致心血管病危险增加。

近半个世纪来，各国开展了许多关于不同体力活动水平与首次心血管事件发病率和患病率之间关系的研究。由于各研究采用的方法学和测量标准不一致，现在还不可能将这些研究的结果归纳成一个非常明确的结论。以下是一些目前公认的、比较明确的、一致的结果。

1. 体力活动多的人发生心血管事件危险性低

大量研究观察到体力活动多的人比体力活动少的人发生心血管事件的几率小，发病年龄晚以及严重程度较低。

2. 中等量的体力活动保护作用最好

综合许多研究的结果，现认为中等量体力活动保护心血管的作用最强。体力活动减少心血管事件作用（即健康获益）最明显的差别是在无任何体力活动组和中等量运动组之间。中等量活动组和活动最多组之间的差别很少（图3-3）。这是鼓励从不运动的人尽快参加适量运动能很快得到健康好处的科学证据。另外，多数研究结果认为运动量和运动强度必须达到一个"阈值"才有较明显的保护作用。目前认为这个"阈值"是 7kcal/min（相当于快速步行或较重的园艺工作）。

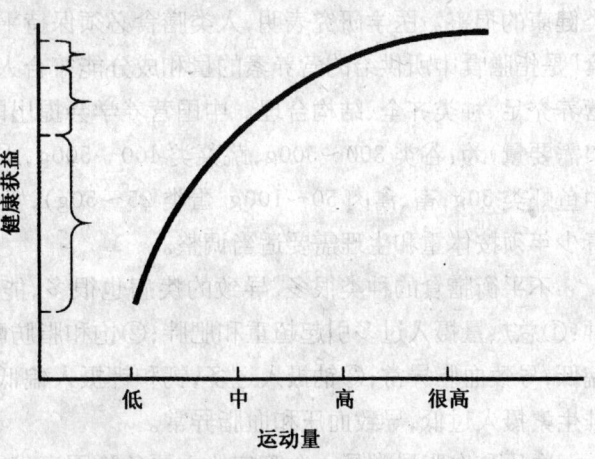

图 3-3　运动量增加幅度与健康获益增加幅度的关系

3. 效果最好的运动是大群肌肉的有氧运动

这是指增加氧气吸入和输送为主要目标的耐力运动，在整个有氧运动过程中，人体吸入的氧气与需求大致相当（即不欠氧债）。这种运动可以在明显增加心排血量（心脏容积负荷）的同时仅轻度增加平均动脉压（心脏压力负荷），因此可有效提高心肺功能。从生化角度看，有氧运动是机体氧代谢效率最高的运动。有氧运动的方式很多，凡属大群肌肉有节律的（紧张和放松交替）运动都属于有氧运动，如步行、慢跑、骑自行车、游泳、跳舞、太极拳、武术等。有氧运动除了能提高心肺功能外，还有防止骨质疏松、减重和减轻精神压力等作用。要使有氧运动达到最大效果，须遵循一些原则：①从低强度、小运动量开始，循序渐进。定期做体能测验，评价效果，持之以恒。有心脑血管病及其他疾病者要在医生指导下进行。②开始前最好进行全面体检，根据季节和个人情况选择合适的运动项目。③确定有氧运动的心率：心率是掌握运动量的最重要的指标，运动时要达到一定的心率才有效果。④体力活动的安排：典型的体力活动计划包括3个阶段，即5~10分钟的轻度热身活动；20~30分钟的耐力活动或有氧运动；放松阶段，约5分钟，逐渐减少用力，使心脑血管系统的反应和产热功能逐渐稳定下来。

有氧运动最佳的心率范围计算方法有：①测定静息时每分钟心跳（脉搏）次数；②确定最高心率，最高心率＝220－年龄；③确定有氧运动最佳心率范围（即有氧运动心率），有氧运动心率＝最高心率×(60~68)％。例如：40岁成人有氧运动心率为(220－40)×(60~68)％＝108~122次/min。

六、不平衡膳食

膳食是人类健康生存的基本需要。人类学研究认为，人类通过几百万年的进化，现已成为地球上最高等的以素食为主的杂食动物。人体的结构和基因决定了人类的最佳膳食，包括食物的量、成分、种类和结构（比例）。任何导致膳食成分、种类和结构不恰当的因素都会引起人类健康的损害。医学研究表明，人类膳食必须保持平衡才能正常和健康地生活。所谓"平衡膳食"是指膳食中所供给的营养素的量和成分能符合人体生理动能和生存的需要。具体讲就是营养充足、种类齐全、结构合理。中国营养学会提出的中国成人平衡膳食基本成分和结构（每日需要量）为：谷类300~500g，蔬菜类400~500g，水果100~200g，动物性食物125~200g（其中鱼虾类50g，畜、禽肉50~100g，蛋类25~50g），奶类100g，豆类50g，油脂类≤25g。儿童和青少年须按体重和生理需要适当调整。

不平衡膳食的种类很多，导致的疾病也很多，能引起心血管损害的不平衡膳食主要有四种：①总热量摄入过多引起超重和肥胖；②饱和脂肪酸和胆固醇摄入过多，不饱和脂肪酸摄入偏低，导致血脂异常；③钠摄入过多，钙和钾摄入偏低，导致血压升高；④食物纤维素和抗氧化维生素摄入过低，导致血压和血脂异常。

血压和血脂异常是心血管病的重要危险因素，这已在前面有所叙述。近年来由热量摄入过多引起的超重和肥胖成为越来越重要的公共卫生问题。医学研究揭示了肥胖是心血管病和糖尿病的重要致病因素，而糖尿病又是心血管病的重要危险因素。尽管肥胖致心血管病的机制还没有完全阐明，但流行病学和临床研究都证明超重和肥胖与心血管病危险呈正相关及等级相关。

肥胖是指人体摄入热量超过机体所消耗的热量，过多的热量在体内转变为脂肪大量积蓄起来。医学上根据有无明显的内分泌与代谢性疾病的病因，把肥胖分为单纯性肥胖和继发性肥胖两大类。肥胖的发病因素包括遗传因素和环境因素两大类，环境因素主要是热量摄入多和缺少运动。医学上最简单的判断肥胖的方法是估计单位身高的体重（间接反映脂肪含量）。现在国际上最常用的指标是体重指数（body mass index，BMI），计算公式为：BMI＝体重(kg)/身高$(m)^2$。根据中国20多万人群关于肥胖和疾病关系的前瞻性研究结果，《中国肥胖防治指南》提出了中国人的超重和肥胖的诊断标准（表3-3）。

表 3-3 体重标准(《中国肥胖防治指南》)

BMI值	诊断
<18.5	体重过低
18.5~23.9	体重正常
24.0~27.9	超重
≥28.0	肥胖

近30年来对于肥胖类型,特别是体脂分布与心血管病危险的关系进行了深入的研究,发现分布在身体不同部位的脂肪细胞的功能有所差异,其致心血管病的作用也有差异。比较一致的结论是,位于身体中心部分的脂肪致心血管病的作用高于位于身体周围(体表和皮下)的脂肪。根据脂肪在身体的分布,医学上将肥胖分为中心型和外周型。前者多见于男性(俗称为苹果型),后者多见于女性(俗称为梨型)。

临床上判断肥胖的脂肪分布类型最常用的方法是测量腰围或腰/臀围比值。研究发现,两种指标均与心血管病危险呈正相关。多数研究结果认为,腰围的预测价值优于腰/臀围比值。《中国肥胖防治指南》提出了中国人的腰围过高的诊断标准:男性>90cm,女性>85cm。

中心型肥胖致心血管病作用较强的主要机制是:①位于身体中心部位(腹腔内)的脂肪富含血管,由于血管床的增加使血管阻力增加,导致血压升高;②腹腔内脂肪细胞代谢活跃,产生较多的游离脂肪酸,游离脂肪酸通过门静脉系统很快能进入体循环,参与动脉粥样硬化的形成。

七、精神压力

精神压力又称为心理压力,其主要结果是引起心理应激,即人体对环境中心理和生理因素的刺激作出的反应。研究发现,心理应激是心血管病的一种危险因素。神经精神活动和情绪活动是产生心理应激的主要因素,统称为心理因素。少量的控制的心理应激对人体无害,是人类适应环境和生存所必需的生理功能。但过量的心理反应,尤其是负性的心理反应会增加心血管病患病危险。引起心理压力增加的原因主要有抑郁症、焦虑症、A型性格(一种以敌意、好胜和妒忌心理及时间紧迫感为特征的性格)、社会孤立和缺乏社会支持。

研究发现,心理应激会引起神经内分泌功能失调,诱发血压升高和心律紊乱以及引起血小板反应性升高等,这些都是促进动脉粥样硬化的因素。另外,长期负性情绪或过度的情绪波动会诱发冠状动脉收缩、粥样斑块破裂从而引发心脑血管急性事件。对已有心血管病的患者,心理应激会使病情恶化,不利于康复并容易再次引发心脑血管急性事件(复发)。

第2节 冠心病危险因素分层

一、危险因素在个体身上的聚集(多重心血管危险)

大量流行病和临床研究发现,危险因素常常出现(聚集)在同一个人身上,医学上称为多重心血管病危险。近年来讨论较多的"代谢综合征"是多重心血管病危险的一个特例,其实质就是与代谢有关的危险因素在个体身上的聚集。危险因素在个体的聚集不是偶然的巧合,而是因为各种因素之间有着千丝万缕的因果联系。有时一种危险因素诱发另一种危险因素,有时一种危险因素同时诱发多种危险因素。其致病作用互相协同,互为因果,大大加快了心血管病的进程。需要指出的是,危险因素的协同作用不是简单的相加作用,而是相乘作用。例如,美国 Framingham 心脏研究发现,个体同时具有高血压、血脂异常和吸烟3个危险因素者,冠心病发病危险比只有1个危险因素者增加10倍以上。多重心血管病危险因素常导致心血管病程加快,病情加重,容易引起多脏器功能衰竭而导致死亡。这是临床上最棘手的问题。

二、多重危险因素的评估

根据多种危险因素的概念,在心血管病防治中,除了要"标本兼治"外,还必须要有全局观点。在发现了一种危险因素的时候要主动寻找有无其他危险因素。对于并存的危险因素必须关注并予以更积极的治疗才能取得最佳的防治效果。

个体心血管病发病危险评估和分层个体心血管病发病危险(发病倾向或几率)的估计对于心血管病防治(尤其是早期一级预防)有重要指导意义。个体具有一个危险因素时,其心血管病发病危险的评估相对较为简单。在有多重危险因素的个体如何评估心血管病发病的综合危险是一个十分复杂的问题。现在还没有办法估测在一个个体中哪一个危险因素有多大的致病作用(贡献)。这是因为危险因素在不同病种、不同个体中的致病作用不同。经过半个多世纪的研究,现在已有一些对个体综合危险进行评估的粗略方法。

第一种是半定量分层法。这主要是根据临床经验和回顾性流行病研究资料得出的。如《中国高血压指南》对高血压合并其他危险因素和临床情况的危险进行了分层(表3-4)。

第二种方法是根据前瞻性流行病学和临床研究,采用数学预测方法对个体在一段时间(一般是10年)发生心血管病事件的几率(绝对危险)做出定量的估计。国际上最有影响的是美国 Framingham 心脏研究心血管病发病预测模型及评分表法。但国外的结果不太适用于中国人。我国研究人员根据在我国人群中开展的心血管病发病前瞻性研究结果制订了中国人缺血性心血管病发病危险综合评估方法。第一种是评分表法,第二种是速查表法。

1. 评分表法(或称查表法)

第1步:根据个体各危险因素水平从评分表中查出不同危险分值。

第2步:对所有危险因素分值求和。

第3步:查表得出对应于危险因素总分的10年缺血性心血管病发病绝对危险。

表 3-4 高血压的心血管病危险半定量分层

其他危险因素和病史	血压(mmHg)		
	1级高血压 SBP140~159 或 DBP90~99	2级高血压 SBP160~179 或 DBP100~109	3级高血压 SBP≥180 或 DBP≥110
Ⅰ 无其他危险因素	低危	中危	高危
Ⅱ 1~2 个危险因素	中危	中危	高危
Ⅲ ≥3 个危险因素或靶器官损害或糖尿病	高危	高危	很高危
Ⅳ 并存的临床情况	很高危	很高危	很高危

注:SBP:收缩压;DBP:舒张压;详细方法参考《中国高血压指南》(2005 版)。

第 4 步:与该个体同年龄组的平均危险和最低危险比较,求得该个体 10 年缺血性心血管病发病的绝对危险净增值和相对危险度。

例如:一个年龄 50 岁的男性,血压 150/90mmHg,体重指数 25kg/m²,血清总胆固醇 210mg/dl(1mg/dl=0.026mmol/L),吸烟,无糖尿病。试评估该个体 10 年缺血性心血管病发病危险。步骤如下:①第 1 步:从表中查得年龄 50 岁=3 分,收缩压 150mmHg=2 分,BMI 25kg/m²=1 分,TC 210mg/dl=1 分,吸烟=2 分,无糖尿病=0 分;②第 2 步:对评分求和:3+2+1+1+2+0=9 分;③第 3 步:从表中查得与 9 分相对应的 10 年发生缺血性心血管病的绝对危险为 7.3%;④第 4 步:该个体与同年龄组人群平均危险相比的发病绝对危险净增值为 7.3%-2.6%=4.7%,该个体与同年龄组人群平均危险相比的发病相对危险度为 7.3%÷2.6%=2.8,该个体与同年龄组人群最低危险相比的发病绝对危险净增值为 7.3%-0.7%=6.6%,该个体与同年龄组人群最低危险相比的发病相对危险度为 7.3%÷0.7%=10.4。

2. 速查表法

采用彩色方格表的方法表示不同危险因素组合的发病绝对危险(10 年发病几率)。根据危险因素的组合在表格中可以很快查出发病危险。详细方法参见 2003 年 12 月发表于《中华心血管病杂志》的《国人缺血性心血管病发病危险的评估方法及简易评估工具的开发研究》。

以上关于综合危险评估的方法目前还在实验研究中,虽然还不成熟,但可以作为临床和防治工作中的参考。

表 3-5 缺血性心血管疾病(ICVD)10年发病危险度评估表

男性

第1步：评分

项目	分组	得分	项目	分组	得分
年龄	35～39	0	总胆固醇	<200	0
	40～44	1		≥200	1
	45～49	2			
	50～54	3			
	55～59	4			
	≥60岁	每增加5岁加1分			
收缩压	<120	-2	糖尿病	否	0
	120～129	0		是	1
	130～139	1			
	140～159	2			
	160～179	5			
	≥180	8			
体重指数	<24	0	吸烟	否	0
	24～27.9	1		是	2
	≥28	2			

第2步：求和

项目	年龄	平均危险	最低危险	项目	得分
10年ICVD绝对危险参考标准	35～39	1.0	0.3	年龄	—
	40～44	1.4	0.4	收缩压	—
	45～49	1.9	0.5	体重指数	—
	50～54	2.6	0.7	总胆固醇	—
	55～59	3.6	1.0	吸烟	—
				糖尿病	—
				总计	—

第3步：查绝对危险

总分	10年ICVD绝对危险	总分	10年ICVD绝对危险
≤-1	0.3	4	1.5
0	0.5	5	2.1
1	0.6	6	2.9
2	0.8	7	3.9
3	1.1	8	5.4

续表

总分	10年ICVD绝对危险	总分	10年ICVD绝对危险
9	7.3	14	27.7
10	9.7	15	35.3
11	12.8	16	44.3
12	16.8	≥17	≥52.6
13	21.7		

女性
第1步：评分

项目	分组	得分	项目	分组	得分
年龄	35～39	0	总胆固醇	<200	0
	40～44	1		≥200	1
	45～49	2			
	50～54	3			
	55～59	4			
	≥60岁	每增加5岁加1分			
收缩压	<120	-2	吸烟	否	0
	120～129	0		是	1
	130～139	1	糖尿病	否	0
	140～159	2		是	1
	160～179	5			
	≥180	8			
体重指数	<24	0			
	24～27.9	1	吸烟	否	0
	≥28	2		是	2

第2步：求和

项目	年龄	平均危险	最低危险	项目	得分
10年ICVD绝对危险参考标准				年龄	—
				收缩压	—
	35～39	0.3	0.1	体重指数	—
	40～44	0.4	0.1	总胆固醇	—
	45～49	0.6	0.2	吸烟	—
	50～54	0.9	0.3	糖尿病	—
	55～59	1.4	0.5	总计	—

第3步：查绝对危险

总分	10年ICVD绝对危险	总分	10年ICVD绝对危险
-2	0.1	6	2.9
-1	0.2	7	3.9
0	0.2	8	5.4
1	0.2	9	7.3
2	0.3	10	9.7
3	0.5	11	12.8
4	1.5	12	16.8
5	2.1	≥13	21.7

（秦 巍）

参 考 文 献

1 Oguma F, Kasuya S, Yamamoto K, et al. Surgical results of emergent coronary artery bypass grafting. Kyobu geka, 1999, 52(8 suppl):662~666

2 Locker C, Shapira I, Paz Y, et al. Emergency myocardial revascularization for acute myocardial infarction: survival benefits of avoiding cardiopulmonary bypass. Eur J Cardiothorac surg, 2000, 17(3):234~238

3 Dewood Ma, Notske M, Hensley Gr, et al. Intraortic balloon counterpulsation with and without reperfusion for myocardial infarction shock. Circulation, 1980, 61:1105~1110

4 Stone Gw, Brodie Br, Griffin Jj, et al. Role of cardiac surgery in the hospital phase management of patients treated with primary angioplasty for acute myocardial infarction. Am J Cardio, 2000, 85(11):1292~1296

5 Louagie Yag, Hayhe Jp, Buche M, et al. Intraoprative electromagnetic flowmeter measurements in coronary artery bypass garfts. Ann Thorac surg, 1994, 57:357~362

6 Acar C, Jebara Va, Portoghese M, et al. Revival of the radial artery for coronary artery bypass grafing. Ann Thorac surg, 1992, 54:652~657

7 Tcheng Je, Jackman Jd Jr, Nelson Cl, et al. Outcome of patients sustaining acute ischemic mitral regurgitation during myocardial infarction. Ann Intern med, 1992, 117:18~22

8 Bana A, Yadava Op, Ghadiok R, et al. Myocardial revascularisation after acute myocardial infarction. Int J Cardio, 1999, 15, 69(2):209~216

第 4 章

心电图诊断冠心病

第 1 节 心室内传导异常

许多心脏疾病可引起电冲动在心室肌中的传导异常，产生 QRS 波群和 T 波的改变。因此，保持正常 QRS 波群和 T 波外形需要几种因素：

① 左心室和右心室并不处于肥大状态，否则可使除极和复极时间延长。
② 心肌缺血或梗死不存在或不足以大到破坏激动波的扩散或波的恢复。
③ 由于冲动在左右心室浦肯野纤维中的快速传导，使心内膜几乎同时激动。
④ 在心房和心室间根本不存在附加的传导旁路。

一、心室内传导障碍

右束支传导阻滞和左束支传导阻滞均偶见于表面上正常的个体，其原因是浦肯野纤维的纤维化，称为 Lenegre 病（原发性传导束退化症）或 Lev 病（左束支支架硬化症）。浦肯野纤维的纤维化过程进展缓慢，患有束支传导阻滞的健康飞行员，经 10 年随访研究显示没有发生完全性房室传导阻滞、晕厥或猝死。体循环高血压可加速该病的病理过程。实际上，在 Framingham 研究中，有 60% 的个体高血压出现在束支传导阻滞之前。束支传导阻滞的平均发病年龄为 61 岁。

慢性束支传导阻滞而没有心脏病其他证据的个体，对其长期预后的观察，来自于发生暂时性或永久性完全性房室传导阻滞之前心电图变化的研究。Friedberg 及其同事提出，某些束支或分支的联合阻滞通常就出现在房室传导阻滞发生之前。最常见的是右束支传导阻滞合并左前上分支阻滞（LAFB）。

这些研究的结果均提示 Lenegre 病和 Lev 病是浦肯野纤维纤维化缓慢发展的过程,这一过程最终使双侧束支受累,发生完全性房室传导阻滞。由于浦肯野细胞缺乏房室结细胞能以各种不同速度传导冲动的生理学潜力,故可从无房室传导阻滞突然发展成完全性(三度)房室传导阻滞。当确实发生这种情况时,心室激动只能由阻滞点以外的浦肯野细胞形成的冲动所引起,并可出现晕厥和猝死等临床状况。

束支或分支阻滞也可以是其他严重心脏病的结果。在中美洲和南美洲,克鲁斯锥虫感染引起的恰加斯病,几乎是地方性流行病,该病是右束支传导阻滞合并左前分支阻滞的常见原因。右束支传导阻滞通常由容量负荷过重时发生的右心室扩张所致。一过性右束支传导阻滞常常发生在右心导管术期间,并可发生于 Swan-Ganz 导管监测之中(图 4-1A 和 B)。

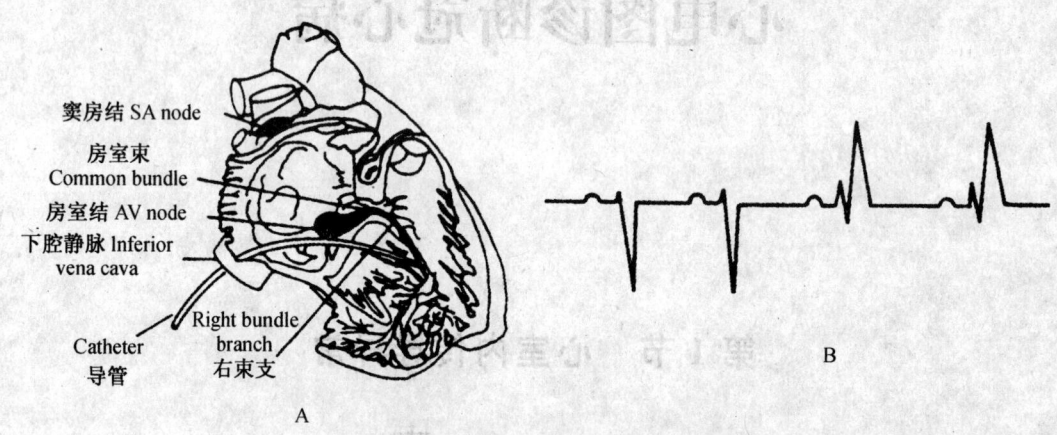

图 4-1　右束支损伤可引起右束支传导阻滞
A. 导管从大腿经下腔静脉进入,导管尖端靠近右束支附近的右心室内膜；B. 第 3、4 搏动显示右束支传导阻滞

冠状动脉粥样硬化患者,在急性心肌梗死期间,可发生束支和邻近分支的阻滞。这些结构通过左冠状动脉前降支发出的近端间隔穿支供血。因此,只有当左冠状动脉主干或其前降支起始处发生阻塞时,束支及附近的分支才出现缺血。这种由于冠状动脉主干阻塞后幸存来医院的患者,可出现束支和分支阻滞的任何组合,并伴广泛心肌梗死。由于这些患者在急性期及远期死亡率极高,因而,他们并不代表全部慢性束支和分支阻滞的病例。

间歇性束支传导阻滞(QRS 波群时而延长时而正常)通常代表永久性阻滞前的过渡阶段(图 4-2A 和 B)。这些室内传导异常增宽的典型单相波(左束支传导阻滞)及三相波(右束支传导阻滞),二例均在第三、四次搏动消失。间歇性束支传导阻滞有时受心率的控制,心率加速时,RR 间隔缩短,下行冲动遇到某一束支的不应期(图 4-3)。心动过速依赖型的束支传导阻滞,在心率缓慢时,则允许下行冲动在整个传导系统不应期后到达,正常传导重新开始。间歇性束支传导阻滞的一种少见形式,只发生于心动周期延长而不是缩短时,称为心动过缓依赖型束支传导阻滞(图 4-4)。间歇性束支传导阻滞是电冲动通过心室肌间歇性传导异常的一种形式。

图 4-3A 图中心率加速达 98～102 次/min 时,出现右束支传导阻滞；在 B 图中,心率慢至大约 90 次/min 时,持续出现的完全性右束支传导阻滞仍然存在,其后出现不完全性右束支传导阻滞和正常传导。

所有搏动均是配对组合的窦性搏动。短周期结束者为正常传导,而长周期后出现者为左

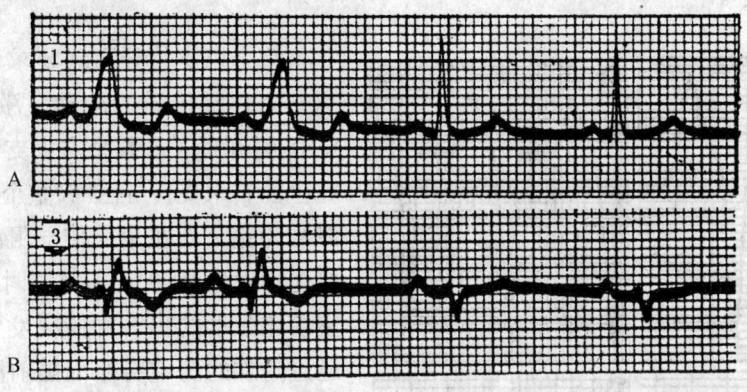

图 4-2　间歇性束支传导阻滞
A. 间歇性左束支传导阻滞；B. 间歇性右束支传导阻滞

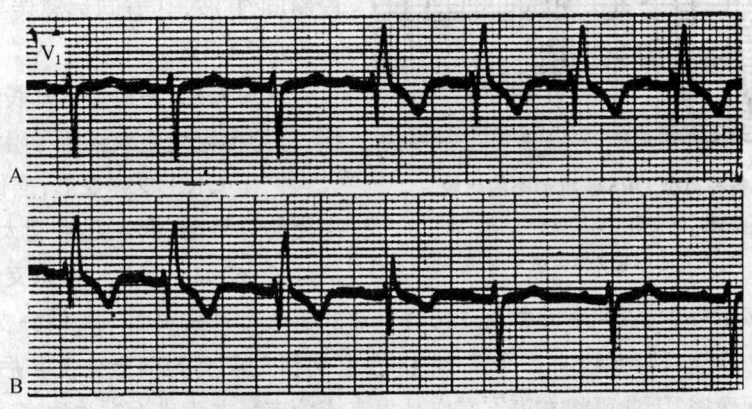

图 4-3　间歇性束支传导阻滞有时受心率的控制

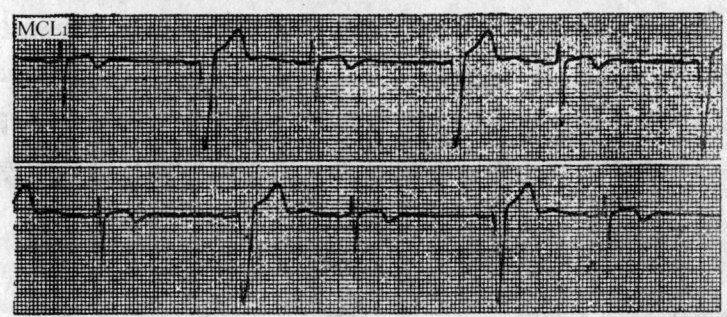

图 4-4　心动过缓依赖型束支传导阻滞

束支传导阻滞。

二、束支和分支阻滞

由于心室浦肯野系统的激动并不表现在体表心电图上，其传导异常必须通过这些异常对心肌激动和恢复的影响间接地发现，最特异的变化发生在 QRS 波群之内。右束支、左束支、左束支分支及浦肯野纤维和邻近心肌间的传导异常，均可改变 QRS 波群和 T 波。希氏束传导异常对整个远端浦肯野系统都产生相似影响，因此不改变 QRS 波群和 T 波的外形。

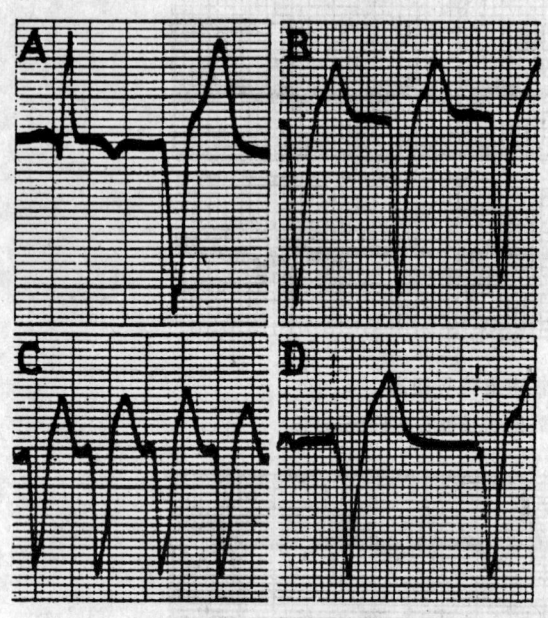

图 4-5 各种类型 QRS 波群形态的比较
A. 室性早搏；B. 束支阻滞；C. 室性心动过速；
D. 人工心脏起搏器节律

整个束支传导阻滞要求该心室必须由另一个心室传导的冲动来激动，并且整个 QRS 时间延长。整个右束支传导阻滞称为完全性右束支传导阻滞，整个左束支传导阻滞称为完全性左束支传导阻滞。两个心室接连地发生激动，而不是同时激动。两侧心室接连激动的另一种情况发生在一侧心室通过附加的房室旁路而提前激动以及自主性心室节律时。在这些情况下，心电图波形改变基本类似，即 QRS 波群时间延长，ST 段斜向 T 波，其方向远离传导异常所在的心室（图 4-5）。

仅有 QRS 波群轻度延长的心室传导延缓，称为不完全性束支传导阻滞。右心室肥大可产生 QRS 波群变形，酷似不完全性右束支传导阻滞；而左心室肥大可使 QRS 波群延长，酷似不完全性左束支传导阻滞。由于左束支具有多重分支，不完全性左束支传导阻滞的另一种形式可由一大组分支病变产生。

人们认为心室浦肯野系统有三个束，它由右束支和左束支的前上分支和后下分支组成。右束支近端小而致密，因此可将右束支看作是束支或分支。左束支近端也致密，但因为太大而不被看作是分支。它在 1~2cm 保持细密，然后呈扇形展开分为三个而不是两个独立分支。正如 Demoulin 和 Kulbertus 在人类所证明的那样，在个体中间存在很多解剖学变异。根据它们的解剖定位，三组分支很可能称为左间隔支(LS)，左前上分支(LA)和左后下分支(LP)，见图 4-6。左束支的左前上分支走行于前上乳头肌，左后下分支走行于后下乳头肌中，而左间隔支进入间隔中部。左间隔支走行在室间隔表面。激动经室间隔开始由左向右传播。

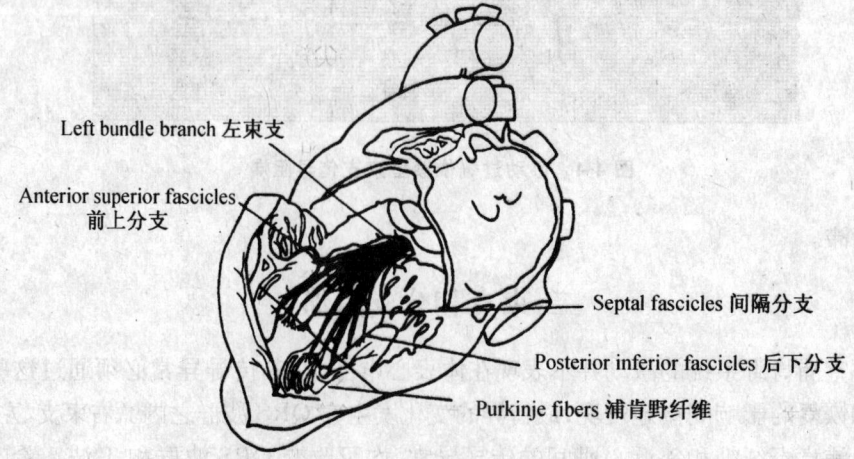

图 4-6 剖开左心室显示左束支及其分支

Rosenbaum等人提出了左束支主要分支传导阻滞的概念,称为左前半传导阻滞和左后半传导阻滞。但是,称为左前上分支传导阻滞和左后下分支传导阻滞更为合适。孤立存在的左前上分支传导阻滞和左后下分支传导阻滞或右束支传导阻滞,称为单分支传导阻滞。完全性左束支传导阻滞或右束支传导阻滞合并左前上分支传导阻滞或左束支传导阻滞合并左后下分支传导阻滞,称为双分支传导阻滞。右束支传导阻滞合并左前上分支传导阻滞和左后下分支传导阻滞称为三分支传导阻滞。

(一)单分支传导阻滞

这一术语用于心电图上仅出现一个分支阻滞时。单纯右束支传导阻滞或左前上分支阻滞可经常发生,而左间隔支和左后下分支阻滞则少见。Rosenbaum等只发现30名患者出现左后下分支阻滞,而左前上分支阻滞则达900人。

1. 右束支传导阻滞

由于右心室成分在正常QRS波群中占的部分很小,因此,右束支传导阻滞在左心室激动期间产生很小的变形。典型右束支传导阻滞QRS波群的较早部分变形小,而较晚的部分变形明显。左心室传来的冲动激动右心室时,正常右心室心肌的激动对QRS波群的影响最小,可完全从QRS波群的早期部分消除掉。当冲动发生在左心室然后传到右心室时,则可影响到波群的晚期部分,即在V_1导联中产生延迟而明显的正向波,称为R′波。由于R′在较早的正向R波之后,该R波是正常冲动通过室间隔时,由左向右传导所产生的(表4-1)。

表4-1 右束支传导阻滞的诊断标准

导联	波形特点
V_1导联	类本位曲折延迟,M形QRS(RSR′变形)有时为宽R波或qR波
V_6导联	早期类本位曲折,S波增宽
Ⅰ导联	S波增宽

2. 左束支传导阻滞

左心室游离壁的正常激动从两个部位同时传导(二尖瓣乳头肌附着点附近)。激动波的前面从这些心内膜部位向对应的心外膜传导,由于激动波的起始部是以相反方向传导的,它们彼此中和,这种现象称为抵消(Cancellation)。当左前分支和左后分支发生阻滞时,游离壁的激动从一个部位而不是两个部位传导。这种抵消现象不存在,QRS波群的形状发生改变,描述如下(表4-2和表4-3)。

(1)左前上分支传导阻滞:如果左束支的左前上分支发生传导阻滞(图4-7A),则左心室游离壁的初始激动由左后下分支产生。心内膜向心外膜激动在这一区域的传导向下向右。由于左前上分支传导阻滞使激动不能向上向左传导。因此正极在左上肢的导联(Ⅰ和aVL导联)出现Q波。在这一初始期后,激动波在左室游离壁剩余部分的传导向上向左。这种传导使Ⅰ和aVL导联产生明显的R波,Ⅱ、Ⅲ和aVF导联产生明显的S波。因此,随之而来的产生QRS电轴左偏至少达-45°。整个QRS波群时间延长到0.10~0.20秒(图4-7B)。

表 4-2　左前上分支传导阻滞的诊断标准

(1) 电轴左偏（通常-60°）
(2) Ⅰ、aVL 导联出现小 Q 波，Ⅱ、Ⅲ 和 aVF 导联出现小 R 波
(3) QRS 时间正常
(4) aVL 类本位曲折延长（>0.045s）
(5) 肢体导联 QRS 波群电压增加

表 4-3　左后下分支传导阻滞的诊断标准

(1) 电轴右偏（通常+120°）
(2) Ⅰ、aVL 导联出现小 R 波，Ⅱ、Ⅲ 和 aVF 导联出现小 Q 波
(3) QRS 时间正常
(4) aVF 类本位曲折延长（>0.045s）
(5) 肢体导联 QRS 波群电压增加
(6) 无右心室肥大的证据

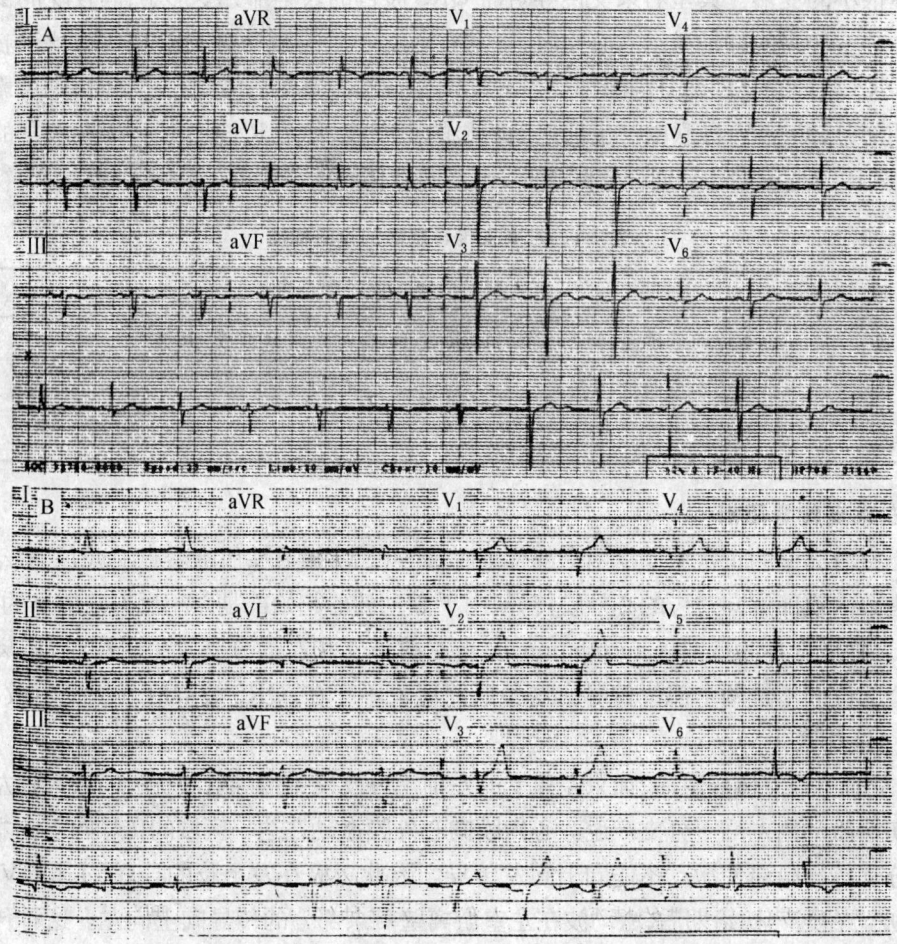

图 4-7　两位老年人出现的左前上分支传导阻滞

A. QRS 时间及 T 波形态均正常；B. QRS 时间延长到 0.12 秒，QRS-T 夹角增大

在左束支传导阻滞中,左前上分支传导阻滞是很常见的。在年龄为 45~69 岁的 8000 人群中,其检出率为 1.5%。

(2) 左后下分支传导阻滞:如果左束支的左后下分支发生传导阻滞,则情况正相反。左心室游离壁初始激动由左前上分支产生,这一区域从心内膜向心外膜的激动传导指向左上。由于左后下分支的传导阻滞抵消了向右下激动的竞争,正极在左腿的导联(Ⅱ、Ⅲ和 aVF 导联)出现 Q 波。在这一初始期之后,激动在左室游离壁剩余部分的传导指向右下方。这将在Ⅱ、Ⅲ和 aVF 导联产生明显的 R 波,在Ⅰ和 aVL 导联产生明显的 S 波,而且随之而来的出现 QRS 电轴右偏至少＋90°。左前上分支传导阻滞时,QRS 波群时间轻度延长(图 4-8)。

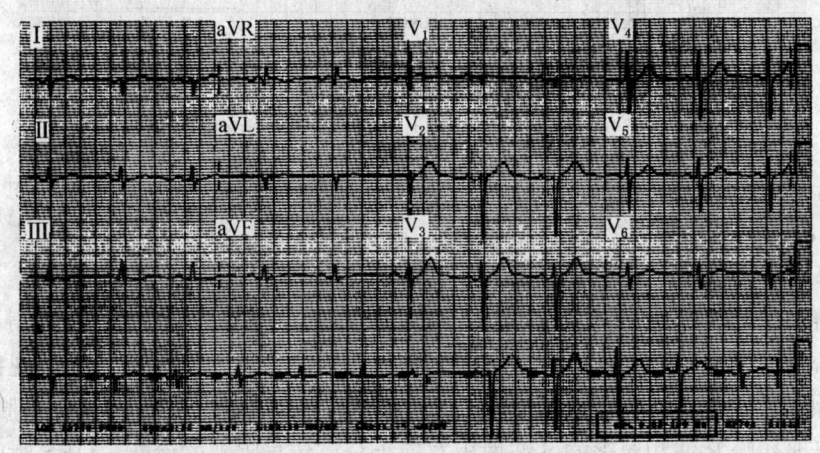

图 4-8 女性,73 岁,电轴极度右偏,提示左后下分支传导阻滞

左后下分支传导阻滞的诊断需要从心前导联及其他临床资料中排除右心室肥厚的证据。因为右心室肥厚本身在肢体导联能产生与左后下分支传导阻滞相同的表现。

(3) 左间隔支传导阻滞:左束支的左间隔支仅在心室的最早激动中起作用,因而形成 QRS 波群的起始波形。左间隔支的激动发生在左心室游离壁经其他分支激动之前。左间隔支激动在心内膜面经短时间后,激动室间隔中 1/3 心肌。激动波的前方从左向右传导,在 V_1、V_2 导联形成初始 R 波,在Ⅰ、aVL、V_5 和 V_6 导联形成 Q 波(通常称为间隔性 Q 波)。如果间隔支发生传导阻滞,则间隔的初始激动由右束支产生。这将导致间隔激动顺序由右向左传导,在 V_1、V_2 导联产生 Q 波,在正常情况下有间隔 Q 波的导联形成初始 R 波。由于左心室剩余部分正常激动,因而根本不存在 QRS 延长。图 4-9 表明左间隔支和左前上分支均发生传导阻滞。

(二) 双分支传导阻滞

这一术语用于在心电图上证明有两个分支受累时,这已在前面进行了讨论。这一证据可出现在不同时间,也可在同一份心电图上同时存在。偶然情况下,已经描述了左间隔支传导阻滞合并左前上分支传导阻滞的情况,但是人们认为这种组合并不是典型的双分支传导阻滞。这一术语有时适用于完全性左束支传导阻滞,而在通常情况下,则适用于右束支传导阻滞合并左前上分支传导阻滞或左后下分支传导阻滞时。双侧束支传导阻滞这一术语也适合于右束支

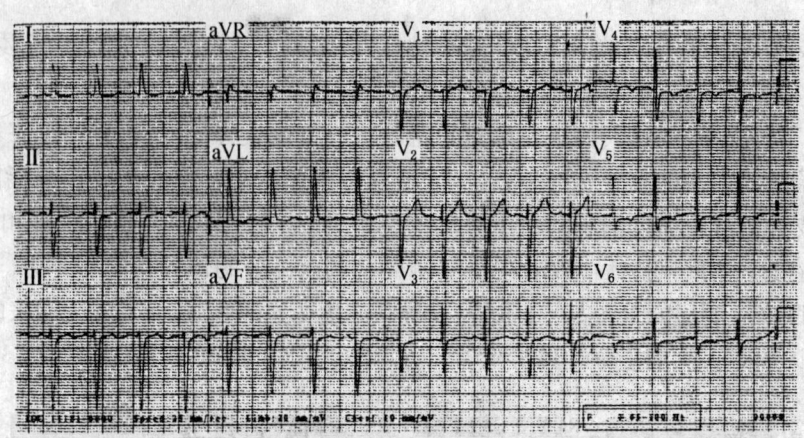

图 4-9 女性,85 岁,电轴极度左偏,提示左前上分支传导阻滞
V_1 导联有窄 R 波,V_2、V_3 导联有 Q 波,提示左间隔支传导阻滞

传导阻滞合并左前上分支传导阻滞或右束支传导阻滞合并左后下分支传导阻滞时。在双分支传导阻滞时,QRS 时间延长至少达 0.12 秒。

1. 右束支传导阻滞合并左前上分支传导阻滞

正如左前上分支传导阻滞作为单分支传导阻滞比左后下分支传导阻滞常见得多。当以双分支传导阻滞出现时,左前上分支传导阻滞更常常伴随右束支传导阻滞。通过观察心前导联 V_1 出现延迟的 R 波或 R′波明显增宽,可做出右束支传导阻滞的诊断。通过观察肢体导联 Ⅱ、Ⅲ 和 aVF 出现初始 R 波和显著的 S 波做出左前上分支传导阻滞的诊断。QRS 时间至少应达 0.12 秒,额面电轴应在 $-45°\sim120°$ 之间(图 4-10)。

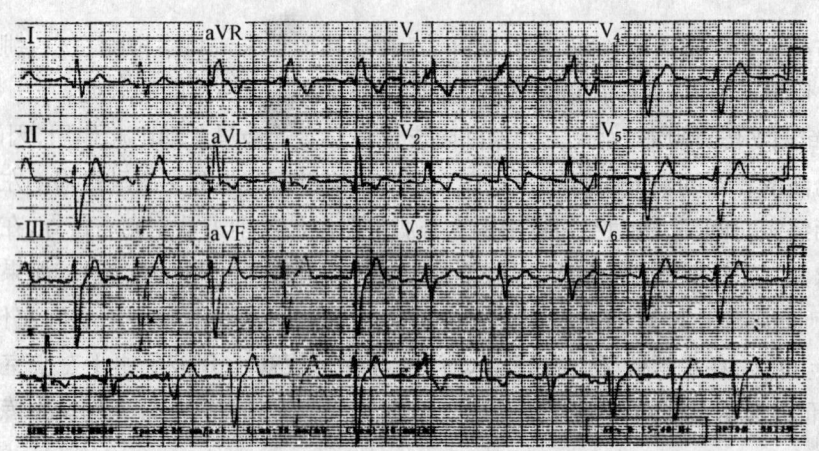

图 4-10 右束支传导阻滞合并左前上分支传导阻滞
男性,66 岁,由于传导系统纤维化而出现右束支传导阻滞和左前上分支传导阻滞,
QRS 时间显著延长(0.20s),提示潜在的左心室肥厚

2. 右束支传导阻滞合并左后下分支传导阻滞

这种双分支传导阻滞很少见。即使心电图改变完全典型,也只有当临床上没有右心室肥厚的证据时才能做出诊断。当胸前导联 V_1 出现右束支传导阻滞的典型改变,以及肢体导联 Ⅰ

和 aVL 出现初始 R 波和明显的 S 波,这一诊断左后下分支传导阻滞的典型改变时,才能考虑诊断右束支传导阻滞合并左后下分支传导阻滞。QRS 时间至少应达 0.12 秒,额面电轴至少应为+90°(图 4-11)。

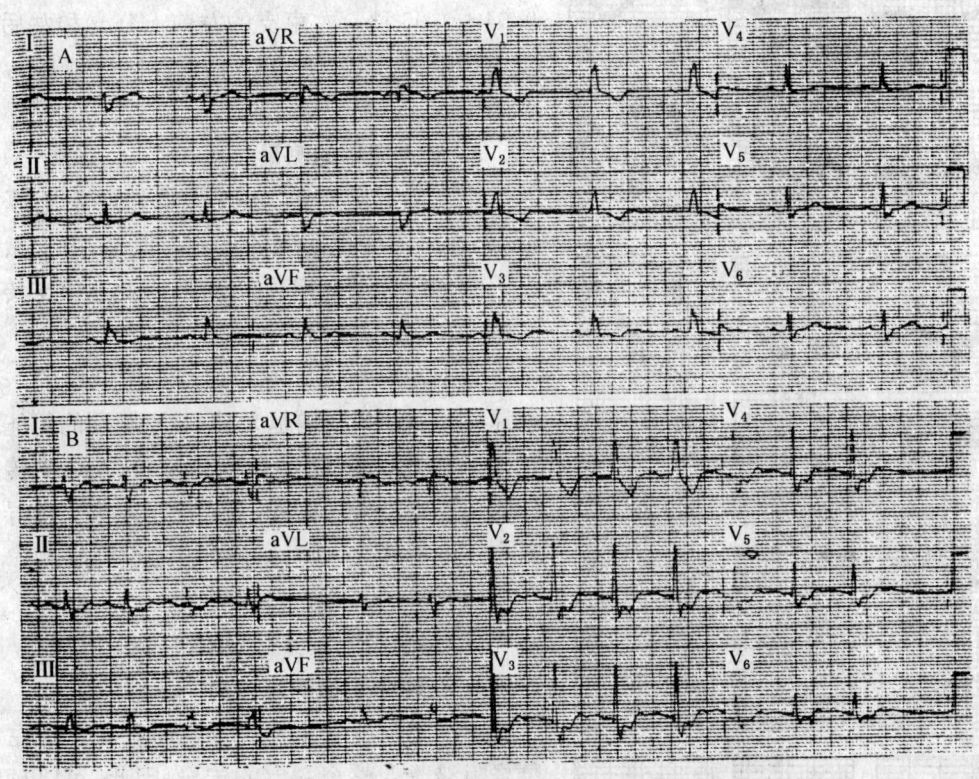

图 4-11 右束支传导阻滞合并左后下分支传导阻滞
A. 女性,71 岁;B. 男性,71 岁。由于传导系统纤维化可能为右束支传导阻滞合并左后下分支传导阻滞。注意 B 图中 PR 间期延长,提示此外尚有左前上分支受累

三、分析束支传导阻滞和分支传导阻滞的系统方法

1. 形态的分析

右束支传导阻滞和左束支传导阻滞对 QRS 波群的影响恰好相反。右束支传导阻滞时,在稍有变化的指向左心室的波形之后增添了一个新的指向右心室的波形。因此,右束支传导阻滞的 QRS 波群倾向于三相波。V_1 导联最适合观察右侧对左侧的传导延缓,其三相波呈"兔耳"外形。典型情况下,"左耳"即 R 波小于"右耳"即 R′波。当右束支传导阻滞伴左束支的某一分支传导阻滞时,V_1 的正向偏移常为单相波。

左束支传导阻滞时,通过室间隔和左室游离壁激动的竞争性同步传导,可由通过这些区域激动的顺序传导所代替。因此,QRS 波群倾向于单相形,不光滑带有切迹。

尽管左束支传导阻滞和左心室肥厚具有许多相似之处,但也存在显著差异。然而,左心室肥厚可出现正常的左心室 Q 波,甚至可见到增大的 Q 波,但左束支传导阻滞时则不出现上述改变。当左束支发生完全性传导阻滞时,室间隔的激动完全来自右侧。

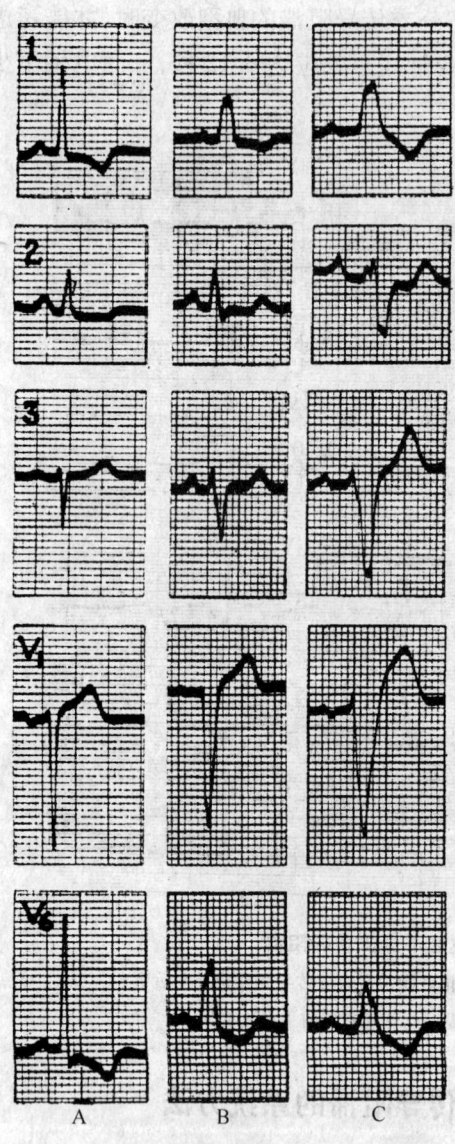

图 4-12 一位左心室肥厚患者心电图改变
A. 合并不完全性；B. 完全性；C. 左束支传导阻滞

2. 时间的测量

QRS 时间在完全性右束支传导阻滞时增加 0.03～0.04 秒，在完全性左束支传导阻滞时增加 0.04～0.05 秒。左束支的左前上分支和左后下分支传导阻滞，通常使 QRS 波群时间仅延长 0.01～0.02 秒。

3. 最大振幅的测量

束支传导阻滞的 QRS 波群较心室肥厚电压低，而且可出现更明确的切迹。但是，由于激动在左心室的传导没有相对的抵消，因此左束支传导阻滞的 QRS 波群振幅增加。

鉴别左束支传导阻滞和左心室肥厚的一条普遍原则是：QRS 振幅越大，左心室肥厚的可能性则越大。相类似地，QRS 时间越延长，左束支传导阻滞的可能性越大。Klein 等人提出左束支传导阻滞具有下列标准之一时，则伴有左心室肥厚。

(1) $SV_2+RV_6>45mm$。

(2) 左心房肥大伴有 QRS 时间 $>0.16s$。

4. 在两个平面确定方向

由于完全性右束支传导阻滞和完全性左束支传导阻滞改变整个心室的传导，因此，可以预料它们对额面 QRS 电轴并不产生很大的影响。然而，Rosenbaum 在间歇性左束支传导阻滞病人中，对阻滞和未阻滞的波群进行了系列研究，发现左束支传导阻滞常常引起电轴显著左偏，有时甚至出现电轴右偏。仅有少数病人不发生电轴偏移。

但是，左束支的前上分支或后下分支可单独产生显著的电轴偏移。QRS 波群起始部 0.02 秒发生偏移。而其中部及后部则指向阻滞的分支，引起整个 QRS 方向指向阻滞的一侧。当左束支的任一分支阻滞伴有右束支传导阻滞时，甚至较晚的波形可影响 QRS 波群，因而使 QRS 波群时间进一步延长。由于受右束支传导阻滞的影响，这一最终波形在额面的方向可接近 +180°。

在束支传导阻滞时，测量 T 波电轴与 QRS 波群终末部分电轴间的夹角，可对 T 波改变的严重程度做出预后估计。很显然，如果两者方向相反（如继发性 T 波改变时），则两者间夹角较大，可接近 180°。有人提出，如果这一夹角超过 110°，则表明有严重器质性心脏病。在图 4-12B 中，夹角大约为 165°，而在图 4-12C 中，夹角很小，各个电轴接近 180°。

在束支传导阻滞中，T 波通常与 QRS 波群较晚部分方向相反（图 4-13A 中，Ⅰ 导联 T 波倒置，而 QRS 较后部分直立；在图 4-13B 中，T 波直立，QRS 较晚部分倒置为负向波）。这种

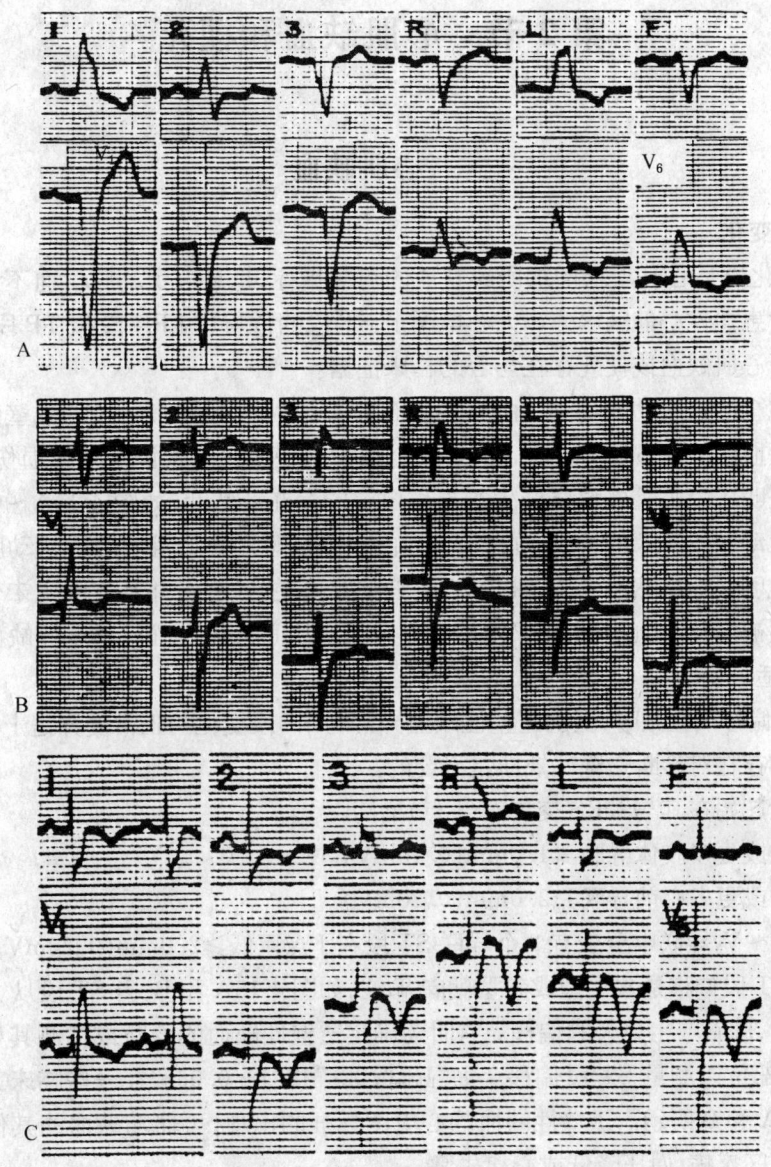

图 4-13 束支传导阻滞时 T 波改变

A 图和 B 图表示 QRS 波群终末部分的方向与典型"继发性 T 波改变"的 T 波方向相反。这种继发性 T 波改变可发生于左束支传导阻滞（A 图）和右束支传导阻滞（B 图）。相反，C 图显示右束支传导阻滞时，QRS 波群终末部分的方向与原发性 T 波改变的 T 波类似

相反的极性是左束支传导阻滞产生的除极和复极紊乱及 T 波改变的必然结果。确实，如果 T 波方向与 QRS 波群终末部分类似，则应考虑这是一种异常（图 4-13C）。这种 T 波变化是原发性 T 波改变，提示心肌疾病。

第2节 心肌缺血和梗死

一、心肌缺血

1. ST 段变化

ST 段变化恰是心肌需求增加所致缺血的可靠指标,也是冠状动脉供血不足所致缺血的可靠指征。对患急性心前区疼痛病人心电图上 ST 段的位置(与 PR 段和 TP 段的关系)的观察提供了关于心肌缺血或梗死存在与否的临床证据。

当突然完全的冠状动脉阻塞使血流完全不能达到心肌区域时,所致的透壁性缺血(TMI)表现为朝向缺血区域的 ST 段偏移。另外一个用于这些变化的术语是外膜损伤,这是因为试验研究已经证明了由心肌外膜层产生的损伤电流的存在。然而,如图 4-14A～C 所示在接受经皮腔内冠状动脉成形术(PTCA)的病人,当由于经过短期解除阻塞后冠状动脉血流回到基线,ST 段变化明显地突然消失。这提示心肌细胞有可逆性缺血,并且实际上未受损伤。因为心室壁的全层被涉及,而心电变化仅发生于完全阻塞期间,这时术语"透壁性缺血"似乎比"外膜损伤"更合适。

当 ST 段偏移很轻微时,区别透壁性缺血异常的 ST 段变化与正常变异是十分困难的。下列标准之一的存在对诊断透壁性缺血是必要的。

(1) ST 段起始在其与 QRS 交界部(J 点)抬高。

①在二个或更多肢体导联≥1.0mm(0.10mV)。

②在二个或更多心前导联≥2.0mm(0.20mV)。

(2)在 V_1～V_3 导联中至少有 2 个导联 ST 段在 J 点压低≥2.0mm(0.20mV)。

典型的 ST 段偏移是水平型或斜型朝向 T 波,如图 4-15A 和 B,当 ST 段从 J 点向 T 波更进一步移动时,倾斜产生更大的偏移。有时为确定透壁性缺血的诊断或估测其程度而选择用 ST 段的不同部位以测量 ST 段偏移。如"J+0.02s"和"J+0.06s"在一些临床工作中已被使用,如图 4-15A 和 B 所示。透壁性缺血的心电图标准的出现,可伴随缺血的其他表现如典型或非典型心前区疼痛、血压降低或心律失常。

透壁性缺血的 ST 段变化朝向心室肌的受累区域偏移,因此,在左、下和前侧的导联中呈现正向或抬高(图 4-16A～C)。在背离受累心肌区域正极的心电图导联中,ST 段对应性呈现为负向。当 ST 段抬高和降低都出现在心电的不同导联中时,最大偏移的方向通常认为是原发的,较小的偏移方向认为是继发的或对应性的。如在图 4-16B 和图 4-16C,当在 V_1 和 V_3 导联 ST 段压低相当或超过在导联 Ⅱ、Ⅲ 和 aVF 的抬高时,这将意味着"下壁和后壁心肌梗死。"

透壁性缺血通常发生于由三支主要冠状动脉之一供血的左室心肌的远部区域,如图 4-17 所示。右冠状动脉、左室 1/4 圆周、1/4 圆周的各部分和诊断性心电图导联之间的相互关系如表 4-4 所示。

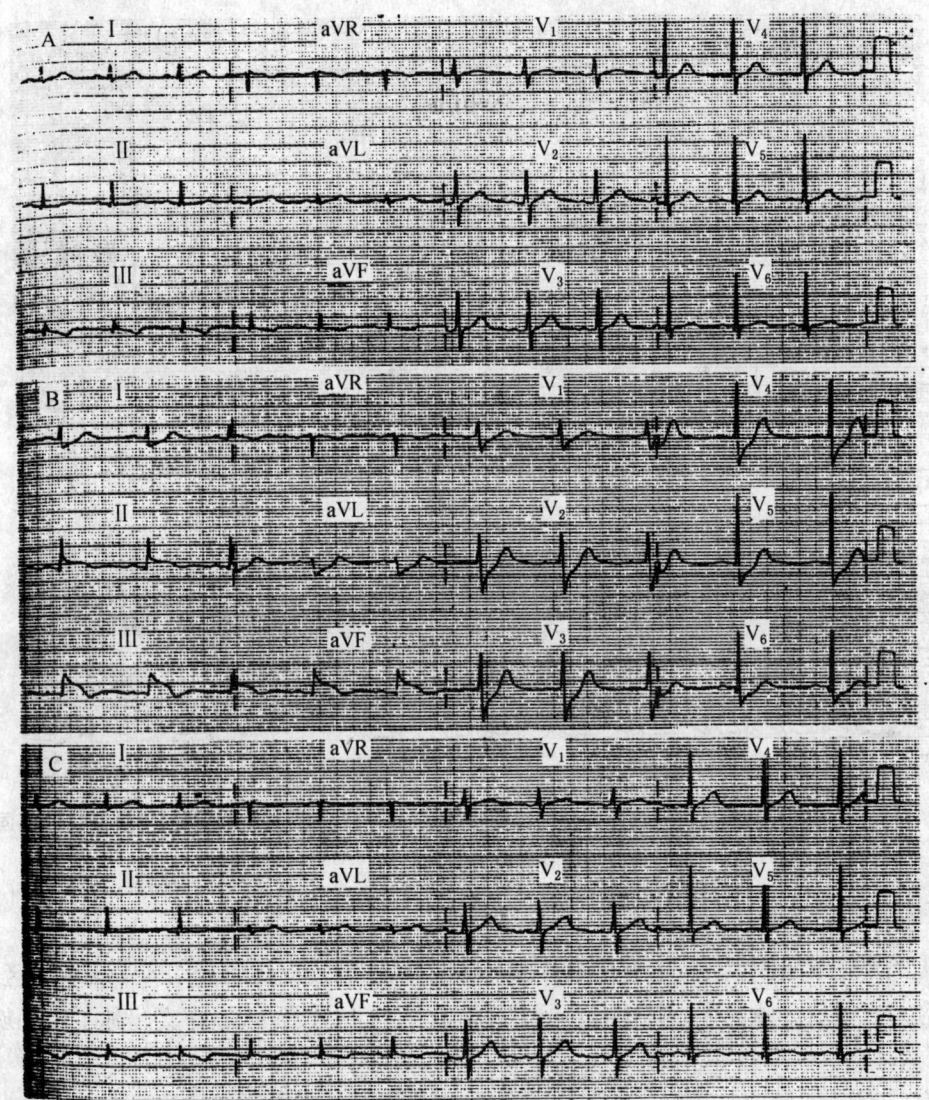

图 4-14 右冠状动脉 90% 阻塞引起的劳力性胸痛的 58 岁男性的心电图记录
A. 下壁导联 T 波倒置；B. 在受累动脉用球囊阻塞 2 分钟后，下壁导联 ST 段抬高伴随有心前导联 ST 段同样程度的压低；C. 球囊撤压后 2 分钟的心电图

表 4-4 左冠状动脉、左室 1/4 圆周及圆周各部分和导联之间的关系

冠状动脉	左室 1/4 圆周	部　分	诊断导联
左前降支	前间隔	全部	V_1 和 V_3（抬高）
	前高侧壁	全部	I 和 aVL（抬高）
	下壁	心尖部	$V_4 \sim V_6$（抬高）
	后侧壁	心尖部	$V_4 \sim V_6$（抬高）
后降支	下壁	基部中部	II、III 和 aVF（抬高）
左回旋支	后侧壁	基部中部	V_1 和 V_3（降低）

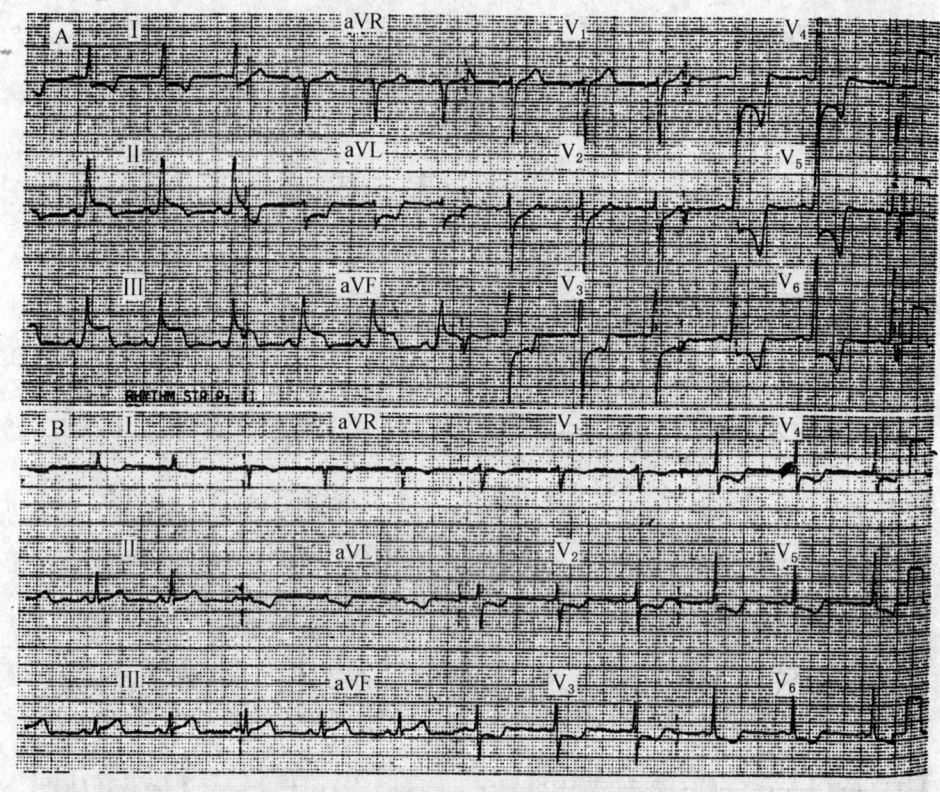

图 4-15 在对两名病人右冠状动脉进行 2 分钟球囊阻塞后,出现了透壁性缺血所致 ST 段变化的不同外观
A. ST 段水平型抬高;B. ST 段斜向 T 波波峰。在(A)中,心前导联的 ST 段
压低超过了肢体导联的抬高,这种所见常出现于下壁透壁性缺血

在大约 90% 的个体中,后降支起源于右冠状动脉,左回旋支仅供应表 4-4 所示的区域,这已被命名为右冠状动脉优势。其他有左冠状动脉优势的 10% 当中,后降支起源于左回旋支动脉,右冠状动脉仅供应右室。

在室后-侧 1/4 圆周的基部和中部位于全部 12 个标准心电导联正极的远端。因此,ST 段的压低而非抬高指示后-侧壁透壁性缺血(图 4-18)。后侧胸的附加导联将记录此区域透壁性缺血所致 ST 段抬高。

当右冠状动脉的血供不足时,透壁性缺血也可累及薄壁的右室心肌。右室透壁性缺血在标准心电图上表现为 V_1 和 V_2 导联的 ST 段抬高。在更向右的导联 V_3R 和 V_4R 甚至抬高更明显(图 4-19)。

当进行 PTCA 所产生的透壁性缺血仅持续 1~2 分钟时,全部 ST 段抬高可突然消失。然而,由冠状动脉血栓所致透壁性缺血则持续了数分钟到数小时,仍需要给予某种临床溶栓治疗。

2. T 波变化

T 波变化是需求增加所致缺血的不可靠指征,也是冠状动脉供血不足所致缺血的不可靠指征。图 4-20A~C 呈现了对几名病人左前降支冠状动脉进行球囊充压时即刻出现的 ST 段和 T 波变化。在所有病人中这两种心电波形都朝向左室前侧壁偏移,在一些病人中,T 波偏

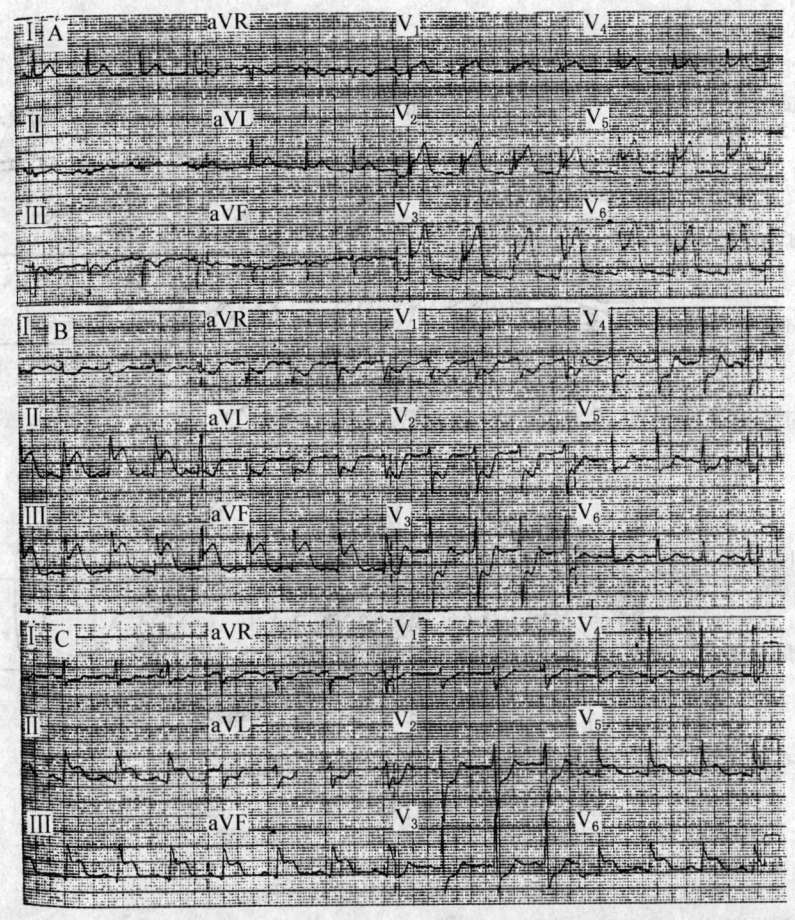

图 4-16 三支主要冠状动脉球囊阻塞所致透壁性缺血的例子
A. 左前降支；B. 优势型右冠状动脉；C. 优势型左回旋支。注意当前降支(A)或后降支动脉(C)
被阻塞时，透壁性缺血能够累及下心尖部分，如在导联 V_5 和 V_6 上 ST 段抬高所示

移程度类似于 ST 段，因此被认为是继发的。在其他的一些病人中，T 波偏移明显增大。这些原发性 T 波抬高已被命名为超急 T 波，其仅出现于急性冠状动脉血栓形成的短暂时间。因此，超急 T 波的出现在病人有急性心前区疼痛时测定透壁性缺血的发生时程是有用的。

证实透壁性缺血期间 T 波振幅的基本变化需参考正常人不同的心电导联 T 波高度的上限。表 4-5 提供了来自 Glasgow Scoltland 正常数据库 40～49 岁和≥50 岁年龄组女性与男性 12 标准心电导联每一个 T 波振幅上限。T 波振幅正常上限的粗略估计为肢体导联至少为 5.0mm(0.50mV)，心前导联至少为 10.0mm(1.00mV)。超过这些正常界限的振幅需要证实是否存在出现于透壁性缺血早期的超急 T 波。

3. QRS 波群变化

表现为 ST 段抬高的外膜损伤电流实际上起始于 QRS 波群之中，这可导致 QRS 波形与 ST 段同向偏移，如图 4-21 所示，这个变化仅影响 QRS 波形的振幅而不影响时间。此外，其对较迟的 QRS 波形比较早的波形影响更大。

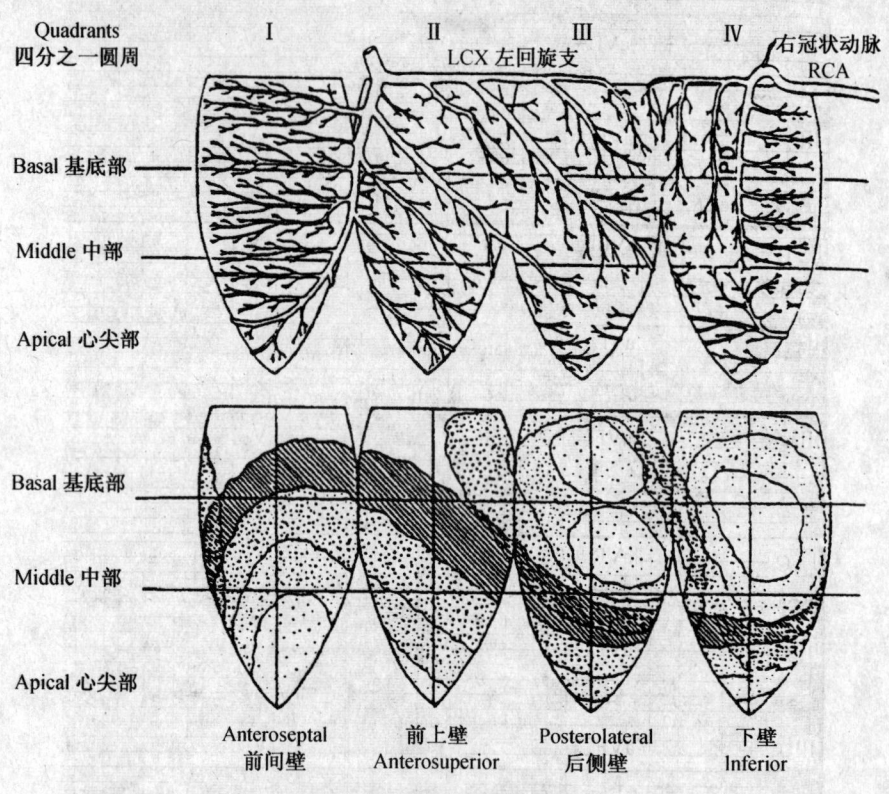

图 4-17 冠状动脉梗死分布

左室心肌的 12 个部分是由四个 1/4 圆周和 3 个水平所分出，冠状动脉分布（上图）与由于其闭塞所致的梗死分布（下图）相关。由明到暗的四个阴影等级指示梗死面积为小、中等、大和非常大

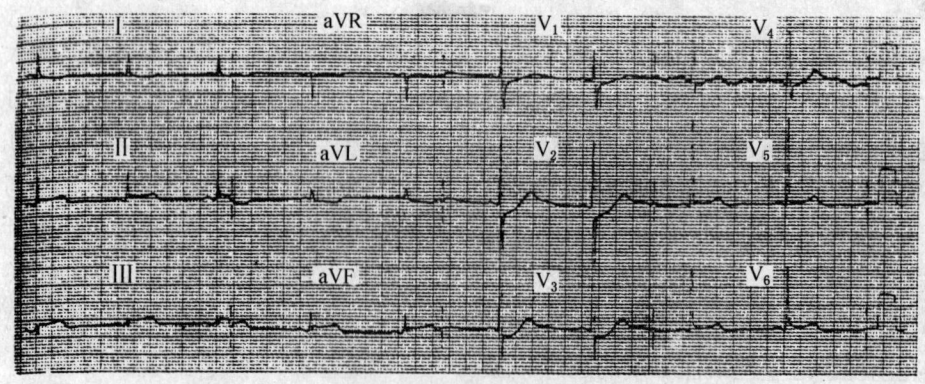

图 4-18 非优势型左回旋支动脉球囊阻塞 2 分钟后的心电图记录

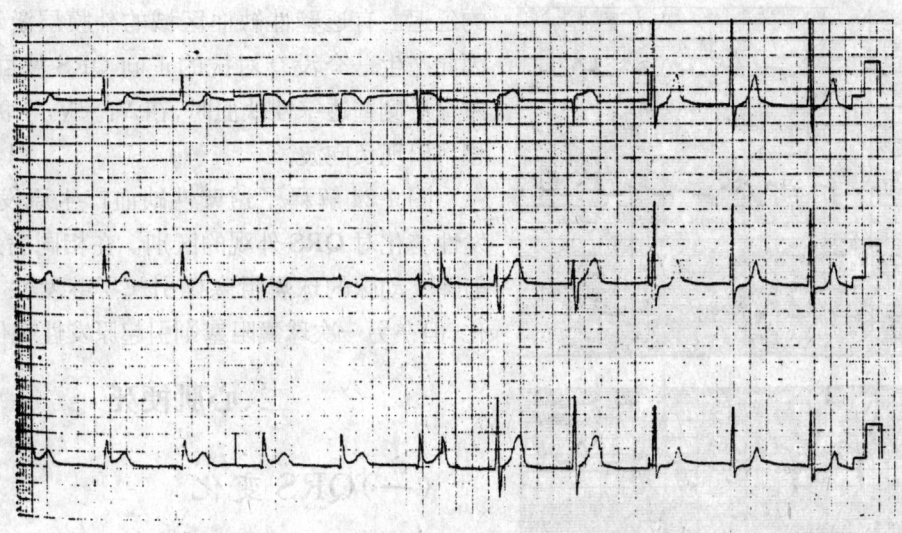

图 4-19 右室透壁性缺血心电图记录
65岁女性出现急性症状,冠状动脉造影揭示接近第一右室支的右冠状动脉起始部完全阻塞

表 4-5 正常人心电导联 T 波高度的上限

导联	男	女	男	女
	40~49	40~49	50+	50+
aVL	0.35	0.30	0.30	0.30
I	0.55	0.45	0.45	0.45
-aVR	0.55	0.45	0.45	0.45
II	0.65	0.55	0.55	0.45
aVF	0.50	0.40	0.45	0.35
III	0.35	0.30	0.35	0.30
V_1	0.65	0.20	0.50	0.35
V_2	1.45	0.85	1.40	0.70
V_3	1.35	0.85	1.35	0.85
V_4	1.15	0.85	1.10	0.75
V_5	0.90	0.70	0.95	0.70
V_6	0.65	0.55	0.65	0.50

ST 段抬高混淆了测量 QRS 波群振幅的可能,如图 4-22 所示,PR 段基线仍然是初始波形的参考,但终末波形保留其与 ST 段基线的关系。

图 4-23A 和 B 提供了冠状动脉 PTCA 中由球囊充压产生透壁性缺血时即刻的 QRS 波群的基本变化,朝向透壁性缺血区域 QRS 波形偏移认为是原发的,这是因为其振幅增加比 ST 段为大,而且时间也延长。原发性 QRS 偏移最可能的原因是缺血导致的穿透心肌电激动时间

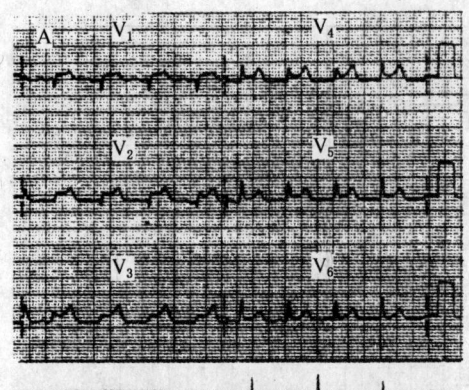
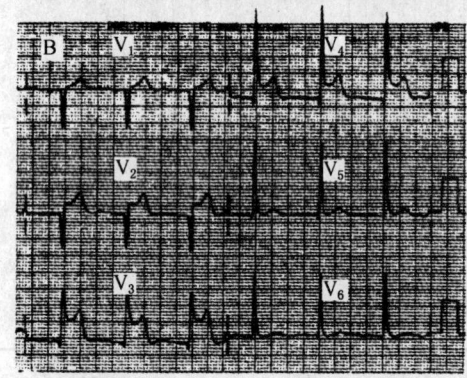
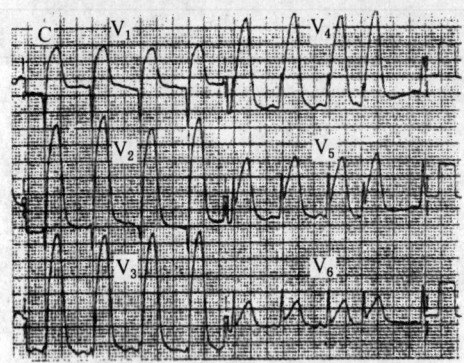

图 4-20 冠状动脉缺血 T 波变化
A 和 B. ST 段和 T 波的相对振幅类似；C. 存在超急 T 波，左前降支冠状动脉球囊阻塞 2 分钟后，3 名病人心前导联的 ST 段提高很明显

的延迟。有透壁性缺血区域的外膜层激动较晚，因此产生一个没有对抗的正向 QRS 波群。在有左室后侧壁透壁性缺血时，在 $V_1 \sim V_3$ 导联上此偏移将出现负向波。

图 4-24 解释了透壁性缺血产生原发性与继发性变化对 QRS 外观的区别。在相同病人中，左前降支动脉的球囊阻塞仅引起了继发性 QRS 变化，但在另一次球囊阻塞则引起原发性变化。

二、心肌梗死

（一）QRS 变化

当心肌糖原贮备耗竭而冠状动脉供血不足持续存在时，心肌细胞产生不可逆性缺血，心肌梗死坏死过程就开始了。QRS 波群的变化是估价心肌梗死存在、部位和程度的最有用指标。QRS 波群朝向潜在地可逆性穿壁性缺血区。继发性变化是由于损伤电流，原发性变化是由于心肌激动延迟所致。梗死过程开始于最严重缺血的心内膜下层，朝向缺血区域的 QRS 偏移由背离梗死区域的 QRS 偏移所取代。因为梗死心肌没有电激动，激动扩散的总和是背离受累区域的。

透壁性缺血期间 QRS 波群的继发性变化使波移向左室前壁。给予溶栓疗法后立即使透壁性缺血消除，从而使 QRS 波群向背离左室前壁方向移动。虽然此变化有可能是由于治疗引起了心肌梗死，但更可能的是开始治疗之前心肌梗死已经发生了，由于透壁性缺血产生的继发性 QRS 变化而使心电图识别更为困难。

累及较薄的右室游离壁的透壁性缺血可只表现为心电图中 ST 段偏移，而不出现 QRS 波群的明显变化。因为同较厚的室间隔和左室游离壁相比，右室游离壁激动是微不足道的。

由三个主要冠状动脉分支之一供血的左室心肌远部区域的透壁性缺血而发生心肌梗死。左室的后-侧 1/4 的基部和中部位于背离全部十二个标准心电导联的正极方位。因此，后壁心肌梗死是由正的而不是负的 QRS 偏移所表示。后-侧胸部的附加导联将记录出此区域心肌梗死所致的负向 QRS 偏移和透壁性缺血所致 ST 段抬高（图 4-25）。

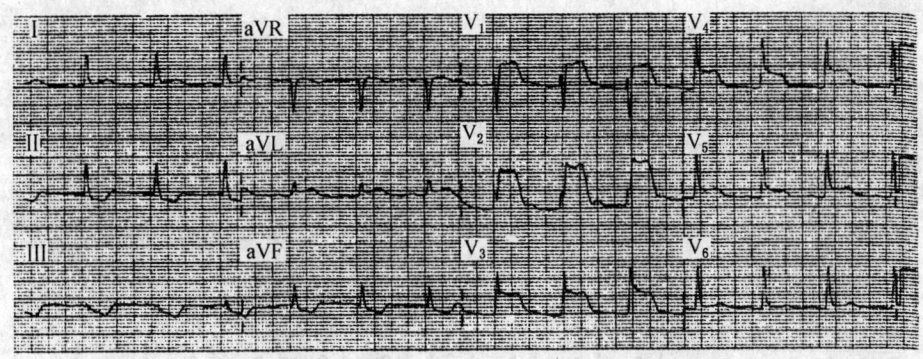

图 4-21 透壁性缺血产生 QRS 波形抬高

一位 63 岁男性患有急性胸骨下疼痛。前壁透壁性缺血所致明显 ST 段抬高也在 $V_1 \sim V_4$ 导联产生 QRS 波形抬高,甚至 V_2 导联 S 波最低处还高于 TP 和 PR 段的基线

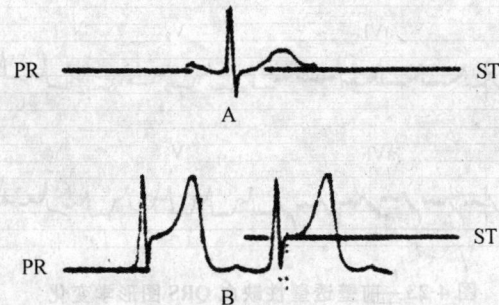

图 4-22 透壁性缺血时 QRS 波形的继发性变化

可由基线上初始 R 波和终末 S 波的外观(A)与球囊阻塞 2 分钟后(B)的比较来解释。
注意如果从 PR 段基线测量,透壁性缺血时 S 波的高度是零

1. 诊断心肌梗死的 QRS 标准

(1) 异常 Q 波:QRS 波群的起始部突出地背离梗死区域。背离梗死区域的偏移可由心电图中延长的 Q 波来表示。正常时,QRS 波群的起始也可为负向。在 12 个标准导联中只有 3 个导联存在任何 Q 波被认为是异常的,表 4-6 指示不同心电导联中 Q 波时间正常值的上限。Q 波时间而不是幅度用以给是否"异常"下定义,这是因为个体 QRS 波群的幅度分变异可因整体 QRS 波群幅度分布变异。如下面讨论的 Q 波幅度仅在关系到 R 波幅度时才可认为是否异常。

表 4-6 Q 波的时限

肢体导联		心前导联	
导联	上限	导联	上限
I	<0.03s	V_1	任何
II	<0.03s	V_2	任何
III		V_3	任何
aVR		V_4	<0.02s
aVL	<0.03s	V_5	<0.03s
aVF	<0.03s	V_6	<0.03s

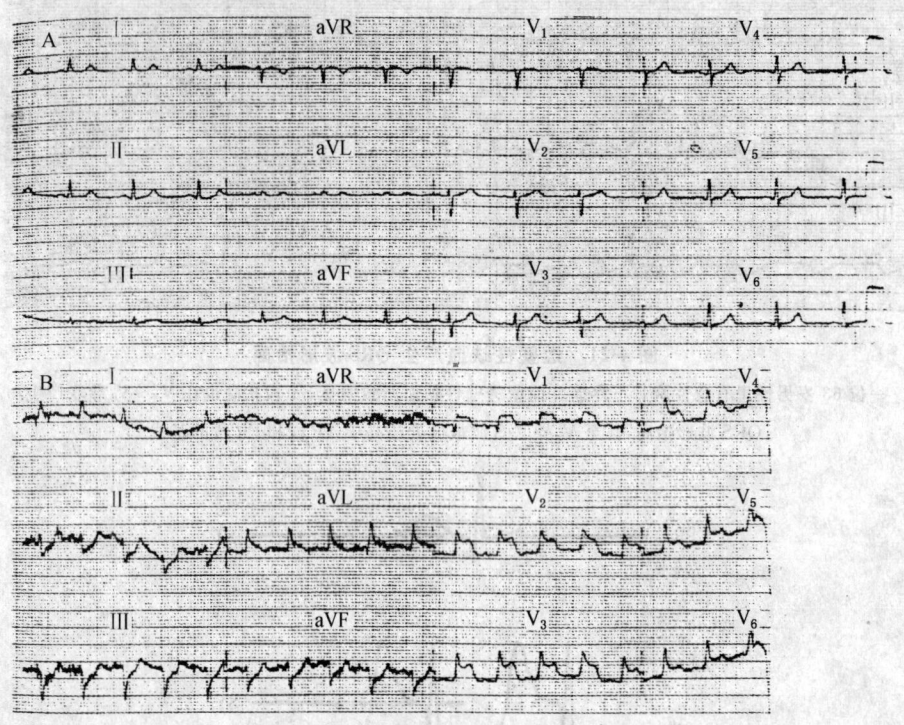

图4-23 前壁透壁性缺血QRS图形学变化

由左前降支冠状动脉几乎全部阻塞引起劳力性胸痛的53岁男性在静息12导联心电图(A)为正常;在完全性球囊闭塞2分钟后(B),前壁透壁性缺血产生了表示左前分支阻滞的QRS图形学变化

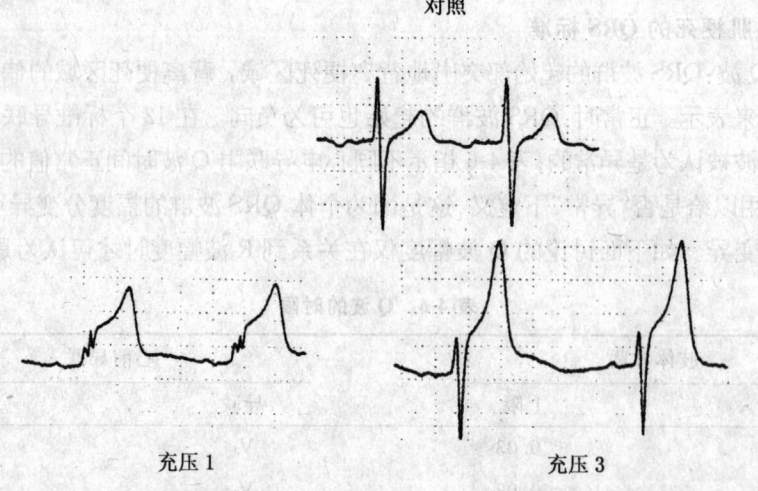

图4-24 透壁性缺血产生原发性与继发性变化对QRS外观的区别

来自基线 V_2 导联的2个心动周期(对照)和左前降支动脉球囊阻塞2个不同时间2分钟后的记录。R波和S波外观的比较阐明了原发性(充压1)和继发性(充压2)的QRS图形变化

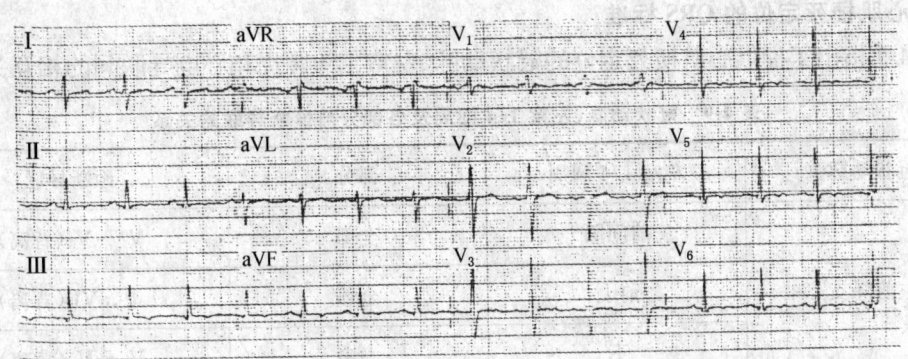

图 4-25 非冠脉优势型左回旋支分布区的孤立性后壁梗死的心电图

很多非心肌梗死的心脏能产生超过正常界限的 Q 波,心室肥厚、室内传导异常和心室预激经常引起 Q 波时间延长。因此,在估价心肌梗死所致 Q 波时应考虑用下面的步骤:

①异常 Q 波是否存在于任何导联?
②是否有能产生异常 Q 波的其他心脏情况?
③Q 波异常程度是否超过其他心脏情况所能产生的 Q 波异常?

(2)异常 R 波:在无异常 Q 波时,背离心肌梗死区域的 QRS 波群的偏移可由减小的 R 波代表。表 4-7 指出,在某些导联波小于一定幅度或时间就可能意味着心肌梗死的存在。

表 4-7 某些导联 R 波的幅度、时间与心肌梗死的关系

肢体导联		心前导联	
导联	正常标准	导联	正常标准
Ⅰ	R 波幅度≤0.02mV	V_1	
Ⅱ		V_2	R 波宽度≤0.01s 或幅度≤0.10mV
Ⅲ		V_3	R 波宽度≤0.02s 或幅度≤0.20mV
aVR		V_4	R 波幅度≤0.70mV 或≤Q 波幅度
aVL	R 波幅度≤Q 波幅度	V_5	R 波幅度≤0.70mV 或≤2×Q 波幅度
aVF	R 波幅度≤2×Q 波幅度	V_6	R 波幅度≤0.60mV 或≤3×Q 波幅度

如较早时指出的,左室后侧区域梗死由正向而不是负向的 QRS 波群偏移所代表,此结果在心前导联 V_1 和 V_2 是 R 波时间和幅度增加而不是减少(表 4-8)。

表 4-8 V_1 和 V_2 导联 R 波异常的标准

导联	异常标准
V_1	R 波宽度≥0.04s,R 波幅度≥0.60mV,R 波幅度≥S 波幅度
V_2	R 波宽度≥0.05s,R 波幅度≥1.50mV,R 波幅度≥1.5×S 波幅度

2. 心肌梗死定位的 QRS 标准

表 4-9 指出了提供心肌梗死定位的冠状动脉、左室 1/4 圆周和心电导联间的相互关系。

表 4-9 冠状动脉、左室 1/4 圆周及各部分与诊断导联的关系

冠状动脉	左室 1/4 圆周	部分	诊断导联
左前降支	前间隔	全部	$V_1 \sim V_3$（背离）
	前上	全部	Ⅰ、aVL（背离）
	下	心尖	$V_4 \sim V_6$（背离）
后降支	下	基部、中部	Ⅱ、Ⅲ、aVF（背离）
左回旋支	后侧	基部、中部	$V_1 \sim V_3$（朝向）

如图 4-26A 和 B 所示，由左前降支冠状动脉供血不足所致的梗死可限制于前-间 1/4 圆周，也可扩展到前-上 1/4 圆周（图 4-26C）或反映通常为前、前-侧，或前-心尖梗死的其他 1/4 圆周（图 4-26D）的心尖部扇形面。

当右冠状动脉为优势时，其突然完全阻塞产生典型下 1/4 圆周基部和中间扇形部位的下壁梗死（图 4-27A）。病人在发生完全性冠状动脉阻塞后经历急性、亚急性和慢性梗死过程的不同时期。

当右冠状动脉占优势时，左回旋支的典型分布限于前和后降支动脉分布之间的左室游离壁。突然完全闭塞仅产生后壁梗死，QRS 背离此区域。图 4-28 提供了一个例子，QRS 几乎完全背离左室游离壁，这认为是更广泛的后壁梗死所致。

当左冠状动脉占优势时，右冠状动脉的突然完全闭塞仅能产生右室梗死，此时 QRS 波群并无变化。左回旋支供应后-侧和下 1/4 圆周中部和基底部的血液，其闭塞能产生下-后侧梗死（图 4-29A 和 B）。当右冠状动脉占优势并且其分支伸入典型的回旋支分布时，可同样累及左室。

在由三支主要冠状动脉供血的左室心肌区域内有很多变异，这些变异可发生于先天性病变或者因为一支动脉粥样硬化阻塞导致来自其他动脉的侧支血供。例如，后降支动脉可扩展其血供到下-侧 1/4 圆周的心尖部。此时，其突然完全阻塞能导致 QRS 背离导联 Ⅱ、Ⅲ、aVF 和 $V_4 \sim V_6$，从而引起下-心尖部梗死（图 4-30A）。与之类似，左回旋动脉能供血给后-侧 1/4 圆周的心尖部，引起后-心尖部梗死（图 4-30B）。左回旋支的一支边缘支可供血给前-上 1/4 圆周的一部分，其与后-侧壁梗死有关（图 4-30C）。

当优势型右或左回旋支动脉急性阻塞时，心尖后-侧可被累及。如图 4-31A 所示，下、后和心尖部定位在心电图上很明显。如图 4-31B 所见，非优势型左回旋支动脉极近端阻塞可累及心尖后-侧。

（二）ST 段变化

当缺血心肌成为梗死或重获足够血供时，透壁性缺血所引起的典型的 ST 段变化则明显

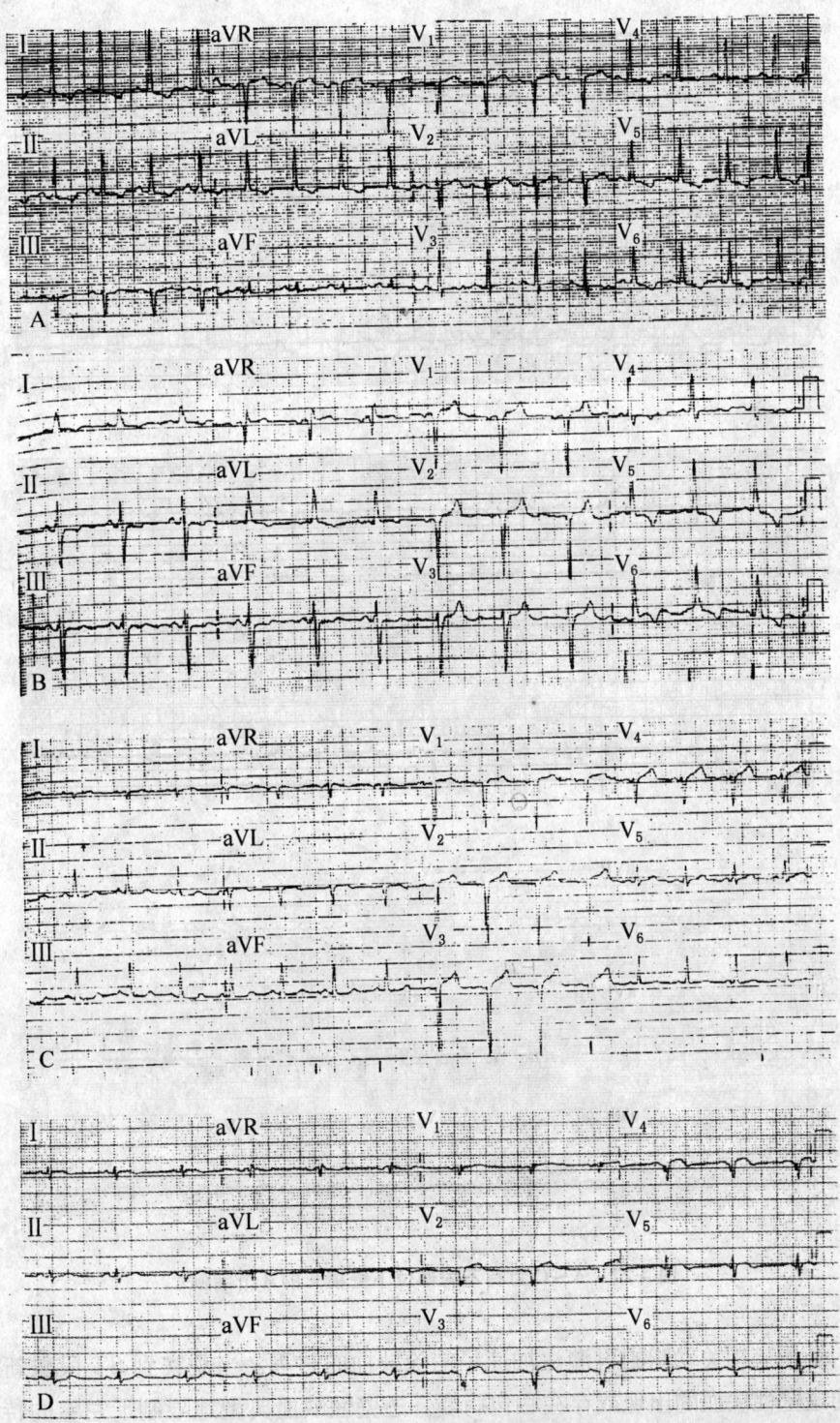

图 4-26 表现了由于左前降支冠状动脉闭塞所致不同面积心肌梗死

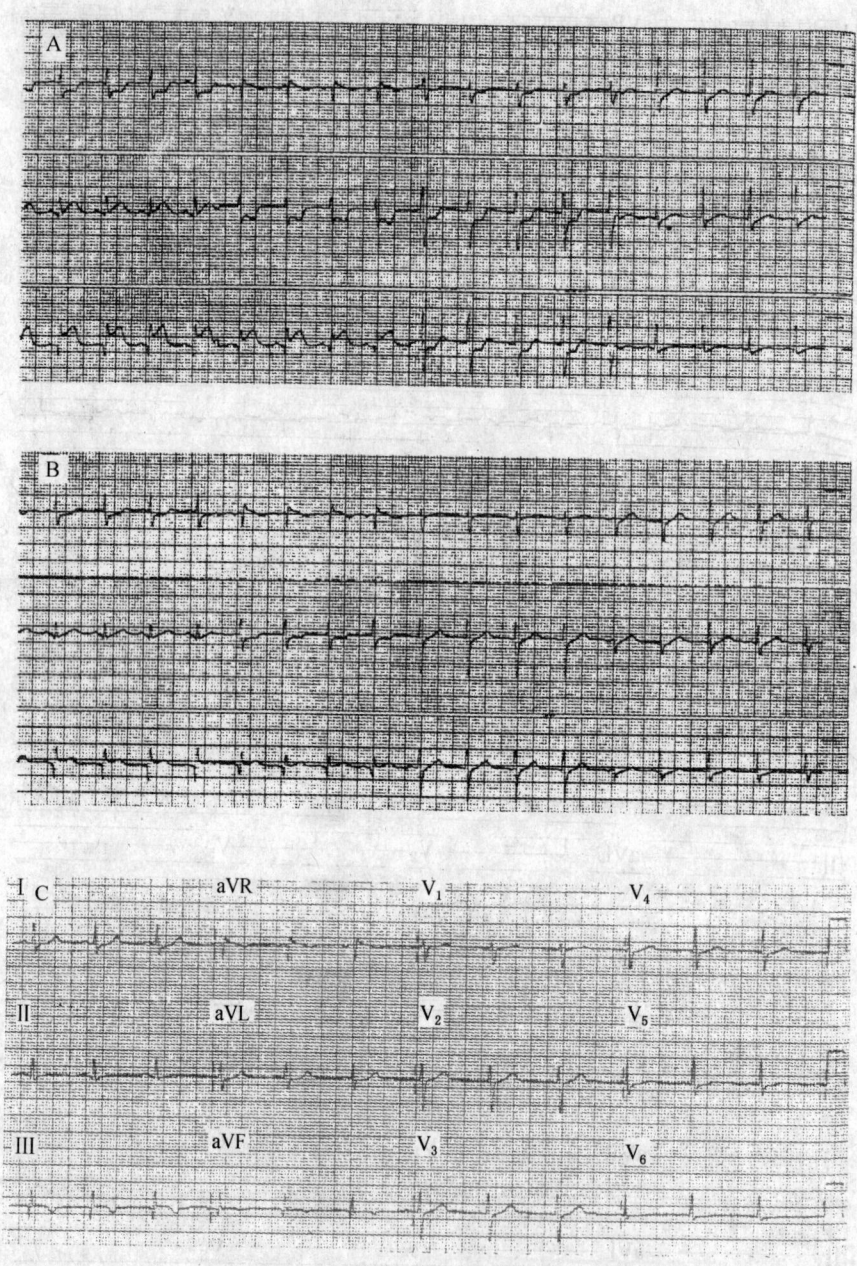

图 4-27　A~C 为有不同部位下壁梗死的 3 个病例

地消失了。经梗死相关动脉的再灌注加速了消除缺血的时程。当观察到 ST 段重新提高时，则提示新的透壁性缺血的出现或存在心包病变。透壁性缺血典型地限制于左室的特殊区域。当 ST 段提高发生在代表多个左室区域的导联中，应考虑有急性出血进入心包腔（图 4-32）。这可以是由梗死引起心肌破裂并且有血液漏入心包腔的第一个指标。如此过程未被察觉，心包填塞则可导致心脏骤停。此时有积在心包腔的血液限制了心肌舒张，心电变化类似于急性

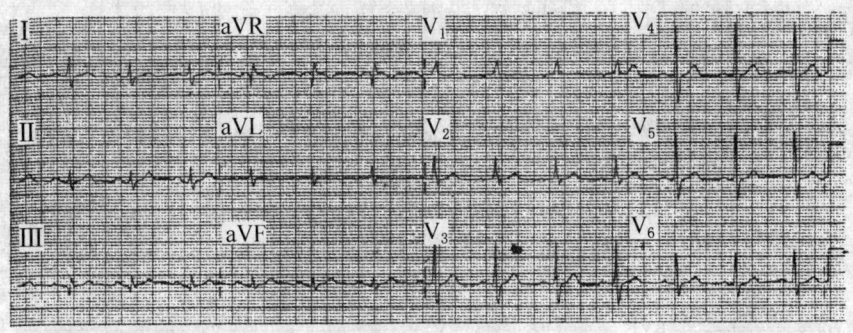

图 4-28 一位 77 岁男性老人发生广泛后壁梗死一个月后的典型心电图变化

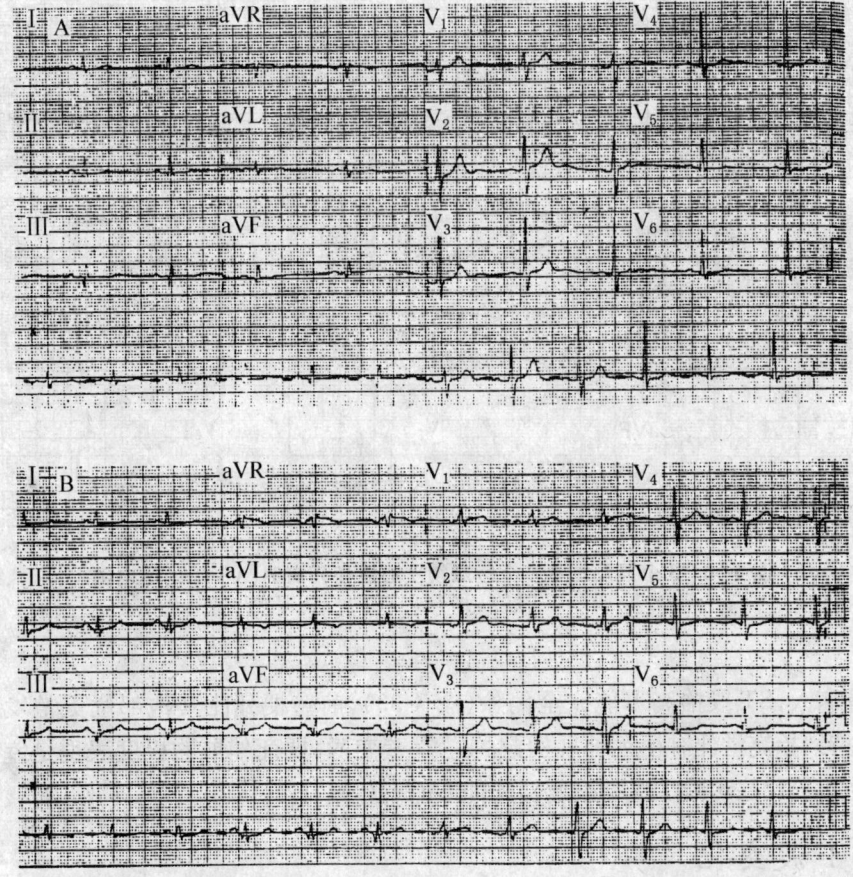

图 4-29 下-后侧梗死心电图

A 和 B 显示了患无合并症的下-后壁梗死 3 个月后做冠状动脉造影时的静息 12 导联心电图,二者冠状动脉造影都揭示了优势型左回旋冠状动脉的闭塞

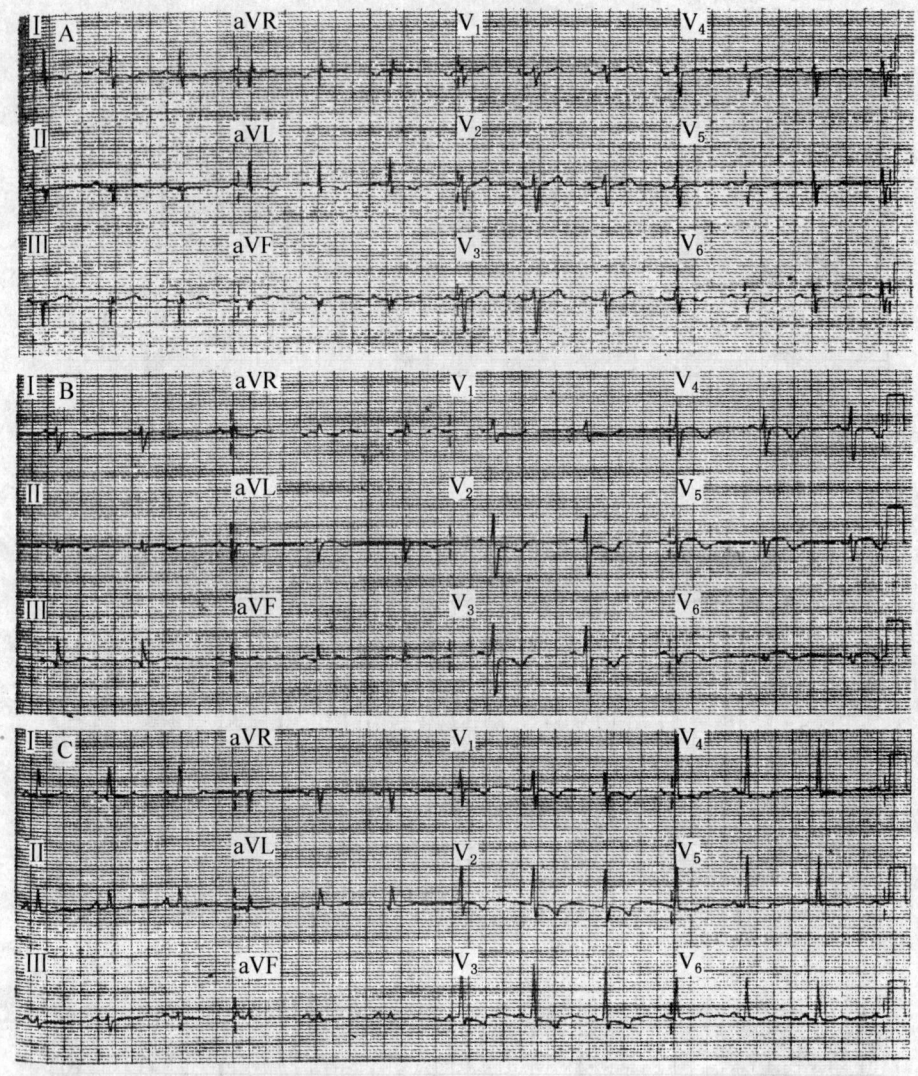

图 4-30 3 个累及左室多个区域初次心肌梗死病例(A~C)的心电图

心包炎。

在某些病人,ST 段抬高不能完全消除(图 4-33),前壁梗死比其他部位更常发生这种情况。ST 段持续抬高常伴有梗死伸展引起的左室壁变薄,梗死伸展的极度表现是室壁瘤的形成。成功的溶栓疗法可减少这种极度梗死伸展的发生率。

(三) T 波变化

像 ST 段一样,朝向透壁性缺血区域的 T 波移动在缺血心肌恢复或梗死时可消除。然而,不像 ST 段,T 波在梗死过程进展时不能返回其正常位置。T 波通过等电位线移动直到背离梗死区域。其外观呈现如"心肌缺血和梗死"所描述的"缺血性 T 波",但没有进展中的心肌缺血。T 波方向的演变是从朝向透壁性缺血区域到背离梗死区域,如图 4-34A 和 B 所示。典型

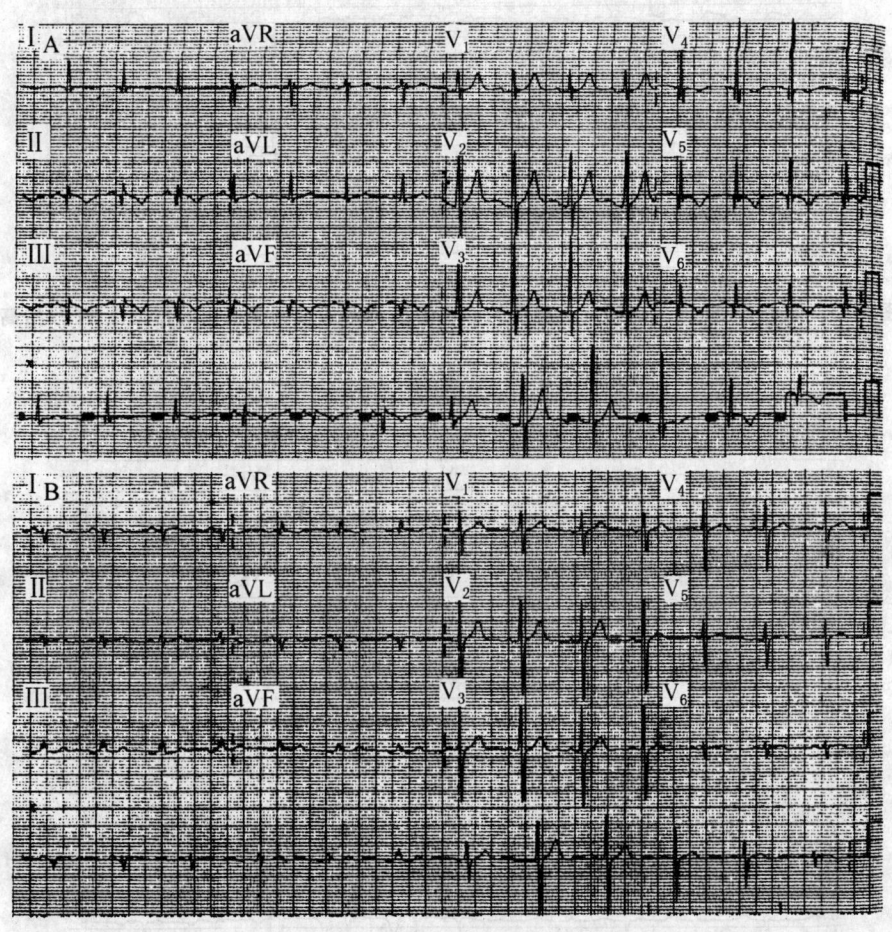

图 4-31 累及左室多个区域的初发心肌梗死第一周时从 2 个病例获得的心电图

A. 优势型右冠状动脉闭塞产生下-后-心尖部梗死；B. 非优势型左回旋支动脉闭塞产生侧-后-心尖部梗死

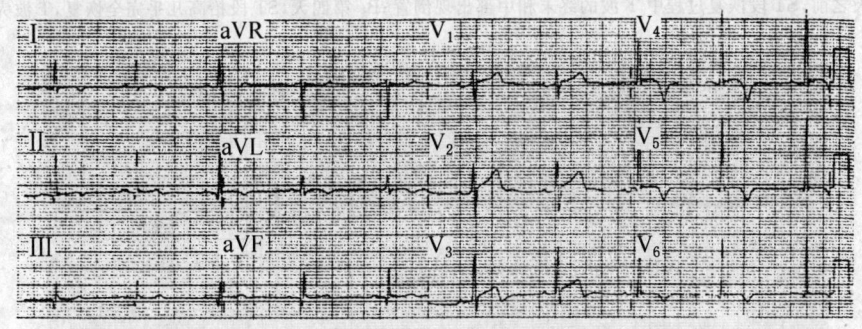

图 4-32 提示心包积血的心电图

急性心肌梗死第一周的心电图，除 V_1~V_4 导联 ST 段抬高外，Ⅱ、Ⅲ 和 aVF 导联 ST 段再次抬高

的过程是 T 波的终末部分首先倒置，然后是中部和初始部位的倒置。

当累及左室后-侧 1/4 圆周时，T 波终于成为明显正立。图 4-35 显示了导联 V_1 和 V_2 的高大正向 T 波，其在下-后-心尖部梗死慢性期于其他导联伴随出现负向 T 波。

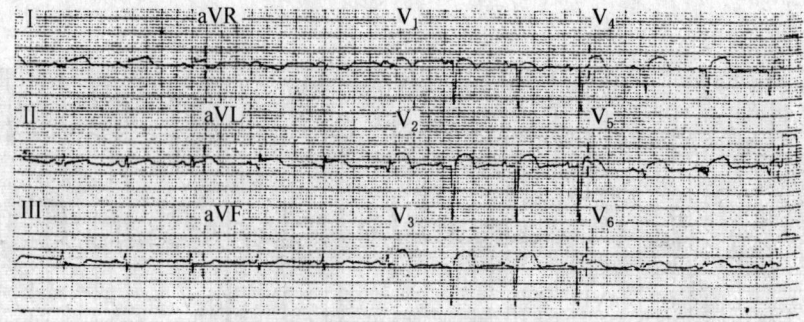

图 4-33 急性前-侧-心尖部梗死 2 周后的心电图显示无 T 波倒置发生的持续性 ST 段抬高

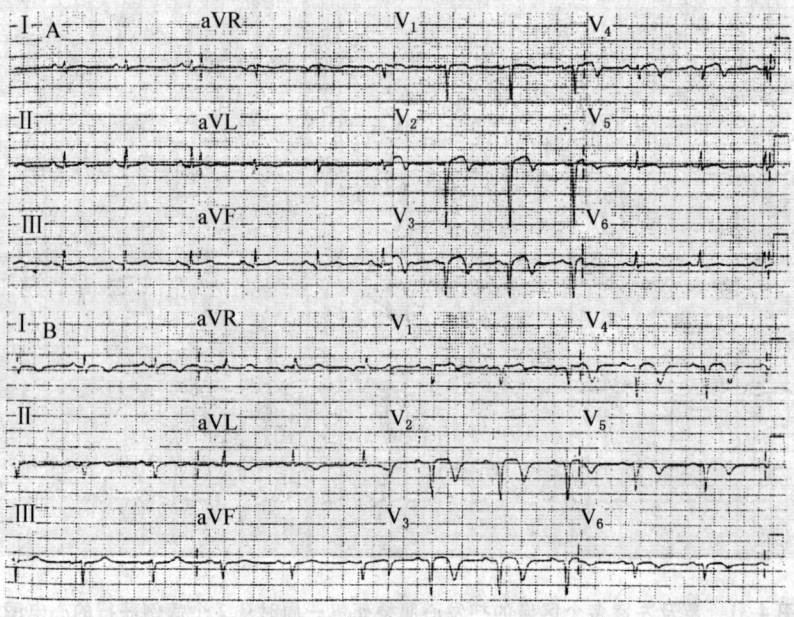

图 4-34 来自初发急性前-心尖部梗死后第一周的两个病人的心电图
A. 第二天之前,ST 段恢复过程中 T 波的终末和中部出现倒置;B. 第四天,ST 段抬高几乎完全恢复,T 波完全倒置

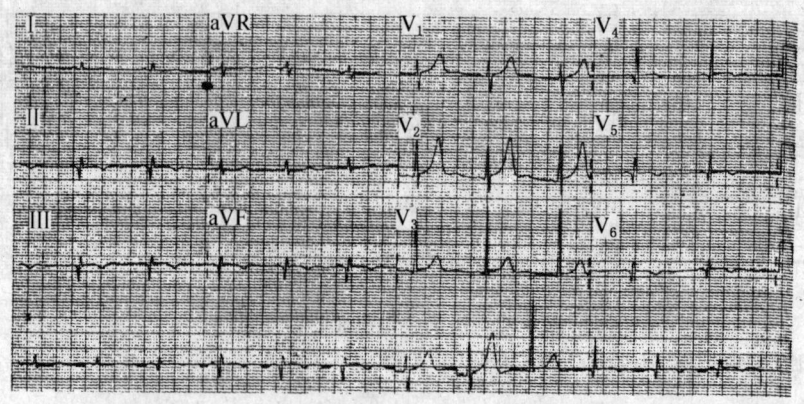

图 4-35 来自初发下-后-心尖部梗死后 5 天的病人的心电图
注意 T 波倒置包括 Ⅱ、Ⅲ 和 aVF 的负向倒置和 V₁～V₃ 导联的直立

(王 欢)

参 考 文 献

1. Oliva PB, Hammill SC, Edwards WD. Electrocardiographic diagnosis of post infarction regional pericarditis: ancillary observations regarding the effect of reperfusion on the rapidity and amplitude of T wave inversion after acute myocardial infarction. Circulation, 1993, 88:896～904
2. Hindman NB, Schocken DD. Evaluation of a QRS scoring system for estimating myocardial infarct size V Specificity and method of application of the complete system. Am J Cardiol, 1985, 55:1485～1490
3. Wagner NB, White RD, Wagner GS. The 12-lead ECG and the extent Of myocardium at risk of acute infarction: cardiac anatomy and lead locations, and the phases of serial changes during acute occlusion. Acute coronary care in the thrombolytic era, Chicago: Year Book, 1988, 36～41
4. Wagner GS, Wagner NB. The 12-lead ECG and the extent of myocardium at risk of acute infarction: anatomic relationships among coronary, Purkinje, and myocardial anatomy. Acute coronary care in the thrombolytic era. Chicago: Year Book, 1988, 16～30
5. Seatre HA, Startt RH. 16-1ead ECG changes with coronary angioplasty: location of ST-T changes with balloon occlusion of five arterial perftusion beds. J Electrocardiol, 1991, 24suppl:153～163
6. Krucoff MW, Croll MA. Continuously updated 12-lead ST-segment recovery analysis for myocardial infarct artery patency assessment and its correlation with multiple simultaneous early angiographic observations. Am J Cardiol, 1993, 71:145～151
7. Kond OM, Tamura K, et al. STsegment reelevation associated with reperfusion an indicator of marked myocardial damage after thrombolysis. J Am Coll Cardiol, 1993, 21:62～67
8. Bauman RP, Rembert JC, Greenfield JC. The role of the collateral circulation in maintaining cellular viability during coronary occlusion. Acute coronary care in the thromblytic era. St. Liuis: Mosby-Year Book, 1994, 31～45
9. Day CP, McComb JM, Campbell RW. QT dispersmn in sinus beats and ventricular extrasystoles in normal hearts. B, Heart J, 1992, 67(1):39～41
10. Machrlane PW, Veltch lawrie TD, et al. Comprehensive electrocardiology. New York: Pergamon Press, 1989, 1446～1457

第 5 章

心 律 失 常

第 1 节 心律失常的诊断

心律失常的含义广泛,包括除了规律的窦性心律以外的全部心律异常。即使是由于呼吸周期使自主神经平衡发生的变化,所引起轻度窦性节律不齐也包括在内。而心律紊乱(dysrhythmia)一词虽然也可通用,但心律失常是指心脏在一个有规律的周期活动中出现的不规则的跳动,则更为常用。一种心律失常的出现并不意味着患有心脏病,因为这种有广泛含义的心律失常也可以经常发生在任何年龄组的健康人群中。心律失常可先按心率快慢分类,多数心律失常心房和心室频率常相等,而心房律与心室律有很多相关关系,列之如下:

(1)心房律和心室律有相关,频率相同。

①心律起源于心房。

②心律起源于心室。

(2)心房律与心室律有相关,但心房率快于心室率(此心律必定起源于心房)。

(3)心房律与心室律相关,但心室率快于心房率(此心律必定起源于心室)。

(4)心房律与心室律无相关而独立存在(房室分离)。

①心房率与心室率相等(等率分离)。

②心房率快于心室率。

③心室率快于心房率。

当心房心室律相关而频率不同时,确定并命名此为心房性或心室性心律要根据哪一个心脏节律的频率较快而定(例如快速的房律伴有慢速的心室率,可确定为房性心动过速)。但若心房与心室分离,则对每一个心律变化都要诊断。例如,房性心动过速合并室性心动过速。

心动过缓性心律失常是指心率低于每分钟60次,心动过速性心律失常其心率快于每分钟100次,有很多心律失常的心率在正常范围内。与心动过缓性心律失常及心动过速性心律失常的一般概念有所不同,心动过缓及心动过速,是指一些特殊的心律失常,例如窦性心动过缓及窦性心动过速。

一、诊断心律失常的系统方法

Marriott曾用此法去分析心律失常,他写道:"在分析我自己以及反复观察其他人所有的错误判断的原因之后,我采用了这种分析方法,用以避免犯常见的判断上的错误和疏漏。无疑我们还会经常有错误,不是由于我们的知识不足,而是因为常找不到错误的原因及其逻辑性。"

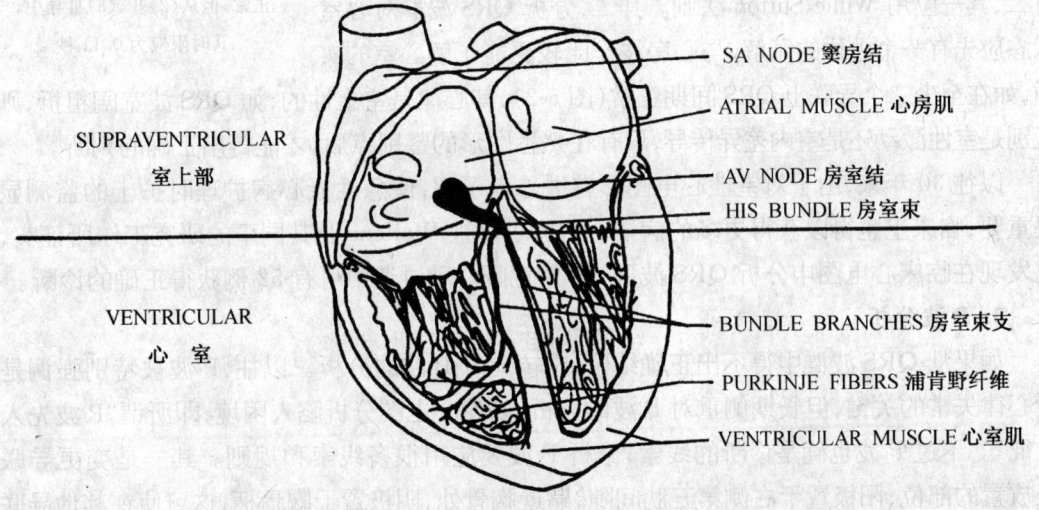

图5-1 心脏起搏和传导系统

用黑线分开的上部为室上部位,下部为心室部位,上部为起搏系统,下部为希氏束及其远端之传导系统

心律失常通常分为室上性及室性两类,从心电图上就可区别。起源于房室结(室上性)如不伴有室内差异传导,QRS波群正常。而起源于心室的心律失常,其QRS波群畸形且其间期延长。

很多心律紊乱和传导障碍可立即获得正确判断,如房扑伴4:1传导,房颤伴快速心室率等,如不能立即诊断,则可采用程序判断法。第一步,如同任何一种医学诊断方法一样,首先要寻找其原因。例如您要想成为治疗头痛的专家,必须先要知道头痛的50种病因,哪些是常见的,哪些是不常见的,以及如何去区别它们,这就是所谓"您要寻找您所需要的,您要了解您要知道的。"

二、诊断心律失常的步骤

1. 了解原因

第一步要了解引起心律失常的原因,常见的有8种基本类型的心律失常。

(1)提早搏动。

(2) 非正常的停顿。

(3) 心动过速。

(4) 心动过缓。

(5) 成对心律。

(6) 成群搏动。

(7) 完全不规则。

(8) 正常频率且规则的非窦性心律。

2. 分析 QRS 波群

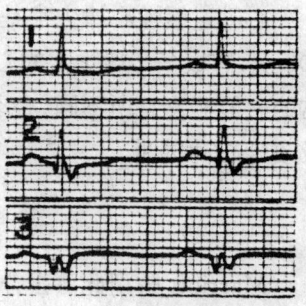

图 5-2 室上性心律的心电图

(1) Ⅰ 导的 QRS 波时限看起来正常,但从 (2) Ⅱ、(3) Ⅲ 导中,其时限应为 0.11 秒

当见到一个特殊的心律不齐时,首先要分析 QRS 波群。原因有二,其一应用 Willie Sutton 法则。其二,分析 QRS 波群对心室状态应先有一个总体的了解,与心房波作比较更能了解心室的实质,如在至少二个导联上 QRS 间期正常(图 5-2),其心律是室上性的,如 QRS 波宽阔粗折,则要区别是室性激动还是室内差异传导,只有在熟悉图形的鉴别点后,才能得出正确的判断。

以往 30 年来,由于对室性心电图形有进一步了解,使急性冠心病护理时护士的监测显得很重要,临床上也得以获得更多的病情。这些了解被 Wellens 及其同事的研究工作所证实,研究发现在临床心电图中分析 QRS 波群,56 例宽阔心动过速中可有 52 例获得正确的诊断。

3. P 波分析

如果从 QRS 波群中得不出正确结论,应转向对 P 波的分析。以往,P 波被特别强调是分析心律失常的关键,但长期侧重对 P 波的分析,易使心电图分析陷入困境,即所谓"P 波先入为主征"。不过 P 波也确是诊断的线索,分析 P 波要应用很多线索和规则。其一是变更导联电极放置的部位,阳极置于右侧第五肋间隙,靠近胸骨处,阴极置于胸骨柄,这可使在其他导联原来不清晰的 P 波振幅增大且清晰可辨。图 5-3 之 P 波振幅增大,可立即诊断为房性心动过速

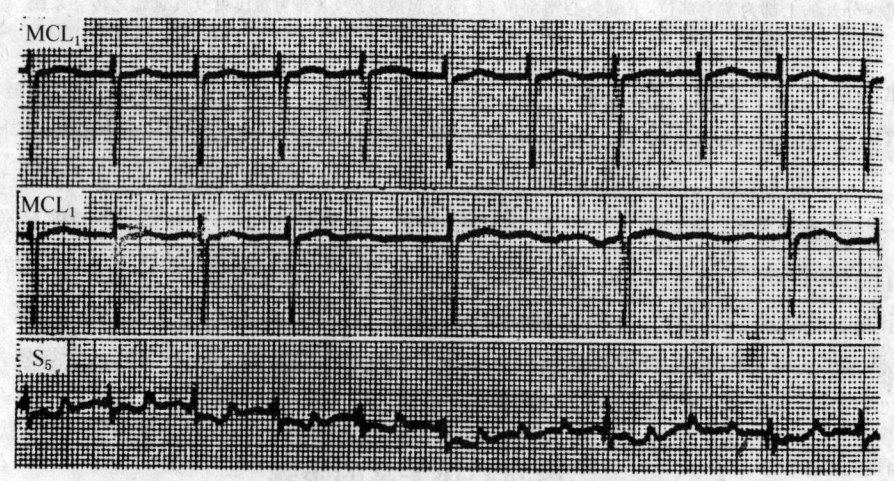

图 5-3 通过 P 波诊断心律失常

上图不能确定有心房激动,中图在压迫颈动脉窦时减慢房室传导,显示出心电呈典型纤细房颤波时的基线轻度波动;相反,下图有清晰的心房激动,原窦性心律伴房室传导障碍,P 波出现在二个 QRS 波群之间,但当压迫颈动脉窦减慢心率时,则可见到有隐蔽的 P 波附加在 QRS 波群中

伴 2∶1 传导阻滞,这种方法可顺利解决 P 波不清晰的问题,较之心房内电图及食管内电图更安全可靠且简便。

另一个对 P 波诊断的思路见于 Bix 规律,巴尔的摩州(美)心脏学家 Harold Bix 写道:"室上性心动过速的 QRS 波群之间如有 P 波,则此 P 波常隐藏于 QRS 波群之中"。图 5-4 上图中,P 波在二个 QRS 波群之间,应想到 Bix 规律,此时可加压颈动脉窦或其他刺激迷走神经的方法减慢心率以使心房波显示出来,此例在中行图中显示,改变传导后显示扑动波形。必须知道,如果心室率如同心房率一样成倍或在心房率稍慢时几乎成倍增加,这就有意外危险,所以要事先采取措施,以防止这种灾难性心室率加速的情况发生。

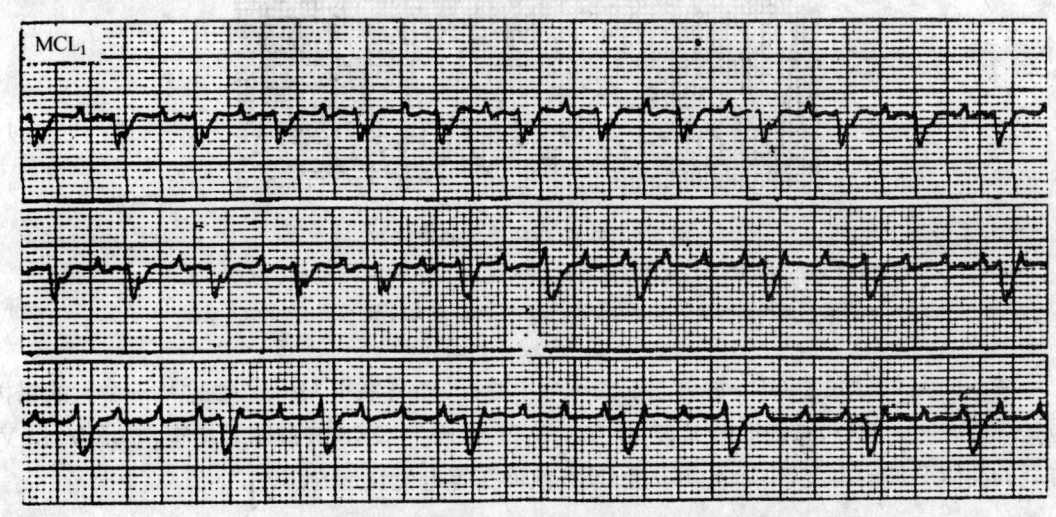

图 5-4　通过 Bix 规律诊断心律失常
三行心电图是连续的,上行显示 Bix 规则;中行,房室传导自发降低,显示心房率二倍于心室率

如果难以找到 P 波,应用"干草堆原则"(haystackprinciple)有助于诊断。例如您在干草堆中能发现一根小针,您会假定这只是一小堆干草而不会是一大堆。当您面临难以捉摸的问题时,某一个导联有基线的少许变化,也许这就是极小的心室波群,可有助于您获得诊断。一般都很少想到从 aVR 导联能获得诊断的线索,如图 5-5,病人死前未运用"干草堆原则",去注意导联 aVR 的变化。此例起搏器呈奔放频率,达 440 次/min,心室率已达 220 次/min,aVR 导联中心室波极小,但却是惟一可清晰分辨出起搏刺激信号的导联(如箭头所示),此病人未被采用有效的方法以纠正室性心动过速,即未切断导管与起搏器的联系,因而休克死亡。

4. 注意 P 波的鉴别

一些波形可以很像 P 波,尤其是在靠近 QRS 波处有类似 P 的波形,但实际上是 QRS 波的一部分。把任何一个类似 P 波的波形都当作 P 波,即所谓"P 波先入为主综合征"。有不少甚至很有经验者错误地把图 5-6 中 V_1 或 V_2 导联误诊为室上性心动过速,在 V_1 导联,QRS 波群并不十分增宽,之前看来似有一个小 P 波,在 V_2 导联明显窄的 QRS 波群之后有一明确无误的倒置"P 波",但是这类似的 P 波实际上是 QRS 波群的部分。如注意 V_3 导联上 QRS 间期,可发现其为 0.14 秒。V_1 和 V_2 导联应把类似的"P 波"计算在 QRS 波群之内。

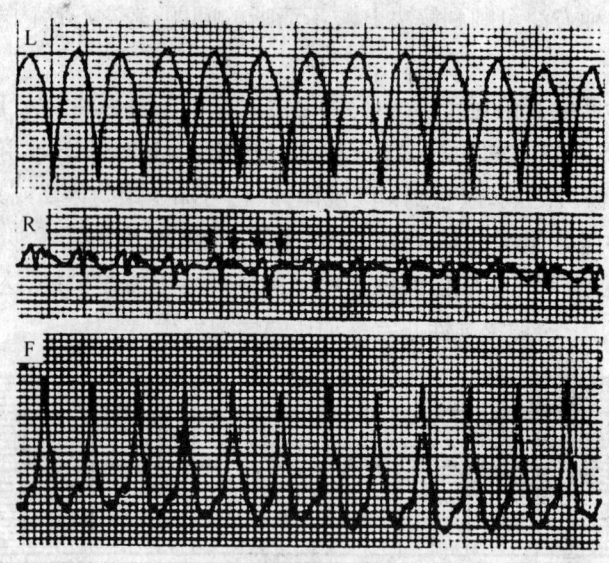

图 5-5　导联 aVR 提示心律失常

aVL(L)和 aVF(F)导联只见到宽大的 QRS 波,而在 aVR(R)可见很小的 QRS 波,亦可见到起搏器奔放的刺激波极快,460 次/min(箭头所示)伴有 2∶1 的心室波

图 5-6 示 V_1 导联上 QRS 波群之前的一个小错折,V_2 导联上 QRS 波群之后一个大的错折应是心室波的一部分,看来很像 P 波,但在 Ⅰ 及 V_3 导联上 QRS 波群明显增宽,显示 V_1 和 V_2 导联的类似 P 波的小波,实际上几乎是 QRS 波群在等电位线上的部分。

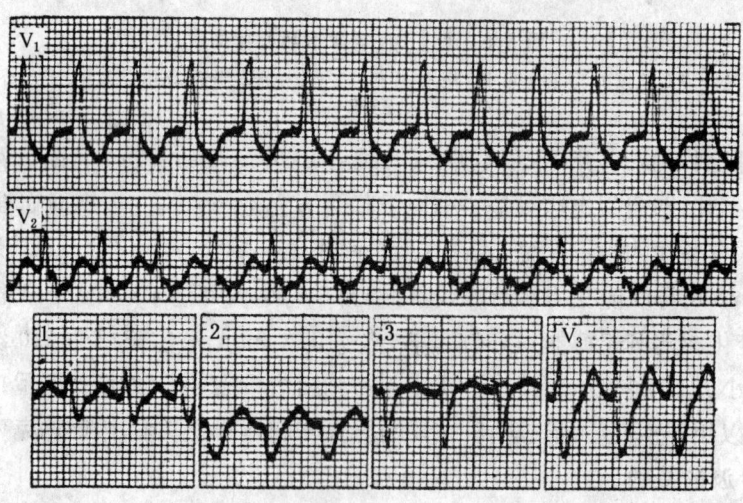

图 5-6　类似 P 波的 QRS 波一部分的心电图

如果规则的心律难以确定,则常须在出现的任何间断间期,去仔细寻找此间歇期的情况,这是很有用处的,即称为"挖掘间断处"。心律如发生间歇,往往可以使诊断明朗,例如,图 5-7 开始时心律规则 200 次/min,但不能区别是房性还是结性,也不能认为 QRS 的一个小尖波是 P 波,进一步观察此图,发现有一个间歇期,可能是未下传的房早(APB)所致,如箭头所示,此

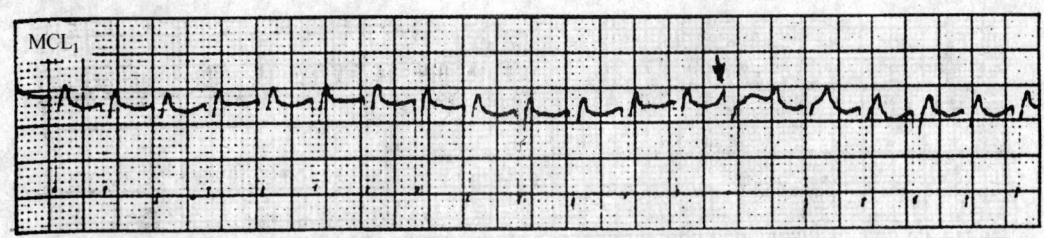

图 5-7 房性心动过速心电图

时已使情况明了,即 P 波远在 QRS 之前,这是一个房性心动过速。

图 5-7 起始部的向上小波,可能为①QRS 波群的一部分,②逆性 P 波在前一 QRS 波群之后,③前面 P 波有 PR 间期延长,QRS 波群窄形。在 14 个 QRS 波群后有一间歇,可见有一个小波出现在 QRS 波群之前,而第 15 个心动周期未出现 QRS 波群,因而只有③才有可能,即房性心动过速,伴有一长的 PR 间期,并间歇出现完全性房室传导阻滞。

5. 了解各波的相互关系

了解各波形之间的关系,这常是一个确诊的重要步骤。图 5-8 可简要说明此点。窦性心动过缓引起脱节性结性心律,有三个提前出现的 QRS 波群,呈 qR 型,无法明确诊断,这可能是室性早搏,但这种 qR 型波只见于在前一个 QRS 波后立即有 P 波之时,因而想到此 qR 与前一 P 波有关,下传或夺获心室并形成不典型右束支阻滞型差异性传导。

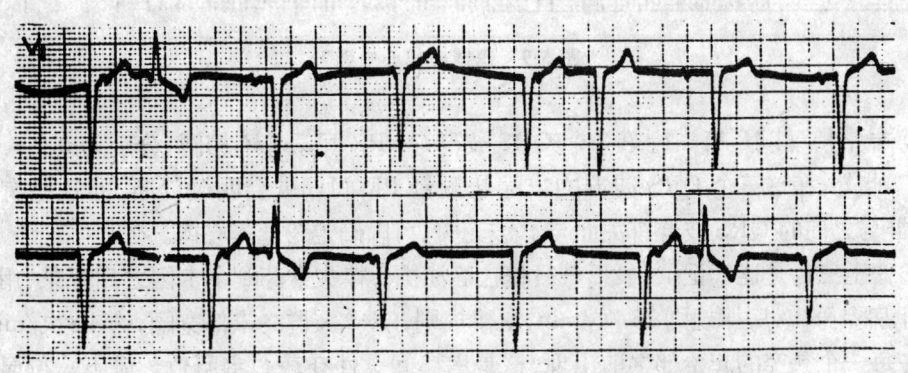

图 5-8 夺获心室并形成不典型右束支阻滞型差异性传导心电图

图 5-8 上下图连续记录,所有提前出现的 QRS 波群,以及少数较晚出现的 QRS 波之前有 P 波,用圆规测量可证实为房室分离,心房率规则,约 50 次/min,稍后的心室波也规则,约 60 次/min,每一个提前出现的 QRS 波群之前均有 P 波,疑是心房间歇夺获心室之故。

6. 提出最后诊断

人们不应该满足于继发出现的现象的诊断,如房室分离、夺获或差异传导等,这些都是应该弄清的原发异常病变的后果,图 5-9 取自病人进入冠心病监护室之后,有很多宽阔并畸形的搏动,这可以被认为是室性逸搏,也可认为是长间歇后激动下传引起的显著异常的差异传导。如果注意分析相互之间的关系,就会立即发现有疑问的 QRS 波群与 P 波无关。例如第二行

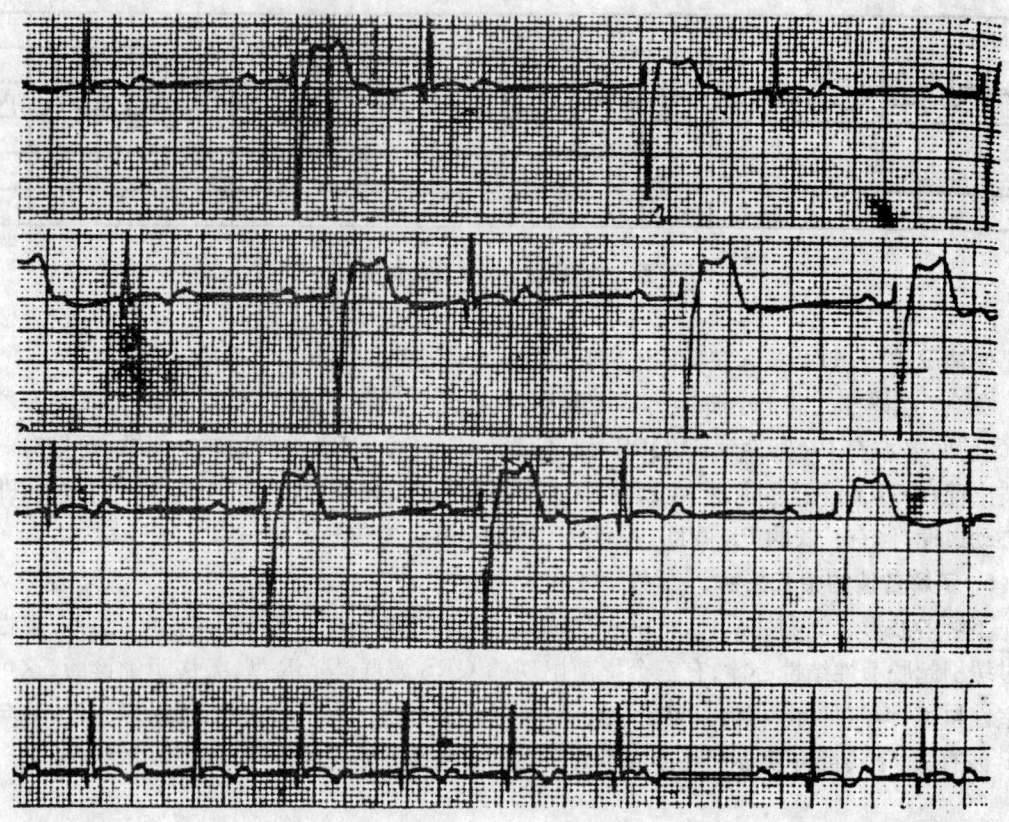

图 5-9 逸搏心律心电图

最后 2 个异常搏动以及第一行第 2 个 QRS 波群,其 PR 间期并不相同,分别为 0.31、0.22 和 0.37 秒。此外,在这三个 QRS 波群的末端起测量 PR 间期就会明确诊断,即这些有疑问的 QRS 波群与之前的 QRS 波群有关而与 P 波无关,可以确定为逸搏心律。

图 5-9 上三行是连续记录,最下一行是在静注抗心律失常药利多卡因之后记录,用圆规尺测量显示房室分离,房律规则 75 次/min,室律规则,QRS 波群终末部宽阔,约 40 次/min,可见 P 波可在每一个狭窄的起始部之前出现,这是房律间歇性夺获心室所致。最下一行显示利多卡因抑制自主性室律后,可确定这种窄的 QRS 波群由心房传导而来。

此例护士诊断为室性早搏,应用利多卡因后消失。但这里有两个错误,第一,这些所谓室早之前均有 P 波,且均为延迟搏动而不是提前的搏动。其二,如是逸搏,不应给以治疗。应用利多卡因后之所以抑制了异位搏动,是由于利多卡因加速了房室传导,使逸搏无法显示,所以护士实际上是治疗了原有的房室传导阻滞。护士在分析心电时,如病情需要,应依照上述第 5 点应用阿托品以治疗房室传导阻滞。实际上病人平均心率 50 次/min,有较好的血流动力学状态,无须立即治疗。

第 2 节 过早搏动

一、概 述

早搏常常干扰窦性心律,人们可察觉或根本不能察觉它的发生。早搏本身不产生症状,随后的正常心跳可以使人感到一次心悸。

图 5-10 显示了单个早搏所引起的一系列节律变化:

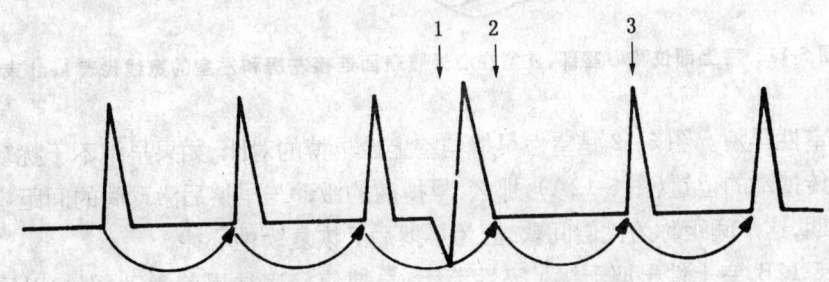

图 5-10 早搏引起的一系列节律变化

箭头标记的曲线说明基本的节律;1. 室性早搏干扰了正常节律;2. 阻碍了下一个正常激动的发生;3. 然后,下一个正常激动在预计的时间发生

①早搏发生过早而不能泵出足量的血液。
②由于早搏的存在使下一个正常搏动不能发生。
③早搏和下一个正常搏动前有一个间期。

因为早搏前后两个正常搏动积聚的过多的血液泵出可以感到一次心悸。早搏就是早期发生的,是一次短暂的心搏。常用术语有过早收缩、早期搏动、期外收缩和异位搏动。

一个早搏是潜在的持续性快速心律失常的第一个搏动,其后可以跟随多个形状类似的搏动。当每一个正常搏动后都跟随一个早搏时,叫做二联律。当每两个正常搏动后都跟随一个早搏时,称做三联律。早搏可以起源于窦房结以外心脏的任何部位,总的被归类为室上性早搏(SVPBs)或室性早搏(VPBs),如图 5-11,区分这两种早搏是必要的,因为房室束分支以上起源的激动(SVPBs)能产生正常或异常的 QRS 波群,产生何种 QRS 波群取决于其通过室内传导系统正常与否。激动起源于房室束以下,出现异常增宽的 QRS 波群,时间大于 0.12 秒。因为激动不能同步到达左和右束支,所以室性早搏的突出特点是 QRS 波群异常增宽。有时室上性早搏的 QRS 波群时间也不一定正常。

室上性早搏可能是房性早搏(APBs),也可能是交界区早搏(JPB)。称交界区而不称为结,是因为不可能区分激动起源于房室结内心房或心室间的其他结构。正常情况,房室交界区只包括房室结和房室束。异常时,还可能有附加的房室传导途径。

1. 宽阔形过早搏动的鉴别诊断

室上性早搏时间延长或 QRS 波群增宽(>0.12s),观察窦性节律是否有规律可以识别室

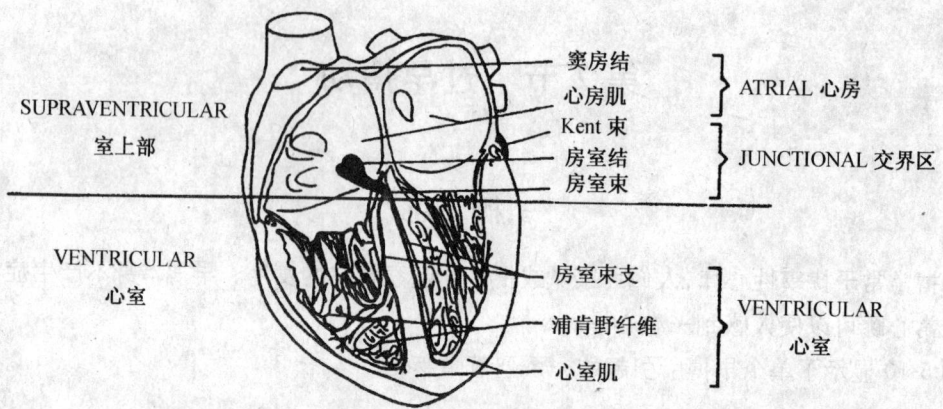

图 5-11　室上部位和心室部，注意在心外膜表面连接左房和左室的宽线代表 kent 束

上性早搏与室性早搏。图 5-12 是室性早搏与室上性早搏的对比，如果早搏不干扰窦性节律而只是占了下传搏动的位置(图 5-12A)，那么，早搏前的激动与早搏后激动间的间距应是两倍窦性心律的周期，这个间距称为代偿间歇，因为早搏后又恢复窦性心律。

相反图 5-12B，室上性早搏干扰了窦性节律，早搏使窦房结提前激动，引起以后的周期也提前发生，使早搏前后两个窦性节律间的间歇比代偿间歇短。但有时当房性早搏激动了窦房结，早搏也抑制了窦房结的自律性。这一超速抑制可延迟下一个窦性冲动的形成，以至于间歇是代偿性甚至比代偿间歇更长，因此代偿间歇不单纯由宽的室性早搏来引起。

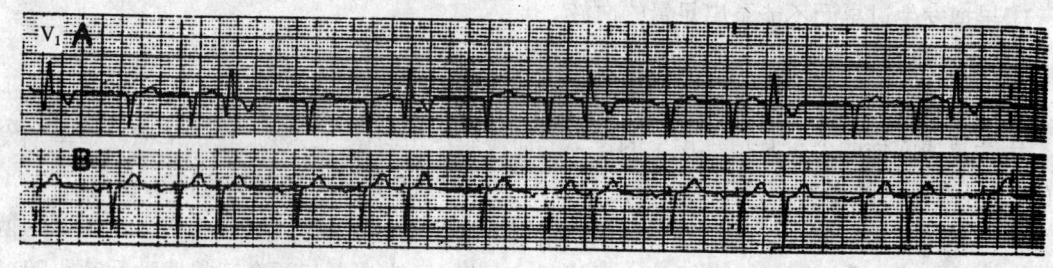

图 5-12　窦性节律下出现的房性早搏(A)与室性早搏(B)

2. 产生机制

三种机制可以引起早搏，在"心律失常概述"中已提出：自律性增高、触发的自律性和折返。但触发自律性对于早搏无实际意义，除非连续有两个或更多早搏连续出现，否则很难判定早搏形成的机制。通常早搏形成的机制在临床上并不重要，除非异常激动连续出现。

当出现多个单一的早搏时，临床上确定其产生机制很重要。下述配对间期的观察对鉴别很有帮助(见表 5-1)。

请注意以下对照关系：
①室性早搏与前面的正常窦性搏动相配对。
②室性早搏之间有固定的配对关系。

表 5-1 配对间期与早搏产生机制的关系

观 察	机制
早搏与前面正常激动的配对间期完全相同	折返
在早搏和前面的正常激动之间没有固定的配对时间,但在连续早搏之间有固定的间隔	自律性增高
早搏与正常激动的配对间期不完全相同,早搏与早搏之间的间期也不完全相同	折返或自律性增高

二、房性过早搏动(APBs)

房性过早搏动的特点:
(1)提前出现的异常 P 波(常标记 P′)。
(2)早搏与窦性下传的 QRS 波群相似。
(3)代偿间歇不完全。

一般,这些特点很明显(图 5-13),但没有一个特点是完全可靠的,常见的混淆有:①看不到 P′波,因为它藏在前一激动的 T 波中;②QRS 波群表现为差异性室性传导;③间歇可能是代偿性的或因有超速抑制更长。

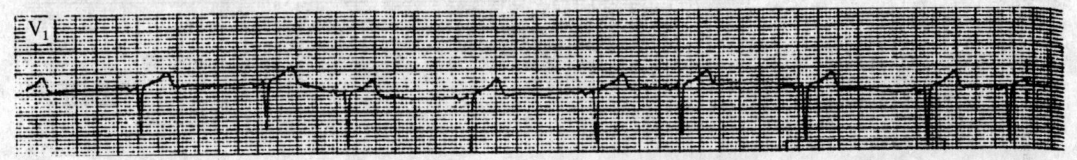

图 5-13 第 3、6、9 个激动是典型的房性早搏

很少有这三种混淆同时出现的情况,所以,一般很容易鉴别房性早搏,当一个房性早搏跟随每一个窦性激动时,为房性二联律(图 5-14A)。当每三个激动中有一个房性早搏时,为房性三联律(图 5-14B)。

当房性早搏发生非常早(一个短的配对间期),部分心肌还没完全从前一个正常激动恢复,这个房性早搏就不能激动心室。

确实,房性早搏未下传是引起意外的"房性停搏"的最常见原因(图 5-15)。这种早搏最好看作是未下传的,而不是阻滞。从定义讲,阻滞意味一个异常传导,而房早未下传仅是因为它在心动周期中发生太早,房室结处于正常不应期中。有必要区分正常(生理的)与异常(病理的)两种情况避免错误地进行抗心律失常治疗。二联律时房早未下传尤其难于区别。如不能发现提前的 P 波,则可误诊为窦性心动过缓。

图 5-15 示在 3 个正常心动周期后,一个房性早搏发生太早以至不能下传至心室,注意间歇后 PR 间期缩短,然后逐渐增加至超过正常(0.22s),说明有房室传导异常。

当房早出现太早未下传时,提前出现的 P 波被前一个正常激动的 T 波掩盖,产生不易识别的二联律(图 5-16)。如不能与前面规律窦性节律的 T 波比较,不能识别轻度变形 P′波,可能错误诊断为窦性心动过缓。

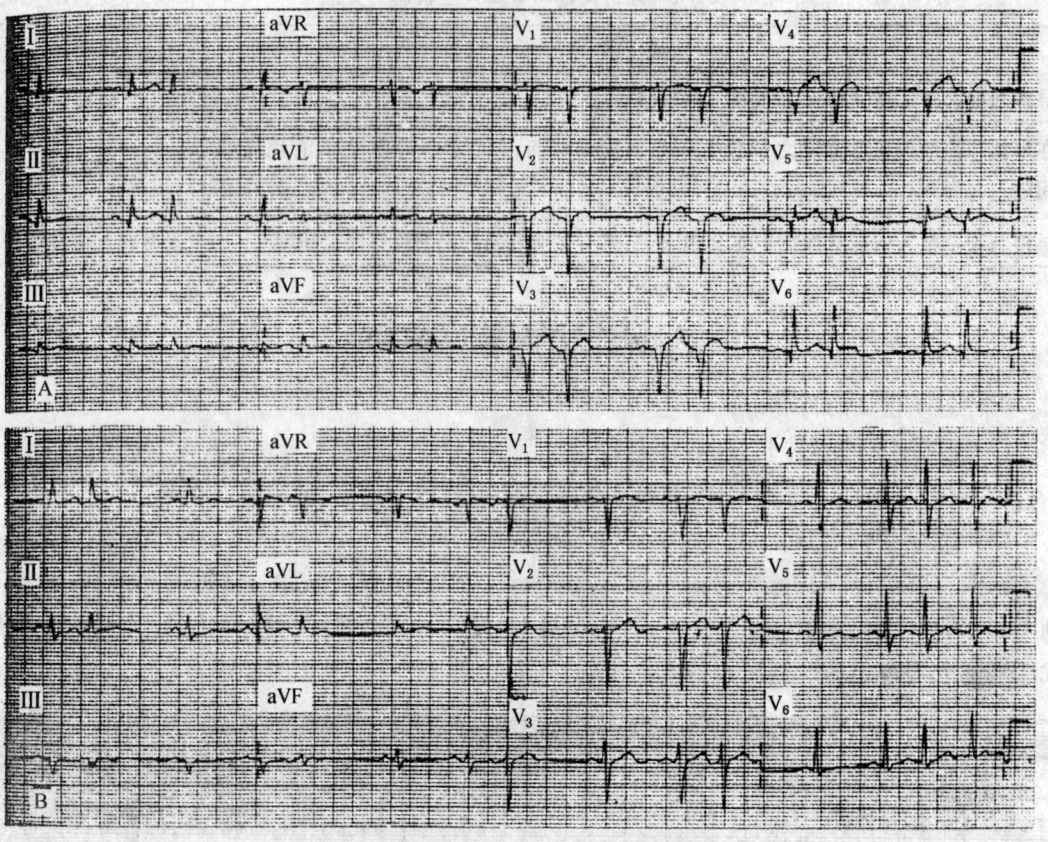

图 5-14 房性早搏的二联律和三联律
A. 每一个正常窦性激动之后出现一个房性早搏；B. 每两个正常窦性激动出现一个 PP′间期固定的房性早搏

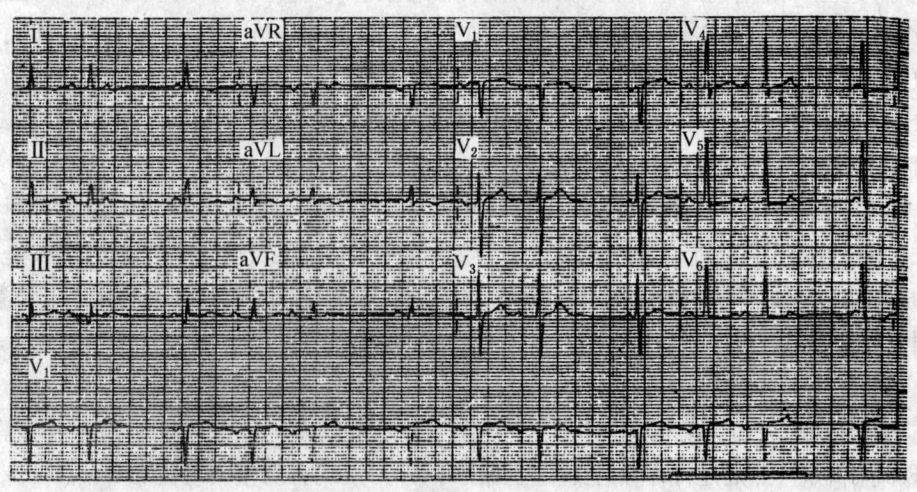

图 5-15 房性早搏不能下传至心室

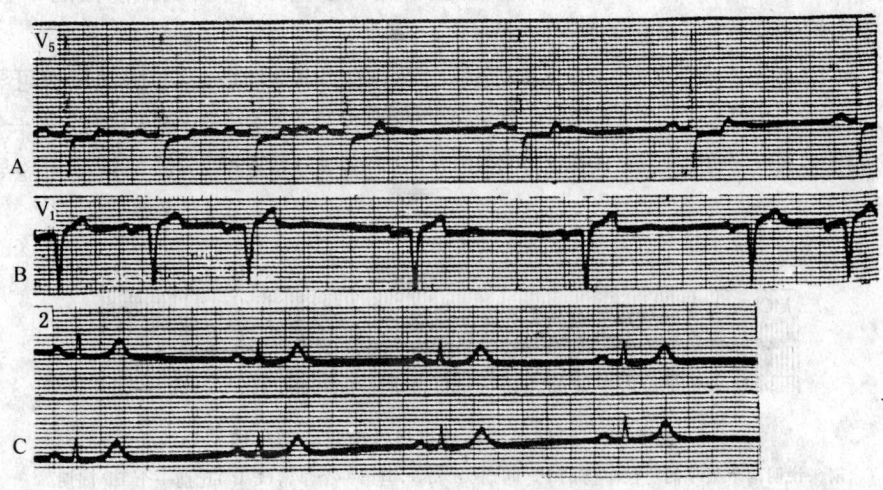

图 5-16 A 和 B 图中，间歇前的 T 波与正常 T 波形态不同，但 C 图中无正常 T 波可以对比

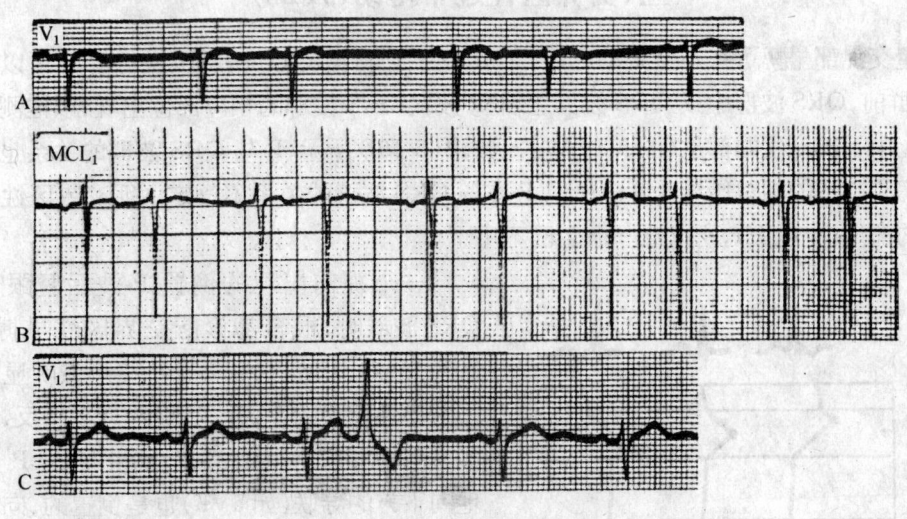

图 5-17 房性早搏影响房室传导

心前 V_1 或 MCL_1 导联，显示当房室结（A 和 B）或房室结和右束支（C）未完全从前面正常激动中恢复时，发生生理性房室传导延迟

过早的房性早搏在正常心动周期中出现，对房室传导还可以有其他的影响，如图 5-17A 和 B 图中，房室传导延长，图 5-17C 图中房室传导轻度延长而且伴室内差异传导。在图 5-17A 图中，窦性激动和房性早搏的配对间期（PP′间期）不同。长 PP′间期时，PR 间期是正常的；短 PP′间期时，P′R 间期明显延长，这种反比关系是因为房室结部分不应期延长。早搏发生的越晚，房室结就越能够更好传导，否则相反。区分心电图交界区性与浦氏纤维部位房室阻滞是重要的，在图 5-17B 图中，有固定的 PP′间期，结果，都同等的延长了 PP′期。当提前出现的房性早搏通过房室交界区，遇到一侧束支或分支持续处于正常不应期，则发生室内差异传导，如图

5-17C 图,QRS 波群形态改变,QRS 波群时程延长,类似于室性早搏,找到前面的 P′波和(或)发现不完全代偿间期,就可诊断为房性早搏。

房性早搏在部分心房肌处于不应期时提早出现。在此期间(易损期)房性早搏可导致折返性房性心动过速,如图 5-18。这个例子中,房性早搏成为心房扑动/颤动中的第一个激动。killip 和 Gaulf 发现一个规律;当 PP′间期比前面 PP 间期短 50%时,房性早搏很可能导致心房扑动/颤动。

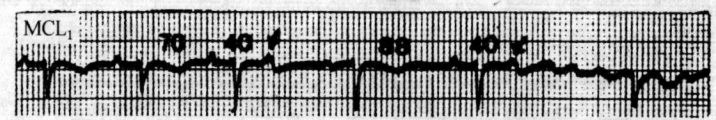

图 5-18 房性早搏导致折返性房性心动过速
箭头说明两个很早的房性早搏的 PP′间期(0.40s),但第一个早搏(P-P′)比前一个 PP 间期一半要长(0.70),第二个比前面的 P-P 间期的一半要短(0.88),引起折返性心动过速

三、交界区性过早搏动(JPBs)

房室交界部早搏可在心室激动之前、之中、之后逆行激动心房,所以逆行 P 波可以出现在 QRS 波群前,QRS 波群中或 QRS 波群之后,P 波在 QRS 波群的相应部位出现,以推测其在房室交界上中下部产生的部位(图 5-19A)。但如图 5-19B 所示,P 与 QRS 波群的关系也取决于传向心房和心室的相对传导速度。所以 P 波与 QRS 波群的关系不一定说明交界区性早搏在交界区的部位(上中下),所以这一命名已不用了。

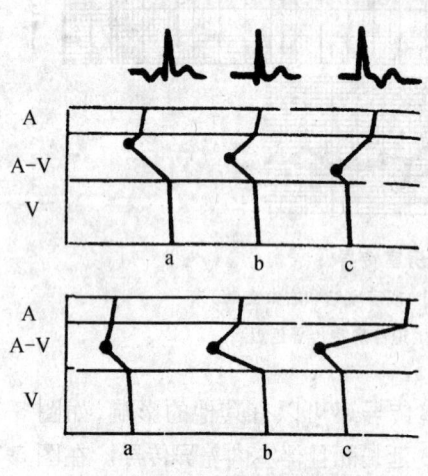

图 5-19 两个梯形图中从房室交界区起源三个激动(a、b、c)
在上面一个梯形图,冲动形成的解剖部位在变化,但生理传导速度不变,导致上面的 P-QRS 关系。
在下一个梯形图,显示了从激动形成部位至心房和心室各种传导速度的影响

一个提前出现的倒置 P 波后紧跟着正常 QRS 波群时,很容易诊断交界区性早搏(图 5-20)。已知,交界区性早搏 P 波形态明显不同于正常窦性节律的 P 波。其极性近乎相反,对着心尖方向的导联看得最清楚,如Ⅱ导联,P′波在其他向下方的导联(如 aVF)也是倒置的,向上方的导联 aVR 或 aVL 则是向上的,向左方的导联Ⅰ导或 V₅ 导联,P′波几乎是平的。

一个异常的 P 波后无提前出现的正常 QRS 波群,不易区分是交界区性或房性早搏(图 5-21)。在图 5-21A 图中,提前出现的正常 QRS 波群后出现正常形态、正常时间的 P 波,说明是交界区性早搏。在图 5-21B 图中没有伴随 P 波来提供线索是交界部早搏还是房性早搏,区分需要观察早搏对基本窦性节律的影响,窦性节律由于房性早搏而重新建立。但交界区性早搏则不变,交界区性早搏后通常有完全代偿间歇。

当提前出现的 QRS 波群是增宽的(>0.12s),此时交界区性早搏与室性早搏容易混淆。在"室性快速心律失常"和"伴有差异性心室传导的快速型室上性心律失常"所讲的各种原则可区分室上性激动伴室内差异传导与室性激动。图 5-22 是交界区性早搏伴不同程度右束支差异传导,提前的 QRS 波群后 P′波不难说明是逆行的心房活动。尽管在每一条心电图中,第一个早搏无法与室性早搏相区别。第二个早搏右束支传导阻滞程度比前者轻,这一事实充分地说明这些早搏是交界区性早搏伴差异传导。

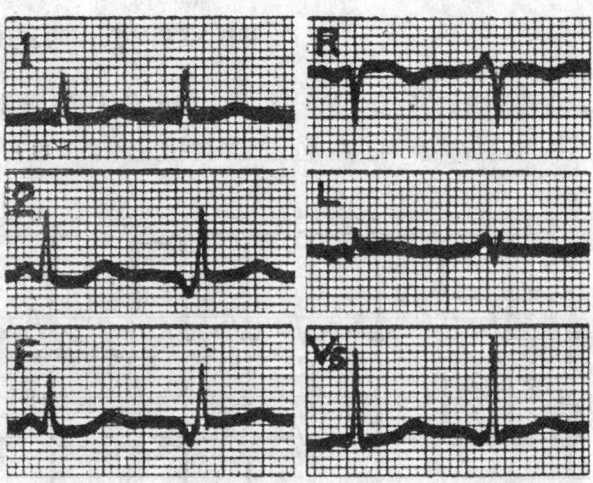

图 5-20 在 5 个肢体导联和在心前 V_5 导联上由窦房结发生的 P 波与由房室交界部发生的 P 波的对比

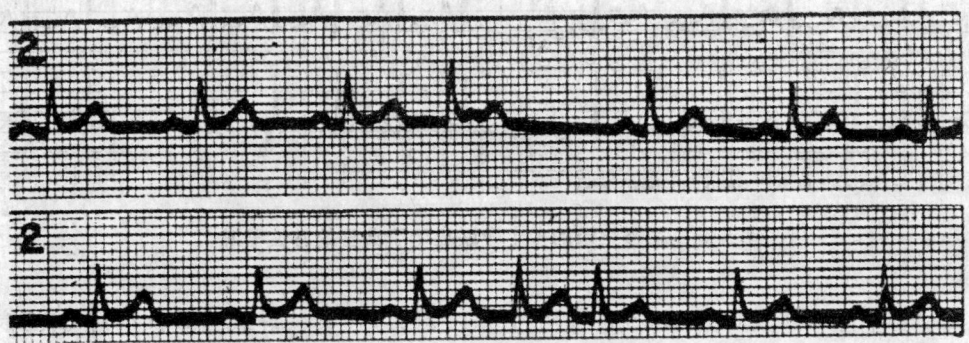

图 5-21 病人的两幅 Ⅱ 导联心电图,注意规律的窦性节律正常通过,不被早搏重新建立

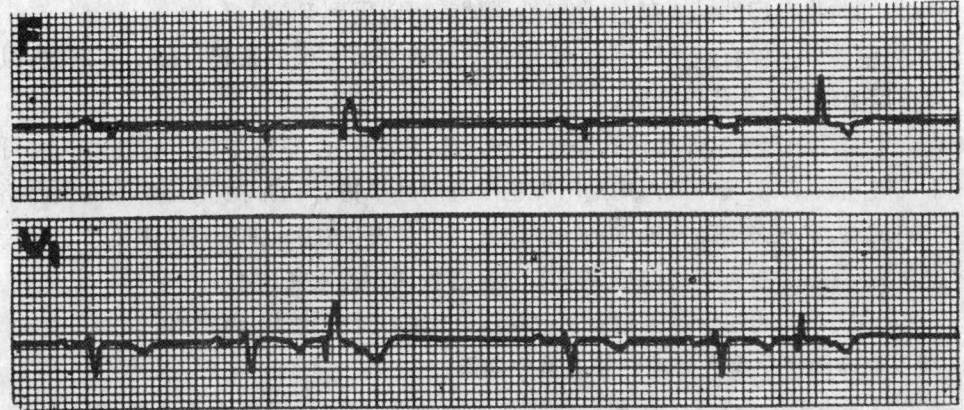

图 5-22 交界区性早搏伴差异传导

倒置 P 波在心尖方向的导联 aVF(F)显示最清楚,而右侧对左侧的 V_1 导联则是观察不同程度右束支差异传导的最好导联,两个导联结合分析则可确定早搏来自交界区

四、室性过早搏动(VPBs)

室性早搏的特点如图5-23,宽大畸形的QRS波群,前面无P波,有完全性代偿间歇。如果不具备这些特点则易与室上性早搏相混淆。

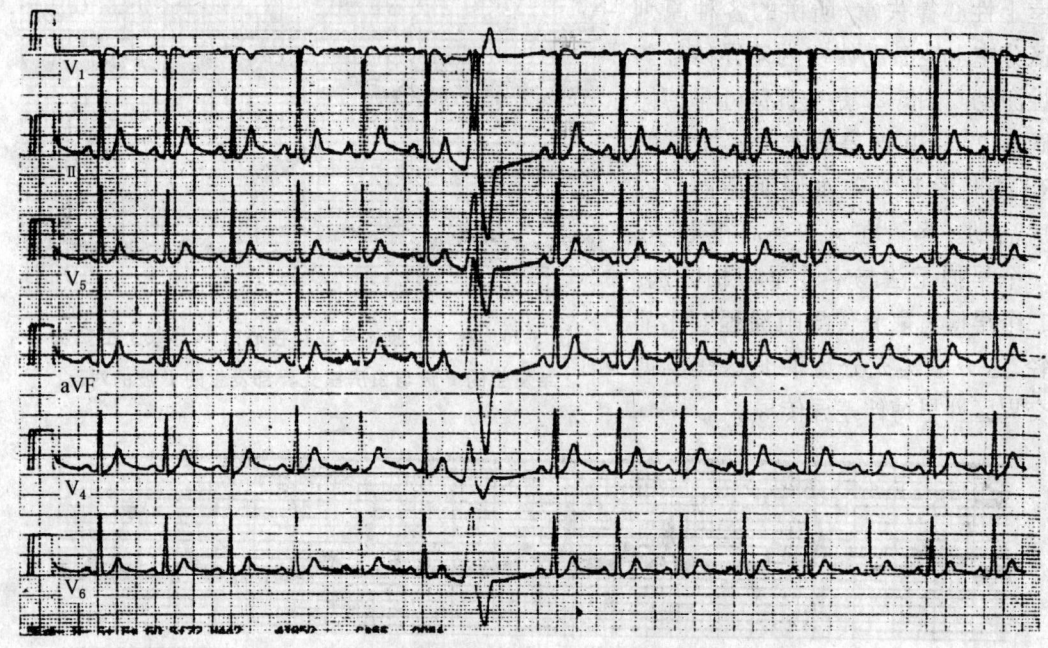

图5-23 同步记录的多个导联显示了典型的室性早搏

(1)尽管室性早搏很典型,QRS时程超过0.12秒,但在某一导联可以有正常QRS时间,因为它的起始与终止是等电位的。甚至由于重合,在某一导联出现类似正常激动的QRS波群(见图5-24)。因此为决定早搏的起源,观察同步记录的两个或三个导联的心电很为重要。

(2)如果同时也有房性早搏存在,在室性早搏前可以见到P波。

(3)如果室性早搏伴有室上性早搏,室上性早搏的P波可提前重建(reset)窦房结,以至于在室性早搏后出现不完全代偿间歇。

如果由于窦性心律失常使规律的窦性节律发生明显变化,室性早搏后的间歇长度可以短于或长于代偿间歇,即使窦性节律规则出现也没有房性早搏,代偿间歇的出现也需要严格测定早搏出现的时限,室早必须晚出现达到一定程度时才会发生:①直到房室结恢复了正常传导功能后才进入房室结;②直到窦房结形成了下一正常激动才进入窦房结。

图5-25～图5-26为由于各种原因发生的没有代偿间歇室性早搏的例证。

1. 插入在连续两个窦性搏动之间的室性早搏

当室性早搏出现的非常早,它便不能逆传,因为此时房室结还处于不应期,然后下一个窦性搏动可以传到心室。室性早搏就插入在两个窦性搏动之间,可以没有间歇(图5-25A)或由PR间期延长引起短的间歇(图5-25B)。

室性早搏后窦性搏动的PR间期是延长的,因为室性早搏逆行激动房室结,使它具有部分

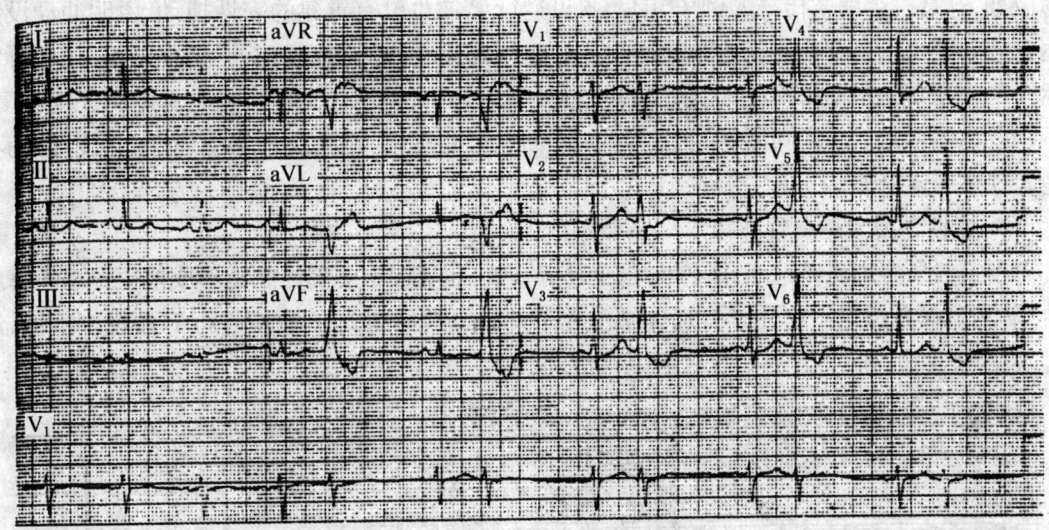

图 5-24 类似正常激动的 QRS 波群

在多个心电导联中,多个室性早搏很明显。但 V_1 导联室性早搏的 QRS 波群与正常窦性搏动非常相似,如果只描记 V_1 导联(下图)可能错误诊断为房性早搏

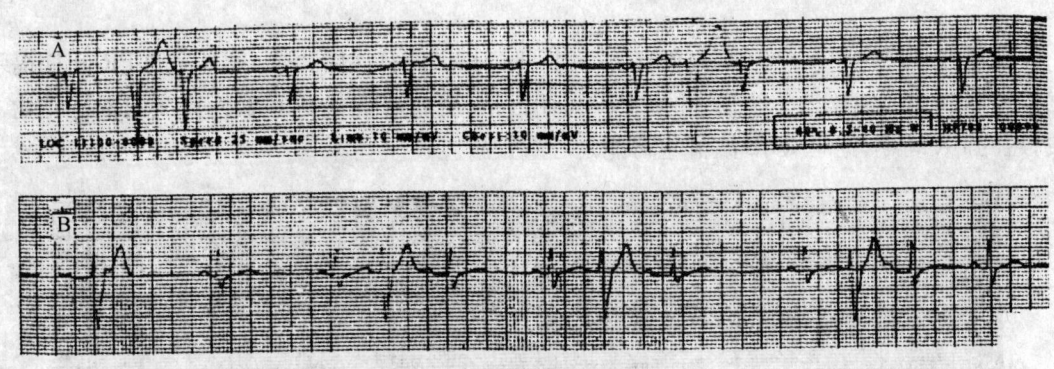

图 5-25 多个插入性早搏

在图 A 中,室性早搏的 T 波后有一个小凸起是下一个按时出现的 P 波,PR 间期不能测定,但在图 B 中,全部 P 波均可见到,但 PR 间期程度不等(0.22～0.28秒)的延长了

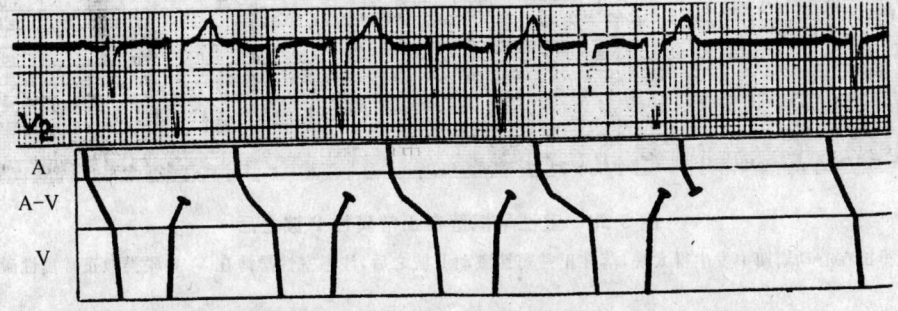

图 5-26 梯形图说明房室结不能完全恢复时 P 波与 QRS 波群之间的关系

不应期,这是一个隐匿传导的例子,因为不见逆行 P 波也没有重建的窦性搏动,说明冲动没到达心房。顺行的激动和逆行的激动连续在房室结发生碰撞使房室结不能完全恢复,如果再发生一个早期室性早搏,PR 间期就会越来越长(图 5-26)直至不能下传。只有房室结完全恢复,下一个窦性激动的 PR 间期变为正常。如前面讨论的房性早搏,是一个生理性"不传导"而不是病理性房室阻滞。

2. 室性早搏重建窦性节律

当室性早搏出现非常晚,能够完全通过房室结,而且在下一窦性激动形成前很早进入窦房结,窦房结就会像遇到房性早搏那样被重建节律。室性早搏的 T 波使逆行 P 波模糊不清,但可以在 ST 段处见到(见图 5-27),所以代偿间歇不完全。

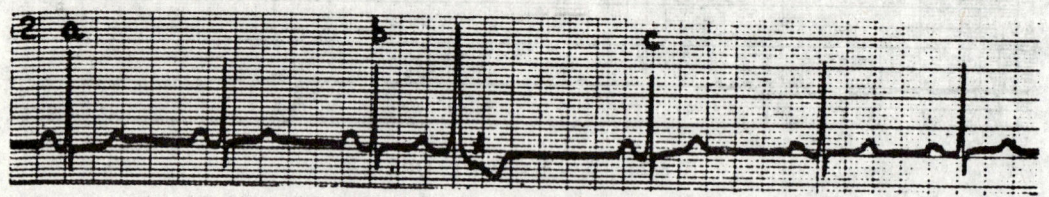

图 5-27 室性早搏重建窦性节律

箭头所指的是由室性早搏引起的逆行心房激动,它重建了窦房结节律,代偿间歇不完全(b-c 间期比 a-b 间期短)

当室性早搏晚到下一个窦性 P 波已经出现时,几乎没有代偿间歇,只有短的 PR 间期提示宽 QRS 是室性早搏(图 5-28)。如果 PR 间期正常,更有可能诊断间歇性束支阻滞。正常 P 波,短的 PR 间期,宽的 QRS 波群也可能是心室预激。

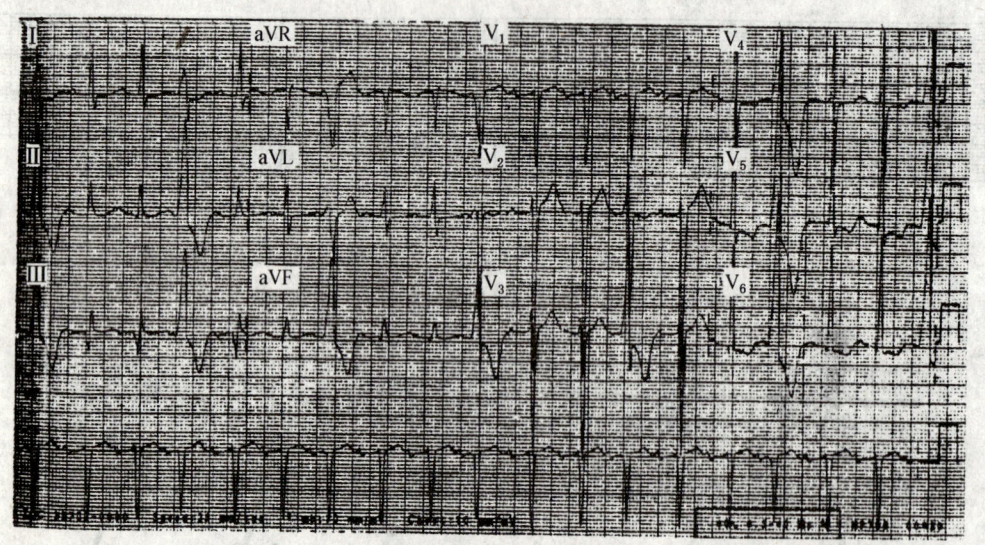

图 5-28 室性早搏落在正常窦性 P 波之后

室性早搏在心动周期中发生得太晚,落在正常窦性激动 P 波之后,注意室性早搏在 V_1 导联类似正常窦性激动

3. 室性早搏二联律

长周期(或间歇)容易在下一个窦性激动后发生折返。通过 QT 间期测定所得的心室恢复

时间随心率变化而变化，所以代偿间期（室性早搏引起的）后的正常激动恢复的时间比其他正常激动长。恢复时间较长容易使电冲动产生折返，导致另一个室性早搏。如图 5-29 二联律图形，每一个正常激动后跟随一个早搏，正常窦性和室性早搏激动间的配对间期固定不变。室早二联律并不表示节律异常很严重，如抑制了第一个早搏，就控制了所有的早搏。

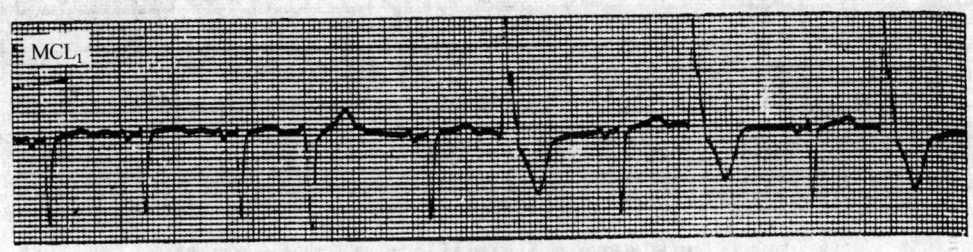

图 5-29 室性早搏二联律心电图

用 V_1 导联识别室性早搏的起源，第一个室性早搏（来自右心室）产生一个长周期，从而引起另一个室早的出现（来自左心室），这种情况连续出现导致二联律

4. 右室早搏及左室早搏

图 5-30 示起源于右心室（Right VPBs）与左心室（Left VPBs）早搏的比较。V_1 导联能很好的识别异位激动的起源，它可定向鉴别左、右心室的活动。如图 5-30A，如果室性早搏在 V_1 导联主波向上，则冲动起源于左心室后壁向右前方向传导。如室性早搏在 V_1 导联主波向下（V_1 负向波），则冲动通常从右心室前壁起源，传向左后（图 5-30B）。但缺血性心脏病产生的左心室性早搏，可以使 V_1 导联显示负向波形。

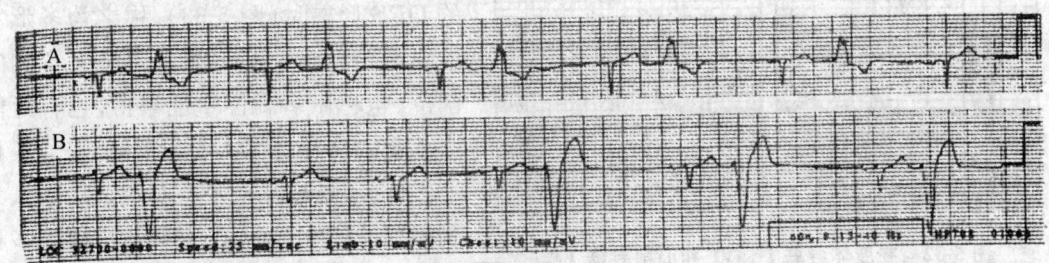

图 5-30 对比室性早搏在 V_1 导联显正向波（A 图）和负向波（B 图）

区分室性早搏起源于左或右心室有时对临床是很必要的：①左室早搏往往与心脏病有关，而右室早搏常出现在某些正常心脏；②在急性心肌梗死时，左室早搏比右室早搏更易促发心室颤动。

根据对 1000 多名急性心肌梗死患者的研究发现，249 名患者 MCL_1 导联表现为右室早搏图形均未出现心室颤动，而 787 名左室早搏患者之中有 82 名（10.4%）发生了心室颤动。

(1) 左室早搏的其他形态特点

①左室早搏在 V_1 导联常产生一个单相（R）或双相（qR）波群，在 V_6 导联产生一个双相（rS）或单相（QS）波群（图 5-31）。

②如果 V_1 导联 QRS 波群呈双峰（兔耳）型，左峰常比右峰高。

(2) 右室早搏的其他形态特点

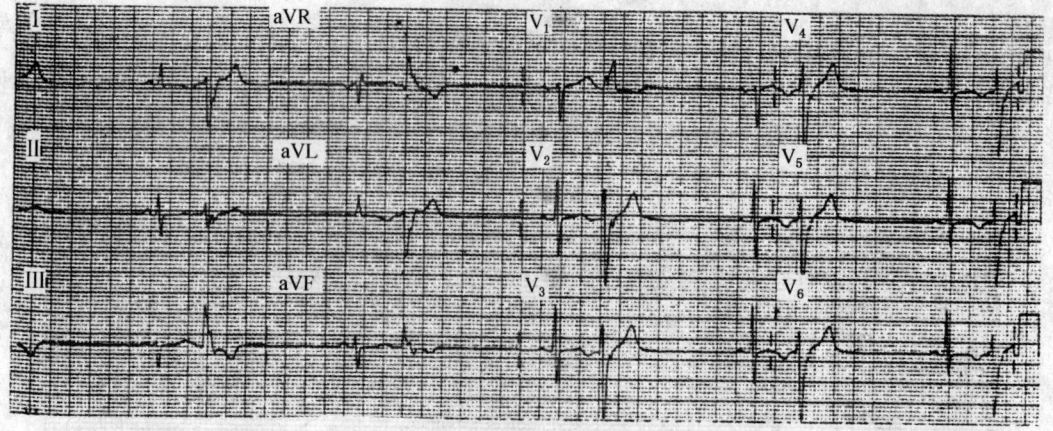

图 5-31 V_1 呈单相 R 波，V_6 呈双相 rS 波，是典型的左室早搏

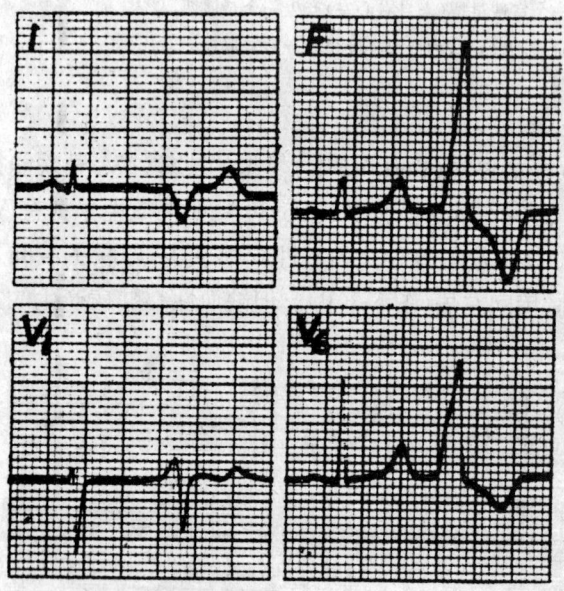

图 5-32 在肢体导联 Ⅰ、aVF 和心前导联 V_1、V_6 中是起源于右室早搏典型的波形

①右室早搏在 V_6 导联常出现一个典型的正向波，但 V_1 导联出现一个初始宽 R 波（>0.04s），在额面呈电轴右偏（见图 5-32）。

②右室早搏在 V_4 导联出现一个比 V_1 导联更深的（rS 或 QS）波群。

5. 多形性室性早搏

当室性早搏在同一导联表现为不同的 QRS 形态时（图 5-33），称之为多形室性早搏。因为它们可能来自心室不同的部位，也称做多源性室性早搏，也有可能由于室内传导的各种变化而产生了多种形态，而不是起源于多个部位。正如人为刺激同一部位，也可产生室性早搏的多种形态一样。因此，命名为多形性比多源性更为适合。

6. 成组性室性早搏

成组出现室性早搏的定义如上所述。图 5-34 是室性早搏二联律（A）、三联律（B）和成对室早（C）。

典型的二联律（图 5-34A），每隔一个窦性搏动为一个室性早搏所取代，每个室性早搏后都有代偿间歇。但当室性早搏是插入的，则产生一个二联律图形的快速心律失常（图 5-35）。

7. 引起心室颤动的室性早搏

当室性早搏发生过早，干扰了前一 T 波的波峰时，预后不好。此时为心室恢复早期，应激与不应期传导不同步，这样早搏冲动可以在应激部位相遇。冲动可以反复折返，所以可以产生快速心律失常，称为易损期的室性心动过速、室扑或粗大心室颤动，它可自动终止或发展到典型室颤（图 5-36）。

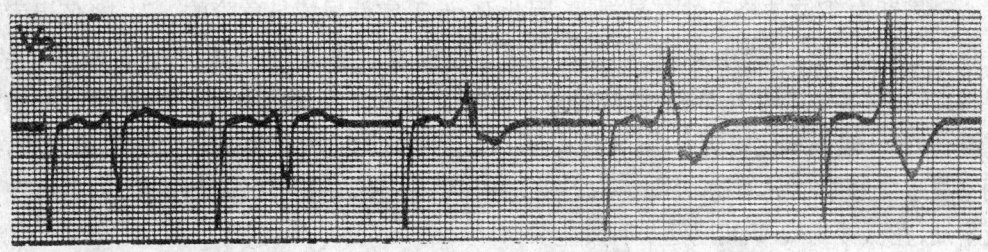

图 5-33 室性早搏二联律变为多形态室性早搏

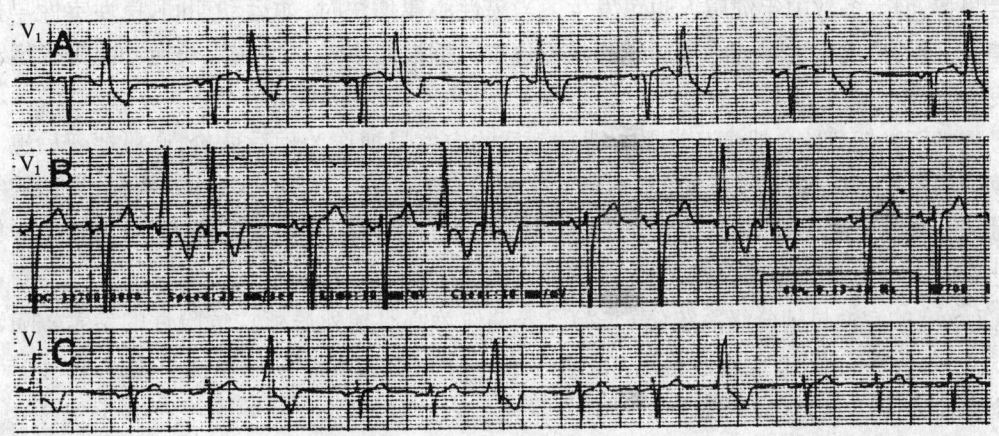

图 5-34 不同顺序室性早搏的比较

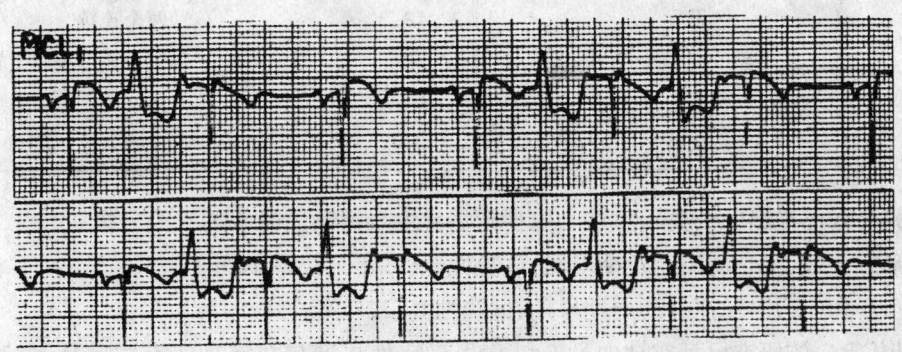

图 5-35 连续记录 MCL₁ 导联在心动过速的发作期室率变化在 110～140 次/min 之间

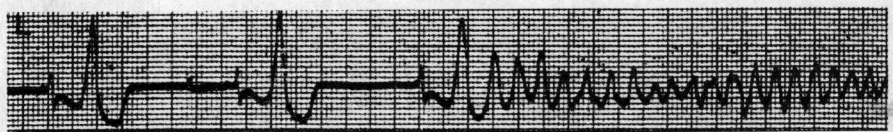

图 5-36 aVL 导联显示室早二联律触发室扑

心动周期中T波波峰正处在易损期,因此R-on-T室性早搏是危险的。对48名患者在院外发生了心室颤动的研究中发现,有2/3以上患者初发激动是R-on-T室性早搏。与晚期室性早搏比较,许多学者对R-on-T的威胁表示怀疑。另一个经研究证实确由室性早搏触发了心室颤动的20名连续住院病人中,发现有50%以上危险的室性早搏是发生在T波之后,所以晚期室早也能触发心室颤动。Surawicz总结并下结论:R-on-T可引起心室颤动,只有在心肌梗死早期,在低钾或Q-T间期延长时发生。

(1)影响室性早搏预后的因素:室性早搏是普遍存在的,多数人或多或少常常发生,有时正常心脏甚至出现室性早搏二联律,它们通常是良性的。心肌梗死急性阶段,80%～90%患者有室性早搏,但大多数中年健康人也可发生。当窦性心律增快时,如运动期间,良性室性早搏常常消失,运动诱发室性早搏的预后意义尚不肯定。据报道室性早搏在等长运动比等张运动更易发生。

很多研究把急性心肌梗死期及心肌梗死后的室性早搏作为预后估价,心肌梗死后患者如有复杂的室性早搏(多形或成对的)则增加猝死的发生。在心肌梗死以外的情况,类似的室早在预后上有明显的不同,随诊7年72名伴频发或复杂早搏而无症状的患者,虽然其中一部分人造影已证实为明确的冠心病,但无一人死亡。

Lown的室性早搏分级系统(表5-2)已普遍作为心肌梗死后死亡危险性的参考。随着等级从0～5数字的增加,危险性也增加。后来的一个研究发现连续的室性早搏(4级)比早期、单个室性早搏(5级)预后严重。

表5-2 Lown的室性早搏分级系统

等级	室早	等级	室早
0	无	4A	两个连续
1	<30个/h	4B	三个或三个以上连续
2	≥30个/h	5	R-on-T
3	多形		

(2)Moss已提出一个关于急性心肌梗死后室性早搏预后简单的二级分级法
①形态一致、在心动周期晚期出现:危险性低(二年死亡率10%)。
②多形和(或)出现在心动周期早期:危险性高(二年死亡率20%)。

Califf等人的研究已证实缺血性心脏病患者室性早搏与左室功能有关,同一学者后来的研究发现各种室性早搏但有很好的左室功能则见不到高危或猝死发生。所以,室性早搏对于缺血性心脏病患者来说并不是一个独立的高危预后因素。

第3节 心房扑动与颤动

属于室上性快速心律失常的心房扑动/颤动是心房肌内冲动持续折返所引起的。心房扑动是单环路的折返,心电图表现为形态一致的锯齿样波形(F波)。心房颤动是连续发生的多环路折返冲动,心电图呈不规则、形态多样的波形(f 波)。心房扑动/颤动的形成机制是大折返,代表心房扑动和心房颤动环路持续激动的 F 波及 f 波分别取代了 P 波。

1. 心房速率及其规律性

心房扑动 F 波的频率是 200~350 次/min(图 5-37A)。如果心房频率增至 350 次/min 以上,心房波形可以兼有扑动和颤动的特点,或者交替出现 F 波和 f 波。因此,下述心电改变应称为心房扑动-颤动(图 5-37B)。心房颤动有粗大颤动和纤细颤动之分,粗大颤动时高大的 f 波在多数导联显而易见(图 5-37C),纤细颤动时,几乎看不见心房电活动(图 5-37D)。

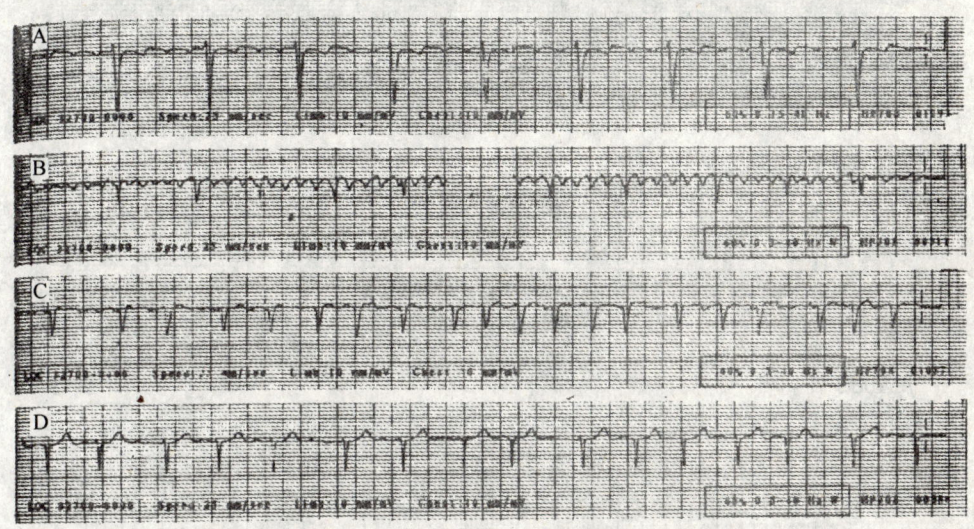

图 5-37 心房扑动/颤动中的四种心电表现
A. 扑动;B. 扑动-颤动;C. 粗大颤动;D. 纤细颤动

心房扑动可自动转为心房颤动,或在使用特殊药物后转变为心房颤动。洋地黄的作用是缩短折返环中心房肌细胞的不应期,增加心房频率,使之趋于形成心房颤动(图 5-38A),相反,奎尼丁和普鲁卡因酰胺则延长心房肌细胞的不应期,降低心房频率,使之趋于形成心房扑动(图 5-38B)。

2. 心室速率及其规律性

心房扑动患者的心室节律从绝对规则到很不规则,变异范围很大;而心房颤动的心室节律是很不规则的,仅在房室分离时出现规则的心室节律。由于扑动、颤动的心房频率变动范围很大,相应出现快慢不同的心室频率。许多情况下,心室频率和节律可以自快速而规则迅速转变为缓慢而不规则,会使人们误认为是心房的基本节律发生了变化(图 5-39)。

图 5-39 示在两次窦房结起搏后,房性早搏触发室上性心动过速,最初节律规整,随后转为不规整,前者最大可能是心房扑动,房室下传比例为 1:1,频率是 200 次/min,后者是心房扑动-颤动,心房频率是 300 次/min,心室频率较慢。

心房扑动的房室传导比例可能是 1:1、2:1、4:1 或 6:1(图 5-40A~E),所以心室频率快慢不等。传导比例取决于传导缓慢的房室结将心房冲动传至房室束的传导性能。当房室比例为 1:1、2:1 或 4:1 时(图 5-40A、B、E),心室节律是规则的,当传导比例是 6:2 时,心

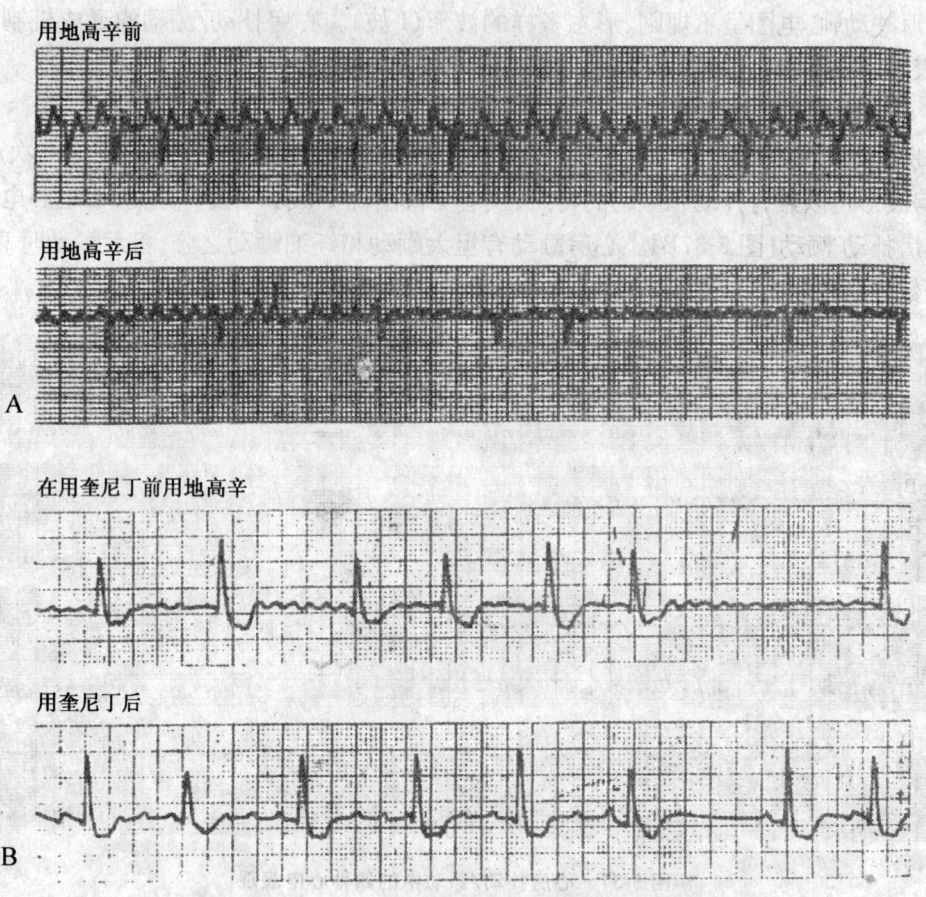

图 5-38 心房扑动在使用特殊药物后转变为心房颤动

A. 表示洋地黄可加速心房折返使心房扑动转为心房颤动,与此同时减慢房室传导速度;B. 表示奎尼丁最初的作用是减慢心房内折返速度,使心房颤动转变成心房扑动,此后的作用是终止心房内折返

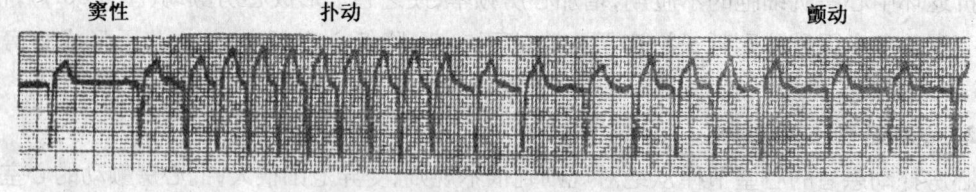

图 5-39 心室节律不规则心电图

室节律呈有规律的不规则,如果房室传导比例不断变化,心室节律是很不规则的。

心房颤动时,不计其数的 f 波在通过房室结时相互竞争,使冲动难于到达希氏束,因此心房扑动/颤动谱颤动终点的心室率是最缓慢的(图 5-41)。我们观察到在运动或其他交感神经兴奋时房室传导比例始终为 1:1,而在通过其他机制增加心房率时(如心房起搏或折返性心动过速),只有在心房率<150 次/min 时,才能保持 1:1 的房室传导。心房率增加时,房室结生理性传导延缓的性能可阻止某些 F 波传入心室,如果心房率进一步增加,冲动在房室结内的竞争可使心室率降低。交感神经和副交感神经失平衡可加速或进一步抑制房室结内的

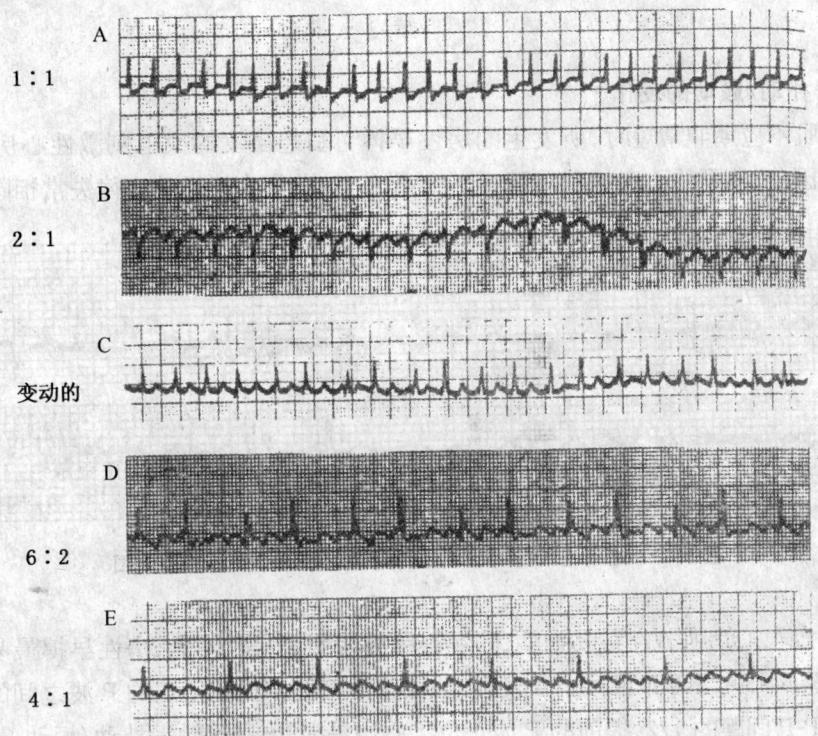

图 5-40 各种典型的心房扑动房室传导心电图

A. 1:1 传导,心室率 215 次/min; B. 心房率 300 次/min,心室率 150 次/min,节律规整,扑动波与 QRS 波群相关;
C. 心房率 330 次/min(注意房室传导阻滞加重时典型的扑动波),心室率不断变化且不规则;
D. 心房率 300 次/min,心室律不规整,即每 6 个扑动波之后有 2 个 QRS 波群;
E. 心房率 250 次/min,房室传导比例是 4:1,心房活动和心室活动相关

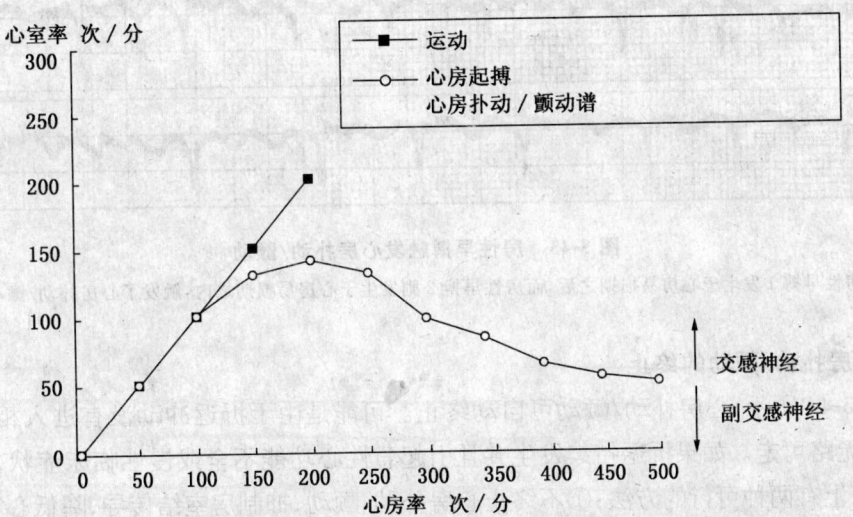

图 5-41 运动、心房起搏、扑动/颤动谱时心房率增快的情况下房室频率的对应关系

运动时心室率始终随心房率的增加而增加,二者比例为 1:1。但心房起搏或心房扑动/颤动谱时的
房室传导比例并非如此。当心房率<150 次/min 时,传导比例为 1:1,如果心房率>150 次/min,
心室率反而随着心房率的增加而减低。心室率的高低还接受交感神经和迷走神经的调节(箭头)

传导。

3. 心房扑动/颤动的发作

当心房肌不应期非常短时，所发生的房性早搏可引起自发的或电刺激性心房扑动/颤动（图 5-42）。因此，典型的心房扑动/颤动是突然发生的，与所有折返性心律失常相同。

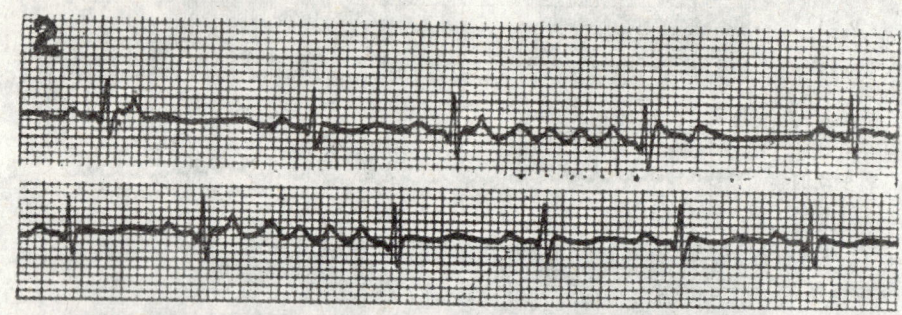

图 5-42　连续记录的两份发作时间为 1 秒的心房扑动心电图

与心室相同，心房肌也存在易损期，即在心房周期的某一时间点，房性早搏最易触发心房扑动/颤动（图 5-43）。Killip 和 Gault 发现，如果正常 P 波到提前出现的 P 波之间的距离是其前两个正常 P-P 间距的 1/2，提前的 P 波正位于心房易损期，则可触发扑动/颤动。

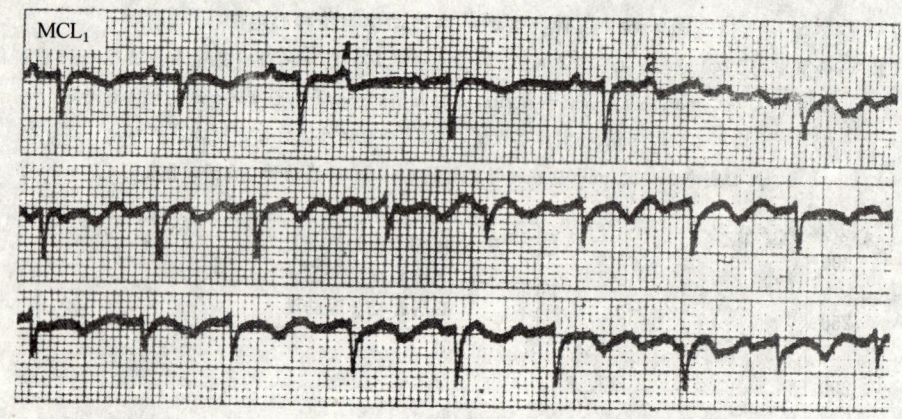

图 5-43　房性早搏触发心房扑动/颤动

房性早搏 1 发生于心房易损期之后，而房性早搏 2 则发生于心房易损期之内，触发了心房扑动/颤动

4. 心房扑动/颤动的终止

如图 5-44 所示，心房扑动/颤动可自动终止。可能是由于折返冲动没有进入相应的心肌细胞而且无路可走。如果折返持续发生并且引起急性心功能不全或慢性临床症状，必须给予处置，临床上有两种可行的方法：①不终止心房扑动/颤动，抑制房室结传导，降低心室率；②终止心房扑动/颤动。

可使用药物或电刺激的方法终止心房扑动/颤动。药物通过以下两种机制迅速终止折返型快速心律失常：①加快折返冲动的速度，使冲动只进入处于不应期的细胞；②延长心肌细胞的不应期。外部电刺激是通过使所有未处于极化状态的心肌细胞同时去极化而达到目的（图

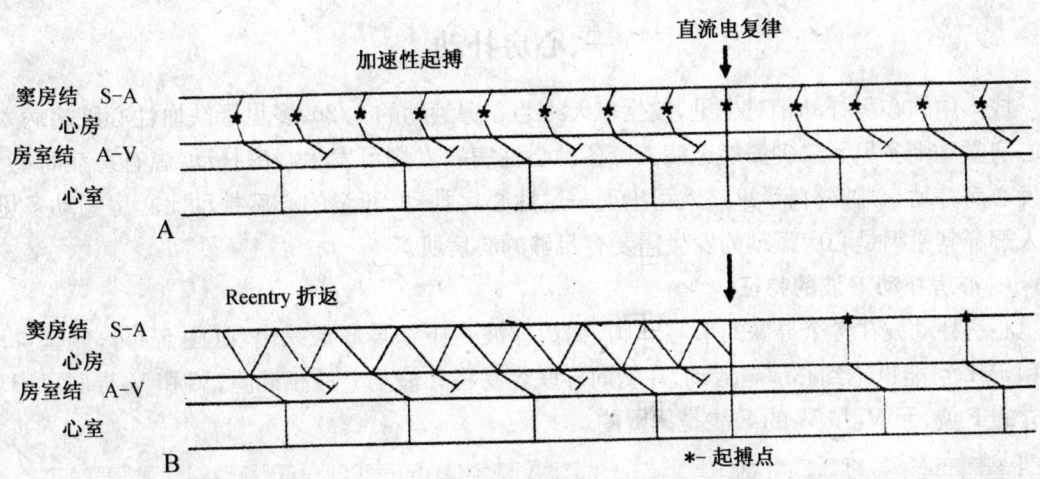

图 5-44 用梯形图表示心房自律性增高和心房大折返所致的快速性心律失常的不同点
A. 心房自律性增高；B. 心房大折返。星号表示起搏点的位置，箭头表示心前区直流电击

5-44A)。外部电刺激可切断维持快速心律失常存在的折返通路。如图 5-44A 所示，这种电刺激不能终止由自律性增高所致的快速性心律失常，因为电刺激本身不能消除自律性增高。

当折返规律发生时，如心房扑动/颤动谱的扑动末端，用人工心房起搏的外部刺激可即刻终止心房扑动。当心房肌某一特殊区域不应期结束并能接受下一次除极刺激时，折返电活动可持续下去。经过合适的窗口给予适时的刺激可使相应区域发生提早电活动，提前的刺激能终止异常电活动。

不规律的折返(如心房扑动/颤动谱中的颤动末端)不能用起搏的方式终止，原因是心房肌内无特定的维持不规律折返持续存在的区域。电终止需要刺激同时作用于整个心房肌(图 5-44B)。经胸部直流电击方法(电转复)可治疗所有心房扑动/颤动谱中的快速心律失常(见表 5-3)。

表 5-3 直流电击方法治疗快速心律失常

心房率	200	220	300	360	400	500
心室率	200	180	150	120	100	70
心室律	规则	有规律的不规则	规则	有规律的不规则	不规则	
命名		扑动		扑动-颤动	颤动	
稳定性		低		中等	高	
洋地黄减慢房室传导		极少见		偶见	常见	
直流电终止方式		低能量		中等能量	高能量	
起搏终止效果		有效		偶有效	无效	

一、心房扑动

成人中的心房扑动相对少见,发生率大约为心房颤动的 1/20,多见于缺血性心脏病病人,而心房颤动则多见于二尖瓣疾患病人。各种心脏病病人均可发生心房扑动,患有急症时易于诱发心房扑动,心脏外科手术病人可出现一过性心房扑动,儿童的心房扑动比心房颤动多见,有人解释其原因是心房颤动的发生需要有足够的心房肌。

1. 心房扑动 F 波的特征

心房扑动波在各个导联的形态不同,锯齿样波在下壁导联最易出现(图 5-45),侧壁导联 I 和 aVL 可能见不到心房电活动,在胸前导联容易将 F 波与 P 波相混淆,V_1 和 V_2 导联可出现直立的 F 波,而 V_5 和 V_6 的 F 波是倒置的。

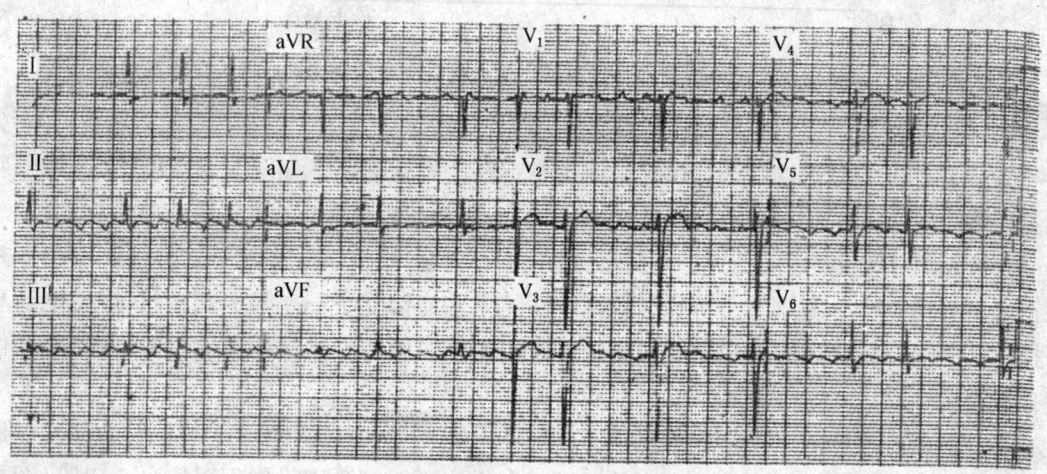

图 5-45　胆囊炎术后第 2 天的心电图(77 岁女患)

有一些比较少见的心房扑动心电图,在肢体导联心房扑动波不典型,但在胸导联(V_1、V_2 和 V_3)非常明显(图 5-46)。

2. 房室传导的类型

如果不加干预,受房室结不应期的影响,心房扑动一般的房室传导比例是 2:1(图 5-

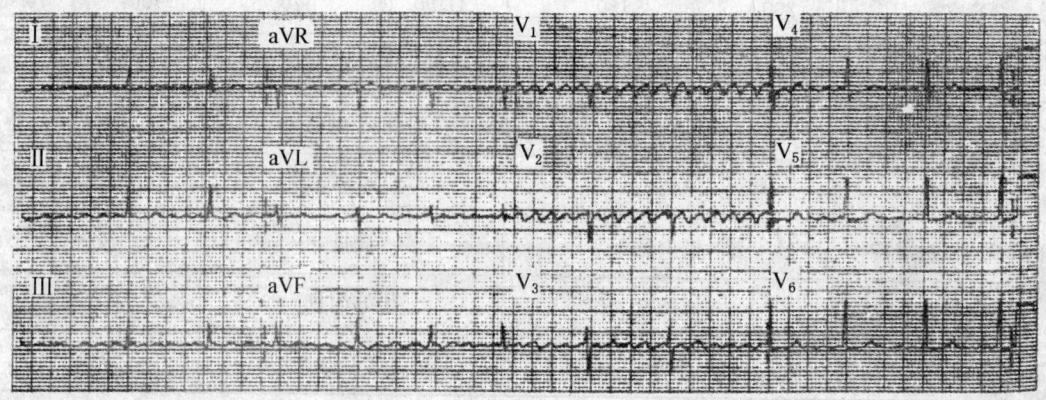

图 5-46　反复心悸但无心脏病病史的 45 岁患者的心电图

47A),人们将其称为2∶1传导的心房扑动而不称之为2∶1传导阻滞的心房扑动。

理由是房室结作为保护屏障能防止心室率增快,是在发挥其生理作用。由于有的F波被QRS波群和T波所遮盖,故难于辨认每个心动周期的F波。4∶1传导心房扑动也较常见,且易于诊断,它有时与2∶1传导心房扑动同时存在(图5-47B和C)。

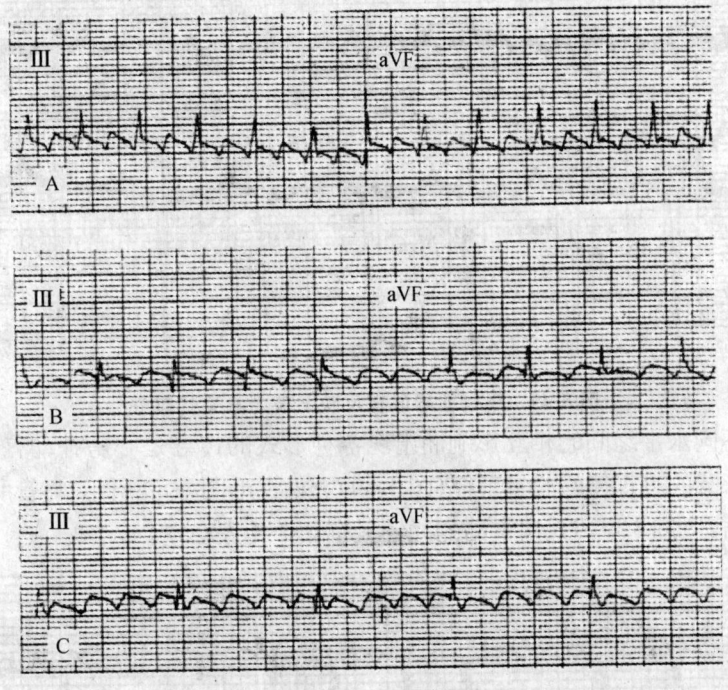

图5-47 三份不同传导比例心房扑动的心电图
A.固定2∶1传导;B.2∶1传导和4∶1传导;C.固定4∶1传导

奇数房室传导比例(1∶1、3∶1)的心房扑动罕见。图5-48是心房扑动伴1∶1房室传导,房率、室率均为250次/min,除非房室旁路存在,这种房室传导几乎是不可能的。这份心电图无心房电活动,QRS波群宽大而规则常使人们将其误认为是室性心动过速。

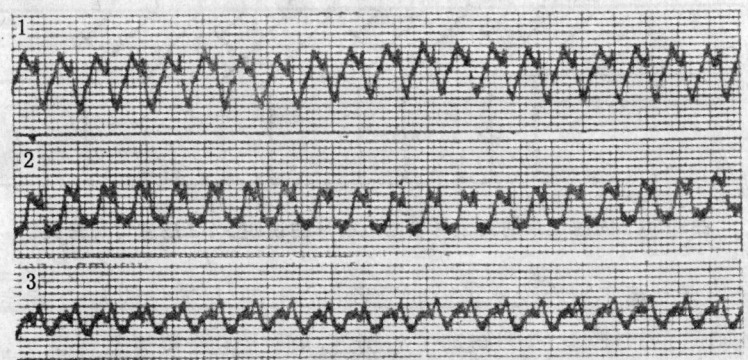

图5-48 心房扑动误认为是室性心动过速的心电图
同时记录的三个肢体导联,为宽QRS波群心动过速,只有通过延缓房室传导以除外室性心动过速才能确定心房扑动的诊断

图 5-49 是罕见的 3∶1 房室传导心房扑动。根据 II 导联可作出诊断,但 V_1 似窦性心动过速的图形,仔细分析该心电图,每个心动周期中不是 1 个 P 波而是 3 个 F 波,第 1 个 F 波似 P 波,第 2 个 F 波隐藏在 QRS 波群中,第 3 个 F 波位于 T 波顶峰处。

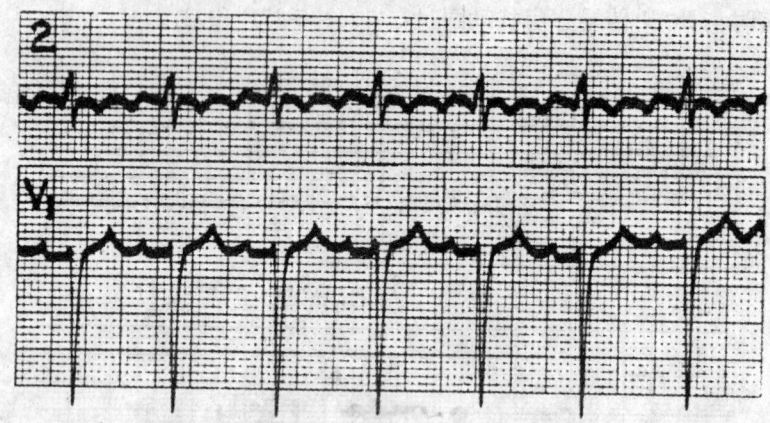

图 5-49 下壁 II 导联在反映 F 波上具有优越性

由房室结不同水平之间的相互影响而出现各种形式的传导是心房扑动有趣的特点,可表现为呈二联律形式的有规律的心室节律(图 5-50)。如梯形图 5-50 所示,尽管所有心房的电活动均传入房室结,但每 3 个传入房室结的冲动只有 2 个传入心室。

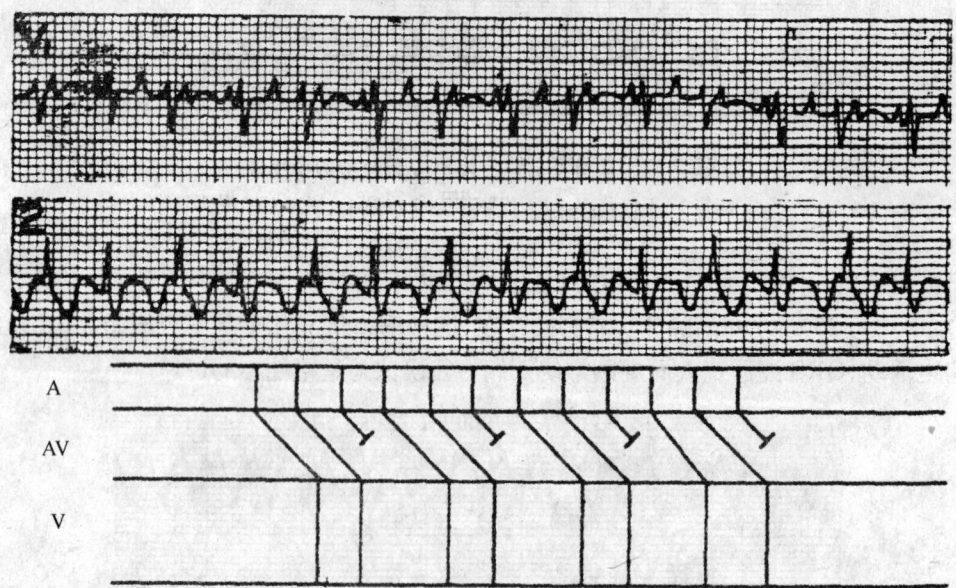

图 5-50 同时记录的两个导联附以梯形图说明 3∶2 房室传导形式

图 5-51A 是用普萘洛尔阻断交感神经前患者的心电图,呈典型的 2∶1 房室传导。使用小剂量的交感神经阻断剂后(图 5-51B)每两个心房冲动有 1 个能传导到房室结,但是下传的冲动中每 3 个只有 2 个能传至心室,结果心室律呈二联律,每 6 个 F 波之后有 2 个 QRS 波群(6∶2 房室传导)。图 5-51C 显示又恢复了规律的心室律,原因是大剂量交感神经阻滞剂的作用,每 4 个心房冲动只有 1 个能通过房室结下传到心室。

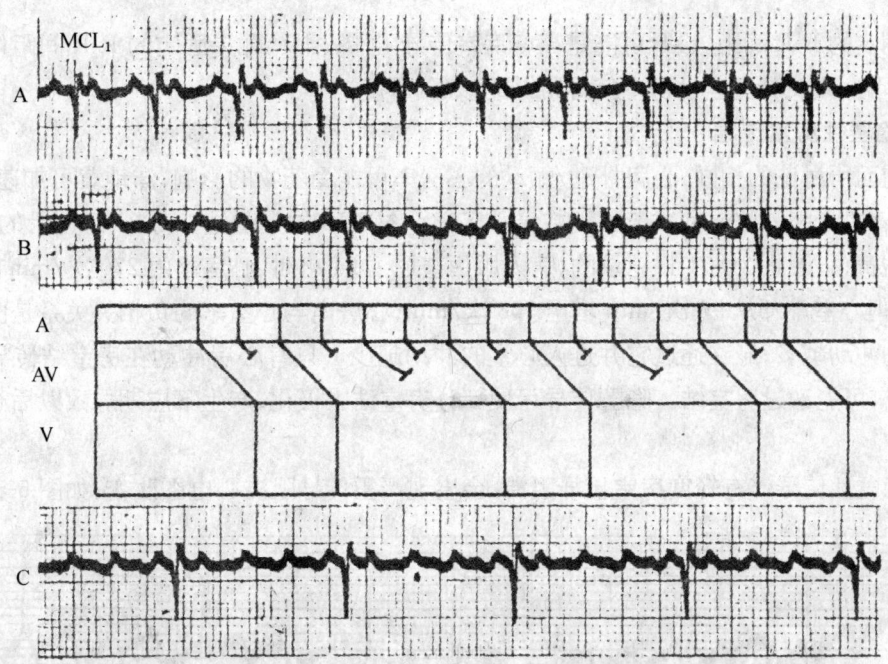

图 5-51　MCL_1 导联记录用普萘洛尔阻断交感神经前患者的心电图

A 为服药前；B 和 C 交感神经逐渐阻滞之后的逐渐减慢的房室传导。梯形图帮助了解房室结内两个水平的阻滞，造成了 6∶2 传导的中间状态

如果有明显的房室传导阻滞，有时会出现 6∶1 甚至更高比例的房室传导。需要进行高度房室传导阻滞和完全性房室传导阻滞之间的鉴别诊断。如图 5-52A 所示，如果固定的 R-R 间

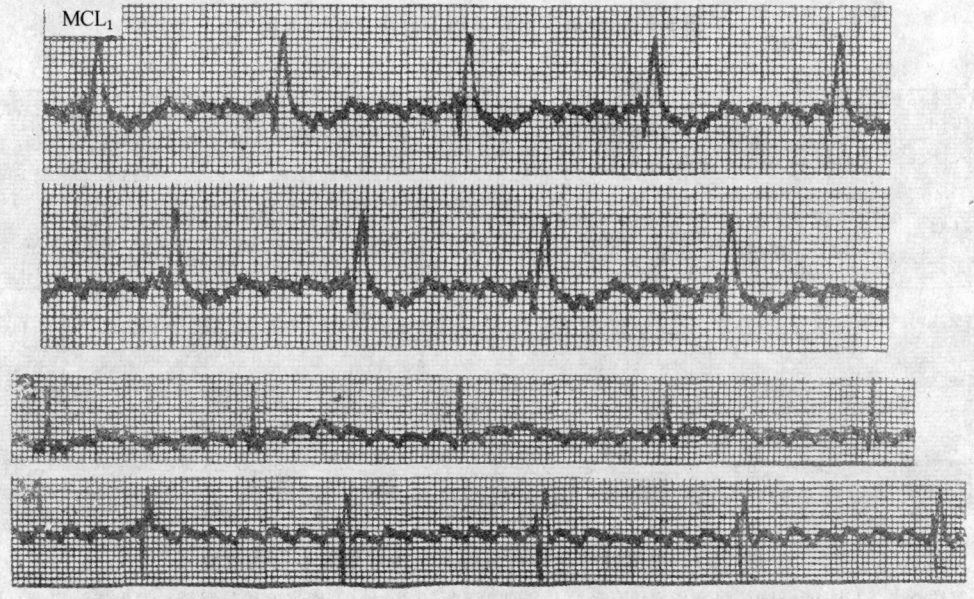

图 5-52　心房扑动伴房室传导阻滞

A. 心房扑动伴高度房室传导阻滞；B. 心房扑动伴完全性房室传导阻滞。

MCL_1 导联的 QRS 波群呈 RSR' 形，A 图是 RBBB，B 图的 V_1 导联是来自左束支的逸搏所致

距伴随固定的 F-R 间距,诊断可能是高度房室传导阻滞;相反,如果固定的 R-R 间距伴有可变的 F-R 间距,则支持完全性房室传导阻滞的诊断(Ⅲ度)。

3. 隐匿性房室传导

与前面所讨论的相同,心房扑动/颤动的心房率可能受药物的影响,洋地黄可加速心房率,奎尼丁、普鲁卡因酰胺或利多卡因可减慢心房率。图 5-53 的上图是 1 月 31 日记录的,病人只服用洋地黄,下图是 2 月 1 日记录的,病人服用奎尼丁 24 小时,心房率由 270 次/min 降至 224 次/min,但心室率却从 96 次/min 增至 108 次/min,心房率与心室率的负相关关系是由于进入房室结的冲动越多,能够通过它并进入心室的冲动越少。只有心房冲动在房室结传导到一定深度,才有可能通过房室结。隐匿传导可使部分房室结去极化,产生不应期导致以后心房冲动不下传。

如隐匿性传导伴有轻度房室传导阻滞,会出现严重传导阻滞心电图改变,如图 5-54 所示。

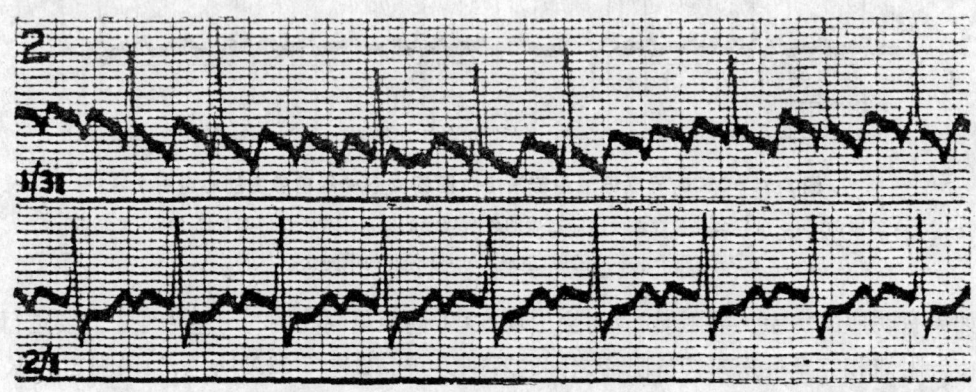

图 5-53　奎尼丁治疗前后的心房扑动心电图

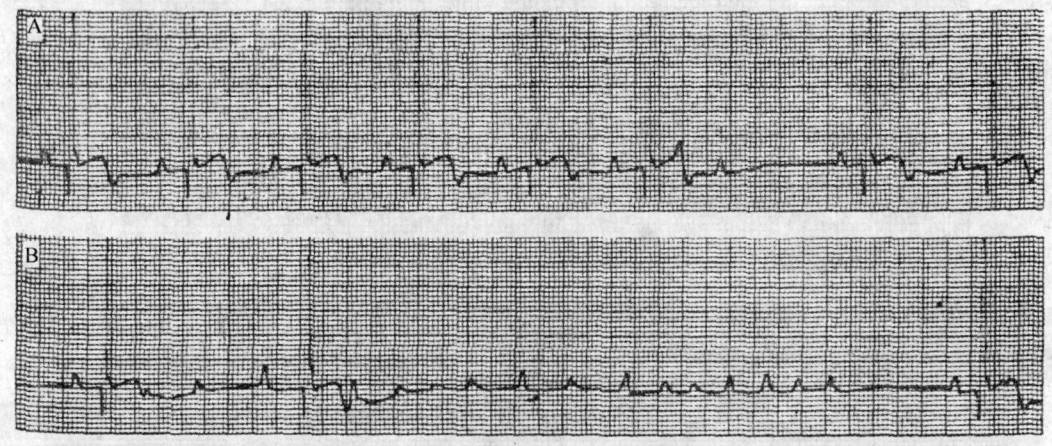

图 5-54　隐匿性传导伴有轻度房室传导阻滞心电图改变

窦性心律,62 次/min,1∶1 房室传导伴有轻度 P-R 间期延长(0.24 秒,Ⅰ度房室传导阻滞),发生连续房性早搏后,并未出现传导阻滞。此后出现心房扑动(A),数个 F 波所造成的隐匿传导使部分房室结去极化产生不应期,结果使此后所有的 F 波均不能下传至心室。房扑终止后,房室结恢复其传导能力。有趣的是这一事件发生后,房室结的传导能力得到恢复,Ⅰ度房室传导阻滞消失了,P-R 间期为 0.20 秒。B.Ⅱ导联心电图示房扑时的传导阻滞

二、心房颤动

心房颤动可能是任何心脏病的并发症,也可能发生于正常人(孤立性心房颤动)。有5种常见的情况可引起心房颤动:

(1)风湿性心脏病。
(2)缺血性心脏病。
(3)高血压性心脏病。
(4)任何原因所致的心力衰竭。
(5)甲状腺机能亢进。

年龄增加或左房体积增大也与心房颤动发生有关。老年人的慢性心房颤动经常与病态窦房结综合征有关,通常在这类病人的尸检中可找到窦房结动脉狭窄和窦房结细胞萎缩的证据。还不清楚是窦房结功能障碍导致心房颤动,还是慢性心房颤动所致窦房结的废用而引起功能的丧失。

慢性心房颤动一旦发生,通常持续终生。然而,瓣膜狭窄成形术后也偶见心房颤动转为窦性心律。缺血性心脏病病人有两种状态可出现心房颤动:急性心肌梗死和慢性心力衰竭。

1. 心房颤动 f 波的特征

可通过基线的无规律起伏和很不规则的心室律辨认心房颤动。基线的起伏可以很明显(图 5-55A)、中等(图 5-55B)或根本难以查觉(图 5-55C),分别称为粗大颤动、中等度颤动和纤细颤动。尽管未发现 f 波的振幅与心房体积或心脏病类型间的关系,大部心房颤动病人的心房都是增大的。

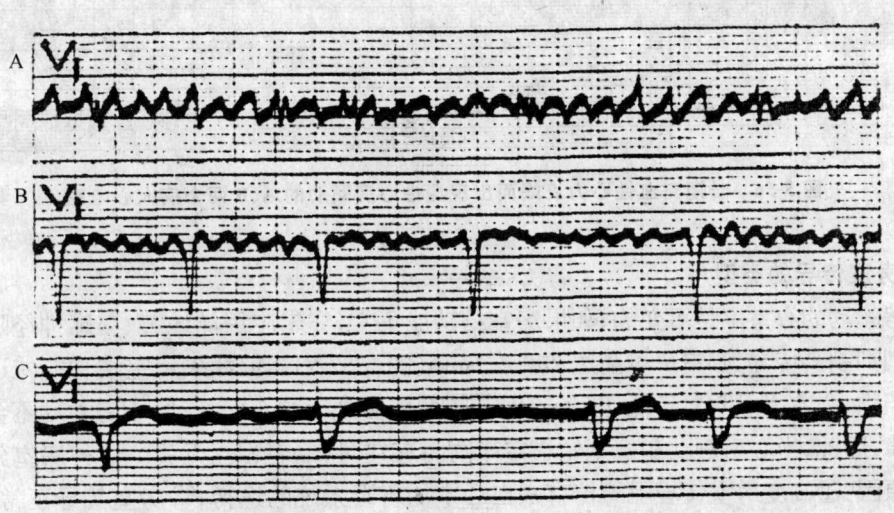

图 5-55 V_1 导联各种房颤的比较
A. 粗大颤动;B. 中等度颤动;C. 纤细颤动,粗大颤动的病例又可称为扑动—颤动

当看不出基线有任何波动时,通过极不规则的心室律可确定心房颤动(图 5-56A)。在纤细颤动的心电图中,V_1、V_2 和 V_3 导联可见到基线不稳(图 5-56B)。

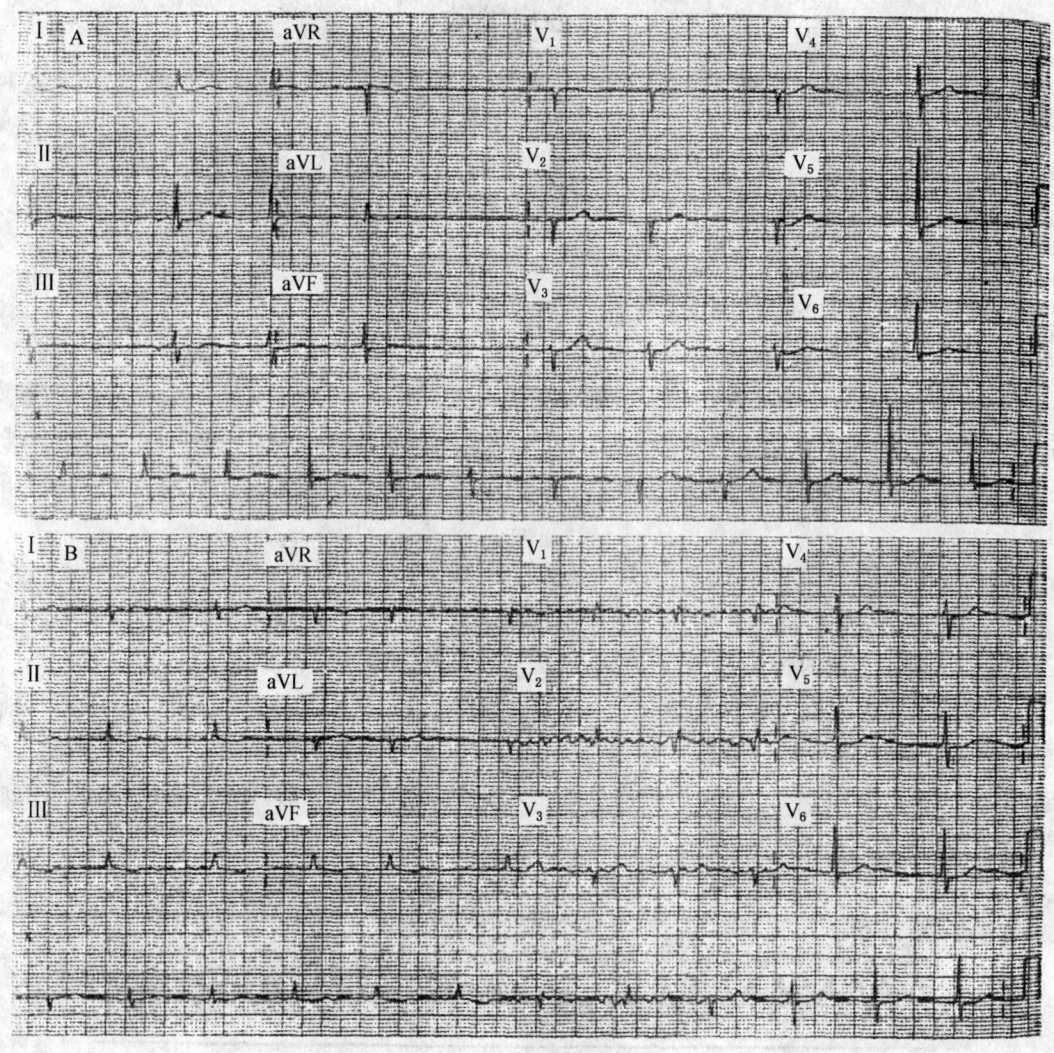

图 5-56 长期充血性心力衰竭而出现慢性心房颤动的 A、B 两个病人心电图

2. 房室传导的类型

心房颤动的心室率是可变的,如果房室结功能正常,亦未应用洋地黄、交感神经阻滞剂或钙拮抗剂抑制其传导,心室率可高达 200 次/min(图 5-57A)。但如果房室结功能减退或者使用抑制药物,心室率可明显降低(图 5-57B)。不像缓慢规律的心房扑动,心房颤动不会有规则的心室律,因此,当心房颤动和规则的心室律同时存在时,二者相互无关。这种房室分离可能有两种原因:①高度房室传导阻滞伴有来自心室浦肯野系统的逸搏;②房室传导正常,但由于心室浦肯野系统自律性增高而发生干扰。

图 5-58 的心室律规则,频率在窦性心动过缓范围内((A)50 次/min 和(B)35 次/min)。合适的诊断应为心房颤动伴房室分离,原因是完全性房室阻滞和交界区逸搏。多数情况下,逸搏点位于房室束分叉以下,QRS 波群宽大畸形。

如果正在用洋地黄的病人出现心房颤动伴规则的心室律,应考虑洋地黄中毒。

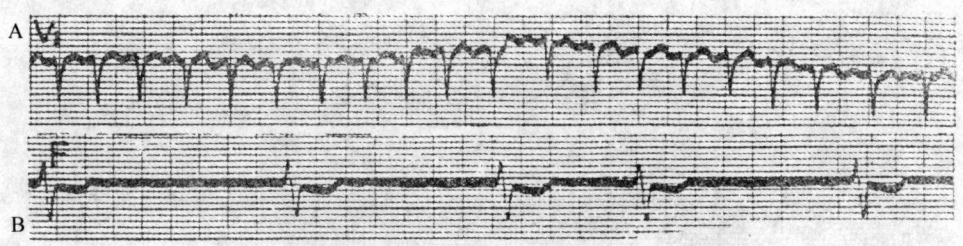

图 5-57　心房颤动时的不同房室传导情况
A. 极度增快；B. 极度减慢

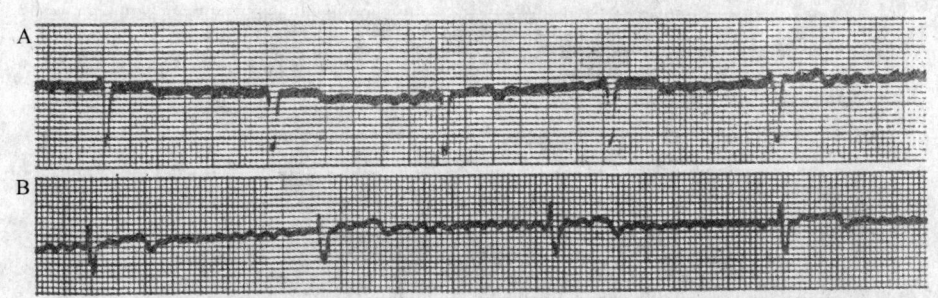

图 5-58　Ⅲ导联记录的 2 例心房颤动伴房室传导阻滞所致的房室分离图形
A. 心室率 50 次/min；B. 心室率 35 次/min 的交界部逸搏频率

洋地黄过量可引起加速性交界部心律和加速性室性心律,引起加速性交界部心动过速或加速性室性心动过速。此时,心房颤动伴有快速性心室率应诊断为心房颤动伴加速性交界部心律或加速性室性心律所致的房室分离。

3. 伴有心室预激的心房扑动/颤动

房室结是连接心房和心室的惟一通道,然而有些人存在着先天的异常附加房室传导通路(Kent 束),由于此通路由心肌细胞组成,故发生心房扑动/颤动时其作用非常重要。房室频率的负相关关系消失,预激旁道允许二者呈正相关关系。因此,心房颤动发生时,心室率增快。房室旁道的不应期决定心室率的快慢,有时可高达 300 次/min(图 5-59A、B)。此时心室颤动的危险性极大,其原因之一是下传的冲动到达心室的易损期,原因之二是心室率过快、心排量减低造成的心肌缺血。

预激伴心房扑动/颤动与室性心动过速之间很难甚至无法鉴别。心房扑动时常为 1∶1 传导,心室律规则(图 5-59A、B 上图),间歇性心律不规则或 QRS 波群正常提示心房扑动(B 中上数第二帧图)。在心房扑动/颤动谱中的颤动末端可见到传导比例<1∶1 和不规则的心室律(A 中下数第二帧图)。整个心房扑动/颤动谱中,QRS 波群升支上升迟缓是心室预激 delta 波的标志。

预激伴心房颤动时的心电改变如下:①整个心室周期的长度可缩短到 0.20 秒,相当于心室率 300 次/min(图 A 和 B 中的上数第一帧图);②某些心室周期长度可能大于最短心室周期长度的 2 倍(A 中下数第二帧图)。

周期长度超过 100%的变异可能是折返型室性快速心律失常的极不常见的表现。

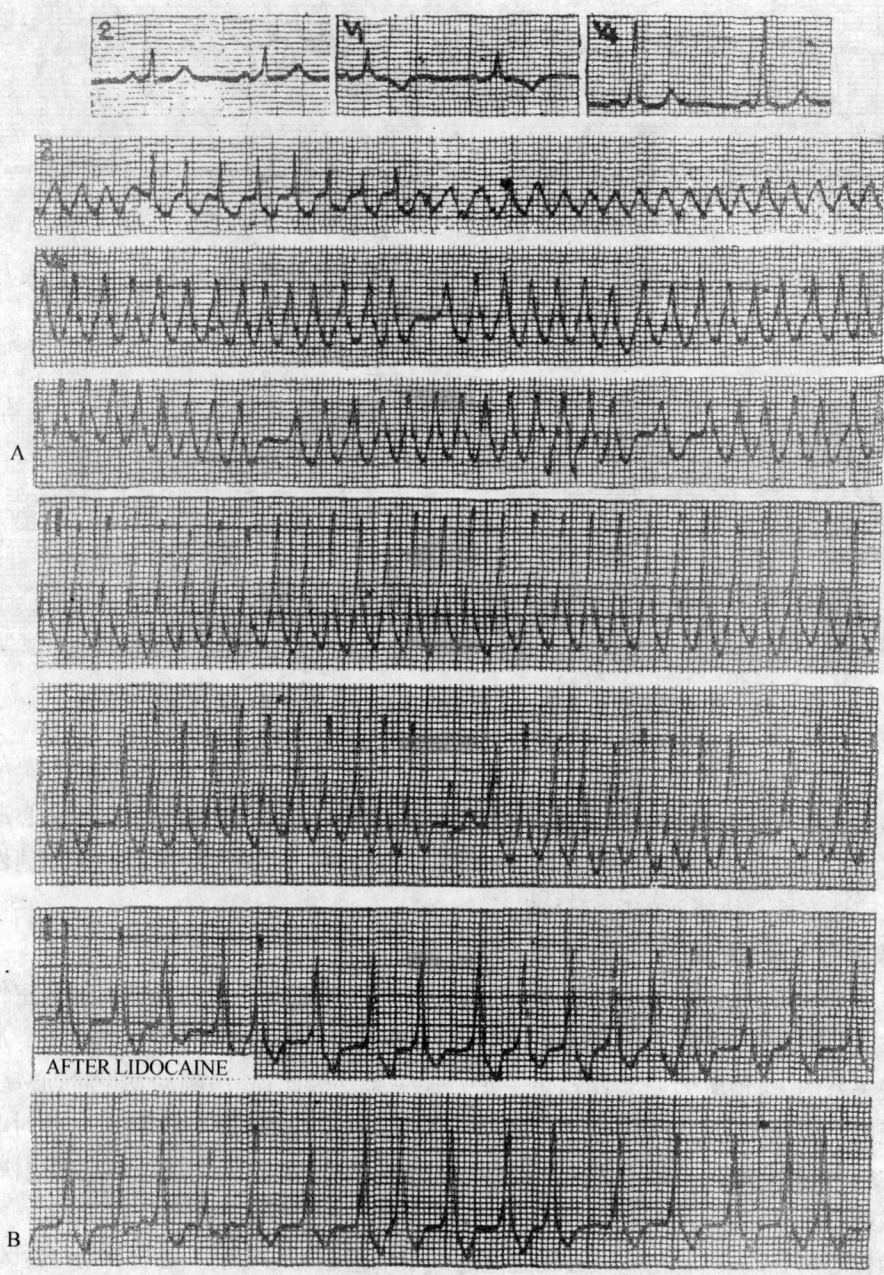

图 5-59 预激伴心房扑动/颤动

在急诊室记录的两份十几岁病人的心电图,病人主诉为心悸和乏力。A. 发作前为窦性心律,Ⅱ、V_1 和 V_4 导联可见 delta 波,V_4 导联记录的是心动过速发作时的心电图;B. 无发作前的心电图,Ⅰ 导联记录了心动过速发作时的情况

做出心房颤动的诊断可导致治疗快速性心律失常的严重错误。与只存在房室结一条传导通路不同,当预激旁路存在时,洋地黄对心室频率起着相反的作用。房颤发生时,心室率由房室旁路和不应期长度所决定。如前面所提到的,洋地黄可延长房室结的不应期,洋地黄可缩短心肌细胞的不应期,因此当预激旁路存在时洋地黄可反常地增加心室率并且引起心室颤动。

第4节 折返型交界性快速心律失常

患有折返型交界性心动过速的病人通常是没有潜在心脏疾患的年轻人。房室结折返可引起单发的交界区早搏或持续的交界区心动过速。由于心电图不能直接反映位于房、室之间的房室交界区发生的重要电活动,起源于该部位的心律失常很难判定。此外,这类心律失常的命名也很混淆。只有通过目前迅速发展的电生理技术才能识别发生在房室结的特异性心动过速。

易感人群中,焦虑、咖啡摄入过多或疲劳均与折返型交界区心动过速有关。房室结折返发生的易感性与房室结内部冲动的异常传导和先天性异常 Kent 束的存在有关,后者称为房室传导旁路(图 5-60)。在窦性心律情况下,我们可通过心电图心室预激波确认房室旁路的存在。若心室预激和折返型交界区心动过速同时存在,称为 Wolff-Parkinson-White(WPW)综合征。

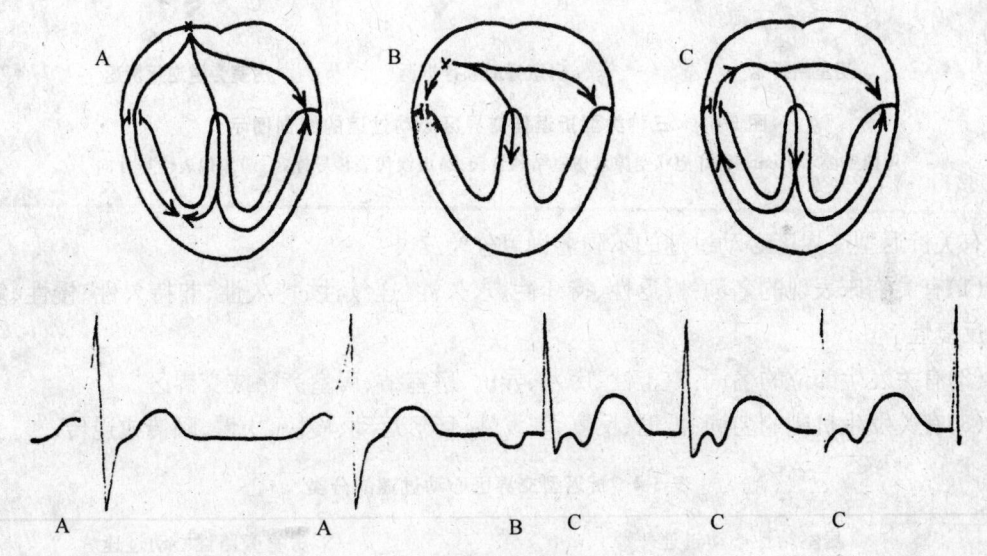

图 5-60　房室传导旁路

A. 窦性心律时,心脏冲动的形成和传导;B. 房性早搏;C. 持续性心动过速发作时冲动在心脏不同部位的传导

上图是解剖模式图,下图为心电图。冲动的产生部位用 X 表示,传导方向用箭头表示,

Kent 束由右房和右室间的开放空隙表示,Kent 束的不应期由阴影表示

然而旁路的传导可能只是单方向的,病人或表现为心室预激,或者表现为折返型交界区心动过速,而不是两者同时存在。

(1) 如果旁路只有前向传导,窦性心律时出现预激波,但没有折返型交界区心动过速发作。

(2) 如果旁路只有逆向传导,窦性心律时没有预激波,但有发生折返型交界区心动过速的潜在可能,此时有隐匿性房室旁路存在。

一、折返型交界区心律失常的分类

折返型交界区性心动过速的发生机制分为两大类:①发生在房室结内的微折返(房室结心动过速;②包括心房,旁路、一侧心室和房室结在内的大折返(图 5-61B 和 C)。第二条房室传导通路的存在使折返环路的发生成为可能,在这一环路中,异常冲动前向或逆向通过房室结和浦肯野纤维而运行。前传性心动过速指的是异常冲动按正常的传导方向传导(图 5-61C 和 B),逆传心动过速指的是异常冲动以逆向传导的方向传导(图 5-61C)。隐匿性房室旁路仅参与前传性心动过速。

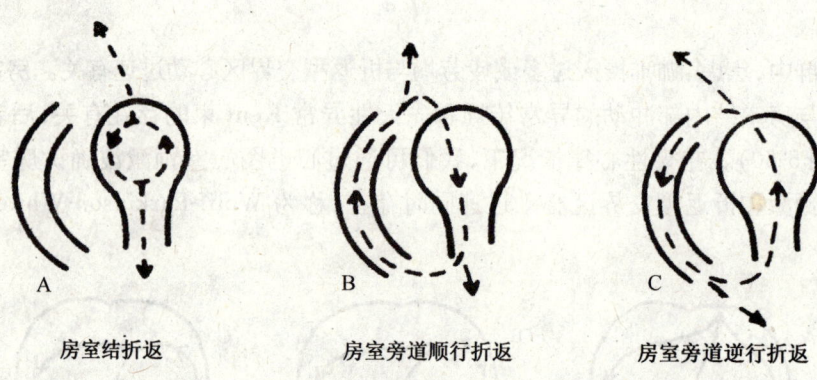

图 5-61 三种类型折返型交界区心动过速的解剖图示
弯曲空隙示 Kent 束;灯泡状空隙示房室结和希氏束;虚线代表传导途径;箭头代表传导方向

有关折返型交界区心动过速的不同名词可分为三类:
(1)有关临床表现的名词:折返性、持续性、永久性、连续性、持久性、非持久性、慢性、复发性或反复性。
(2)有关发生部位的名词:室上性、房性、异位、房室结、房室旁路或交界区。
(3)有关发生机制的名词:折返、反复、阵发性、环形运动、慢快、快慢、顺传或逆传。

表 5-4 折返型交界区心动过速的分类

房室结性心动过速	房室旁路性心动过速
慢快型房室结性心动过速	顺传型心动过速
快慢型房室结性心动过速	逆传型心动过速

1. 经心房的传导

房室交界区位于心房的远端,交界区折返电活动逆传激动心房,产生逆行 P 波,因此从心底部至心尖部的导联为负向 P 波(如Ⅱ导联)。

2. 经心室的传导

房室交界区是希氏束分支的近端,除非冲动遇到心室内差异传导,交界区内折返型室上性心动过速的 QRS 波群是正常的(图 5-62A)。差异传导呈束支阻滞图形、分支阻滞图形(图 5-62B 和 C)或经房室旁路传导的非典型图形(图 5-62D)。

(1) 当起源于房室交界的冲动(图 5-62B)或顺传型心动过速(图 5-62C)遇到房室束或其分支的心率依赖性传导延缓时,心电出现传导阻滞图形(图 5-62B 和 C)。

(2) 当逆传型心动过速经旁道到达心肌时,出现旁道传导异常图形(图 5-62D)。

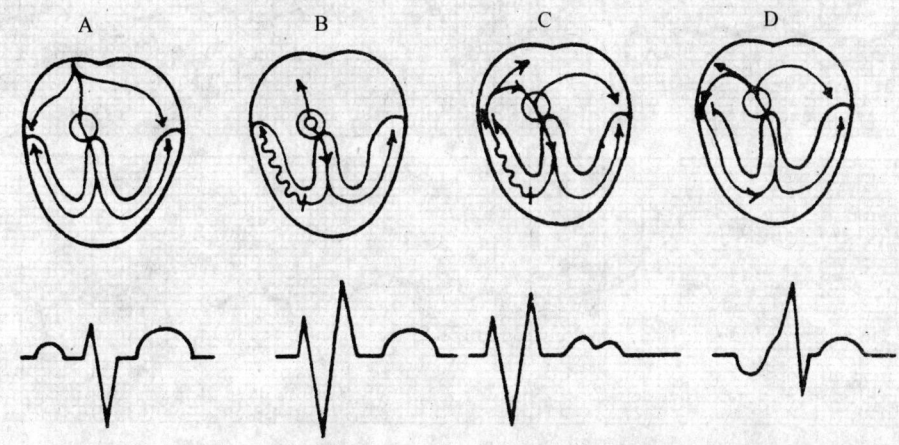

图 5-62 冲动在心脏内传导情况与体表心电图的关系
A. 窦性心律;B. 房室结折返型心动过速;C. 顺传型心动过速;D. 逆传型心动过速,室间隔上部的环代表房室结;B 图中大环中的小环代表微折返,B 和 C 中的波浪线代表右束支传导延缓。

二、与其他心动过速的区别

QRS 波群正常的折返型交界区心动过速表面上与窦性心动过速和 2∶1 房室传导的心房扑动相似。如果心房激动波清晰可辨,应仔细区分以下三种心律失常(表 5-5)。

表 5-5 根据 P 波形态区分心律失常类型

心律失常类型	心房活动
折返型交界区心动过速	清晰的逆行 P 波
窦性心动过速	清晰的顺传 P 波
心房扑动	规律的 F 波

成人在发生窦性心动过速时心率很少超过 150 次/min。窦性心动过速的特点是逐渐发生,逐渐停止。而室上性心动过速是突发、突停(图 5-63)。房性早搏对心动过速的作用有助于鉴别窦性心动过速和折返型交界性心动过速。房性早搏可重新安排窦房结节律,但对折返型交界性心动过速的作用或者是无效,或者是将其终止。

上述特点不能区别折返型交界区心动过速和心房扑动,因为二者心室率相近且均由折返引起。进一步观察心律变化可能有帮助,因为 2∶1 传导的心房扑动是不稳定的,有时可转变为 4∶1 传导的心房扑动,而且在某些导联上可见到 F 波。当在 12 导联心电图上鉴别有困难时可通过刺激迷走神经的方法(如按压颈动脉窦)来区别(图 5-64)。Lown 和 Levine 在这方面有丰富而有效的经验。

图 5-64 为连续记录的 II 导联心电图,室上性心动过速(SVT)频率为 150 次/min。考虑为

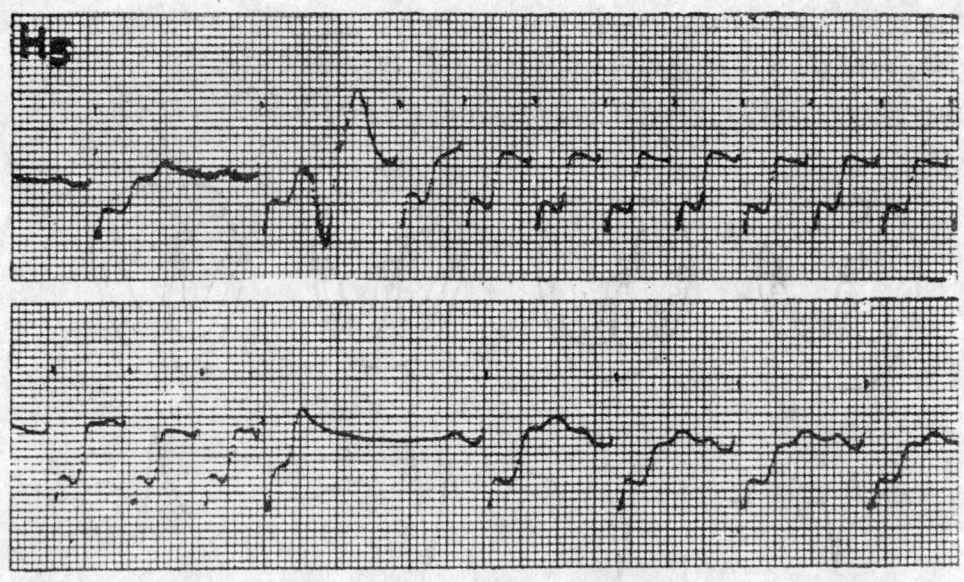

图 5-63　Holter 监测记录一个室性早搏触发室上性心动过速由一个室上性早搏将其终止

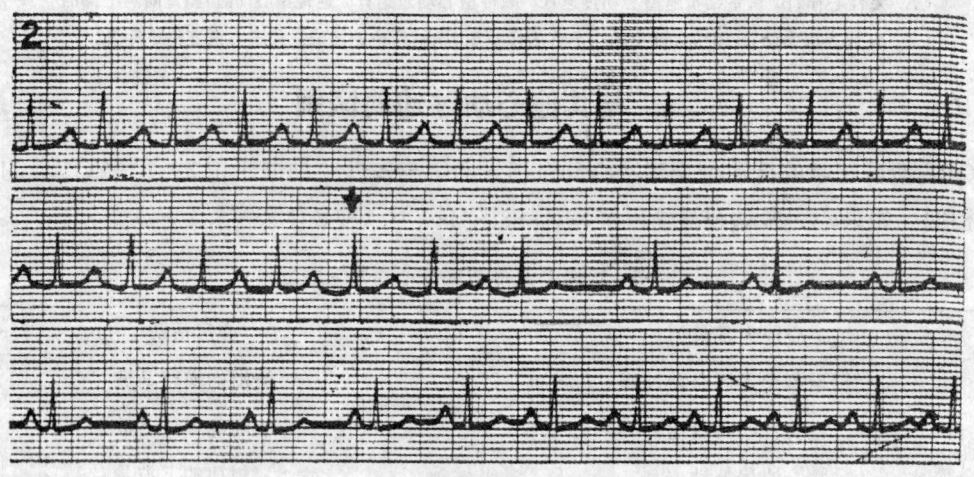

图 5-64　通过刺激迷走神经的方法诊断窦性心动过速

窦性心动过速、心房扑动 2：1 传导或折返型交界性心动过速中的一种。刺激颈动脉窦(箭头示)后心率逐渐减慢,可见到隐藏在 T 波中的 P 波,故诊断为窦性心动过速。

折返型交界区心动过速、窦性心动过速和心房扑动对刺激迷走神经的典型反应见图 5-65。窦性心动过速对刺激迷走神经的反应是使升高的自律性受到抑制(图 5-65A),心房扑动本身对刺激迷走神经无反应(图 5-65B),但是如果出现房室传导阻滞加重则有助于心房扑动的诊断,很多情况下刺激迷走神经可轻微增加心房扑动频率。刺激迷走神经迅速终止心动过速是折返型交界性心动过速的典型反应(图 5-65C)。迷走神经兴奋性增加终止室上性心动过速的机理是延长房室结的不应期,切断折返环。如果心律失常对迷走神经的刺激无反应,应进一步做食管电生理或心内电生理检查以助诊断。

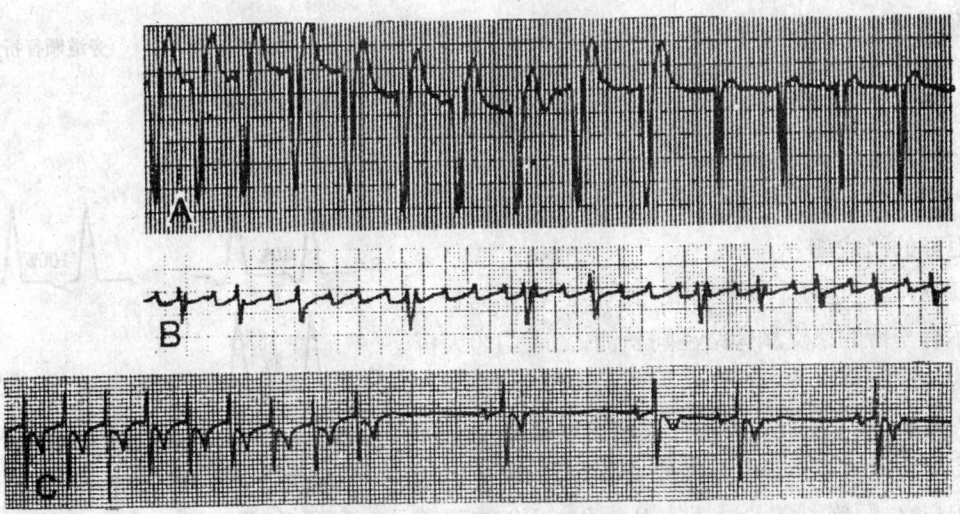

图 5-65 窦性心动过速(A)、心房扑动(B)和折返型交界区心动过速(C)对刺激颈动脉窦的反应

当经旁路逆传的心动过速产生差传或顺传(房室结)性心动过速在浦肯野系统产生差传时,鉴别诊断比较困难。原因是 QRS 波群形态与室性心动过速相似,鉴别方法请参见"室性快速性心律失常"和"伴有差异性心室传导的快速型室上性心律失常"章节。

三、房室结和房室旁路心动过速的区别

当保守治疗失败而必须考虑导管或外科消融治疗时,鉴别房室结心动过速与旁路心动过速十分重要。QRS 波群起始部的 delta 波有助于诊断逆传型心动过速,如图 5-66 所示,心室经旁路预先被激动。另外两种折返性交界区心动过速的鉴别比较困难,如果窦性心律时曾出

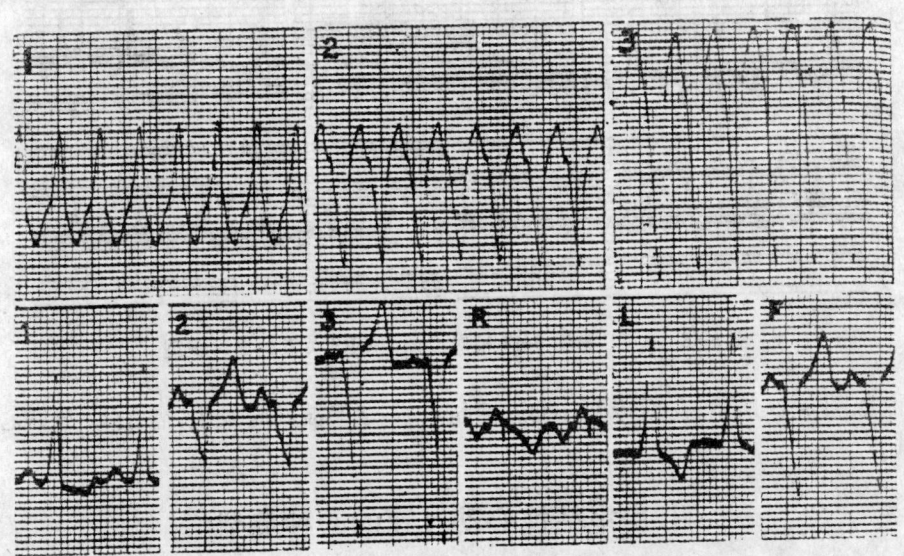

图 5-66 QRS 波群起始部的 delta 波有助于诊断逆传型心动过速

宽 QRS 波群心动过速(上图)可能为心房扑动 1:1 下传、逆传型心动过速或室性心动过速。QRS 波群起始部模糊提示心房扑动或逆传型心动过速,恢复窦性心律后(F 图),清楚的 delta 波使诊断明确

现过预激波,可能为前传性心动过速,然而若旁路没有前向传导,窦性心律时的旁路传导可能是隐匿的。

由于大折返环的存在,以下特点有助于诊断顺传型心动过速:

(1) I 导联为负向 P 波,提示左房和左侧旁路为大折返环的组成部分。

(2)心动过速频率突然降低与差传的存在与否一致提示有差传的束支和旁路在同一侧,二者均为大折返环的组成部分。

P 波与 QRS 波群的关系对鉴别房室结心动过速和顺传型心动过速也是有帮助的,因为大折返环包括心房和心室,顺传型心动过速的 P 波和 QRS 波群不能同时发生(图 5-67)。

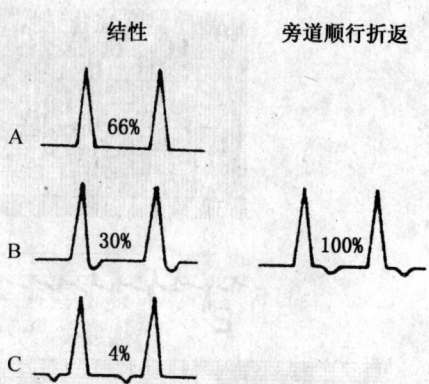

图 5-67　A~C 折返型交界性心动过速中 P 波与 QRS 波的不同关系

不同类型的房室结心动过速的发生情况,顺传型心动过速病人的 QRS-P 间期相对较长

相反,由于房室结心动过速的微折返环存在于房室结内,P 波和 QRS 波的发生几乎是同时的。图 5-68 显示房室结心动过速时 P 波与 QRS 波群关系的三个不同类型。

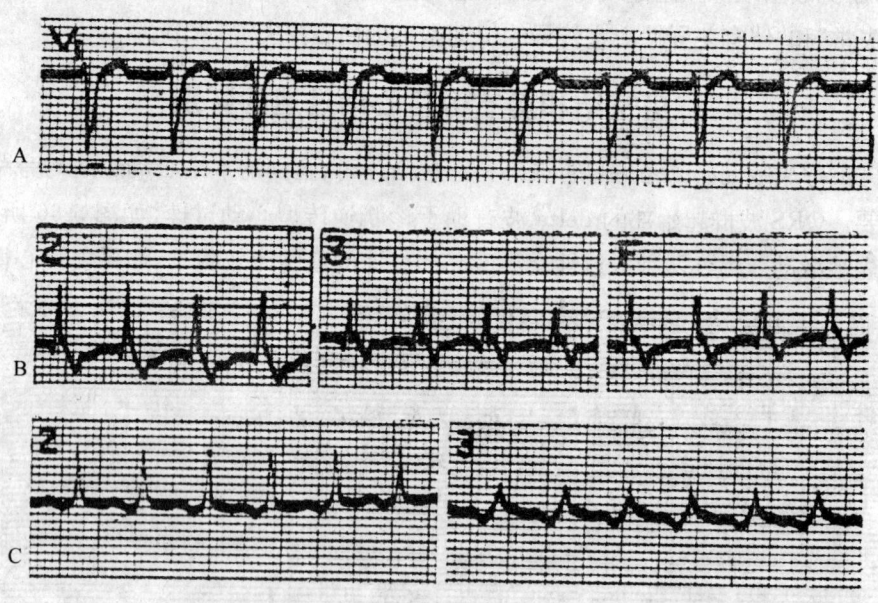

图 5-68　A~C 与图 5-67 相对应的 P-QRS 关系的三种类型

然而,如图 5-69 所示,在顺传型心动过速时 P 波与 T 波同时发生,需在 12 导联心电图中仔细辨认。

四、房室结性心动过速的两种类型

研究表明房室结内存在着两条平行的互不相关的传导通道,是有长不应期的快通道和具有短不应期的慢通道。如图 5-70 所示,这两条通道构成了微折返环,也是两种房室结心动过速分类的基础。

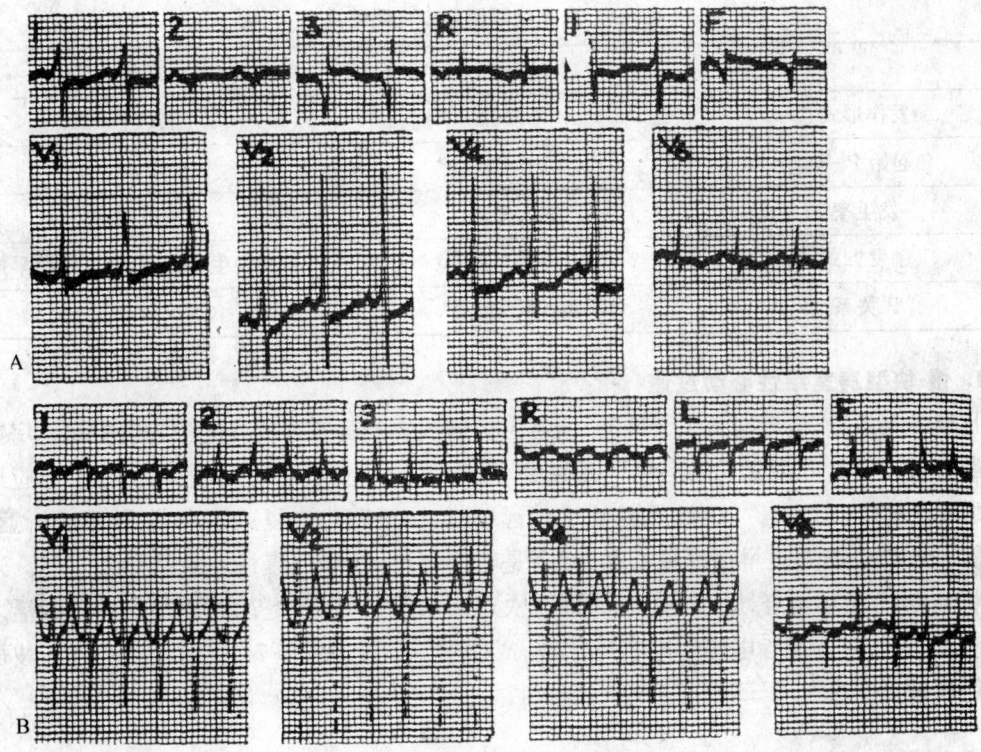

图 5-69 窦性心律的 12 导联心电图

A. 顺传型心动过速；B. 仅在下壁导联见到隐匿在 T 波中的逆行 P 波，后者标志着顺传型心动过速

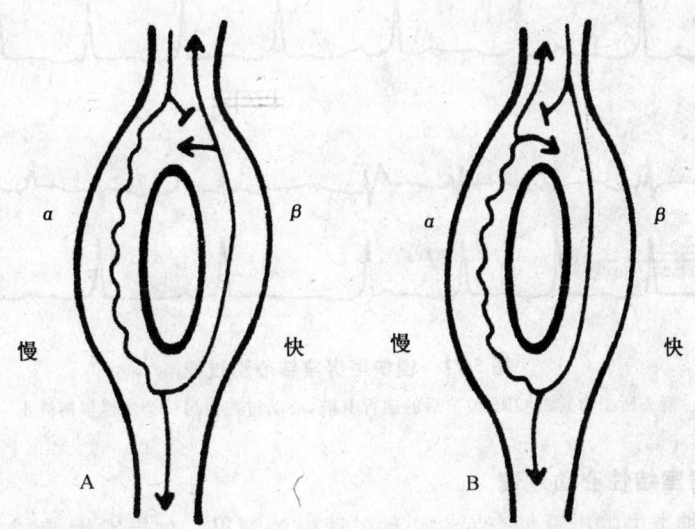

图 5-70 慢(α)和快(β)房室结通道内冲动传导的对比路线

(1)慢快房室结性心动过速：冲动从慢通道下传，自快通道上传(图 5-70A)。
(2)快慢房室结性心动过速：冲动从快通道下传，自慢通道上传(图 5-70B)。
两种类型的房室结心动过速的临床和心电图特点见表 5-6。

表 5-6　房室结双通路心电图特点

	慢-快	快-慢
发作形式	阵发性	持续性
起始 P'-R	延长	正常
发生率	成人常见	多见于儿童
触发方式	房性早搏	自动发生、房性早搏或室性早搏
P' 关系	与 QRS 重合	R-P'>P'-R

1. 慢-快型房室结性心动过速

此型成人常见,也可能是先天性的,但常由疾病或影响房室结传导的药物所引起。房室结折返常由引起 P-R 间期延长的房性早搏触发(图 5-71)。早搏发生时,快通路仍处于不应期但慢通路允许其传入心室。当冲动到达房室结远端时,快通路也恢复了不应期,故形成折返,这一过程可致单个交界区早搏反复心律,或者是非持续性、持续性慢快房室结心动过速。逆传 P'波常与 QRS 波群重合,原因是心房是通过快通道激活,而心室是通过浦肯野系统激活。如图 5-67A 所示,在体表心电图常见不到 P'波,或如图 5-67B 和图 5-71 所示,仅在 QRS 波群终末见到 P'波。

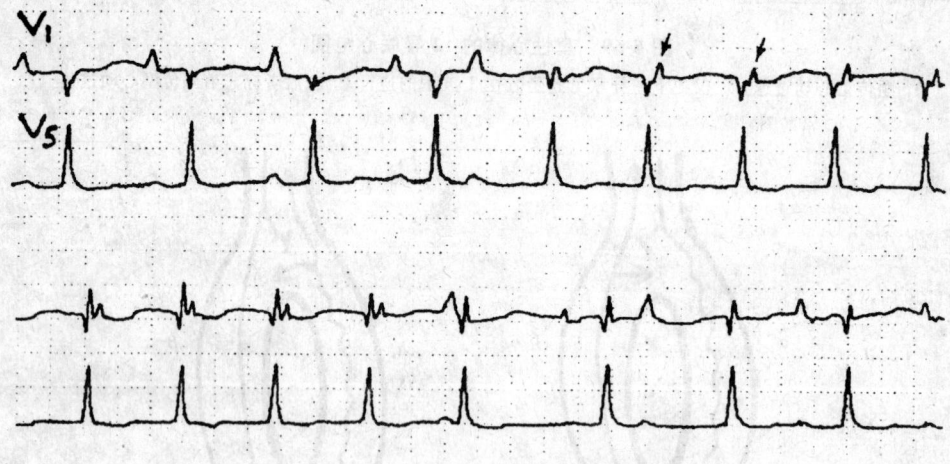

图 5-71　慢快型房室结心动过速

箭头所指为紧跟 QRS 波群后的逆行 P 波,心动过速由另一个房性早搏终止

2. 快-慢型房室结性心动过速

在成人中此种类型的折返型交界性心动过速极为罕见。如果发生,就如其各样的命名一样持续存在:持续性、永久性、连续性或复发性。由于快慢型房室结性心动过速是经快通路向下传,故不是以 P-R 间期延长而开始。经慢通路逆传允许心室先于心房而完全除极(甚至复极)。实际上逆传的 P'波通常位于下一个 QRS 波群之前。

第5节 室性快速性心律失常

室性快速性心律失常可由浦肯野细胞自律性增强引起,也可由心肌折返引起,其中包括发生于心肌局限区域的微折返和心肌广泛区域的大折返。由自律性增强引起的加速性室性心律最大频率可大于100次/min。绝大多数室性加速性心律失常具有折返的特征。折返可由缓慢而不均匀的冲动传导或由早期后除极的"扳机"作用所触发。

由于交界区房室结加速型心律失常的折返环路非常小不能在心电图上表现出来,因而称为室性心动过速的心律失常与其相似。心室扑动和(或)心室颤动的发生机制和心房扑动和(或)心房颤动的机制相似。正如房性加速性心律失常没有分离的P波一样,室性加速性心律失常也根本没有分离的QRS波群或T波。扭转型室性心动过速是一种不典型的室性加速性心律失常,它难于归类。在心脏的其他部位没有类似的类型,扭转型室性心动过速可能是由早期后除极触发的一种大折返。"折返"是因为它突发突止,"大"是因为它没有可分辨的QRS波群或T波,而"触发"则因为它是由心室复极传导延长所引发的。

一、室性心动过速

室性心动过速(VT)(图5-72)为至少由三个连续出现的起源于心室的QRS波群所组成,且频率增快(大于100次/min)。依其是否持续发生如下所述的一段特定的时间,分为短阵性的或持续性的。室性心动过速的节律可规则或轻微不规则。

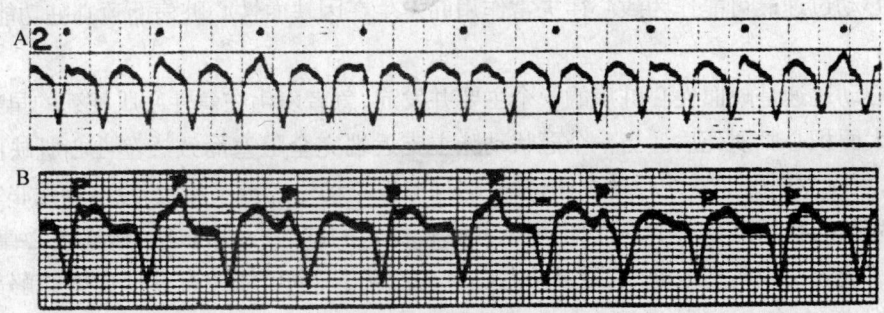

图 5-72 室性心动过速

A. 小圆点表示规律发生的P波;B. P波用P指示。当看不到任何一个P波时,它们的假定位置就按规律顺序确定

"心室"是指房室束分支远端的任何区域,包括起搏和传导系统的浦肯野细胞以及心室肌细胞。室性心动过速的折返环被限定在一个局限的区域内,其余部分的心肌被动地接受冲动,就像这些冲动是来自一个自主(起搏)灶一样。心电图上的QRS波群和T波是由折返环以外区域的心室肌产生的。

室性心动过速过程中,心房激动可由心室的逆行性激动产生,而与其自身的自主心律(通常为窦性心律)分离。在任何一种情况下,这种P波通常是被淹没在由快速发生的宽的QRS波群和T波组成的心室周期中。有时P波作为心室周期中的一个隆起或凹陷而被识别。当房室激动相关时,存在特殊的室房比,如1:1、2:1、3:2等。如图5-72所示,更常见的是房室分离,心房律和心室律各不相干。

在一个给定的病人,引发室性心动过速的室性过早搏动通常较单独发生的室性过早搏动滞后,并且通常其配对间期比室性心动过速中的R-R间隔长。在一项研究中,落在QT间期末之前的始发室性过早搏动只占13%(图5-73)。

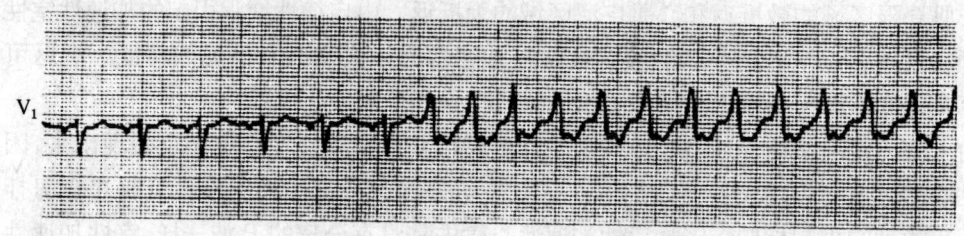

图5-73　引发室性心动过速的室性过早搏动发生在T波之后

1. 病因学

室性心动过速通常作为严重心脏疾病的并发症,但偶尔可以出现在没有心脏疾病征象的个体上。据报告,一组二尖瓣脱垂的患者中6%有室性心动过速发生史,并且报道这一常见的微小心脏异常很少伴随有不良过程。

许多抗心律失常药物的致心律失常作用表现为室性心动过速或扭转型室性心动过速。减慢传导的药物如氟卡因可以延长QRS波群(除极时间),使短阵性室性心动过速转变为持续性室性心动过速;延长复极时间的药物如奎尼丁可以延长校正QT间期,产生扭转型室性心动过速。室性心动过速最可能作为致心律失常作用而发生在因缺血性心脏病而致心脏功能低下的病人身上。

室性心动过速是缺血性心脏病的一个主要并发症,急者发生在急性心肌梗死的早期,而慢者发生在大面积心肌梗死后。当一个冠状动脉主支近端完全阻塞而致透壁性心肌缺血,但尚未梗死时,可以立刻出现室性心动过速,并且这种室性心动过速极不稳定,经常导致心室颤动。大面积梗死后的数周至数月中,可以出现一种比较稳定的室性心动过速。慢性致心律失常性心肌梗死其梗死面积典型地增大,足以使左心室功能减退,也可能还有其他典型的解剖特点。一项研究报道,在宽QRS快速型心律失常的病人中,两个方面的病史都预示心室为起源点:①以前患有心肌梗死;②无梗死前加速型心律失常。

室性心动过速也作为各种非缺血性心肌病的并发症而发生。在许多特发性扩张型心肌病患者中,折返环位于心室浦肯野系统之内。室性心动过速,通常为短阵性室性心动过速,一般并发于肥厚型心肌病;而不论是短阵性室性心动过速还是持续性室性心动过速,通常是致心律失常型右室心肌病的首要表现。

2. 诊断

如果所有室上性快速性心律失常(SVTs)都通过心室正常地传导,那么室性心动过速的诊断将是一件容易的事情。但是室上性冲动无论是通过束支和分支还是通过旁道产生的差异传导都是经常发生的。当在标准12导联心电图上见不到P波时,详细分析QRS形态可鉴别室性心动过速和室上性心动过速。室性心动过速最常见的误诊原因见表5-7。

表5-7 诊断室性心动过速常见错误的原因

Ⅰ.相信室性心动过速不能很好地耐受
Ⅱ.依赖单一导联,特别是标准Ⅱ导联
Ⅲ.依赖独立的心房激动
Ⅳ.确信室性心动过速是不规整的
Ⅴ.无视或忽略QRS形态

(1)一般认为,室性心动过速产生的血液动力学变化比室上性心动过速大。然而,Morady等人的研究显示这是一种错误的概念。在Tchou等人的一项研究中,证明有室性心动过速的所有病人,在首次发病时,其血液动力学是平稳的。由于对钙离子拮抗剂维拉帕米截然相反的反应,因此强调室性心动过速和室上性心动过速鉴别的重要性。因为误诊为室上性心动过速致使半数病人接受了维拉帕米治疗,许多这些病人病情立即恶化,而且一些需要复苏急救。无论起搏点在何处,决定病人对快速型心律失常耐受能力的主要因素是心室率、心脏大小以及基础临床情况的严重性和有关状况。

(2)当观察QRS形态用以鉴别室性心动过速和室上性心动过速伴差异传导时,仔细考虑一下不同导联的相对价值是很重要的。图5-74描述了应用V_1导联比Ⅱ导联的优越性。因为V_1记录的是心脏从右到左的除极方向,而Ⅱ导联记录的是心脏从心底到心尖的除极方向。当异常增宽的QRS波群在V_1导联是正向形态时,则需要对来自于左心室的室性心动过速(如图5-74A)和右束支传导阻滞(图5-74D)进行鉴别诊断。当异常增宽的QRS波群在V_1导联是负向形态时,则需要对来自于右心室的室性心动过速(如图5-74B)和左束支传导阻滞进行鉴别

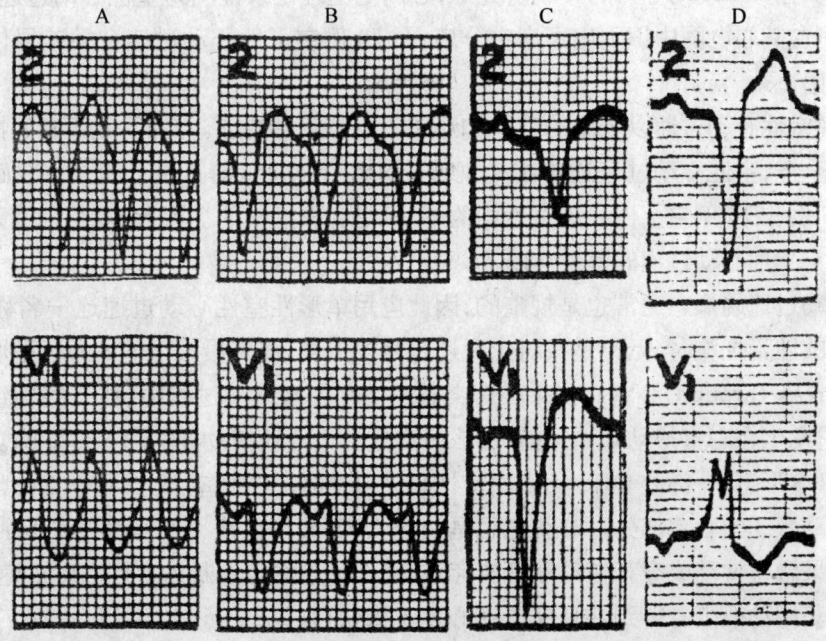

图5-74 观察QRS形态鉴别室性心动过速和室上性心动过速伴差异传导

诊断。

左心室室性心动过速和右心室室性心动过速(图5-74A和B)以及左束支传导阻滞和右束支传导阻滞(图5-74C和D)在Ⅱ导联上可能表现为相似的形态,这只是为什么心脏节律监护时右胸导联(如MCL_1)优于向下的肢体导联(如Ⅱ导联)的数种原因之一。通过至少两个导联的监护能够提供更大的诊断准确性。

(3)自主心房激动(房室分离)的识别将排除起自心房或依赖旁道的室上性心动过速的可能性,但不能排除起自房室结的室上性心动过速。图5-75显示一个房室结性心动过速合并左束支差异传导的例子。这一差异传导是由于观察到窦性心律时有相似形态的左束支传导阻滞图形而得到肯定。

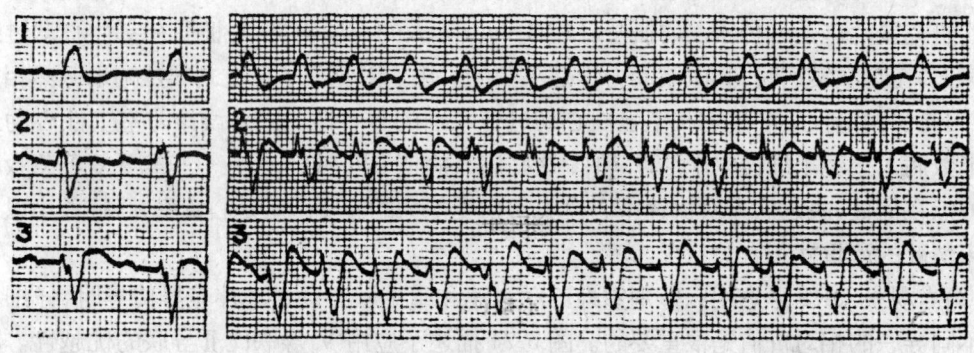

图5-75 窦性心律时(左)和快速型心律失常时(右)的1、2和3肢体导联记录
注意2导联和3导联中的P波,其PP间期规整而PR间期不规整

然而,这只是一个例外,当一个宽QRS心动过速中存在房室分离时,高度提示室性心动过速这一诊断。在Wellens等人的一项研究中,心内电生理记录证明为室性心动过速的70例患者中有32例在其心电图中识别出了房室分离,而70例室上性心动过速合并差异传导的患者则无一例检出。

(4)据说室性心动过速以轻微的节律和形态不规整为其特征。然而,像所有的折返性快速型心律失常一样,室性心动过速通常都是规整的。在Wellens等人的研究中,70例室性心动过速中的55例和70例室上性心动过速中的65例是完全规整的。因此,规整程度无助于室性心动过速和室上性心动过速的鉴别诊断。

室性心动过速的形态通常也是规整的,因此应用单形性室性心动过速这一名称。当QRS形态出现间歇性不规整时,无论是按时出现还是稍早出现,那么最大可能的原因是心房节律的传导突破(break through)心室。如果心房突破发生在心室搏动过程中,那么将导致一个融合搏动;如果它发生在心室搏动开始之前,那么将产生一个夺获搏动(图5-76A和B)。融合是一个混合的QRS形态,一部分QRS代表由室性心动过速激动的心室部分,另一部分代表一个竞争的心房冲动激动的心室部分。夺获意思是整个QRS波群代表一个竞争的心房冲动对心室的激动。如果融合搏动或夺获搏动被证实存在,那么几乎肯定诊断为室性心动过速。但是,融合和(或)夺获搏动很少看得到并且仅能在心率不太快(160次/min以下)时看到。确实,它们仅在报告的33例持续性室性心动过速患者中的4例中出现。

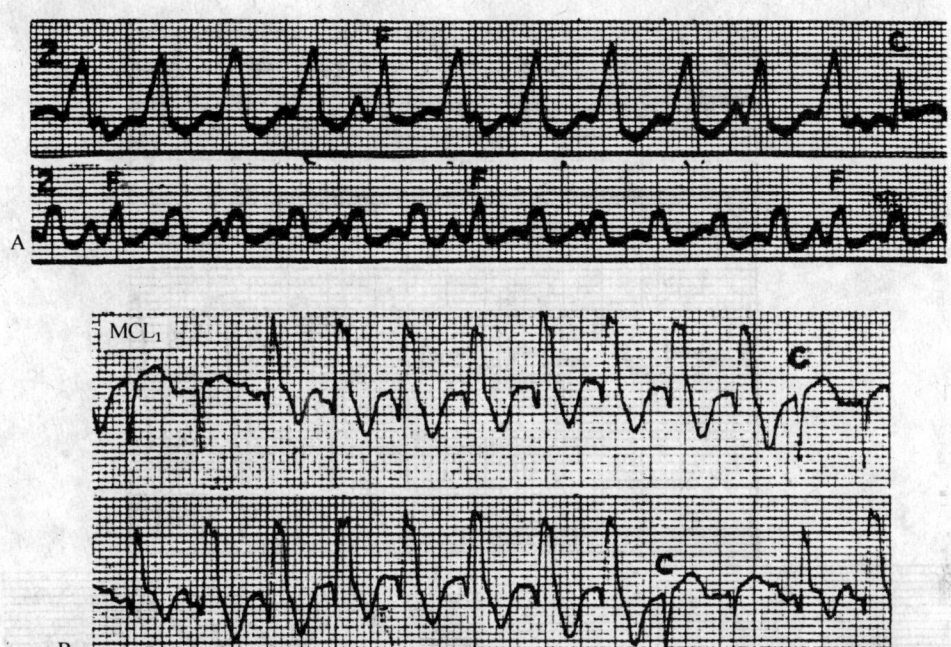

图 5-76　室性心动过速的一个夺获搏动
A. 2 导联记录；B. MCL₁ 导联记录；C. 夺获搏动；F. 融合搏动

在过去的 20 年中，电生理研究提供了应用心腔内记录鉴别室性心动过速与室上性心动过速伴差异传导的可能性。前面讨论的诊断方法的缺陷已有文献记载。药物的发展如维拉帕米，其通常对室上性心动过速有治疗作用，但对室性心动过速能威胁生命，已经使精确的床边诊断更严格。尽管已探索出了很好的线索，但有证据表明，QRS 波群形状的微细差别经常可以提供一个可信赖的激动来源的指征。应用 QRS 形态线索对室性心动过速和室上性心动过速伴差异传导进行鉴别诊断将在"伴有差异性心室传导的快速型室上性心律失常"进行详尽的讨论。现将某些重要的方面叙述如下。

简单地测量宽 QRS 波群持续时间，特别是如果能够得到窦性心律时 QRS 形态的记录，那么可以提供重要的诊断信息。Wellens 等人发现一半以上的室性心动过速的 QRS 持续时间大于 0.14 秒。确实，QRS 时限大于 0.14 秒的所有 59 例病人经电生理检查均被证实为室性心动过速。因为在窦性心律时 QRS 波群已经增宽者属于例外，所以简单地依据 QRS 时限大于 0.14 秒而得出诊断结论之前需要一份以前窦性心律时的心电图。

在左室室性心动过速中，V_1 导联的正向 QRS 波群通常为一个单相的 R 或一个双相的 qR，并且偶尔也出现一个三相的 rsR′。冠心病监护病房的护士们首先认为右胸导联如 V_1 或 MCL₁ 的 QRS 波群双峰（兔耳征）可用于判定宽搏动的来源。正向起始峰被看作左兔耳，第二峰被看作右兔耳。图 5-77 提供了这些范例。这里，较高的左兔耳提示该心律失常是源于左室的室性心动过速。然而较高的右兔耳不是必然提示室上性心动过速伴右束支差异传导，该节律也可能是左室室性心动过速。V_6 导联无 Q 波的 rS 型也是典型的左室室性心动过速图形。

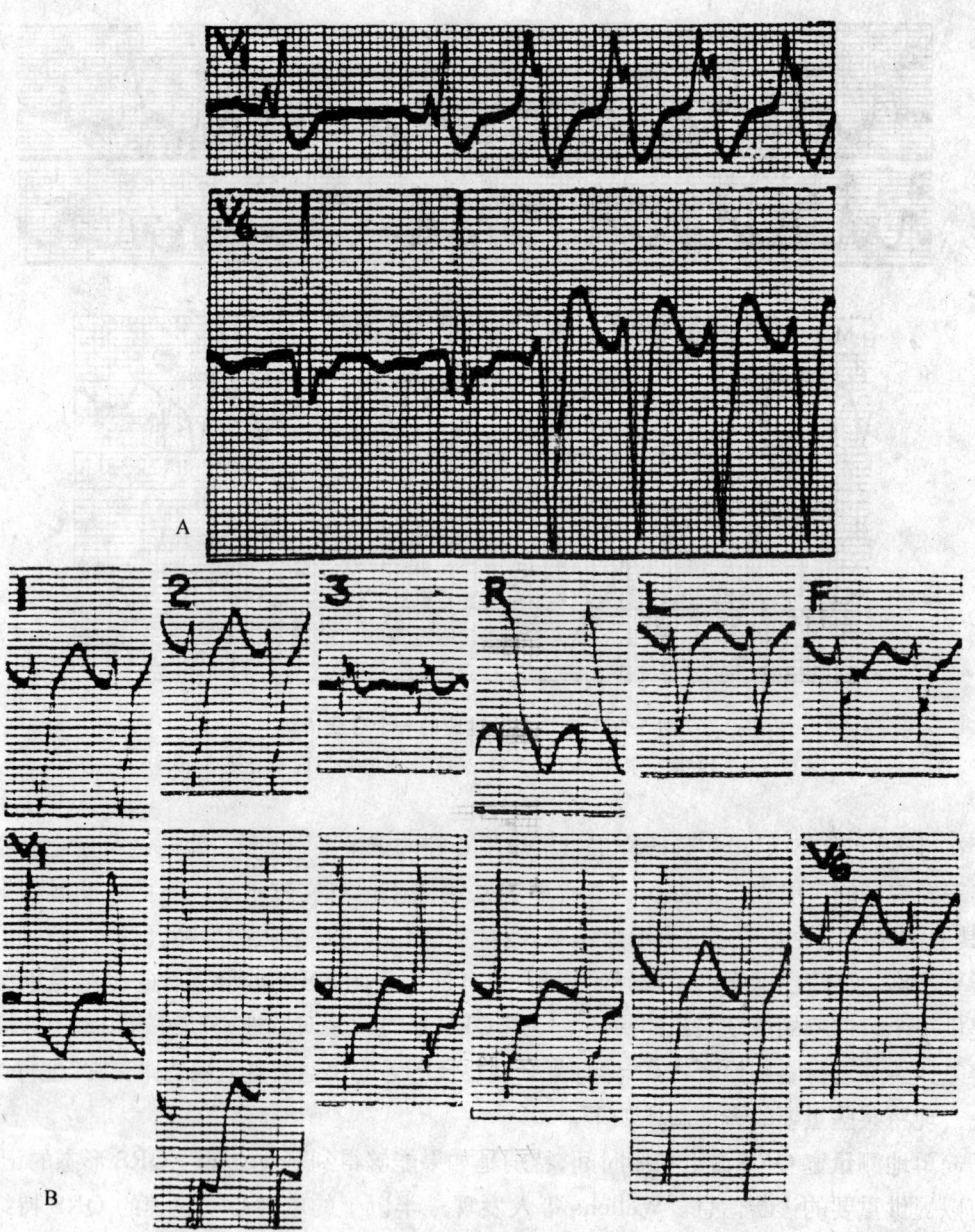

图 5-77 快速型心律失常过程中的"兔耳征"

A. V_1 和 V_6 导联记录了室性心动过速的来源。注意在 A 中窦性心律时右兔耳是高的,为右束支传导阻滞。

B. 室性心动过速时的所有标准 12 导联在这两个范例中,快速型心律失常过程中的 V_1 导联的左兔耳是高的

然而它也出现在室上性心动过速伴左前分支加右束支差异传导时。

在 V_6 导联中完全不见正向波(QS 复合波)几乎可以诊断为起源于任一心室的室性心动过速。图 5-78A 中的左室室性心动过速中的 V_6 导联为明确的 QS 型;图 5-78B 为右室室性心动过速。

心前导联 QRS 波群增宽,且主波方向一致是另一个有用的线索。当所有的心室波群,从

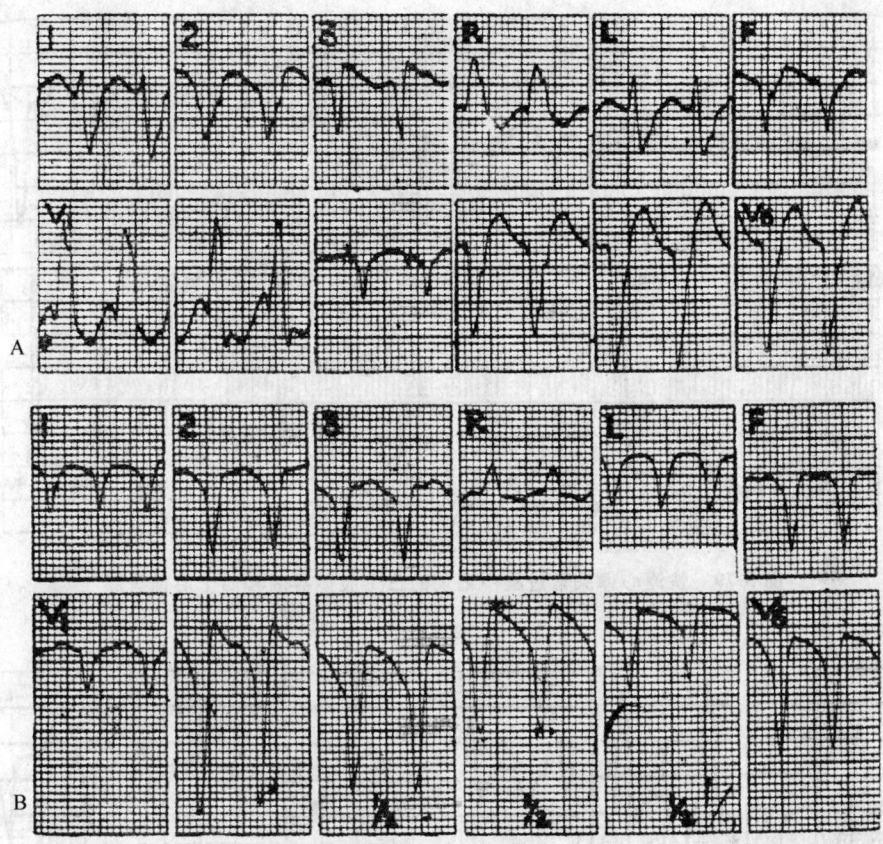

图 5-78　室性心动过速的心前导联 V_3～V_5 为半标准增益(5mm＝1.0mV)记录

V_1 至 V_6 导联都是正向(心前导联一致正向)或都是负向(心前导联一致负向)时,诊断最可能是室性心动过速。一致负向,如图 5-78B 所示,是有效的右室室性心动过速的诊断依据。一致正向(图 5-79)表明左室室性心动过速的存在,除非该病人具有一个附加的房室传导旁道。

Brugada 等人提出了心前导联诊断室性心动过速的两个附加形态学标准(图 5-80):①心前导联见不到 RS 图形(图 5-80A);②如果存在 RS 图形,那么从 QRS 的起点至 S 波最低点的间期应大于 0.10 秒(图 5-80B)。

Rosenbaum 描述了一种通常见于健康青年的右心室室性心动过速的 QRS 形态。如图 5-81 描记的,除以下二点外它是一个典型的左束支传导阻滞图形:①额面电轴右偏;②V_1 导联初始 R 波增宽。

真正的左束支传导阻滞既没有产生额面电轴右偏所必需的比前上分支更大的后下延迟,也没有产生 V_1 导联显著的 R 波所必需的左向右的间隔激动。

当用一个单一的右侧导联如 MCL_1 监测时,QRS 波群起始部的形态可以为室性心动过速和室上性心动过速伴左束支差异传导的鉴别提供充分的线索。图 5-82 描述了左束支传导阻滞典型的窄初始 R 波和右心室室性心动过速宽初始 R 波之间的区别。从不规则心室律伴左束支差异传导的典型心房颤动(顶部图)到一个更快而且规则且伴宽 ORS 波群的心动过速(底

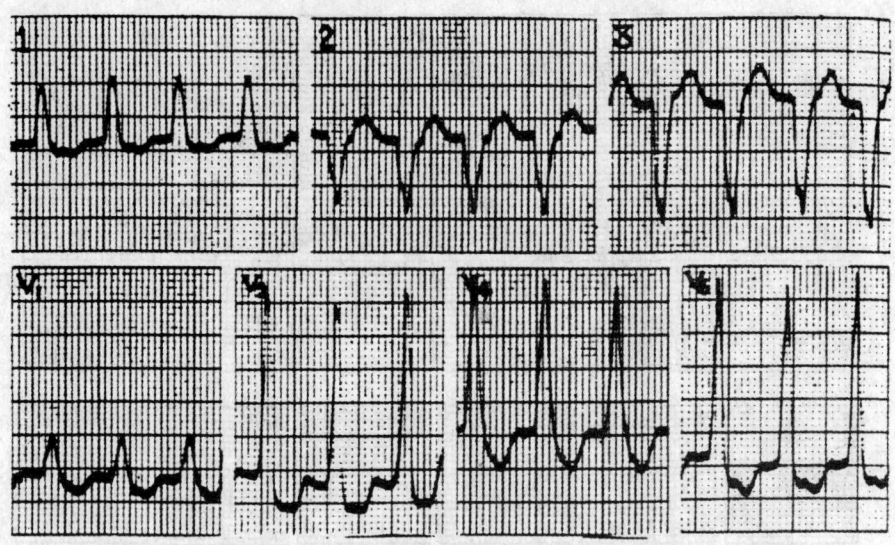

图 5-79　快速心律失常过程中记录的三个肢体导联和四个心前导联

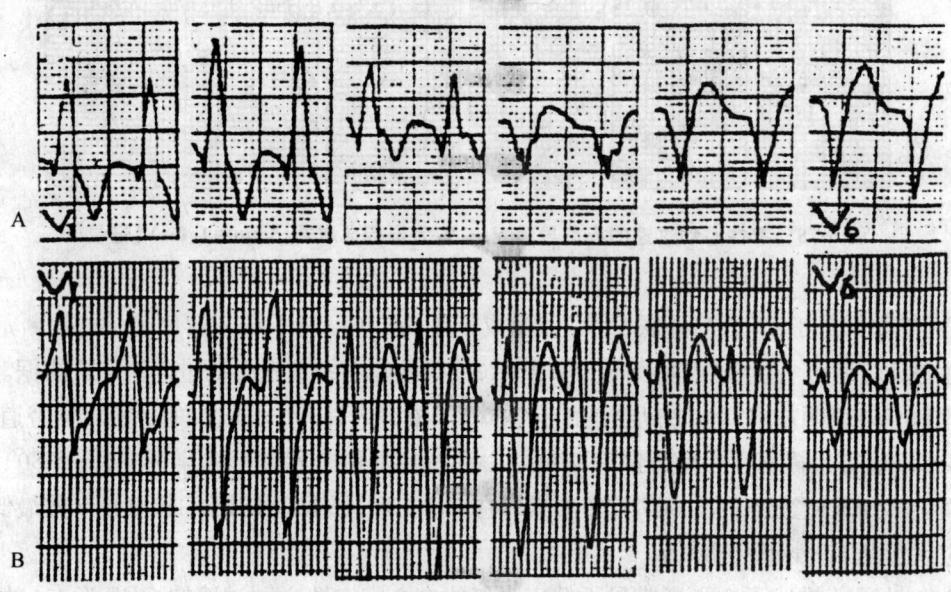

图 5-80　六个心前导联诊断室性心动过速

注意图 B 中从 QRS 波群起点至 S 波的最低点间的时限,各个导联从 0.11～0.12 秒不等

部图)的转变可由以下任一情况引起:①减慢心房率由心房颤动变为心房扑动,其结果增加房室结传导,但是进一步减少通过左束支的传导(增加差异传导);②右室内出现一个继发的折返性心动过速。中间图窄初始 R 波向宽初始 R 波的转变证实了后一个诊断。注意底部图近末尾处的夺获搏动。

额面 QRS 轴显著地偏向右上象限,在 $-90°$ 和 $-180°$ 之间,在差异传导搏动中是极少见到的(某些复杂的先天性心脏病和多处心肌梗死者除外)。然而这却经常出现在起源于任一心室

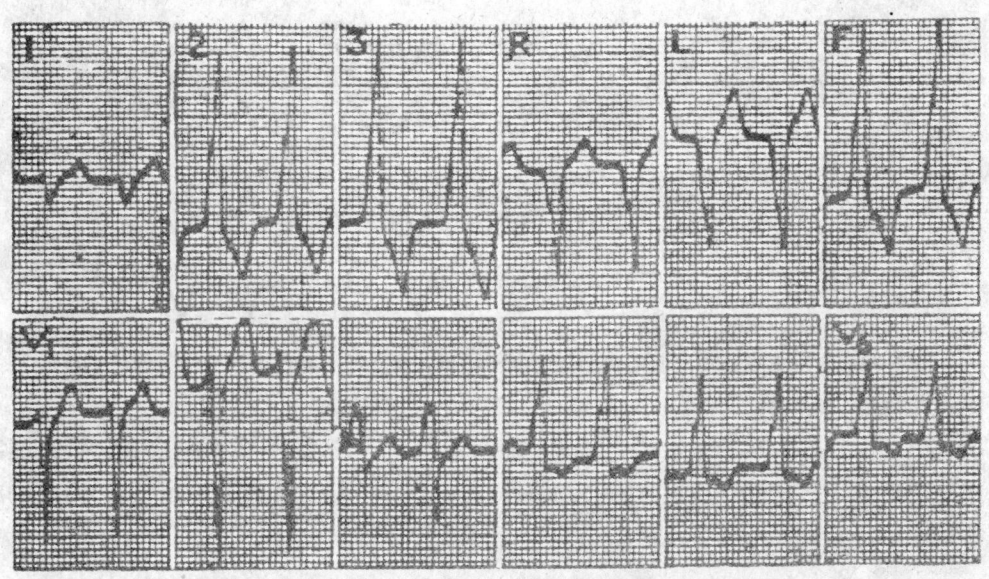

图 5-81 见于健康青年的右心室室性心动过速的 QRS 形态

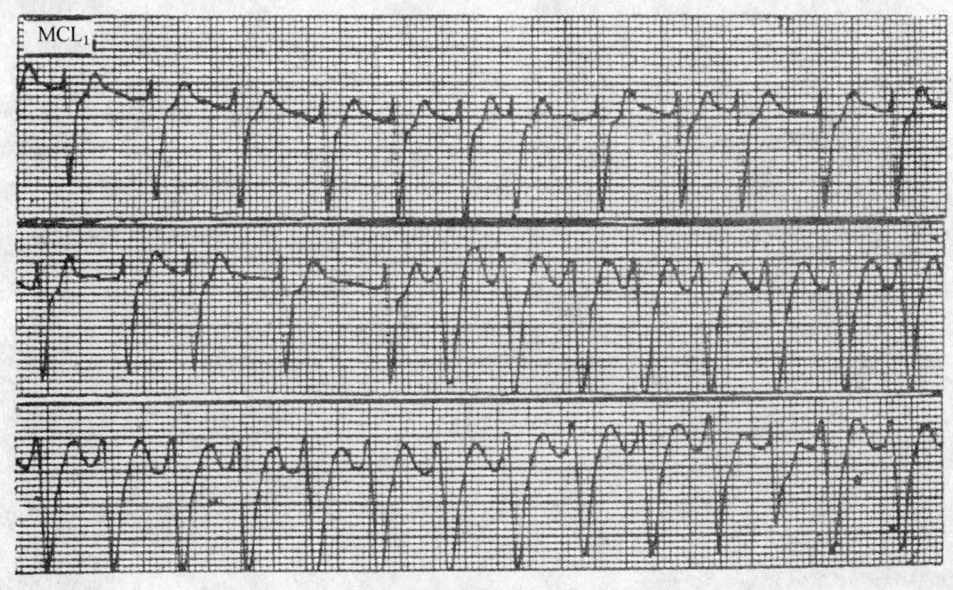

图 5-82 连续的 MCL_1 导联记录鉴别诊断室性心动过速

的室性心动过速中。因此,电轴显著偏移的存在强烈提示室性心动过速的诊断。

图 5-83 总结了用于鉴别室性心动过速和室上性心动过速伴差异传导的各种 QRS 形态线索的观测资料。垂直的额面导联 Ⅰ 和 aVF 指示电轴,而分散很大的心前导联 V_1 和 V_6 指示协调性。四个导联一组的 QRS 形态的这七种组合高度提示室性心动过速的诊断。在 3 和 5 中,两者的诊断线索都表现为由 Ⅰ 和 aVF 导联一致负向指示的额面电轴极度偏倾以及水平面 QRS 方向协调一致。6 提供的线索为额面电轴右偏和水平面 V_1 导联初始 R 波宽大。

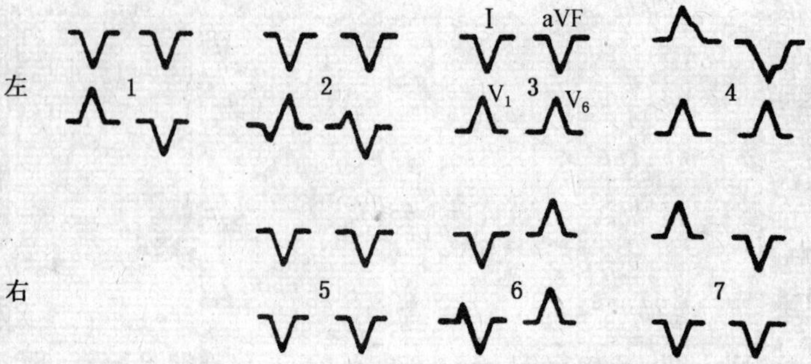

图 5-83 左室室性心动过速的四个范例(1~4)和右室室性心动过速的三个范例(5~7)

所有以上提到的线索的原始认识归功于临床观察和推论,这些线索在被实验研究证实以前临床已应用多年。它们在诊断室性心动过速(均由有创心脏电生理研究所证实)方面的成就见表 5-8。

表 5-8 室性心动过速的诊断

		支持诊断异位搏动	
V_1	单峰	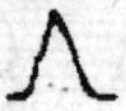	15/15
	较高的左兔耳	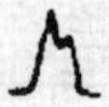	7/7
	QR	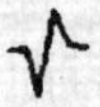	16/17
	RS	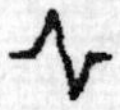	4/4
V_6	rs	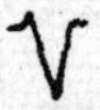	27/31
	QS	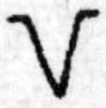	17/17
	QR	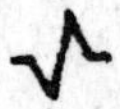	8/8
电轴-30°~180°①			68/75
QRS 间期≥0.14 秒①			59/59

注:①如果得不到以前的图形,则用处很小。

3. 左室与右室的室性心动过速

一般人们能够通过观察 QRS 波群在 V_1 导联是正向的还是负向的来辨别是起源于右室的还是左室的。然而通过对人工心室起搏 QRS 形态的观察和电生理对室性心动过速临床发作起源点的鉴别,则发现有很多重要的例外。在全部 22 例 V_1 正向的室性心动过速患者中,其室性心动过速确实起源于左室,但是另外 20 例 V_1 负向的患者中只有 3 例其室性心动过速是起源于右室(表 5-9)。心室的起源似乎随心脏的状况而变:在 3 例正常心脏中,V_1 负向确实和右室起源有关,但在全部 17 例缺血性心脏病中,室性心动过速起源于室间隔左室侧或近于室间隔左室侧。已经假定梗死区域能足够地延迟左室的激动,允许右室更早地激动和产生负向 V_1。在另一项无心脏病个体的研究中,所有经电生理研究的 V_1 负向的室性心动过速都起源于右室流出道。

表 5-9　QRS 形态/起源

V_1	左室	右室
∧	22/22	0/22
∨	17/17	3/3
	(患病者)	(健康人)

4. 室性心动过速时间的变化

依据室性心动过速的持续时间,其一般分为持续性和非持续性室性心动过速,持续时间大于 30 秒者为持续性的,不足 30 秒为非持续性的。也有人将非持续性室性心动过速定义为持续不到 1 分钟及或不足 10 次搏动者。图 5-84 例举了两幅符合此定义的非持续性室性心动过速。

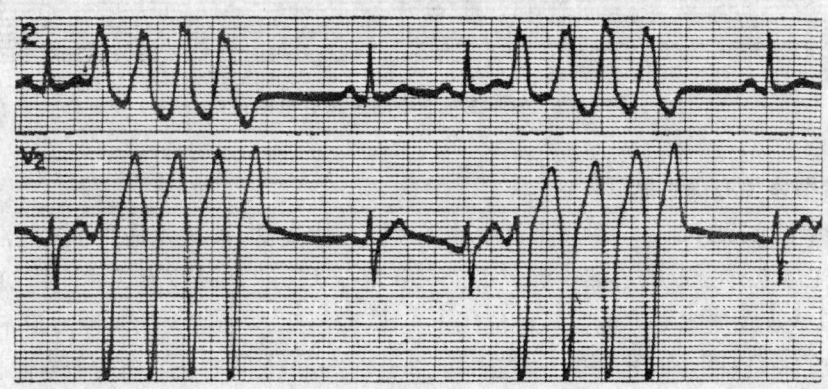

图 5-84　非持续性室性心动过速心电图

非持续性室性心动过速可以慢性反复发作数月至数年,然而右室室性心动过速和左室室性心动过速的发生和预后有明显的不同。左室室性心动过速趋向于发生于老年人、女性并且有可诊断的心脏疾病,而右室室性心动过速则趋向于发生在年轻人、男性并且没有可诊断的心脏疾病。右室室性心动过速最可能被某些特定的情况所诱发,如适度的运动、情绪激动、直立或吸烟等。和缺血性或特发性心脏病有关的左室室性心动过速也可由运动诱发,与致心律失常型右室心肌病有关的右室室性心动过速具有重要的临床价值。

5. 室性心动过速波形的变化

所有以上例举的例子都是单形性室性心动过速,但也有缘于微折返的罕见的多形性室性心动过速的例子。推测这里存在两个竞争的微折返环路或者来自于一个单一环路激动的两个不同方向的传播,表现为分散而宽大的QRS波群和T波并且心律可以是规整的(图5-85A)或者稍微不规整的(图5-85B)。所有12导联QRS形态都应与窦性心律时的QRS形态进行比较以排除单形性室性心动过速合并融合或夺获搏动的可能性。当多形性室性心动过速的节律规整且存在两种极向完全相反的QRS形态时,这种室性心动过速称为双向性室性心动过速(图5-85A)。这种极其独特的心律失常经常发生在大量服用洋地黄时。

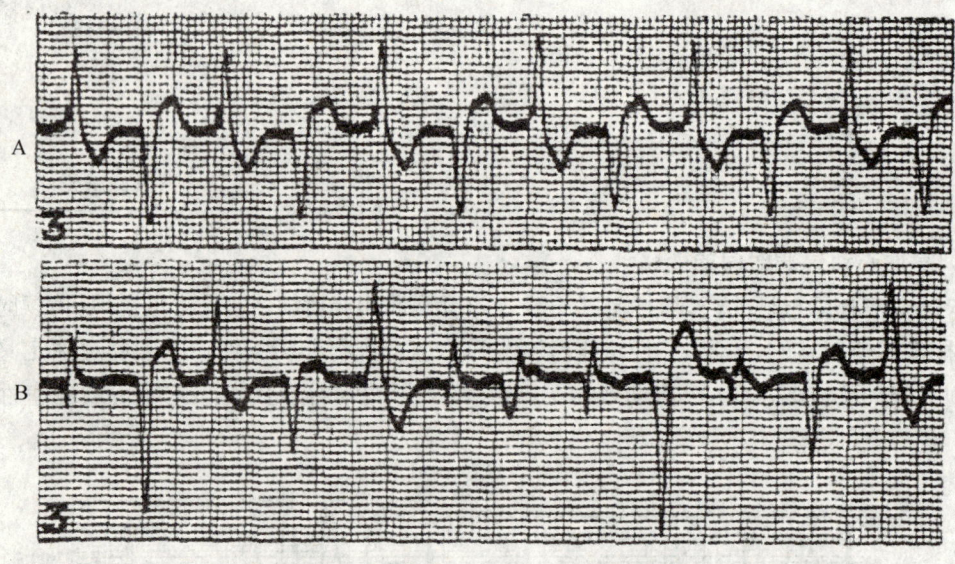

图5-85 多形性室性心动过速心电图记录

6. 扭转型室性心动过速

扭转型室性心动过速是一种多形性室性加速性心律失常,被认为是介于室性心动过速和心室扑动或心室颤动之间的心律失常。扭转型室性心动过速是以波浪式的连续QRS波峰变化为特征,其表现为振幅不等地在等电位线上上下下扭动,这个宽大的室性波形不具有QRS波群或T波的特征(图5-86)。其心率在180~250次/min之间变化。扭转型室性心动过速通

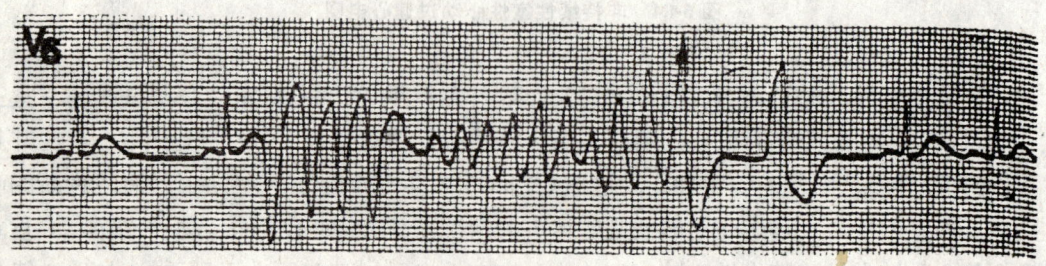

图5-86 扭转型室性心动过速病人V_6导联节律

常是非持续性的,然而它可以持续 30 秒以上从而达到持续性加速型心律失常的诊断标准。有时它可以演变为心室颤动。

扭转型室性心动过速几乎总是发生在校正 QT 间期延长的情况下。这可以由延长心室复极时间的药物的致心律失常作用所引起,包括奎尼丁、普鲁卡因酰胺、双异丙吡胺、胺碘酮、索他洛尔、酚噻嗪和三环类抗抑郁药等。它还可以发生在电解质紊乱(如低血钾和低镁)、杀虫剂中毒、蛛网膜下腔出血、先天性校正 QT 间期延长、缺血性心脏病和心动过缓等情况下。

二、心室扑动/颤动

心室扑动/颤动是心室肌内巨型折返性加速型心律失常,其类似于讨论的心房扑动和(或)颤动波(图 5-87)。表现为既没有明确形式的 QRS 波群,也没有明确形式的 T 波,并且随折返开始波形立即混乱,出现一条规整的上下起伏的基线(图 5-87B 上部)。心室扑动看似心房扑动的扩大翻版,但是它只能短暂地保持这种规整和有序,因为此时心输出量太低以至于不能提供足够的冠状动脉血流(图 5-87B 中间),并且迅速恶化为不规整的心室颤动(图 5-87B 底部)。心室扑动曾被命名为各种不同的名称,包括易损期室性心动过速和颤前状态。

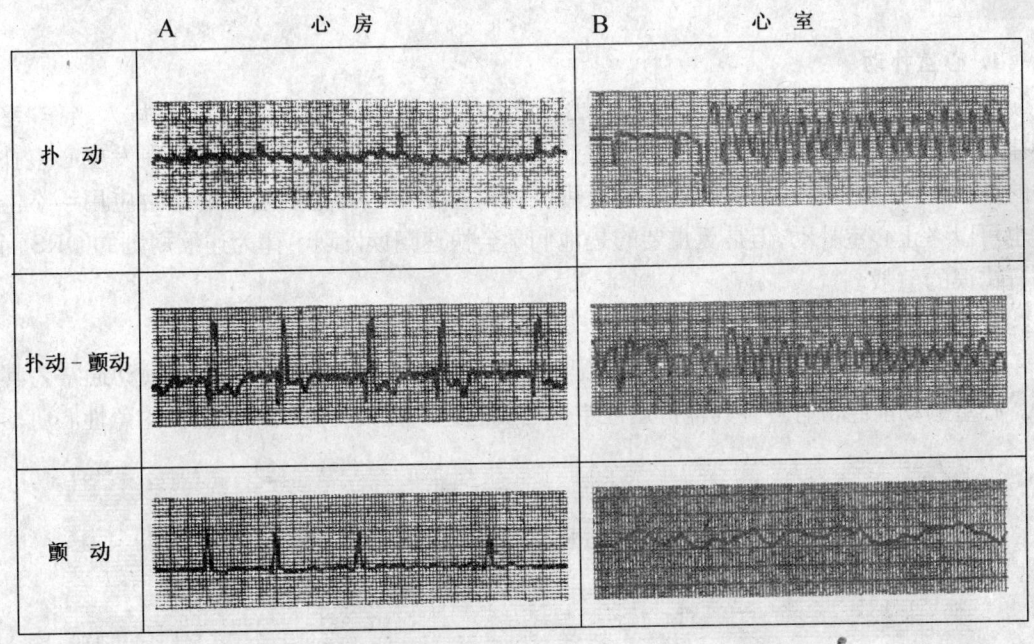

图 5-87 心房扑动/颤动谱(A)与心室扑动/颤动谱(B)的比较

图 5-88 展现了各种能够引起心房和心室扑动或颤动波谱转移的各种因素。当心室折返是在心脏外科手术过程中由电刺激引起的并且冠状动脉血流由体外泵来维持时,缓慢而粗大的心室扑动可以一直维持到手术结束时,由电除颤终止。当心室扑动或颤动为自发的并且迅速恶化为快而细的临终波谱时,此节律的粗大性和电除颤的有效性之间的直接相关性已被临床所应用。当心室颤动引起心搏停止,电除颤不能终止折返过程时,通常给予 β 肾上腺素能制剂和钙剂。

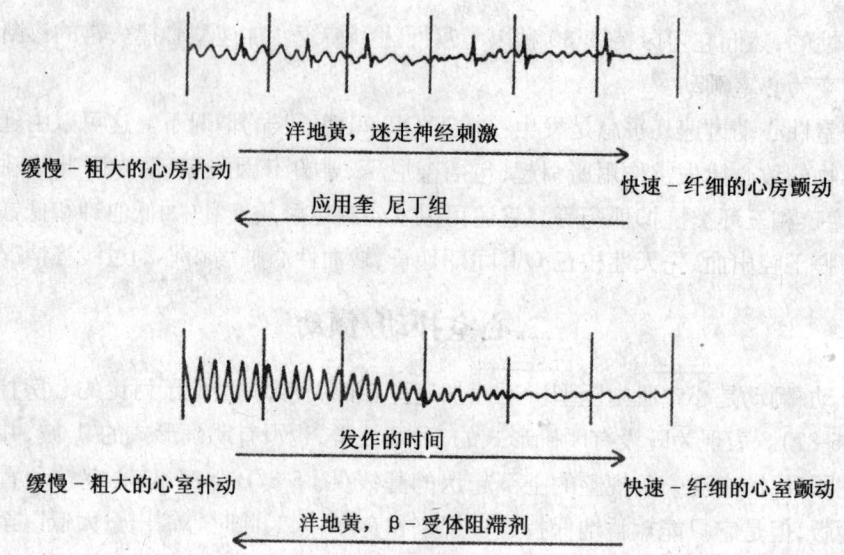

图 5-88 引起心房和心室扑动或颤动波谱转移的各种因素

1. 心室扑动

最常见的错误是错误地将体外电干扰看成心室扑动,如图 5-89 所示。该病人当作"室性心律失常"而错误地接受了紧急治疗。重症监护病房的工作人员观察到病人在发生心室扑动后的数秒钟内,特别是在没有心脏病的人可以保持稳定状态。他们也了解此时应用手拳击胸法也可以终止心室扑动,但是更重要的是他们学会快速阅读发现节律为连续规则的 QRS 而未进行错误的急救。

2. 心室颤动

幸运地获得了猝死发作的 Holter 记录,如图 5-90 所示,已经肯定心室颤动通常为其起因。心室颤动前经常有各种其他折返性室性心动过速。在接受连续床边监护的急性心肌梗死

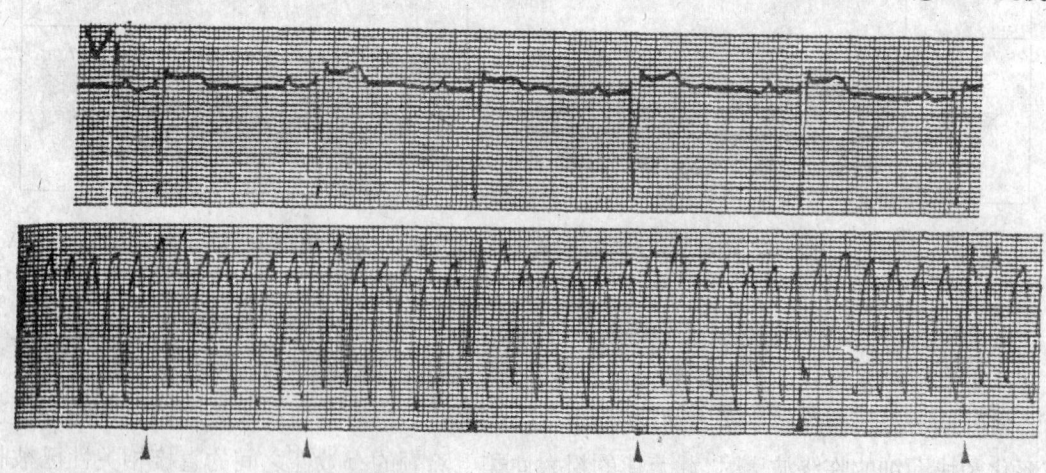

图 5-89 标准心电图 V_1 导联记录在监护导联 MCL_1 之上

箭头所指为规律发生的高频率的波形,这些波形为该病人 QRS 波群的所在处

病人中,观察到恰在心室颤动发生前的心律失常是 R-on-T 室性过早搏动、持续超过 100 次搏动的单形性室性心动过速、心率 180 次/min 以上的单形性室性心动过速,或者多形性室性心动过速等。

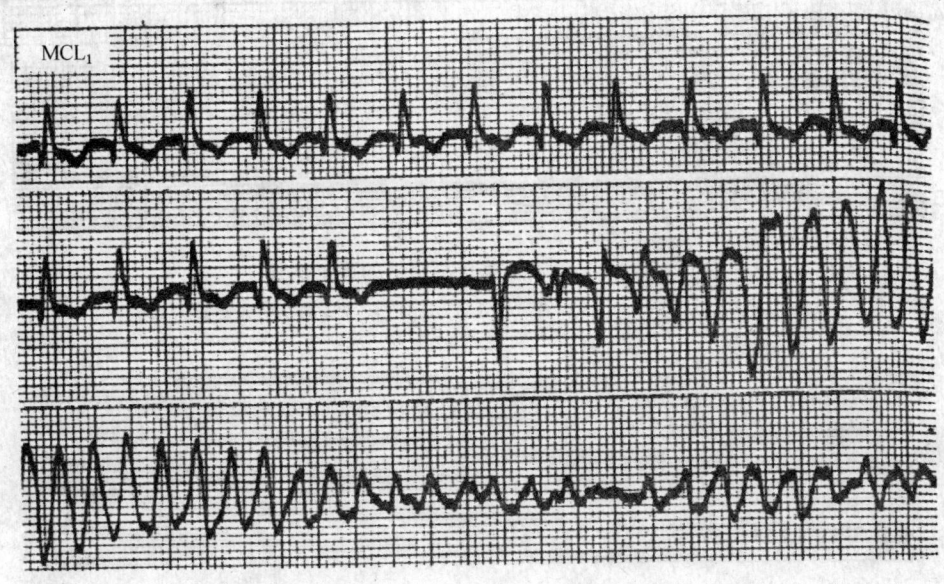

图 5-90　一个心搏停止病人 MCL$_1$ 导联的连续床边记录

第 6 节　房室传导阻滞

房室(AV)传导阻滞即心房和心室间电传导异常。通过心脏起搏点和传导系统使心房心室肌发生电联系。术语"度"用于指示房室传导阻滞的严重性,严重性是变化的,从轻微(第一度,即冲动传导延迟)、中度(第二度,即一些冲动不能传导)到完全(第三度,即冲动完全不能传导)。

一、房室传导阻滞的分类

1. 第一度房室传导阻滞

"正常"PR 间期为 0.12～0.20 秒。第一度房室传导阻滞一般定义为房室传导时间(PR 间期)延长大于 0.20 秒。根据对正常年青人的记录分析,PR 间期延长的发生率为 0.5%～2%。在健康的中年男性,QRS 波群正常时 PR 间期延长并不影响预后也不与缺血性心脏病相关。图 5-91 展示了第一度房室传导阻滞的两个例子:第一个是轻微的,其 PR 间期为 0.24 秒;而第二个显示 PR 间期极度延长。

2. 第二度房室传导阻滞

第二度房室传导阻滞的定义是:因为传导系统受损,一个或多个,但非全部的心房冲动不能抵达心室。在"过早搏动"介绍了关于房性早搏的例子,即房性早搏由于发生过早而不能下传,这不认为是房室传导阻滞。图 5-92 提供了 P 波不能及时传导到心室的例子。

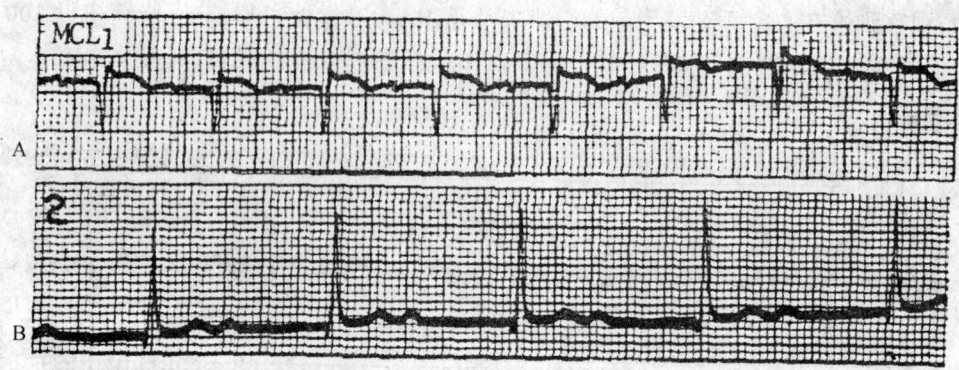

图 5-91　第一度房室传导阻滞的两个例子
A. 第一个是来自急性心肌梗死,PR 间期轻微延长(0.24秒);B. PR 间期明显延长达 0.57~0.60 秒

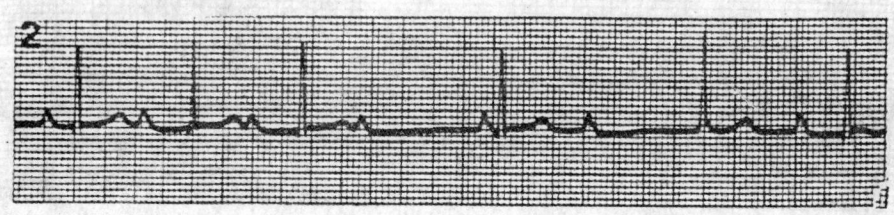

图 5-92　第二度房室传导阻滞房率在正常范围并有典型的窦性心律失常

图 5-92 示第二、三、五和第六个 ORS 波群之前的 PR 间期延长,指示第一度房室传导阻滞。第四个 P 波未下传,指示第二度房室传导阻滞。注意在最后两个 P 波之间的间期是 PP 间期的二倍,指示第五个 QRS 波群轻微畸形是因为其内隐藏未下传 P 波所致。

阻滞可以是间断性(图 5-93A)或连续性(图 5-93B),P 波与 QRS 波群可以呈任何比例。

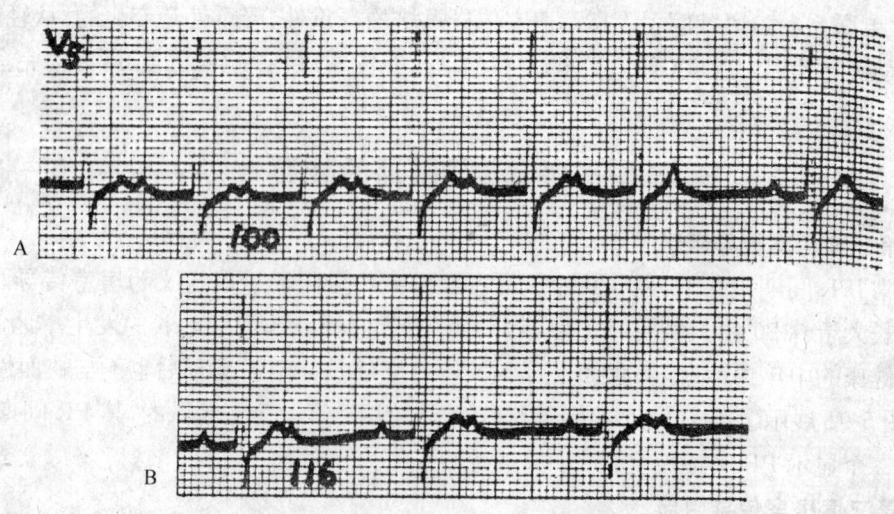

图 5-93　第二度房室传导阻滞的间断性或连续性
A. 显现连续性第一度房室传导阻滞和间断性第二度房室传导阻滞;B. 连续按 2∶1 下传的第二度房室传导阻滞

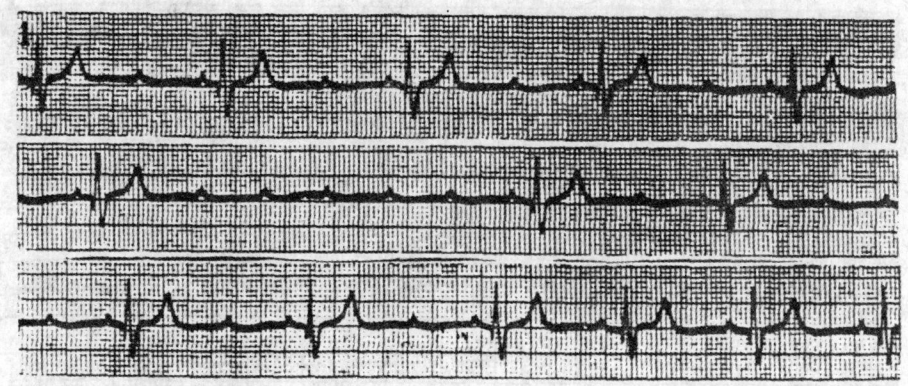

图 5-94　连续性第二度房室传导阻滞房室传导从 2∶1(下条)、3∶1(全部 3 条)到 7∶1(中间条)

在决定第二度房室传导阻滞的临床意义时应考虑心房率。如在心房扑动/颤动谱中所讨论的那样,在心房扑动/颤动存在时,仅有部分心房冲动传导过来,这对保持临床稳定性是必需的。第二度房室传导阻滞通常发生于房性心动过速时,特别是存在洋地黄中毒时。仅仅当房室传导阻滞发生于无房性心动过速时,方可考虑为心律失常的基本表现。当第二度房室传导阻滞伴随有窦性静止时,其病因多不在心脏本身,而在于自主神经控制。

第二度房室传导阻滞通常发生在房室结,并常伴有可逆转的情况,如急性下壁心肌梗死或风湿热,或用洋地黄、β 受体阻滞剂、钙通道阻滞剂治疗时。一般说来,短暂的心律失常很少发展成完全性阻滞。然而,在一组表现为第二度阻滞的 16 个儿童系列中,7 名发生了完全阻滞。慢性第二度房室传导阻滞偶然地可发生在很多情况中,如主动脉瓣疾病、房间隔缺损、淀粉样变、Reiter's 综合征和房室结间皮瘤。

3. 第三度房室传导阻滞

当没有房性冲动传到心室时,此节律名为第三度房室传导阻滞,更远端的浦肯野细胞的逸搏能力决定着其临床表现。图 5-95A 显示了足够的交界性逸搏,图 5-95B 显示了不理想的室性逸搏,图 5-95C 则完全没有逸搏。

没有房室传导有时可伴有加速性逸搏心律。房室分离是一般用于独立存在心房和心室活动时的术语。仅当出现如图 5-95B 所示的异常阻滞时才应该认为是房室传导阻滞所致房室分离。如图 5-95A 所示当某些阻滞伴有加速的远端节律时,应认为是"阻滞和干扰联合所致的房室分离",如图 5-96 所示也存在着单独干扰所致的房室分离。

发生了所有浦肯野分支而非房室结或房室束支的阻滞通常是持久性完全性房室传导阻滞的原因,这称之为双束支或三分支阻滞。命名为 Lev 病或 lenegre 病的特发性纤维化是慢性完全性房室传导阻滞的最常见原因。发生于房室结的急性完全性阻滞常是由下壁心肌梗死、洋地黄中毒和风湿热所致,发生于束支的急性完全性阻滞是由前壁心肌梗死所致。完全性房室传导阻滞可以是先天性的,也可能是由影响房室结的母性抗 R_o 抗体所引起的。

当存在慢性束支传导阻滞时,病人有突然发生完全性房室传导阻滞的危险。心室停止活动(心室静止),病人发生晕厥甚至猝死,或由更远端部位控制心室(心室逸搏)。此时,心房继续以自己的频率跳动而心室以很低位的节律跳动(图 5-97)。这种独立存在房室传导阻滞所

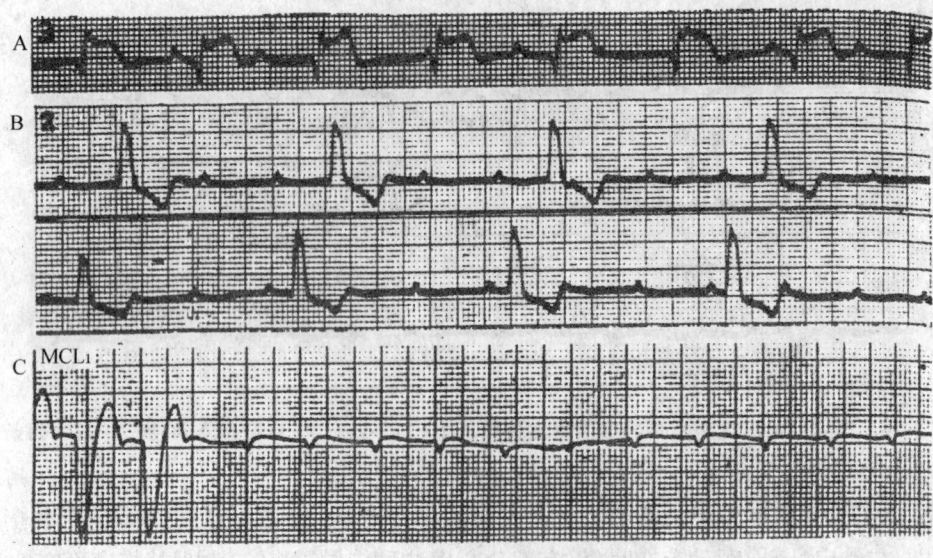

图 5-95 第三度房室传导阻滞

A. PR 间期变化而 RR 间期恒定表示为第二度房室传导阻滞,QRS 波群不延长指示逸搏来自交界区(房室束),心率 70 次/min 指示加速超过了典型的交界性心率(<60 次/min);B. 心律规则,40 次/min 而 QRS 波群宽大指示第三度房室传导阻滞伴有心室(束支)逸搏;C. 显现第三度房室传导阻滞而完全没有逸搏,产生了长时间的心室停搏(心室静止)

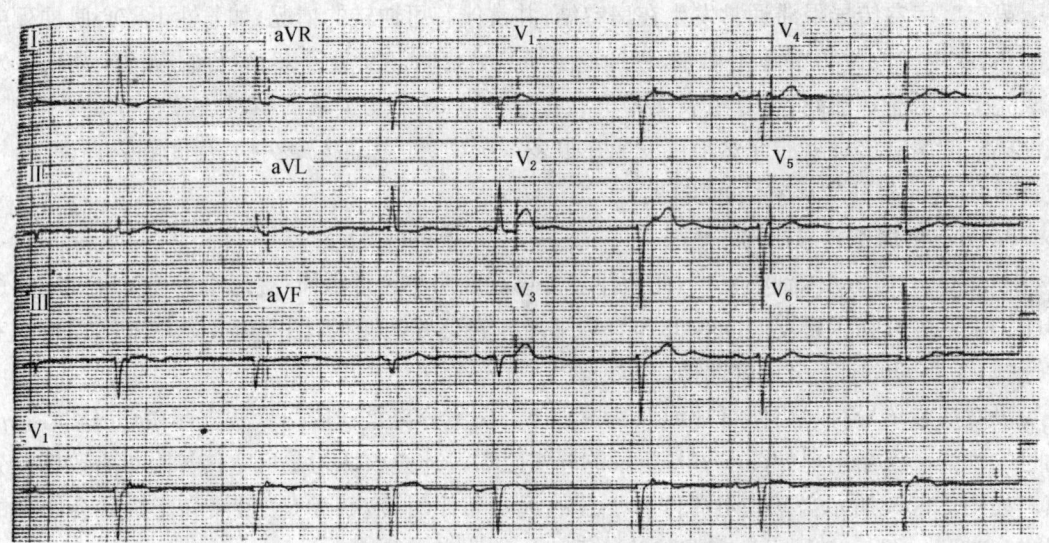

图 5-96 完全性 12 导联心电(上三个通道)显示了伴有明显窦性心律不齐的窦性心动过缓

当窦性速率<45 次/min 时,发生了来自房室束的逸搏(交界区逸搏)。当窦性心律加速时,其可夺获心室,见于第四和第六心动周期。干扰所致房室分离见于第一、二、五和第七个心动周期。注意当 P 波紧随 QRS 波群后出现时,其仅见于某些导联。导联 V_1 选为"节律条"(第四通道),因 P 波在此导联最明显

致的房室分离,可根据缓慢的心室波群与更快的 P 波之间缺乏联系而辨认。房室各自保持着不相干的自身节律而搏动。

任何种房性节律存在时,均可发生第三度房室传导阻滞。审视邻近的心房和心室波型与连续出现的心室波型的关系可以鉴别第二度与第三度房室传导阻滞。图 5-98 提供了存在三

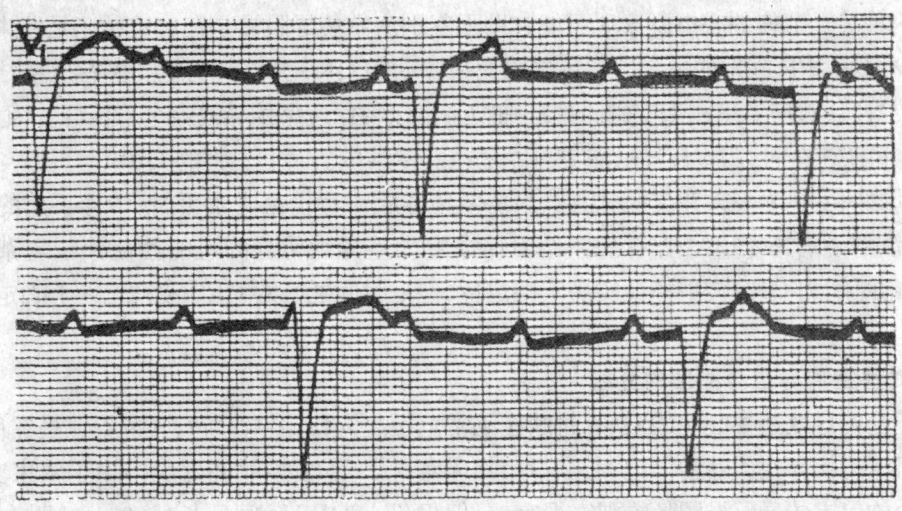

图 5-97 完全性房室传导阻滞中 P 波和 QRS 波群是独立的（房率 96 次/min，室率 28 次/min）

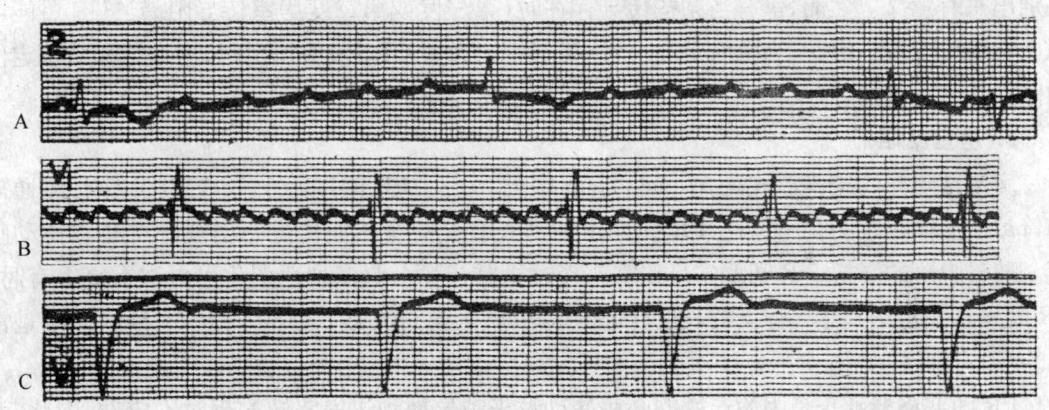

图 5-98 有第三度房室传导阻滞和低位逸搏节律的三个房性快速性心律失常的例子

在 A 和 B，QRS 时间<0.12 秒表示是来自希氏束的逸搏。但在 C，QRS 时间 0.16 秒表明伴随左束支传导阻滞的希氏束逸搏或来自右束支的逸搏

种不同房性快速性心律失常（A. 窦性心动过速；B. 心房扑动；C. 心房颤动）时的第三度房室传导阻滞的例子。连续 RR 间期在所有例子中都是恒定的：分别为 2.84、1.40 和 1.96 秒。此规律性可能是由于恒定的房室传导比例（第二度阻滞）或完全没有任何房室传导的逸搏节律（第三度阻滞）所致。很明显，在 A 和 B 没有恒定的房室传导比例，因为 A 的邻近的 PR 关系和 B 的 FR 关系是十分多变的。因为房颤时不可能存在恒定的房室传导，所以由图 C 出现恒定的 RR 间期可以简单推测是第三度房室传导阻滞。

二、房室传导阻滞的定位

房室传导阻滞可位于房室结、房室束或束支，这个区别是重要的。因为近端（房室结）与远端结下阻滞的病因学和预后是非常不同的。幸运的是，房室束内阻滞极为罕见，所以关于房室阻滞的临床定位实质上就是房室结与束支阻滞。

有两种关于节律的心电图表现可能有助于鉴别房室传导阻滞是在房室结还是在束支的定位：传导冲动的 PR 间期的恒定性与传导或逸搏冲动的 QRS 波群的宽度。仅有房室结有能力变化其传导时间，房室束和束支的浦肯野细胞必定以特殊速率传导或完全不传导。因此，当变化的 PR 间期存在时，房室传导阻滞更可能是在房室结内。时间正常的 QRS（<0.12s）仅能发生在冲动同时到达右及左束支时，因此，当房室传导阻滞位于束支水平时，传导下来的或逸搏的 QRS 波群必定≥0.12s。伴有房室结阻滞或室内差异性传导的可能性使诊断复杂化。因此，有正常时间的 QRS 波群能证实房室结定位，但是时间延长的 QRS 波则无助于确定房室传导阻滞的部位。

1. 对房室传导阻滞图形的分析

当无论传导或逸搏心跳的 QRS 时间在正常范围之内（<0.12s）时，其位置总是在房室结。房室束阻滞可能存在但非常罕见，所以不为临床考虑。无 QRS 时间延长排除了双束支阻滞。下面讨论的房室传导阻滞图形的观察很有趣，但仅仅当 QRS 时间延长（≥0.12s）时在临床上应进行追踪。在此情况下，对传导下来的图形的考虑仅在把房室结从房室结下（双束支）定位区别出来有意义。然而，仅有当某些传导存在时（第一度或第二度房室传导阻滞）才有可能考虑房室传导图形。因此，当阻滞是完全性（第三度）、逸搏 QRS 波群增宽时，房室结和结下定位的区别是不可能的。

2. 房室结阻滞

房室结阻滞的经典形式是 Wenckebach 序列。此时 PR 间期始于正常范围以内，但通常随着每个连续心跳而有所延长，PR 间期逐渐延长直至完全不能传导而出现一次心室搏动脱落。随着脱落的心搏，PR 间期恢复正常或接近正常，然后，此序列性变化可再次重复。有时，PR 间期延长可达到令人惊讶的长度（0.80、0.90 甚至超过 1 秒），0.50 或 0.60 秒的间期是常见的。

PR 间期逐渐延长是因为连续的心房冲动越来越早地到达房室结的相对不应期，因此，就越来越长地穿透房室结并抵达心室。这是在心房扑动/颤动时的生理机制，但在正常速率时，其意味着房室传导损害。逐渐延长通常遵循着一种预见的图形：PR 间期增加的最大增量发生在第一和第二个心动周期，连续的心动周期间的增量则越来越小，这个现象在心室节律上留有其标记。房室传导的完全衰竭产生了随后的静止。RR 间期趋向逐渐缩短（图 5-99），长周期（含有非下传心搏的周期）短于 2 个较短的周期之和，这是因为其含有最短的 PR 间期。这个发生在少于最短 RR 间期二倍的静止之前的逐渐缩短的 RR 间期仅有房室结阻滞的学术意义。但 PP 间期的类似图形可提供窦房传出阻滞存在的仅有的线索。

总之，房室结阻滞发生时存在三种特征性的周期序列。可用图形表示为 Wenckebach 的"足迹"：①心搏趋向成为小组，特别是成对出现。因为 P 与 QRS 的比例 3：2 比 4：3 比例更常见，4：3 比例比 5：4 比例等也常见；②在每一组心室搏动，第一周期长于第二周期，并且在连续周期中趋向逐渐缩短；③最长的周期（含有脱落心室搏动的周期）短于最短周期的 2 倍（图 5-100）。

图 5-100 中 Wenckebach 的足迹是明显的，尽管仅有发生于长周期的 P 波可见到心搏是二个和三个一组，第一周期比第二周期长，组中最长的周期小于最短周期的 2 倍。

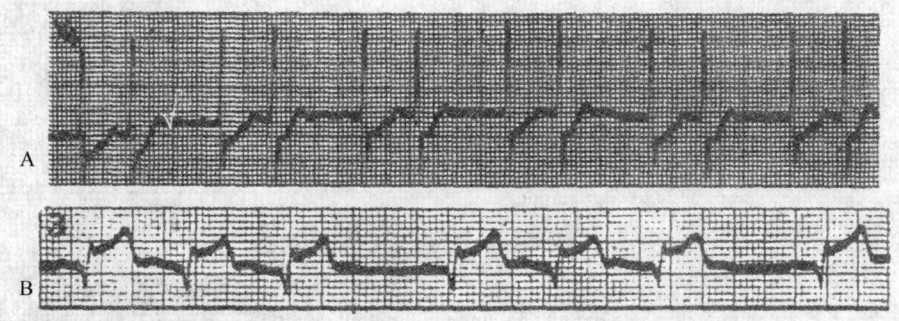

图 5-99　有窦性心动过速和第二度房室传导阻滞的两种图形
A. 3∶2 Wenckebach 图形导致二个一组的心室搏动（二联律）；
B. 4∶3 Wenckebach 图形导致 3 个一组的心室搏动（三联律）

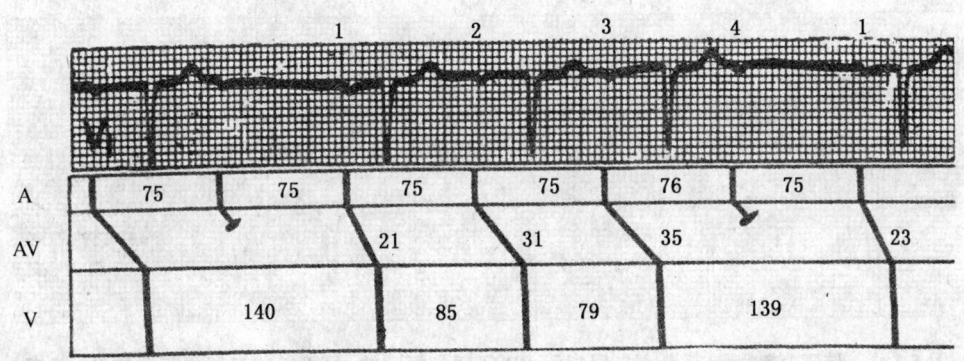

图 5-100　显示为经典 4∶3 Wenckebach 周期的二度Ⅰ型房室传导阻滞

注意下列典型特点：1. 即使最短的 PR 间期也长于正常；2. QRS 时间正常；3. 第二周期的 PR 间期增量（31）长于第一个（21）；4. 三个心搏一组中第一周期（85）长于第二周期（79）；5. 最长周期（139）短于最短周期（79）的 2 倍

3. 结下（浦肯野）阻滞

这个阻滞部位很不常见但非常严重，先传导的心搏几乎总是束支传导阻滞图形，而脱落的心室搏动是由于其他束支的间断阻滞。因此，结下阻滞通常是由双束支传导阻滞所致。第一度房室传导阻滞可以或不伴有束支传导阻滞。通常不存在第二度房室传导阻滞的稳定期，结下阻滞典型地以从无阻滞到突然进展为第三度或完全性房室传导阻滞为特点。因为其发生于起搏和传导系统的远端部分，无逸搏节律可以发生，病人可经历晕厥（阿-斯发作 Stroke-Adams attacks）、心室静止或突然死亡。

不像在房室结的细胞，浦肯野系统的细胞有极度的相对不应期。因此，它们或者在某些时候传导或者完全不能传导。结下阻滞以缺少非下传 P 波之前的 PR 间期延长和随后的 PR 间期缩短为特点。这种阻滞命名为 MobitzⅡ型或Ⅱ型房室传导阻滞。无论是有第一度阻滞或尽管有 RP 间期变化但无 PR 间期变化的第二度房室传导阻滞时，都可做出这种诊断。

图 5-102 的节律可同图 5-101 的节律进行比较。而且，这里存在着室内传导延迟（现在是左束支传导阻滞），持续的 3∶2 房室传导也提供了变化的 PR 间期（从 1.04 到 0.44 秒），然而，PR 间期仍保持恒定在 0.20 秒。因此，房室传导阻滞发生于即使可以接受不同周期的冲

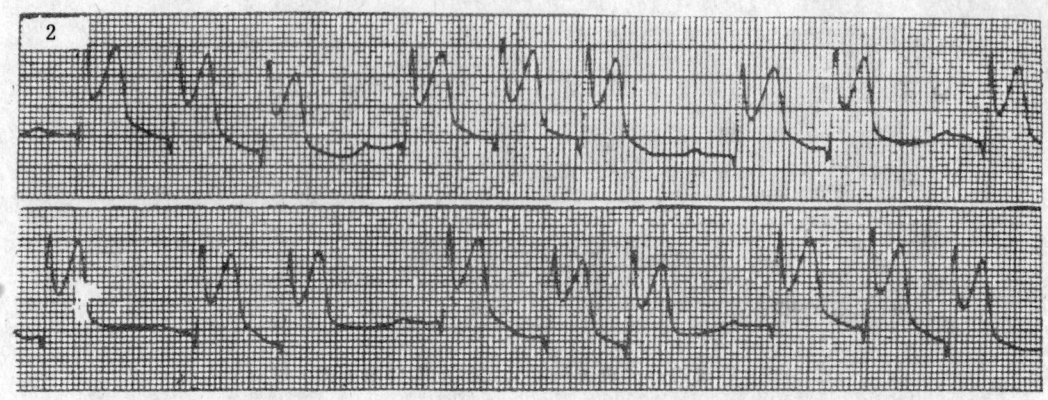

图 5-101　房室结的血流急性中断时常发生的第二度房室传导阻滞的典型表现

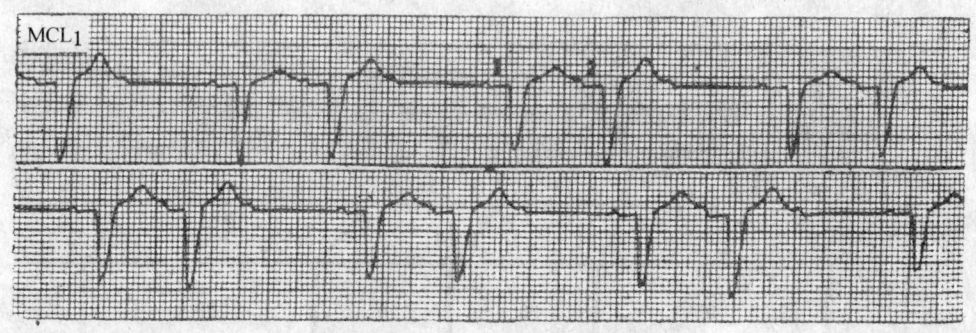

图 5-102　结下(浦肯野)阻滞心电图指示 PR 间期是恒定的,尽管其前有明显不同的 PR 间期

动而不能改变其传导时间的某个部位。PR 间期是独立于其伴随的 PR 间期,而非与之对应。Ⅱ型阻滞提示为结下部位阻滞。

图 5-103 提供了另外的Ⅱ型房室传导阻滞的例子。注意尽管有长些或短些的 RP 间期但 PR 间期保持不变(即无 RP/PR 对应性)。此记录展示了 RP 间期变化的两种典型方式:房室传导比例变化(从 1∶1 到 2∶1)和室性早搏的存在。

根据心电图证实房室传导阻滞部位的四步规则系统。第一步,考虑 QRS 时间;第二步,考虑传导的心搏是否存在;第三步,考虑传导时间是否有变化;第四步,考虑是否存在恒定 PR 间期伴有变化的 RP 间期。这个规则系统不考虑房室束内的房室传导阻滞定位,这是因为其非常罕见。仅仅当正常的 QRS 时间(第一步)并伴随有Ⅱ型房室传导阻滞(第四步)时,才能考虑这样的定位。注意第二步和第四步都可导致不能由特殊的心电记录而确定阻滞部位的情况,

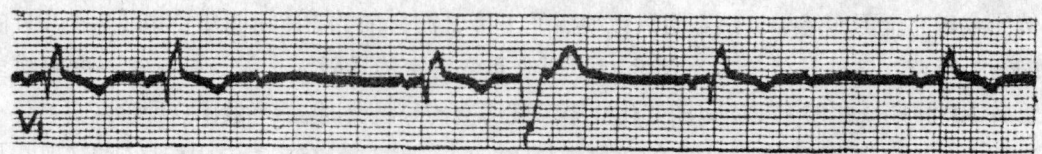

图 5-103　莫氏Ⅱ型第二度房室传导阻滞

两个连续的 PR 间期在脱落心搏之前无改变,传导心搏有正常的 PR 间期并显示右束支传导阻滞,第四心搏为右室早搏

可获得额外的记录。如果这些也不能诊断,病人将作为束支传导阻滞处理。因为这种情况有更严重的临床后果,此时通常需要安装临时起搏器,这样可提供时间做进一步研究以测定房室传导阻滞部位。His 束电图也能经心内记录获得。延长的 AH 间期和无来自 His 束的信号指示当 HV 间期延长或 His 信号之后没有来自心室信号的房室结部位指示双束支部位阻滞。

(郭洪霞)

参 考 文 献

1. Kindwall E, Brown JP, Josephson ME. ECG criteria for ventricular and supraventricular tachycardia in wide complex tachycardias with left bundle branch morphology. J Am Coll Cardiol, 1987, 9:206A
2. Wagner NB, Sevilla DC, et al. Transient alterations of the QRS complex and ST seg-ment during percutaneous translaminal angioplasty of the left anterior descending artery. Am J Cardiol, 1988, 62:1038~1042
3. Selvester RH, Wagner NB. Ventricular excitation during percutaneous transluminal angioplasty of the left anterior descending coronary artery. Am J Cardiol, 1988, 62:1116~1121
4. Wagner NB, Sevilla DC, et al. Transient alterations of the QRS complex and the STsegment during percutaneous transluminal balloon angioplasty of the left anterior de scending artery. Am J Cardiol, 1988, 62:1038~1042
5. Acquatella H, Cataliotl F, et al. Long term control of Chagas disease in Venezuela: effects on serologic findings, electrocar diographic abnormalities and clinical outcome. Circulatlon, 1987, 76:556~562
6. Rushmer RF. Cardiovascular dynamics. Philadelphia: WBSaunders, 1991, 452~456
7. Casale PN, Devereux RB, et al. Improved sex-specific criteria of left ventricular hypertrophy for clinical and computer interpretation of electrocardiogram: validation with autopsy findings. Circulation, 1987, 75:565
8. Dancy M, Camm AJ, Ward D. Misdiagnosis of chronic recurrent ventricular tachycardia. Lancet, 1985, 2:320
9. Wellems HJJ. The wide QRS tachycardias. Amn Intern Med, 1986, 104:879
10. Lonie EK, Maron BJ. Famllial spontaneous complete heart block in hypertrophic cardiomyopathy. Br Heart J, 1986, 55:459
11. Stewart RB, Bardy GH, Greene HL. Wide-complex tachycardia: misdiagnosis and outcome aftre emergent therapy. Amn Intern Mde, 1986, 104:766

第6章

心肌损伤标志物

　　心肌损伤常用标志物包括心肌特异的肌酸激酶(MB,CK-MB 等)和心脏的结构蛋白(肌钙蛋白、肌红蛋白),在心肌损伤或者坏死后释放入血。作为传统心肌损伤的标志物心肌酶中的天门冬氨酸氨基转移酶(AST)、乳酸脱氢酶(LDH)和 α-羟丁酸脱氢酶(α-HBDH)由于敏感性和特异性差,已经没有存在的必要。肌酸激酶(CK-MB)应作为骨骼肌损伤指标保留,但作为心肌损伤的标志物,应逐渐被取代。心脏肌钙蛋白(cTnT、cTnI)是敏感和特异的心肌坏死标志物,也是一个判断急性冠状动脉综合征临床预后的有用工具,并可根据肌钙蛋白是否增高对急性冠状动脉综合征进行危险分层,确定合理的治疗方案。

第1节　心肌损伤标志物的评价

一、循证检验医学

　　循证医学要求在临床实践中肯定有效且安全的治疗方法一定使用,肯定无效或不安全的一定不用,不能肯定有效,也不能旨定无效或安全性情况不明最好不用或者少用。循证医学包括3个方向:流行病学研究,研究疾病发生流行趋势,病因学和相关危险因素;诊断性研究(实验),研究各种指标的诊断价值,即敏感性、特异性、阳性和阴性预测值等;治疗性研究(试验),主要是随机临床试验,也包括非随机临床试验和观察性研究。

　　实验是在实验室进行的一系列科学研究工作,在临床实际上就是实验室检验。试验往往是在实验室外进行的科学研究,是从实验室到病人床旁应用的一系列过程,但临床医学试验中往往也包括实验的内容。

　　循证检验医学的内容早已不只局限在临床实验室诊断上面,许多指标具有预后价值,用于疾病的危险分层,如肌钙蛋白和脑钠肽,并成为治疗决策的主要依据,甚至成为诊断的标准。实验室指标也是治疗效果评价和临床监测治疗效果的重要指标。

根据循证检验医学,要求新的检验手段(仪器和指标)诊断的准确性(敏感性、特异性)更高,以减少临床误诊和漏诊;使用更方便、操作更简单、用时更短;能够早期诊断,适合床旁应用或者院外应用;重复性好,稳定性增加,适用性增强;费用更低,更容易得到;对条件和环境的要求降低;容易质控和标准化;符合环保和能源要求,更加人性化。

中心实验室检测仍具有无法比拟和替代的优点,测定的准确性高,是诊断的标准,容易管理、质量控制和标准化,多数为定量,便于大批量处理。但缺点也是显而易见的,中心实验室检测难以时时得到,多使用血浆或者血清检测,标本需要处理和送检,标本处理、送检和待检过程存在时间延迟甚者发生错误,检验过程虽然准确,但验前环节导致结果错误往往难以避免。床旁检验容易得到,减少运输和检测的时间延迟;多使用全血,减少标本处理的时间延迟和处理过程中出现问题的机会,减少不能及时检测带来的延迟;验前条件比较一致,容易控制;能够快速诊断,及时决策,及时调整诊疗策略,减少风险和错误。缺点是准确性有限,但在稳步提高;多数为定性或者半定量,不容易标准化,往往缺乏管理和质控,人员多未正规培训。

二、心血管标志物

按照心血管疾病发生规律,在心血管疾病发生和发展的每一个阶段上,都可能产生相应标志物,直接或者间接反映心血管系统的疾病状况(图6-1),如血压、血脂、血糖预示将来发生心脑血管疾病的危险性增加;炎症标志物如C反应蛋白(CRP)预测存在血管病变和发生血管事件;心脏肌钙蛋白是心肌发生坏死的特异性标志物;而N端-脑型利钠肽原(NT-proBNP)反映心脏功能变化,甚至这种变化发生在任何临床指标发生变化之前,NT-proBNP不但能够诊断或者排除诊断心衰,还预测将来发生临床心衰的可能性,预测表面健康人群心血管事件的危险;肌酐和蛋白尿整体上可以反映靶器官受累的情况;内皮损伤标志物往往是血管病变严重或者病变不稳定的标志,也是血栓性血管事件的预测因子;血栓性标志物反映的是体内血栓形成和血栓溶解一对矛盾平衡的紊乱或者平衡的打破。

心血管标志物是与心血管疾病发生发展、病理生理变化、诊断、治疗和预后相关的血液生

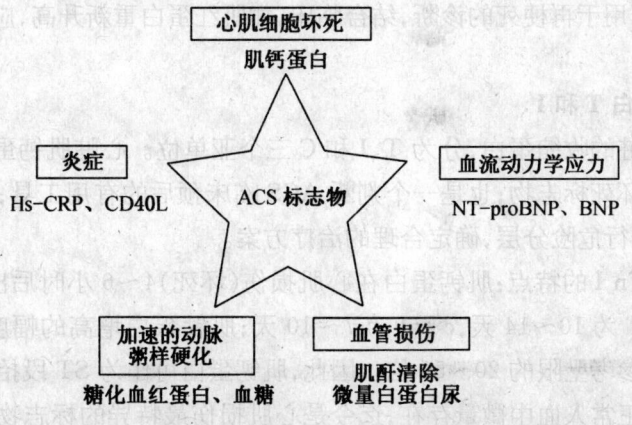

图6-1 急性冠状动脉综合征(ACS)相关标志物

化物质。心血管标志物在科学研究、临床疾病诊断、治疗及预防方面应用广泛,意义重大,进展迅速。心肌标志物反映心肌结构和功能变化,脑钠肽反映的是心脏功能的变化。

心肌损伤常用标志物包括心肌特异的肌酸激酶(MB等)和心脏的结构蛋白(肌钙蛋白、肌红蛋白),在心肌损伤或者坏死后释放入血。导致心肌损伤的原因可以是缺血的(如冠心病),也可以是机械的(手术、外伤),物理的(放射损伤),化学的(多柔比星)或者生物因素(蛇毒)导致的损伤。

1. 酶学

作为传统心肌损伤的标志物,心肌酶中的天冬氨酸转氨酶(AST)、乳酸脱氢酶(LDH)和α-羟丁酸脱氢酶(α-HBDH)由于敏感性和特异性差,已经没有存在的必要,应该列为淘汰的心肌损伤标志物指标。肌酸激酶(CK)应作为骨骼肌损伤指标保留,但作为心肌损伤的标志物,应逐渐被取代。

(1)CK-MB活性:活性测定单位是U/L。心肌梗死6小时后增高,持续约24～48小时;敏感性不足,不能诊断微小心肌梗死;CK-MB的心肌特异性亦较差,与骨骼肌有交叉,骨骼肌损伤时增高;正常人血中存在,正常存在与病理性增加之间有交叉,即所谓的灰区(grey zone)。

(2)CK-MB亚型:早期出现(6小时以内),一般在24小时内消失,可作为急性心肌梗死早期标志物。尚未普遍应用,同样存在敏感性和特异性不强的问题。

(3)CK-MB质量:质量测定单位是ng/ml。特异性好于CK-MB活性,如推广肌钙蛋白困难,可以质量测定代替活性测定,但所得数据难以和活性法测定值一起比较和统计。质量法虽较活性法有一定的优势,但由于肌钙蛋白的出现,没有必要将活性法都改为质量法测定,直接过渡到肌钙蛋白测定即可,否则会造成不必要的浪费。

2. 肌红蛋白

肌红蛋白甚至在心肌梗死发生后1～2小时即出现在血中,24小时后即消失,是心肌损伤的早期标志物;但肌红蛋白诊断心肌梗死的特异性差,骨骼肌损伤、创伤、肾功能衰竭等疾病,都可导致其升高;在胸痛或者胸部不适的数小时以内,如果肌红蛋白阴性,可以基本排除心肌梗死的可能性,但不能排除冠心病,甚至不能排除急性冠状动脉综合征(ACS)。由于在血液中消失早,肌红蛋白可用于再梗死的诊断,结合临床,如肌红蛋白重新升高,应考虑为再梗死或者梗死延展。

3. 心脏肌钙蛋白T和I

肌钙蛋白是心脏的收缩蛋白,分为T、I和C三个亚单位。心脏肌钙蛋白(cTnT、cTnI)是敏感和特异的心肌坏死标志物;也是一个判断ACS临床预后的有用工具;并可根据肌钙蛋白是否增高对ACS进行危险分层,确定合理的治疗方案。

(1)cTnT和cTnI的特点:肌钙蛋白在心肌损伤(坏死)4～6小时后出现在血液中,增高持续的时间在cTnT为10～14天,cTnI为7～10天;肌钙蛋白增高的幅度大,典型心肌梗死升高幅度达到正常参考上限的20～50倍。因此,肌钙蛋白可作为ST段抬高心肌梗死较晚期的确定诊断指标。正常人血中微量存在,迄今是心肌损伤最特异的标志物;敏感性高,可诊断微小心肌梗死;可进行床旁检测;增高与不良心脏事件相关,表明是ACS的高危患者,这些患者对低分子肝素(LMWH)和血小板GPⅡb/Ⅲa干预的获益也越大。

就临床应用来讲,cTnT与cTnI敏感性和特异性并无差别,测定一种就可以了。cTnT的测定已经标准化,已经解决了抗体与部分骨骼肌TnT交叉的问题;cTnI需要解决标准化的问题,因为不同厂家的参考范围不同。

(2)肌钙蛋白诊断的界值:肌钙蛋白可以有两个诊断的切割点(cutoff point),或者界值(cutoff value),即正常参考上限(upper reference limit)和诊断心肌梗死的决定限(decision limit)。参考上限指第97.5%百分位;决定限是诊断经典心肌梗死的标准,一般指CK-MB升高达到诊断心肌梗死标准时的最低肌钙蛋白水平。现欧洲心脏病学会和美国心脏病学院(ESC/ACC)推荐只使用一个切割点(界值),即只要肌钙蛋白大于第99%百分位就可以诊断心肌梗死。检验学家要求肌钙蛋白诊断心肌梗死切割点或者界值处的变异系数(CV)<10%。但迄今没有任何一家公司的肌钙蛋白测定在正常参考值第99%百分位时CV能够达到10%以下,因此,有关肌钙蛋白诊断心肌梗死仍然存在标准化问题。

(3)肌钙蛋白作为心肌损伤标志物存在的问题:①肌钙蛋白不是心肌梗死的早期标志物,不能用于心肌梗死的早期诊断。②由于在血液中存留时间长,不能用于诊断早期(2周以内)再梗死。③肌钙蛋白难以区别ST段抬高的心肌梗死与非ST段抬高心肌梗死。④对于确定溶栓是否出现再灌注也有相当困难;由于再灌注疗法,难以用肌钙蛋白确定心肌梗死面积。⑤另外,不能单凭心肌损伤标志物诊断心肌梗死,心肌损伤还有其他原因。同样临床标本使用不同的商业cTnI测定仪器,其结果间相关性(理想上r>0.950)较差。由于纤维蛋白、人抗鼠抗体和类风湿因子的存在,可能出现假阳性结果。

(4)心肌损伤的其他原因引起肌钙蛋白升高:①心内膜小心肌损伤,如慢性心力衰竭或者高血压左室肥厚导致的室壁应力增加、心动过速和血流动力学损害(如休克);肺栓塞导致的右室损害;②心脏创伤和心肌毒性物质,如多柔比星(阿霉素)、败血症释放的内源性毒性物质;③机械损伤,如体外循环、手术操作、射频消融、置入式复律除颤器放电、心脏电转复;④病毒感染可引起肌钙蛋白短暂轻度升高;⑤心肌炎、心肌病。

(5)肾脏疾病与肌钙蛋白:终末期肾脏疾病患者对肌钙蛋白的代谢和排泄发生改变,透析治疗使得肌钙蛋白水平发生改变。另外,肾病患者心血管并发症的发生率也明显增加。在终末期肾病患者出现的肌钙蛋白升高不能被看作非特异性的改变,反而是心血管事件甚至心血管死亡的预测因子。有研究显示,在终末期肾病患者中,cTnT升高者心血管事件的风险增加5倍。有学者建议,应该在透析前采血测定肌钙蛋白。

三、床旁检测的评价

国内存在多种实验室和床旁cTnI检测系统,临床尚不清楚床旁检测系统对于NSTE-ACS患者诊断的准确性。我们连续收入院的124例心内科住院患者,其中17例诊断为STEMI,56例诊断为NSTE-ACS,另外50例为其他心脏病患者。入院后即刻采血同时送中心实验室和行床旁检测,观察两种检测方法各标志物的相关性和床旁TnI诊断NSTE-ACS的价值。结果:在冠心病患者中,定量床旁检测的TnI、肌红蛋白和CK-MB与中心实验室测定结果相关性良好。在STEMI中,床旁TnI与中心实验室检查的结果符合率为100%。在

NSTEMI 中,如果以中心实验室 TnI>0.2μg/L 作为诊断标准,则床旁检测的敏感性为 68.18%,特异性为 97.06%,阳性预测值为 93.75%,阴性预测值为 82.5%,误诊率为 2.94%,漏诊率为 31.82%,两者符合率为 85.71%。在 NSTE-ACS 患者中,床旁定量检测的敏感性不及中心实验室,不宜用于 ACS 的危险分层或者 NSTEMI 的诊断,也不宜用于胸痛患者的筛查和分选。如果中心实验室结果不能立即得到,使用床旁仪器检测后还应同时采血送中心实验室进一步验证。

对于 ST 段不抬高的急性冠状动脉综合征(NSTEACS),在有条件的地方应以肌钙蛋白作为非 ST 段抬高心肌梗死(NSTEMI)的诊断标准,如果沿用 CK-MB,则以肌钙蛋白作为危险分层的因素。肌钙蛋白是心肌损伤敏感而特异的标志物,但肌钙蛋白升高不只见于冠心病心肌缺血导致的心肌损伤,任何导致心肌损伤的因素都可以引起肌钙蛋白升高。有学者观察到,经皮冠状动脉介入治疗(PCI)后肌钙蛋白升高是心肌灶性坏死的结果,可能的原因是微栓塞(micro-embolization)导致微梗死(micro-infarction)或主支扩张导致侧支闭塞,PCI 后肌钙蛋白升高是否可以导致随访中心脏事件增加尚不明了,但应注意肌钙蛋白升高是否为急性或者亚急性血栓形成导致的心肌梗死所致。冠状动脉旁路移植手术(CABG)术后肌钙蛋白升高不能诊断为心肌梗死,这类患者心肌梗死的诊断主要依据临床缺血性胸痛症状、心电图和血流动力学变化。

第 2 节 心肌损伤标志物临床应用

一、急性冠状动脉综合征的分型

ACS 的病理生理基础是不稳定的冠状动脉粥样硬化斑块破裂,在此基础上血栓形成。不稳定斑块是那些脂核较大,纤维帽薄,炎症活跃的斑块,容易在外来应激(如突然的交感神经激动)作用下发生破裂。一旦斑块破裂,血小板黏附于损伤部位,血小板活化、聚集形成血小板血栓;斑块的破裂释放组织因子,激活外源性凝血系统形成凝血酶,裂解纤维蛋白原形成纤维蛋白血栓。

如果斑块破裂严重,形成的血栓闭塞冠状动脉,冠状动脉血流完全中断,临床表现为 ST 段抬高的心肌梗死(STEMI);如果损伤较轻或者体内清除血栓的机制(纤溶系统)活跃,则只在损伤表面形成以血小板为主的附壁血栓,临床多表现为不稳定性心绞痛。附壁的以血小板为主要成分的血栓容易脱落栓塞远端小冠状动脉,导致心肌的微梗死,临床表现为 NSTEMI。

ACS 旧的分型包括 Q 波心肌梗死、非 Q 波心肌梗死和不稳定性心绞痛,此分型不符合 ACS 的病理生理基础,也不适于早期危险分层和治疗决策。而且作为区分非 Q 波心肌梗死和不稳定性心绞痛的生化标志物,CK-MB 既不够敏感,也不够特异,换言之,CKMB 难以诊断微栓塞导致的微梗死,CK-MB 升高不都由心肌坏死引起。

新的分型首先基于心电图 ST 段是否抬高,ST 段抬高者称为 ST 段抬高的急性冠状动脉综合征(STE-ACS),是冠状动脉完全闭塞的结果;ST 段不抬高者称为非 ST 段抬高的急性冠状动脉综合征(NSTE-ACS),冠状动脉没有完全闭塞,血流仍然存在。对于 NSTE-ACS,再根据肌钙蛋白是否升高分为 NSTEMI 和不稳定性心绞痛(图 6-2)。STE-ACS 在临床上主要表现为 STEMI,但在理论上或者实际中,如果梗死相关冠状动脉在闭塞的早期及时有效地开通和恢复血流再灌注,则完全可以避免发生心肌梗死或者不出现 Q 波,甚至肌钙蛋白检测都不升高,这种

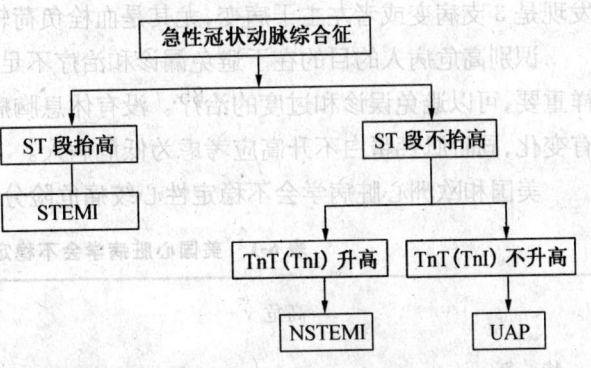

图 6-2 急性冠状动脉综合征的 cTnT(cTnI)分型

情况可以称为流产的心肌梗死,因此 STE-ACS 并不等同于 STEMI。之所以将肌钙蛋白作为 NSTE-ACS 分型的标准,是因为与 CK-MB 比较,肌钙蛋白既敏感又特异,只要存在心肌坏死,肌钙蛋白就升高;只要肌钙蛋白升高,就是存在心肌坏死。肌钙蛋白还是一个预后指标,同为 NSTE-ACS,肌钙蛋白升高者将来心脏事件的危险性增加 5~10 倍,甚至肌钙蛋白轻微升高都能导致更大的心肌梗死和死亡风险,升高的幅度越大,则风险越高。临床观察发现,积极抗栓治疗(低分子肝素、血小板膜糖蛋白Ⅱb/Ⅲa 受体拮抗剂)和早期介入干预在肌钙蛋白升高的 NSTE-ACS 患者获益更大,因此,临床常将肌钙蛋白作为治疗决策的依据。

ACS 采用新的分型势在必行。如果不使用肌钙蛋白作为 NSTE-ACS 的分型标准,必然会将部分低危患者当成高危患者处理,出现不必要或者过度的干预治疗;相反,将高危患者当成低危患者处理,则会出现治疗不足,将患者置于危险之中。

二、急性冠状动脉综合征的危险分层

对 NSTE-ACS,是否存在心肌坏死具有预后意义。按照 Braunwald,不稳定性心绞痛应该包括初发严重的心绞痛、恶化性心绞痛和休息胸痛。同为不稳定性心绞痛,预后也不一样,有的发展为 STEMI,有的甚至发生猝死,有的逐渐趋于稳定。20 世纪 60、70 年代自然病史观察发现,随访 3 个月死亡或心肌梗死发生率为 10%,24 个月达到 17%;近期药物研究中,随访 1 个月死亡或者非致命性心肌梗死发生率为 8%~16%。不稳定性心绞痛虽然危险,但具有可挽救性,及时恰当的处理可以避免发生 STEMI,避免发生猝死。

不稳定性心绞痛中的高危病人包括:①有休息性胸痛,尤其在既往 48 小时内有发作者;②胸痛持续≥20min;③发作时 ST 段压低≥1mm 或者出现室速等电不稳定(electric instability),T 波变化的意义不如 ST 段;④心脏射血分数<0.40;⑤既往患心肌梗死,而且心绞痛是由非梗死相关血管所致;⑥心绞痛发作时并发心功能不全(新出现的 S_3、肺部啰音),二尖瓣反流(新出现的收缩期杂音)或血压下降。

如果以 CK-MB 作为诊断 NSTEMI 的标准,则心脏 TnT(TnI)升高的病人是高危病人;如果以 cTn 作为 NSTEMI 的诊断标准,则所有 cTn 升高者诊断为 NSTE-MI,都是比 cTn 正常危险的高危病人。

其他高危因素还包括:高龄(>75 岁);患糖尿病;CRP 等炎性标志物升高;冠状动脉造影

发现是3支病变或者左主干病变,尤其是血栓负荷较大的病变。

识别高危病人的目的在于避免漏诊和治疗不足,将病人置于危险之中;低危病人的识别同样重要,可以避免误诊和过度的治疗。没有休息胸痛或者夜间胸痛,发作时心电图正常或者没有变化,同时肌钙蛋白不升高应考虑为低危病人。

美国和欧洲心脏病学会不稳定性心绞痛危险分层参见表6-1、表6-2。

表6-1 美国心脏病学会不稳定性心绞痛危险分层

特征	高危 (至少具备下列特点之一)	中危 (不存在高危的特点,但必须具备下列特征之一)	低危 (不存在高危或者中危的特点,但可能具备任何下列特征)
病史	先前的48h以内缺血症状逐渐加重	既往的心肌梗死,外周或者脑血管疾病,或者CABG;先前使用了阿司匹林延长的(>20min)休息性	
胸痛特点	延长的持续性(>20min)休息性胸痛	胸痛,现已缓解,有中度或者高度冠状动脉疾病的可能性;休息性胸痛(<20min,或者休息或舌下含服硝酸甘油缓解) 年龄>70岁	过去的2周内新发生的CCSⅢ级或者Ⅳ级胸痛,并有中度或者高度冠状动脉疾病的可能性
临床发现	与缺血相关的肺水肿 新出现或者恶化的二尖瓣反流性杂音 S₃ 或者新出现/恶化的水泡音 低血压、心动过缓、心动过速 年龄>75岁 休息胸痛时暂时的ST段变化>0.05mV	T波倒置>0.2mV 病理性Q波	胸部不适时心电图正常或者没有变化
心电图发现	新出现或者考虑为新出现的束支传导阻滞 持续性室速	cTnT、cTnI轻度升高	cTnT、cTnI明显升高
心脏标志物			cTnT、cTnI正常

表 6-2 欧洲心脏病学会不稳定性心绞痛危险分层

高 危	中 危	低 危
进行中的休息胸痛	反复胸痛	劳力性胸痛
血流动力学或者心脏电不稳定	近期心肌梗死	
反复缺血和 ST 段压低≥1mm	年龄＞70 岁复发胸痛	
深的 T 波倒置肌钙蛋白升高	糖尿病	
	先前使用阿司匹林	
	已知的冠心病	
	冠心病的危险因素	

TIMI 危险积分：年龄≥65 岁；大于 3 个冠心病危险因素；先前造影冠状动脉阻塞；ST 段变化；24 小时以内大于 2 次心绞痛事件；7 天内使用阿司匹林；心脏标志物增加。以上共 7 项，各计 1 分。TIMI 危险积分是这些独立预后参数的简单相加。

对于 ACS 患者，发生不良事件的危险性，即死亡、心肌（再）梗死或者严重缺血复发需要血运重建，从积分 0 或 1 的 5％到积分 6 或 7 的 41％。随着危险积分的增加，能够从低分子肝素（LMWH）、GPⅡb/Ⅲa 受体拮抗剂和介入治疗措施得到更大的获益。

三、急性冠状动脉综合征的治疗对策

院前环节非常重要，对于 STEMI，"时间就是心肌，时间就是生命"，晚到达医院，晚开始治疗，晚开通冠状动脉，将使更多的心肌发生坏死，使更多患病个体死亡；对于 NSTE-ACS，如果病人不到达医院，不得到治疗，部分病人将会因此发生 STEMI，甚至导致死亡。院前溶栓的效果有可能与直接经皮冠状动脉成形术（PTCA）相当；STEMI 差不多有 1/3 的死亡发生在院外，多为原发性室颤，院外除颤能挽救许多因急性缺血导致的电紊乱病人。应在急诊室成立胸痛中心，对胸痛病人进行初步筛选与甄别，留观与评价，诊断及危险分层。急诊室遇到的胸痛病人需要解决以下问题：是否由冠心病引起；是否为 ACS；ST 段抬高还是 ST 段不抬高；高危还是低危病人。

对于 STE-ACS，其治疗对策就是开通已经闭塞的冠状动脉，减少心肌梗死面积，甚至避免形成 Q 波，其手段是溶栓或者直接 PTCA；对于 NSTE-ACS，就是要避免冠状动脉闭塞，避免形成 STEMI，手段是在充分抗缺血和抗栓治疗的基础上，对高危病人进行早期（入院 48 小时以内）PCI。溶栓不能带来额外获益，反而可能增加发生心肌梗死和死亡的风险（表 6-3）。

对于 NSTE-ACS，欧洲心脏病学会 2002 年指南有两个重大变化：一是患者入院后在常规标准的阿司匹林和肝素（低分子肝素）抗栓治疗的基础上加用第三个抗血栓药物氯吡格雷。第二个重大变化是常规测定心脏肌钙蛋白，如果肌钙蛋白升高，就是高危病人，这些病人能够从积极的药物（低分子肝素、血小板糖蛋白Ⅱb/Ⅲa 受体拮抗剂）或者介入于预获益。如果第 1 次测定阴性，应在间隔 6 小时后进行第 2 次测定，第 2 次测定阳性仍视为高危病人；如果阴性则视为低危病人，甚至不是冠心病，不需要积极的药物和介入干预。

表 6-3 急性冠状动脉综合征(ACS)的分型基础与干预

分型	STE-ACS	NSTE-ACS
临床表现	STEMI	NSTEMI,不稳定性心绞痛
病理基础	闭塞性血栓,纤维蛋白成分为主 血管闭塞,血流持续中断,心肌坏死	非闭塞性血栓,血小板成分为主
病理生理	尽早、完全、持续开通梗死相关动脉 溶栓、直接 PTCA	血流减少,或者间歇中断,微栓塞导致微梗死维持冠状动脉呈开通状态
治疗原则	只能是"亡羊补牢",有一定的不可挽救性	抗栓、抗缺血、早期介入干预
治疗手段		可"防患未然",具有可挽救性
总体评价		

在急诊室,肌钙蛋白可以帮助区分胸痛的原因是心肌损伤(坏死)还是其他原因,一旦发现肌钙蛋白升高,应进行相应检查,确定胸痛或心肌损伤的原因。在急诊或者门诊以胸痛为主诉的病人需要解决是否为冠心病导致的心绞痛,如果是,下一步应确定是稳定性心绞痛还是 ACS。如果是 ACS,应根据心电图分为 ST 段抬高还是不抬高的 ACS。如果心电图 ST 段不抬高,应进一步测定肌钙蛋白:肌钙蛋白升高者诊断为 NSTEMI,应行积极的介入或者药物干预;肌钙蛋白不升高者则为不稳定性心绞痛。应该注意测定肌钙蛋白的采血时间,存在心肌坏死者肯定的肌钙蛋白升高出现在胸痛发作后 6 小时,胸痛后短期内采血肌钙蛋白不一定会升高,因此应间隔 6 小时重新测定。临床上不以肌钙蛋白诊断 STEMI,也不可等待肌钙蛋白检测结果再对 STEMI 患者进行治疗,但患者来到医院第一次肌钙蛋白测定已经升高者可能具有预后意义,肌钙蛋白升高者不如肌钙蛋白不升高者预后好。肌钙蛋白可以作为 STEMI 后期的确认诊断指标。肌钙蛋白主要用于 NSTE-ACS,作为诊断标准和治疗决策的依据。

四、肺栓塞危险分层和治疗决策中的应用

急性肺栓塞右心功能不全但血压正常患者是否行溶栓治疗仍存争论,对这部分患者进行合理的危险分层对于治疗决策可能具有重要意义。有研究显示,同为肺栓塞血压正常者,如果存在右心功能不全,并且肌钙蛋白或者 NT-proBNP 升高,则患者死亡率增加,这部分患者应是溶栓治疗的合适候选者。肌钙蛋白和 NT-proBNP 分别为心肌损伤和功能变化的标志物,两者的改变意味着肺栓塞造成了非常严重的心脏结构和功能改变,是除血压改变以外独立的预后因素(图 6-3、图 6-4)。

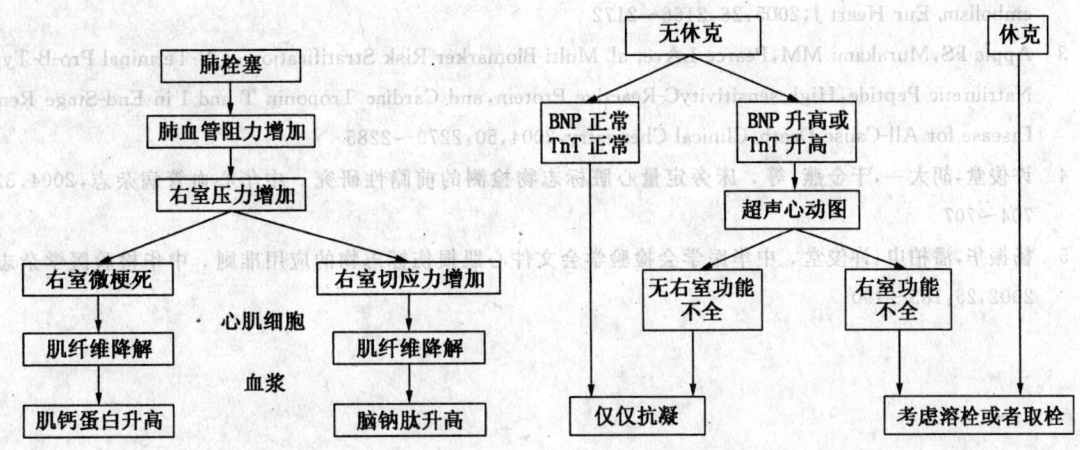

图 6-3　急性肺栓塞肌钙蛋白和脑钠肽升高的机制　　图 6-4　急性肺栓塞的危险分层和治疗决策

五、心肌损伤标志物的组合应用

我国较大医院多已经不太使用心肌酶检测诊断心肌损伤/坏死或者据此进行危险分层和治疗决策,代之以新的三项组合(心梗三项),即 CK-MB 质量、肌红蛋白和肌钙蛋白定量。

肌红蛋白作为早期标志物只能排除 STEMI,而对于 NSTEMI 还不清楚肌红蛋白检测的敏感性;由于特异性的问题,肌红蛋白升高难以诊断心肌梗死,因此,对 NSTE-ACS,肌红蛋白难以应用。对 STE-ACS 患者,任何一个标志物都没有多少用处,凭借典型病史和心电图表现就可以进行再灌注治疗了。肌红蛋白也许可以作为早期再梗死的诊断指标,但因特异性问题,早期再梗死的诊断仍应以典型胸痛和心电图变化为主要依据。CK-MB 无论活性法还是质量法,其敏感性和特异性都不能与肌钙蛋白相比拟,两者没有必要同时检测,肌钙蛋白几乎可以完全取代 CK-MB 在临床的应用。如果说 CK-MB 还有什么优势的话,对早期再梗死的诊断可能是其在与肌钙蛋白比较中惟一占优势的方面。笔者认为,多数情况下没有必要进行"心梗三项"检查,肌钙蛋白一项就够了。如果将三项捆绑在一起检测,则更会加重浪费。在 2001 年提出心肌标志物新的组合,即 cTn+BNP+D-D,新的组合融合了心肌损伤/坏死(cTn)、心功能改变(NT-proBNP)和病因学指标 D-二聚体(D-D),D-D 用来确定或者排除血栓性疾病,如肺栓塞导致的呼吸困难等。

(李金梁)

参 考 文 献

1　Binder L,Pieske B,Olschewski M,et al. N-terminal pro-brain natriuretic peptide or troponin testing followed by echocardiography for risk stratification of acute pulmonary embolism. Circulation,2005,112: 1573～1579

2　Kostrubiec M,Pruszczyk P,Bochowicz A,et al. Biomarker-based risk assessment model in acute pulmonary embolism. Eur Heart J,2005,26:2166～2172

3 Apple FS,Murakami MM,Pearce LA,et al. Multi-Biomarker Risk Stratification of N-Terminal Pro-B-Type Natriuretic Peptide,High-sensitivityC-Reactive Protein,and Cardiac Troponin T and I in End-Stage Renal Disease for All-Cause Death. Clinical Chemistry,2004,50:2279～2285

4 许俊堂,胡大一,于金燕,等. 床旁定量心脏标志物检测的前瞻性研究. 中华心血管病杂志,2004,32:704～707

5 杨振华,潘柏申,许俊堂. 中华医学会检验学会文件心肌损伤标志物的应用准则. 中华检验医学杂志,2002,25:185～190

第 7 章

超声心动图诊断冠心病

　　冠状动脉粥样硬化性心脏病(coronary atherosclerotic heart disease)简称冠心病,是中老年人群中最常见的一类心脏病。冠心病的及时诊断和对病变累及的范围及严重程度的准确评估,对各种治疗(溶栓、各类介入性治疗及冠状动脉旁路移植术)的决策、疗效及预后判断方面起关键性的作用;对准确评价冠心病患者受损心肌的部位、范围及严重程度,对病人的处理和判断预后均有重要意义。试验证明急性冠状动脉的闭塞,几乎立即引起相应冠脉心肌出现节段性运动异常,该运动异常早于心电图的改变和临床症状的出现。冠脉供血减少和心肌功能减低出现的紧密联系,使人们可以将室壁节段性运动异常作为评价心肌缺血和(或)心肌梗死有无的早期且敏感的指标。超声心动图除了可方便、无创地评价心肌缺血和(或)心肌梗死导致的节段性运动异常外,还可评价心脏结构的改变,如室壁瘤、梗死性室缺、二尖瓣反流、左室附壁血栓形成等。此外,超声心动图还可以动态的反复评价冠心病患者的心功能变化,为临床提供有益的诊断信息。以往冠状动脉造影是诊断冠心病的金标准,鉴于其价格昂贵及有创性限制了它的广泛应用。超声心动图问世以来不断探索对冠心病的诊断价值。至今已经发展了二维、血流多普勒、组织多普勒、食管内及冠脉内超声心动图;左心声学造影剂的研制及对比二次谐波成像技术的应用,使它在冠心病的诊断、病变范围及严重程度的判断方面确立了重要的地位。

第 1 节 冠状动脉超声显示方法

一、冠状动脉解剖

(一) 心外膜冠状动脉

1. 左冠状动脉

起始于升主动脉左后方的左冠窦,其开口位于左窦外侧中上部和左心耳之间,内径约为 0.4~0.5cm。主干长约 0.2~4cm。在肺动脉起始部与左心耳之间,沿冠状沟走向前外方,至左心耳下缘分出两主支,一支沿前室间沟下行走向心尖,与右冠状动脉的后降支在心尖处吻合,称之为前降支(LAD),实际上是左冠状动脉的延续,沿途分出对角支及向室间隔发出多个穿隔支;另一支稍小,发出后沿冠状沟向左、后走行,经过左心耳的下方,抵达左心室后面,与右冠状动脉相吻合,称为左旋支(LCX),沿途发出钝缘支、左房支、有些左主干还直接发出一支粗大的中间支,位于前降支和左旋支中央。

2. 右冠状动脉

始于升主动脉右前方的右冠窦,其开口位于右窦外侧中上部,窦嵴下方 1cm 处,内径约为 0.4~0.5cm,在肺动脉起始部与右心耳处沿冠状沟向右下行,绕过心右缘至心脏隔面,继续沿冠状沟向左走行,多数终于心左缘与房室交点之间,沿途发出分支:圆锥支、窦房结支、右心室支、锐缘支、房室结支;在心脏后面,作为后降支沿后室间沟下行至心尖,沿途向心脏后室间沟垂直发出多个后穿隔支、左心室后侧支。

(二) 心肌内冠状动脉

心肌内冠状动脉分两种类型,A 型即树枝型分支,B 型即主干型分支。

1. 树枝型分支冠脉血管

由心外膜冠状动脉发出分支进入心肌后呈树枝状分布,管径逐渐变细,主要供应心肌血流。

2. 主干型分支冠脉血管

由心外膜冠状动脉发出分支垂直进入心肌直达心内膜管径无明显变细,在心内膜形成网路交通,保证心内膜有效和充足的血液供应。

(三) 心肌的供血

心脏由发自主动脉根部的左、右冠状动脉供血。一般来说,左冠状动脉主要供应心脏的左瓣,右冠状动脉主要供应心脏的右瓣,但可有个体差异。冠状动脉供血分为左优势型和右优势型,据文献报道,国人心脏以右优势型为多。

(1) 前降支供应左室前壁、前侧壁、室间隔的前 2/3,二尖瓣前外乳头肌和左房、心尖。

(2)左旋支供应左房、左室前壁上部、左室外侧壁、心脏膈面的左半部或全部及二尖瓣后内乳头肌。

(3)右冠状动脉供应右室、室间隔后1/3及心脏膈面的右侧或全部。

二、正常冠状动脉图像

(一)经胸冠状动脉探查

冠状动脉的检查需要有一定实践经验,以胸骨旁主动脉根部短轴切面为主,极少数人可在不标准左室长轴切面上显示右冠状动脉起始部。

1. 左冠状动脉

(1)胸骨旁主动脉根部短轴切面:先显示主动脉瓣,鉴于冠状动脉起源于瓣上1~1.5cm,探头向上倾斜主动脉瓣消失,在主动脉短轴4~5点处可见两条平行的线样回声,即为左冠状动脉主干,再调节声束,逆时针旋转探头,稍向外上倾斜,可见向前下走行的前降支,调节角度,向后走行的是左旋支(彩插页图7-1)。

(2)心尖四腔心切面:将探头角度稍向前倾斜,显示左室流出道,主动脉和肺动脉,再将探头顺时针方向旋转,即可见位于左心室之后、肺动脉之间与主动脉相延续的左主冠状动脉(彩插页图7-2)。

2. 右冠状动脉

右冠状动脉位于左冠状动脉稍上方,需将成像平面向上倾斜进行显示,胸骨旁主动脉根部短轴切面,在主动脉短轴前内侧壁10~11点处,可见右冠状动脉,其开口端不如左冠状动脉清楚,显示长度大于左干。另于左室长轴可显示右冠状动脉主干,位于主动脉窦前壁(彩插页图7-3、彩插页图7-4)。

3. 运用冠状动脉血流显像技术显示冠状动脉

左室两腔切面内探头略向右倾斜,使室间隔前方出现部分右室结构再将探头逐渐向左倾斜,待右室结构正好消失,可见室间隔前方沿前室间沟下行的前降支中下段;探头略向下移显示左室心尖部待右室结构正好消失,此时左室下壁与膈肌之间可见沿后室间沟下行的后降支中下段;部分后降支可绕过心尖部(彩插页图7-5)。

由于冠状动脉的走行方向变化较大,同时受到心脏活动的影响,一般不可能显示完整的冠状动脉,但通过不同断面进行反复细致的观察,尤其注意其走行方向及其连续性,可明显提高显示冠状动脉的敏感性和特异性。

(二)经食管超声心动图(TEE)

显示主动脉短轴标准切面后,探头稍向上提并向左屈曲即可见左冠状动脉主干开口,进一步调整探头稍向下倾斜向左旋转即可显示左冠状动脉主干及其分叉处,将探头顶端进一步稍向下斜可见10~25mm的前降支近端。在左冠状动脉主干显像平面将探头稍向上提同时逆钟向旋转可显示左旋支(彩插页图7-6)当探头顶端向下向右倾斜时于主动脉短轴6或7点钟处可显示右冠状动脉,由于左右冠状动脉不再同一平面,因此大多数人不能在同一切面同时显示左右冠状动脉主干。TEE 可显示冠状动脉长度为：左前降支 10～20mm，左旋支 10～30mm，右冠状动脉 10～20mm，一般冠状动脉直径是 3～5mm。

（三）冠状动脉的观测项目

1. 起源和走行是否正常

左、右冠状动脉分别起源于左右冠状动脉窦，一般左主干向肺动脉倾斜 15°～30°，走行平直，左前降支沿室间隔下行，左旋支向左后行，右冠状动脉向右后行。

2. 测量管腔内径

左主干及右冠状动脉内径为 3～6mm，平均 4±1mm；左前降支近端及左旋支近端为 3～5mm。凡管腔小于 3mm 者为狭窄，大于 6mm 为扩张。

3. 观测管壁和内膜形态

左主干和右冠脉壁厚为 1～2mm，大于 2mm 认为管壁增厚。正常人内膜光滑，无斑块。粥样硬化的冠脉多呈不完全或完全闭塞，血管走行迂曲，管腔变窄，内膜增厚，回声增强且不均匀。冠状动脉粥样硬化分为 3 度：Ⅰ度仅为内膜增厚，回声均匀一致，无突出的斑块；Ⅱ度可见内膜增厚，回声不均匀，有突出管腔的斑块，管腔小于正常的 1/2；Ⅲ度内膜形态消失，为斑块所替代，已无明确的管腔直径小于正常的 1/3。单纯痉挛的冠脉以管腔缩小为主，不伴有管壁增厚。

4. 观测冠脉近端的血流

冠状动脉的血流受主动脉血流、心室肌收缩状态和主动脉瓣启闭的影响。由于冠状动脉血流速度较低，检查时应减少最大显示速度，并适当减少切面图像的增益，正常时在管腔内显示比较均匀的低速，以舒张期为主的血流色彩。收缩期冠状动脉的血流量占心动周期灌注量的 1/3，而舒张期占 2/3。因此多普勒血流频谱以舒张期占优势，为低幅中频波，不受呼吸影响。舒张期流速为 30～80cm/s，收缩期为 12～20cm/s，血流方向由心底部流向心尖部，一般以舒张期血流速度小于 30cm/s 或大于 80cm/s 为异常，前者为狭窄近端，后者为狭窄远端的血流多普勒特征，提示管腔狭窄。冠脉近段频谱多普勒检测比较困难，主要原因是在心动周期过程中，冠状动脉随心动周期有移位，难以设置取样容积，只能记录到部分冠脉的血流频谱。关于冠状动脉血流量的测量受许多因素的影响，有待进一步研究及完善（彩插页图 7-7）。

三、临床应用价值

冠状动脉粥样硬化时，可见管腔狭窄，管壁增厚，内膜不光滑，回声不均匀。Rink 提出二维超声心动图对冠脉主干的诊断依据：

(1) 左冠状动脉主干壁内高密度的回声。
(2) 左冠状动脉主干有不规则的高密度回声。
(3) 在数个心动周期内的图像中可见左冠状动脉主干腔内有部分或完全梗阻。
(4) 如果可能，在梗阻的近端或远端应见到冠状动脉腔。

超声对近端冠状动脉的检测具有临床意义，但不能显示远端冠状动脉的病变，通常当超声显示冠状动脉近端无病变时，不能完全排除冠心病的可能。

（朱　红）

第2节 负荷超声心动图在冠心病中的应用

负荷超声心动图(stress echocardiography)系评价心肌灌注及左室功能的有力工具。可以检测冠心病患者在运动、药物、起搏、握力等负荷状态下冠状动脉的储备功能,实时记录室壁运动及血流动力学变化,对心脏病变程度及代偿功能作出定量评价。准确评价冠心病(CAD)患者受损心肌的部位、范围及严重程度对病人的处理及判断预后有重要意义。

最早将负荷方法与超声心动图结合起来的是美国国立卫生研究院应用M型超声心动图研究了踏板负荷方法对病人心功能的影响,但成功率仅为50%。随着二维超声心动图的发展,1979年有报道应用二维超声结合直立踏车或平板负荷试验诊断评价缺血性心脏病,但图像质量较粗糙。1983年国外学者对踏板负荷后的病人即刻进行超声心动图检查,成功率提高到了90%。此时临床上开始进行药物负荷超声心动图诊断。1988年数字化技术的发展通过数字化摄取二维超声图像,可将单一心动周期以电影回放的方式连续回放,亦可将静息与负荷时的图像并帧比较,使负荷超声的检查方便进行,并提高了诊断的敏感性。20世纪90年代后至现在,药物负荷(多巴酚丁胺、双嘧达莫)运动负荷已成为最常采用的负荷检查方法。

冠心病是冠状动脉粥样斑块形成使管腔狭窄或闭塞,心肌供血减少血氧供需失衡造成的一组综合征:无症状性心肌缺血、心绞痛、心律失常、心力衰竭、心肌梗死及猝死。正常情况下,心脏冠状动脉储备功能很强,任何负荷导致耗氧量增加时,冠脉血流量可增加4~5倍,即使冠脉狭窄达85%时,静息状态下,供需仍可保持平衡,临床无症状,心电图正常,超声无室壁运动异常。在心脏增加负荷时,心肌耗氧量增加,狭窄冠脉血流量不能相应的增加而导致供需失调,心肌显示缺血的改变。

心肌缺血的改变以室壁运动异常最敏感,因此超声心动图负荷试验以室壁运动及室壁增厚率的异常作为诊断依据,对冠心病的诊断价值可以肯定。

1. 负荷超声心动图的分类

(1)运动负荷:踏板、仰卧踏车、直立踏车。
(2)药物负荷:又分为拟肾上腺素能激动剂及血管扩张剂,拟肾上腺素能激动剂最常用多巴酚丁胺,血管扩张剂最常用双嘧达莫、腺苷。
(3)起搏负荷:食管、心房、心室。
(4)其他:冷加压试验、精神负荷及过度换气。

2. 适应证

(1)诊断冠心病并评估心肌缺血的范围和严重程度。
(2)估价心肌存活性(仅限于药物负荷,尤其是多巴酚丁胺和双嘧达莫)。
(3)心肌梗死后和非心脏手术前危险度分层。
(4)估计不明原因的胸痛、气急。
(5)无诊断意义的心电图运动试验。
(6)评价PTCA和CABG的疗效和再狭窄。

(7)评估瓣膜病变程度。

3. 禁忌证

(1)不稳定心绞痛。

(2)未控制的高血压(SBP>180mmHg,DBP>110mmHg)。

(3)肥厚型梗阻型心肌病。

(4)活动性左心室血栓。

(5)严重的心脏瓣膜病。

(6)充血性心力衰竭。

(7)已知严重心律失常史。

(8)明显的支气管狭窄病变、房室传导阻滞、低血压(双嘧达莫负荷超声)。

多巴酚丁胺和双嘧达莫负荷试验前最好停用β受体阻滞剂,钙拮抗剂和其他的药物治疗性药物无需停用。

4. 负荷超声心动图的终止指标

(1)靶心率(次极量心率即年龄预测最大心率的85%)。

(2)病人主动要求中止试验。

(3)严重高血压或低血压。

(4)严重心律失常。

(5)ECG ST-T 降低 2mm 以上。

(6)患者出现不能忍受的症状。

5. 缺血的判断

不论采用哪种负荷方式,都以负荷高峰时室壁运动与负荷前比较。负荷后室壁运动较负荷前增强,判断为负荷试验阴性。负荷后室壁运动比负荷前减弱不变,判断为负荷试验阳性(彩插页图 7-8)。

一、运动负荷试验

运动时心脏的生理反应是心率增快,血压升高和室壁运动增强。正常冠脉随运动负荷量的增加,心率加快血压升高,氧耗量增加。室壁运动增强、室壁增厚率增高,这些变化符合生理反应。狭窄的冠脉运动早期心肌氧供需尚可维持,随着耗氧量的增加由于冠脉储备功能降低供需失调导致室壁运动异常。

1. 运动负荷试验的分类

(1)踏板负荷试验:踏板负荷试验是较常用的负荷试验,不需要具备踏车技术,受检者容易接受,运动量容易控制。

①负荷量:采用标准的踏板运动负荷试验(Bruce方案或修订的Bruce方案)。

②图像采集:运动前采集静息图像,并数字化存储,于运动后60秒记录左室长轴、短轴、心尖四腔和两腔切面并进行数字化存储,最迟不超过90秒完成。

③监测:记录基础状态的心率、血压 12 导联心电图,记录运动时和运动后的心率、血压 12 导联心电图。

(2)直立及仰卧踏车负荷试验

①负荷量:开始时每分钟蹬 60 次,其功率相当于 25W,其阻力每 2 分钟递增 25W,最大功率止于 250W 或达到最大心率的 85%。

②图像采集:踏车前左侧卧位采集胸骨旁左室长轴、短轴、心尖四腔心、两腔心切面。坐位踏车试验病人骑上自行车采集静息状态下的心尖切面,每一级负荷终点捕获数字化图像。由于上下两级之间有重叠,当病人在某一级终点前突然停止蹬车,应以最后捕获的图像作为峰值图像,对于仰卧踏车试验,静卧采集四个基础切面,运动高峰采集并记录四幅图像,对比观察及分析室壁运动及室壁增厚率。

③监测:负荷前测静息时的心率、血压并记录 12 导联心电图,运动后连续监测心电图及心率。

2. 运动负荷试验的敏感性

运动负荷试验对冠心病诊断的敏感性和特异性各处报道不一致,但均较高。由表 7-1 可见运动负荷超声诊断冠心病的总的敏感性为 71%~93%,特异性为 64%~96%,诊断单支病变的敏感性多于多支病变,分别为 50%~92% 和 82%~100%,同样,在无心肌梗死的病人中敏感性也略低。

表 7-1 运动负荷超声心动图的诊断价值

作者	病例数	负荷种类	总敏感性(%)	特异性(%)	单支血管敏感性(%)	多支血管敏感性(%)
Maurer	41	踏板	86	92	50	94
Sawada	57	直立踏车	86	86	88	82
Limacher	73	踏板	91	88	64	97
Armstrong	123	踏板	87	86	81	93
Crouse	280	踏板	97	64	92	100
Quinones	1120	踏板	74	88	58	90
Hecht	180	仰卧踏车	93	86	84	100
Marwick	50	踏板	84	86	77	93
Pozzoll	75	直立踏车	71	96	60	93
Ryan	309	直立踏车	91	78	86	95
Hecht	71	仰卧踏车	90	80	77	100

影响运动负荷试验准确性的重要因素是运动负荷量必须达标。运动后心率、血压、心电图及室壁运动异常一般在 2 分钟内迅速恢复。如运动量大导致心肌顿抑,恢复时间延长可提供充足的采集时间,操作者的熟练程度是保证迅速采集图像极为重要的因素。时间的延误将失去捕获室壁运动异常的机会,特别是单支血管病变、冠脉狭窄 50%~70% 及伴有侧支循环的心肌节段,其恢复时间更短。因此必须在 2 分钟以内完成图像采集极为关键。任何类型的运动负荷试验,除了观察室壁运动外不能忽视病人的临床症状、心电图改变、运动持续时间及缺血出现时间的早晚,应进行综合分析。

二、非运动负荷试验

对于冠心病的诊断,运动负荷超声心动图对具有非常重要的临床意义,但是其关键是必须达到最大运动负荷量。实践中有30%~40%的病人不能运动或不能达到预期的最大运动量,但是为了冠心病的诊断、治疗方式的选择及判断预后必须进行负荷试验。运动受限的常见原因是周围血管或脑血管疾病及骨关节疾病,不能运动情况有严重的心肺疾病及全身虚弱的特别是老年人,而这些病人可以耐受药物负荷试验。此外有些情况负荷运动试验不能提供的诊断如冠脉痉挛麦角新胺负荷试验可提供;梗死后左心功能不全时判断是否存在冬眠心肌或抑顿心肌。这些情况可进行药物负荷试验达到预期的负荷量,并且在试验中可观察到缺血出现,这是踏板试验及踏车试验均不可能得到的信息,因此可见非运动负荷试验的可行性和必要性。

非运动负荷试验分为两种:①拟运动负荷制剂:通过增加心肌作功和氧耗量导致缺血。包括多巴酚丁胺、多巴胺、Arbutamine 和其他拟交感神经制剂,起搏负荷和阿托品。众所周知这些药物都是增加心肌作功心肌需求量增加,病态冠脉循环不能满足增加的氧需求量,导致心肌缺血,节段性室壁运动减低,这与运动负荷导致的缺血机制相同。②血管作用制剂:影响冠脉灌注及氧供应而导致缺血,包括血管扩张剂双嘧达莫及腺苷因冠脉窃血而诱发缺血,麦角新胺激发冠脉痉挛导致缺血。

(一)拟运动负荷制剂

1. 多巴酚丁胺负荷试验

(1)作用机理及血流动力学改变:多巴酚丁胺为异丙肾上腺素衍生物,系人工合成的儿茶酚胺类药物,具有较强的 β_1 受体兴奋作用(正性肌力作用),对 β 受体及 α 受体兴奋性较弱(外周血管作用较小),其增强心肌收缩的作用大于增加心率的作用,静脉按 2.5~10μg/(kg·min)给药时,可使心肌收缩力增强,心排血量增加,左心室充盈压、肺毛细血管嵌压及中心静脉压下降。当多巴酚丁胺超过15~20μg/(kg·min)时可增加心率达100次/min,大部分病人可增加到120次/min,血压无明显变化,高血压病人收缩压增高较明显,而左心功能不全的及多支血管病变者升压反应不明显。当给多巴酚丁胺时,主要作用于 β_1 受体而引起心肌收缩力增强,心率增快,血压增高、心肌需氧量增加、流向狭窄冠脉供血范围心肌的血流量下降,导致相应节段心肌运动减低。当多巴酚丁胺负荷实验时缺血出现于低工作负荷或低剂量时应考虑病变范围较大。

(2)用药方案:尚未统一,总剂量可低至 20μg/(kg·min)或高达 50μg/(kg·min)。目前最广泛应用的方案是起始量 5μg/(kg·min)每 2~3 分钟增加一级,为 10、20、30、40μg/(kg·min)。因为剂量以微克为单位且需静脉点滴维持必须使用输液泵,如已经达到 40μg/(kg·min)未达到预测心率,计算公式是(220-年龄)×85%,可加用阿托品,0.25mg/min,共 4 次,总剂量不超过 1mg。

(3)图像采集:首先检查静息时超声心动图,摄取静息时的左室长轴、短轴、心尖四腔、两腔心切面,数字化存储,记录静息时的 12 导联心电图和心率、血压。注药后数字化摄取并存储低剂量(10~20μg/(kg·min))和高剂量(40μg/(kg·min))和用药后 5 分钟恢复期的左室长轴、短轴心尖四腔、两腔心切面。监测12导联心电图和心率血压,每3分钟记录一次心电图和血压。

(4)副作用:一般来说,很安全,最严重的并发症是心律失常,较常见的心律失常是房性或室性期前收缩和短阵心房纤颤及短阵室性心动过速。其他如胸痛、心悸、高血压、焦急不安、发抖等。如停药后出现胸痛、心律失常等症状,大多无需处理,如症状严重,可酌情给β受体阻滞剂或其他药物对证治疗。禁忌证为严重的高血压和心律失常者。

(5)敏感性和特异性:对冠心病的诊断敏感性和特异性各家报道不一,以冠脉狭窄50%或70%定为冠心病,敏感性为69%~95%(加用阿托品或采用经食管超声心动图均可提高敏感性)。如以定量冠脉造影管腔内径小于1mm敏感性可提高至86%,特异性为82%~100%。对单支血管诊断的敏感性明显低于多支血管,其范围是66%~89%。

2. Arbutamine 负荷试验

Arbutamine是多巴酚丁胺的异构体,它需要有计算机控制的封闭式输液系统,输液前先输入病人的年龄、靶心率(最大预期心率的85%)。心率递加的速度(每分钟递增4~12次)和体重。

(1)血流动力学:和多巴酚丁胺类似,半衰期较多巴酚丁胺长,所以停药后心率减低的速度也较慢。

(2)术前准备及图像处理:试验前48小时停服β受体阻滞剂。负荷前、低剂量、峰值剂量和停药后,采集左室长轴、短轴、心尖四腔、两腔心切面,并数字化存储。

(3)副作用和禁忌证:Arbutamine的副作用与多巴酚丁胺相似,禁忌证为未控制的收缩期高血压、有持续性心律失常和心力衰竭。

(4)敏感性和特异性:对于心肌缺血鉴定的敏感性为76%,确认为冠心病的敏感性为84%。此研究尚处于研究阶段。

3. 起搏负荷

(1)作用机制及优越性:此方法是经电极刺激使心率增快,耗氧量增加,使狭窄冠脉所支配的心肌心内膜下血流灌注减少产生心肌缺血。一般采用心房起搏,既可引起节段性运动异常,又可导致心肌灌注异常。直接心房起搏经静脉插入起搏导管电极属于有创性,现已很少应用,一般采取食管电极起搏。与药物负荷相比几乎全部病人都可达到预期目标心率,起搏停止后心率立即恢复正常,不像药物负荷一旦出现副作用停药后需延迟一些时间药效才会完全消失。

(2)方案:经食管起搏需进行局麻并给轻度镇静剂,起搏开始心率通常为100次/min,每2分钟递增20次/min,靶心率为160次/min。

(3)图像采集:于起搏前、心率达到110次/min、峰值心率时及起搏停止后,采集数字化图像。

(4)血流动力学:比药物负荷容易控制,心率通常增加至150或160次/min,血压升高很轻微。

(5)副作用:经食管起搏副作用远比药物负荷少,常见的是食管不适、呕吐、恶心、偶有心绞痛停药后消失,偶有心房颤动或心房扑动。

(6)敏感性及特异性:对于冠脉内径大于50%~70%的病例,不论是经胸或经食管超声心动图其敏感性和特异性均高,范围分别是83%~93%,75%~100%。

(二)血管作用制剂

1. 双嘧达莫

(1)作用机制及血流动力学:是内源性腺苷,扩张冠脉的机制是灭活腺苷脱氢酶,减少腺苷的破坏,使腺苷在血液中的浓度升高,心肌内冠脉扩张,血流量增多。注射双嘧达莫后正常冠脉血流量可增加4~5倍,而狭窄的冠脉腺苷的储备抑耗竭,即使注射双嘧达莫后腺苷浓度也不能增加,因此狭窄的冠脉不能扩张,一只狭窄冠脉供血区域的血流流向正常冠脉供血区域,血流分布不均匀,正常区域较用药前血流量增多,收缩增强,狭窄区域血流进一步减少而加重收缩减弱,这种现象成为冠脉窃血。双嘧达莫不增强心肌收缩力及心率,也不增加氧耗量,心律血压乘积不增加,与运动负荷不同,而是血流分布不均匀所致,双嘧达莫增加腺苷的作用是间接的,因此作用开始较慢,达峰值时间也慢,持续时间较长,半衰期达6小时。

(2)术前准备:由于恶心是最常见的副作用,检查前需空腹,一旦发生应防止吸入。茶类、咖啡和可乐中含有黄嘌呤,可以抵消双嘧达莫对腺苷代谢作用并对腺苷活性有直接的抑制作用,试验前12小时禁食此类物质。试验前准备好静脉通道、心电图监测仪及复苏设备、药物(β受体阻滞剂)。

(3)图像采集:采集胸骨旁长轴、短轴切面、心尖四腔心切面及两腔心切面,在用药前、低剂量、峰值剂量及停药后数字化采集并存储图像。

(4)用药方案:采用大剂量静脉注射,先静脉注射0.56mg/kg,4分钟后注射完毕,观察4分钟如无缺血反应在加0.28mg/kg,2分钟后注射完毕。总剂量是0.84mg/kg,如未见缺血反应观察3分钟后也可加用阿托品0.25mg/kg,总量不超过1mg。

(5)副作用与禁忌证:血压改变很小,可能引起血压降低,常可自然缓解。大剂量时2/3的病人会出现脸红及头痛,严重的较长时间的缺血少见,严重的副作用也少见,禁忌证为未经治疗的房室传导阻滞和支气管痉挛疾病。

(6)敏感性:低剂量时0.56mg/kg敏感性为55%,高剂量时提高至74%~95%。

2. 腺苷

(1)作用机制:直接作用于血管系统,因此扩张血管作用较强,作用开始较快,副作用较大,但停药后迅速消失。

(2)用药方案:有两种:固定剂量0.14mg/(kg·min),还有一种就是以0.1mg/(kg·min)开始,每3分钟递增一级最后达0.14mg或0.18mg/(kg·min)。

(3)副作用:由于其半衰期很短,停药后副作用立即消失,因此不用药物对抗副作用。

(4)敏感性及特异性:与双嘧达莫负荷相似,有学者报道73例冠脉狭窄大于75%的患者,腺苷剂量达0.14mg/(kg·min)其检出心肌缺血的敏感性为85%,特异性为92%。

3. 麦角新胺

导致缺血的机制是冠脉痉挛,而不是窃血,不增加心肌耗氧量,常用于冠脉造影时观察有无冠脉痉挛。

（三）药物联合应用

上述几种药物可联合使用，使副作用降到最低，并可提高诊断缺血的敏感性。

1. 阿托品与其他药物联合应用

因阿托品减少迷走神经兴奋对心率减慢的作用，尤其对血压升高反射性的引起心率减慢最为有效。

(1)阿托品与多巴酚丁胺联合应用：病人因服用β受体阻滞剂在多巴酚丁胺试验时心率不能达标，可加用阿托品。

(2)阿托品与双嘧达莫联合应用：双嘧达莫负荷试验时利用阿托品提高心率以增加氧耗量。

2. 多巴酚丁胺与双嘧达莫联合使用

利用了双嘧达莫冠脉窃血作用检出狭窄严重的冠脉，随后按递增方式给多巴酚丁胺，氧耗量逐渐增加可检出中度狭窄的冠脉。

三、负荷超声心动图的临床应用

1. 心肌梗死后和非心脏手术前危险度分层

运动负荷超声心动图可用于估价心急梗死的预后，国外学者对40例心急梗死后的患者进行负荷试验得出结论：运动负荷超声心动图阳性者预后不佳，且运动超声对预后的估测价值优于心电图运动试验。

药物负荷超声如多巴酚丁胺可用于非心脏的血管手术患者心脏事件的发生进行预测，有学者对136名准备作大血管手术的患者行多巴酚丁胺负荷超声，剂量$10\sim40\mu g/(kg\cdot min)$结果表明术后发生心脏并发症的所有人的术前负荷试验均为阳性，负荷阴性者无一发生心脏事件。多元回归显示，多巴酚丁胺负荷时的室壁运动异常是预测心脏事件发生的敏感指标，是一种预测术后心脏事件发生危险性的安全可行的方法。

2. 评价 PTCA 和 CABG 的疗效及再狭窄

国外学者对103例PTCA病人术后6个月，于同一天内进行多巴酚丁胺超声负荷试验，使用量至$30\mu g/(kg\cdot min)$，以出现新的节段运动异常为标准结果于冠脉造影对照，一致性为60%，扩张后的区域又发生再狭窄的病人中，多巴酚丁胺超声负荷超声异常者占38%，无狭窄者，超声正常者占79%，说明多巴酚丁胺超声负荷试验对判断PTCA后再狭窄的敏感性低，但特异性高，可能与多支病变有关。上述研究表明应用负荷超声心动图可评价反应治疗效果，准确诊断学运重建后再狭窄。

3. 存活心肌的判断

详见本章第六节。

（秦悦洋）

第3节 心肌缺血与室壁运动异常

伴随冠状动脉缺血的心肌缺血常导致左室壁某个部位发生局限性运动异常,称之为左室壁节段运动异常,它是切面超声心动图诊断冠心病较特异性指标。

一、左室壁节段划分

左室壁的节段划分有许多种类型,如9分法,16分法,20分法等,分别将室壁分为相应的节段。目前通用的是16节段法,是1989年美国超声心动图学会(ASE)推荐的,是用左室的3个长轴切面及3个短轴切面,3个长轴切面分别为左室长轴切面,心尖四腔心切面和心尖两腔心切面。3个短轴切面分别为左室短轴二尖瓣水平,乳头肌水平及心尖水平。将左室分为前间壁、间壁、前壁、侧壁、下壁、后壁。其中前间隔、后壁分为基底段、中间段,其余均各分为三段即基底段、中间段、心尖段(图7-9)。

二、心肌缺血与室壁运动异常

心肌室壁运动与心肌供血密切相关,心肌缺血性病变是形成室壁运动障碍的形态学基础。动物试验证明,冠状动脉结扎几秒钟心室壁即出现运动异常,减弱、无运动或反常运动早于心电图ST-T改变,研究表明冠心病导致的心肌缺血时,出现室壁节段性运动异常(region wall motion abnormality,RWMA)先于心室顺应性、收缩性、血流动力学和心电信号的改变。

冠状动脉狭窄的程度和节段性室壁运动异常的关系,是由心急血流供应和心肌灌注需求平衡决定的,静态下,冠状动脉内膜直径狭窄只有在超过85%时节段性血供和节段性室壁运动才开始降低,但是当心肌血供需求增加时,即使冠状动脉狭窄仅50%,也产生血流受限和节段性室壁运动异常。

(一)冠脉供血与心肌节段的关系

临床上明确哪支冠脉阻塞及其阻塞部位对于冠状动脉搭桥术及冠状动脉成形术具有重要的指导意义,由学者对心肌梗死病例做了运动负荷超声心动图可提供冠脉灌注部位。

1. 胸骨旁长轴切面

可观察到室间隔及左室后壁,此切面所显示的室间隔是前室间隔由冠脉左前降支供血,室间隔基地段1~2cm由第一穿隔支供血,因此根据室间隔基底段运动是否异常而明确前降支堵塞部位在第一穿隔支之前还是之后,此切面的左室后壁通常由冠脉左旋支供血。在短轴切面可观察到三只冠脉供血区。前降支供应左室前壁及室间隔的前1/2;后降支提供左室后壁中间部分以及室间隔的后1/2,后降支通常是右冠状动脉的分支,若冠状动脉左优势型则后降支可起源于左旋支(彩插页图7-10)。

2. 心尖两腔心切面

显示了由左前降支及后降支供血的前壁及后壁。后壁的2/3及基地段的1/2由后降支供

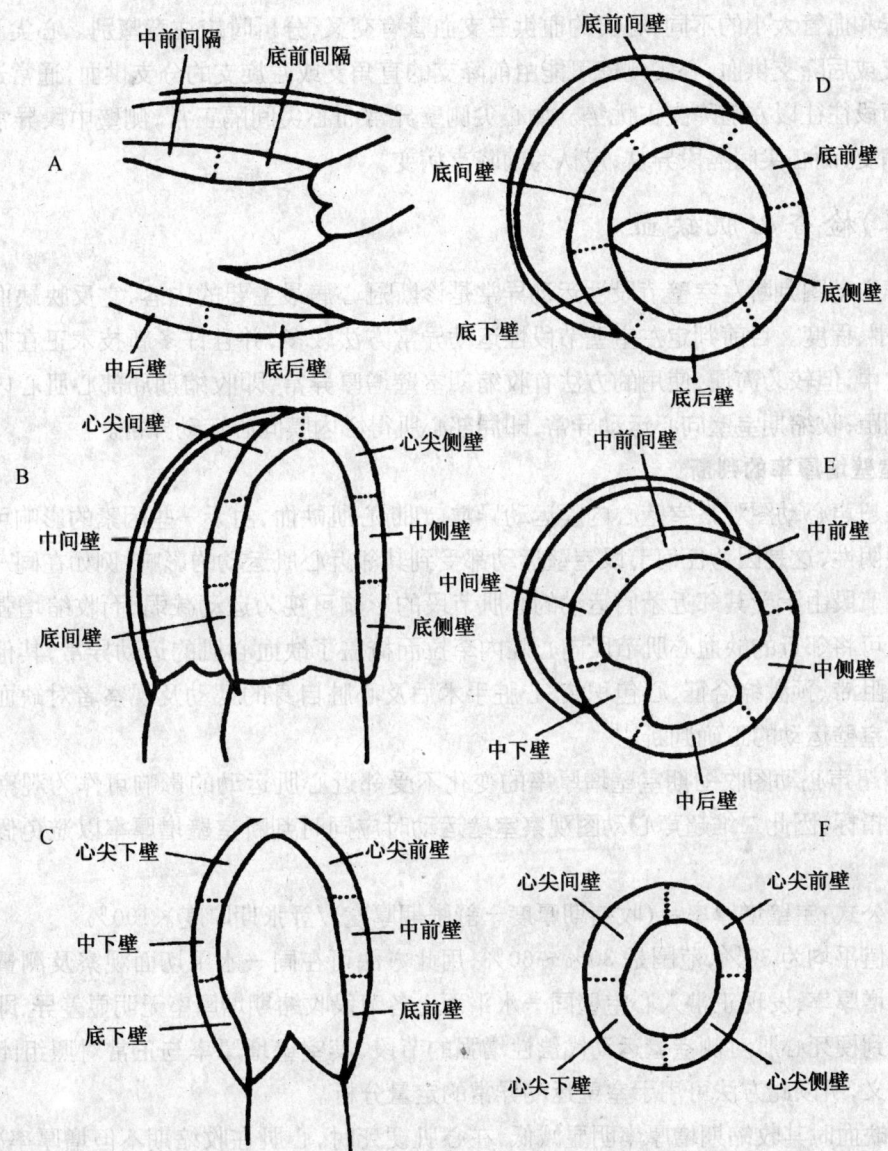

图 7-9 16 节段法

A. 显示底前间隔、中前间隔、底后壁、中后壁 4 个节段；B. 显示底间壁、中间隔、心尖间壁、底侧壁、中侧壁、心尖侧壁 6 个节段；C. 显示底下壁、中下壁、心尖下壁、底前壁、中前壁、心尖前壁 6 个节段；D. 显示底前间隔、底间壁、底下壁、底后壁、底侧壁、底前壁 6 个节段；E. 显示中前间隔、中间隔、中下壁、中后壁、中侧壁、中前壁 6 各节段；F. 显示心尖间隔、心尖下壁、心尖侧壁、心尖前壁 4 个节段

血,前壁基地段或前壁的 1~2cm 由前降支前降支近段部分供血。

3. 心尖四腔心切面

可显示三支冠脉供血区,室间隔远端的 1/2 或 2/3 由左前降支供血。室间隔的近段 1/3 通常由部分后降支供血,侧壁常常由回旋之供血。

后降支常常是右冠脉的分支,而左冠脉优势型者则后降支是左旋支的分支。由于个体之间的差异和血管大小的不同,心尖的血供三支血管有交叉,分析时应注意鉴别。心尖下壁可能由前降支或后降支供血,心尖侧壁可能由前降支的直角支或左旋支的分支供血,通常这两个重叠供血节段往往以左前降支占优势。如心尖侧壁异常而心尖间隔正常,侧壁中段异常应认为左旋支病变,而心尖间隔段异常,应认为前降支病变。

(二)检查心肌缺血

超声心动图判断左室壁节段性运动异常是诊断冠心病最主要的内容,它反映缺血心肌的部位、范围、程度。目前判定左室壁节段性运动异常方法较多,并且许多新技术正在临床应用和开发之中,但较为简便,使用的方法有收缩期室壁增厚异常,即收缩期局部心肌心内膜与心外膜的间距;收缩期室壁向心运动异常,即局部心肌得心内膜向心运动异常。

1. 室壁增厚率的判断

二维超声心动图观察室壁心内膜运动异常,判断心肌缺血,由于一些因素的影响可导致假阳性或假阴性,这是因为任何节段室壁运动都受到其邻近心肌运动的影响,例如在同一心腔内正常心肌节段由于受其邻近矛盾运动的心肌节段的影响可视为运动减弱,而收缩增强的正常心肌节段可将邻近的缺血心肌节段向心腔内牵拉而掩盖了缺血心肌的运动异常,其他如完全性左束之阻滞、预激综合征、心包积液、心脏手术后及心脏自身的摆动及观察者对缺血判断均可影响对室壁运动的正确判断。

M型超声心动图收缩期室壁增厚率的变化不受邻近心肌运动的影响可作为观察室壁运动的定量指标,因此二维超声心动图观察室壁运动时应同时判断室壁增厚率以避免假阴性或假阳性。

计算公式:室壁增厚率=(收缩期厚度-舒张期厚度)/舒张期厚度×100%

正常值平均为30%,范围是30%~60%,用此方法可在同一水平切面观察及测量不同室壁节段的增厚率,发现正常人心室壁同一水平面上各节段收缩期增厚率无明显差异,即使二维超声观察到梗死心肌对侧室壁运动代偿性增强的节段,其室壁增厚率与正常对照组比较也无统计学意义,所以此方法可用于室壁运动异常的定量分析。

心肌缺血时其收缩期增厚率明显减低,在心肌梗死时,心肌在收缩期不但增厚率减低,而且有时出现收缩期变薄,局部左室壁的厚度在舒张期明显大于收缩期厚度(彩插页图7-11)。

2. 收缩期室壁向心运动异常

临床上判断收缩期室壁向心运动异常多以目测与幅度测量相结合,进行定性及半定量诊断。

(1)目测定性分析:①运动异常:收缩期心内膜向心运动幅度>5mm,室壁增厚率>30%。②运动减弱:收缩期心内膜向心运动幅度在2~4mm,或较正常室壁减弱50%~70%,多见于不同程度心肌缺血。③运动消失:收缩期心内膜向心运动幅度<2mm,多见于急性心肌梗死及陈旧心肌梗死瘢痕区。④矛盾运动或反常运动:收缩期室壁向外运动,见于急性梗死坏死处及室壁瘤膨出区。⑤运动增强:比正常节段运动增强,见于急性心肌梗死时的未受累心肌。

(2)目测半定量分析:采用室壁运动记分(wall motion score index, WMSI)法,在ASE推荐的16节段分段基础上,根据不同的室壁运动状态分别用数字表示。

1分：室壁运动正常，心内膜运动幅度＞5mm，收缩期室壁增厚率＞30%。
2分：心内膜运动幅度＜5mm，收缩期室壁增厚率＜30%，室壁运动减弱。
3分：收缩期心内膜运动及室壁增厚率均消失，室壁运动消失。
4分：收缩期室壁增向外运动并变薄，运动反向。
5分：室壁变薄，收缩期该节段运动方向与正常心肌节段相反，室壁瘤形成。
6分：室壁运动消失伴室壁心肌瘢痕。
7分：室壁矛盾运动伴室壁心肌瘢痕。

如果节段显示不清，用0分表示。室壁运动记分指数(WMSI)计算公式：WMSI＝各节段判分总和/判分节段数。WMSI 1分者为正常，大于或等于2分者为显著异常。指数越大，表示心肌运动异常的部位越多，程度越重。在计算WMSI时，6分和7分的室壁运动记分仍为3分4分。6分和7分要表示的是这些节段不仅有运动消失或矛盾运动，而且还有瘢痕。

此指数与左室射血分数相关良好，对冠心病及心梗以后的判断有重要的临床意义。关于室壁运动增强记分，对于运动及药物负荷试验及其重要，然而WMSI记分有时则可能掩盖室壁运动异常，如下壁无运动而室间隔运动代偿增强，可产生WMSI正常的假象，如再灌注后下壁运动恢复，室间隔代偿性运动增强消失，WMSI无变化，可能下壁运动恢复的迹象被忽视。因此在室壁运动记分时室壁运动正常与室壁运动增强均视为正常。

在判定左室壁运动异常时，一个重要的技术问题就是要在M型或切面图像上清楚的显示心内膜和心外膜，否则的话就无法进行室壁运动异常的判定。

(3)室壁运动定量分析法：心脏的运动有三种方式：心脏自身的收缩和舒张运动，心脏在胸腔内的平移运动，沿心脏长轴的旋转。定量分析时应参考这些因素。

定量分析有两种方法，即固定轴与浮动轴参考系统。这两种方法均需要勾画舒张末期和收缩末期的心内膜的边界，这两种方法均需计算机辅助分析，根据舒张末期和收缩末期各节段面积、轴半径或节段周长的差值计算EF值。节段EF＝(舒张末期节段面积或半径或周长－收缩末期值)/舒张末期值×100%，所测值低于正常值为室壁运动异常。

(4)时间空间综合分析法：上述室壁运动定量分析法只考虑室壁运动的幅度及时相，忽略了心脏收缩随时间而变化的动态过程，有学者发现节段性室壁运动异常绝大多数发生在收缩期的前1/3时间内，只有39%延迟至收缩末期。

三、室壁运动异常的临床应用

超声心动图分析室壁运动的目的是估测冠状动脉狭窄的部位和严重程度，二维超声所观察的室壁运动异常与冠脉三个主要分支的解剖分布基本相一致，其中任何一支血管闭塞都会导致其相应的室壁节段出现运动异常，如前所述。

应注意节段性运动异常的程度与梗死厚度有关，透壁性梗死均出现运动消失或矛盾运动，而非透壁性梗死一般无明显的节段性运动异常，当梗死透壁范围超过20%时室壁增厚异常不再加重，大于20%以上时收缩期室壁变薄，此时难以判定透壁性或非透壁性。凡是室壁增厚率正常或存在时则可排除透壁性梗死。

必须注意不是所有冠脉狭窄者都出现室壁运动异常，如狭窄未引起完全阻塞，检查时病人处于休息状态,没有缺血性发作及即使完全阻塞,但具有良好的侧支循环等情况室壁运动则显示正常。因此必须指出静态下未出现室壁运动异常不能否定冠心病,应建议作负荷超声心动图以明确诊断。

四、室壁运动异常的鉴别诊断

1. 非缺血性室间隔运动异常

(1) 右室容量负荷过重:室间隔出现矛盾运动,但收缩期增厚率正常是鉴别的要点,最常见于右房负荷过重的疾病如房缺,其特征为右心扩大,房间隔回声失落,彩色多普勒显示房间隔过隔血流。

(2) 心脏手术后:室间隔出现矛盾运动,鉴别点是室间隔收缩期增厚率正常。

(3) 完全左束支阻滞(LBBB)、预激综合征、右心室起搏均可出现室间隔运动异常:室间隔收缩期增厚率正常是排除因缺血导致室间隔运动异常的要点。

(4) 预激综合征:有报道B型预激综合征者因心室除极程序改变,可引起室壁运动异常,表现为收缩早期室间隔向后运动,收缩中期向前运动,收缩晚期又向后运动,但室壁增厚率正常,心电图可鉴别。

2. 室壁"牵"累现象

即邻近室壁运动对该节段的牵累而造成的假象,如正常心肌节段受反常心肌节段的牵拉向外运动造成心肌缺血的假象,如运动异常的室壁受其邻近运动增强的节段的牵拉向心腔运动以致掩盖了运动异常的本质。

3. 特发性扩张型心肌病(DCM)

虽然弥漫性对称性减弱,有时也出现节段性运动异常,心脏扩张的特点以短径为主,心腔呈球形,室壁厚度尚正常,无瘢痕,收缩异常的节段与冠脉供应的节段无对应性,这是鉴别要点。

4. 肥厚型心肌病与急性心肌炎

均可出现节段性运动异常,结合病史、症状和心电图,冠状动脉造影可鉴别诊断。

(朱 红)

第4节 心肌梗死的超声诊断

急性心肌梗死常表现为持续剧烈的疼痛,严重者可危及生命,试验研究证实急性阻断冠脉后30分钟,坏死心肌由心内膜逐渐向心外膜发展,约经过4~6小时形成室壁全层透壁性坏死,有学者认为绝大部分急性心肌梗死是血栓形成,因此急性心肌梗死最重要的治疗是溶栓治疗或血管成形术,越早治疗冠脉再通及心肌灌注越早,心功能受损也越小,可见急性心肌梗死的及早诊断对于缩小梗死面积降低死亡率极为重要。

心肌梗死引起病理改变主要有心肌细胞变性、坏死、坏死部分分解、吸收、逐渐纤维化、瘢痕化。第一周心肌细胞凝固性坏死,伴白细胞浸润,间质充血、出血及水肿,超声显示梗死区心肌回声密度较非梗死区明显减弱。第二周坏死的心肌纤维逐渐被吞噬细胞所吞噬移走,肌浆溶解吸收,梗死周围有肉芽肿形成,超声显示未梗死区心肌回声密度接近非梗死区。第三周肉芽组织增多,开始出现胶原纤维。超声显示梗死区心肌密度明显增高与非梗死区形成鲜明对比,呈片状或条状。第四至六周胶原纤维形成较显著。第七周胶原纤维增多致密,梗死病灶愈合。第四周后超声显示梗死区室壁变薄,厚度小于7mm,回声增强室壁层次不清,运动消失,以上特点有助于急性和陈旧性心肌梗死的诊断与鉴别诊断。

引起胸痛的疾病很多,临床上应注意与主动脉夹层动脉瘤破裂、肺动脉栓塞、急性心包炎、主动脉瓣狭窄(瓣、瓣上、瓣下)、肥厚型心肌病、右心缺血、心包积液等疾病鉴别。二维超声心动图对急性心肌梗死导致的局部室壁运动异常较为敏感,研究已证实冠脉阻断后数秒钟内可出现室壁收缩异常早于心电图异常改变。因此超声心动图可尽快地在急诊室或心脏监护病房床旁检查,已被临床应用于早期诊断心肌缺血及心肌梗死。同时,典型的临床表现、ECG改变、心肌酶谱的动态变化对急性心肌梗死的诊断有确诊价值。如病人胸痛时做二维超声心动图检查未发现局部室壁运动异常,则几乎可除外胸痛是继发于心肌缺血,并且对诊断或排除其他疾病也起到了重要的鉴别诊断作用。

超声心动图探查切面包括二尖瓣到心尖水平左室短轴各切面,左室长轴切面,心尖四腔心及两腔心切面,判断室壁运动异常及其重要的因素是清晰的心内膜。

1. 心肌梗死的超声心动图表现

(1)不同部位梗死的节段性室壁运动有其规律性:通过节段性室壁运动异常,可大体判断冠状动脉发上病变的部位。如前降支病变,节段性室壁运动异常出现于前壁、前侧壁、前间壁、心尖(前及间隔)的节段;左旋支与右冠脉病变,节段性室壁运动异常区常有重叠,一般侧壁及心尖侧壁由左旋支供血,下侧壁由后降支供血。若节段性室壁运动异常广泛,则是多支病变的依据之一。下壁梗死主要分布于下壁中、上段及室间隔上段等3个节段。前壁梗死主要分布于心尖部及其周围的前壁、前间隔和下壁中部节段及侧壁节段。广泛前壁梗死并有室壁瘤则广泛地分布于除前壁基地段和后侧壁以外的左心室,其矛盾运动主要分布于心尖,表现为心尖与下壁中部与室间隔中部的反向运动,前壁梗死比下壁梗死更多的累及心尖部。

(2)远离梗死区出现室壁运动异常有估计预后的意义:急性心肌梗死时,远离梗死区出现室壁运动异常提示两支或多支病变。临床上可见一些患者,虽然某支冠脉完全闭塞,但并无相应区域的节段性运动异常,这是由于冠脉病变常是渐渐闭塞,并伴有侧支循环形成,安静状态下若无心肌缺血发作,可以不出现室壁运动异常。

室壁运动异常除受心肌缺血影响外,还受许多因素的影响,如右室容量负荷,传导障碍室壁各点的收缩幅度不完全一致,有些学者认为室壁增厚率是缺血性功能异常的特异性定量指标,不受心脏自身旋转及在胸腔内移动的影响。室壁增厚率与心肌梗死深度有关,梗死透壁深度大于20%,显示为无收缩,急性期收缩期变薄,20%是收缩运动的阈值,大于20%无进一步恶化,正常室壁增厚率应为30%。

试验证明,动物试验结扎冠脉后室壁收缩增厚率和室壁运动异常立即出现,超声心动图改变与声学测微术的结果密切相关;室壁运动异常的程度与灌注缺损的严重程度相关;缺血治疗措施增加后负荷使室壁运动恶化,降低后负荷使室壁运动改善;室壁运动异常范围的判断在冠脉阻断 2 小时内将高估梗死面积,48 小时后与梗死面积相关较好,急性期分析判断时注意上述情况。

临床研究证明对冠脉阻塞的定位超声心动图由于心电图,与冠脉造影的符合率分别为 81% 及 76%。但是要注意原来已有室壁运动异常的节段,搭桥(CABG)后由移植血管和侧支循环等情况可是血流分布发生变异,分析时应全面考虑。

2. 急性心肌梗死的超声特点

(1)梗死节段室壁厚度不薄,回声强度未增加。

(2)受累节段收缩期室壁变薄。

(3)梗死节段室壁运动异常,无运动,运动减弱或反常运动。

(4)未受累节段代偿性收缩增强,收缩幅度增高和增厚率增加。

(5)心室泵功能减低时射血分数降低,表现为主动脉瓣和二尖瓣开放幅度减低,早期多普勒取样可见顺应性降低。

3. 陈旧性心肌梗死的超声特点

(1)梗死节段室壁变薄,回声增强。

(2)梗死节段心肌无收缩或呈矛盾运动。

(3)与梗死节段相对应的心肌节段无代偿性收缩增强。

(4)左心室内径扩大形态异常。

(5)部分病例出现并发症。

4. 右心室梗死的超声诊断

右心梗死发病率低于左心梗死,占尸检总数的 6.1%～34.3%,平均为 15.1%,单纯右室梗死仅 2%～3%,左室下壁或后壁梗死合并右室梗死者约占 1/3。国内的一组报告 36 例右心梗死中单纯右室梗死的占 2%,左室下壁合并右室梗死的为 20%～40%,最近国外的一组报告显示左室前壁和后壁梗死合并右室梗死的发病率几乎相等,分别为 64% 及 66%,然而纠正心源性休克时左室前壁伴发右室梗死者较左室下壁合并右室心肌梗死者治疗难度大。对右室梗死造成的低心排量导致的心源性休克及时地扩容治疗极为重要。由于右室梗死时心电图仅有一过性 V_{4R} ST 段抬高,且常伴发于左室下壁或后壁梗死造成临床诊断困难,当左室后壁或下壁梗死出现明显的右心衰竭而无左心衰竭时,应注意观察右室功能及室壁运动注意有无右心梗死。

右室梗死较常见的并发症有由于缺血及右室扩大可能出现功能性的三尖瓣关闭不全;大面积的右心梗死,右房压力升高通过开放的卵圆孔产生房水平右向左分流,临床出现低氧血症。

右室梗死超声心动图诊断标准:①右室扩大、右室容量负荷过大;②右室/左室内径比值大于 1;③右室舒张末期内径/体表面积≥$18mm/m^2$;④右室节段性运动异常(多为右室后壁运动异常,是右室梗死最直接征象和最可靠的诊断指征,有较高的敏感性)。

国外学者观察了 17 例下壁心梗伴发右室梗死者全部有右室节段性室壁运动异常,不伴有右室梗死者无一例显示节段性室壁运动异常。左室梗死时常伴有右室壁收缩增强,因此若左室下壁梗死时,右室扩大且收缩减弱无收缩应考虑右室梗死。

5. 心肌梗死的超声鉴别诊断

(1)主动脉夹层破裂:超声检查无室壁运动异常,但升主动脉内径明显扩张,主动脉根部也增宽,管腔内可见漂浮的撕脱内膜回声,将主动脉分为真腔和假腔,真腔较小,假腔较大,可见多个破口,彩色多普勒可见血流在真假腔之间往返流动,真腔内血流速度较快,假腔内血流速度较慢,常伴有主动脉瓣反流。

(2)肺动脉栓塞:超声检查亦无节段性室壁运动异常,可见右心增大,室间隔向左室侧膨出,肺动脉内径明显增宽,有时可见肺动脉主干及分支处栓子,彩色多普勒可探及三尖瓣反流,频谱多普勒可测及肺动脉高压。

(3)急性心包炎:急性心肌梗死可伴有反应性心包积液,节段性室壁运动异常是主要的鉴别点,心包炎时 ECG、心肌酶谱无异常。

(4)主动脉瓣狭窄(瓣、瓣上、瓣下)、肥厚型心肌病、右心缺血、心包积液等疾病均有各自的超声表现,但均无节段性室壁运动异常。

超声心动图能连续观察急性心肌梗死病人和长期随访观察,在急性心肌梗死过渡到陈旧性心肌梗死过程中,心脏的结构、血流动力学及心脏功能都将发生明显变化。运动减弱或消失的心肌随时间可能得以改善,也可能变得更严重,出现矛盾运动或局部出现室壁瘤。

心肌梗死的范围在临床上具有重要的意义,梗死区大小对预后影响很大,大面积的心肌梗死恢复较差,心功能改善明显,易产生并发症;小面积的心肌梗死恢复较快,可不影响心功能。急性心肌梗死时由于邻近的非梗死区运动代偿性增强所致牵累效应,可低估梗死面积。而邻近的顿抑心肌可高估梗死面积,判断时应注意上述因素。

在评价梗死区心肌的同时应评价非梗死区的正常心肌,通过观察非梗死区心肌的运动状态可以判断是单支或多支冠脉阻塞,因而具有重要的预后价值。正常时,由于代偿作用,远端非梗死区的心肌运动增强,条件是该处的心肌供血正常,如果远端非梗死区心肌运动增强不出现,则应考虑是否存在多支冠脉阻塞。

(朱 红)

第5节 心肌梗死并发症的超声诊断

急性心肌梗死后,左室的形态和功能发生变化,成为左室重构。梗死周围的缺血心肌出现新的梗死区,梗死面积扩大,正常心肌的百分比降低,室壁运动指数上升,心室功能降低,成为梗死区伸展。梗死部位变薄向外膨出,心功能进一步降低,但梗死范围不变,成为梗死区扩张。梗死区扩张增加了梗死节段的长度,是室壁瘤形成的基础条件之一,常表明室壁心肌坏死数量较多。早期的临床研究认为这使左室容量增加及室壁负荷(张力)增加,经超声心动图负荷试验证实心室扩大及收缩功能降低是心脏事件的独立危险因素(彩插页图7-12)。

一、室壁瘤形成

室壁瘤的形成多发生在大面积梗死基础之上,由于心肌坏死数量较多,室壁变薄明显,易形成梗死区扩张。局部变薄心肌的矛盾运动是室壁瘤形成的一个基础条件,此种情况下,变薄的心肌收缩期明显向外突出,舒张期略向心运动,一般幅度较小。心尖部是最易发生室壁瘤的部位,还多见于前降支供血的心肌节段,较少见于左旋支和右冠脉供血的心肌节段。心尖部的室壁瘤可位于间隔侧并突向右室侧,也可位于前侧壁,突向左前壁。探查时必须注意胸骨旁短轴切面及心尖两腔心切面,心尖处于近场为提高近场分辨率,经胸超声心动图采用高频率短焦距探头由熟练的人员探查,其检出率可高达100%,必须提出,经食管超声心动图不一定都能显示心尖,因此经食管超声心动图与经胸超声心动图相比并无优越性。除了能确定室壁瘤的存在、位置、大小以外,还能观察到室壁瘤内的自主回声和低速血流的旋转,两者构成了室壁瘤内血栓形成的基础。频谱多普勒和彩色多普勒显像均有助于检测左室内的血流动力学异常。

室壁瘤分真性室壁瘤和假性室壁瘤两种。前述的为真性室壁瘤,假性室壁瘤为急性心肌梗死心壁穿孔血液流入心包腔所致,是心梗后较少见的并发症,常由于右冠脉动脉阻塞所致,常发生于左室后壁及侧壁多见,也见于真性室壁瘤破裂所形成,其瘤壁为心包或血栓,随时有猝死的危险,常在起病1周内出现,而瘤腔随时可能在破裂,引起猝死,故与真性室壁瘤鉴别十分重要(图7-13)。

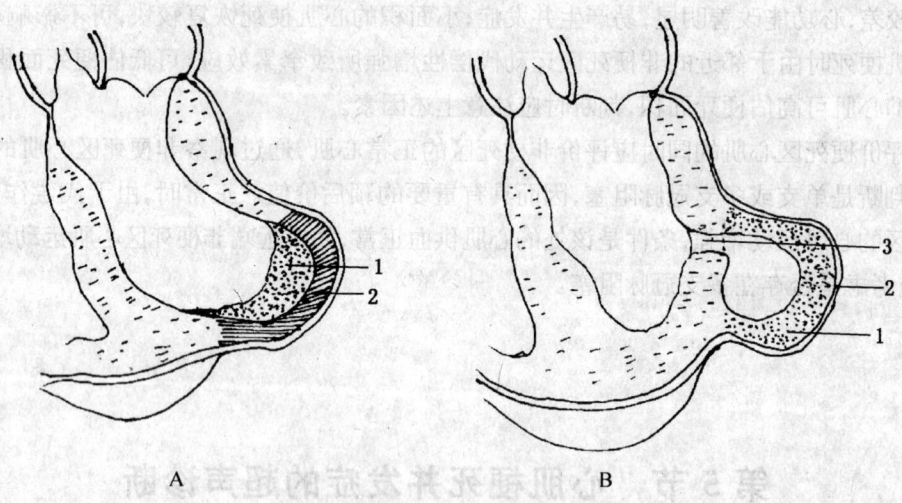

图 7-13 室壁瘤
A. 真性室壁瘤;B. 假性室壁瘤。1. 血栓;2. 瘢痕;3. 室壁破口

1. 真性室壁瘤

(1)梗死区心肌丢失,斑痕形成,室壁薄,回声强,该处室壁舒张期及收缩期均向外膨出(彩插页图7-14)。

(2)膨出部分室壁无运动或矛盾运动。

(3)瘤壁由心室延续组成。

(4)收缩期瘤壁与正常心室壁有明显的转折点。

(5)瘤颈宽,瘤颈内径/瘤体最大内径比值为0.5～1。
(6)彩色多普勒于瘤体内可见血流旋转缓慢。

2. 假性室壁瘤

(1)室壁的连续不规则中断。
(2)收缩期左室腔缩小的时候,假性室壁瘤常膨大。
(3)呈袋状或球形腔,于左室腔相通处,瘤颈狭窄,囊径大于口径,瘤口与心壁破口一致。
(4)瘤壁由心包组成而不是心肌的瘢痕组成。
(5)心腔外囊状无回声区。
(6)瘤内常可见血栓及血凝块。
(7)彩色多普勒可明确检出收缩期、舒张期经囊颈流入和流出假腔的高速血流信号。

超声心动图已成为诊断心肌梗死后室壁瘤形成的主要方法之一,在诊断室壁瘤方面,超声心动图与心脏造影方法相关良好,许多学者认为心脏造影已不再是诊断室壁瘤形成不可缺少的方法,某些条件下,超声心动图确实室壁瘤优于心脏造影或放射性核素造影,心脏造影有时看到的收缩期和舒张期的膨出可能是心肌丢失而超声心动图可明确辨别室壁变薄并向外膨出形成真正的室壁瘤而不是心肌丢失。

二、附壁血栓

左室附壁血栓形成是心梗最常见的并发症之一,尸检检出率约20%～30%,有室壁瘤发生率可达44%～78%,急性期栓塞发生率约为5%。切面超声心动图是检测左室附壁血栓的理想方法。血栓通常附着在变薄、呈瘤样扩张、有矛盾运动的梗死心肌上。因此最常见于室壁瘤处,若无室壁瘤形成,则几乎都发生在心尖部。因此若怀疑有附壁血栓时应仔细探查心尖,急性心急梗死后24～72小时即可形成,一周后逐渐增大,6～10天最清楚。其自行演变过程不清楚。Weyman对附壁血栓用超声心动图进行系列观察,发现几个月变化不大,长期观察可减少或消失,临床并未出现栓塞现象,提示血栓的消失不是脱落(彩插页图7-15)。有二尖瓣反流者,血栓发生率低,但国外学者发现在急性心急梗死病例中,二尖瓣反流可促进左室血栓的形成。

1. 附壁血栓超声特点

(1)附壁血栓都附着于室壁运动异常节段处,以矛盾运动处最常见。
(2)多呈不规则形态,基底较宽,一般游离于心室腔内,有一定的活动度,位于室壁瘤内的血栓活动度较低。
(3)新鲜血栓回声强度与心肌相似,陈旧性血栓回声强度高于邻近心肌。
(4)血栓以心尖部多见。
(5)多切面观察,确定异常回声在心腔某一部分,探查及判断时应注意鉴别正常或病理性结构。

2. 鉴别诊断

(1)当附壁血栓的形态与室壁平行时,易误认为室壁增厚,鉴别的要点是该段室壁无运动或矛盾运动且室壁增厚率消失,也可突出于心腔,基底宽或基底窄呈带蒂状。

(2)有的心尖部血栓是比较模糊的,由于回声较弱易与心尖部的非血栓回声相混淆。一般情况下,假性回声多由于近场增益较大引起,比较固定,不随切面图像的变化而改变位置。真性血栓回声在多切面图像上均位于相应位置。

三、室间隔穿孔

急性心肌梗死并发室间隔穿孔发生率占急性心急梗死的 1%~2%,高危因素是首次梗死、高龄65岁以上、高血压和女性。70%以上的患者发生于梗死后一周内,胸痛再次发作、呼吸困难、突然血压降低或休克,几乎50%病人心前区出现粗糙的全收缩期杂音并可扪及震颤,迅速出现血流动力学异常。室间隔穿孔预后差,急性期死亡率约54%,只有约7%能存活1年以上。

室间隔穿孔高发于以往无心绞痛病史和单支血管阻塞的心肌梗死,最常见于前间壁及前侧壁心急梗死,少数发生于下壁及下侧壁心梗,伴发于下壁及下侧壁的室间隔穿孔多位于低位室间隔,伴发于前间壁及前侧壁者穿孔都靠近心尖。穿孔通常小于4cm,也可见于多孔者。

1. 室间隔穿孔超声特点

(1)室间隔回声连续突然中断,呈隧道样,常邻近心尖。
(2)缺损面积于收缩期可增大3倍。
(3)缺损周围心肌无收缩。
(4)彩色多普勒于中断处可见室水平左向右分流。
(5)右室扩大,后负荷增加。
(6)声学造影右室内可见左向右负性分流。

2. 诊断

超声心动图是诊断继发性室间隔穿孔的理想方法,约40%~70%病人单用二维超声心动图即可诊断,如加用彩色多普勒及超声造影其敏感性可上升至86%~95%,仅少数经胸不能显示清楚者可采用经食管超声心动图(TEE),敏感性和特异性都能达到100%。最常见的室间隔穿孔在心尖后部室间隔,采用乳头肌稍下水平的胸骨短轴切面或心尖四腔心切面探头轻度向后倾斜可见室间隔连续性中断;前中隔穿孔常发生于室间隔远端的1/3处,采用心尖四腔心切面探头稍向前倾斜或心尖短轴切面。

四、二尖瓣反流

缺血性二尖瓣反流是指瓣叶及腱索本身正常但是因为心急梗死累及腱索乳头肌导致关闭不全反流,发生率约10%~50%,最常发生于心梗后1周内,大多数发生在第一次心急梗死后,血流动力学异常的程度与梗死部位无关。严重的二尖瓣反流降低了近期及远期存活率,近期死亡率达24%,远期死亡率达54%。可见及早明确诊断并及早治疗对改善预后及生存率起着关键性的作用(彩插页图7-16)。

急性心急梗死二尖瓣反流主要原因是乳头肌断裂或功能不全,常与下壁心肌梗死并存。

1. 乳头肌断裂

乳头肌断裂是较少见的并发症,发生率为1%以下,在致死性心肌梗死中高达5%,继发于隔面心急梗死的后乳头肌断裂较为多见,可以伴发部分或全部断裂。临床上半数左右病例出现全收缩期高调杂音以心尖最响,不放射或放射至左腋下,其强度较室间隔穿孔较弱。乳头肌完全断裂时由于急性左心衰,左房左室压迅速达到平衡,且肺水肿肺部啰音的干扰,二尖瓣反流的杂音可听不到。由于左心衰肺水肿病人通常死于24小时内,部分乳头肌断裂者存活时间较长,但常呈顽固性心衰,所以及时的做床旁超声心动图是诊断乳头肌断裂的首选方法。超声具有以下特点:

(1)M型可见二尖瓣运动幅度大,收缩期向后脱入左房,舒张期很快向前常触及室间隔,室间隔摆动幅度大;

(2)二维超声心动图可见前瓣或后瓣两个瓣呈连枷活动,收缩期二尖瓣进入左房,舒张期又返回左室,左室内可见乳头肌的断端;

(3)常合并中度以上的二尖瓣反流,彩色多普勒探及一束蓝色血流束自左室射入左房;

(4)频谱多普勒于左房内可获得高速收缩期湍流频谱。

2. 乳头肌功能不全

乳头肌梗死后纤维化使收缩无力牵拉到时二尖瓣向左房过度膨出而关闭不全。超声具有以下特点:

(1)M型可见二尖瓣收缩期CD段吊床样改变;

(2)二维超声可见二尖瓣及腱索完整或可见乳头肌有强回声斑点,二尖瓣收缩期超过瓣环连线至左房,无连枷运动;

(3)左室扩大,室壁运动异常;

(4)彩色多普勒可见蓝色血流束自左室射入左房,反流束沿未脱垂的瓣叶左房面走行;

(5)频谱多普勒于左房内可见收缩期湍流频谱。

五、梗死后心包积液

见于急性心梗早期并发纤维素性心包炎与梗死后综合征,前者发生于急性心肌梗死后2~5天,一般持续2~3天,其发生率较后者为高,积液量很少,是无菌性纤维蛋白性心包炎。少量的心包积液不能作为特定病症诊断为心包炎,然而它的出现常伴随血清酶升高及提示梗死面积较大的室壁运动记分指数,即使积液量小并未引起重要的血流动力学异常。然而心力衰竭的发生率及死亡率均高,梗死后少量积液本身提示梗死面积较大。梗死后综合征引起的心包积液多发生于急性心急梗死发病后2~3周或几个月内,并可反复发作。心包积液可少量至中等量,有的患者还伴有少量胸腔积液,多为左侧、单侧胸腔积液。如有大量积液,应疑有心包积血可能。

(秦悦洋)

第6节 存活心肌的判断

过去认为心肌缺血与其导致心肌坏死是一种全或无的关系,新的研究发现缺血对心肌的影响是多方面的:缺血时间少于5分钟,心肌呈可逆性损伤,恢复再灌注后缺血心肌迅速恢复正常功能;经短暂缺血预适应的心肌,对以后发作的缺血具有保护作用,即心肌缺血预适应;冠脉阻塞5~20分钟,未引起心肌形态、结构及代谢变化,而再灌注后出现延迟恢复的现象,成为心肌抑顿;慢性心肌灌注不足收缩功能受到抑制,当冠脉血流恢复正常或心肌氧供需平衡后,心肌功能可部分或全部恢复的现象称为心肌冬眠;冠脉阻塞超过30分钟,导致心肌不可逆的损伤坏死,随着冠脉搭桥术及介入性治疗临床应用的日益增多,心肌存活性的判断对治疗决策起着极其重要的作用。

一、心肌抑顿与心肌冬眠

1. 心肌抑顿机制

心肌缺血少于20分钟,当恢复灌注后心肌收缩功能异常可持续数小时、数天或数周,这种心肌的血流灌注正常或接近正常,研究证实正性肌力药物(如多巴酚丁胺)显著增加抑顿心肌的收缩功能,提示抑顿心肌保持正常的收缩储备,其机制可能与缺血-再灌注损伤自由基、脂质过氧化物沉积,钙离子增加有关,顿抑心肌时灌注-收缩功能不匹配。

2. 心肌冬眠机制

慢性低血流量心肌灌注导致心肌收缩功能异常,具有收缩功能储备,而其血流量可保持心肌组织的存活,血管重建术恢复了血流灌注后心肌收缩功能也恢复正常,推测其机制可能是长期慢性心肌缺血导致心肌代谢的变化,以减少心肌能量需求保持组织存活是一种代偿性的反应,冬眠心肌存在灌注-收缩功能匹配,血供减低,功能减低。

抑顿心肌及冬眠心肌都是存活心肌,二者区别见表7-2、表7-3,前者血流灌注恢复后心肌收缩功能自然恢复,后者需血管重建术后随血液复流而恢复正常收缩功能,存活心肌对血运重建(PTCA或CABG)后左室功能的改善以及患者的长期生存率密切相关,因此心肌梗死后及早发现有无存活心肌对临床医师决策治疗至关重要。及早恢复心肌灌注可改善心肌收缩功能,避免心脏严重事件的发生。

表7-2 抑顿心肌和冬眠心肌的区别

	顿 抑	冬 眠
发病基础	突发心肌缺血	慢性心肌缺血
心肌血供	正常	降低
功能恢复	缓慢,可自发恢复	需要血运重建

表 7-3 不同状态的组织特点

指标	正常	坏死	顿抑	冬眠
血流	→	↓	→	↓
功能	→	↓	↓	↓
对正性肌力药物的反应	+	−	+	+
灌注-收缩匹配	有	无	无	有

二、负荷超声心动图判断心肌存活

评价心肌是否存活以下指标较为可靠:局部室壁运动改善、局部心肌灌注改善、心肌细胞膜的完整性及心肌细胞代谢的存在。目前估测心肌存活的方式有以下几种:反映局部收缩储备功能的方法有低剂量多巴酚丁胺、硝酸异山梨酯、双嘧达莫负荷试验及期前收缩后间期等;评价血流灌注、膜完整性及代谢的方法有^{201}Tl心肌灌注显像、正电子发射断层(PET)、硝酸酯类及心肌声学造影。PET是通过显示外源性示踪剂的摄取浓度评价心肌存活,摄取增加提示心肌功能障碍是可逆的,是心肌存活的有利证据,心肌摄取减少或消失提示心肌坏死为不可逆性,预测准确性为92%。虽然PET是判断存活心肌的金标准,由于仪器及加速器价格昂贵不易推广。同位素^{201}Tl需要进口,且半衰期短,应用也受到限制。超声心动图具有无创性、无放射性、可移动性及价廉等优越性对存活心肌的判断有重要的应用价值。

静息超声心动图根据室壁变薄、回声增强、运动减低、消失或反向运动,收缩期室壁增厚率减低或消失判断心肌坏死。其中室壁增厚率、室壁运动及室壁厚度对鉴别心肌坏死敏感性及特异性较高,但对心肌存活性的判断尚未见报道。药物负荷超声心动图(多巴酚丁胺、双嘧达莫及硝酸甘油类制剂)对心肌存活性的判断已被临床应用。早期动物试验证明注入儿茶酚类正性肌力药物如多巴酚丁胺、多巴胺及异丙基肾上腺素等可使缺血后心肌的异常功能逆转,显示为室壁增厚率增加,及室壁运动增强,判断为功能减低的心肌具有收缩功能储备。顿抑心肌和冬眠心肌具有收缩功能储备,对上述药物反映为室壁运动改善,说明用药前运动异常的心肌为存活心肌。坏死心肌无收缩储备功能,药物负荷后室壁运动无变化,是瘢痕或纤维化组织,不是存活心肌。

1. 小剂量多巴酚丁胺负荷试验

(1)作用机制:主要通过兴奋心脏的β_1受体起正性肌力作用,对β_2受体及α受体兴奋性较弱,因此增强心肌收缩力的作用远大于加速心率的作用。

(2)剂量:2.5μg/(kg·min)或5μg/(kg·min),用静脉输液泵持续点滴,每隔3~5分钟增加2.5~5μg最高达10μg。用药过程中及停药后5分钟连续观察及录像供试验后分析。连续监测心率,每5分钟测量血压。

(3)终止用药标准:

①药量达10μg/(kg·min),持续5分钟。

②出现新的室壁运动异常或原有的室壁运动异常加重。

③严重高血压(收缩压>220mmHg或舒张压>110mmHg)或低血压(血压较静息时降低

20mmHg 以上)。

④严重心律失常。

⑤达目标心率(按年龄预测心率的85%)。

⑥严重副反应患者不能耐受。

⑦心电图 ST-T 降低>2mm。

(4)心肌存活的判断:室壁运动记分按 ASE 推荐的半定量方法,与负荷前比较室壁运动异常记分减少1分以上定为运动改善,说明该节段具有收缩功能储备,判断为存活心肌。反向运动或室壁瘤变为运动消失不能判断为存活心肌。运动正常的节段静脉注射多巴酚丁胺后运动增强时正常的生理反应仍记为1分。对于心脏手术后病例室间隔运动由术前正常,术后出现矛盾运动者仍记为1分。

(5)敏感性及特异性:国外有学者对63例溶栓患者治疗两周内作低剂量多巴酚丁胺负荷试验,判断心肌存活性,其敏感性分别为86%及90%。还有学者对49例多支病变左室功能低下的病人,冠脉再灌注后1个月复查小剂量多巴酚丁胺负荷试验,具有收缩功能的有11例,再灌注后9例收缩期室壁增厚率改善,没有储备功能的14例中12例(85%)收缩期室壁增厚率无变化。低剂量多巴酚丁胺负荷试验对鉴别冬眠心肌是一种简便、有价值的方法,可广泛用于临床。国外学者对33例冠心病患者CABG前后行低剂量多巴酚丁胺试验,判别存活心肌的敏感性为87%,特异性为82%。因此小剂量多巴酚丁胺对CABG术前存活心肌的判断,术后早期预测室壁运动的恢复,对CABG病人的选择及其预后的判断具有重要的临床应用价值。

2. 大剂量多巴酚丁胺负荷试验

(1)作用机制:如前所述,小剂量多巴酚丁胺主要兴奋 β_1 受体,增加心肌收缩力大于加速心率的作用可使心力衰竭患者增强心肌收缩力,增加心输出量,降低左室充盈压,肺毛细血管嵌顿压及中心静脉压。当给药速度超过 $15\sim20\mu g/(kg \cdot min)$ 时,β_1 受体、β_2 受体及 α 受体同时兴奋,使心肌收缩力增强、心律增快、血压增高、心率血压乘积增加,氧耗量增加可导致某些节段(负荷前运动正常或异常节段)出现心肌缺血。这种小剂量室壁运动改善,大剂量室壁运动异常的现象称为室壁运动的双相反应。这种双相反应对血运重建后局部心肌收缩功能恢复的预测价值最高。

(2)剂量:有学者用 $5\mu g/(kg \cdot min)$ 开始,每隔3分钟加用 $5\mu g/(kg \cdot min)$,最高达 $20\mu g/(kg \cdot min)$,并可加用阿托品强化。

(3)安全性及副作用:多巴酚丁胺对心肌有较强的正性肌力作用,而对外周血管作用较弱,没有低血压、急性心肌梗死及死亡等严重并发症,常见的并发症是心律失常室性期前收缩,偶见二、三联律。但由于多巴酚丁胺半衰期较短,仅120ms,试验过程中心电图连续监测,出现异常立即停药,副作用很快消失,因此多巴酚丁胺负荷试验是一种安全、有效、简便的监测方法。

3. 小剂量双嘧达莫负荷试验

(1)作用机制:不甚清楚,可能是诱发心肌缺血后局部无功能的心肌的血流储备经增加冠脉血流量而改善局部收缩功能,也可能是通过代谢途径增加内源性腺苷的浓度有助于缩小顿抑心肌的范围。

(2)心肌存活的判断:20世纪90年代国外学者用双嘧达莫负荷试验与 ^{201}Tl 心肌灌注对照

研究,室壁运动记分减少1分以上,判断为存活心肌,这些节段^{201}Tl吸收率明显高于运动异常不可逆的心肌节段,长期观察发现存活心肌节段静息状态下有79%收缩功能改善,而双嘧达莫负荷试验无改善的心肌节段仅13%静息时收缩功能改善,因此可见双嘧达莫负荷试验可鉴别室壁运动异常节段是否具有存活心肌。

(3)敏感性及特异性:有学者对急性心肌梗死溶栓后的53例病人,比较大剂量多巴酚丁胺负荷试验和双嘧达莫负荷试验对诊断抑顿心肌的价值,结果双嘧达莫负荷试验敏感性大剂量多巴酚丁胺负荷试验为72%,高于双嘧达莫51%,但双嘧达莫特异性82%,高于大剂量多巴酚丁胺负荷试验68%。还有学者把小剂量多巴酚丁胺负荷试验和低剂量双嘧达莫负荷试验结合起来的方法,敏感性明显高于单独使用多巴胺及双嘧达莫,而特异性无明显变化。推测可能是两种药物的协同作用增加了局部存活心肌的正性肌力作用。

4. 硝酸甘油试验

(1)作用机制:降低舒张期冠脉阻力,增加冠脉血流而改善心内膜下血液供应,减轻前负荷降低室壁张力和氧耗量,使心肌收缩力增强,室壁增厚率增加,顿抑心肌及冬眠心肌应用硝酸甘油后室壁运动改善室壁增厚率增加提示为存活心肌,坏死心肌或瘢痕用药后室壁运动无变化。

(2)试验前准备与用药:试验前停用$β_1$受体阻滞剂、硝酸甘油制剂至少18小时。给药需用微量输液泵,开始剂量为0.4μg/(kg·min)每5分钟增加相同剂量,总量达到2μg/(kg·min)或达到终止试验指征。

(3)终止试验指征:
① 剂量达到2μg/(kg·min)。
② 收缩压较用药前降低20%。
③ 心率增加10次/min。
④ 室壁运动明显改善。

(4)安全性:硝酸甘油静脉注射后迅速达到有效浓度,微量输液泵可精确控制剂量,有抗心肌缺血的治疗作用,对老年及严重冠心病患者更安全适用。偶有头部胀痛,停药后迅速消失。收缩压降低9%,舒张压及心率无变化。

(5)敏感性及特异性:国外学者报道硝酸甘油敏感性为90%,特异性为80%。

(秦悦洋)

第7节 超声新技术在冠心病中的应用

一、多普勒成像

组织多普勒成像(tissue Doppler imaging,TDI)于1992年国外最先报道,1994年引入我国,它是应用多普勒效应显像心肌运动的超声显像原理。

(一)成像模式原理

TDI 基本原理是把彩色多普勒血流显像技术用于心肌运动显像,它通过滤除高速度、低振幅的血流信号,保留低速度、高振幅的心肌信号,通过对心肌室壁心肌运动进行彩色编码,显示室壁运动方向、收缩期顺序及运动速度,并通过数模转换,将心脏室壁运动的这些信息,实时显示出来(彩插页图 7-17)。

(二)显示方式

1. 速度图

以二维彩色,M 型或脉冲多普勒超声显示心动周期不同时相心室壁心肌运动速度的大小方向。

2. 加速度图

以二维彩色超声显示心动周期不同时相心室壁心肌运动速度的大小和方向。

3. 能量图

以二维彩色超声,通过色彩的明暗显示心动周期不同时相心室壁心肌能量的大小及变化。

(三)检测指标

1. 心肌运动速度(myocardial velocity)

主要测量收缩期收缩波 Sm 峰值及舒张早期 Em 峰值和舒张晚期 Am 波峰值。

2. 心肌运动速度阶差(myocardial velocity gradient,MVG)

指心内膜与心外膜运动速度之差与室壁厚度的比值,该指标不受心脏自身空间位置移动及多普勒入射角度的影响,更能准确反映局部心肌收缩和舒张功能。

3. 二尖瓣环运动速度(mitral valve annulus velocity)

二尖瓣环运动速度影响因素少,可准确反映心肌整体的收缩和舒张功能。

(四)检测方法

首先选择左心室切面图,如以彩色编码为主的多普勒组织声像图多取心尖四腔心切面,左室长轴切面和左室短轴切面。以频谱输出为主的多普勒组织声像图,如检测长轴方向组织速度,多选择心脏长轴切面如心尖四腔心切面和两腔心切面;如检测短轴方向组织速度,多选择心脏短轴切面如胸骨旁左室长轴和左室短轴。对心肌运动速度检测,则在多普勒组织声像图的速度模式引导下,将 DT-PW 取样容积置于室壁近心内膜侧,与心电图同步显示心室壁运动速度频谱图。与血流多普勒超声一样,取样容积与所测组织运动方向的角度直接影响真实速度显示。根据多普勒频移公式取样容积与所测组织运动方向的夹角越小,就越接近真实速度值。因此,检测某一区域组织速度应尽量保持取样容积与组织运动方向的平行。

(五)临床应用

1. 评价局部心肌运动状态

通过 TDI 可以定性或定量观察局部心肌的运动状态。缺血心肌表现为色彩暗淡或无色彩，收缩波明显低平，甚至出现反向运动，频谱形态紊乱。

2. 评价整体心脏功能

多普勒组织成像技术不仅能定量评价不同心脏病左心室局部壁运动速度还可用于评估左心室收缩功能和舒张功能（彩插页图 7-18）。

(1) 左心室舒张功能的评价：目前应用 TDI 技术研究左心室整体舒张功能最多的是分析二尖瓣环舒张期运动，即测定二尖瓣环舒张运动频谱。正常二尖瓣环心动周期运动频谱有收缩期 Sa 波，舒张早期 Ea 波，舒张晚期 Aa 波三个主波。二尖瓣环运动频谱的形成是由于随左心室在心动周期的机械运动，二尖瓣环机械位移所形成，它可反映左心室整体舒张功能改变。正常二尖瓣环舒张运动频谱 Ea/Aa 的比值与多普勒检测二尖瓣口血流频谱类似大于 1（彩插页图 7-19）。

多普勒超声检测二尖瓣血流 E/A 比值主要受左心房室之间压差变化的影响，在左心房室压力均增高的情况下，常出现假性正常。TDI 测定二尖瓣环舒张期速度主要受左心室充盈时对二尖瓣环向心底方向位移的影响，因而较少出现假性正常。通常认为多普勒超声检测二尖瓣口血流 E/A>1，TDI 测定二尖瓣环运动频普 Ea/Aa>1，则左心室功能正常；若 E/A<1，而 Ea/Aa<1，则说明多普勒超声检测二尖瓣口血流 E/A 值为假性正常，左心室舒张功能实际已明显减退。

(2) 左心室收缩功能的评价：结合心电图，TDI 可以准确显示心脏各部位在不同心动周期的运动情况，揭示心电活动与心脏不同部位运动之间的关系，从而为评价整体功能提供了一个无创、简便、准确的方法。TDI 检测收缩期左室壁运动速度可以被作为无创评价无节段性室壁运动异常的左心室收缩功能。

3. 在心肌灌注显像的应用

心肌灌注显像是最直观的显示心肌供血的方式，主要有两种技术可进行心肌灌注评价，一是组织能量图，二是心肌造影超声心动图。

(1) 多普勒组织能量图：是以心肌多普勒信号强度为信息来源，并以其平方值表示能量，可获得能量-频谱曲线，将曲线下的面积进行彩色编码，即可形成二维彩色心肌运动图像。多普勒组织能量图可显示不同时期心肌色彩及分布情况，并与心肌造影心肌灌注显像和二维超声心动图进行对照观察，评价心肌灌注缺损。

(2) 肌造影超声心动图：可评价心肌存活性 TDI 与心肌造影超声心动图（MCE）及负荷超声心动图结合应用，可更全面更直接检测和评价心肌运动状态，识别存活心肌，预测及评价冠状动脉重建术后心脏局部及整体功能的改善。

二、声学定量与彩色室壁动态显示

声学定量（acoustic quantitation，AQ）技术是根据血液软组织背向散射积分不同，利用自动边缘检测（automated border detection，ABD）技术自动勾画心内膜轮廓并追其顺时变化，实时测量心室面积或容量及心功能等参数的一种方法。彩色室壁动态显示（color kinesis，CK）技术是在声学定量技术基础上，进一步将不同的彩色色调叠加到二维图像上，以定时、定量、定位、实时显示心内膜的运动,从而获得特定心动周期内室壁运动的时间-运动轨迹(彩插页图 7-20)。

(一)检测方法

AQ/CK 技术依赖于二维超声图像,要求能够清楚、全面显示心内膜结构,可通过调节深度增益补偿(TGC)和横向增益补偿(LGC)得到清晰的观察切面,之后通过手动轨迹球或自动设定感兴趣区(ROI),其内应完整包括整个心动周期所观察的心腔,并使不需要观察的部分减到最低限度。

(二)观察内容

1. 评价心功指标

(1)面积指标:舒张末期面积(EDA),收缩末期面积(ESA)面积变化分数(FAC),最大面积变化率(dA/dT_{max}),最小面积变化率(dA/dT_{min})峰值充盈率(PFR),峰值排空率(PER)及峰值充盈时间(TPFR)。

(2)容积指标:舒张末期容积(EDV),收缩末期容积(ESV)射血分数(EF),最大容积变化率(dV/dT_{max}),最小容积变化率(dV/dT_{min})峰值充盈率(PFR),峰值排空率(PER)及峰值充盈时间(TPFR)。

2. 判断室壁运动状态

通过观察室壁运动时从心内膜向心腔顺序显示多条色带的变化,来判断室壁运动状态(彩插页图 7-21)。

(1)室壁运动正常:色带宽度均匀完整,记 1 分。

(2)室壁运动减弱:收缩期色带变窄,部分缺失,记 2 分。

(3)室壁运动消失或明显减弱:收缩期色带呈红色或红色带起点线内缘仅见土黄色,记 3 分。

(4)室壁矛盾运动:收缩期色带呈红色且向外膨出,记 4 分。

(三)临床应用

应用 AQ/CK 技术能够准确、直观、实时观察室壁运动,及时评价心脏功能,更有利于冠心病患者室壁运动异常的发现与负荷超声心动图图像的观察,对冠心病的诊断,存活心肌的检测及治疗效果的判断等方面均有重要的应用价值。

三、心肌声学造影

心肌声学造影(myocardeal contrast echocardio-graphy, MCE)是近年发展起来的一项新技术,其原理是将含有直径约为 $10\mu m$ 的微气泡的造影剂经外周静脉或冠状动脉注入,应用二维超声心动图的方法显示造影剂到达心肌微血管床,成为反射源,使心肌回声的强度增加,这种可观察心肌血流变化的方法叫做心肌声学造影法。它可评估心肌血流的灌注情况,在急性心肌梗死病例,应用此技术由心肌灌注可获得更多的信息,如梗死范围的确定,侧支循环血流的评价,再灌注效果的判定以及心肌存活性的评价等。

MCE 的临床应用于以下方面:

(1)明确心肌缺血的范围和程度:通过 MCE 观察心肌血流灌注,能够直接显示心肌缺血的范围和程度,如在急性心肌梗死病例,即便从左右冠状动脉注入造影剂,冠状动脉的闭塞部以下的支配区域的心肌也无显影,即作为造影缺损区可被确定。实验证明此方法与同位素心肌显像具有很好的相关性(彩插页图 7-22)。

(2)评价侧支循环灌注:应用冠状动脉造影可明确侧支循环的走行,但却很难判定其心肌灌注的效果。而应用 MCE 可从心肌有无显影,能评价由侧支循环所支配心肌灌注的程度和范围。Sabia 等探讨了对责任冠状动脉完全闭塞经过 3~7 天急性心肌梗死病例,用 MCE 评价侧支循环灌注和血管重建术后心功能改善的关系。借助于侧支循环心肌显影的区域,室壁运动得以改善。相反,用冠状动脉造影法确认了侧支循环,但心肌没有显影时,即便施行冠脉重建术室壁运动几乎不能改善。由此可见,MCE 方法可弥补冠状动脉造影的不足,可以说对侧支循环路所支配的心肌功能的评价是很有用处的。

(3)判断存活心肌,评价心肌再灌注治疗效果:MCE 可准确判断梗死区域心肌存活性,以指导临床治疗方案的选择,从而决定是否进行心肌再灌注治疗,尤其与负荷超声心动图相结合,其判断心肌存活性的敏感性和特异性大大增加。

(4)正确评估冠状动脉血流储备:临床上发现一些具有典型心肌缺血和心绞痛症状的患者冠状动脉造影结果正常,这部分患者被称作 X 综合征。目前认为,这种现象是由于冠状动脉微循环的障碍,从而引起冠状动脉血流储备能力降低所致。应用 MCE 可全面评价这类患者的冠脉血流储备,为临床诊断和治疗提供依据。

四、冠状动脉血流显像

(一)冠心病血流显示方法

1. 经胸超声心动图显示左冠状动脉

左冠状动脉近端的显示是由胸骨旁大动脉短轴切面主动脉左侧壁发出的两条平行的管状回声。左前降支的远侧端是由心尖部从胸骨旁到心尖部获得。首先显示出心尖部长轴切面,然后探头沿顺时针方向旋转,在右室腔开始消失的切面,即左前降支走行在前室间沟切面,即可显示出左前降支远端。右冠状动脉后降支的显示:由胸骨旁四腔心切面探头顺时针旋转将至二腔心切面时,在左室后壁外侧,即可显示右冠状动脉后降支。左冠状动脉回旋支显示于胸骨旁四腔心切面左房室沟处可显示管状回声,即为左冠状动脉回旋支。

2. 经食道超声心动图法显示冠状动脉

经食道超声心动图法可以解决经胸超声心动图所不能解决的问题,此种检查法超声束方向与左冠状动脉主干部平行,再加上应用高频探头,因此可以显示从左冠状动脉主干部到回旋支。然而,因为伴随由于心脏搏动所造成记录的困难,为了获得良好的图像使用脉冲多普勒是很重要的,其显示方法利用水平断面在主动脉瓣短轴切面稍上方,力求显示与主动脉壁相连的两根平行的回声,在此基础上,把探头稍稍向上或向下转换角度,可以显示从左冠状动脉主干部前降支到回旋支的图像。其显示率约为90%。

(二)冠状动脉血流显像

1. 冠状动脉血流显示方法

(1)经胸超声心动图法:可无创的评价冠脉血流变化,可以获得冠状动脉疾病的诊断信息,尤其对冠状动脉狭窄的诊断在临床具有重要的意义。冠脉内多普勒法可以评价冠脉内血流动力学变化,经食道超声心动图法可以评价左前降支近端血流变化,然而,因为这些方法是有创检查方法,一般很难进行。近年来,用彩色多普勒法可以显示冠状动脉血流信号,尤其在彩色多普勒超声引导下,可以显示左前降支血流,并可以很容易分析同部位血流频谱,其结果与冠脉内多普勒频谱结果呈现很好的相关性。

(2)冠脉内多普勒超声:是将顶端带有多普勒超声探头的冠脉造影导管或导丝定向送入病变的冠状动脉,可直接观察到病变部位的血流信号。

2. 冠状动脉血流评价

(1)频谱形态:冠状动脉的血流受心肌收缩状态和主动脉瓣启闭的影响。收缩期冠状动脉灌注的血流量只占一个心动周期的1/3,而舒张期占2/3。因此,多普勒超声所获得的冠状动脉血流频谱,以舒张期为主占2/3,收缩期占1/3,为低幅中频波,不受呼吸的影响。

(2)观察指标:①舒张期峰值速度(DPV);②收缩期峰值速度(SPV);③平均峰值速度(APV);④舒张期流速积分(DTI);⑤收缩期流速积分(SVI);⑥舒张期起始部至最大速度的时间(TPV);⑦最大速度减半时间(VHT);⑧舒张期与收缩期速度比值(DSVR);⑨狭窄近端和远端平均速度的比值(P/D);⑩冠脉血流储备即冠状动脉最大充血反应与静息时血流量的比值。通常以冠状动脉最大扩张反应时峰值流速与静息时峰值流速的比值来表示。

(3)冠状动脉血流速度的判定:正常冠状动脉的最大流速存在较大的差异,而平均血流速度,无论是冠状动脉近端或远端,于静息和最大扩张时均无明显差异。正常冠状动脉舒张期流速一般为30～80cm/s,收缩期为10～20cm/s。对于严重狭窄的冠状动脉,DSVR降低,狭窄部位及远端DPV和APV降低,冠状动脉血流储备下降,而狭窄近端血流变化不明显。一般以狭窄近端与远端流速比值≥1.7作为判断血流动力学严重受损的指标,具有病理学意义。

(三)临床应用

(1)判断冠状动脉狭窄的严重性,评价心肌灌注受损程度:通过观察病变冠状动脉血流频谱的变化,可以了解冠状动脉狭窄的严重性,直接评价心肌灌注的受损程度,以决定进一步的治疗措施。

(2)PTCA适应证的选择:在冠状动脉造影显示冠状动脉狭窄<70%时,冠状动脉血流储备有可能正常,此时采用药物临床治疗可取得较好的效果。而TEE药物负荷超声提示冠状动脉血流储备异常者,具有PTCA指征。

(3)评价冠状血管微循环病变:临床经常遇到类似心绞痛的胸痛患者,运动试验阳性,但冠状动脉造影显示心外膜血管正常,无法判定冠状动脉小血管病变。冠状动脉小血管病变主要发生在冠状动脉造影无法显示的前毛细血管上,国外把具有这些特征的心绞痛称为微血管性心绞痛。对于这类临床有胸痛症状的患者,冠状动脉造影正常,应进行腺苷药物负荷试验,如冠脉血流储备小于2应考虑为冠状动脉小血管病变。

(4)评价介入治疗的效果:通过测量介入治疗前后冠状动脉血流速度及储备能力等指标的变化,可以评价介入治疗的效果。如在冠状动脉狭窄部位植入支架后即刻测量狭窄远断的血流速度恢复正常,狭窄近端与远端的流速比值下降,支架内及支架近端和远端的血流速度和频谱形态一致等,均说明病变冠状动脉的血流动力学恢复正常,是支架植入成功的标志。

(5)其他血管病变对冠脉血流及其储备影响的评估:冠状动脉血流受诸多因素的影响,除冠状动脉固有狭窄的影响外,心脏瓣膜病变如主动脉瓣狭窄和关闭不全可使冠状动脉血流速度发生改变。另外,主动脉瘤特别是升主动脉夹层动脉瘤会影响冠状动脉的血流灌注。

五、实时三维超声心动图

以往的三维超声心动图是借助计算机技术,在空间上按一定顺序获得心脏的二维超声图像,通过三维重建再现心脏的立体结构。实时三维超声心动图(Reai-3-dimentional Echoardiography,RT-3DE)是指能够实时采集和同步显示心脏三维结构的超声图像,因此,又称为四维超声心动图。

(1)准确评价心肌整体收缩功能:实时三维超声可无创准确地测量心腔大小,全面评价心脏功能,尤其对于室壁瘤形成之后几何形态不规则的左心室等,其优势更加突出,避免了二维及M型超声心动图评价心能时将心腔假设为标准几何形状而造成的误差。

(2)评价局部缺血,明确缺血的范围和程度:三维超声心动图配合心肌造影确定心肌缺血部位和范围目前已成为研究冠状动脉疾病的又一新领域。当心肌显影后,缺血心肌出现充盈缺损。应用三维超声重建的方法,将感兴趣的区域圈画出来,可获得充盈缺损区域的心肌块。此时,对这种三维心肌块不仅可观察其形态,范围,而且可定量其重量和体积。

(3)实时三维超声在负荷试验中的应用:二维超声药物负荷试验诊断缺血性心脏病的价值已被众多试验所肯定。但二维超声有明显的主观判断因素等影响,因此,很难在临床上广泛应用。实时三维超声的特点是通过旋转和切割的方式,能同时快速获得左心室多个切面任何节段影像图的三维数字集合信息。此外,实时三维超声不需要高水平的操作技巧,即在负荷高峰获得所需图像。一旦测定容积体积的数据集被获得,就可以进行基础和负荷高峰图像排列组合,从而精确地对相同节段对照观测评价。

(秦悦洋)

参 考 文 献

1 陈灏珠. 心脏病学. 第5版. 北京:人民卫生出版社,1996
2 Gonzalez A, Naqvi E, Tak T. Normalization of Doppler indices of diastolic dysfuntion during pacing is a sign of ischemic mitral regurgitation. Am Heart J, 1991, 118~121
3 Hoztmi T, Yoshida K, Ogata Y, et al. Noninvasive assessment of sighficant left anterior descending coronary

flow velocity reserve with transthoracic color Doppler echocardiography. Circulation,1998,97:1557

4 Lambertz H,Trues HP,et al. Noninvasive assessment of coronary flow reserve with transthoracic sigal-enhanced Doppler echocardiography. J Am Echocardiograph,1999,12(3):186

5 Elhendy A,et al. Relation between the extent of coronary artery disease and tachyarrhythmas during dobutamine stress echocardiography. Am J Cardiol,1999,83:832～835

6 Guiteras-Val P,et al. Clinical and sequential angiography follow-up six-months and 10 years after successful percutaneous transluminal coronary angioplasty. Am J Cardiol,1999,83:868～874

7 Isaacsohn JL,et al. Postmyocardial infraction pain and infract extension in the coronary care unit :Role of two-dimensionsal echocardiography. JACC,1998,11:246～251

8 Sabia PJ,Powers ER,Jaraweera AR,et al. Functional significance of collateral blood flow in patients with recent acute myocardial infarction. A study using myocardial contrast echocardiography. Circulation,1992, 85:2080～2089

9 Cheirif J,Narkiewica JB,Hawkins HK,et al. Myaocardial contrast echocardiography Relation of collateral perfusion to extent of injury and severity of contractile dysfunction in a canine model of coronary thrombolysis and reperfusion. J Am Coll Cardiol,1995,26: 537～546

10 Sklener J,Camarano G,Goodman NC,et al. Contractile versus microvascular reserve for the detection of the extent of myocardial salvage after reperfusion. The effect of residual coronary stenosis. Circulation, 1996,94: 1430～1440

11 Akasaka T,Yoshida K,Yamamuro A,et al. Phasic coronary flow characterristics in patients with constrictive pericarditis; Comparison with restrictive cardiomyopathy. Circulation,1997,96: 1874～1881

第8章

影像学诊断冠心病

20世纪初X线临床应用的早期,就有人注意到在X线胸部片上可以观察心脏阴影大小,心影轮廓的变化,分析心脏房室大小和胸部大血管的改变。1929年心导管检查的应用促进了活体心脏的血流动力学检查。于30年代中期至40年代中期普通X线检查有效地用于心脏瓣膜病、先天性心脏病、冠心病和心包疾患的诊断检查,与临床心脏病的发展相配合,至50年代初期逐步广泛的应用于临床,形成了心脏X线诊断学,为心血管影像学发展初期阶段。

第1节 影像学在心血管疾病诊断上的发展

1938年到1939年有学者以静脉快速注入造影剂为高浓度有机碘(50%~75%Diodrast、Selectan-B)和快速摄片装置的改进使四个心腔和主动脉均得以显影,使静脉心血管造影术逐步定型化并在当时实际应用于临床,但在实践过程中发现了静脉心血管造影的某些缺点和限制。自40年代中期以来,通过直接穿刺和导管术等选择血管和心腔造影的实验开展起来。其中1950年Zimmerman的左心导管术,1953年Seldinger的经皮穿刺导管动脉造影术,1959年Sones等切开肘动脉的冠状动脉造影术,1962年Ricketts and Abramas及1967年Judkin开发的经皮穿刺导管冠状动脉造影术等,不仅为选择性心血管和冠状动脉造影术的形成和发展,也为介入治疗技术奠定了基础。这些选择性造影术的新进展,促进了心脏大血管外科和冠脉搭桥术的发展,成为外科手术适应证选择及手术方案制定的主要依据。自50年代至60年代的放射性同位素和超声诊断检查,也以体层成像方式于70年代中后期发展成为放射性核素成像和超声成像应用于心脏的检查诊断。70年代末至80年代初开发的数字减影血管造影(Digital subtract angiography,DSA),由于实时成像,对比分辨率高,造影剂用量少等特点,在诸多领域已逐步取代普通血管造影。磁共振(MRI)成像问世不久即应用于心脏大血管诊断,它不用对比剂即可观察心脏大血管的形态结构、心脏运动的分析。其后 MR 血管造影包括冠脉造影又有新进展,但其空间尤其时间分辨率低为其不足之处,近年高场强 MR 设备及新的软硬件的提升和开发应用,使血管 MRI 诊断进入了新发展阶段。

1. CT 的开发与进展

1972 年 CT(Computed tomography)的开发和应用,使医学成像进入了一个以计算机技术与 X 线成像相结合,以体层成像和计算机图像重建为基础的新阶段,这项新技术被人们称为具有划时代意义的里程碑。CT 图像空间分辨率高,但早期(分钟级、秒级)成像时间长,未能有效的应用于心脏扫描。

80 年代初至中期 Boyd 和 Lipton 等开发应用的电子束 CT(EBCT)扫描时间达毫秒级(50~150ms)故又称超高速 CT,使心脏 CT 成像成为可能。其后由于软硬件的改进,对冠状动脉钙化的检测和定量分析,应用对比增强技术对心脏大血管形态及运动功能的诊断均获得优良效果。同时 CT 血管造影(computed tomography angiography,CTA)及三维图像重建也有了新的进展。

80 年代末应用滑环技术的螺旋 CT 使体积扫描成为可能。

至 1998 年多层螺旋 CT(MSCT)的出现,使扫描时间缩短至毫秒级,可有效地应用于心脏检查。结合效益/价格比,MSCT 较 EBCT 更有实用前景。

2. 多层螺旋 CT 的发展

1989 年单层螺旋 CT 问世,它是自 1972 年 CT 发明以来计算机断层技术的又一最新进展。90 年代早期又产生了双层螺旋 CT,1998 年发展到 4 层螺旋 CT,其后螺旋 CT 技术出现突飞猛进的发展。2001 年至 2003 年 8 层、10 层、16 层、32 层、40 层螺旋 CT 相继亮相,2004 年 64 层螺旋 CT 成为螺旋 CT 发展的新亮点,已实现了真正意义上的容积数据采集。

多层螺旋 CT(multi-sliact,MSCT)指采用宽探测器技术,即探测器排列数增加,具有 4 层以上探测器的螺旋 CT,它是在 1998 年北美放射年会上首次正式推出的,是 CT 发展史上的第三座里程碑。多年来 CT 成像技术的发展一直围绕解决扫描速度、清晰度及扫描范围三个制约因素的协同发展。而 MSCT 的开发,使三者即分辨率、覆盖面和速度有机结合起来。根据临床需要,通过探测器阵列下方的电子开关,启动中央小部分、较大部分或全部探测器,获得探测器的不同组合,形成不同层厚的扫描。原始扫描层厚越薄,则三维成像的质量越好,越有利于对疾病的准确诊断,现在的 64 层螺旋 CT 层厚达到了 0.5mm,更有利于微小病变的检测。

MSCT 除在探测器结构和数据处理系统(DSA)两方面的改进外,还可进行多种图像后处理技术,如多层面重建(multiplanar reformation,MPR)、最大密度投影(maximum intensity projection,MIP)、表面遮盖技术(shaded surface display,SSD)、容积漫游技术(volume rendering technique,VRT)、曲面重建(curve planar reformation,VRT)及仿真内镜等。

MSCT 与普通 CT 相比较具有以下优点:①扫描速度提高 2~6 倍,检查效率提高 10%;②图像质量明显提高,主要是 Z 轴方向空间分辨率和时间分辨率的提高;③与单层螺旋 CT 相比,扫描信息量提高了 2~4 倍,尤其利于观察小病灶;④降低 X 线管的损耗,增强扫描可节省造影剂用量。MSCT 无间断地大量采集数据,可准确地追踪对比剂的流程。以 care bolus 技术 MSCT 能在造影剂到达病灶后,自动进行扫描,从而可减少对比剂用量,降低辐射量。

而 64 层螺旋 CT 将以上优点进行了进一步的提升：①时间分辨率更高，扫描速度比 16 层更快，不仅可以获得纯粹的动脉期，而且减少了对比剂用量，这样减轻了患者对比剂的负荷，也得到了高质量的图像；②空间分辨率更高；可以显示 4 级或以上的血管分支，0.5mm 的超薄层厚使三维成像的质量更好，细节显示的更加细腻，更有利于微小病变的检出。

3. 螺旋 CT 在心脏方面的扫描技术

自 90 年代滑环技术的螺旋 CT 问世，实现了容积扫描，多年来这项技术迅速发展，时间分辨率空前提高，可达到亚秒级，薄层 CT 的发展使空间分辨率提高，目前可层厚为 0.5mm，间距为 0.3mm 薄层容积扫描。同时采用心电门控触发方式使搏动心脏成像成为可能，心电门控触发方式有两种方式：前瞻性门控方式是心动周期的 R-R 间期的某个间隔或 R 波后的一组固定的时间触发扫描；回顾性门控方式可在一次屏气中完成整个心脏扫描，然后可以任意 R-R 间期和毫秒间期的容积重建，选择最佳间期进行影像重建和后处理。在回顾性心电门控的基础上，心脏扫描又可以采用可变速扫描技术和多扇区重建技术，能大大提高时间分辨率，实现了从不同的心动周期和不同排列探测器上采集同一心电相位不同角度的 CT 扫描原始数据，并且可变速扫描技术也确保了多扇区重建技术在不同角度的 CT 扫描原始数据，并且可变速扫描技术也确保了多扇区重建技术在不同心律时均能提供最佳的时间分辨率，优化了冠状动脉成像，也使心脏动态电影成像和心肌灌注成像成为可能。多层螺旋 CT 在进行冠状动脉成像时，需要整个心动周期内连续扫描，导致患者接受的放射剂量较 EBCT 更高，MSCT 进行一次心脏扫描中，患者所接受的放射剂量为 4～7msv，与常规造影相近（放射剂量为 3.1～8.6msv）。但最新的 MSCT 可根据患者的心电图在不需要进行图像重建时（如收缩期）减少球管的输出，采用以上措施，根据心率不同，可减少 45%～48% 放射剂量，另外由于改进了成像重建算法，Z 轴方向用于图像重建的数据利用率提高，成像所需射线总量减少。

（杨永平）

第 2 节　多层螺旋 CT 在冠心病诊断上的应用

1972 年 Hounsfield 博士把传统的 X 射线和计算机技术结合起来发明了断层扫描仪 CT 机，从而把医学引入了空间时代。Hounsfield 博士也因此获得了 1979 年的生理医学 Nobel 奖。Hounsfield 博士当时就预言，有朝一日，CT 将能对冠状动脉成像。在以后的几十年里，CT 技术经历了几次大的革命性进步：扫描速度从最早的几百秒缩短到亚秒，层厚从 10mm 减少到 0.5mm(0.6mm)，探测器排数则从 1 排增加到目前的 64 排。由于心脏采集时间缩短，可降为 5 秒，大大降低了心律不齐和呼吸导致的伪影，节省造影剂的同时，保证在冠状动脉由近端到远端末梢全动脉期采集；扫描范围的扩大，图像空间分辨率提高，利用心电门控和可变速扫描技术在一次扫描中能获得多层图像并能进行多种方式的重建可获得冠状动脉清晰图像，为冠心病的诊断提供了一种无创性检查方法，并在临床应用方面已显示出良好的发展前景。冠状动脉成像的主要优势包括先天性冠状动脉发育异常、斑块成像、管腔狭窄诊断、冠状支架及冠状动脉搭桥(CABG)术后的评估。

冠状动脉粥样硬化性心脏病(简称冠心病)是指由于冠状动脉粥样硬化造成管腔狭窄或梗阻致使冠状动脉供血不足或发生心肌梗死,是临床上常见的一种多危险因素所致的慢性疾病,严重危害人类健康并危及生命。近年来冠心病的死亡率呈递增趋势,全球每年有720万人死于冠心病,其中2/3发生在发展中国家,其死亡人数为发达国家的2倍。因此,早期发现冠心病对指导医生制订积极的饮食和药物治疗方案具有重要的临床意义。

一、冠状动脉解剖

1. 左冠状动脉(left coronary artery, LCA)

起于主动脉的左冠状动脉窦,主干很短,约5~10mm,称为左主干,向左行于左心耳与肺动脉干之间,然后分为前室间支和左旋支。左主干的分叉处常分出对角支,向左下斜行,分布于左室前壁。

(1)前降支(left anterior descending, LAD):左冠状动脉的直接延续,沿室间沟下行,其始段位于肺动脉始部的左后方,被肺动脉始部掩盖,其末梢多数绕过心尖切迹止于后室间沟下1/3,可与后室间支末梢吻合。

前降支主要分支:①左室前支:有多支分别向左心缘或心尖斜行。②右室前支:很短小,最多可有6支,第一支常由近肺动脉处分出,分布到肺动脉圆锥,称为左圆锥支;其与右冠状动脉的右圆锥支互相吻合形成动脉环。③室间隔前支:起自前室间支的深面,穿入室间隔,分布于室间隔的前2/3。

(2)左旋支(left circumflex, LCX):从冠状动脉主干发出后即走行于左侧冠状沟内,绕心左缘至左心室膈面,多在心左缘与后室间沟之间的中点附近分支而终。

左旋支主要分支:①左缘支:于左心缘起于旋支,斜行至心左缘;该支较恒定,也较粗大;分支供应心左缘及邻近的左室壁。②左室后支:多数为一支,分布于左室膈面的外侧部。③窦房结支:约40%起于旋支的起始段,向上经左心耳内侧壁,再经左房前壁向右至上腔静脉口,多以逆时针方向从后绕至前方,从尾端穿入窦房结。④心房支:为一些细小分支,分支供应左房前、外、后壁。⑤左房旋支:起于旋支近侧段,与主干平行,向左后行于旋支上方,分布于左房后壁。

2. 右冠状动脉

起于主动脉的右冠状窦,行于右心耳与肺动脉之间,再沿冠状沟右行,绕心锐缘至膈面的冠状沟内。一般在房室交点附近或右侧,分为室间支和右旋支。

右冠状动脉的主要分支:①右缘支:较粗大、恒定,沿心锐缘左行,分布至附近左心室壁。②后室间支:约94%的人起于右冠状动脉,自房室交点或其右侧起始后,沿后室间沟下行,多数后室间沟下1/3,可与前室间支的末梢吻合。该支还发出分支供应室间隔后1/3。③右旋支:为右冠状动脉的另一分支,起始后左行越过房室交点,止于房室交点与心左缘之间,可有细支与左旋支吻合。④右房支:分布于右心房,并形成心房动脉网。⑤房室结支:93%起于右冠状动脉,右旋支经过房室交点时,常形成U型弯曲,房室结支常起于该弯曲的顶端,其末端传入房室结,供应房室结和房室束的近侧段。

冠状动脉粥样硬化性心脏病,可造成冠状动脉分布区心肌坏死,心肌坏死的范围基本上与上述动脉的分布区一致。

二、冠状动脉成像

1. 患者准备

(1)保证心电图同步化:首先将电极稳定的连接患者洁净而干燥的相应的胸部区域。测量患者憋气后的基础心率和(及)其心率变化,闭气后心率会下降5~20次/min,基础心率＞70次/min,可用受体阻滞剂如倍他乐克50~100mg,每隔10分钟测量一次心率,至心率降至70次/min以下为止。

(2)对患者呼吸和憋气进行训练指导,必要时可给予氧气。

(3)心律不齐的患者需控制后进行扫描。

(4)患者胸前除去金属异物。

2. 造影剂

造影剂注射和图像采集同步化。

(1)过敏试验:在注射造影剂前应详细询问患者有无多种药物过敏、碘过敏、哮喘、荨麻疹,肝肾功能不全等高危因素签字后方可注射,经静脉注入2ml造影剂进行过敏试验,以免大剂量注入造成不良反应即严重过敏反应及各种毒性反应。

(2)造影剂浓度、剂量及速度

①浓度300~370mgI/ml,非离子型造影剂,以350mgI/s和370mgI/s效果好。

②剂量65~120ml,因机器类型,个体差异灵活掌握。

③速率3~5ml/s。

一般注射后加30~40ml生理盐水以减少上腔静脉、右心室等高密度造影剂伪影。

3. 延迟时间的确定

选择准确的延迟时间是冠状动脉CT成像成功的重要因素,如延迟时间过短则腔静脉内对比剂浓度过高形成放射冠伪影,干扰右冠状动脉显示;延迟时间过长冠状动脉密度下降而静脉密度上升,两者不易区分。确定延迟时间有两种方法:

(1)预注射方式来确定延迟扫描时间:使用高压注射器经肘静脉以3ml/s注射造影剂15~20ml延迟5~10秒后在主动脉根部进行同层动态扫描,25次CT扫描间隔时间为1秒,层厚为10mm,然后通过时间-密度曲线将造影剂峰值时间再相应延迟3~5秒作为延迟时间,注意当出现双峰时可取第二个峰值为延迟时间。

(2)采用智能软件跟踪启动:选择主动脉根部,设CT值为120~130Hu。注射造影剂同时对主动脉根部感兴区域CT值进行跟踪监测。当CT值到标准后180Hu启动扫描,患者同时屏气,平均监测时间为17~25秒。

4. 扫描范围及参数

先作定位像扫描,根据正位定位像设定正式扫描范围。一般为气管分叉下10~15mm至心尖下10~20mm,长度为100~120mm,左右范围为超过心脏左右外20mm。

参数为管电压120~140kV,电流350~430mA,准直宽度32mm,厚度0.5mm,时间分辨率 50～250ms，空间分辨率层厚 30.5mm，螺距 1.0～11.3，X 线球管旋转速度 0.4～0.5s，矩阵 512×512，视野(180mm×180mm)～(220mm×220mm)，扫描时间 8～12s，启动扫描时间(依患者心率及心功能不同而不同)17～26s，平均(20.6±2.3)s，启动扫描同时以数字形式同步记录心电图。

5. 数据重建

由于患者心率不同，最佳成像时相不同，另外冠脉各支血管最佳显像的时相也不同，所以应采用多时相观察方法使每位患者、每支血管在最佳时相中诊断，使其接近大体解剖图像。将患者心脏的 CT 图像的原始数据分别在 RR 间期的 20%、30%、40%、50%、60%、70%、80%心电相位窗上进行横断面 CT 图像重建，使每位受检者获得七个序列，每个序列约 90～110 幅图像，共 490 个序列，均传递到图像工作站，为消除系统误差，全部心脏容积重建图像均以同一方式完成。以上述每一个心电相位窗的心脏横断面 CT 原始图像为基础，对左冠状动脉主干(LM)左前降支(LAD)左回旋支(LCX)及右冠状动脉(RCA)的主要分支血管首先进行容积再现技术(volume rendering technique, VRT)-VRT 图像可以三维显示整个心脏和冠状动脉，直接观察显示冠状动脉和心脏的解剖细节，也是心脏冠状动脉成像的形式基础；曲面重建(curved-planar reformation, CPR)-CPR 图像可以将迂曲的血管全程显示清楚，能发现较明显的病灶(包括钙化灶和软斑块)，判断冠状动脉的狭窄程度；最大密度投影(maximum intensity projection, MIP)-MIP 对高密度物质如血管壁钙化在显示的准确性高；CT 仿真内镜(CT virtual endoscopy, CTVE)-CTVE 对检测具有不规则表面和钙化病变时敏感度和特异度都较高。

重建时相的准确选择是图像质量的关键因素，是多层螺旋 CT 诊断精确性的重要保障。Kopp 研究发现左冠状动脉前降支(LAD)、回旋支(LCX)、右冠状动脉(RCA)的最佳成像时相分别在心动周期的 60%～70%、50%、40%。Hong 等研究表明 LAD、LCX、RCA 的最佳显示时相分别为 50%～60%、60%、50%。王照谦等研究认为，冠状动脉各个节段多在心动周期的 R 波后 75%相位窗上显示最佳(占 67.2%)，其次为 70%相位窗(占 20.6%)和 50%相位窗(占 8.7%)。雷子乔等认为心率低于 60 次/分时，心脏舒张期相对较长，冠状动脉相对静止期较长，冠状动脉清楚显示像在舒张中期，LAD、LCX、RCA 分别在心动周期的 50%～70%、50%～60%、60%时相能够取得较高的图像质量；随着心率增加，心脏舒张期缩短，冠状动脉相对静止期缩短，冠状动脉清楚像趋向于收缩晚期、舒张早期、尤以 RCA 明显。因此当心率≥70 次/min 时，LAP、LDX、RCA 成像的最佳时相分别为 60%、40%、40%，因此按不同冠状动脉分支分别进行重建能明显提高冠状动脉成像质量。

三、冠状动脉成像对管腔狭窄的显示

目前冠心病最可靠的诊断标准是传统冠状动脉血管造影(CAG)，但它是一种有创检查。在美国 1995 年所有接受冠状动脉血管造影检查的患者中有 2/3(72%)仅仅起到了诊断作用，例如仅仅是为了证实患者能否诊断冠心病和明确冠心病的等级，因此需要一种可靠无创的冠状动脉的成像方法对冠心病进行早期诊断。MSCT 投入临床才真正实现了对心脏这样不停运动的器官的冠状动脉成像。

1. 冠状动脉分段标准

所有冠状动脉血管按美国心脏学会(AHA)分级方法分为 15 段。

(1)右冠状动脉(RCA):右冠状动脉起始部至其移行为垂直段处约 1.5～2.0cm 处为 1 段;至垂直段与水平段移行处为 2 段;至房室交点处为 3 段;后室间支为 4 段(图 8-1A)。

(2)左冠状动脉(LAD):起始部至分支部为左主干(LMS)即 5 段;至左室前支分支部为 LAD 6 段。至第二对角支分支部为 LAD 7 段,其远端为 LAD 8 段;左旋支(LCX)起始部至左缘支分出处为 11 段;其远端为 12 段(图 8-1B)。

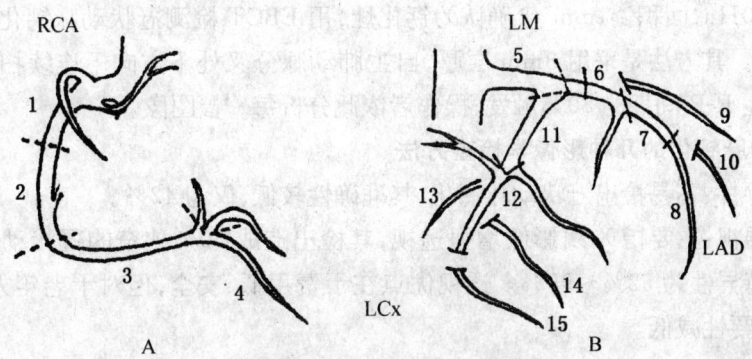

图 8-1 冠状动脉的分段标准
A. 右冠状动脉的分段标准;B. 左冠状动脉的分段标准

2. MSCT 对冠状动脉狭窄或闭塞的预测

MSCT 对冠状动脉中高度狭窄或完全闭塞的阴性预测值很高(彩插页图 8-2),有助于冠状动脉正常或不需要介入治疗(无临床意义的冠脉狭窄)的患者做有创性导管法冠状动脉造影检查,基本上能够满足冠状动脉病变介入治疗筛选的需要(彩插页图 8-3、彩插页图 8-4)。

冠状动脉血管直径≥50% 为轻度狭窄;51%～75% 为中度狭窄;76%～100% 为重度狭窄。邱健星等报告,以传统冠状动脉造影为金标准,16 排螺旋 CT 血管成像冠状动脉≥50% 狭窄的敏感度为 90.0%,特异度为 95.5%,准确度为 94.7%,阳性预测值为 77.6%,阴性预测值为 98.2%。

计算方法:a 为真正狭窄≥50% 血管段数,b 为假性狭窄≥50% 血管段数,c 为假性正常血管段数,d 为正常血管段数。敏感度=a/a+c,特异度=d/b+d,准确度=a+d/a+b+c+d,阳性预测值=a/a+b,阴性预测值=d/c+d,分别统计由血管壁钙化影响、成像伪影、其他因素导致的假阳性及假阴性血管段数,并初步分析造影假阴性和假阳性的原因。

(杨永平)

第 3 节　冠状动脉钙化检出及临床应用

冠状动脉粥样硬化是冠心病的基本病变,冠状动脉钙化是冠状动脉粥样硬化的标志,这已为病理学家所证实,因此检出冠状动脉钙化意味着冠状动脉粥样硬化的存在。目前检出冠状动脉钙化对评价诊断冠心病的价值正日益受到国内外学者的关注。

冠状动脉钙化是指冠状动脉粥样硬化斑块中的钙盐沉着,其形成机制较为复杂。冠状动脉钙化是冠状动脉粥样硬化发展到一定阶段的结果。许多研究表明,冠状动脉钙化多发生于复合斑块期,是动脉粥样硬化的晚期表现。但此时粥样斑块可能尚未导致明显的管腔狭窄(狭窄<5%),所以相对于已引起明显临床症状的病灶而言,冠状动脉钙化可称为冠状动脉病变的早期表现。

冠状动脉钙化计分方法是由 Agaston 于 1990 年首次报告,之后一直为学术界所沿用。将病灶密度≥130Hu,面积≥1mm^2 者确认为钙化灶,用 EBCT 检测冠状动脉钙化的定量算法来评价硬化程度。其方法是采用 3mm 层厚,自主肺动脉分叉处下方向下连续扫描 20 层,无间距,每幅图像在 R-R 间期的 80% 触发,操作者依此分析每一幅图像。

1. 冠状动脉钙化的几种影像学检查方法

(1)胸部平片:不易检出冠状动脉钙化,其准确性较低,仅为 42%。

(2)X 线透视:主要指 X 线影像增强透视,其检出造成 50% 狭窄的冠状动脉的敏感性是 40%~70%,特异性为 52%~95%。透视优点在于费用低、安全,但对于老年人,其检查冠状动脉钙化的重要性减低。

(3)超声心动图:血管内超声可显示冠状动脉管腔的断面图像,不仅可显示管壁增厚的情况,尚可提供结构特征。血管内超声可显示冠状动脉造影正常的粥样硬化病变,但有创性是其限度,不能广泛应用。

(4)CT:CT 是检出组织钙化的有效手段,其对冠状动脉钙化的定量检测被认为是探测动脉粥样硬化斑块有价值的成像方法。

(5)EBCT:扫描速度可达毫秒级,较常规 CT 大为提高,消除了心脏的运动伪影,易于检出冠状动脉钙化并可作精确的定量,是冠状动脉钙化检查的最佳方法。EBCT 可对冠状动脉钙化进行定量分析,即冠状动脉钙化的计分,计分取决于钙化的密度与面积的大小。

(6)MSCT:MSCT 在计算钙化积分方面不仅可与 EBCT 相媲美,并且还有优于 EBCT 之处。

①MSCT 的厚度较 EBCT 薄,EBCT 为 3mm 而 MSCT 可达 0.75mm,甚至 0.5mm。层厚越薄受部分容积效应影响越小。

②MSCT 的信噪比也较 EBCT 高,可更准确发现更小和更低密度的钙化灶,这对于发现早期粥样硬化的形成是很重要的。有学者认为 MSCT 的高信噪比使钙化的阈值可以从 130Hu 降至 90Hu。

③MSCT 可采用回顾性心电门控使图像在任意 R-R 间期重建图像,能有效减少运动伪影,而 EBCT 采用前瞻性心电触发,患者心律失常时易形成伪影。

MSCT 的缺点为采集时间较长,且放射剂量大。

2. MSCT 检出冠状动脉钙化的临床意义

(1)对于年龄在 40 岁以下的人群,有危险因素的存在,虽无症状,如能早期发现冠状动脉钙化,以便尽早发现冠状动脉病变,并能及时进行预防或治疗。

(2)通过冠状动脉钙化定量监测冠状动脉硬化的变化,使其抑制斑块的进展或促进消退,可用药治疗。

(3)通过 MSCT 检查证实无冠状动脉钙化以助临床排出冠心病,因为无冠状动脉钙化的人群中仅 5%～6%的患者罹患冠心病。

(4)对于大于 50 岁未发现冠状动脉钙化的患者,仅有 5%病例有冠心病的可能性;对于小于 50 岁的少数病例特别有冠心病危险因素、有症状及心电图异常者、无钙化,可有冠心病动脉事件发生。

(陈海军)

第 4 节 MSCT 对冠状动脉斑块的诊断价值

急性冠状动脉综合征是一组由冠状动脉粥样硬化斑块破裂致血管严重狭窄或闭塞而发生心肌缺血和(或)局部坏死的综合征,临床表现为不稳定型心绞痛(UAP)、心肌梗死(MI)和猝死。人们最初认为冠状动脉粥样硬化斑块慢性进展导致血管腔严重狭窄的主要原因。多项研究表明,急性冠状动脉综合征患者冠状动脉的固定狭窄程度并不严重,通常小于 50%的狭窄,伴有明显狭窄者仅占 2%。因此可以认为粥样硬化斑块的大小和临床并不相符合。近年来研究表明,不稳定性粥样硬化斑块的破裂是导致急性冠状动脉综合征的主要原因。

1. 冠状动脉粥样硬化斑块的类型

冠状动脉粥样硬化斑块分为稳定性斑块和不稳定性斑块。稳定型心绞痛病人大部分为稳定性斑块,不稳定性斑块仅占 16%。而不稳定型心绞痛病人,不稳定性斑块占 69%,而血栓形成也较稳定型心绞痛明显增多。这一结果说明不稳定性斑块及其破裂后的血栓形成是不稳定型心绞痛及急性心肌梗死发生的重要病理基础。斑块内含有的大量促凝物质在斑块破裂后释放入血,引起血小板聚集和血栓形成,使管腔严重狭窄或突然闭塞,从而引发急性冠状动脉综合征的发生。溶栓治疗仅能使 25%的人避免发生急性死亡,而多数患者因来不及采取任何治疗措施而发生猝死。如能早期诊断,积极预防和治疗可以避免猝死发生。

2. 冠状动脉粥样硬化斑块的病理研究

(1)冠状动脉粥样硬化斑块的组成成分:成熟的冠状动脉粥样硬化斑块主要有两种成分组成,一种是富含脂类的柔软的粥样物质(脂质坏死核心),另一种是覆盖脂质坏死核心的纤维帽。

①稳定性斑块(钙化斑块、纤维斑块)脂质核心小,纤维帽厚,其内炎性细胞(巨噬细胞、泡沫细胞以及激活的 T 淋巴细胞)少,平滑肌细胞数量多。

②不稳定性斑块(软斑块)大多为偏心性斑块,脂质核心大,纤维帽薄,其下或表面有大量炎性细胞浸润。

(2)冠状动脉粥样硬化斑块的病理分型及分期

①Ambrose 通过斑块形态分为如下四型。Ⅰ型:向心性斑块;Ⅱ型:偏心性斑块,颈部较宽,边缘光整;Ⅲ型:偏心性斑块,颈部狭窄边缘不光整;Ⅳ型:多发不规则型。Ⅲ型或Ⅳ型粥样

硬化斑块多见于不稳定型心绞痛,并易发生心肌梗死。

②Fuster等将冠心病粥样硬化斑块的进展分为5期。1期:早期缓慢进展的小斑块;2期:高脂质含量的易损斑块,管腔为轻中度狭窄;3期:心绞痛期;4期:心肌梗死期;5期:导致严重狭窄或闭塞的斑块期,即晚期的钙化斑块和纤维斑块。

(3)冠状动脉粥样硬化斑块破裂的危险因素及其机制:导致不稳定性斑块的确切机制尚不十分清楚,粥样硬化斑块破裂的危险因素可分为内源性因素(主要与粥样硬化斑块的性质有关)和外源性因素(主要与损伤所在位置有关)。

①内源性因素:决定粥样硬化斑块脆弱性的主要内源性因素包括脂质的大小、纤维帽的厚度、斑块炎症和修复,脂质坏死核心的大小及成分是决定粥样硬化斑块易损性的重要因素。Davies等发现脂质坏死核心在冠状动脉粥样硬化斑块中所占比例越大,斑块越易破裂,当脂质坏死核心在粥样硬化斑块中所占比例大于40%时斑块极易破裂。此外粥样物质越软,重新分配到纤维帽上张力越多,斑块易破裂。

②外源性因素:血流冲击导致纤维帽所承受的张力增加是触发粥样斑块破裂的另一重要因素。斑块所处管腔越大其所受的环周力也越大,所以仅25%的急性心肌梗死患者在发病前有严重的冠状动脉狭窄,而绝大多数为轻中度狭窄。斑块一旦发生破裂,胆固醇酯等内容物直接和血液接触,使血小板凝集功能亢进,血栓形成。形成的血栓不断增大造成管腔狭窄。如果完全闭塞则会引发急性心肌梗死和猝死;如果不完全闭塞则会引起不稳定型心绞痛。由于组成成分的不同,不同病理类型的粥样硬化斑块的性质存在着明显差异:钙化斑块和纤维斑块由于脂质核心小,纤维帽厚,强度大,炎症细胞刺激小,因而性质较稳定;软斑块则由于纤维帽薄保护作用弱,加上炎症细胞反复刺激,性质很不稳定,易于破裂。因此明确冠状动脉粥样硬化斑块的性质较其导致的管腔狭窄程度更有意义。

以往的冠状动脉造影是以发现3到5期冠状动脉病变来诊断冠心病,但3期病变导致的不稳定型心绞痛和4期病变导致的心肌梗死和猝死更为严重;诊断2期易损斑块更有利于发现早期冠心病,并可采取治疗措施,预防心绞痛和心肌梗死的发生,因此2期易损斑块的影像学诊断有重要意义。

3. 冠状动脉粥样硬化斑块的影像学研究

(1)多层螺旋CT对冠状动脉壁改变的显示:MSCT除显示冠状动脉狭窄以外,还可以显示冠状动脉壁的改变,这是螺旋CT的一个优势。正常冠状动脉壁厚度是0.1mm,在CT血管造影上一段不显示,动脉粥样硬化早期常引起非狭窄性病变,冠状动脉造影通常显示正常。但多层螺旋CT上常可显示管壁的微小钙化灶,钙化表明了冠状动脉粥样硬化的存在,严重的冠状动脉粥样硬化时,多层螺旋CT表现为管壁多发明显钙化。

(2)多层螺旋CT对冠状动脉粥样硬化斑块的检出能力:MSVT不仅可以显示冠状动脉狭窄,还可以直接显示粥样硬化斑块以及管壁的变化,并且能对斑块成分进行评价,在高质量的多层螺旋CT冠状动脉图像上,通过对血管横断面细心的逐层分析可以清晰观察粥样硬化斑块的形态,清楚显示斑块的位置、形态、长度以及斑块与冠状动脉分支的关系。MSCT对动脉粥样硬化评价研究报告不多,早期研究只笼统地讲斑块分为钙化斑块和非钙化斑块。只有将非钙化斑块进一步细分,准确地判断斑块的性质,才能为评价斑块稳定性提供更多的有价值的信息。Estes 等应用单层螺旋 CT 对颈内动脉粥样硬化斑块的性质进行研究得出：脂质型斑块的 CT 值为(39±12)Hu，而纤维型斑块的 CT 值为(90±24)Hu，认为斑块的组织密度可以反映粥样硬化斑块的性质。Kopp 等以血管内超声(IVUS)作为对照标准，首先应用 4 层螺旋 CT 冠状动脉成像技术结合心电门控技术对 6 例患者体内的冠状动脉粥样硬化斑块的性质进行分析。结果显示软斑块、中等密度斑块、钙化斑块的 CT 值差异显著，平均 CT 值为(14±26)Hu、(91±21)Hu、(419±194)Hu。三组粥样硬化斑块的 CT 值不存在交叉，CT 通过测量斑块的密度，可以准确地将粥样硬化斑块分型。Leber 等对 46 例患者进行 MSCT 与血管内超声的对照研究，其结果是软斑块 CT 值为(49±22)Hu，中等斑块 CT 值为(91±22)Hu，钙化斑块 CT 值为(391±156)Hu。Inoue 等对 20 例急性冠状动脉综合征的患者和 22 例稳定型心绞痛患者的多层螺旋 CT 结果进行了比较，发现前者冠状动脉内的粥样硬化斑块最小 CT 值(25±15Hu)明显低于后者(71±16)Hu。虽然各新研究的结果稍有差异，但却说明成分不同使得对应的 CT 值有明显差异，多层螺旋 CT 能为无创性评价冠状动脉粥样硬化斑块成分提供有价值的信息，从而提示斑块的稳定性，对冠状动脉硬化性疾病进行危险度分级，进而指导临床进行预防性治疗成为心血管病研究领域热点之一(彩插页图 8-5、彩插页图 8-6)。

（杨永平）

第 5 节 MSCT 在冠状动脉支架的应用

MSCT 的快速发展使其在心脏方面的应用日益广泛，其中就包括在冠状动脉内支架术的应用。在冠状动脉支架术前评估及术后疗效的判断方面，MSCT 起到了较大的作用。

1. 冠状动脉支架术前评估

(1)下列情况慎重或不适宜支架置入：①小血管病变；②血管远端病变；③存在大量血栓；④有严重钙化；⑤单纯冠状动脉痉挛；⑥远端血流差；⑦近端血管严重扭曲；⑧心肌桥；⑨某些冠状动脉畸形。

(2)对冠状动脉血管的判断：①测量冠状动脉病变的长度；②观察管壁有无钙化及程度；③动脉粥样斑块是向心性还是偏心性；④是否开口处病变，有无累及大分支；⑤管腔内是否有血栓；⑥管腔是否完全闭塞；⑦病变有无严重成角，近端血管迂曲的情况，狭窄远端血管的通畅情况。

以上可以反映冠状动脉病变的程度，以防止一些无需行支架术或不适宜支架置入的患者进行有创性的冠状动脉造影和支架术。

2. 冠状动脉支架术后评估

目前，虽然冠状动脉手术成功率很高，但术后再狭窄仍是影响远期疗效的主要问题，MSCT 可显示支架的位置、长度，有无血栓形成，内膜增生及再狭窄等情况。CTVE(CT 虚拟内镜)可显示支架的通畅情况，VRT 图像可显示支架的位置、长度。

(1)正常支架的显示：正常冠状动脉内支架表现为无形变，远端血管无变细，显影良好。在血管横断面上可显示支架为环状，在血管的长轴位则表现为"平行轨道状"或"弹簧圈状"。

一般在窗宽为1000~1200Hu,窗位为300~400Hu时观察支架良好,但因支架的长度、材料、厚度不同,选择窗宽、窗位也不绝对相同(彩插页图8-7)。

(2)判定支架通畅情况:当支架变形、远端血管不显影或明显变细、显影不良呈断续状时,常提示严重的支架内再狭窄。部分发生再狭窄的支架可见其中有低密度充盈缺损(彩插页图8-8)。

观察支架两端管腔的显影程度,配合支架的形态、内部显影等情况,可基本判定支架的通畅情况。MSCT通过观察心肌灌注情况了解心肌缺血的改善情况,从而间接评价支架通畅性,还可通过心功能评价反映支架术后心功能改善情况(彩插页图8-9)。

(3)支架术后并发症的原因判定

①支架位置不良,夹层和假性动脉瘤等。

②冠状动脉支架术后患者症状重新出现,除了因为支架狭窄和闭塞外,还可因为原有冠状动脉疾病的进展或者出现新的动脉粥样硬化病变引起,这就可以同时诊断未植入支架的冠状动脉病变的进展情况。

③同时注意假阴性的结果。有时固有侧支循环好,远端血管仍可逆向充盈,因此远端血管造影剂充盈可形成假阴性。

3. 影响冠状动脉支架图像质量因素

(1)支架的材料:支架为金属材料,在CT图像上为高密度,对支架内管腔的显示造成不利影响。但现代支架材料越来越趋向于使用纤细而低密度的材料。对管腔显示的程度,取决于支架材料而不是管腔的大小。

(2)图像质量与心率有关:当心率大于70次/min时可评价的支架数明显减少。

(3)图像处理:重建时相选择不合理时,会导致支架显示模糊或中断;重建算法选择不适宜,也会使支架轮廓不清;扫描时,螺距越大,支架的图像质量越差。

(4)管壁情况:当支架处冠状动脉管壁存在明显钙化时,会遮蔽管腔,也不能对支架内管腔狭窄做出准确评价。另外还有支架的长度、管径及支架与扫描平面所处的角度均会对图像质量产生影响。

总之,目前MSCT冠状动脉成像直接观察冠状动脉内支架管腔尚有一定限制,但在显示支架的位置和反映支架通畅性方面有一定作用。

(杨永平)

第6节 MSCT在冠状动脉搭桥术前后评价

冠状动脉搭桥术是采用血管移植方法,在体循环动脉系统与冠状动脉狭窄性病变及远端血管之间,建立旁路供血通道,重建或改善病变冠状动脉供血区域的心肌供血。血管移植一般选择大隐静脉或内乳动脉。

（一）MSCT 在冠状动脉搭桥术前的应用

1. 升主动脉病变的评估

冠状动脉搭桥术中可遇到升主动脉疾病包括升主动脉粥样硬化、主动脉退行性变和夹层动脉瘤，其中升主动脉粥样硬化在老年人群中最常见。

冠状动脉搭桥术，术中建立体外循环、升主动脉阻断和部分阻断以及在升主动脉上穿孔，都会进一步加重升主动脉损害和造成斑块脱落，可直接造成冠状动脉旁路近端吻合口吻合困难和吻合口附近斑块脱入冠状动脉旁路。因此术前准确评价升主动脉粥样硬化的程度具有重要意义。目前主要依靠左心室造影、升主动脉根部造影等，这些方法为有创性检查，且不能观察血管壁的改变，而 MSCT 可在术前了解主动脉壁厚度，反映动脉粥样硬化的位置和程度、粥样斑块的位置和大小，以及钳夹升主动脉时硬化斑块脱落的危险性。另外 MSCT 可显示升主动脉瘤、主动脉扩张、夹层动脉瘤以及主动脉瓣狭窄、钙化等情况，这对心外科医生选择手术方式都具有重要意义。

2. 颈动脉病变的评估

颈动脉狭窄与冠状动脉粥样硬化性心脏病有相似的病理过程，因此，在拟行冠状动脉旁路移植的患者中常伴有颈动脉狭窄，这些患者可有或无临床症状。冠心病合并颈动脉狭窄时，如果心脏手术前没有进行治疗，则会增加心脏手术的风险，这一风险主要是由血流动力学波动引起的。以往颈动脉造影术是判断颈动脉狭窄的金标准，但它是有创性检查，有引起主动脉内膜撕裂、斑块脱落导致脑栓塞等严重并发症的可能。而且血管造影主要显示管腔的情况，不能提供颈动脉斑块本身的情况，对于偏心性狭窄常易低估狭窄程度。超声对于颈动脉粥样斑块来说是一种较好的无创性检查手段，可显示管腔的狭窄，可鉴别斑块的性质，并能提供血流动力学信息。但缺点是当颈动脉存在解剖变异或血管扭曲，以及颈内动脉血流反流引起超声涡流可影响检测结果。另外当颈动脉分叉部位较高时也不利于超声的检测。MSCT 是一种无创性检测手段，可以很好地显示颈动脉粥样硬化病变的位置和长度、斑块的厚度，并能准确测量动脉狭窄的程度及是否有管腔闭塞等。

3. 了解桥血管的情况

进行冠状动脉旁路移植术，移植材料主要有内乳动脉和大隐静脉，左侧内乳动脉可吻合于前降支或对角支；右侧内乳动脉可被用于吻合右冠脉、锐缘支、甚至后降支，也可将其绕过主动脉前方吻合于前降支或对角支。

外科医师需在术前全面了解内乳动脉的情况，包括血管的走行有无变异，与拟搭桥冠状动脉的位置关系，左内乳动脉与左前降支间是否夹有肺组织，以及内乳动脉是否有动脉粥样硬化改变等。MSCT 可帮助外科医生了解以上情况，准确制定手术方案，以防止误伤内乳动脉。

在切取大隐静脉作为静脉桥的术前必须严格检查下肢静脉的通畅情况，否则会引起下肢静脉回流严重障碍。MSCT 也可用于了解深静脉回流情况，以及大隐静脉是否有血栓等。

(二) MSCT 在冠状动脉搭桥术后的应用

1. 桥血管通畅情况

冠状动脉搭桥术后,心绞痛可能得到完全缓解,减少了急性心血管事件的发生,提高了生活质量,延长了患者寿命。这一切良性的临床治疗效果的获得必须确定血管桥的长期通畅。术后随访的首要目的就是关注血管桥的远期通畅情况。MSCT 能用于桥血管有无血栓形成、再狭窄和闭塞以及有无吻合口瘘等情况的显示,可使患者得到及早治疗(彩插页图 8-10、彩插页图 8-11)。

2. 原有冠状动脉疾病的进展情况

冠状动脉搭桥术后患者症状重新出现,除搭桥血管狭窄和闭塞外,还可因有原冠状动脉疾病进展引起,MSCT 对冠状动脉疾病的显示可更全面反映患者的情况。

3. 心肌灌注

MSCT 通过观察心肌灌注情况,发现心肌是否缺血,从而间接评价血管的通畅性。

(三) 影响桥血管观察的因素

桥血管受心脏搏动的影响小于冠状动脉。MSCT 对桥血管的显示一般优于冠状动脉,但有时也会出现心脏搏动产生的伪影,可导致血管边缘模糊或轻度的阶梯状伪影,影响对管腔的评价。另外,如果搭桥血管与主动脉吻合口位置较高,扫描范围需加大,患者屏气时间相应延长,部分患者不能耐受可引起伪影。

(陈海军)

第 7 节 MSCT 显示冠状动脉起源异常

冠状动脉起源异常在临床上并不少见,多数病人无临床症状和体征,通常在冠状动脉影像学检查时偶然被发现。

1. 冠状动脉起源异常

(1) 左或右冠状动脉起源异常:可以分别起自同一动脉窦(左或右冠状窦,仍然为两个开口),可以共同起自左或右冠状窦(冠状动脉单开口),有时左冠状动脉起自后冠状窦,或者左或右冠状动脉分别起自肺动脉主干(彩插页图 8-12)。

(2) 冠状动脉瘘:左右冠状动脉均可以发生,常见为左房瘘、右房瘘、右室瘘;瘘管表现为起自冠状动脉窦的异常增粗和走形并直接引流入心腔的冠状动脉的血管影,此血管影可以有冠状动脉分支。

(3) 冠状动脉肌桥:CT 因为能够同时显示冠状动脉和邻近心肌组织,因此,在肌桥的显示上优于常规冠状动脉造影,从而避免了冠心病的假阳性的诊断。临床上冠状动脉肌桥(常发生于左前降支近中段)误诊为管腔狭窄而植入支架后容易导致管腔破裂,支架术前的 CT 检查可以避免此种事故的发生(彩插页图 8-13)。

2. 解剖学特征

冠状动脉起源异常大多数为冠状动脉在主动脉上的起源位置异常，对心肌供血无明显影响，多数病人无临床症状和体征，主要有以下几种类型：

(1)冠状动脉高位开口(又称冠状动脉开口过高)：冠状动脉起源于升主动脉即主动脉窦上嵴的上方，以右冠状动脉常见(彩插页图 8-14)。

(2)冠状动脉起源于后冠状窦：右冠状动脉或左冠状动脉主干起源于后冠状窦(彩插页图 8-15、图 8-16)。

(3)左前降支和左回旋支单独起源于左冠状窦(彩插页图 8-17)。

(4)其他冠状动脉在相应的冠状窦内多开口。

(5)起源于另一支的冠状动脉主干(彩插页图 8-18)。

(6)冠状动脉分支起源异常少见，如窦房结动脉起源于右冠状动脉的左室后支。

3. MSCT 显示冠状动脉起源异常临床意义

传统的导管法造影用于冠状动脉起源异常的诊断已有文献报道。对于异常起源于升主动脉的冠状动脉而言，如能将导管插入该血管并实施造影检查，导管法造影对其诊断具有优良价值。但冠状动脉起源异常常可给冠状动脉造影的操作带来困难，而且在少数病人，由于导管未能插入异常起源的冠状动脉而可能被认为冠状动脉缺如。另外，导管法造影对异常起源的冠状动脉与心脏各房室结构关系显示不理想。

MSCT 冠状动脉成像具有无创性、简便、安全的优点，用于诊断冠状动脉起源异常的优势很明显。总之在冠状动脉起源异常的诊断和形态学评价方面，MSCT 冠状动脉成像可以替代导管法冠状动脉造影。

(杨永平)

第 8 节 诊断冠心病技术分析

1. 常规冠状动脉造影

自 20 世纪 60 年代，常规冠状动脉造影(CAG)应用于临床以来，目前诊断冠状动脉疾病的"金标准"仍为 CAG。1999 年，在美国有超过 180 万患者进行了常规冠状动脉造影检查。常规冠状动脉造影的优点是时间分辨率和空间分辨率高，并能直接进行球囊扩张及冠状动脉内支架等介入操作。但是，在美国行常规冠状动脉造影的患者中仅有约 1/3 接着进行介入操作，多数患者进行常规冠状动脉造影只是出于诊断目的，即证明冠状动脉疾病的存在及狭窄的程度。为使患者避免有创性检查，我们需要更可靠的无创性检查方法来进行冠状动脉疾病的早期诊断。

冠状动脉 CT 成像与常规冠状动脉造影比较有几个优点：①无创性，而常规冠状动脉造影系有创性检查，部分患者不能耐受；②MSCT 可清楚显示血管壁的粥样硬化改变，对管壁改变的显示有助于发现早期的以及未引起管腔狭窄的粥样硬化,而这种病变在常规冠状动脉造影上易被遗漏;并可对斑块的成分进行评价,提示斑块稳定性,这都是常规冠状动脉造影所无法比拟的。

2. 电子束CT

电子束CT(electron-beam CT, EBCT)的时间分辨率较高($50\sim100ms$),在对冠状动脉钙化进行定量分析方面具有优势。电影扫描可用于心功能评价。血流序列扫描可反映血流灌注情况。但是,EBCT的空间分辨率较低,扫描层厚较厚,检测动脉粥样硬化斑块中除钙化外其他成分的特异性和敏感性较差,易忽略一些不稳定斑块。

3. 冠状动脉内超声

冠状动脉内超声(intracoronary ultrasonography, ICUS)是一种以导管为基础的高频超声技术,在定量评价管腔面积、斑块面积、血管面积以及显示钙化、球囊血管成形术后夹层形成等特征方面具有很高的标准性和可重复性。

ICUS较MSCT一个明显优势在于可更准确判断斑块的稳定性。但ICUS属于有创性检查技术,有一定的危险性和并发症,影响临床的应用;超声导管较粗较硬,不能通过比导管小的血管、血管弯曲处及角度大的病变,易诱发冠状动脉痉挛;通过严重狭窄病变时可引起急性血管闭塞和血管内膜剥离,造成严重后果。此外,IVUS检查费用较昂贵,限制了其在临床中的推广应用。

4. MRI

由于呼吸运动、心脏搏动、冠状动脉解剖结构复杂和心脏周围脂肪等因素的影响,常规MRI成像对冠状动脉壁的显示有限的。解决由于心脏波动造成伪影的办法是利用心电门控周期性的触发采集过程或利用快速扫描序列在心脏相对静止的时刻完成冠状动脉扫描。针对呼吸运动可采用屏气扫描和呼吸门控技术加以解决。由于冠状动脉复杂的三维解剖结构,所以一般采用三维成像技术对冠状动脉进行成像。冠状动脉周围脂肪在多数序列呈现高信号,对冠状动脉的显示会造成一定的影响,可预先发射强射频脉冲选择性抑制脂肪组织信号,从而避免对冠状动脉成像的影响。

目前用于冠状动脉MRI成像的序列和技术包括自旋回波成像或黑血成像技术、二维梯度回波成像或亮血成像技术、三维梯度回波成像加呼吸门控、螺旋成像。冠状动脉MRI成像可应用于冠状动脉搭桥术,能清楚显示搭桥位置、走向和是否有狭窄等情况;可以观察冠状动脉变异血管的起源、类型;与组织学对照的体内外研究表明,MRI能较好地区分动脉粥样硬化斑块内的不同成分;高空间分辨率MRI技术还可用于测量冠状动脉壁厚度和血管壁面积,研究表明冠心病患者血管壁厚度和血管壁面积均明显高于健康人;心脏功能MRI可了解整个心脏和局部心肌功能状态,对平静和负荷状态下的变化情况进行观察,判断心肌活力等。磁共振血管成像(MRA)具有无放射性和无需注射碘对比剂的优点,但其空间分辨率较低,且扫描时间相对较长,影响图像质量。可以相信冠状动脉MRI成像的研究工作随着扫描速度的提高及软件不断的完善会有进一步的发展。

5. 冠状动脉血管镜

冠状动脉血管镜是将直径小、可弯曲的光导纤维束制成导管,送入冠状动脉内,在高强度的照明下观察冠状动脉节段,图像可通过光导纤维输送到监视器的屏幕。

用血管镜可直接观察管腔和血管壁表面的病理结构,比冠状动脉造影或血管内超声更清楚。在血管镜图像上,稳定的粥样硬化病变表现为白色纤维性斑块或黄色的含脂质的斑块,位于冠状动脉壁内,表面光滑或轻度不规则。在不稳定型缺血综合征病例,用血管镜可见斑块有裂缝或夹层分离,斑块上有白色的(富含血小板)或红色的(富含红细胞和纤维蛋白)血栓。血管镜对确定管腔内血栓,阐明血管突然闭塞或有闭塞危险的发生机制,判断支架展开和斑块切除是否完全等方面是有价值的。但血管内镜是有创性的,而且它不能观察血管壁的各层组织,也不能通过有明显狭窄的血管节段。

6. 光学相干断层成像

光学相干断层成像(optical coherence tomography,OCT)是近年出现的一种高分辨率的血管内影像技术。其原理与血管内超声相似,都是通过测反射或散射回来的信号回波来获得物体的形貌图像,只不过OCT用的是光波而非声波。研究表明,OCT对组织截面的检测清晰度可达 $10\mu m$,可对斑块的细节如内膜帽的厚度、脂质沉积的程度及是否存在裂隙等与斑块破裂有关的情况做出鉴别,而且OCT对重度钙化组织的成像深度大于 1.5mm,这些特点使OCT用于冠状血管内成像颇具吸引力。Brezinski等直接比较了OCT与IVUS在体外对人主动脉粥样硬化斑块成像情况,对出血斑块及富含脂质斑块的成像均表明,OCT与IVUS相比最显著的优点为OCT成像具有更高的分辨率和斑块各成分间更好的对比度。Yabushita等通过对357例动脉粥样硬化尸检标本进行OCT研究,结合病理组织学检查,建立了识别斑块各种成分的OCT标准,为临床应用OCT评价斑块性质进行有益的尝试。其缺点为仍属有创性检查,且在活体内应用时血液会产生干扰,明显影响图像质量。

7. 放射性核素显像

放射性核素显像与其他影像学技术具有本质的区别,其成像取决于脏器或组织的血流、细胞功能、数量、代谢活性和排泄引流情况等因素,在定性、定量反映组织器官血流、代谢及功能改变方面具有其他影像学技术不可代替的优势。

许多学者根据动脉粥样硬化形成过程的某些分子和细胞进行了放射性核素显像研究,例如:可利用针对LDL的抗体来对不稳定斑块进行显像;利用多肽显示平滑肌数量;[18]F-FDG能够显示斑块炎症。利用放射性核素标记参与动脉粥样硬化的中间物质来进行显像,可以精确、定量反映斑块成分和代谢情况,在疾病筛选、治疗决策、疗效观察以及随访上具有重要的意义。

在心室功能异常是由于局部心肌缺血或心肌冬眠所引起的情况下,冠状动脉血管重建可以改善局部室壁运动和整体心室功能,当心室功能异常是由于心肌梗死或瘢痕所引起,则冠状动脉血管重建不能改善局部室壁运动和整体心室功能。因此,评估心肌是否存活具有特别重要的临床价值。放射性核素显像是临床上应用最广泛的评价心肌活力的方法,在心血管患者的疾病筛选、治疗决策、疗效观察以及随访研究上具有重要价值。

(杨永平)

参 考 文 献

1 戴汝平. 心血管病 CT 诊断学. 北京:人民卫生出版社,2000
2 Kopp AF,Schroeders S,Baumbach A,et al. Noninvasive characterization of coronary lesion morphology and composition by multislice CT ；first results in comparision with intracoronary ultrasound. Europe Radiol, 2001,11(9):1607~1611
3 Leber AW,Knez A,Becker A,et al. Accuracy of Multi-detector Spiral Computed Tomography in Identifying and Differentiating the Composi-tion of Coronary Atherosclerotic Plaques;a Comparative Study with Intracoronary Ultrasound. J Am Coll Cardiol,2004,43(7):1241~1247
4 Inoue F,Sato Y,Matsumoto N,et al. Evaluation of plaque texture by means of multislice computed tomography in patients with acute coro-nary syndrome and stable angina. Circ J,2004,68(9):840~844
5 毛定飚. 多层螺旋 CT 冠状动脉成像. 北京:科学技术文献出版社,2005
6 李松年. 现代全身 CT 诊断学. 北京:中国医药科技出版社,2002
7 毛定飚,张艳芳,滑炎卿,等. 多层螺旋 CT 对冠状动脉桥血管的评价. 上海医学影像,2004,13:19~20
8 毛定飚,张国桢,滑炎卿. 多层螺旋 CT 冠状动脉成像. 北京,科学技术文献出版社,2005
9 王照谦,等. 多层螺旋 CT 冠状动脉成像的初步临床应用. 中国临床医学影像杂志,2003,14(3):177
10 Yabushita H,Bouma BE,Housersl,et al. Characteri-zation of human atheroschrosisbuopticalcherencetomography. Circulation, 2002,106:1640~1645

第9章

冠状动脉造影

冠状动脉造影是确立有无冠状动脉疾病的首选影像方法，在需要对药物治疗、血管成形术或旁路手术做出重要决定时可提供最可靠的信息。1959 年 Sones 首先进行了冠状动脉造影，此后冠状动脉造影在心血管内科中成为应用最广泛和最精确的检查之一。在美国 6044 所急诊监护医院中有 1537 所(25%)每年进行几乎 100 万例冠状动脉造影。过去 35 年中冠状动脉造影应用的不断增加已使制定通用的标准来保证这种操作能被最适宜地利用和施行成为需要。虽然冠状动脉造影最初的目的限于明确心外膜冠状动脉有无明显狭窄，但较新的介入性心血管治疗已增加了对介入心血管操作前后病变特性的精确解剖学估价的重要性。因而对血管造影者提出更多的要求以保证有最适宜的空间和对比分辨的高质量影像。进行冠状动脉造影的医生应是一位血管造影和心血管内科方面的专家，并必须在进行此操作前仔细地同病人的医生商讨。本章旨在为严谨的血管造影者提供对冠状动脉造影指征和技术的讨论，把重点放在介入性冠状动脉造影上，以便对正常和病理的冠状动脉解剖学做一详细的复习，并着重于冠状动脉造影解剖学和临床结果之间的关系。

第 1 节 冠状动脉造影术前准备

一、冠状动脉造影指征

冠状动脉造影的主要指征是确立有无冠状动脉疾病，确定治疗选择和判断预后(表 9-1)，因此有稳定型心绞痛病史且内科治疗无效的病人被推荐作冠状动脉造影。有心绞痛病史和踏板运动试验显示有高危表现如低血压、ST 段压低大于 2mm 伴有运动耐量降低，或心肌灌注扫描显示有肺摄取增多或多处心肌灌注缺损的病人通常应作冠状动脉造影。安排做瓣膜性心脏病或先天性心脏病手术的中、老年病人也应推荐作冠状动脉造影。安排做血管手术而有心绞痛病史或可激发出心肌缺血的病人应做冠状动脉造影。

表 9-1 冠状动脉造影后并发症危险性增高的病人

增高的一般内科危险	年龄>70岁 复杂的先天性心脏病 病态肥胖 全身虚弱或恶液质 未控制的糖耐量异常 动脉血氧饱和度降低 严重的慢性阻塞性肺部疾病 肌酐>220μmol/L(1.5mg/dl)的肾功能不全
增高的心脏危险	3支冠状动脉病变 左主干冠状动脉病变 心功能Ⅳ级 明显的二尖瓣或主动脉瓣病变或人工机械瓣 低射血分数(<35%) 高危踏板运动试验结果(低血压或严重心肌缺血) 肺动脉高压 肺动脉楔压>3.325kPa(25mmHg)
增高的血管危险	抗凝或血液透析 未控制的高血压 严重的周围血管疾病 新近的中风 严重的主动脉瓣关闭不全

冠状动脉造影对某些存在原因不明胸痛的病人是重要的。在有心脏病危险因子和对心绞痛来说不典型胸痛的病人中,血管造影上正常冠状动脉的表现对治疗和预后提供了重要的信息。冠状动脉痉挛的诊断依靠临床表现,但为了排除固定粥样硬化病变的存在,冠状动脉造影对临床表现有冠状动脉痉挛的病人依然是有用的。近年来,在美国已重新推荐用麦角新碱作冠状动脉痉挛激发试验。用其他制剂如乙酰胆碱作激发试验太敏感,因为几乎在所有冠状动脉粥样硬化病人中都可激发出冠状动脉痉挛。

不稳定型心绞痛病人常需作紧急冠状动脉造影。初步内科治疗后仍有症状反复是顽固性不稳定型心绞痛的一个指标,应开始作紧急冠状动脉造影的安排。在大多数被判为处于发生并发症高危状况中的不稳定型心绞痛病人,包括有持续大于20分钟的长时间胸痛、肺水肿、新的二尖瓣反流、动态ST段改变、第3心音、肺部啰音、低血压、射血分数<50%的左室功能受损、明显的室性心律失常或房室传导阻滞的病人,应进行冠状动脉造影。心肌缺血溶栓(TIMI)ⅢB研究支持在不稳定型心绞痛病人中采用冠状动脉造影的合理性。虽然死亡或心

肌梗死的主要并发症或阳性运动试验的发生率在随机分配到早期冠状动脉造影的病人中和在保守处理的病人中是类似的,但作过早期冠状动脉造影的病人几乎不需要出院后手术和再住院(7.8% vs 14.1%;$P<0.001$)。因而,经早期诊断性冠状动脉造影和再血管化技术处理过的病人,其心绞痛有更多的改善而无主要并发症的增加。在大多数不稳定型心绞痛病人中如果他们以前曾作过血管成形术或旁路手术,也应进行冠状动脉造影。

急性心肌梗死先前未用过溶栓治疗的场合中,作为直接血管成形术的术前准备应进行冠状动脉造影,因为据报道直接血管成形术在6周时导致的死亡或非致命性心肌梗死的发生率与溶栓治疗组相比减少得更多。在已接受过溶栓治疗但未显示有再灌注证据的病人中,作为拯救性血管成形术的术前准备也应进行冠状动脉造影。无Q波的心肌梗死或当心肌梗死并发有充血性心力衰竭、心脏骤停、二尖瓣反流或室间隔破裂者中许多病人应进行冠状动脉造影。心肌梗死后有心绞痛或可激发出心肌缺血的病人也可从冠状动脉造影中得益,因为在这组病人中再血管化可能减少再梗死的高度危险。

因为移植血管硬化的弥漫性质,无临床症状的心脏移植后病人通常每年进行冠状动脉造影。对心脏移植的潜在供体做冠状动脉造影是有用的,供体的年龄和心脏的危险外貌增加了冠状动脉疾病的可能性。在安排做电生理检查的难治性心律失常病人中冠状动脉造影常对冠状动脉疾病的存在提供重要的诊断信息。在原因不明的扩张型心肌病病人中,对确立有缺血性心肌病的冠状动脉疾病而言冠状动脉造影也是有用的。严重冠状动脉疾病和左室功能受损的病人可能从再血管化得益。

冠状动脉造影的禁忌证包括不能解释的发热、未治疗的感染、血红蛋白<80g/L的严重贫血、严重的电解质失衡、严重的活动性出血、未控制的高血压、洋地黄中毒、以前有过造影剂过敏但事先未用过糖皮质激素治疗和中风活动期。心导管检查后重要并发症的危险因子包括高龄以及各种一般内科、血管和心脏的危险特征(表9-1)。有这些特征的病人在冠状动脉造影后应密切监护至少18~24小时。

二、病人的准备

选择进行冠状动脉造影最适宜的时机是冠状动脉疾病病人诊断性处理的最重要的内容之一。当一些问题如充血性心力衰竭、肾功能衰竭或精神状况变化处于稳定或改善时应及时进行本检查。否则,并发症的危险性增高。然而,许多情况下,即使并发症危险性增高仍须进行紧急冠状动脉造影。此时经转送病人来的医生和血管造影者之间的仔细会诊后应进行冠状动脉造影,因为所有的重要信息都可从造影检查中获得。在所有的情况下,进行造影的医生都必须复习病史、体格检查和实验室资料,然后在向病人描述造影检查操作和解释它的益处和可能的并发症后获得病人的签字同意。

在造影检查前24小时内必须完整地获得和复习基础心电图、血清电解质的测定、肌酐、全血细胞计数和血凝参数。造影检查前应继续服用所有的心脏药物,包括阿司匹林。在进行选择性冠状动脉造影检查前2天应停服华法林。当国际正常化比值(INR)<2.0时可安全地进行选择性冠状动脉造影检查。对停服华法林会有体循环血栓栓塞危险性增高的病人、心房颤动伴二尖瓣狭窄或以前有体循环血栓栓塞者,为了进行全身肝素化应于造影检查前1天住院。

在心导管检查时冠状动脉造影常与其他侵入性操作一起进行,如右心导管检查或左室造影。操作的顺序取决于何者应优先。如病人冠状动脉疾病的诊断和治疗是心导管检查的主要指证,则冠状动脉造影应在左室造影前进行。另一方面,对瓣膜性或先天性心脏病病人来说,应在冠状动脉造影前进行血液动力学和血氧测定,以及左室造影或主动脉造影。

三、冠状动脉造影设备

1. Judkins 导管

Judkins 导管特殊的形状可以帮助进入冠状动脉口(图 9-1)。导管用聚乙烯或聚氨基甲酸乙酯制成,导管壁内含有纤细的钢丝网以允许导管的推进和方向的控制(扭转能力)并防止缠绕。导管尺码范围从 French4(4F)~8F(每个 French 直径=0.33mm),但 6F 导管最常被采用。诊断用导管的尺寸用外径表示。大多数诊断用导管为 1.143mm 的内腔直径。

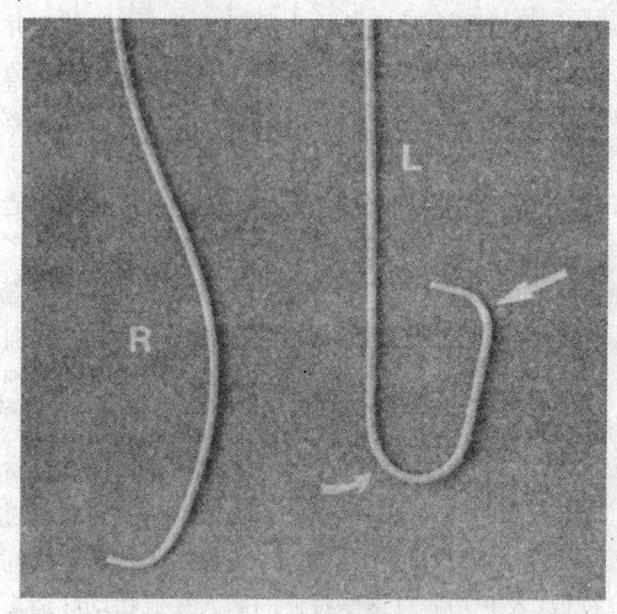

图 9-1 Judkins 导管
图中显示右(R)和左(L)Judkins 导管,主要的(直箭头)和次要的(弯箭头)曲度

导管形状多变(图 9-2),导管形状的选择取决于病人的体形和主动脉根部的大小。升主动脉扩张的病人(如先天性主动脉瓣狭窄伴狭窄后扩张)可能需要用左 Judkins 5 或 6 导管,而大多数病人用左 Judkins 4 导管就很容易插入左冠状动脉,而升主动脉瘤的病人可能需要用无菌的预先成形的金属条引导和经蒸汽修正形状以达到左 Judkins 7~10 形状的导管进行检查。采用对升主动脉来说太小的 Judkins 导管常易导致导管的折叠或重新形成新的形状。从体内解除重新形成形状的左 Judkins 导管的最佳技术是将此再成形的导管撤至降主动脉,并向前插入一导引钢丝至对侧髂总动脉内。导管和导引钢丝一起撤退时导管将变直,可安全地从体内撤除导管而不致使动脉插入部位撕裂。

2. Amplatz 导管

Amplatz 导管可经股动脉或肱动脉途径作冠状动脉造影(图 9-3)。虽然 Amplatz 导管比 Judkins 导管少用,但在 Judidns 导管形状不合适进入冠状动脉时 Amplatz 导管则成为最佳的替代品。

3. 多功能导管

最初由 Schoonmaker 和 King 描述的经股动脉途径用于左和右冠状动脉造影以及左室造影的一种单一的导管。这种导管的形状类似 Sones 导管的形状,但顶部较短(图 9-4)。所需要的操作方法也类似于经肱动脉途径的 Sones 导管。

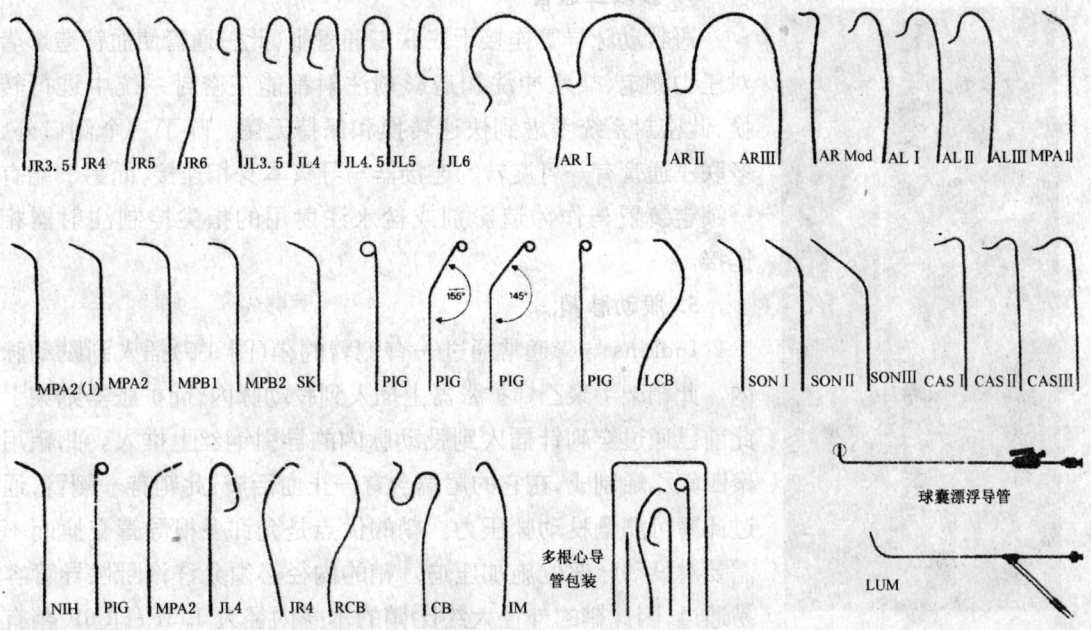

图 9-2 冠状动脉导管

图中显示用于冠状动脉造影中各种导管顶端的形状。JR：右 Judkins 导管；JL：左 Judkins 导管；AR：右 Amplatz 导管；MOD：修正的导管；AL：左 Amplatz 导管；MP：多功能导管；PIG：猪尾巴导管；LCB：左冠状动脉旁路移植血管的导管；SON：Sones 导管；CAS：CastiIIo 导管；NIH：国立健康研究所导管；RCB：右冠状动脉旁路移植血管的导管；CB：冠状动脉旁路导管；IM：内乳动脉导管；LUM：Lumen 导管

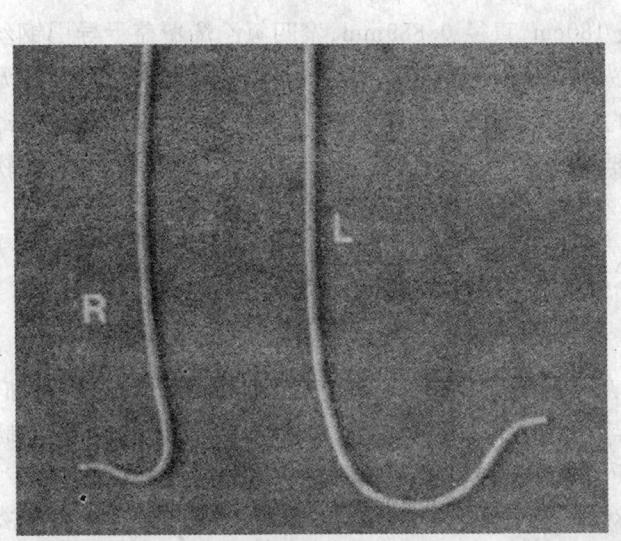

图 9-3 右(R)和左(L)Amplatz 导管

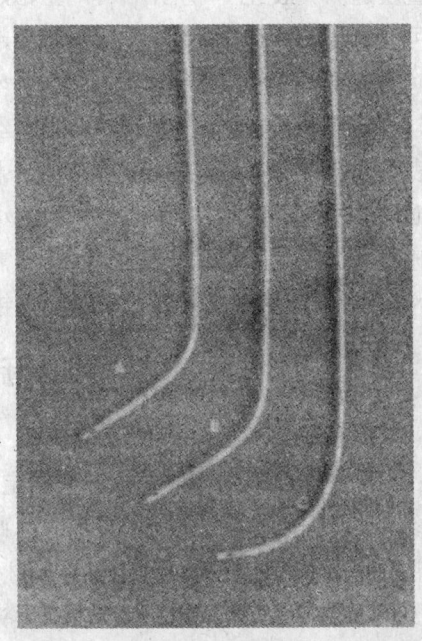

图 9-4 多功能导管

4. 多联三通管

冠状动脉导管连接于三联三通管上,此三通管使血管造影者对压力测定、盐水冲洗和造影剂注射都能在密封系统中进行转换,此密封系统考虑到快速转换和保持无菌。除了三个侧口外,多联三通管有一可旋转的连接器与导管本身相连接,而另一端有一锁定装置与作为造影剂或盐水注射用的指尖控制注射器相连接。

5. 股动脉鞘

Judkins 导管通常通过一有侧臂的鞘(图 9-5)插入到股动脉内。此鞘架于聚乙烯扩张器上插入到股动脉内,而扩张器则架于此前已通过穿刺针插入到股动脉内的导引钢丝上推入。此鞘用聚四氟乙烯制成,在它的尾端含有一止血活瓣,此鞘有一侧臂,通过此臂可测量股动脉压力。鞘的优点是允许多根导管交换而不需要对股动脉部位施加压迫。鞘的内径必须允许诊断性导管容易通过,因此鞘的外径大约比鞘的本身内径大 1.5F(即 6F 鞘有大约 7.5F 的外径)。虽然鞘的插入需要较大的动脉切开,但鞘所提供的保护在多根导管交换和操作时使动脉损伤减少到最小的程度,并在导管交换时使病人减少来自手工对穿刺部位压迫的不适。

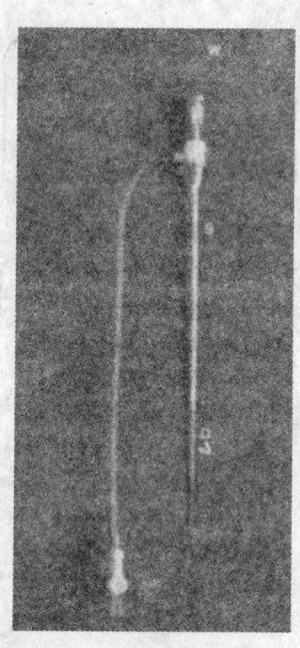

图 9-5 侧臂鞘(S)包括一个扩张器(D)以便架于导引钢丝(W)上进入动脉

手术后,如果病人未用肝素处理过,则可将鞘拔除。股动脉穿刺部位用手工或用一压迫装置压迫。一般在 20 分钟后可产生稳定的止血效果,如果穿刺部位无血肿或未发生出血,病人可在冠状动脉造影后约 6~8 小时坐起。

6. 导引钢丝

冠状动脉造影用的标准导引钢丝长 180cm,直径 0.889mm,聚四氟乙烯覆盖于导引钢丝表面。伴有一 3mm 长的 J 状头端,J 状头端可使导引钢丝在通过大多数髂动脉和肱动脉时无损伤地推进。偶尔,为了通过和在细小的肱动脉内推进而需要 0.15mm 的 J 状头端。在髂动脉或锁骨下动脉有动脉硬化病变时,需要其他形状的钢丝如含有 15mm 的 J 状头端、长而柔软的远段,或为了成功地通过而需要在钢丝的表面涂有亲水覆盖物。

四、冠状动脉的心导管检查

1. 股动脉途径

常用物理学和放射学标志来确定股总动脉的穿刺部位。应在腹股沟韧带下数厘米处,扪诊搏动最强点穿刺股动脉(图 9-6)。此点一般位于腹股沟皱褶下 1~2cm 处,皱折与腹股沟韧带的关系不固定。为了肯定股总动脉的位置,股骨头的放射学标志是非常有用的。透视 1~2 秒,可确定股总动脉的行程穿过股骨头的中与内 1/3 间的交界处。如果穿刺部位靠近腹股沟韧带,穿刺后止血不可能用手工压迫完成,并可能跟着发生腹膜后出血。如果穿刺部位在股总动脉分叉部,则可能出现假性动脉瘤。

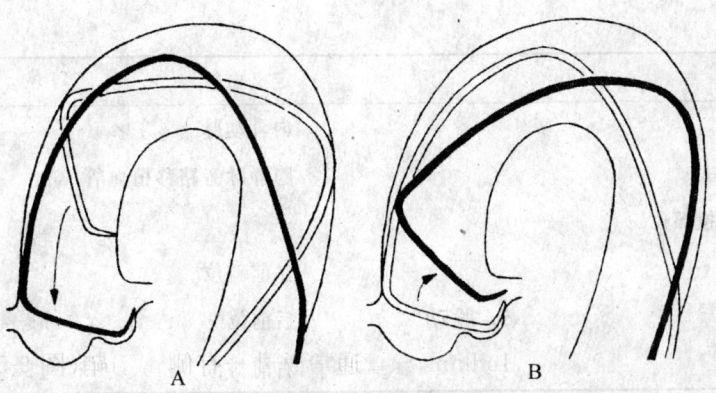

图 9-6　冠状动脉的心导管检查

图中显示用左 Judkins 导管进行左冠状动脉导管检查时的推-拉技术,左前斜位时在升主动脉内放置架在导引钢丝上的冠状动脉导管,并拔除导引钢丝,推进导管以使导管的顶端进入左 Valsalva 窦。如果导管不能选择性地进入左冠状动脉口,进一步缓慢地推进迫使导管顶端深入左 Valsalva 窦使导管顶端成一暂时性锐角(A),在短距离内快速退出导管可使导管容易进入左冠状动脉口(B)

　　1%利多卡因作皮肤、皮下组织和血管周围间隙浸润麻醉深达股总动脉后,拔除注射针,插入 18 号规格的薄壁穿刺针,从穿刺动脉的前壁进入股总动脉。然后,导引钢丝通过穿刺针插入到主动脉。于导引钢丝上拔去穿刺针;鞘和扩张器一起在轻微转动并在牢固的轴支撑下推进到血管内以防止鞘的弯曲。一旦鞘被正确地置入动脉内,迅速拔除导引钢丝和扩张器,为了压力监测和用盐水冲洗整个系统可将鞘的侧臂与二联三通管相连接。

　　然后,Judkins 导管架于导引钢丝,以使导引钢丝柔软的顶端突出于导管的顶端外。导引钢丝刚好缩入导管内,两者一起通过股动脉鞘插入。然后,在透视指引下,导引钢丝从股动脉鞘内推进到主动脉,导引钢丝和导管一起推进到升主动脉。导引钢丝推进到主动脉瓣后,固定导引钢丝的位置,将导管顶端在升主动脉内推进到大约距主动脉瓣上 10cm 的部位。拔除导引钢丝,见血液从导管流出并废弃之,将导管与三联三通管相连接,用盐水冲洗以排除所有的血液痕迹和气泡。

　　心导管检查冠状动脉时,血管造影者应调整影像增强器的位置以便可在左前斜位(LAO)时观察病人的心脏。在此位置可看到左冠状动脉主干(LMCA)从左 Valsalva 窦发出;而右冠状动脉(RCA)则从主动脉的右侧发出。从真实的解剖位置来看,LMCA 从主动脉的左后侧方发出,而 RCA 则从 LMCA 起源部的前下方发出(名称缩写见表 9-2)。

表 9-2　名称缩写

缩写	定义血管
血管	
LCA	左冠状动脉
LMCA	左冠状动脉主干
LAD	左前降支冠状动脉
LCX	左回旋支冠状动脉
RCA	右冠状动脉

续表

缩写	定义血管
IMA	内乳动脉
SVG	隐静脉旁路移植血管
血管造影投照位	
LAO	左前斜位
AP	后前位
RAO	右前斜位

2. 冠状动脉造影的其他方法

(1)肱动脉技术:可通过切开、钝性分离或经皮穿刺进入肱动脉。如果采用切开法,在靠近肘前皱折1cm处确定肱动脉搏动,用1%利多卡因仔细地进行皮肤、皮下组织和血管周围的浸润麻醉,以避免注入正中神经或肱动脉本身。用11号刀片作一小的横切口后进入,确定动脉,用硅胶管分离。将鞘插入动脉内以防在导管操作或交换导管时损伤血管,或不用鞘进行操作。

从右肱动脉最常应用的技术牵涉到Sones导管和多功能导管的应用,或用Amplatz导管进行操作。从左肱动脉途径,可用Judkins导管进行操作。Sones和多功能导管有一端孔和在导管顶端附近有2～4个小的侧孔。多功能导管在右主动脉瓣叶上形成一个打开的环,以使导管的体部和它的顶端形成一个朝向左主动脉瓣叶的45°角。快速推进和拉出导管可将导管进入左Valsalva窦,轻轻转动结合缓缓推进导管可使导管选择性地进入左冠状动脉口。

在有些病例中,稍稍拉出导管可使导管深入左冠状动脉主干内,这可通过观察到导管前进、在导管顶端记录到异常压力和通过注射少量造影剂时看到导管实际的深插入来检出。如果检出有导管进入过深情况,应把导管拉出一些,再进行左冠状动脉的选择性动脉造影。左冠状动脉造影后,将导管顶端拉出到左Valsalva窦内,形成一个稍稍打开的,较小的环,导管作顺钟向转动可进入右Valsalva窦的前方。推进导管并进一步转动可使导管进入右冠状动脉。

经肱动脉途径的旁路移植血管的导管检查是简单易做的,牵涉到与股动脉途径相同的导管。然而,内乳动脉的导管检查从同侧肱动脉最易进行。从右肱动脉进行对侧的左内乳动脉导管检查在技术上有较多争论,为了选择性进入左锁骨下动脉可能需要采用HIH或"猎人头"导管。

(2)桡动脉技术:在成人中用5F或6F导管可经桡动脉途径作冠状动脉造影检查。进行此操作前应进行Allen试验,以确保尺动脉是通畅的。

五、冠状动脉造影所用的药物

1. 适量的镇静药物

给病人足够的术前用药对冠状动脉造影能安全和舒适地进行是重要的,术前用药的目的是达到神志清醒的安静状态,其定义为达到意识最低程度的抑制水平,这样可允许病人对口头命令有恰当的反应,并保持气道通畅。为了评价神志清醒的安静状态病人最少需要2个专职人员:一个是进行操作的心脏医生,另一个是受训过的临床监察员,以评价恰当的生理学变数和提供如果需要复苏时的支援。几种不同的镇静方案曾被推荐,但大多数牵涉到地西泮(安定)的应用(口服剂量为2.5~10mg)和盐酸苯海拉明(口服剂量为25~50mg),术前1小时服用。对老年人或虚弱的病人可应用1或2种术前用药,用较小的剂量或完全不用。在手术时,可静脉给予咪达唑仑,剂量为1~2mg,但有引起呼吸衰竭或呼吸骤停的报告,特别当此药与麻醉药同时给予时。如果不用咪达唑仑,可用芬太尼25mg和异丙嗪12.5mg相结合静脉注射来安全地达到神志清醒的安静状态,必要时可重复应用。

2. 肝素

对经股动脉途径进行冠状动脉造影是否需要肝素有争论。来自冠状动脉手术研究(CASS)登记的资料提示用肝素无益。然而,对于血栓栓塞并发症危险性高的病人,在导管进入中心循环后应给予5000U肝素。血栓栓塞并发症危险性高的病人包括严重进行性周围动脉疾病,动脉粥样栓塞疾病或在内乳动脉、旁路移植血管或主动脉瓣狭窄的心导管检查时,在中心循环中需要长时间应用导引钢丝者。在中心循环中不需要导引钢丝的导管操作,频繁用造影剂或肝素盐水大约每30~60秒一次冲洗导管可避免导管顶端内的微血栓形成和减少血栓栓塞的危险。应强调指出,在中心循环中长时间应用导引钢丝(持续应用导引钢丝>1min)应静脉给予大约5000U肝素,进行全身肝素化以减少体循环血栓栓塞的危险性。给予肝素后,导引钢丝不应保留在中心循环中多于2分钟而不拔除和冲洗导管。对经肱动脉或桡动脉经受心导管检查和冠状动脉造影检查的病人,在进行动脉切开前给予肝素5000U。

手术后,肝素的抗凝作用可用鱼精蛋白逆转,剂量大约为每100U肝素给1mg鱼精蛋白。然而值得注意的是,鱼精蛋白的应用在大约2%病人中伴随有过敏反应或严重低血压发作的危险性。在以前用过中性鱼精蛋白(NPH)胰岛素的病人中鱼精蛋白反应的危险性增高。因而,对以前用过NPH胰岛素的病人不应给予鱼精蛋白。在有不稳定型心绞痛病史的病人、有高危冠状动脉解剖的病人如左冠状动脉主干病变或经肱动脉或桡动脉已做过冠状动脉造影的病人,不应使用鱼精蛋白。如果未用鱼精蛋白逆转肝素,在肝素的抗凝作用已消退后,此时表现为激活的血凝块时间(ACT)<180s,可拔除股动脉鞘。

3. 阿托品

虽然过去常介绍用阿托品来预防注射造影剂时的迷走反射和心率缓慢,但熟练的技术和造影剂的选择性应用已降低了冠状动脉造影时心率缓慢的后果。目前阿托品只用于持续心动过缓和低血压的情况,不推荐作为预防药物,因为在严重冠状动脉疾病病人中,有使不稳定型心绞痛恶化的危险。

4. 硝酸甘油

硝酸甘油可降低心外膜冠状动脉的张力。对血压>100mmHg的病人可给予此药,剂量为舌下含服0.4mg、冠状动脉内注入50~200μg,或25μg/min持续静脉滴注。

5. β阻滞剂

在不稳定型心绞痛和严重冠状动脉疾病病人中冠状动脉造影时常需要用β阻滞剂。对心率>80次/min和对β阻滞剂无禁忌证如支气管痉挛疾病或左心室功能不全的病人,可给予一种药物如美托洛尔,剂量为1分钟静脉注射5mg。

6. 肾上腺皮质激素

对任何有造影剂过敏史的病人在冠状动脉造影检查前约12小时都应给予60mg剂量的泼尼松(强的松)。

7. 造影剂

这些制剂可能对冠状动脉造影检查引起许多不良的血液动力学、电生理和肾脏的影响。已在冠状动脉造影检查中应用多年的单离子型造影剂是高渗葡甲胺和泛影酸(二乙酰胺基三碘苯甲酸)钠盐。这些物质可分离为阳离子和含碘的阴离子，产生1940mOsmol/kg的水溶液，与300mOsmol/kg的人体血浆渗透压相比，这些化合物的高张性可引起窦性心动过缓、心脏阻滞、QT间期和QRS时限的延长、ST段压低、巨大倒置的T波、左心室收缩力减弱、收缩压降低和左心室舒张末压增高。对这些血液动力学和心电图影响的一个原因是这些造影剂中有些具有螯合钙的性质。如果将这些造影剂注入到一根显示心室压力有阻尼的冠状动脉导管内或给予太快或太多的量(例如，为了显示右冠状动脉大约需要>5ml)可能随即发生室性心动过速或心室颤动。

(1)非离子型造影剂：如碘海醇(iohexol)和碘帕醇(iopamidol)也可在市场上买到。因为它们已成为像单一中性分子一样的溶液，它们的渗透压有实质性的降低(<850mOsmol/kg)。它们也不含有螯合钙的作用。标准的离子型造影剂与血液混合时对血块的形成具有抑制作用，而非离子型者则此抑制作用较轻。因为在动脉造影检查不同的时间间隔中造影剂和血液都在注射器和导管内直接接触，故用非离子型造影剂时更可能形成血块。严重的血栓栓塞并发症已被报告过。然而，谨慎留意导管技术的操作，这种并发症的危险性可能会减少。

低离子型二聚物，碘克沙酸葡甲胺钠是另一个替代高渗造影剂的制剂。碘克沙酸盐保留有泛影酸钠的大部分抗凝性质，并可能有益于有血液动力学损害的不稳定型心绞痛病人。

(2)标准造影剂与低渗造影剂的比较：低渗、低离子型和非离子型造影剂的主要缺点是与离子型造影剂相比其费用增加了20倍。虽然有些实验室常规应用低渗型造影剂，但似乎大多数实验室避免如此做，因为它们的价格高也缺乏明显的益处。合理的费用-效益策略使大多数选择性冠状动脉造影检查使用标准的离子型造影剂。低渗、低离子型或非离子型造影剂应保留用于休息时心率<55~60次/min，不稳定型心绞痛，急性心肌梗死，肾功能衰竭、年龄超过65~70岁、充血性心力衰竭或以前对造影剂有反应的病人。当选择离子型造影剂时，需要格外小心的是避免并发症。在进行第一次选择性冠状动脉造影检查前应教导病人咳嗽，并应用最少量的造影剂在2个心动周期内充满整支冠状动脉和使造影剂短暂地倒流入主动脉根部。对最适宜也是最安全的选择性冠状动脉造影检查来说，通常对左冠状动脉仅需4~5ml造影剂，对右冠状动脉只需要1~2ml造影剂。

(3)造影剂的不良作用：造影剂可导致氮质血症恶化。以前有肾功能损害或糖尿病的，病人处于发生造影剂诱发肾功能衰竭的高危之中。造影剂诱发肾功能衰竭的其他危险因素包括高龄、血管内容量不足、充血性心力衰竭和给予造影剂的量过多。在经受冠状动脉造影检查的肾功能不全病人中，用静脉注射盐水的水合作用对抗造影剂诱发的肾功能衰竭比用甘露醇或呋塞米可提供更好的保护。

造影剂可引起以过敏反应为特征的几种综合征。在动脉内给予造影剂的病人中，过敏反应(支气管痉挛、血管性水肿、荨麻疹和低血压)的发生率约为0.15%。以前有过敏反应的病人在需要重复造影前12小时和2小时用糖皮质激素作预先治疗,可减少过敏反应发生的可能性。对所有有呼吸衰竭、顽固性肺水肿或无能力保护气道的病人,在冠状动脉造影前都需要机械通气。

六、电影血管造影的设备

1. 血管造影检查的设备

电影血管造影检查的设备由以下几个部分组成(图9-7)。

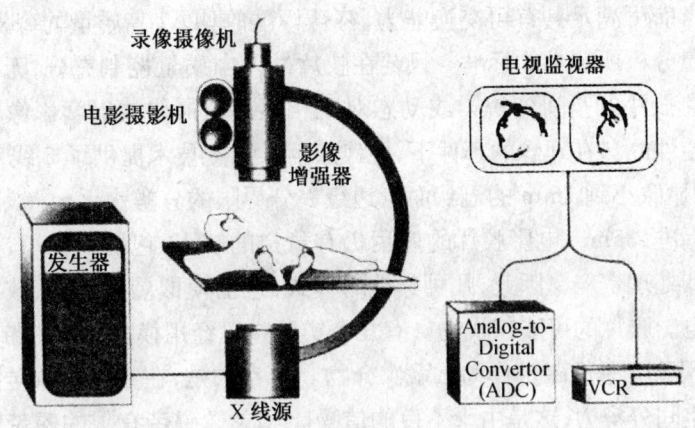

图9-7 电影血管造影设备

主要部件包括X线发生器、X线球管、影像增强器连接在定位器如C臂上、光学系统、电影摄影机、录像摄像机、录像盒式磁带记录器(VCR),模拟数字转换器(ADC)和电视监视器。X线球管是X线光束的发源部,X线向上透过病人

(1)常用在技术上称为"次级电闸",输出功率力80~100kW的X线发生器,以便减少曝光前、后从贮藏在高压电缆电容中释放的放射能量。需要有5~8秒范围曝光装置的电影脉冲系统来达到最佳影像质量。较长时间的曝光可伴有运动伪差,而较短时间的曝光可能需要增高电压,这可导致影像分辨力的下降。自动曝光控制可通过不同的电压、电流和曝光时间来调整影像增强器的亮度。

(2)把电能转换成X线的球管通常被安置在能多轴投照的C臂构造中。通常应用放射性碳纤维网通过减少放射线的散射来增强对比。

(3)推荐用有约5线对/mm的分辨能力,对比率>15:1,小型>50的转换因子双倍或三倍型碘化铯影像增强器作冠状动脉造影检查。增强器至少应有2个模式。大的模式约为22.9cm,能显像大的心室,小的模式(放大的模式)小于15.2cm。

(4)由物镜、影像分配镜片和电影摄影机透镜组成的光学系统应被设计达最佳的影像质量。摄影机透镜的焦距应允许帧数过多的适当程度。光圈板应被插在电影摄影机透镜的前面,理想情况下,整个系统应被竖立起来,以便透镜可以在最大孔径上的2个光阑工作。

(5)需要低震动水平30帧或60帧/s时能启动电影摄影机以记录最适宜的造影剂所记录到的冠状动脉造影图像。

(6)应仔细地为此系统选择合适的速度和平均梯度的电影胶片。

(7) 应选择电影胶片处理器,此处理器可保持高度稳定的显影剂温度和浸泡时间;它也必须提供化学溶液的足够补充,适当的摇动和再循环。

(8) 必须应用电视系统,此系统应有良好的影像清晰度和最低程度的滞后。建议用高质量的电视摄像机和 525 线条或 1023 线条监视器伴信噪比至少为 45 分贝。1023 线条电视系统可使光栅线条的伪差减少。

2. 影像记录和贮藏

为记录和贮藏冠状动脉造影图像所选择的媒体是 35mm 电影胶片。尽管它相对昂贵,但 35mm 电影胶片当前可满足具有可交换能力、符合标准的格式、高质量的分辨力、永久性记录的形式和适合定量分析所要求的标准。只要在胶片冲印中质量控制充分,无其他的记录媒体可以同 35mm 电影胶片的空间分辨力或动态对比相匹敌。最佳放射学影像对冠状动脉造影检查的成功是决定性的。在理想的条件下,现代放射学影像技术提供了 5 线对/mm 的空间分辨力,必须考虑到显像小到 1mm 的冠状血管边缘充分界限的分辨水平。

尽管有工业标准,35mm 电影胶片的应用仍有肯定的缺点,包括高费用、存取延迟和不能在电影胶片上立即处理资料。因此,几种其他的模式,包括模拟录像磁带、数字磁带和光盘是当前发展的作为电影胶片的可能替代物。有几个实验室已经用模拟录像磁带来代替电影胶片的贮藏,应用高级 VHS 录像磁带作为贮藏媒介物。不幸的是,在数字影像转换成模拟磁带时失落了大部分的空间分辨力,这是由于不良的信噪比和录像磁带有限的磁带宽度所致。影像质量上的相应恶化强烈地妨碍了对关于是否需进行血管化作出决定(图 9-8)。因此,在当前还不能推荐模拟录像磁带作为电影胶片的替代品。

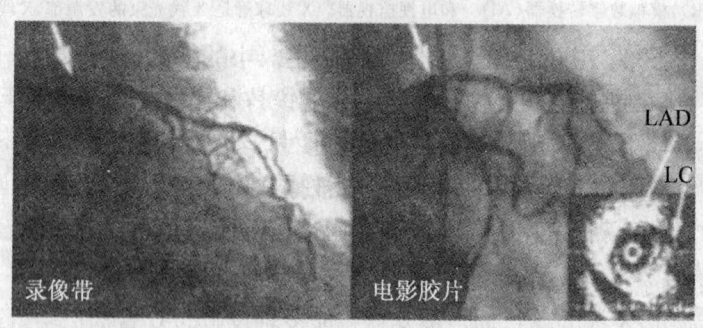

图 9-8 模拟录像带与 35mm 电影胶片的比较

图中显示几乎同时用模拟录像带和 35mm 电影胶片记录的 82 岁病人左冠状动脉图像。虽然这两种影像都是利用相同的影像处理参数如线条分辨、灰阶范围和曲线,录像磁带的影像与电影胶片相比较在影像质量方面有明显的缺点。左前降支动脉起始部有一代表可能狭窄的伪差(箭头 A),而在电影胶片上则发现有轻度狭窄(箭头 B),并被血管内超声进一步证实(见插图)LAD=左前降支;LCX=左回旋支

另一种电影胶片的替代品是数字磁带或光盘记录。虽然这些媒体可能克服用模拟录像磁带所见的大部分影像退化的局限性,但贮藏的要求(1~2.5 千兆字节/房间)和以后检索的困难是其缺点。此外,数字形式无一致的标准,因此在一个实验室所记录的数字动脉图可能在另一个实验室中不能被解释。尽管数字形式当前有局限性,但可期待统一标准的进一步发展,最终证实可以作为最适宜地代替 35mm 电影胶片的记录媒体。

3. 其他设备

冠状动脉造影检查的支持设备包括血液动力学和心电图监测、氧气和吸引器装置、全身麻醉车、主动脉内球囊控制台、复苏抢救车、ACT 分析仪、血气分析仪或氧合饱和血红蛋白分析仪,附近应有多普勒超声心动图检查部门、并易找到其专职人员。为了冠状动脉造影检查的安全进行需要连续的心电图、压力和血氧监测。心电图监测牵涉到标准肢导联Ⅰ域Ⅱ的连续显示。每个病人的血压生理测定都必须与水银血压计相对照来校测。应使用脉搏血氧测定仪来经皮监测动脉血血红蛋白-氧合饱和度以保证足够的氧合作用。

在心源性休克或顽固性肺水肿病人中进行冠状动脉造影时,主动脉内球囊反搏器是有用的辅助装置,在任何进行冠状动脉造影的实验室中都必须备有这种治疗的能力。

(王 欢)

第 2 节 冠状动脉造影技术

冠状动脉造影只能看到一小部分冠状循环:主要的心外膜支和它们的第 2 级和第 3 级分支,或许有第 4 级分支。无数小的心肌内分支是看不见的,这是因为它们的直径小,心脏运动和电影影像系统分辨力的局限性所致。虽然这些小的"阻力"血管在冠状血流调节中起了重要的作用,但它们被认为在人的冠状动脉疾病中只起了一个小的作用,它限制了血流和导致无心外膜冠状动脉狭窄的左室肥厚或系统性高血压病人的心肌缺血。

一、血管造影的投照面

因为心脏倾斜地位于胸腔内,故在冠状动脉造影检查时通常不用直接的前侧位。换言之,冠状循环应在 RAO 和 LAO 显像(图 9-9 和图 9-10)。主要冠状动脉横跨房室沟和室间沟,它们依次排列成心脏的长轴和短轴。因此,为了在侧面看见这些血管,其最佳血管造影投照位是斜位,因为心脏的正 RAO 和 LAO 有由于冠状动脉分支的缩短和重叠引起的严重缺点,因此行 X 线束 RAO 和 LAO 投照时,对病人的横面转动几乎总是伴随有 X 线束沿病人矢状面的转动形成头和足向的倾角。

然而,对大多数病人来说可对进行常规投照位置做一般推荐,而为了提供可能发生变异的需要;可制作一些特殊投照位置。在冠状动脉造影检查时首先常用稍微向足部形成倾角的 AP 以评价左冠状动脉主干病变的可能性。其他的重要投照位置包括 LAO 向头部形成的倾角位以评价左前降支动脉。此投照位应使影像增强器有足够向左的位置以防止 LAD 和脊柱之间的重叠。在 LAO 足向位评价左回旋支(LCX)近段后,用 RAO 向足的倾角位来评价 LCX 和边缘支的全貌,用轻微的 RAO 或 AP 头向位来评价 LAD 的中部。虽然推荐用前述顺序的投照位来对 LCA 做最低限度的估价,但不规定投照位的刻板顺序。取代它的是投照位必须根据心脏的转位和存在的血管病变来进行选择,而这些病变可能成为再血管化技术的目标。

起初提出描述这些投照位的命名有点含糊不清,因为由不同的学者介绍了几个不同的名

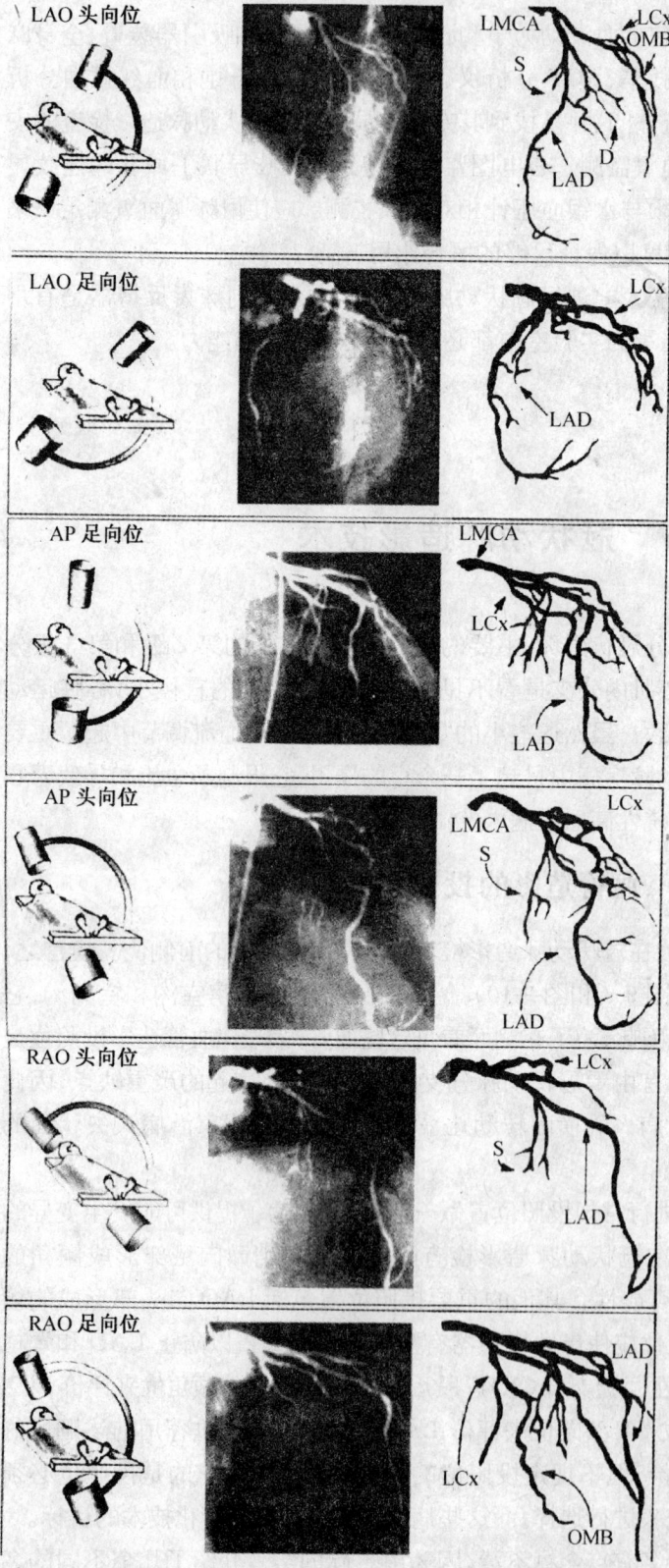

图 9-9 左冠状动脉的血管造影投照位

图中为每一个通常采用的血管造影投照位显示了 X 线球管和影像增强器的大概位置。左前斜位 60°伴头向成角 20°（LAO 头向位），可显示 LMCA 的开口部，偶尔可显示其远段，LAD 的中段，穿隔支（S），对角支（D），LCX 的近段和重叠的钝缘支（OMB）。左前斜位 60°伴足向成角 20°（LAO 足向位）可显示 LMCA 近段和 LAD 及 LCX 的近段。后前位伴足向成角 20°（AP 足向位）可显示 LMCA 的远段和 LAD 及 LCX 的近段；75°～90°角度可显示出 LCX 近段的特点，但 LCX 的中段和间隔支重叠。后前位伴头向成角 20°（AP 头向位）可显示 LAD 中段和它的间隔支（S）和对角支。右前斜位 30°伴头向成角 20°（RAO 头向位）可显示 LAD 的行程和它的对角支。右前斜位 30°伴足向成角 25°（RAO 足向位）可显示 LCX 和边缘支

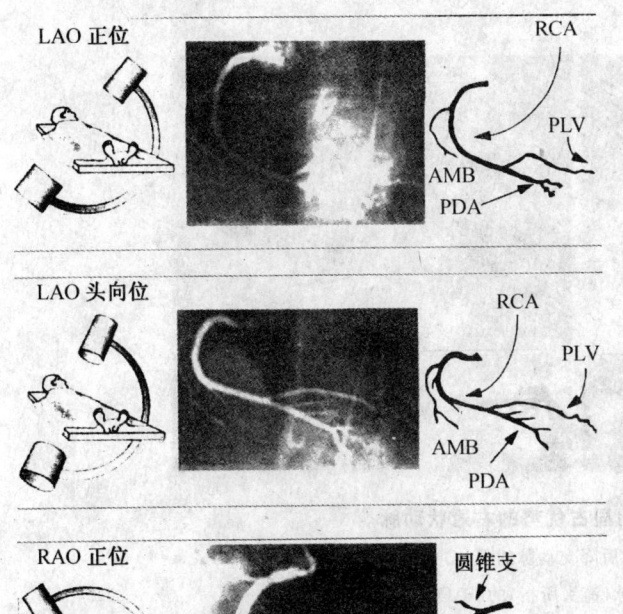

图 9-10　右冠状动脉的血管造影投照位
图中为每一个通常采用的血管造影投照位显示了 X 线球管和影像增强器的大概位置。左前斜位 60°(正 LAO 位)可显示右冠状动脉(RCA)的近段和中段,以及锐缘支(AMB)。左前斜位 60°伴头向成角 25°(LAO 头向位)可显示 RCA 的中段和 PDA(后降支)的起始部及其行程。右前斜位 30°(正 RAO 位)可显示圆锥支和 RCA 的中段及 PDA 的行程

称。一种简单的命名法已演变成把电影血管造影的投照位定义为影像增强器和病人之间的关系。在大多数心导管实验室中,X 线球管位于病人检查台的下方,影像增强器和它配对的摄像机和电影摄影机一起位于病人检查台的上方(图 9-7)。如果台上方的影像增强器向上朝向病人的头部倾斜,此所导致的投照位被认为是头向位。在此投照位记录的影像表现好像血管造影者正从病人的头部向下看心脏。相反,如果影像增强器向下朝向病人的足部倾斜,则此投照位就被认为是足向位,所提供的影像好像血管造影者正从病人的足部向上看心脏。头向和足向形成倾角已成为冠状动脉造影检查的一个标准部分,在大多数心导管室中被常规采用,并有为它们的电影系统所必须而装置在 U 臂或 C 臂上的部件。

很难预测何种倾角的投照位在任何特定的病人中十分有用。血管造影投照位的有用性很大程度上取决于体型、冠状动脉解剖的变异和病变的部位。为此,推荐冠状动脉造影者在左冠状动脉系统中可常规采用 LAO 和 RAO 位加头向位和足向位倾角。这些投照位偶尔在右冠状动脉系统检查时也有帮助,特别是在 LAO 头向位时可见后降支动脉的起始部。

二、冠状动脉的心导管检查技术

常采用"优势"一词来描述冠状动脉解剖。用这种命名法,优势血管是指供应室间隔的后隔部分和左心室膈面的血管(图 9-11、图 9-12 和图 9-13)。在约 85% 的人中是 RCA 优势。优势一词的应用有点儿使人误解,因为它暗示在 85% 病人中 RCA 是较重要的血管。因为人冠状动脉疾病(CAD)主要是供应左室心肌血流中断的结果,故不占优势的 LCA 几乎总是较占优势的 RCA 更重要。然而,根据这样的理解优势一词值得采用,因为它是一个普遍可接受的解剖学概念。优势最易在 LAO 头向位时加以评价。

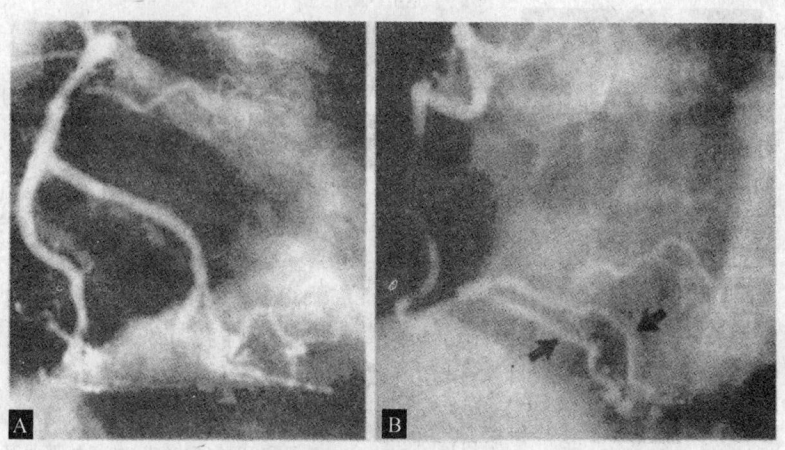

图 9-11 明显占优势的右冠状动脉
A. 显示起自 RCA 右室支的后降支动脉的 RAO 位右冠状动脉造影图;
B. 显示 2 根后降支动脉(箭头所指)的 LAO 位右冠状动脉图

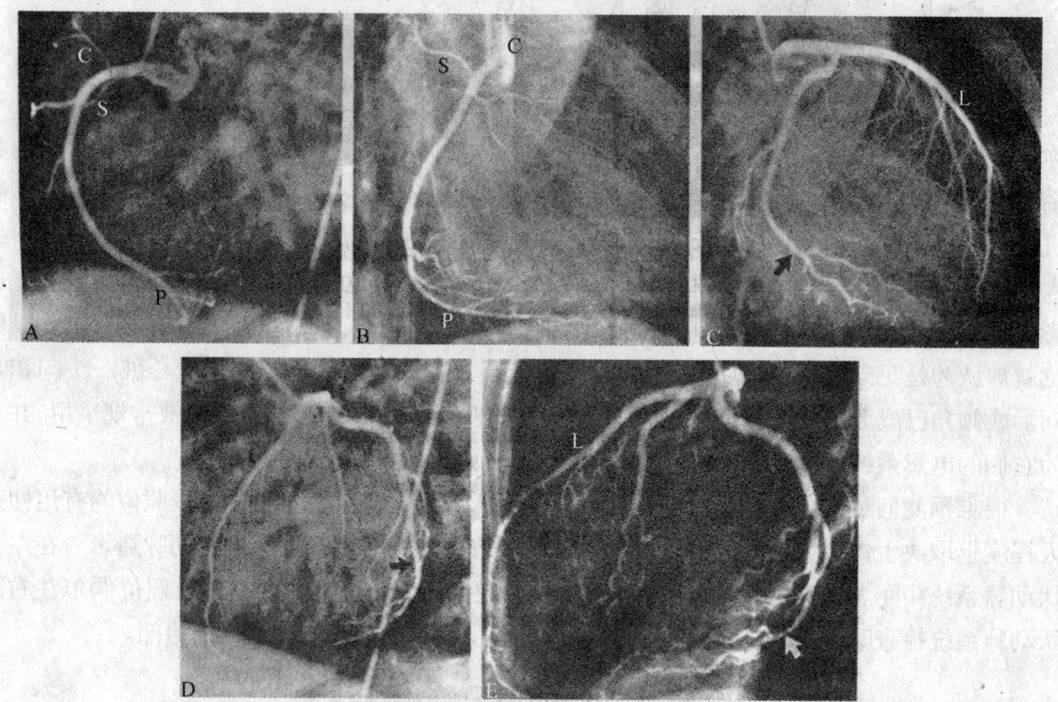

图 9-12 微弱优势的右冠状动脉
A~B. RCA 的 LAO 和 RAO 位,后降支动脉起始部上方 RCA 的远段较短,并产生一根小的左室后支;C~D~E. 分别为 RAO、LAO 和左侧位的 LCA,注意到回旋支动脉发出 4 根钝缘支,其最远段(箭头所指)供应一部分左室膈面。LAD 发出 2 支小的和 1 支中等大小的对角支。C. 圆锥支动脉;L. 左前降支动脉;P. 后降支动脉;S. 房室结动脉

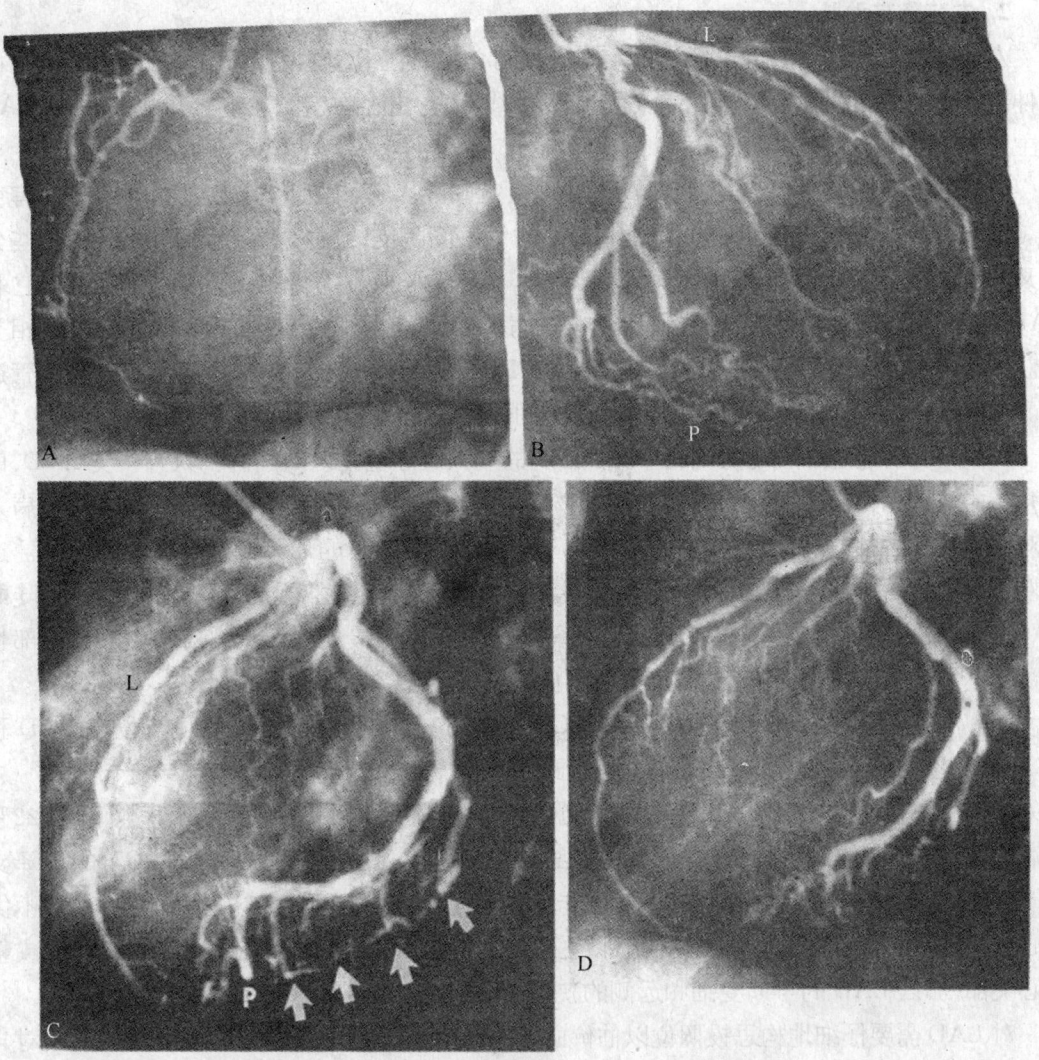

图 9-13 左冠状动脉系统优势

A. LAO 位显示 RCA 细小,并在到达房室交叉前终止;B~C~D. RAO、LAO 和左侧位显示 LCX 粗大,并在心脏的房室交叉部发出后降支动脉;且有数支后降支动脉

(一)左冠状动脉的心导管检查技术

1. 左冠状动脉主干

左冠状动脉主干(LMCA)发自左主动脉窦的上部,正好在主动脉窦管嵴之下,此嵴定义为左 Valsalva 窦与主动脉的平滑(管状的)部分分开的边缘。LMCA 的直径范围为 3~6mm。定量分析已显示病人的冠状动脉完全正常者 LMCA 的直径[4.5mm±0.5mm(±S.D.)]比远段 LCA 有病变的(4mm±0.3mm)或 LCA 邻近段有病变(3.8mm±0.3mm)的病人更粗大。LMCA 通过右室流出道的后面,且可能延伸 0~10mm。然后,通常分叉成 LAD 和 LCX 分支。

2. 左前降支动脉

左前降支动脉(LAD)向下经过前室间沟朝向心尖。在RAO投照位,LAD向心脏的前面延伸。在LAO投照位,LAD向下经过心脏的中线部,行走在右室和左室之间(图9-9)。LAD的主要分支是间隔支和对角支。

(1)间隔支:在大约90°角发自LAD,并进入室间隔。它们在大小、数量和分布方面有变化。在有些病人中有一支粗大的、呈垂直方向的第一间隔支,并分成若干第2级分支,这些分支又分支到整个室间隔。在其他病人中,存在一支较水平方向的粗大的第一间隔支,它和LAD本身平行并在其下方经过。在另外一些病人中,若干间隔支动脉在大小方面大致相类似。这些间隔支同类似的间隔支相互联系并从RCA的后降支上方经过形成潜在的侧支管道网。室间隔是心脏最密集的血管化区域,第一间隔支是它最重要的潜在侧支管道。

(2)对角支:经过心脏的前侧面。虽然所有的病人实际上在前室间沟中只有一支LAD,但对角支的数量和大小有很大的变异性。90%以上有1～3支这种分支。因为不到1%的病人无对角支,故血管造影者如果看不见对角支应怀疑存在对角支的后天性动脉硬化性闭塞。这在左室前壁有不能解释的收缩异常病人中特别可靠。要看见对角支起始部常需要非常陡的LAO头向位,以向左成角多达80°和头向倾斜20°～40°作为最佳投照位。对角支的起始部也常可用不太严重成角的RAO头向位或足相位投照来显现。

在37%的病人中,LMCA分成LAD、LCX和中间支。在这些病人中中间支发自LAD和LCX动脉之间。这根血管与对角支相类似,通常供应左心室侧壁的游离壁。

在78%的病人中,LAD的行程超过左心室心尖部,沿左心室的膈面终止。然而,在22%的病人中,LAD不能到达膈面,终止于心尖部或心尖之前。后面这些病人中,RCA的后降支比一般的更粗大和更长,供应心尖,可能被非正式地称为"超优势型"。这些病人中,LAD不供应心尖部,LAD的远段比一般的更细小和更短。这些病人中,如果后降支动脉供应部分或整个心尖部,那么LAD的早期变细和远侧的狭窄段不一定意味着LAD有病变。

对LAD需要仔细地构思投照位以估价血管的开口,并把LAD和它的多根间隔支和对角侧支分开。观察LAD行程的最佳血管造影投照位是头向倾角位。然而,LAO足向倾角位(图9-9)将在心脏水平方向显示LAD起始部,AP足向倾角位或浅的RAO足向倾角位也将显示LAD的近端。LAO头向倾角位显示LAD的中段和对角支的起始部,但使LAD和间隔支相重叠。RAO头向位显示LAD近、中和远段,但常使LAD的中段和对角支相重叠,左侧位常只显示LAD的中段。为了估价对角支的起始部和确定这些分支的开口部病变而设计的投照位常为LAO头向位或RAO头向位。最后常需用头向倾斜20°～40°的AP位投照来良好地显示LAD中部,使LAD同它的对角支分开。

在有些病人中无LMCA。在这些病人存在单独的LAD和LCX的开口,可分别地进入这些开口部进行选择性动脉造影,一般来说,LAD有一比LCX更向前的起始部。在这种情况下,用左Judkins导管作相反的逆钟向转动可进入LAD,转动导管的第2个弯曲以使其在主动脉内呈现向后的位置,并把导管的主要弯曲和顶端,转向向前的位置。在LAD和LCX有各自开口的情况下可用相反的手法操作选择性地进入LCX。另一方面,用Judkins导管如伴有一较大弯曲的左Judkins 5将可选择性地进入向下行程的左回旋支,而伴有较短弯曲的导管如左

Judkins 3.5 将倾向于选择性地进入更向前和向上的左前降支冠状动脉。

3. 左回旋支动脉

左回旋支动脉(LCX)起自 LMCA 的分叉(或三叉)部,向下经过左房室沟(图 9-9)。在大约 85％的人心中,回旋支动脉为非优势血管,有大小和长度方面的变化,并取决于右冠状动脉优势的真正程度。当 LCX 向下经过房室沟时通常发出 1～3 支粗大的钝缘支(OMB)。这些是 LCX 的主要分支,因为它们沿心脏的侧面供应左室的游离壁。钝缘支起始部以下的远段 LCX 倾向于细小,LCX 的真实位置可在左冠状动脉注射造影剂的后期被确定,此时稀释的造影剂使冠状窦变得不透 X 线。冠状窦的位置证实左房室沟和正确的 LCX 动脉的位置,LCX 沿冠状窦的左室侧经过。为了观察 LCX 和钝缘支,最佳投照位通常牵涉到足向形成倾角以使 LCX 向后和向下的行程投影到血管造影胶片的平面上。LCX 开口部常需要 LAO 足向位或 RAO 足向位。LCX 的中段和钝缘支的起始部常在 AP 足向位或仅伴 5°～15°右向形成倾角的 RAO 足向位时最易观察到。较明显的右向形成倾角常使钝缘支的起始部重叠在 LCX 上。如果 LCA 优势,对后降支动脉的最佳投照位是 LAO 头向位。

LCX 也发出 1 或 2 根左房旋支,这些分支供应左房的侧面和后面。心导管检查左冠状动脉主干的技术牵涉到推进左 Judkins 冠状动脉导管朝向左冠状动脉口(图 9-6)。如果导管起始部的外貌特征消失(以便使导管的 1 或 2 个弯曲在外观上不再看得见),那么就可以非常轻微地转动导管,并把它缓慢地推进到左 Valsalva 窦。左 Judkins 导管过度转动将"阻挠"导管进入左冠状动脉口,进一步缓慢地推进将允许导管顶端进入左冠状动脉口,在大的升主动脉情况下,左 Judkins 冠状动脉导管的推进伴随有第 2 锐角的形成,应避免进一步推进导管,因为这将重新形成导管的原形和妨碍左冠状动脉的导管检查。在有升主动脉轻度扩张存在时,可暂时地再插入导引钢丝到导管内以使第 2 弯曲变直,并使导管被推进到左 Valsalva 窦内。然而,如果升主动脉明显扩张,则应将导管更换成较大的尺码(如左 Judkins5 或 6 号)。如果左 Judkins 冠状动脉导管推进到超过冠状动脉口而不进入,可通过小心地进一步推进导管和迅速拉出导管而使在病人体内导管主要的弯曲再成形,这可使导管顶端"突然跳入"左冠状动脉口。当初试失败时,用这种手法,与轻轻地顺钟向或逆钟向转动相结合,常可使导管选择性地进入左冠状动脉。然而,进一步推进导管前必需绝对保证导管不进入左冠状动脉主干。

为了用 Amplatz 导管做左冠状动脉主干的心导管检查,适当大小的左 Amplaltz 导管宽大的第 2 弯曲可这样地被定位,即靠在主动脉右瓣叶上,而导管顶端指向主动脉左瓣叶。交替推进和拉出导管并作轻微的顺钟向或逆钟向转动可使导管顶端进入左冠状动脉口。导管一旦进入冠状动脉口,通常可稍稍后撤导管以保持导管位置的稳定。

进入冠状动脉口后,应立即检查导管顶端的压力以保证它和股动脉压力相称。如果情况是这样,导管顶端很可能已同轴地与冠状动脉起始部相结合,导管腔畅通。可通过轻轻地注射少量造影剂来证实此点。如果压力有衰减或压力记录呈心室化曲线,应立即将导管从左冠状动脉撤除,并应试图进行重放位置。如果异常压力持续地记录到,宜轻轻地从冠状动脉撤除导管,并在后前位进行非选择性注射造影剂到左冠状动脉内以评价左冠状动脉主干病变的可能性。如果导管顶端测量的压力正常,且注射少量造影剂提示无左冠状动脉主干病变,即可应用多个投照位进行左冠状动脉造影检查。

(二)右冠状动脉的心导管检查技术

右冠状动脉(RCA)起源于稍低于左主动脉窦 LCA 起始部的右主动脉窦(图 9-10)。RCA 向下经过右房室沟朝向房室交叉部(在心脏膈面的一点,在此点右房室沟、左房室沟和后室间沟汇聚在一起)。

1. RCA 的第一分支被认为是圆锥支

在大约 50% 的心脏中,该血管起自右冠状动脉口或在距 RCA 开口部的头几个厘米内。它向前上经过右室流出道朝向 LAD。右 Judkins 导管常次选择性地进入圆锥动脉,这几乎总是引起压力记录的衰减或心室化。轻轻后撤和进一步顺钟向转动可能使导管进入真正的 RCA。圆锥动脉的主要重要性是在 LAD 阻塞的病人中充当侧支循环的来源。在其他 50% 的心脏中,圆锥动脉实际上不是 RCA 的一根分支而是起自右主动脉窦正好在右冠状动脉口上方的另一个开口部。在这组病人中,次选择性圆锥支动脉造影不能看到真正的 RCA,除非有足够的造影剂反流去充盈另一个开口。

2. RCA 的第 2 根分支通常是窦房结动脉

已发现此血管 59% 起自 RCA,38% 起自 LCX,3% 起自 RCA 和 LCX2 根动脉伴有双重血供。当它起自 RCA 时,它向后斜经房间隔的上部和右房的前中壁。它发出分支到窦房结,通常也到右房或两个心房。当窦房结动脉起自 LCX 时,它可能向后经房间隔或围绕左房的后侧壁到达窦房结的区域。

3. RCA 的中部通常发出 1 支或 1 支以上中等大小的锐缘支

这些分支供应右室的前壁,且相对不太重要,除非在 LAD 阻塞的病人中它们也可能作为侧支循环的来源。

4. RCA 的次重要分支是后降支动脉(PDA)(图 9-10)

当 RCA 正如在 85% 病人中那样占优势时,PDA 起自房室交叉部或房室交叉部前不远处,并向前在后室间沟中经过。它的行程沿此沟经过时,发出若干细小的下间隔支,这些小分支向上经过以供应室间隔的下部,并与下面来自 LAD 的上间隔支犬牙交错。发出 PDA 后,RCA 继续超越房室交叉部,并开始向上沿左房间沟的远侧部分行走。它通常在发出 1 支或数支左室后支(PLV)而终止,左室后支供应左室的膈面。

大约 15% 的病人不是 RCA 占优势,这些病人中的一半为 LCA 占优势。伴随这种解剖特征,LCX 动脉粗大并继续向下到左室的膈面,在那里它发出 PLV 支,然后到达房室交叉部并转向前成为 PDA。在这些病例中,RCA 很细小,在到达房室交叉部前终止,因此对左室心肌不供应任何血液,非 RCA 优势病人中的另一半有混合的或"平衡"的循环,在此 RCA 发出 PDA,而 LCX 发出 PLV 支。

在房室交叉部或靠近房室交叉处,占优势的动脉发出细小的房室结动脉,并向上行以供应房室结。

在 RCA 占优势病人中大约 25% 在 PDA 起源中有明显的解剖变异,这些变异包括 PDA 领域的部分供应由锐缘支替代,2 根 PDA 和 PDA 的早期起源靠近房室交叉部。也在 LAO 位进行 RCA 的心导管检查,但这需要不同于 LMCA 的心导管检查的手法。右冠状动脉导管必须由血管造影者予以转动才能进入血管,而左 Judkins 导管可自然地搜索到 LMCA 的开口部。这通常由下列操作来完成,首先使导管到达左 Valsalva 窦中正好在主动脉瓣上方,然后将导管作顺时针转动,这就迫使导管的顶端从左 Valsalva 窦向前移动到右 Valsalva 窦。通过导管顶端的突然向右下的运动表示已进入右冠状动脉的开口部。如果 RCA 的开口部不易定位,最常见的原因是开口部比预料的更高和更向前。应在距主动脉瓣稍远的水平进行进入 RCA 的反复尝试。在右 Valsalva 窦中非选择性地注射造影剂可能揭示 RCA 起源的部位。在 RCA 的开口部中 Amplatz 导管的定位需要类似于应用右 Judkins 导管的心导管检查技术。如果轻轻地尝试拉出 Amplatz 导管反而导致导管加深进入冠状动脉,可通过顺钟向或逆钟向转动和推进来完成导管的撤除以使导管下垂入主动脉窦。

应检查导管顶端的压力以保证不发生压力衰减或心室化,异常的压力记录可能提示存在开口部狭窄或痉挛、选择性地进入圆锥支或导管深入 RCA。如果已遇到有异常的压力记录,应轻轻地逆钟向转动导管顶端,并轻轻地后撤、努力使导管顶端游离。如果发生持续的压力衰减,可小心地注入极少量造影剂($<1ml$),并用"打了就跑"的手法立即撤除导管,这样可能会识别出压力衰减的原因。

如果导管一进入 RCA 压力记录正常,至少应采用 2 个投照位来显像血管。开始注射造影剂时应用力轻柔,因向顶端紧靠血管壁的导管猛力注射造影剂时有导致血管壁夹层分离的可能性。通常标准的 LAO 和 RAO 投照位已足够,但偶尔应增加头向形成倾角以观察后降支动脉的起始部和行程。

为评价右冠状动脉,理想的血管造影投照位是标准的 LAO 和 RAO 位。RCA 开口部最好在 LAO 位评价,伴或不伴头向形成倾角。如果标准的 Judkins 导管遇到开口部病变,此导管应被右 Amplatz 导管或短头 Judkins 导管所代替以降低血管夹层分离的可能性。在 LAO 头向位评价后降支动脉(PDA)的起始部,而 RCA 的中段偶尔需用左侧位来评价。

(三)冠状动脉造影的并发症

在几个大的、多中心报告中已提到了冠状动脉造影并发症的发生率。参加 CASS 登记的 13 个研究所冠状动脉造影并发症的资料牵涉到总数 7553 例连续的手术。把经肱动脉途径冠状动脉造影的 1087 例病人的并发症与经股动脉途径的 6328 例病人的并发症相比较。死亡发生率肱动脉途径病人为 0.51%,而股动脉途径病人为 0.14%。脑缺血发生率肱动脉途径病人为 0.17%,而股动脉途径病人为 0.08%。局部血管并发症如血栓形成发生率肱动脉途径病人为 1.85%,而股动脉途径病人为 0.24%。

已报告了经股动脉途径的门诊冠状动脉造影的并发症。在 3071 例连续的病人中,死亡发生率为 0.13%,非致命性心肌梗死为 0.07%,神经系统并发症为 0.14%,局部血管并发症为 0.35%。对冠状动脉造影并发症作最广泛分析的是心血管造影和介入协会的登记。1984—1987 年间有 222 553 例病人进入此登记,死亡发生率为 0.10%,心肌梗死为 0.06%,卒中为 0.07%,血管并发症为 0.46%,造影剂反应为 0.23%。股动脉和肱动脉途径严重并发症(死亡、心肌梗死和卒中)的发生率相类似,但血管并发症在肱动脉途径增加 4 倍。死亡发生率在存在有左冠状动脉主干病变(0.55%)、射血分数$<30\%$(0.30%)和纽约心脏病学会心功能分

级Ⅳ级(0.29%)的情况中增加。晚近的登记已证实在经受冠状动脉造影的病人中尽管年龄增加和疾病的加重,但其并发症发生率相同。

在诊断性冠状动脉造影时临床上明显的冠状动脉空气栓子的危险性是低的;大概在少于0.1%的病例中发生。如果发生冠状动脉空气栓子和空气栓塞,应给予病人100%氧气吸入以促进氮气的快速吸收,为减轻疼痛可给予硫酸吗啡,用利多卡因和直流电(DC)转复治疗预期发生的室性心律失常。在吸入100%氧气基础上少量空气通常可在2~4分钟内吸收。

(李大伟)

第3节　冠状动脉旁路血管的心导管检查技术

冠状动脉旁路手术后通常进行血管造影以评价外科治疗过的病人中心绞痛复发的原因。估计在美国每年进行30万例旁路手术,虽然旁路手术在术后开始阶段可能达到99%靶段血管的重建,但隐静脉旁路移植血管(SVG)只有87%在6个月时仍然畅通,手术后3年只有75%靶段血管依然保持有被重建的血管。在几个大的临床研究中已报告了SVG近期和远期的通畅率。在CASS试验中,手术后60天内SVG的通畅率是90%,18个月时是82%,3年时大约为80%。在欧洲冠状动脉手术研究中也见有类似的结果,手术后9个月~18个月发现SVG有77%的通畅率。蒙特利尔心脏研究所的病人,手术后1年时SVG通畅率约为80%,手术后1年~6年间通畅率无进一步的降低。到手术后时间过去10~12年时SVG的通畅率降到63%。而且几乎一半仍然通畅的移植血管显示有明显的动脉粥样硬化性改变。在德国血管成形旁路手术研究(GABI)中经受旁路手术的161例病人,92%无心绞痛出院,但此比例在3个月时降到84%,6个月时降到74%。

已比较了SVG和IMA移植血管的通畅率。平均随访36个月后,IMA移植血管的通畅率是96%,而在平均随访39个月时SVG的通畅率是77%。旁路手术后6个月时,93%IMA移植血管仍畅通。手术后7~10年时,IMA移植血管通畅率的范围为85%~95%。

作为冠状动脉旁路手术的一个管道,右胃网膜动脉(GEA)已被越来越多地应用。右GEA比IMA有稍大的发生动脉粥样硬化的倾向,在病理检查中12%右GEA中见到有中重度动脉粥样硬化而IMA为0。手术后2~5年94%病人证实有远期GEA移植血管的通畅。

几种机制导致旁路移植血管的失效。旁路手术后即刻发生症状可能是由于血管重建不完全、内乳动脉痉挛或隐静脉移植血管的早期血栓阻塞所致。旁路手术1年内发生症状可能是由于隐静脉移植血管纤维内膜增生所致。旁路手术后1年以上,病人有症状可能是由于旁路移植血管发生动脉粥样硬化或自然血管病变的进展所致。

旁路移植血管造影检查的目的是提供了对移植血管开口部,它的整个行程以及旁路移植血管和自然冠状血管之间的吻合口远端入口部位的评价。必须通过取得导管顶端和移植血管开口部之间的平行关系来估价旁路移植血管的开口部,必须在无造影剂液流情况下来估价移植血管的中部(体部),因为不充分的显影产生一种血管造影伪差提示脆弱的充盈缺损。在无与任何远段移植血管或自然血管重叠的完整外貌中评价移植血管的插入部位是关键所在。血管造影评价移植血管吻合口部远处的自然血管时需用显影该自然血管段的常规投照位。但为了避免与移植血管本身重叠宜加以修正。

1. 隐静脉旁路移植血管的心导管检查

冠状动脉旁路移植血管的选择性心导管检查可能比自然冠状动脉更困难，因为移植血管开口部的位置较多变动，即使应用外科夹或开口标记物也是如此。然而，有经验的血管造影者能容易地定位移植血管的开口部，因为导向每根冠状动脉的移植血管的起始部位是很能预测的。因此，血管造影者在进行移植血管造影前复习记载旁路移植血管的数量、行程和类型的手术记录单是重要的。

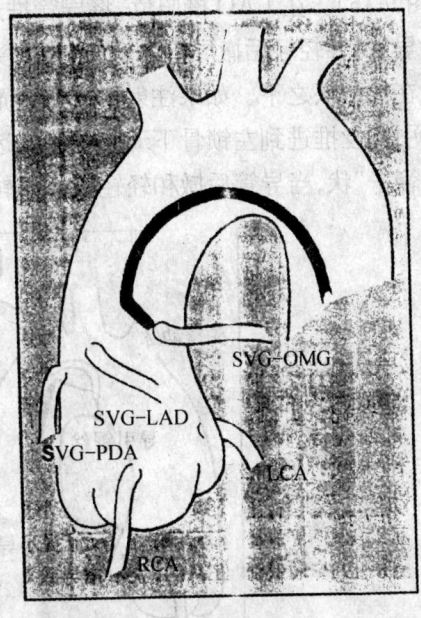

图 9-14 隐静脉旁路移植血管的心导管检查
在 LAO 投照位中，到自然冠状动脉去的隐静脉旁路移植血管被一种可预测的方式定位和定向。到钝缘支去的旁路移植血管吻合部(SVG-OMB)特征性地位于移植血管的最左上方，主要同后降支动脉的吻合处(SVG-PDA)位于最右下方，那些到左前降支动脉的吻合处(SVG-LAD)在位置和方向上居中

从主动脉到远段右冠状动脉或后降支动脉的 SVG 起自主动脉的右前侧壁大约在窦管嵴的上方 2cm 处，而到 LAD 的 SVG 起自主动脉的前壁大约在窦管嵴上方 4cm 处，到钝缘支的 SVG 起自主动脉的左前侧壁大约在窦管嵴上方 5～6cm 处(图 9-14)。在大多数病人中，所有的 SVG 都可用一根导管进行检查。应用 Amplatz 右 2 导管可导致很高的 SVG 心导管检查的成功率。进行旁路移植血管有用的其他导管包括右和左旁路移植血管导管(图 9-2)。

血管造影者眼手配合可使移植血管造影成功。在 LAO 投照位观察，当血管造影者在股动脉处将心导管作顺钟向转动时，Amplatz 导管将从向左的位置向前移动。在股动脉处导管杆的运动和透视下导管顶端的反应之间的关系立即告知血管造影者导管顶端是否在主动脉内向前的位置，因而可能进入一根移植血管的开口部；或是向后的位置，因而不能进入 SVG。导管顶端在升主动脉的近端和远端大约在窦管嵴上方 2～6cm 处平稳地推进和后撤，加上不同程度的转动通常可使导管进入移植血管中。

进入移植血管时可见导管顶端突然向外移动。当发生这种情况时，试验性注射少量造影剂可证实导管是在 SVG 中。即使移植血管阻塞，一个良好局限的"残段"几乎总是存在的。每一根移植血管或残段必须在几乎垂直的位置观察，移植血管的起源部和外科夹之间的关系可确定是否所有的靶 SVG 已被看到。如果通畅的移植血管或残段都不能被定位，那么为试图看见所有的 SVG 而进行升主动脉造影(宜用两个面造影)可能是必要的。

2. 乳内动脉的心导管检查

(1)左乳内动脉的心导管检查：左锁骨下动脉从它的起源部大约 10cm 处向下发出左 IMA。用一专门设计被称为"IM 导管"的 J 端导管(图 9-2)很容易进行左 IMA 的心导管检查

(图9-15)。在LAO投照位,将导管推进入主动脉弓远端到左锁骨下动脉的起源部,逆钟向转动导管,并轻轻后撤导管,导管端指向头的方向将容易地进入左锁骨下动脉,这通常可立即定位在锁骨头之下。如果注射少量造影剂或插入导引钢丝可确定导管位置在左锁骨下动脉中,导引钢丝推进到左锁骨下动脉在锁骨远段1/3处。然后,在RAO投照位可见到动脉呈"向下的管子"状,当导管后撤和轻轻向前下转动(逆钟向),导管顶端向下,可选择性地进入左IMA。

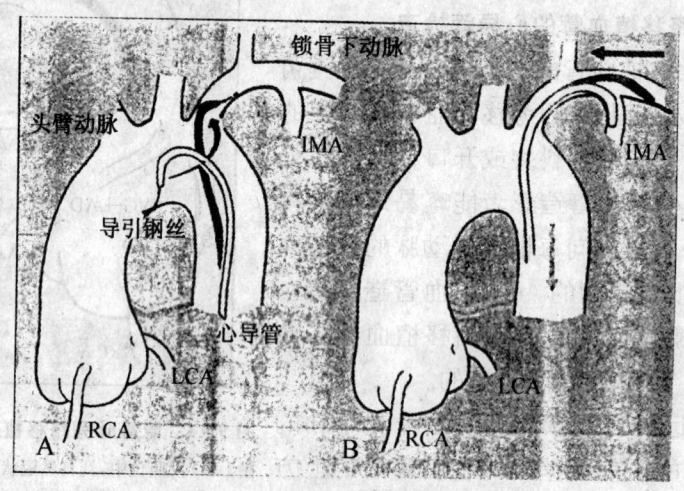

图9-15 左内乳动脉的心导管检查

内乳导管位于主动脉弓,在LAO位时可见。转动导管顶端以便使它进入紧靠着锁骨头下方左锁骨下动脉起始部(A),随后轻轻地推进导引钢丝到锁骨下动脉到左内乳动脉远侧的一点,移去导引钢丝后,在RAO投照位可见左锁骨下动脉,轻轻后撤导管,导管顶端选择性地进入左内乳动脉(B)

(2)右乳内动脉的心导管检查:这也牵涉到IM导管的应用。在LAO投照位进入无名动脉,必须小心地推进导引钢丝,因为其容易进入右颈总动脉。一旦导引钢丝被推进到右锁骨下动脉远侧,即推进导管到预期为右IMA起源部远侧的一点。在LAO位后撤导管;血管造影者可看见右IMA呈"向下管子"状。

IMA的选择性心导管检查常被锁骨下动脉的扭曲所阻碍。对进入左锁骨下或无名动脉可能有用的另一种导管是猎人头导管,推进导引钢丝和导管通过锁骨下动脉系统的能力也可能受到锁骨下动脉扭曲的阻碍,需要应用软端的或亲水性物质覆盖的导引钢丝。

因为IMA作为旁路管道的优越性,它的应用已日益增加,对选择性IMA动脉造影的需要也有所增加。与SVG和自然冠状动脉相比,IMA本身极少受动脉粥样硬化的影响,这可能归因于其优良的内皮抗凝性质、血管扩张和生长抑制。然而,远端插入的部位易受灶性狭窄的影响。因而IMA血管造影的研究必须估价的不仅仅是移植血管本身的通畅,而且需估价远侧吻合口的通畅度,在那里大多数IMA移植血管发生损害。在显像IMA同LAD的吻合口时,LAO头向位因为重叠常令人失望,但正LAO和LAO足向位常有帮助。通过小心地操作导管顶端和避免在无导引钢丝保护下用力推进可减少IMA起始部导管引起夹层分离的危险。如果因为锁骨下动脉的扭曲而不能选择性地进入IMA,可通过在同侧手臂上放置一血压袖带以使压力超过动脉收缩压来增强非选择性动脉造影。IMA发生痉挛时可用动脉内注射50~

200μg 的硝酸甘油或动脉内注射 50～100μg 的维拉帕米来治疗。

3. 胃网膜动脉(GEA)的心导管检查

GEA 是胃、十二指肠动脉最大的终末支动脉。胃十二指肠动脉其他终末支是胰十二指肠上动脉。75%病例的胃十二指肠动脉起自肝总动脉,但它也可能起自右或左肝动脉或腹腔动脉。通过用眼镜蛇导管首先进入肝总动脉的方法进行右 GEA 的心导管检查(图 9-16)。然后血管造影者轻轻地推进一可扭曲的覆盖有亲水物质的导引钢丝进入胃十二指肠动脉,然后再进入右 GEA。将眼镜蛇导管换成多功能或 Judkins 右冠状动脉导管将可作右 GEA 的选择性动脉造影。

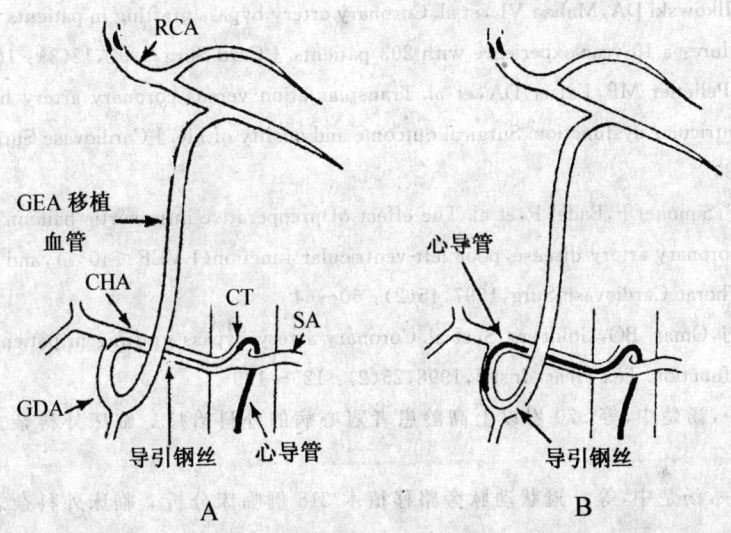

图 9-16 右胃网膜移植血管的心导管检查

用眼镜蛇导管选择性地进入腹腔动脉(CT),轻轻地推进一可弯曲的亲水物覆盖的导引钢丝到胃十二指肠动脉(GDA)和 GEA(胃网膜)动脉(A)。为 GEA 移植血管进行选择性动脉造影,在导引钢丝上推进导管(B)。

CHA. 肝总动脉;RCA. 右冠状动脉;SA. 脾动脉

(王 欢)

参 考 文 献

1 Yau TM, Fedak PW, Weisel RD, et al. Predictors of operative risk for coronary bypass operations in patientswith left ventricular dysfunction. J Thorac CardiovascSurg, 1999, 118(6):1006～1013

2 Ascione R, Narayan P, Rogers CA, et al. Early andmidterm clinical outcome in patients with severe left ventriculardysfunction undergoing coronary artery surgery. Ann Thorac Surg, 2003, 76(3):793～799

3 Nishi H, Miyamoto S, Takanashi S, et al. Completerevascularization in patients with severe left ventriculardysfunction. Ann Thorac Cardiovasc Surg, 2003, 9(2):111～116

4 Knap J, Harrer J. Medium-term results of coronary arterybypass surgery in patients with severe left ventricular dys-function and preoperatively documented hibernating my-ocardium. Acta Medica Hradec Kralove, 1998, 41(4):175～179

5 Carr JA, Haithcock BE, Paone G, et al. Long-term outcome after coronary artery bypass grafting in patients with severeleft ventricular dysfunction. Ann Thorac Surg Nov, 2002, 74(5): 1531~1536

6 Vanoverschelde JL, Depre C, Gerber BL, et al. Time course of functional recovery after coronary artery bypass graft surgery in patients with chronic left ventricular is-chemic dysfunction. Am J Cardiol, 2000, 85(12): 1432~1439

7 Flameng WJ, Shivalkar B, Spiessens B, et al. PET scan predicts recovery of left ventricular function after coronary artery bypass operation. Ann Thorac Surg, 1997, 64(6): 1694~1701

8 Mickleborough LL, Carson S, Tamariz M, et al. Results of revascularization in patients with severe left ventricular Dysfunction. J Thorac Cardiovasc Surg, 2000, 119(3): 550~557

9 Anderson WA, Ilkowski DA, Mahan VL, et al. Coronary artery bypass grafting in patients with chronic congestive heart failure: a 10-year experience with 203 patients. J Card Surg, 1997, 12(3): 167~175

10 Shum-Tim D, Pelletier MP, Latter DA, et al. Transplantation versus coronary artery bypass in patients with severe ventricular dysfunction. Surgical outcome and quality of life. J Cardiovasc Surg(Torino), 1999, 40(6): 773~780

11 Christenson JT, Simonet F, Badel P, et al. The effect of preoperative intra-aortic balloon pump support in patients with coronary artery disease, poor left-ventricular function(LVEF<40%), and hypertensive LV hypertrophy. Thorac Cardiovasc Surg, 1997, 45(2): 60~64

12 Baumgartner FJ, Omari BO, Goldberg S, et al. Coronary artery bypass grafting in patients with profound ventricular dysfunction. Tex Heart Inst J, 1998, 25(2): 125~129

13 梅运清, 胡大一, 汤楚中, 等. 70岁以上高龄患者冠心病的外科治疗. 临床外科杂志, 2002, 10(5): 279~281

14 梅运清, 胡大一, 汤楚中, 等. 冠状动脉旁路移植术218例临床分析. 临床外科杂志, 2002, 10(4): 222~224

15 Hajek T, Urban M, Mokrej J, et al. Prophylactic use of wunterpnlsation in patients with severe myocardial dysfunction. Rozhl Chic, 2001, 80: 174~177

16 Yaron M, Lwaid S. Coronary artery bypas grafting without cardipulntony bypass in impaired left ventricular function. Ann Thomc Surg, 1997, 63: 44~47

17 Nemm P, Bedan, wa H, News J, et al. Coronary artery bypass grafting in patient with left entdcalar ejecton fracton of 30% orless. lirati Lek Listy, 2001, 102: 15~21

第三篇

冠心病的治疗

第三篇

短篇小說的作法

第 10 章

冠心病的内科治疗

从 20 世纪 90 年代至今,心血管疾病从病理学到治疗学都发生了飞速发展,由于诊断技术不断进步,对冠心病病因、临床表现等都有了更深入的了解。由于治疗方法的发展,使得对于冠状动脉病变造成心肌缺血的治疗更加直接。

1979 年 WHO 将冠心病分为五型:无症状性心肌缺血、心绞痛、心肌梗死、缺血性心肌病、猝死。

但随着临床医学的快速发展,这种传统的偏重于回顾性的分型,已不适合当前治疗的需要,因此,目前临床更普遍采用的是根据病理学改变特点进行的分类方法,可以根据这种分型进行针对性的选择治疗方案。目前常分为慢性稳定型劳力性心绞痛和急性冠脉综合征(ACS)。ACS 又分为 Q 波性急性心肌梗死、非 Q 波性心肌梗死和不稳定性心绞痛(图 10-1)。

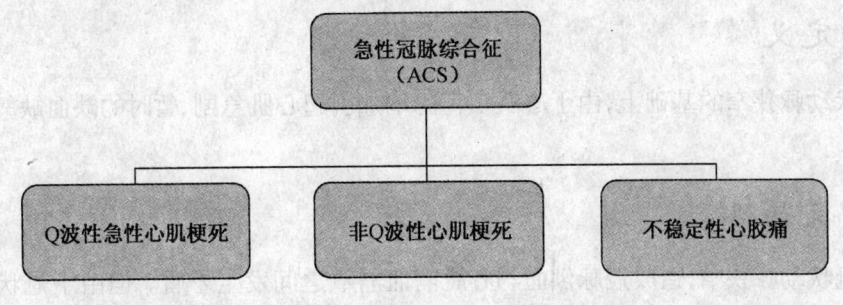

图 10-1 急性冠脉综合征分类

近年来又将 ACS 分为 ST 段抬高的急性冠脉综合征和非 ST 段抬高的急性冠脉综合征。而非 ST 段抬高急性冠脉综合征又分为非 ST 段抬高急性心肌梗死和不稳定性心绞痛(图 10-2)。

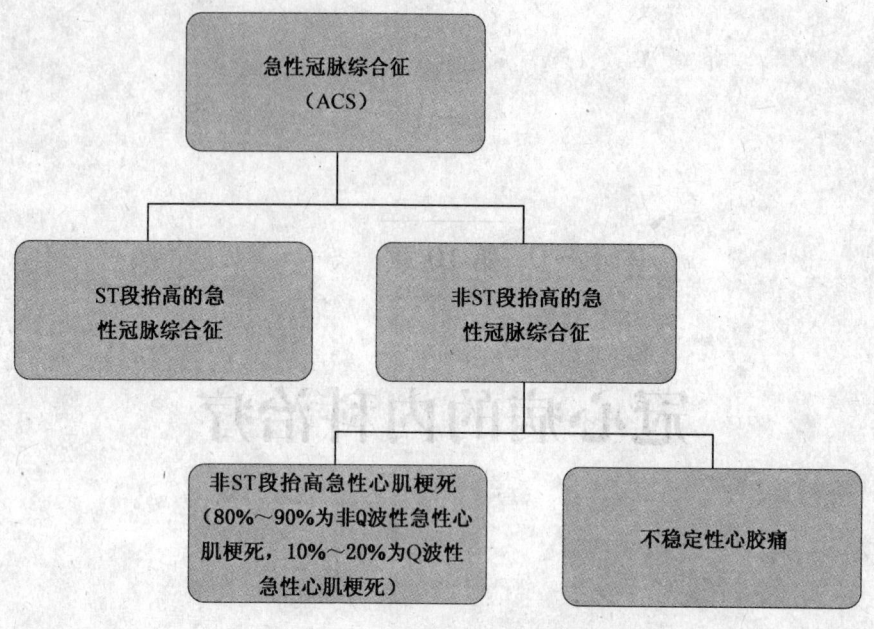

图 10-2 急性冠脉综合征分类

第1节 冠心病的药物治疗

冠心病是内科的常见病之一,近年来随着人们生活水平的提高,发病率有所增加,因此必须对其诊断及治疗进行规范化,以避免误诊、漏诊、治疗不当及过度治疗等问题的发生。根据《2002年美国心脏病学/美国心脏协会(ACC/AHA)治疗指南》为依据进行分述。

一、慢性稳定型心绞痛

(一)定义

在冠状动脉狭窄的基础上,由于心肌负荷的增加引起心肌急剧、暂时的缺血缺氧的临床综合征。

(二)发病机制

由于冠状动脉狭窄,造成冠脉供血与心肌需血需氧之间发生矛盾。但由于冠状动脉循环具有很大的储备能力,尽管冠状动脉已存在狭窄,但在静息状态下可以满足心肌供血而不产生缺血症状。若如果运动后心肌对血流的需求量增加,而冠状动脉因狭窄而不能相应增加供血时则可引起心绞痛。

(三)病理特点

冠脉造影常提示冠状动脉有一处或多处狭窄,但个别病人可无明显狭窄,这可能与冠状动脉痉挛有关。

(四)临床症状

有典型的发作性胸痛,具有部位、性质、诱因、持续时间及缓解方式等特点。以往在没有普及冠状动脉造影的情况下,往往通过典型症状进行症状性诊断。慢性稳定型心绞痛常是冠心病的初发症状,因此对一个有活动后胸痛的病人应改进评估对其进一步的检查和治疗提出建议。

(五)临床诊断

目前用于冠心病的诊断方法很多,相关内容详见专题章节。对于一个考虑存在冠心病的胸痛患者,为明确诊断和进行危险度分层应该建议做运动负荷试验和(或)冠状动脉造影。

(六)治疗

慢性稳定型心绞痛的治疗应该是综合性的,它包括五个方面:

(1)确定能诱发或使心绞痛恶化的伴随疾病及治疗(包括贫血、肥胖、甲状腺机能亢进、发热、感染、心动过速等)。

(2)减少冠状动脉粥样硬化的危险因素,如高血压、吸烟、血脂异常、雌激素减少等。

(3)全身性和非药物治疗方法,应特别注意调整生活方式。

(4)药物治疗。

(5)冠心病相关并发症的治疗。

对慢性稳定型心绞痛采取各项药物治疗要达到两个目的:一是防止病情进展发生心肌梗死或猝死。二是减轻症状及缺血发作,提高生活质量。

治疗的选择方面首先预防心肌梗死和猝死,其次是缓解症状。预防心肌梗死和猝死的药物。

1. 预防心肌梗死和猝死的治疗

(1)抗血小板治疗

①阿司匹林:通过抑制血小板环氧化酶和 TXA_2,抑制血小板在冠状动脉粥样硬化斑块上的聚集,达到抗栓作用。同是也抑制了 TXA_2 引起的血管痉挛。大量研究结果表明坚持服用阿司匹林可使所有冠心病患者从中获益,因此建议所有冠心病患者只要没有禁忌证均应每日服用阿司匹林 75~300mg,少于 75mg 获益较小。禁忌证包括过敏、消化道溃疡、局部或全身出血倾向、血压过高等。副作用主要为服药后胃区不适,与剂量有关,改用肠溶或泡腾剂(巴米尔)可以减轻症状。

②二磷酸腺苷受体拮抗剂:包括噻氯匹定和氯吡格雷,其抗血小板的作用是不可逆的,并须要服药数天后才可达到最大有效剂量。由于二磷酸腺受体拮抗剂与阿司匹林抗血小板的作用机制不同,它是通过抑制磷酸腺苷诱导的血小板聚集,所以两者可以联合应用提高疗效。噻氯匹定 250mg 1~2 次/d,但由于副作用较多目前临床应用以减少,主要副作用为胃肠道不适、过敏、粒细胞减少和血小板减少等。氯吡格雷化学结构与噻氯匹定相似,但抗血小板作用

更强,应用剂量75mg/d,目前没有进一步的试验证实氯吡格雷在治疗稳定型心绞痛方面的效果,故一般建议用于阿司匹林不能使用的情况下。

③双嘧达莫:它是较早用于临床的抗血小板药物,抑制磷酸二酯酶激活腺苷环化酶,增加血小板细胞内 cAMP,并抑制从血管内皮细胞和红细胞内摄取腺苷。由于血浆内腺苷浓度增加可使血管扩张,因此服用后可加重稳定性心绞痛患者诱发运动后出现的"窃血"现象,故已不主张作为抗血小板药物的常规使用。

(2)抗凝治疗:尽管理论上降低如组织纤溶酶原激活物抗原等对长期抗血栓治疗提供对慢性稳定型心绞痛治疗的可行性,但目前仍缺少这方面大规模的临床研究。

(3)降脂治疗:大量研究资料已证实降脂药物在预防心肌梗死或猝死方面的有效性,因此使得治疗出现了一个新的阶段,应该得到大家的重视。研究显示总胆固醇的减少与冠状动脉事件的发生率呈正相关。他汀类药物可以进一步改善内皮细胞功能,抑制炎症、稳定斑块,甚至可使动脉粥样斑块消退,因此慢性稳定型心绞痛患者坚持调脂治疗是可以从降低总胆固醇及 LDL-胆固醇中获益。

(4)血管紧张素转换酶抑制剂:美国教课书《心脏病学》中提到能够减少慢性稳定型心绞痛患者病残率和死亡率的药物只有阿司匹林和有效的降脂药,但近两年对 ACE 抑制剂在这方面的预防作用,已备受人们关注。ACE 抑制剂在治疗高血压,预防和治疗心力衰竭中的作用已十分明确,该类药物在其他心血管疾病中的作用尚在研究中。近期有数项临床研究表明,该类药物可以在更广泛的人群(包括稳定型心绞痛)中预防心血管事件的发生。ACE 抑制剂已推荐常规应用于冠心病二级预防,尤其是合并糖尿病但没有肾脏疾病的患者。越来越多的证据表明,ACE 抑制剂的效果可能不只单纯降压。除了心脏及血管的保护作用之外,其中某些药物可能对心血管领域具有广泛的影响。不同种类的 ACE 抑制剂对心血管的保护作用是否存在差异,是目前存在争议和备受关注的问题。HOPE、PEACE 和 EUROPA 等大型试验中均采用具有高脂溶性和高酶亲和力的"组织型 ACE 抑制剂",据推测具有这些特性的 ACE 抑制剂,穿透粥样硬化斑块的能力强,因此可更有效地发挥组织型 ACE 抑制剂的作用。

曾经有试验提出 ACE 抑制剂降低心脏缺血事件(心脏保护作用),是由于降低血压而获得,但更多的试验证实 ACE 抑制剂具有促进血管扩张,抗凝集、抗增生和抗血栓的作用,可以消除冠状动脉内皮功能紊乱延缓动脉硬化进展,既稳定斑块的作用。基于这些研究的结果目前指南强调了 ACE 抑制剂在冠心病患者治疗中的重要地位。最新的美国心脏病学会(American College Cardiology ACC)/美国心脏协会(American Hart Association AHA)有关慢性稳定型心绞痛的治疗指南推荐 ACE 抑制剂为冠心病患者常规二级预防用药。

2. 抗心绞痛和抗缺血治疗

抗心绞痛和抗缺血药物治疗应与上述防止心肌梗死和猝死的药物联合应用。某些高危病人治疗心绞痛和心肌缺血的同时也防止了心肌梗死和猝死的发生。然而,抗心绞痛治疗的主要目的是减轻心肌缺血的症状。最有效的药物是β受体阻滞剂、钙离子拮抗剂和硝酸盐制剂。

(1)β受体阻滞剂

①作用机制:阻断交感神经对心率和心肌收缩力的刺激作用。减慢心率,抑制心肌收缩力、降低血压、减少心肌耗氧,从而缓解心绞痛的发作。除此之外,β受体阻滞剂还是有效的降

压药和抗心律失常药物,因此广泛应用于治疗慢性稳定型心绞痛。在通常无副反应的剂量下,能减少心绞痛发作频率和提高心绞痛阈值。

②常用制剂:美托洛尔 25~100mg,2~3 次/d;阿替洛尔 12.5~50mg,1~2 次/d。

③临床效果:β受体阻滞剂在治疗稳定型心绞痛时,常规将剂量调整为静息心率:55~60次/min 为宜。在严重心绞痛患者,如果没有与窦性心动过缓有关的症状和没有心脏传导阻滞时,可将心率减慢到 50 次/min。在稳定型劳力性心绞痛的患者,β受体阻滞剂限制运动时心率增加低于缺血发作时心率的 75%。多种β受体阻滞剂(选择性或非选择性)在治疗慢性稳定型心绞痛方面均有效。在比较β受体阻滞剂和钙离子拮抗剂的对照研究中显示,这两种药物在控制稳定型心绞痛方面同样有效。

β受体阻滞剂与硝酸盐制剂联合应用治疗慢性稳定型心绞痛益处在于:硝酸盐制剂可以增加交感神经张力,反射性使心率加快,后者可被β受体阻滞剂拮抗;β受体阻滞剂引起心率减慢所致的左室容积增加、舒张末压增高和室壁张力增加等可被硝酸盐制剂抵消,因此联合应用硝酸盐制剂和β受体阻滞剂比单独使用好。

β受体阻滞剂也可以与钙离子拮抗剂联合使用,对应用钙离子拮抗剂所致的心动过速,可被β受体素质所抵消。但指南建议联合应用时应选择二氢吡啶类药物的缓释剂或新一代的长效制剂,而与维拉帕米和地尔硫䓬联合应用时应慎重,因为可发生严重的心动过缓或房室传导阻滞。

在没有固定性血管狭窄,而只有血管痉挛的心绞痛(变异型心绞痛),β受体阻滞剂无效。

④禁忌证:应用β受体阻滞剂的心脏绝对禁忌证是严重的心动过缓、高度房室传导阻滞、病窦综合征和重度心功不全。

⑤相对禁忌证:支气管哮喘、周围血管性疾病等。

⑥注意:长期应用β受体阻滞剂后突然停药,可导致慢性稳定型心绞痛病人心肌缺血加重,这可能是基本的动脉粥样硬化病程仍在进展,心肌需氧量又回到原先的高水平,而引起缺血。严重者可诱发心肌梗死。因此如需要突然停药,应指导病人减少运动,舌下含服硝酸甘油和(或)用钙离子拮抗剂代替,以预防心绞痛发作。

(2)钙离子拮抗剂

①作用机制:钙离子对正常心肌和血管平滑肌收缩发挥重要作用,钙离子拮抗剂的作用是阻滞钙离子通道和减慢通道的恢复。抑制钙通道阻止了钙离子进入心肌细胞内,也抑制了心肌细胞兴奋-收缩耦联中钙离子的作用,从而抑制了心肌收缩,减少了心肌耗氧,扩张了冠状动脉,改善心肌供血等。减慢慢通道恢复,可以引起心脏起搏点和传导系统的抑制作用。苯基烷基胺对减慢通道恢复有显著的作用,因此对心脏的起搏点及传导系统有抑制作用。而二氢吡啶不影响通道恢复,因此对传导系统基本上没有影响。除此之外,钙离子拮抗剂还具有抗动脉硬化作用,动物实验及临床研究均显示,患轻度冠状动脉病变的病人,服用硝苯地平后,新的损害出现明显少于服安慰剂组,但对已存在的病变无大影响。据报道心脏移植的病人用硫氮䓬酮有利于减少移植心脏的冠状动脉病变的发生率和严重程度。

②常用制剂:临床上常用的钙离子拮抗剂主要包括三种类型:二氢吡啶类(如硝苯地平)、苯基烷基胺(如维拉帕米)和苯噻唑(如硫氮䓬酮)。

二氢吡啶类:硝苯吡啶10~20mg,3次/d。其缓释剂20~40mg,1~2次/d,新的第二代选择性二氢吡啶类药物:氨氯地平5~10mg/d。苯基烷基胺:维拉帕米40~80mg,3次/d,缓释剂120~480mg/d。苯噻唑:地尔硫䓬:30~90mg,3次/d,其缓释剂45~90mg,2次/d。

③临床效果:比较钙离子拮抗剂与β受体阻滞剂的随机试验显示,与β受体阻滞剂类似,在减轻心绞痛发作和增加心绞痛患者活动耐力方面,钙离子拮抗剂同样具有很好的作用,而且不同类型的钙离子拮抗剂,其抗心绞痛的作用均很明显。

对于血管痉挛性心绞痛(Prinzmetal)及变异型心绞痛,是钙离子拮抗剂应用的适应证。它可以有效降低该类心绞痛的发生率。短效的钙离子拮抗剂可使约70%的患者完全缓解症状,还有20%的患者心绞痛发生率明显降低。关于新一代长效二氢吡啶类药物氨氯地平,治疗血管痉挛性心绞痛与安慰剂的对照试验已经完成,同样氨氯地平也有很好的治疗效果。

关于药物选择,在一些回顾性病例的对比研究中,对高血压患者使用短效钙离子拮抗剂,可增加发生心肌梗死的风险,因此,相对短效的二氢吡啶类钙离子拮抗剂应当避免使用。研究证实,新一代长效钙离子拮抗剂,包括长效或缓释的二氢吡地类及非二氢吡啶类药物,均能有效缓解慢性稳定型心绞痛的症状。在应用β受体阻滞剂治疗无效时,可以选择长效钙离子拮抗剂。

④禁忌证:左心功能不全的患者对短效的钙离子拮抗剂耐受性差,而对新一代选择性长效钙离子拮抗剂(如氨氯低平、非洛地平)能很好耐受。但如果是严重的失代偿性心功能不全,则是应用钙离子拮抗剂的禁忌证。另外,存在心动过缓、病窦及房室传导阻滞时,不能使用有心律调节作用的钙离子拮抗剂(如维拉帕米)。长QT间期是使用Bepridil的禁忌证。

⑤副作用:长期服用钙离子拮抗剂可发生低血压、心功能减退或心衰加重。其他副作用还包括周围性水肿、便秘、头痛、面红、嗜睡等。此外,某些对心律有调节作用的钙离子拮抗还可引起心动过缓、房室传导阻滞等。Bepridil由于可增加QT间期,故可以诱发尖端扭转性室性心动过速。

⑥联合用药:在稳定型心绞痛治疗中,联合应用钙离子拮抗剂与β受体阻滞剂,可以取得满意效果。多项研究试验表明,联合用药后能更好的减少心脏缺血事件的发生。因此,建议在慢性稳定型心绞痛患者,联合应用长效选择性二氢吡啶类钙离子拮抗剂与β受体阻滞剂,能明显提高抗心绞痛作用,并可增加引起心绞痛发作的最大运动时间和作功时间,增加病人的活动耐力。

(3)硝酸甘油和硝酸盐制剂

①作用机制:硝酸盐制剂对心绞痛的治疗效果在1867年被发现,至今仍是目前口服治疗心绞痛最常用且有效的药物。它可使血管平滑肌松弛,使患者动脉(包括冠状动脉)和静脉系统扩张(以静脉血管扩张为主)。降低心室前负荷,减少心室壁张力和需氧量。在慢性稳定型心绞痛患者,应用硝酸甘油还具有抗栓和抗血小板的作用。

②临床效果:对于劳力型心绞痛患者,应用硝酸盐制剂能提高运动耐力,延缓心绞痛的发生。由于硝酸甘油能够扩张心外膜冠状动脉和侧支血管,因此可有效地缓解血管痉挛性心绞痛。与β受体阻滞剂或钙离子拮抗剂联合应用,可以增强对稳定型心绞痛患者的治疗效果。

③常用剂型和给药途径

硝酸甘油：硝酸甘油片舌下含化仍是治疗急性心绞痛和预防心绞痛发作的首选治疗方法。通常舌下含化的剂量是0.3～0.6mg，大多数病人在5分钟内见效。如果不能缓解症状，可间隔5分钟增加0.3mg，但15分钟内不能超过1.2mg。在开始诱发心绞痛发作的运动之前短时间内，舌下化硝酸甘油预防特别有效。硝酸甘油气雾剂对黏膜干燥的患者，可以比舌下含化硝酸甘油吸收更好。

二硝酸异山梨醇：是一种有效的抗心绞痛制剂，但口服生物利用度低，可迅速被肝脏代谢。剂量：5～20mg，3次/d。如果每次给30mg，3～4次后，易产生部分或完全耐药，使抗心绞痛的效益减少。

5-单硝异山梨醇(Isosorbide 5-Mononitrata)：由于该药不经过肝脏首次通过代谢，对治疗慢性稳定型心绞痛口服治疗是有效的。每日20～50mg，每日1～2次。该药的血浆半衰期是4～6小时，每日1次或不均等间隔服药不产生耐药性，但每日服用2次，间隔12小时可产生耐药性。

硝酸甘油皮肤贴膜：硝酸甘油的皮肤吸收速度取决于不同的制剂方法，皮肤贴膜经皮肤吸收硝酸甘油的疗法，可用于增加运动时间和维持抗缺血作用时间，每日贴敷不超过12小时，可不造成硝酸甘油耐受或反跳现象。

④禁忌证：硝酸盐制剂相对禁忌证为肥厚梗阻型心肌病，因为可加重流出道梗阻及二尖瓣反流，并导致晕厥。另外硝酸盐制剂与西地那非联合应用，可发生严重的低血压，甚至可威胁生命。

⑤副作用：应引起重视的是对硝酸盐制剂的耐受性。应用各种类型的硝酸盐制剂，持续维持血中的药物浓度会出现耐受现象。由于慢性稳定型心绞痛患者往往需要长期服药，因此耐受现象对这类患者非常重要。硝酸盐制剂的耐受性主要表现为抗心绞痛作用下降，血液动力学改变，其产生机制目前还不十分清楚，可能机制包括巯基团的耗尽、肾素-血管紧张素-醛固酮系统的激活、血浆容量扩张、硝酸甘油受体下调等。尽管与某些药物(ACE抑制剂、利尿剂等)合用可以减少硝酸盐制剂的耐药性，但最实用的策略是每天提供一段(8～12h)无硝酸盐制剂的无药期，减少给药次数。同时应注意给药时间，应根据心绞痛发作时的特点，如是否与运动有关，在白天还是夜间发作等。

其他副作用有头痛、低血压和晕厥等。极少见的病例可出现含化硝酸甘油片后出现心动过缓和低血压。

停服硝酸盐制剂可出现反跳及依赖现象，多发生于大剂量应用长效硝酸盐制剂后，可出现心绞痛加重，因此硝酸盐制剂治疗后应谨慎缓慢停药，不应突然终止治疗。

3. 药物选择及联合用药

在慢性稳定型心绞痛患者初始治疗时，β受体阻滞剂和钙离子拮抗剂之间的用药选择方面一直存在争议。两类药物对缓解心绞痛症状和减轻心肌缺血均有效。由于急性心肌梗死后及高血压患者，长期应用β受体阻滞剂可延长病人寿命，故多数学者主张选择β受体阻滞剂。目前尚无研究显示硝酸盐制剂和钙离子拮抗剂能提高患者远期生存率，其中即刻或短效二氢吡啶类钙离子拮抗剂甚至可以增加心脏不良事件的发生，因此建议β受体阻制剂作为慢性稳定型心绞痛的首选治疗。

初始治疗时还应考虑许多临床因素对药物选择的影响。

(1)同时伴有哮喘、慢性阻塞性肺疾患和(或)双肺有哮鸣音的患者,应选择钙离子拮抗剂为宜。对于有选择性的β受体阻滞剂也应禁用。

(2)病态窦房结综合征、窦性心动过缓、房室传导阻滞的患者,长效硝苯吡啶或尼卡地平为首选钙离子拮抗剂(应用时也应仔细观察有无传导障碍加重的情况)。避免使用β受体阻滞剂或减慢心率的钙离子拮抗剂(如维拉帕米和硫氮唑酮)。

(3)对变异性心绞痛患者,除硝酸盐制剂外,钙离子拮抗剂同样有效。而β受体阻滞剂应避免使用,后者甚至可加重心绞痛。

(4)有明显症状的外周动脉疾病患者,应避免使用β受体阻滞剂,而应选择钙离子拮抗剂。

(5)同时存在中至重度左心功能不全的心绞痛患者,在纠正心衰治疗的同时,可选择硝酸盐制剂治疗心绞痛。心衰纠正后而心绞痛仍存在,可应用新一代血管选择性长效钙离子拮抗剂氨氯地平或非洛地平。

(6)对胰岛素依赖型糖尿病患者的心绞痛治疗,应慎用β受体阻滞剂,因β受体阻滞剂可掩盖低血糖症状。

(7)肥厚梗阻型心肌病患者,应避免应用硝酸酸盐制剂和二氢吡啶类钙离子拮抗剂。应选择β受阻滞剂和减慢心率的钙离子拮抗剂。

(8)伴有严重的主动脉瓣狭窄的患者,应慎用所有血管扩张剂,包括硝酸盐制剂。因为血管扩张剂可引起低血压和晕厥。

(9)在慢性稳定性心绞痛治疗中,β受体阻滞剂、钙离子拮抗剂和长效硝酸盐制剂的联合应用非常广泛,但在β受体阻滞剂和钙离子拮抗剂联合应用治疗心绞痛时,有些问题值得注意:

①加用β受体阻滞剂可加强二氢吡啶类药物的临床作用。

②有中度以上的左心功能不全、窦性心动过缓或房室传导阻滞的患者,应避免钙离子拮抗剂与β受体阻滞剂联合应用。

③二氢吡啶类钙离子拮抗剂与长效硝酸盐制剂联合应用,因均为血管扩张剂,因此不是最合适的联合治疗方案。

4. 慢性稳定型心绞痛患者的治疗方案

(1)确定和治疗诱发因素,如控制高血压、纠正心衰及快速心律失常等。

(2)对病人进行诱发心绞痛的危险因素、运动量及生活方式的指导。

(3)由于冠心病的一级预防、二级预防试验均已显示,阿司匹林和降脂治疗可降低死亡率及发生心肌梗死的危险,故应早期开始进行口服阿司匹林及降脂药物治疗。为了缓解症状和预防心绞痛发作可以舌下含服硝酸甘油。

(4)如果心绞痛发作次数每周超过2~3次、伴有高血压或以前患过心肌梗死,应在硝酸甘油的基础上加用β受体阻滞剂或钙离子拮抗剂。

(5)心绞痛频繁发作,应将硝酸甘油改为长效硝酸盐制剂,并采用不均等间隔给药方案,以防止硝酸盐的耐药问题。

(6)尽管已用两种抗心绞痛药物(长效硝酸盐制剂与β受体阻滞剂或钙离子拮抗剂),仍有心绞痛频繁发作,则建议加用第三种抗心绞痛药物。

(7)经过适当的药物治疗,但仍有顽固性心绞痛症状或心肌缺血的患者,应进行冠状动脉造影检查,以选择做冠状动脉介入治疗或血管重建手术。

二、非 ST 段抬高急性冠脉综合征

非 ST 段抬高急性冠脉综合征包括不稳定型心绞痛和非 ST 段抬高心肌梗死,这类病人一经诊断应立即入院,在冠心病监护病房进行连续监测心律,仔细观察心肌缺血的病情变化,并按急性心肌缺血处理流程进行处理。

病人入院后应开始进行标准治疗,并且根据需要及医院条件决定是否进行冠状动脉造影和血管重建治疗。非 ST 段抬高急性冠状动脉综合征的最佳治疗主要有两个目的:即刻缓解心肌缺血和预防严重不良后果(即死亡或心肌梗死/再梗死)。治疗包括抗缺血治疗、抗血小板、抗栓治疗及有创治疗等。

一般内科治疗包括卧床休息、吸氧、连续心电监测、舌下含服硝酸甘油。如不能缓解或出现急性左心衰时可给予吗啡治疗等。

(一)抗心肌缺血治疗

1. 硝酸盐制剂

对没有低血压及心源性休克的非 ST 段抬高的急性冠脉综合征患者,静脉滴注硝酸甘油可作为常规治疗。静脉滴注硝酸甘油开始剂量为 10μg/min,每 3~5 分钟增加 10μg/min,最大剂量为 100μg/min。但如果缺血症状减轻或血压下降则不需要再加量。应用的主要副作用为头疼和低血压(收缩压低于 90mmHg 或比用药前的平均动脉压下降 30mmHg)。一般在最初 24 小时的治疗中,静脉滴注硝酸甘油可有利于较恒定的控制心肌缺血的发作。目前推荐静脉应用硝酸甘油症状缓解 24 小时后,就应改为口服硝酸盐制剂。延长静脉应用硝酸甘油超过 48 小时时,可出现药物的耐受现象。

在口服硝酸盐制剂的选择上,由于急性冠脉综合征时,心绞痛发作频繁,在控制心绞痛发作方面,短效药物如硝酸异山梨酯较长效药物如 5-单硝异山梨醇酯更有效。硝酸异山梨酯 10~20mg/次,每日 3~4 次。不宜采用每日固定间隔时间给药,以避免产生耐药。对于白天及夜间均有心绞痛发作者,可采用短效药物硝酸异山梨酯每 6 小时 1 次,并以 9、3、9、3 间隔点服药为最佳。长效硝酸盐制剂主要适用于劳力型心绞痛患者。

2. 吗啡

连续 3 次舌下含服硝酸甘油心绞痛仍不缓解,或经充分抗缺血治疗心绞痛症状仍复发者,主张静脉注射吗啡 1~5mg,必要时 5~30 分钟可重复一次。可与硝酸甘油一同使用,但应注意监测血压,防止低血压的发生。硫酸吗啡具有强烈的止痛和镇静作用,并有明显的血流动力学效应,这对急性冠脉综合征患者非常有利。吗啡可使静脉扩张,并通过提高迷走神经张力,降低心率和收缩压,从而降低心肌耗氧量。吗啡的不良反应主要是低血压及呼吸抑制,对于老年人合并慢性阻塞性肺疾病者应注意。约 20% 的患者出现恶心呕吐。对于吗啡过量引起的呼吸和(或)循环障碍,可以用吗啡的拮抗剂纳络酮 0.4~2.0mg 静脉注射给予纠正。

3. β受体阻滞剂

β受体阻滞剂可竞争性阻断细胞膜上β受体的儿茶酚胺作用,能够降低心肌收缩力,减慢窦性心率和房室传导速度,降低心肌耗氧量。对于所有无禁忌证的不稳定型心绞痛和非ST段抬高的心肌梗死患者,应用的益处是由于阻断$β_1$受体后,降低了心脏作功和心肌需氧。减慢心率不仅可以降低MVO_2,还可延长舒张期,从而增加冠状动脉及侧支循环的灌注时间,因此没有禁忌证时,应尽早开始应用。

药物选择方面应选择没有内源性拟交感活性的β受体阻滞剂,临床常用的β受体阻滞剂有美托洛尔、阿替洛尔和比索洛尔。建议从小量开始,逐渐加量。

对于急性冠脉综合征,为快速缓解症状,可选择先静脉给予负荷剂量之后,如果没有副作用出现,可改为口服制剂继续治疗,尤其对伴有高血压及心率快的病人,目标静息心率为50~60次/min。静脉应用β受体阻滞剂治疗期间,应监测心率、血压及心电图变化,并且听诊检查有无肺部啰音及支气管痉挛的出现。

(1)美托洛尔:5mg,1~2分钟内静脉缓慢注射,之后每5分钟递增5mg。总剂量为15mg,之后开始口服治疗:25~50mg/次,每6小时1次共48小时,之后维持量50mg/次,每日2次。

(2)阿替洛尔:5mg静脉注射,5分钟后可以重复一次,之后改为口服。

(3)艾司洛尔:0.1mg/(kg·min)静脉注射,每隔10~15分钟增加0.05mg/(kg·min),直到达到期望的治疗效果或出现限制使用的症状之后,改为口服。

(4)比索洛尔:2.5~10mg/d,一次顿服。

(5)第三代β受体阻滞剂以卡维地洛为代表,除具有β受体阻滞剂的作用外,对α受体也有阻滞作用。对伴有高血压及左心功能不全的患者有益。用法从6.5mg开始,逐渐增至25~50mg/d。

4. 钙离子拮抗剂

钙离子拮抗剂由于类型及化学结构不同,其作用机制及对钙通道的拮抗部位也不相同。钙离子拮抗剂可以减少钙离子通过细胞膜的内流,因而抑制心肌和血管平滑肌的收缩,此外有些钙离子拮抗剂可抑制窦房结功能及减慢房室转导。临床常用的各种β受体阻滞剂对冠状动脉的扩张作用均相似,应用后可以有效的减轻心绞痛症状。除短效二氢吡啶类应用具有一定危险之外,其他制剂的应用均可使急性冠脉综合征患者获益。但同时所有相关的随机研究表明钙离子拮抗剂用于不稳定型心绞痛,不能预防急性心肌梗死及猝死的发生,其中短效的二氢吡啶类钙离子拮抗剂应用后,还可增加发生心肌梗死的危险,故临床已不建议应用。钙离子拮抗剂的应用是以缓解症状为主,尤其与β受体阻滞剂联合应用或两药与硝酸盐制剂联合应用时,可有效地减轻胸痛,减少近期死亡的危险,以及减少心肌梗死和急诊冠状动脉搭桥手术的需要。美国心脏病学教科书建议除硝酸盐制剂和β受体阻滞剂外,钙离子拮抗剂可以作为治疗持续性心肌缺血的次选药物。但应注意对存在左心功能不全的患者,应用β受体阻滞剂与钙离子拮抗剂联合使用时应特别谨慎。

5. 血管紧张素转换酶抑制剂(ACEI)

研究表明,急性心肌梗死或近期心梗后合并左心功能不全,以及糖尿病伴左心功能不全的患者,使用 ACEI 可以降低死亡率。因此建议这些患者以及使用 β 受体阻滞剂和硝酸甘油不能控制缺血症状的高血压患者,应当使用 ACEI。

(二) 抗血小板与抗凝治疗

急性冠脉综合征(ACS)的病理机制主要是易损斑块破裂,继而血栓形成,最终导致"犯罪血管"不同程度的闭塞。斑块破裂一方面使内皮下基质暴露与血小板表面受体结合,引发血小板的黏附和激活,另一方面引起组织因子暴露,进而导致凝血级联的激活和 Xa 因子的生成。凝血酶生成后将导致纤维蛋白的沉积,血小板的进一步激活,最终形成稳定的血凝块。因此临床上抗血栓治疗对防止猝死、急性心肌梗死及复发性心肌梗死是非常必要的。

抗血小板药物按其作用机制大体可分为四类:①抑制血小板花生四烯酸代谢的药物:主要为阿司匹林。②增高血小板内环核苷酸含量的药物,包括西洛他唑。③特异性抑制 ADP 活化血小板的药物,包括噻氢匹定几氯吡格雷。④血小板膜纤维蛋白原(GPⅡb/Ⅲa)受体拮抗剂:阿昔单抗、埃替匹肽、替罗非班。

1. 阿司匹林

不稳定型心绞痛常是由于血管内膜粥样斑块不稳定,发生破裂,从而激活血小板,造成血栓形成。阿司匹林正是通过不可逆的抑制血小板内环酶-1,防止血栓烷 A_2 的形成,从而阻断了血小板的聚集,防止了血栓的形成。此外,阿司匹林还具有其他作用,如抗炎作用等。

(1)临床推荐剂量:ISIS-2 试验显示,160mg/d 的剂量对心肌梗死患者效果是肯定的,因此建议不稳定型心绞痛及非 ST 段抬高心肌梗死患者,开始使用阿司匹林的剂量为 160mg/d,对心肌梗死患者效果是肯定的,因此建议不稳定型心绞痛及非 ST 段抬高心肌梗死患者开始使用阿司匹林的剂量为 160~325mg,通常为 300mg/d,3~5 天后改为 100mg/d。对疑诊急性冠状动脉综合征,但没有使用阿司匹林者,首剂阿司匹林 300mg 可嚼服,以迅速达到高血药浓度,以后口服 75~325mg/d。对于行冠脉介入治疗的 ACS 患者,阿司匹林服 300mg/d,1 个月后改为 100mg/d。鉴于阿司匹林抗血小板作用迅速可靠,以及临床试验证实其具有降低急性心肌梗死患者死亡率的能力,建议一经诊断 ACS,应立即使用阿司匹林(在急诊科),已经使用阿司匹林的患者,应继续使用,而且需要长期服用,除非出现了禁忌证。

(2)禁忌症:包括进行性出血,过敏(主要表现为哮喘),未经控制的严重高血压等。

(3)其他抗血小板制剂:噻氯匹啶和氯吡格雷为二磷酸腺苷受体拮抗剂,其抗血小板作用是不可逆的,但需要数天才能达到最大作用。由于与阿司匹林的抗血小板作用机制不同,故可以联合使用,提高疗效。

噻氯匹啶的副作用除了胃肠道反应外,还可发生中性粒细胞减少及罕见的血小板减少性紫癜,应用期间应定期监测血常规,目前临床上应用已减少。

有关氯吡格雷应用的临床试验显示,治疗后没有发现有严重的粒细胞减少的病例出现,患者的耐受性较好。对于急性冠脉综合征,与阿司匹林联合应用,可以更好的降低住院期间严重心肌缺血事件的发生,因此在没有常规开展早期介入治疗的医院,选择早期应用阿司匹林与氯吡格雷联合抗血小板治疗是一种非常有效的方法。氯吡格雷比噻氯吡啶起效快,尤其是在给予负荷剂量之后。虽然还没有确定最佳疗程,但平均在 9 个月左右为最佳。在服药期间如进行CABG手术的患者,由于增加出血的危险,建议至少停药5天,最好停药7天。

2. 抗凝药物

(1)普通肝素:由于凝血酶在ACS发病机制中起关键作用,肝素通过加速循环血液中抗凝血酶活化而起到其抗凝作用。静脉应用肝素可以预防和治疗不稳定型心绞痛的心肌缺血及降低急性心肌梗死的发病率。多项研究结果表明,肝素与阿司匹林联合使用可以增加其疗效。

肝素的应用需要根据体重校正剂量,推荐剂量为首剂60～80IU/kg(最大剂量为5000IU),之后以12～15IU/(kg·h),(最大剂量为1000IU/h)静脉滴注维持。应用肝素期间应当检测APTT,使其达到治疗水平(45～75s)。应用普通肝素的优点在于价格低廉,鱼精蛋白可以完全逆转其抗凝活性,易于检测和具有标准检测指标(ACT)等。

普通肝素作为目前应用最普遍的抗凝血药物,大家对它比较熟悉,并具有起效快,好控制,便于拮抗等特点,但它仍有许多的局限性:①与凝血酶依赖的相关特性:非特异性蛋白的结合作用,从而导致与凝血酶的结合率下降,并易被血小板Ⅳ因子和富含组氨酸的糖蛋白致失活,在临床上表现为抗凝个体差异大,并需要监测APTT;血浆半衰期短,静脉或皮下注射的生物利用度低,临床上需要持续静脉注射才能维持抗凝作用;已附着在血块上的凝血酶相对无效。因此即使普通肝素维持在治疗剂量的水平上,仍会增加血块溶解所继发的凝血酶生成,临床上表现为血栓形成的反弹;可导致组织因子通道抑制剂耗竭,从而减少了组织因子/因子Ⅶ复合体的降解,临床上导致反弹性高凝状态。②非凝血酶依赖的相关特性:增加血小板的附着作用,提高免疫原性,增加血小板的激活和对内皮细胞的黏附,临床上表现为出血、肝素诱导的血小板减少性紫癜和血栓形成的风险增高;在急性冠状动脉综合征中不能减少凝血酶的升高,从而使血小板形成的潜在风险增加。

在普通肝素的应用过程中,除监测APTT观察其凝血效果外,每日还应监测血红蛋白和血小板的变化,以防止发生肝素诱发的血小板减少性紫癜。

(2)低分子肝素:是肝素的降解产物,主要作用于血浆活化的第Ⅹ因子,使其灭活,作用强度是普通肝素的2～4倍。由于其良好的生物利用度和抗凝效果的可预见性,对血小板的影响小,临床治疗可皮下注射,使用方便,治疗期间无需监测等特点,目前临床应用比较普遍。大规模随机临床试验均已证明低分子肝素的疗效至少相当于普通肝素,因此指南已明确指出在非ST段抬高急性心肌梗死的抗凝治疗中,首选低分子肝素。

低分子肝素应用时应注意以下几点:①与普通肝素一样,应用低分子肝素治疗也需要个体化,即根据体重调整剂量,如以依诺肝素为例:1mg/kg,2次/d,皮下注射。②尽管应用低分子肝素无需常规进行监测,但延长治疗时间,除无额外获益外,还有增加严重出血事件的可能。

三、ST段抬高急性冠脉综合征

(一)院前急救

流行病学调查发现,AMI死亡的患者中约50%在发病后1小时内于院外猝死,死因主要是可救治的致命性心律失常。显然,AMI患者从发病至治疗存在时间延误。其原因有:①患者就诊延迟;②院前转运、入院后诊断和治疗准备所需的时间过长,其中以患者就诊延迟耽误时间最长。因此,AMI 院前急救的基本任务是帮助 AMI 患者安全、迅速地转运到医院,以便尽早开始再灌注治疗;重点是缩短患者就诊延误的时间和院前检查、处理、转运所需的时间。

应帮助已患有心脏病或有 AMI 高危因素的患者提高识别 AMI 的能力,以便自己一旦发病立即采取急救措施:①停止任何主动活动和运动;②立即舌下含服硝酸甘油片(0.6mg),每 5 分钟可重复使用。若含服硝酸甘油 3 片仍无效则应拨打急救电话,由急救中心派出配备有专业医护人员、急救药品和除颤器等设备的救护车,将其运送到附近能提供 24 小时心脏急救的医院。随同救护的医护人员必须掌握除颤和心肺复苏技术,应根据患者的病史、查体和心电图结果做出初步诊断和急救处理,包括持续心电图和血压监测、舌下含服硝酸甘油、吸氧、建立静脉通道和使用急救药物,必要时给予除颤治疗和心肺复苏。尽量识别 AMI 的高危患者,如有低血压(<100mmHg)、心动过速(>100 次/min)或有休克、肺水肿体征,直接送至有条件进行冠状动脉血运重建术的医院。

AMI 患者被送达医院急诊室后,医师应迅速做出诊断并尽早给予再灌注治疗。力争在 10~20 分钟内完成病史采集、临床检查和记录 1 份 18 导联心电图以明确诊断。对 ST 段抬高的 AMI 患者,应在 30 分钟内收住冠心病监护病房(CCU)开始溶栓,或在 90 分钟内开始行急诊 PTCA 治疗。在典型临床表现和心电图 ST 段抬高已能确诊为 AMI 时,绝不能因等待血清心肌标志物检查结果而延误再灌注治疗的时间。

(二)院内一般治疗

AMI 患者来院后应立即开始一般治疗,并与其诊断同时进行,重点是监测和防治 AMI 的不良事件或并发症。

1. 监测

持续心电、血压和血氧饱和度监测,及时发现和处理心律失常、血流动力学异常和低氧血症。

2. 卧床休息

可降低心肌耗氧量,减少心肌损害。对血流动力学稳定且无并发症的 AMI 患者一般卧床休息 1~3 天,对病情不稳定及高危患者卧床时间应适当延长。

3. 建立静脉通道

保持给药途径畅通。

4. 镇痛

AMI 时,剧烈胸痛使患者交感神经过度兴奋,产生心动过速、血压升高和心肌收缩功能增强,从而增加心肌耗氧量,并易诱发快速性室性心律失常,应迅速给予有效镇痛剂,可给吗啡 3mg 静脉注射,必要时每 5 分钟重复 1 次,总量不宜超过 15mg。副作用有恶心、呕吐、低血压和呼吸抑制。一旦出现呼吸抑制,可每隔 3 分钟静脉注射纳洛酮 0.4mg(最多 3 次)以拮抗之。

5. 吸氧

AMI 患者初起即使无并发症,也应给予鼻导管吸氧,以纠正因肺淤血和肺通气/血流比例失调所致的中度缺氧。在严重左心衰竭、肺水肿合并有机械并发症的患者,多伴有严重低氧血症,需面罩加压给氧或气管插管并机械通气。

6. 硝酸甘油

AMI 患者只要无禁忌证通常使用硝酸甘油静脉滴注 24~48 小时,然后改用口服硝酸酯制剂(具体用法和剂量参见药物治疗部分)。硝酸甘油的副作用有头痛和反射性心动过速,严重时可产生低血压和心动过缓,加重心肌缺血,此时应立即停止给药、抬高下肢、快速输液和给予阿托品,严重低血压时可给多巴胺。硝酸甘油的禁忌证有低血压(收缩压低于 90mmHg)、严重心动过缓(少于 50 次/min)或心动过速(多于 100 次/min)。下壁伴右室梗死时,因更易出现低血压,也应慎用硝酸甘油。

7. 阿司匹林

所有 AMI 患者只要无禁忌证均应立即口服水溶性阿司匹林或嚼服肠溶阿司匹林 150~300mg。

8. 纠正水、电解质及酸碱平衡

纠正水、电解质及酸碱平衡失调。

9. 阿托品

主要用于 AMI 特别是下壁 AMI 伴有窦性心动过缓/心室停搏和房、室传导阻滞患者,可给阿托品 0.5~1.0mg 静脉注射,必要时每 3~5 分钟可重复使用,总量应少于 2.5mg。阿托品非静脉注射和用量大小(≤0.5mg)可产生矛盾性心动过缓。

10. 饮食和通便

AMI 患者需禁食至胸痛消失,然后给予流质、半流质饮食,逐步过渡到普通饮食。所有 AMI 患者均应使用缓泻剂,以防止便秘时排便用力导致心脏破裂或引起心律失常、心力衰竭。

(三)再灌注治疗

1. 溶栓治疗

(1)溶栓治疗的适应证:①2 个或 2 个以上相邻导联 ST 段抬高(胸导联≥0.2mV、肢体导联≥0.1mV),或提示 AMI 病史伴左束支传导阻滞(影响 ST 段分析),起病时间不超过 12 小时,年龄 75 岁以下(ACC/AHA 指南列为 I 类适应证)。对前壁心肌梗死、低血压(收缩压<100mmHg)或心率增快(>100 次/min)患者治疗意义更大。②ST 段抬高,年龄大于 75 岁。对这类患者,无论是否溶栓治疗,AMI 死亡的危险性均很大(ACC/AHA 指南列为 IIa 类适应证)。③ST 段抬高,发病时间 12~24 小时,溶栓治疗收益不大,但在有进行性缺血性胸痛和广泛 ST 段抬高并经过选择的患者,仍可考虑溶栓治疗(ACC/AHA 指南列为 IIb 类适应证)。④高危心肌梗死,就诊时收缩压大于 180mmHg 和(或)舒张压大于 110mmHg,这类患者颅内出血的危险性较大,应认真权衡溶栓治疗的益处与出血性卒中的危险性。对这些患者首先应镇痛、降低血压(如应用硝酸甘油静脉滴注、β 受体阻滞剂等),将血压降至 150/90mmHg 时再行溶栓治疗,但是否能降低颅内出血的危险尚未得到证实。对这类患者若有条件应考虑直接 PTCA 或支架置入术(ACC/AHA 指南列为 IIb 类适应证)。虽有 ST 段抬高,但起病时间超过 24 小时,缺血性胸痛已消失者或仅有 ST 段压低者不主张溶栓治疗(ACC/AHA 指南列为 III 类适应证)。

(2)溶栓治疗的禁忌证及注意事项:①既往任何时间发生过出血性脑卒中,1 年内发生过缺血性脑卒中或脑血管事件。②颅内肿瘤。③近期(2~4周)活动性内脏出血(月经除外)。④可疑主动脉夹层。⑤入院时严重且未控制的高血压(＞180/110mmHg)或慢性严重高血压病史。⑥目前正在使用治疗剂量的抗凝药(国际标准化比率2~3),已知有出血倾向。⑦近期(2~4周)创伤史,包括头部外伤、创伤性心肺复苏或较长时间(＞10min)的心肺复苏,近期(＜2周)在不能压迫部位的大血管穿刺。近期(＜3周)外科大手术。⑧曾使用链激酶(尤其5天~2年内使用者)或对其过敏的患者,不能重复使用链激酶。⑨妊娠。⑩活动性消化性溃疡。

(3)溶栓剂的使用方法:①尿激酶:根据我国的几项大规模临床试验结果,目前建议剂量为150万U左右,于30分钟内静脉滴注,配合肝素皮下注射7500~10 000U,每12小时1次,或低分子量肝素皮下注射,每日2次。②链激酶或重组链激酶:根据国际上进行的几组大规模临床试验及国内的研究,建议150万U于1小时内静脉滴注,配合肝素皮下注射7500~10 000U,每12小时1次,或低分子量肝素皮下注射,每日2次。③重组组织型纤溶酶原激活剂(rt-PA):国外较为普遍的用法为加速给药方案(即GUSTO方案),首先静脉注射15mg,继之在30分钟内静脉滴注0.75mg/kg(不超过50mg),再在60分钟内静脉滴注0.5mg/kg(不超过35mg)。给药前静脉注射肝素5000U,继之以1000U/h的速率静脉滴注,以APTT结果调整肝素给药剂量,使APTT维持在60~80秒。鉴于东西方人群凝血活性可能存在差异,以及我国脑出血发生率高于西方人群,我国进行的TUCC临床试验证实,应用50mg rt-PA(8mg静脉注射,42mg在90分钟内静脉滴注,配合肝素静脉应用,方法同上),也取得较好疗效,出血需要输血及脑出血发生率与尿激酶无显著差异。

2. 介入治疗

(1)直接PTCA适应证:①在ST段抬高和新出现或怀疑新出现左束支传导阻滞的AMI患者,直接PTCA可作为溶栓治疗的替代治疗,但直接PTCA必须由有经验的术者和相关医务人员,在有适宜条件的导管室于发病12小时内或虽超过12小时但缺血症状仍持续时,对梗死相关动脉进行PTCA(ACC/AHA指南列为Ⅰ类适应证)。②急性ST段抬高/Q波心肌梗死或新出现左束支传导阻滞的AMI并发心源性休克患者,年龄小于75岁,AMI发病在36小时内,并且血运重建术可在休克发生18小时内完成者,应首选直接PTCA治疗(ACC/AHA指南列为Ⅰ类适应证)。③适宜再灌注治疗而有溶栓治疗禁忌证者,直接PTCA可作为一种再灌注治疗手段(ACC/AHA指南列为Ⅱa类适应证)。④AMI患者非ST段抬高,但梗死相关动脉严重狭窄、血流减慢(TIMI血流≤2级),如可在发病12小时内完成,可考虑进行PTCA(ACC/AHA指南列为Ⅱb类适应证)。

在AMI急性期不应对非梗死相关动脉行选择性PTCA。发病12小时以上或已接受溶栓治疗且已无心肌缺血证据者,不应进行PTCA。直接PTCA必须避免时间延误,必须由有经验的术者进行,否则不能达到理想效果,治疗的重点仍应放在早期溶栓。

近年来,AMI患者用介入治疗达到即刻再灌注的最新进展是原发性支架置入术,根据Zwolle、STENT-PAMI等原发置入支架与直接PTCA的随机对照研究结果,常规置入支架在降低心脏事件发生率和减少靶血管重建术方面优于直接PTCA和仅在夹层、急性闭塞或濒临闭塞时紧急置入支架。因此,支架置入术可较广泛用于AMI患者的机械性再灌注治疗。

(2)补救性 PTCA：对溶栓治疗未再通的患者使用 PTCA 恢复前向血流即为补救性 PTCA。其目的在于尽早开通梗死相关动脉，挽救缺血但仍存活的心肌，从而改善生存率和心功能。

建议对溶栓治疗后仍有明显胸痛，ST 段抬高无显著回落，临床提示未再通者，应尽快进行急诊冠脉造影，若 TIMI 血流 0～2 级，应立即行补救性 PTCA，使梗死相关动脉再通。尤其对发病 12 小时内、广泛前壁心肌梗死、再次梗死及血流动力学不稳定的高危患者意义更大。

(3)溶栓治疗再通者 PTCA 的选择：对溶栓治疗成功的患者不主张立即行 PTCA。建议对溶栓治疗成功的患者，若无缺血复发，应在 7～10 天后进行择期冠脉造影，若病变适宜可行 PTCA。

(四)药物治疗

1. 硝酸酯类药物

常用的硝酸酯类药物包括硝酸甘油、硝酸异山梨酯和 5-单硝山梨醇酯。综合临床试验资料显示，AMI 患者使用硝酸酯可轻度降低病死率，AMI 早期通常给予硝酸甘油静脉滴注 24～48 小时。对 AMI 伴再发性心肌缺血、充血性心力衰竭或需处理的高血压患者更为适宜。静脉滴注硝酸甘油应从低剂量开始，即 $10\mu g/min$，可酌情逐渐增加剂量，每 5～10 分钟增加 5～$10\mu g$，直至症状控制、血压正常者动脉收缩压降低 10mmHg 或高血压患者动脉收缩压降低 30mmHg 为有效治疗剂量。在静脉滴注过程中如果出现明显心率加快或收缩压≤90mmHg，应减慢滴注速度或暂停使用。静脉滴注硝酸甘油的最高剂量以不超过 $100\mu g/min$ 为宜，过高剂量可增加低血压的危险，对 AMI 患者同样是不利的。硝酸甘油持续静脉滴注的时限为 24～48 小时，开始 24 小时一般不会产生耐药性，后 24 小时若硝酸甘油的疗效减弱或消失可增加滴注剂量。静脉滴注二硝基异山梨酯的剂量范围为 2～7mg/h，开始剂量 $30\mu g/min$，观察 30 分钟以上，如无不良反应可逐渐加量。静脉用药后可使用口服制剂如硝酸异山梨酯或 5-单山梨醇酯等继续治疗。硝酸异山梨酯口服常用剂量为 10～20mg，每日 3 次或 4 次，5-单山梨醇酯为 20～40mg，每日 2 次。硝酸酯类药物的不良反应有头痛、反射性心动过速和低血压等。该药的禁忌证为 AMI 合并低血压(收缩压≤90mmHg)或心动过速(心率＞100 次/min)，下壁伴右室梗死时即使无低血压也应慎用。

2. 抗血小板治疗

冠状动脉内斑块破裂诱发局部血栓形成是导致 AMI 的主要原因。在急性血栓形成中血小板活化起着十分重要的作用，抗血小板治疗已成为 AMI 的常规治疗，溶栓前即应使用。阿司匹林和噻氯匹定或氯吡格雷是目前临床上常用的抗血小板药物。

(1)阿司匹林：阿司匹林通过抑制血小板内的环氧化酶使凝血烷 A_2(血栓素 A_2，TXA_2)合成减少，达到抑制血小板聚集的作用。AMI 急性期，阿司匹林使用剂量应在 150～300mg/d 之间，首次服用时应选择水溶性阿司匹林，或肠溶阿司匹林嚼服以达到迅速吸收的目的。3 天后改为小剂量 50～150mg/d 维持。

(2)噻氯匹定和氯吡格雷：噻氯匹定作用机制不同于阿司匹林，主要抑制 ADP 诱导的血小板聚集。口服 24～48 小时起作用，3～5 天达高峰。开始服用的剂量为 250mg，每日 2 次，

1~2周后改为250mg,每日1次维持。该药起作用慢,不适合急需抗血小板治疗的临床情况(如AMI溶栓前),多用于对阿司匹林过敏或禁忌的患者或者与阿司匹林联合用于置入支架的AMI患者。该药的主要不良反应是中性粒细胞及血小板减少,应用时需注意经常检查血常规,一旦出现上述副作用应立即停药。

氯吡格雷是新型ADP受体拮抗剂,其化学结构与噻氯匹定十分相似,与后者不同的是口服后起效快,不良反应明显低于噻氯匹定,现已成为噻氯匹定替代药物。初始剂量300mg,以后剂量75mg/d维持。

3. 抗凝治疗

凝血酶是使纤维蛋白原转变为纤维蛋白最终形成血栓的关键环节,因此抑制凝血酶至关重要。

(1)普通肝素:肝素作为对抗凝血酶的药物在临床应用最普遍,对于ST段抬高的AMI,肝素作为溶栓治疗的辅助用药;对于非ST段抬高的AMI,静脉滴注肝素为常规治疗。一般使用方法是先静脉推注5000U冲击量,继之以1000U/h维持静脉滴注,每4~6小时测定1次APTT或ACT,以便于及时调整肝素剂量,保持其凝血时间延长至对照的1.5~2.0倍。静脉肝素一般使用时间为48~72小时,以后可改用皮下注射7500U每12小时1次,注射2~3天。如果存在体循环血栓形成的倾向,如左心室有附壁血栓形成/心房颤动或有静脉血栓栓塞史的患者,静脉肝素治疗时间可适当延长或改口服抗凝药物。

肝素作为AMI溶栓治疗的辅助治疗,随溶栓制剂不同用法亦有不同。rt-PA为选择性溶栓剂,半衰期短,对全身纤维蛋白原影响较小,血栓溶解后仍有再次血栓形成的可能,故需要与充分抗凝治疗相结合。溶栓前先静脉注射肝素5000U冲击量,继之以1000U/h维持静脉滴注48小时,根据APTT或ACT调整肝素剂量(方法同上)。48小时后改用皮下肝素7500U,每日2次,治疗2~3天。

尿激酶和链激酶均为非选择性溶栓剂,对全身凝血系统影响很大,包括消耗因子V和Ⅷ,大量降解纤维蛋白原,因此溶栓期间不需要充分抗凝治疗,溶栓后6小时开始测定APTT或ACT,待APTT恢复到对照时间2倍以内时(约70s)开始给予皮下肝素治疗。对于因就诊晚,已失去溶栓治疗机会,临床未显示有自发再通情况,或虽经溶栓治疗临床判断梗死相关血管未能再通的患者,肝素静脉滴注治疗是否有利并无充分证据,相反,对于大面积前壁心肌梗死的患者有增加心脏破裂的倾向。在此情况下,以采用皮下注射肝素治疗较为稳妥。

(2)低分子量肝素:鉴于低分子量肝素有应用方便、不需监测凝血时间、出血并发症低等优点,建议可用低分子量肝素代替普通肝素。低分子量肝素由于制作工艺不同,其抗凝疗效亦有差异,因此应强调个体化用药,不是泛指所有品种的低分子量肝素都能成为替代静脉滴注普通肝素的药物。

4. β受体阻滞剂

β受体阻滞剂通过减慢心率,降低体循环血压和减弱心肌收缩力来减少心肌耗氧量,对改善缺血区的氧供需失衡,缩小心肌梗死面积,降低急性期病死率有肯定的疗效。在无该药禁忌证的情况下应及早常规应用。常用的β受体阻滞剂为美托洛尔,常用剂量为25~50mg,每日2次或3次;阿替洛尔,6.25~25mg,每日2次。用药需严密观察,使用剂量必须个体化。在较急的情况下,如前壁 AMI 伴剧烈胸痛或高血压者,β 受体阻滞剂亦可静脉使用,美托洛尔静脉注射剂量为 5mg/次,间隔 5 分钟后可再给予 1~2 次,继口服剂量维持。

β 受体阻滞剂治疗的禁忌证为:①心率<60 次/min;②动脉收缩压<100mmHg;③中重度左心衰竭(≥KillipⅢ级);④二、三度房室传导阻滞或 PR 间期>0.24s;⑤严重慢性阻塞性肺部疾病或哮喘;⑥末梢循环灌注不良。相对禁忌证为:①哮喘病史;②周围血管疾病;③胰岛素依赖性糖尿病。

5. 血管紧张素转换酶抑制剂(ACEI)

ACEI 主要作用机制是通过影响心肌重塑、减轻心室过度扩张而减少充盈性心力衰竭的发生率和病死率。几项大规模临床随机试验如 ISIS-4、GISSI-3、SMILE 和 CCS-1 研究已确定 AMI 早期使用 ACEI 能降低病死率,尤其是前 6 周的病死率降低最显著,而前壁心肌梗死伴有左心室功能不全的患者获益最大。在无禁忌证的情况下,溶栓治疗后血压稳定即可开始使用 ACEI。ACEI 使用的剂量和时限应视患者情况而定,一般来说,AMI 早期 ACEI 应从低剂量开始逐渐增加剂量,例如初始给予卡托普利 6.25mg 作为试验剂量,一天内可加至 12.5mg 或 25mg,次日加至 12.5~25mg,每日 2 次或每日 3 次。对于 4~6 周后无并发症和无左心室功能障碍的 AMI 患者,可停服 ACEI 制剂;若 AMI 特别是前壁心肌梗死合并左心功能不全,ACEI 治疗期应延长。

ACEI 的禁忌证:①AMI 急性期动脉收缩压<90mmHg;②临床出现严重肾功能衰竭(血肌酐>265μmol/L);③有双侧肾动脉狭窄病史者;④对 ACEI 制剂过敏者;⑤妊娠、哺乳妇女等。

6. 钙拮抗剂

钙拮抗剂在 AMI 治疗中不作为一线用药。临床试验研究显示,无论是 AMI 早期或晚期、Q 波或非 Q 波心肌梗死、是否合用 β 受体阻滞剂,给予速效硝苯地平均不能降低再梗死率和病死率,对部分患者甚至有害。因此,在 AMI 常规治疗中钙拮抗剂被视为不宜使用的药物。

(1)地尔硫䓬:对于无左心衰竭临床表现的非 Q 波 AMI 患者,服用地尔硫䓬可以降低再梗死发生率,有一定的临床益处。AMI 并发心房颤动伴快速心室率,且无严重左心功能障碍的患者,可使用静脉地尔硫䓬,缓慢注射 10mg(5min 内),随之以 5~15μg/(kg·min)维持静脉滴注,静脉滴注过程中需密切观察心率、血压的变化,如心率低于 55 次/min,应减少剂量或停用,静脉滴注时间不宜超过 48 小时。AMI 后频发梗死后心绞痛者以及对 β 受体阻滞剂禁忌的患者使用此药也可获益。对于 AMI 合并左心室功能不全、房室传导阻滞、严重窦性心动过缓及低血压(≤90mmHg)者,该药为禁忌。

(2)维拉帕米:在降低 AMI 的病死率方面无益处,但对于不适合使用 β 受体阻滞剂者,若左心室功能尚好,无左心衰竭的证据,在 AMI 数天后开始服用此药,可降低此类患者的死亡和再梗死复合终点的发生率。该药的禁忌证同地尔硫䓬。

7. 洋地黄制剂

AMI 24 小时之内一般不使用洋地黄制剂。对于 AMI 合并左心衰竭的患者 24 小时后常规服用洋地黄制剂是否有益也一直存在争议。目前一般认为,AMI 恢复期在 ACEI 和利尿剂治疗下仍存在充血性心力衰竭的患者,可使用地高辛。对于 AMI 左心衰竭并发快速心房颤动的患者,使用洋地黄制剂较为适合,可首次静脉注射毛花甙丙 0.4mg,此后根据情况追加 0.2~0.4mg,然后口服地高辛维持。

8. 其他

(1)镁:AMI 早期补镁治疗是否有益,目前仍无定论,因此目前不主张常规补镁治疗。以下临床情况补镁治疗可能有效:①AMI 发生前使用利尿剂,有低镁、低钾的患者。②AMI 早期出现与 QT 间期延长有关的尖端扭转性室性心动过速的患者。

(2)葡萄糖-胰岛素-钾溶液静脉滴注(GIK):最近一项小规模的临床试验 ECLA 显示,使用大剂量静脉滴注 GIK(25%葡萄糖-胰岛素 50IU/L+氯化钾 80mmol/L,以 1.5ml/(kg·h)速率滴注 24 小时)或低剂量静脉滴注 GIK(10%葡萄糖+胰岛素 20IU/L+氯化钾 50mmol/L,以 1ml/(kg·h)速率滴注)治疗 AMI,均可降低复合心脏事件的发生率。

第 2 节 冠心病介入治疗现状及进展

1977 年 9 月,Gruentzig 进行了世界上第一例经皮冠状动脉腔内成形术(PTCA),开创了介入心脏病学的新纪元。在此后的 20 多年中,以 PTCA 为基础的冠心病介入治疗技术迅速发展,成为冠心病血管重建治疗的重要手段。据估计,2001 年一年中全世界行各种经皮冠状动脉介入治疗(PCI)约 260 万例,仅在美国就有 89 万例。我国于 1984 年开始开展 PTCA,1999 年完成 8000 例,2000 年完成 1.2 万例,2001 年 1.6 万例,2005 年约 7 万例。尽管其数量与国外相差甚远,远远不能满足广大患者的需要,但近几年发展也十分迅速。

在过去的 20 多年中,冠心病介入治疗取得了重要进展,新的介入治疗技术不断出现并应用于临床,并根据循证医学原则对各种介入治疗的适应证及治疗价值进行了评价。介入治疗在攻克其存在的主要问题再狭窄的过程中不断发展。

一、经皮冠状动脉介入治疗的评价

(一)PCI 与冠状动脉旁路移植术的疗效比较

PCI 由于应用简便,避免全麻、开胸,患者痛苦小,恢复快,并且在紧急情况可迅速达到血管重建,因而其应用日益广泛。近年来,对 PCI 与冠状动脉旁路移植术(CABG)的疗效进行了多个随机对照临床试验,得出一些普遍性结论。

(1)对单支病变患者,PTCA 与 CABG 远期生存率与心肌梗死(MI)发生率相似,但是接受 PTCA 的患者,需要抗心绞痛药物治疗及靶血管重建术(TVR)者明显多于 CABG,主要由于 PCI 后再狭窄所致。

(2)对多支病变患者,20 世纪 90 年代中期进行的几项随机对照临床试验结果显示,PTCA 与 CABG 组随访中总死亡率、心脏性死亡和 MI 发生率差别无统计学意义,PTCA 组重返工作早,但由于再狭窄,TVR 明显高于 CABG 组,功能改善不如 CABG。亚组分析表明,糖尿病合并多支病变、患者 PTCA 组随访期中死亡率高于 CABG 组,无事件生存低于 CABG 组。

多支病变支架置入术与 CABG 随机对照的 ARTS 临床试验结果显示,冠状动脉支架置入术与 CABG 组死亡、脑卒中及 MI 发生率仍相似,支架组 TVR 较 CABG 多见(仍与再狭窄有关);糖尿病患者 CABG 组 1 年时存活率高于支架组(96.9% vs 92.9%),主要心脏事件(MACE)发生率低于支架组。

(二)经皮冠状动脉介入治疗与药物治疗的比较

PCI 与药物治疗的比较研究较少,ACME-2 等试研究显示,对单支病变 PCI 与药物治疗相比,主要是缓解症状,增加运动耐量,改善生活质量,而两组远期预后相似。AVERT 研究表明,对于无症状或轻微症状的低危稳定性冠心病患者,积极的他汀类调脂治疗在减少缺血事件方面至少与 PTCA 同样有效。

基于以上研究结果,目前认为,对于无症状或轻度心绞痛(加拿大心绞痛分级 CCS I 或 II 级)患者、冠状动脉二级分支病变、非前降支开口或近端不能血管重建的单支病变或≤50%～60% 的轻度病变可药物治疗。对于心肌缺血症状重、有明显客观心肌缺血证据以及希望保持较旺盛体力活动的患者,病变适宜、预期 PCI 成功率高、风险低的单或多支病变或有外科手术禁忌证者,均可考虑 PCI。急性冠状动脉综合征(ACS)尤其急性心肌梗死(AMI)患者更适宜 PCI。而无保护左主干病变、3 支病变伴左心功能减退(射血分数<0.40)PCI 不能进行完全性血管重建、糖尿病伴多支弥漫病变及无前壁 MI 患者前降支闭塞 PCI 不能成功者,则应选择 CABG。

(三)经皮冠状动脉介入治疗在非 ST 段抬高急性冠状动脉综合征中的应用

非 ST 段抬高急性冠状动脉综合征(NSTE-ACS)主要包括不稳定性心绞痛(UAP)和非 Q 波 MI,FRISC II 和 TACTICS-TIMI 18 研究结果支持对高危患者应早期血管重建治疗。

(四)急性心肌梗死的经皮冠状动脉介入治疗

1. 直接经皮冠状动脉介入治疗

直接 PCI 与溶栓治疗比较,梗死相关动脉再通率高,达到心肌梗死溶栓临床试验(TIMI)3 级血流者明显多,再闭塞率低,缺血复发少。据 Keeley 等对 23 个单中心和多中心的直接 PTCA 与溶栓治疗的随机对照临床试验的汇总分析,直接 PTCA 患者 30 天死亡率(7.0%),显著低于溶栓治疗的患者(9.0%,$P=0.0002$),并可减少非致死性再梗死及脑卒中发生率。近来发表的 SHOCK 临床试验结果表明,AMI 并发心源性休克患者,急诊血管重建较初始内科稳定组(包括溶栓和主动脉内球囊反搏)可明显降低 6 个月时死亡率(53.0% vs 63.1%,$P=0.027$)。

目前一致认为,AMI 发病 12 小时以内或虽发病超过 12 小时但仍有胸痛及心电图 ST 段抬高者,均可采用直接 PCI,对发病时间已超过 3 小时者更为适宜;AMI 并发心源性休克患者应首选直接 PCI 治疗;适合再灌注治疗但禁忌溶栓者也应行 PCI。AMI(除心源性休克外)只对梗死相关动脉进行 PCI,非梗死相关动脉病变待恢复期行择期 PCI。

但直接 PCI 必须考虑下述因素:术者的经验和技术水平;治疗延误的时间;MI 严重程度;MI 发病时间。只有有经验的术者,在患者到达急诊室后 90 分钟内能开始球囊扩张者,PCI 才能获益更大。另外,对发病时间较长(>3h)和病情重的患者,PCI 比溶栓获益更大。因此,AMI 患者再灌注治疗方案的选择应全面衡量上述各因素后综合考虑。

2. 溶栓后经皮冠状动脉介入治疗

近年来,RESCUE 等研究表明,溶栓失败后(TIMl 0~1 级)补救性 PTCA 仍可减少死亡,改善心功能。因此主张在溶栓后仍有明显胸痛、抬高的 ST 段无明显回落、临床提示未再通或有再梗死证据者,应进行补救性 PTCA。

二、经皮冠状动脉介入治疗技术的进展

PCI 最基本的技术是 Gruentzig 创用的球囊成形术(PTCA),由于单用球囊扩张成功率低,血管急性闭塞等并发症发生率高,再狭窄率高,因此人们在不断探索新技术。

1. 斑块消蚀技术(debulking)

20 世纪 80 年代起,几种斑块消蚀技术相继用于临床。斑块消蚀即将冠状动脉斑块去除从而使管腔扩大。曾经较广泛应用的消蚀技术包括激光血管成形术、定向性斑块旋切术(DCA)和旋磨术等。大量临床研究表明,这些消蚀技术与球囊扩张比较并不能降低再狭窄率,仅对某些特定病变有一定优越性,可作为球囊扩张和支架置入的辅助治疗。如准分子激光血管成形术可用于弥漫性狭窄的治疗;DCA 适用于大的非迂曲血管的局限性偏心性病变,尤其是前降支开口部病变的治疗;旋磨术则主要用于钙化性病变及对球囊扩张有抵抗的纤维性病变。

2. 冠状动脉内支架置入术

冠状动脉内支架置入术为 PCI 发展过程中最重要的进展之一,大量临床试验已证实了支架置入术的临床价值,在 PTCA 并发夹层、急性闭塞或濒临闭塞时,置入支架可保持血管通畅,从而避免急诊 CABG 和 MI。STRESS 和 BENESTENT 研究证明,对初次进行介入治疗的病变置入支架(de novo)可明显降低狭窄率。目前,在行 PCI 的患者中,约 95% 以上的病变置入支架,球囊扩张和支架置入术已成为冠心病介入治疗的基本技术。

近年来,支架置入也广泛用于 AMI 的再灌注治疗,Zwolle、Stent-PAMI 和 CADILLAC 研究已证明,在 AMI 患者原发置入支架,其心脏事件发生率明显低于单纯 PTCA 组。

裸金属支架置入后再狭窄发生率虽较球囊扩张明显降低,但仍可达 20%~30%。近年来药物洗脱支架的应用使再狭窄率进一步显著降低。

3. 经桡动脉介入治疗

近年来,经桡动脉穿刺途经进行 PCI 应用日趋广泛,与传统的经股动脉穿刺途径比较,其最大的优点在于不需卧床,患者恢复更快,对股动脉或髂动脉狭窄、闭塞、过度迂曲或穿刺失败的患者尤为适宜。国内许多单位也已较熟练地掌握了此技术。但由于经桡动脉途径通常用 6F 引导导管(少数可用 7F 引导导管),对十分复杂的病变操作技术要求更高,不宜用于需同时置入临时起搏导管的患者。经桡动脉穿刺途径仅能用于 Allen 试验显示手掌动脉弓通畅的患者。因桡动脉易于发生痉挛,操作必须轻柔,必要时可自鞘管注入硝酸甘油 0.2mg、维拉帕米

2~4mg。

4. 血管内超声、多普勒血流测定和冠状动脉内压力测定

冠状动脉造影技术可显示血管腔的变化,但不能反映血管壁的变化。而血管内超声(IVUS)则不仅提供血管腔的形态,且能显示血管壁的形态和结构,可以较冠状动脉造影更精确地显示病变的形态、性质和大小,从而指导 PCI 的进行并判断 PCI 的效果。对于冠状动脉造影和 IVUS 检出的临界性狭窄病变,多普勒血流测定冠状动脉血流储备(CFR)对决定是否做介入治疗有重要参考价值,如狭窄远端 CFR<2.0、近远端血流速度比>1.7、舒张期与收缩期流速比<1.5,或与参照血管相比得出的相对血流储备(rCFR)<0.75,表明狭窄具有明显血流动力学意义,应考虑介入治疗。应用压力导丝测定冠状动脉内压力、计算血流储备分数(FFR)也是评价冠状动脉狭窄程度的良好指标,如<0.75 可考虑介入治疗。

5. 血管远端保护装置

PCI 术中病变部位血栓或斑块脱落引起远端栓塞是一重要并发症,在退化的大隐静脉旁路血管、血栓负荷大的冠状动脉病变(如 AMI、ACS 等)以及颈动脉介入治疗时更为常见。近年来研制的血管远端保护装置如 Angioguard 滤器、PercuSurge 导丝和抽吸导管以及 EPI 滤器等的应用使远端栓塞发生率降低,增加了介入治疗的成功率及安全性,在退化的大隐静脉旁路移植血管及颈动脉介入治疗应用有重要价值。AMI 患者直接 PCI 的 3 个随机临床试验未能证实远端保护装置可降低死亡及再梗死等事件发生率。

6. 激光心肌血管重建术

激光心肌血管重建术可经开胸由心外膜进行(TMR),也可经皮穿刺由心内膜进行(PMR),近年来还研制了根据心肌生物电和机械运动标测存活缺血心肌用以指导经心内膜激光打孔的定向 PMR(即 DMR)。目前 TMR 多用 CO_2 激光或钬激光,PMR 多用钬激光,准分子激光正在研究之中。激光心肌血管重建术用于晚期冠心病既不适合介入治疗也不适于 CABG 的弥漫性狭窄或多次 CABG 后血管闭塞患者的替代治疗。已有几个临床试验表明 TMR 可显著改善晚期冠心病的心绞痛,如 ATLATIC 试验将 182 例 CCSⅢ~Ⅳ级心绞痛患者随机分为 TMR 组和内科药物治疗组,12 个月后 TMR 组心绞痛分级及运动负荷试验改善明显优于内科药物治疗组。PMR 与药物治疗对照研究也显示类似结果,如 PACIFIC 试验将 221 例患者随机分为 PMR 组和持续内科治疗组,12 个月随诊 PMR 组心绞痛改善及运动耐量增加优于持续内科治疗组。但大多数研究显示尽管施行激光心肌血管重建术后症状改善、运动耐量增加,然而死亡率及心肌梗死发生率无改变,是否能改善心肌灌注尚无定论,远期疗效也有待观察。因此,激光心肌血管重建术需严格掌握适应证,不可滥用。

至于 PMR 或 TMR 缓解心绞痛的机制,目前认为可能由于激光孔道与冠状动脉血管间直接交通,或生成侧支循环,或由于创伤后组织愈合过程中血管生成,从而减轻心肌缺血;也可能由于激光导致的去神经作用,甚或安慰剂效应。DIRECT 试验将 CCSⅢ或Ⅳ级顽固性心绞痛、运动负荷试验阳性且可重复、SPECT 显示可逆性缺血的患者,随机分为安慰剂组(仅用 Biosenses 标测)、低剂量 DMR 组和高剂量 DMR 组,每组各 100 例,结果 3 组间 360 天无心脏事件存活率无显著差别,心绞痛均改善,且改善程度相似,运动试验改善程度也相似,因此认为 DMR 乃安慰剂效应。

三、再狭窄防治研究进展

PTCA后6个月内再狭窄发生率高达30%～50%，是介入治疗面临的重要问题，也是介入心脏病学研究的焦点之一。近年来大量研究结果表明，再狭窄的机制主要为：①血管弹性回缩；②血管负性重塑（remodeling）；③血栓形成并机化；④平滑肌细胞过度增生，细胞外基质聚集。IVUS研究表明，球囊扩张后再狭窄主要是由于血管大小（即外膜口径）的缩小，而血管壁面积的变化很小。在6个月的随访中，73%晚期管腔丧失乃由于外弹力膜缩小，而支架置入后再狭窄则主要由于平滑肌细胞过度增生。

（一）药物治疗

许多药物在动物实验均可预防再狭窄，但迄今临床试验仅显示血小板衍生生长因子抑制剂曲匹地尔（Trapidil）和抗氧化剂普罗布考（Probucol）全身给药可降低再狭窄发生率。近来有报道血管紧张素Ⅱ（AT_1）受体拮抗剂缬沙坦（Valsartan）可减少B2/C型病变支架术后再狭窄。

（二）药物洗脱支架（drug-eluting stent, DES）治疗

支架置入术有效地降低再狭窄发生率至20%～30%。支架降低再狭窄率的机制主要由于有效地制止血管弹性回缩及负性重塑。但支架置入后仍有平滑肌细胞增生，且由于不锈钢异物的存在，其平滑肌细胞增生的程度较单纯球囊扩张更为明显，因此，仍会有再狭窄发生。近年来携带并释放抑制平滑肌细胞增生药物的药物洗脱支架的应用，使再狭窄发生率显著降低，是近年来介入心脏病学又一突破性进展。目前，在世界范围内批准上市的DES有雷帕霉素洗脱支架（Cypher）和紫杉醇洗脱支架（TAXUS），另外还有不少新型DES在世界部分地区上市或正在研究中。

1. 雷帕霉素洗脱支架（SES, Cypher）

雷帕霉素（rapamycin）洗脱支架最先应用于临床，由Cordis Johnson & Johnson公司研制。该涂层支架在BX-VELOCITY支架上涂有均匀等重的抗腐蚀聚合物和雷帕霉素，聚合物有两层，一层为基本涂层，表面的一层用来控制调节雷帕霉素释放速率。支架携带的药量为$148\mu g/cm^2$，分为快速释放和缓慢释放两种。目前临床应用的支架为带缓慢释放涂层的支架。雷帕霉素为一天然的大环内酯类抗生素，同时具有强的免疫抑制作用和抗细胞增生作用，用于预防肾移植后的排异反应。研究表明，雷帕霉素通过抑制生长因子，阻止细胞周期G_1-S的转化，产生明显的抑制平滑肌细胞增生和迁移的作用。动物实验研究表明，可预防支架置入后再狭窄。该支架的Ⅰ期临床试验（FIM）入选45例患者，病变长度小于18mm，血管直径3.0～3.5mm，以BX-VELOCITY裸支架作为对照，结果6个月时雷帕霉素涂层支架组造影再狭窄率为0，靶病变再次血管重建术（TLR）为0，而对照组再狭窄率为26%，TLR为22%。FIM研究的患者现已随访4年，涂层支架组造影仍无再狭窄发生。

此后进行了一系列在de novo的病变Cypher与裸金属支架的随机对照研究，如RAVEL，SIRIUS，E-SIRIUS和C-SIRIUS，全部研究均包括临床随访和造影随访。将Cypher临床试验

进行汇总分析(共 2074 例,其中 Cypher 支架 1204 例,裸金属支架对照组 870 例),结果表明 Cypher 支架与裸金属支架比较 9 个月 TLR 降低 80%(3.5% vs 17.1%,$P<0.01$),TVR 降低 70%(5.7% vs 19.2%,$P<0.01$);死亡、心肌梗死发生率两组无显著差别;支架血栓发生率两组间亦无显著差别(1.0% vs 0.6%,$P=0.422$);造影随访显示 Cypher 支架明显降低节段内再狭窄率(6.9% vs 40.0%,$P<0.01$)。亚组分析表明,不论男性、女性,有无糖尿病、小血管(<3mm),也不论病变长短、支架是否重叠、有无 MI 病史及年龄(大于或小于 75 岁),Cypher 支架与裸金属支架比较均显著降低 9 个月时 TLR 及造影随访的再狭窄率。

考虑到随机临床试验入选的病变有严格限制,其结果未必能适用于日常临床实践,目前已有几项较大规模的"真实世界"Cypher 应用的注册研究,包括 RERESRCH、e-Cypher 和中国 Cypher Select SES 注册研究(CCSR)等。这些研究中 SES 的疗效均与随机临床试验结果相似,进一步证实了 SES 在临床实践中预防再狭窄的价值。

2. 紫杉醇洗脱支架(TAXUS)

紫杉醇(paclitaxel)洗脱支架的临床试验亦取得显著效果。紫杉醇为抗癌药物,小剂量时通过稳定微管系统并预防有丝分裂而抑制平滑肌细胞增殖和迁移,预防再狭窄。目前在临床上广泛应用的紫杉醇洗脱支架为紫杉醇聚合物涂层支架(TAXUS 支架),由 Boston Scientific 公司研制。

TAXUS 支架也在 de novo 病变进行了一系列随机对照临床试验,包括 TAXUS Ⅰ、Ⅱ、Ⅳ、Ⅵ 等。将 TAXUS Ⅱ、Ⅳ、Ⅵ 进行汇总分析(共 2289 例,其中 TAXUS 支架 1141 例,裸金属支架对照组 1148 例),结果表明,TAXUS 支架降低 12 个月 TLR 69%(4.9% vs 15.6%,$P<0.01$),降低 TVR 56%(7.6% vs 17.5%,$P<0.01$),死亡和心肌梗死发生率两组无显著差异,主要心脏不良事件(MACE)降低 44%(11.7% vs 20.7%,$P<0.01$)。在该组汇总资料中共有 458 例糖尿病患者,结果糖尿病患者 TAXUS 支架组较对照组也明显减少 12 个月 TLR,在口服降糖药者为 6.2% vs 21.4%($P<0.01$),胰岛素治疗者 5.6% vs 19.3%($P<0.01$),而非糖尿病患者为 4.6% vs 14.2%($P<0.01$);与对照组比较 TAXUS 支架明显降低造影再狭窄率,在口服降糖药者 6.6% vs 37.5%($P<0.01$),胰岛素治疗者 8.9% vs 37.5%($P=0.001$),非糖尿病患者 8.1% vs 25.1%($P<0.01$)。最近发表的 TAXUS Ⅴ 临床试验入选更为复杂病变的患者,包括小血管、长病变(最长者达 84mm),结果表明,总 TLR 为 8.6%(对照组为 15.7%,$P=0.0003$),大血管(支架直径 4.0mm)TLR 为 0,小血管(平均 RVD 2.07mm)TLR 10.4%,重叠支架者 TLR 9.9%;亚急性血栓发生率 0.7%,与对照组相同,至 9 个月无晚期血栓形成,在长病变重叠支架置入者未见血栓形成。

TAXUS"真实世界"的注册研究如 T-SEARCH 和 MILESTONE Ⅱ(欧洲部分已发表)结果也与随机临床试验相似。除了 de novo 病变以外,DES 也用于再狭窄病变及大隐静脉旁路移植血管的治疗,初步结果看再狭窄发生率 DES 较裸金属支架明显降低,而安全性近似。对一些特殊的 de novo 病变如左主干、分支病变、开口部病变、慢性完全闭塞病变等 DES 也均取得良好效果,但仍有待较大规模的研究证实。

3. Cypher 与 TAXUS 比较研究

Cypher 支架和 TAXUS 支架临床疗效及安全性有无差别?最近发表的 REALITY 临床

试验是在世界上进行的第一个2个DES的"头对头"的随机对照研究,REALITY研究入选1353例de novo病变患者。病变血管直径2.25~3.0mm,随机分为Cypher支架组(684例,970处病变)和TAXUS支架组(669例,941处病变)。8个月造影复查结果显示,支架内和病变内晚期管腔丧失在Cypher组均明显小于TAXUS组[分别为(0.09±0.43)mm vs (0.31±0.44)mm,$P<0.01$ 和(0.04+0.38)mm vs (0.16+0.40)mm,$P<0.01$];支架内和病变内管腔直径狭窄在Cypher支架组亦明显小于TAXUS组(分别23.11%±16.59% vs 26.70%±15.84%,$P<0.01$ 和29.11%±15.81% vs 31.06%±15.36%,$P=0.009$);但造影再狭窄率无论支架内或病变内两组均无显著差别(分别为7.0% vs 8.3%,$P=0.32$ 和9.6% vs 11.1%,$P=0.31$);8个月临床事件Cypher和TAXUS组亦无显著差别,MACE 9.2% vs 10.6%($P=0.41$)。死亡1.8% vs 1.2%($P=0.50$),MI 4.8% vs 5.5%($P=0.62$),TLR 5.0% vs 5.4%($P=0.81$);急性和亚急性(30天内)支架内血栓发生率按实际治疗者计算:Cypher支架组(0.4%)明显低于TAXUS组(1.8%,$P=0.0198$)。该研究结果表明,在有效性方面尽管造影指标(如晚期管腔丧失、最小管腔直径、直径狭窄百分比等)显示在抑制新生内膜增生方面Cypher支架较TAXUS支架更为显著,但8个月时造影随访再狭窄率及MACE发生率两组无显著差别;在安全性方面30天内血栓发生率Cypher支架明显少于TAXUS支架,但由于本研究例数较少。对安全性结果仍需进一步研究。

另有一些研究如SIRTAX研究显示,在降低TLR和再狭窄方面Cypher优于TAXUS;ISAR-DIABETES研究显示在糖尿病患者Cypher优于TAXUS;ISAR-DESEIR研究显示在裸金属支架置入后再狭窄患者Cypher较TAXUS更有效。但这些研究不是例数较少,就是非多中心研究,因此有较多局限性。Cypher与TAXUS之间究竟有多大差别,还需更大样本多中心研究证实。

4. 新型药物洗脱支架研究

(1)Zotarolimus洗脱支架:Zotarolimus是雷帕霉素衍生物,Metronic公司研制的ENDEAVOR支架由DRIVER支架、PC涂层和Zotarolimus组成。ENDEAVOR Ⅱ研究表明,与裸金属支架相比,ENDEAVOR支架可明显降低TLR和造影再狭窄发生率。ENDEAVOR Ⅲ则与Cypher支架进行对比,结果Ⅰ显示ENDEAVOR支架造影晚期管腔丧失大于Cypher Ⅰ[(0.3±0.44)mm对(0.13±0.32)mm],但造影再狭窄发生率和TLR两组无显著差别。

(2)Everolimus洗脱支架:Everolimus是另一种雷帕霉素衍生物,由Biosensors公司研制的Everolimus洗脱支架中所使用的聚合物为生物可吸收性聚合物。FUTURE-l研究表明这种DES与裸金属支架比可显著降低造影晚期管腔丧失(0.11mm对0.85mm,$P<0.01$)。由Guidant公司研制的Everolimus洗脱支架使用VISION支架和耐腐蚀聚合物涂层。SPIRIT FIRST研究也初步证明了其安全性和有效性。由吉威公司研制的Excel支架使用生物可吸收聚合物涂层和雷帕霉素,也在我国批准使用。

(3)其他药物洗脱支架:Biolimus、Tocrolimus等雷帕霉素衍生物支架以及无聚合物涂层的药物支架的研究均在进行之中。

(4)生物工程支架:药物洗脱支架利用支架中携带的药物控制平滑肌细胞过度增生,抑制再狭窄发生。而由Orbus Neich公司研制的$CD34^+$抗体涂层支架(Genous支架)则利用其吸引循环中内皮祖细胞(EPC)到支架部位,加速血管再内皮化过程而减少再狭窄并减少支架血栓形成。HEALING Ⅱ研究表明这种支架置入后在循环 EPC 数量正常的情况下无再狭窄发生,其临床应用价值在进一步研究之中。

5. 在各种复杂病变情况下药物洗脱支架应用价值的研究

药物洗脱支架在小血管、长病变、慢性完全性闭塞病变、分叉病变及左主干病变等情况下应用的疗效及安全性已经由小样本随机临床试验或注册研究初步证实。

(1)急性心肌梗死:2006 年的 ACC 会议上发表了两个 DES 与裸金属支架随机对照治疗 AMI 的研究,TYPHOON 研究表明 Cypher 支架与裸金属支架对比可明显降低靶血管失败率(TVF);明显降低 TLR、TVR 和 MACE,并明显降低造影再狭窄发生率;但死亡和再梗死发生率及支架血栓发生率两组无显著差别(血栓发生率为 3.4% vs 3.6%)。而 PASSION 研究显示 TAXUS 支架组与裸金属支架组 12 个月 TLR 和 MACE 无显著差别,支架血栓发生率也无差别。DES 在 AMI 应用的价值仍有待进一步研究。

(2)支架内再狭窄:血管内放射治疗对裸金属支架置入后再狭窄的疗效已经由多个临床试验证实,曾是支架内再狭窄惟一有效的治疗方法。2006 年 ACC 发表了 2 个药物洗脱支架与血管内放射治疗对支架内再狭窄的随机对照研究。SISR 研究表明,对支架内再狭窄,Cypher 支架在降低 TLR 上方法优于血管内放射治疗,而支架血栓发生率两组无显著差别;TAXUS V in-stent restenosis(TAXUS V ISR)研究也显示 TAXUS 支架可明显减少 TVR、TVF 和 MACE 发生率,心脏死亡和 MI 及支架血栓发生率两组无显著差别。该两项研究证明,对支架内再狭窄,DES 疗效优于血管内放射治疗,而安全性相似。

6. 多支病变患者 DES 与 CABG 的对照研究

ARTS Ⅱ研究为一单臂多中心研究,按 ARTS Ⅰ入选标准对 607 例多支病变患者置入 Cypher 支架,与 ARTS 研究的历史资料作为对照,结果表明 ARTS Ⅱ入选的患者较 ARTS Ⅰ更重,3 支病变、弥漫性病变更多,术后 1 年存活率 ARTS Ⅱ(Cypher 支架)组高于 ARTS Ⅰ CABG 组(99.0% vs 97.5%,P=0.03),无事件生存率 Cypher 组也优于 ARTS Ⅰ CABG 组(96.9% vs 92.0%,P<0.01),惟有在再次介入治疗的生存率方面 ARTS Ⅱ(Cypher 支架)低于 ARTS Ⅰ CABG 组(91.5% vs 95.9%,P=0.003)。该研究第一次显示尽管患者更高危,但主要 MACE 在 Cypher 支架组较 ARTS Ⅰ的 CABG 或裸金属支架组明显降低。

对糖尿病合并多支病变、左主干病变等患者 DES 与 CABG 的随机对照研究正在进行之中。

7. DES 目前存在的问题

DES 置入后动脉瘤形成和晚期支架错位曾被怀疑为 DES 的并发症,但目前随机研究却未证明其为 DES 独有的并发症,且晚期支架错位与血栓形成等严重并发症之间并无联系。

DES 置入后晚发支架血栓形成是近年来引起关注的另一重要问题,尽管随机对照研究并未显示 DES 置入后血栓发生率高于裸金属支架,但的确近年来报告了不少晚发支架血栓。这些病例可在 1 年甚至 2 年之后发生支架血栓,形成 MI 或猝死。病理研究发现 DES 置入后内皮化延迟或内皮化不完全是导致晚发血栓的原因。临床上一些病例晚发支架血栓的发生与停用氯吡格雷有关。研究还表明,胰岛素依赖性糖尿病、ACS、多支病变、钙化性病变、慢性完全性闭塞病变、分叉病变、长支架置入等可能增加支架血栓发生率。

鉴于DES支架置入后内皮愈合延迟,主张氯吡格雷服用时间应延长,若无不良反应且条件允许,建议长时间服用。

(三)血管内近距离放射治疗

放射治疗产生的电离辐射可抑制活跃细胞的增殖,用于治疗肿瘤和良性增生性疾病。由于介入治疗后再狭窄与平滑肌细胞表型改变、过度增殖和迁移有关,因此,理论上放射治疗可能预防再狭窄的发生。动物实验结果表明,当血管壁外膜吸收的射线剂量在12~20Gy之间时可预防再狭窄,当小于8Gy时可能刺激增生,大于20Gy时可能导致动脉瘤。

目前用于血管内放射治疗的射线种类有 γ 射线源如 ^{192}Ir 和 β 射线源如 ^{90}Sr/y、^{32}P、^{186}Re、^{188}Re 等。血管内放射治疗的方式有固体源如放射导丝、串珠样点源,液体源(放射球囊)和放射支架。

血管内放射治疗的临床试验显示无论 γ 射线还是 β 射线均可降低再狭窄发生率,减少 TVR 和 MACE。

但血管内放射治疗临床应用以来发现了下述问题:①边缘效应(包糖纸现象):由于放射源未完全覆盖损伤的血管段,导致中心部分无再狭窄,而两端未覆盖部分发生再狭窄,造影表现类似"包糖纸"。为了避免边缘效应的发生,放射源应较血管损伤段每侧长7mm。②晚期血栓形成:血管内放射治疗后置入新支架其晚期血栓形成可高达14%,单纯球囊扩张以后放射治疗,血栓形成率3%,其原因主要由于内皮细胞延迟愈合。因此血管内放射治疗后应尽量避免置入新支架,并需加强和延长抗血小板治疗。对无新支架置入者,通常阿司匹林、氯吡格雷或噻氯匹定应用6个月;对置入新支架者有人主张服用1年。③动脉瘤或假性动脉瘤:可能与靶病变接受剂量过高有关。④放射防护及安全性:β 射线源由于穿透距离近,照射时间短,易于防护。γ 射线源穿透强,照射时间长,防护问题尤为突出。近来血管内放射治疗后 IVUS 研究发现黑洞(blackhole)或黑壁(blackwall),原因尚不完全清楚。另外,还发现血管壁与支架分离,呈剂量依赖性,常见于放疗前置入新支架者以及在斑块负荷小的血管区域。长时间随访研究表明放射治疗后随时间长再狭窄有增加。

近年来 DES 的应用已大大减少了再狭窄,最近发表的 SISR 和 TAXUS V in-stent restenosis 研究表明 DES 预防再狭窄优于血管内放射治疗,因此,血管内放射治疗将很少应用。

四、冠心病介入治疗发展的几个新领域

1. 治疗性血管生成

血管生成治疗指应用血管生长因子或基因促进新的毛细血管生成,从而形成供血血管区至梗阻血管区的侧支循环,缓解心绞痛,改善心肌缺血,用于晚期冠状动脉病既不能搭桥也不能介入治疗的患者。生长因子和基因可经冠状动脉注射,在开胸手术时注入心肌,也可应用导管技术经心内膜途经注入。有研究表明,应用左心室心电-机械标测的方法经心内膜注射质粒介导的血管内皮生长因子基因(Ph VEGF-2)是安全可行的,不引起室性心律失常、MI 或心室穿孔等并发症,可改善心绞痛、减轻心肌缺血。目前进行临床试验的血管生长因子除 VEGF

蛋白和基因外,尚有成纤维细胞生长因子(FGF)蛋白和基因等。AGENT试验应用腺病毒载体(Ad_5)介导的FGF_4基因冠状动脉内输注,12周时运动负荷试验改善,Ad_5中和抗体滴度增高,但PCR未检出病毒,循环中未检出FGF_4,证明应用冠状动脉内转基因促进血管生成是安全的。也有报道CABG同时对不能搭桥部位的心肌注射碱性成纤维细胞生长因子(bFGF),经16.0 ± 6.8个月随访心绞痛改善,缺血区减少。但VIVA临床试验对178例严重心绞痛而不适合血管重建术的患者注射2个剂量的VEGF或安慰剂,结果3组60天时心绞痛及活动平板运动试验未见明显差别。促血管生成的基因治疗的疗效、安全性和靶向性仍有待进一步研究和临床试验验证。另外,哪个生长因子最为有效、应用什么剂量通过什么途径给药等也均有待进一步研究。骨髓干细胞移植也可产生血管生长作用。

2. 心肌细胞移植

大量动物实验研究表明,将胚胎干细胞、骨骼肌成肌细胞和骨髓干细胞移植至坏死心肌可改善心肌功能。胚胎干细胞的作用最为显著,但由于伦理问题尚难以应用于临床。骨骼肌成肌细胞移植和骨髓干细胞移植已应用于临床试验。将自体腓肠肌活检取下的横纹肌组织在体外扩增、培养,然后经开胸手术注入坏死心肌部位,组织学上可见到移植细胞生长,并改善心功能,但由于心电不能融合,可发生严重室性心律失常(室速、室颤),因此需置入埋藏式自动体内除颤器。骨髓干细胞移植可在开胸手术时直接注射至坏死心肌处或经皮经心内膜注射,也可经冠状动脉注射,一些非随机对照研究表明,细胞移植后可增加左室射血分数。但在ACC 2005发表的一项骨髓单个核细胞经冠状动脉注射的随机双盲对照试验结果表明,与安慰剂相比较,其左室射血分数和节段性室壁运动异常并无显著差别,但骨髓单个核细胞移植改善了左室重构。

心肌干细胞移植的效果和安全性还有待设计良好的较大规模临床试验证实。另外,最佳移植细胞和途径的选择也还需进一步研究,干细胞移植与血管生长因子同时给药也可能进一步增强效果。最近,科学家发现在心肌内存在多能心肌干细胞,因此,刺激心肌内的多能干细胞也可能是使心肌再生的一种途径。

3. 易损斑块到易损病人的检出

动脉粥样硬化性病变发生心血管事件(如ACS和猝死等)多起源于斑块破裂和随之发生的血栓形成。因此,若能检出有破裂倾向以及易发生血栓并发症的斑块即易损斑块有重要意义。从检出易损斑块到检出易损血液、易损心肌和易损病人,就可以预防动脉硬化血栓事件,改善患者预后。易损块在组织学上可表现为:①有破裂倾向的斑块:脂核大、纤维帽薄,有巨噬细胞浸润;②有糜烂倾向的斑块:在富含平滑肌细胞的斑块内有糖蛋白基质;③继发于滋养血管破裂的斑块内出血;④突入管腔的结节状钙化。冠状动脉造影对检出易损斑块既缺乏敏感性又缺乏特异性,近年来IVUS、血管镜、光学干涉CT(OCT)、血管内温度测定、血管磁共振、超高速CT及光谱分析等检查方法为易损斑块的检出提供了一些手段。形态学检查与活性检测(由于炎症引起的温度和光谱变化)相结合可能提高检出的敏感性和特异性,但目前还远未达到临床应用的要求。

近年来,介入治疗技术飞速发展,介入心脏病学已发展成为一个亚学科,而冠心病介入性治疗又是介入心脏病学中发展最快、最具挑战性的领域。目前,各种介入治疗技术的疗效及应用价值在循证医学原则下已得到科学评价,冠心病介入治疗在攻克再狭窄的征途中不断发展,药物洗脱支架的应用由于极其显著地降低了再狭窄发生率,成为介入心脏病学发展中的又一里程碑。今后,介入治疗将从冠状动脉本身扩展到心肌血管生成和心肌移植等领域。易损斑块的检出和治疗、AMI 再灌注损伤及"无再流"的预防和治疗,以及对晚期冠心病患者血管重建的研究也将成为新的起点。

(宁茂华)

参 考 文 献

1 Diegeler A, Matin M, Falk V. Coronary bypass grafting without cardiopulmonary bypass: technical considerations clinical results and follow-up. Thorac Cardiovasc Surg,1999,47:14~18
2 Yokoyama T, Battngartner FJ, Gheissari A, et al. Beating heart ver-sus conventional single-vessel roperative coronary artery bypass. Ann Thorac Sury,2000,69:2383~2387
3 何忠良,Crmer J. 非体外循环和常规冠状动脉旁路移植术疗效对比. 中华胸心血管外科杂志,2001,17(6):368
4 胡盛寿,吴清玉,任杰,等. 34 例非体外循环冠状动脉搭桥术. 中华胸心血管外科杂志,1999,15(6):321~323
5 陈鑫. 非体外循环下冠状动脉旁路移植术. 中国胸心血管外科临床杂志,2002,9(1):56~57
6 Agarwal R, Ajit M, Kurian VM, et al. Transmyocardial laser revascularization: early results and 1-year follow up. Ann Thorac Surg,1999,67:432~436
7 Frazier OH, March RL, Horvath KA. Transmyocardial revascularization with a carbon dioxide laser in Patients with end-stage coronary artery disease. N Engl J Med, 1999, 341: 1 021~1 028
8 屈正,张兆光,孙衍庆,等. 激光心肌血运重建术疗效分析. 中华外科杂志,2000,38:665~668
9 Allen KB, Dowling RD, Fudge TL, et al. ComParisonof transmyocardial revascularization with medical therapy in Pa tients with refractory angina. N Engl j Med,1999, 341:1029~1036
10 Schofield PM, Sharpies LD, Caine N, et al. Transmyocardial laser revascularization in Patients with refractory angina: a randomized controlledtrial. Lancet,1999, 353:519~524
11 CarioMD, Milano AD, Pratali S, et al. Symptomatic improvement after transmyocardial laser revascularization: how long does it last? Ann Thorac Surg,2000, 70:1130~1133
12 Landolfo CK, Landolfo KP, Hughes GC,etal. Intermediate-term clinical outcome following transmyocardial laser revascularization in Patients with refractory anginaPectoris. Circulation,1999,100:11128~11133
13 Bridges R. Myocardial laser revascularization: the controversy and the data. Ann Thorac Surg,2000, 69:665~666
14 Horvath KA, Chiu E, Maun DC, et al. Up-regulation of vascular endothelial growth factor mRNA andangiogenesis after transmyocardial laser revascularization. Ann Thorac Surg,1999,68:825~829

第 11 章

介入性导管治疗技术

第 1 节 经皮经腔冠状动脉成形术

介入性心脏病学是指以应用导管为基础的治疗冠状动脉疾病、瓣膜疾病和先天性心脏疾病的方法,是在应用导管诊断心脏疾病的基础上发展起来的。1941 年 Cournand 和 Ranges 首先报告右心导管的应用,在以后一个阶段心脏导管的应用是检查先天性和风湿性心脏疾病。在 20 世纪 50 年代末和 60 年代,Sones 和 Judkins 等发展了心脏导管技术进行选择性冠状动脉造影。最早应用经皮心脏导管治疗心脏疾病是 Rashkind 用气囊作心房间隔穿孔,给患大血管转位的病人制造房间隔孔进行治疗。1964 年 Dotter 和 Judkins 采用"经皮血管成形术"治疗性导管技术,治疗周围血管的粥样硬化性狭窄,但所用的多个同轴导管系统的结构复杂,而且创伤性、出血性、栓塞性并发症都常有发生,所以未能推广应用。心脏血管疾病的介入性治疗新时代是在上述思路上发展起来的。Andreas Gruentzig 研制了一种双腔带气囊的导管,能安全地扩张髂动脉和股动脉的狭窄病变,手术操作成功率很高。这种带气囊的导管进一步微型化,使 1977 年 9 月 Gruentzig 在苏黎世能首次成功地进行了经皮经腔冠状动脉成形术(PTCA),成功地给一位 37 岁男子扩张了左冠状动脉前降支近端狭窄,一个月后做冠状动脉造影随访示血管狭窄已解除。从 1977 年初次应用气囊导管做血管成形术治疗病人的冠状动脉疾病后,介入性心脏病学领域迅速发展。最初 PTCA 的指征仅限于相对年轻的左室功能正常的稳定型心绞痛病人。只有单支冠状动脉的散在性非钙化性的向心性狭窄才做 PTCA。现在 PTCA 的治疗指征已扩大到不稳定型心绞痛和急性肌梗死、老年人、多支冠状动脉狭窄、伴左室功能减退、复杂形态的狭窄以及曾做过冠状动脉旁路移植的病人。

现已研制成功一些冠状动脉介入治疗的新器材,能切除粥样硬化斑块,使之成为粉末状而吸除；也有用激光或其他能源使斑块消除的方法；或用人工支架植入。上述器材均可推荐用以克服单用气囊导管的一些限制，以治疗高危病人或球囊导管扩张引起的并发症。现已肯定，药物辅助治疗对防止缺血性并发症有效。现正在评估一些有希望的新药物、新的显像技术，如血管内超声显像，纤维光导血管镜和多普勒超声血流量测定方法等，能提供有关粥样硬化斑块的形态和血管生理功能的信息、并给传统的X线心血管造影提供补充资料，这些都有助于选择血管再通的方法，也能用于诊断结果。

有一些比较经皮血管再通技术和冠状动脉旁路移植术治疗晚期冠状动脉疾病效果的随机研究正在进行或已完成。经导管治疗周围血管病变、心脏瓣膜疾病以及先天性心脏疾病的非手术治疗新方法，也已取得进展。

自从1977年将经皮冠状动脉气囊成形术应用于临床实践后，器材的改进和操作人员经验的增多，已允许将这项技术用于冠状动脉疾病的多种疾病表现。现在美国每年以气球血管成形术或有关的"新器械"方法进行40万次以上的经皮血管再通治疗，超过了冠状动脉旁路移植术的手术数字。

1. 病理生理

PTCA改善血管腔内径的机制已在许多研究中观察，包括动物实验、尸体心脏的动脉模型以及作PTCA后成功或出现并发症的死亡病人心脏标本。近来研制成功的血管内超声显像，提供了在活体做PTCA操作时和操作后观察动脉的方法。在冠状动脉内气囊扩张产生辐射状的力总会造成血管内皮剥脱，伴有不同程度的粥样斑块断裂或与斑块下的动脉壁中层分离，动脉壁的中层和外层扩展，甚至中层有夹层分离。根据这些结果，Waller提出气囊动脉成形术时产生五种不同的血液动力学效应机制(图11-1)。对每个具体的斑块来说，可有一种或数种机制在起作用。斑块压迫对晚期冠心病中常见的纤维钙化性狭窄病变的好转只起很小的作用。气囊扩张血管成形术中起主要作用的机制是斑块破裂，即气囊扩张后在粥样硬化斑块处立即形成裂隙，允许血流通过，但血管腔的最后几何形态和管腔扩大的程度，取决于裂隙处的愈合和重塑情况。血管截面积的进一步增大，是由斑块破裂时伴有的管壁中层夹层分离所产生的。同时管壁伸展伴轻度的纤维胶原斑块受压；也可使有向心性狭窄的斑块处管腔立即增大，然而弹力纤维又使管腔部分地或完全地缩小。在存在偏心型粥样硬化斑块时，无斑块处的管壁伸展扩张也使管腔增大，但斑块处没有破裂或受压，这样很容易发生术后早期管腔内径又减小。

2. 冠状动脉成形术的指征

尽管有关冠状动脉成形术(PTCA)的危险因素，近期和远期并发症，与药物或外科手术治疗的疗效比较等资料逐步增多，但至今尚未确定PTCA指征的一致意见，PTCA对解除一支或多支冠状动脉病变患者的心绞痛症状是有效的，即使是用于相对高危的病人。需要再次做血管再通手术是PTCA最常见的不良结局，但再次操作通常没有显著的致残率。选择病人做PTCA时要仔细考虑症状的轻重程度和缺血心肌的范围、药物治疗的效果，血管突然闭塞的危险，发生冠状动脉突然闭塞时的致死性和致残性结局的可能性；完全再通或"功能上完全再通"的前景，预期再狭窄发生率和病人是否适合做旁路移植术等问题。

PTCA的"绝对禁忌证"是没有明显的血液动力学意义的冠状动脉病变，左冠状动脉主干

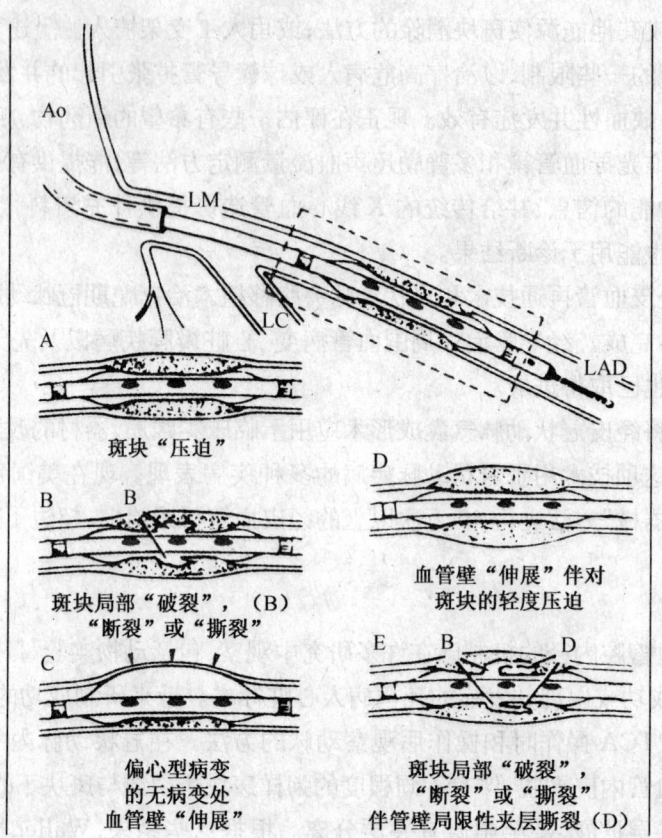

图 11-1 冠状动脉气囊成形术的五种可能的作用机制
Ao. 主动脉；LAD. 左冠状动脉前降支；LC. 左冠状动脉回旋支；LM. 左冠状动脉主干

狭窄大于 50% 而未做过旁路移植保护以及医院内没有心脏外科作后盾支持（至少在美国是这样规定的）。一般说来，PTCA 对下列病人可考虑用作首选治疗措施：病人在运动试验时有心绞痛或心肌缺血表现，单支或两支冠状动脉病变但未累及左冠状动脉前降支的近端，但对这些病人也不能忽视药物治疗的用途。在考虑采用血管再通措施治疗的候选病人中，症状较重的多支血管狭窄病人，PTCA 不易达到完全再通或有弥漫性冠状动脉病变；已做大隐静脉旁路移植而发生重度退行性病变，或准备操作的冠状动脉已是心肌血液循环的惟一通道，这些情况显然做冠状动脉旁路手术更有利。

3. 急性心肌梗死时冠状动脉成形术的应用

有一些随机研究探讨了 PTCA 用于急性心肌梗死直接治疗或作辅助治疗的作用。由于药物溶栓治疗有一些已知的限制，如再灌注延迟，不能达到完全再通或溶栓失败，溶栓后血管又闭塞等，因此考虑采用 PTCA 来使梗死的血管通畅或治疗溶栓后的残留狭窄，以预防心肌缺血复发或再次闭塞。为治疗心肌梗死现已提出 5 种应用 PTCA 的策略：①直接做血管成形术，即不先用溶栓药物，直接做 PTCA 达到急性血管再灌注；②急诊辅助性血管成形术，在成功的溶栓治疗后数小时内常规进行 PTCA 以治疗基础性血管狭窄；③延迟的辅助性血管成形术，在溶栓治疗后的第一周内常规地对梗死相关动脉做 PTCA，以防止缺血复发；④保守的辅助性血管成形术,即在溶栓治疗心肌梗死后,选择性地对有自发性或可诱发的心肌缺血病人进行 PTCA;⑤挽救性冠状动脉成形术,即在溶栓治疗未能达到梗死相关血管再灌注时,立即进行 PTCA。

已有一些报告提出,直接做 PTCA 治疗心肌梗死在降低病死率和保留左室功能方面,和溶栓治疗同样有效。值得指出的重点是做直接 PTCA 的病人中,有许多病人因为有出血危险或其他排除性指标而不适合做溶栓治疗。有 4 项例数较少的随机性研究比较直接 PTCA 和静脉注射溶栓药物治疗急性心肌梗死的效果。其中病例数最多的是直接血管成形术治疗心肌梗死研究(PAM1),395 例病人随机分为用 PTCA 或组织型纤溶酶原激活剂(t-PA)治疗。PAMI 研究结果提出,与用 t-PA 相比,到出院时和随访 6 个月时,PTCA 治疗的病人中死亡和再梗死发生率都较低。虽然用直接 PTCA 治疗急性心肌梗死是很有前途的,但这些研究都是有缺点的,如病例数较少,未与加速性 t-PA 作比较。在确定直接 PTCA 比最佳的溶栓治疗效果相对更好之前,这些缺点必须克服。

有三个较大的研究探讨了用 t-PA 溶栓治疗成功后立即做辅助性 PTCA 的策略。虽然三个研究的设计有所不同,但结果是一致的,即这种急诊辅助性 PTCA 未能提供临床效益,左室功能无差别,而病死率、再闭塞和心肌缺血复发在 PTGA 组有增多的趋势。溶栓成功后再做急诊 PTCA 无益可能是因为 PTCA 成功率降低,而在新近溶解的血栓处进行球囊扩张;血栓形成的危险增高。同样,两项较大规模的研究探讨了延迟的辅助性 PTCA 在溶栓治疗后常规进行的效果,也未能显示这种积极的治疗态度有临床效益,做 PTCA 的病人中死亡和再次梗死有增多的倾向。所以,对溶栓治疗心肌梗死成功,病情稳定的病人,采取保守的态度是适当的,即仅在有自发性心肌缺血或心电图等检查显示心肌缺血时,才考虑做 PTCA。然而,在溶栓治疗失败后采用挽救性 PTCA 可有明显的效益,至少对大面积心肌梗死病人有益。在一项有对照的研究中,150 例前壁心肌梗死病人在溶栓治疗后,梗死相关动脉仍闭塞,随机分为用挽救性 PTCA 治疗的病人组中;死亡和重度充血性心力衰竭等观察终点减少 16.6%,而保守治疗组只减少 6.4%($P=0.05$)。

4. 血管成形术的器材

早期用于 PTCA 的器材是比较初级的,导管由较硬的聚四氟乙烯制成,不能适当地保持形态和扭矩,导管较粗,难以通过较小较硬的狭窄部位。初期的导管设计不带导引钢丝。因此,那时的 PTCA 只能限于治疗无血管扭曲的冠状动脉近端狭窄病变。

现代的 PTCA 导管是多层结构,能提高形态稳定性,可调节扭矩,导管顶端的创伤性较小,导管的外径较细,而内腔的直径相对较大。现已有多种预制成形的导管可比较方便地插入冠状动脉开口,并有利于扩张用的导管通过。现在也研制成功了带有可活动导引钢丝的气囊导管系统(图 11-2)。导管所带的导引钢丝能通过整个导管的中心腔,导引钢丝的直径只有 0.02~0.05cm。导管顶端专门制成各种不同僵硬度并精确成形的开端,以能通过扭曲的血管,达到位于冠状动脉较远端的狭窄病变。杰出的改进是 PTCA 导管不充气时管径只有 1mm,且导管的主体结构能传导推进力。沿血管管腔推进。制造导管的材料采用多种不同的聚合物,使导管尺寸准确,能顺利地通过成角的管腔。扩张僵硬的病变时,压力可达到 18~20 个大气压。现在还有专门化的导管能在做囊扩张时或管腔突然闭塞时,向远端的冠状动脉

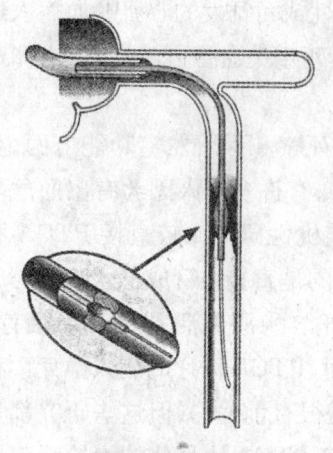

图 11-2 带有可活动性导引钢丝的气囊血管成形术导管

提供血液灌注(图 11-3)。应用这种专门设计的导管在气囊血管成形术操作时,远端管腔的血流仍能保持。当跨越狭窄部位的气囊充气扩张时,血液进入位于气囊近端的导管侧孔,通过导管的中心管腔,又从位于气囊阻塞处远端的侧孔流出,血流量与近端的动脉灌注压成正比。还有气囊长达 80mm 的导管可用以扩张冠状动脉的弥漫性狭窄。

现在心脏导管实验室中的放射显像技术也有显著进展,出现了高分辨率的荧光透视屏,数字图像重建和联网的电子计算机定量分析,可以清楚地看到血管中直径很小的导管和导引钢丝。应用清晰的停帧技术能观察冠状动脉分布图,准确地测定再通操作前后的血管内径,发现不良结局,如血管壁夹层分离和血栓形成。

5. 操作技术

在 PTCA 操作前至少一天,给病人服用抗血小板凝集药物,阿司匹林每日 80～325mg。在局部麻醉后经皮作股动脉穿刺或切开,肱动脉途径应用较少。有些医院在给高危病人做 PTCA 时,预先插肺动脉导管以监测右侧心腔的压力。做 PTCA 前在冠状动脉开口处插入直径 2.3～3.0mm 的引向导管(French7～9 号),并做两个正交平面的冠状动脉造影图,观察准备治疗的血管狭窄处的图像,图像不加缩小。冠状动脉开口处放的引向导管要和血管内径保持同一方向,以保证描记压力波的波形无变形。做 PTCA 时各医院普遍都采用全身性肝素化。先静脉推注肝素一次,然后持续滴注或间歇从周围静脉推注。大多数医院监测抗凝治疗是否适当的方法是激活凝血时间(activated clotting time),目标是超过 300 秒。导引钢丝的顶端都预先弯成一定的形态和曲线,以适应要插入的冠状动脉的解剖。冠状动脉导引钢丝是可以调节方向的,在插入到指引导管后,导引钢丝向前推进,在荧光屏下可观察钢丝进入冠状动脉,越过狭窄部位。在荧光屏下旋转导引钢丝的远端做手工扭曲操作可调节钢丝远端方向。

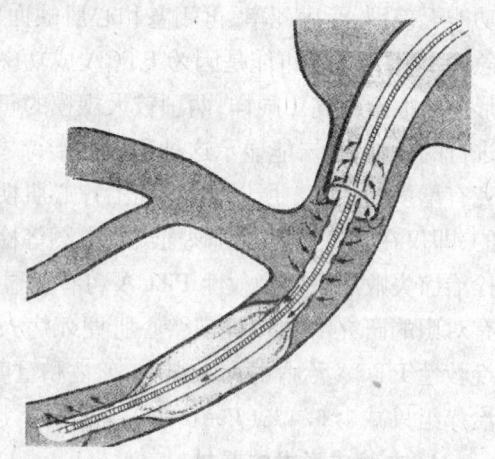

图 11-3 具有自动灌注功能的气囊扩张导管

然后沿导引钢丝插入 PTCA 用的气囊导管,采用相当于"正常"血管直径≤110％的气囊导管,推进到狭窄部位,在荧光屏下观察并充气数秒或数分钟,通常用 4～8 个大气压。气囊扩张的时间波动在 15 秒到 2～3 分钟之间,根据操作者的判断,也可以更长些。有些资料表明,延长气囊充气时间可提高急性期的扩张效果,但阻断冠状动脉远端血流可引起心肌缺血症状或体征出现,使气囊扩张的时间受限,狭窄部位扩张的程度不足时可重复进行气囊扩张。沿导引钢丝可更换有较大气囊的导管或其他的经皮血管再通操作器材。

在做 PTCA 后,病人应留在心脏科病房内至少过一夜,因为可有心肌缺血复发或出血性并发症,尽管并不多见。如果术后有心肌缺血,特别是持久的,伴有心电图改变的,通常需要急诊做冠状动脉造影复查或做血管再通术。如果在 PTCA 操作时的冠状动脉造影结果不是完全满意,特别是有冠状动脉夹层分离或血栓,术后肝素抗凝至少还要滴注数小时。PTCA 后病人应无限期地每日服用阿司匹林。常规的远期随访方法现在还不统一,通常包括调整易患因素和每 3~6 个月做运动试验观察 PTCA 后有无缺血复发。

6. 治疗结果

(1)近期治疗效果:1979 年 Gruentzig 等报告了前 50 例作 PTCA 的病人近期效果。在这 50 例病人中仅 32 例操作成功占 64%,操作失败的大部分原因是当时的导管器材不能插到或不能越过冠状动脉的狭窄部位。

在美国心肺血液研究所(NHLBI)建立的 PTCA 登记中,1977—1981 年间美国 105 家医院做了 3248 例 PTCA。1985—1986 年间又重新开展了这项登记,以确定技术进展和操作人员经验积累对 PTCA 效果的影响,其中 15 家医院曾参加 1977—1981 年登记,共有 2094 例病人。比较这两次登记的结果提供了有关技术改进和操作结果的有价值资料。在 1977—1981 做的 NHLBI 登记中,冠状动脉成形术的成功率(指管腔增大 20%)和 Gruentzig 的首批病例相似,只有 67%,其中 21%病人在住院期间需要做急诊或选择性冠状动脉旁路手术;22%病变不能通过气囊扩张导管,还有 7%未能完成扩张。然而,在 1985—1986 年的登记中,尽管年龄大的病人数增多,左室功能减退,不稳定型心绞痛,多支冠状动脉病变,管腔完全闭塞,狭窄病变形态复杂等病人的比率增高,PTCA 操作成功率达到 88%,只有 2.2%的病例做了选择性冠状动脉旁路手术。更近的资料,1989 年和 1990—1991 年的结果与 NHLBI 的结果相同,分别只有 3.7%和 7.7%的 PTCA 不成功。

大部分病人经 PTCA 治疗后感心肌缺血症状立即减轻,估计心绞痛减轻或消失的病人分别占 88%和 76%,做 PTCA 后在运动试验中显示心肌缺血表现改善或消失。单支冠状动脉病变患者与多支动脉病变相比,症状减轻程度更好些。在冠状动脉成形术时重要的心肌缺血并发症很少发生,即使在 1977—1981 年 NHLBI 开展 PTCA 的早期,院内死亡率也只有 1.2%,4.9%病人并发非致死性心肌梗死,5.8%的病人需作急诊冠状动脉旁路手术。在 1985—1986 年的登记资料中,院内死亡率是 1.0%,非致死性心肌梗死发生率是 4.3%,与早期无显著不同,但后一段时期治疗的病人中病情危险性较大。急诊冠状动脉旁路手术的人数有所减少,占 3.4%。更近的一篇资料是在 5 家有经验的医院进行的多支血管 PTCA 结果,只有 0.9%的病人需做急诊冠状动脉旁路手术。

(2)远期治疗效果:做冠状动脉成形术初步成功的病人在术后头 6~12 个月的治疗结果主要取决于治疗部位狭窄复发(再狭窄),而一年后的更远期发生的事件则取决于粥样硬化疾病的进展。有些研究组已取得 PTCA 后长达 10 年的治疗结果资料。报告的术后 1、5、10 年随访存活率分别在 87%、88%~97%和 70%~80%。无心肌梗死和冠状动脉旁路移植术的存活率较差,PTCA 术后一年是 81%~90%,术后 5 年是 79%,术后 10 年的存活率是 65%。

经 PTCA 治疗后心肌缺血症状或体征复发主要是在 PTCA 后一年期间。1985—1986 年美国心肺血液研究所(NHLBI)的登记资料报告,到随访一年时 72%病人存活而且没有心绞痛症状,但在这一年期间又做了冠状动脉旁路移植术的病人和重复做 PTCA 的病人,分别占登记人数的6.4%和20.7%。随访5年时临床情况大致相同,美国心肺血液研究所资料是73%存活并且无症状,而Emory大学报告的是85%存活且无症状。Gruentzig在苏黎世治疗的133例PTCA成功病人中,119例存活10年,其中75%无症状,重复PTCA或冠状动脉旁路移植术的各占31%。

多支血管做PTCA的病人的远期效果显然比单支血管病变者的效果差。Emory大学、NHLBI和苏黎世的经验都报告在1、5、10年随访时,多支血管做PTCA的治疗效果都比单支血管治疗效果差,包括死亡、心肌梗死、冠状动脉旁路手术和重复做PTCA。心肌缺血的症状和体征在做多支血管PTCA的病人中也较常见。多支血管做PTCA术后的远期预后较差,部分原因可能是血管再通不完全。做冠状动脉旁路移植通常都能达到完全再通。而多支血管PTCA的效果与此不同,通常只有少数病人能达到完全再通。

根据1985—1986年的NHLBI登记资料,两支冠状动脉病变的人做PTCA时,只有33%试图达到完全再通,而成功的只有23%;三支血管病变的人只有15%试行达到完全再通,只有9%成功。Mayo医院报告的资料中,41%达到完全再通。未能试图达到完全再通的原因中,最常见的是存在慢性的完全性管腔闭塞,也有是因为存在复杂性或弥漫性粥样硬化,或血管腔狭窄仅是中等重的(50%～60%狭窄)。此外,在不稳定型心绞痛病人中。建议采用的治疗方针就是只用PTCA扩张"可疑病变",以求解除许多病人的症状。

患冠状动脉多支病变的人做到完全再通对临床效果有什么影响,至今尚未阐明。从冠状动脉旁路移植的效果来看,血管完全再通确实对预后有好的影响,但PTCA相对容易操作或再次重做,而中度狭窄的血管扩张后也可发生再狭窄,这样就减少了PTCA对做到所有病变都完全再通的重要性。事实上,已发表的资料中有关完全再通和不完全再通的治疗结果变异很大。虽然有些资料提示,未达到完全再通的病人症状较多,随后做冠状动脉旁路移植的人数也较多,另一些资料却未能显示达到不同再通程度组的病人,在远期结果方面有显著差别。例如在Mayo医院的病人组中,在未能达到完全性血管再通的病人中死亡,做旁路移植手术和出现重症心绞痛的危险,完全取决于PTCA前的基础临床情况和冠状动脉造影表现。Faxon等提出,未达到完全再通但冠状动脉功能适当的病人(指供血给有生命的心肌的狭窄冠状动脉已扩张成功),PTCA术后一年时的预后和完全血管再通的病人相同。

(3)冠状动脉成形术的效果比较研究:至今还只有一项比较PTCA和药物治疗效果的随机研究,这就是在退伍军人管理局进行的血管成形术药物比较研究(ACME)。在患1支冠状动脉病变和稳定型心绞痛,心电图运动试验异常或近期有心肌梗死的212名病人中,经6个月随访,PTCA治疗结果使心绞痛消失和踏车运动试验的做功量都比强化药物治疗组好些;但PTCA治疗组中需要作冠状动脉旁路移植术的病人比例却比药物治疗组多些(6.7% vs 0%, $P<0.01$),而且还有15%病人再次做PTCA。在这项研究中,101位病人有两支血管病变,PTCA比药物治疗的好处就不像单支血管病变组那么明显。在Duke大学开展的一项大规模非随机分析中对7000多例病人随访7年,用PTCA治疗单支血管病变或较轻的两支血管病变的效果与药物治疗相比,远期病死率减少20%。但是在累及左冠状动脉前降支近端的两支血管病变和三支血管病变的病人中,PTCA和药物治疗的效果是相同的。

现有6个比较PTCA和CABG治疗多支冠状动脉病变效果的随机临床研究已经完成或

正在进行(表 11-1),其中 5 个研究已报告了中期结果或最终结果(表 11-2)。在随访一年时,ERACI、GABI 和 CABRI 等 3 项研究报告,用 PTCA 或 CABG 的住院病死率或一年病死率无差异。ERACI 和 CABRI 组用两种方法治疗后的心肌梗死发生率相同。但在 CABI 研究中,CABG 治疗组的住院期间心肌梗死发生率较高(8.1% vs 2.3%, $P=0.022$)。

表 11-1 多支冠状动脉病变的病人用血管旁路移植术(CABG)和冠状动脉成形术(PTCA)的随机研究

研究代号	例数	研究观察终点 主要	次要	参加研究指标 临床	血管造影	随访时间
RITA	1011	死亡+MI	再次手术,运动耐量,受雇情况,心绞痛程度	PTCA 或 CABG 后血管再通	1、2、3 支血管狭窄>50%	5 年
GABI	359	无心绞痛	死亡,MI,再次手术	PTCA 或 CABG 后Ⅲ级心绞痛	2、3 支>70%狭窄,无完全闭塞	1 年
EAST	392	死亡+QMI+^{201}Tl 显像有大范围缺血	再次手术,心绞痛程度,造影情况	PTCA 或 CABG 后血管再通	2、3 支>50%狭窄	3 年
ERCI	127	死亡+MI+心绞痛+再次手术	住院并发症,血管再通程度	PTCA 或 CABG 后血管再通	2、3 支可完全再通	3 年
CABRI	1054	心绞痛功能状态	死亡,MI,再次手术,左室功能	PTCA 或 CABG 后血管再通	2 或 3 支>50%狭窄支>50%	5 年
BARI	1829	死亡	MI,心绞痛,再次手术,左室功能,踏车运动试验	PTCA 或 CABG 后血管再通	2 或 3 支>50%狭窄	5 年

MI=心肌梗死;QMI=有 Q 波心肌梗死。

表 11-2 PTCA 与 CABG 的临床结果比较

研究代号	RITA		ERACI		GABI		CABRI		EAST	
临床结果	PTCA	CABG	PTCA	CABG	PTCA	CABG	PTCA	CABG	PTCA	CABG
随机观察例数	510	501	63	64	182	177	541	513	198	194
早期结果	住院期		住院期		住院期		30d		住院期	
死亡(%)	0.8	1.2	1.5	4.6	1.1	2.3	1.7	0.9	1.0	1.0
心肌梗死(%)	3.5	2.4	6.3	6.2	2.3*	8.1*	3.1	2.9	2.0	10.3*
再次介入治疗	6.7	NA	1.5	1.5	11.0	1.7	10.1	1.6*	10.1	0
远期结果	2~2.5 年		1 年		1 年		1 年		3 年	
死亡(%)	3.1	3.6	4.8	4.6	2.2	5.1	3.9	2.1	7.1	6.2
心肌梗死(%)	8.7	5.2	9.5	7.8	3.8	7.3	2.9	3.3	14.6	19.6

续表

研究代号	RITA		ERACI		GABI		CABRI		EAST	
临床结果	PTCA	CABG	PTCA	CABG	PTCA	CABG	PTCA	CABG	PTCA	CABG
PTCA(%)	18.2	0.8	14.2	3.3	27.5	1.1	20.1	7.2	40	13
CABG(%)	18.8	3.2+	17.5	0+	22.5	4.0+	20.2	1.4+	21.2	0.5+
无心绞痛(%)	69*	7	62	86	71	74	85	91	80	88
无事件存活(%)	62*	8	64	84	56	94	60	85*	46	70*

* 示统计显著差异；+与全部再干预治疗相比有统计显著差异；NA＝无资料

在上面介绍的三项研究中,初次再通手术是做 PTCA 的病人中,需重复做冠状动脉再通手术的病人比例,比先做 CABG 组多。在 CABG 组是 44％ vs 6％；GABRI 组是 40％ vs 8.6％。RITA 和 EAST 研究报告随访 2.5 年和 3 年的结果,在随访期间 CABG 组和 PTCA 组的心肌梗死和死亡的发生率无差异。在 EAST 研究中,用 ^{201}Tl 心肌灌注显像检出的大面积灌注缺损也无差别。然而,RITA 和 EAST 研究都观察到,先用 PTCA 治疗的病人中,需要再次血管再通手术治疗的病人数多 3～4 倍。在 134 例患孤立性左冠状动脉前降支近端狭窄的病人中,在随访 2.5 年期间也是做 PTCA 的病人与用乳内动脉做 CABG 的比,需再次行再通治疗的人数多。病例数多的 BARI 研究的 5 年随访结果尚未报告。

现有的随机研究资料可以归纳如下：PTCA 和 CABG 临床结果的死亡率和心肌梗死等"硬"终点指标是相近的,CABG 的围手术期死亡率比 PTCA 稍高,但 PTCA 治疗后需重复做血管再通手术的人数多些。然而,必须注意到,在各医院筛选的病人中只有一小部分是事实上随机的(在 GABI 研究中占 4％,在 EAST 研究中占 8％)。许多病人因临床或造影的解剖因素被认为是不适合做 PTCA 而未参加研究,例如左冠状动脉主干病变或长时间血管闭塞。这些随机研究的结果只能在所检查治疗的病人群中分析判断,其结果不能引用于较复杂或病情较重的冠心病人。而且,这些研究是在广泛应用 PTCA 新器材之前进行的,特别是那时还未采用支架等冠状动脉干预技术,所以上述研究结果并不能准确地反映现阶段 PTCA 的技术进展。

7. 并发症

(1)血管突然闭塞：PTCA 的惟一最重要的缺血性并发症是突然血管闭塞,即操作的目标血管和邻近血管在 PTCA 操作时或完成操作后出现的血管腔突然闭塞。冠状动脉突然闭塞的发生率是 4.2％～8.3％,其中约 1/4 发生在病人离开心导管检查室以后。虽然发生率不是很高,但血管突然闭塞可产生重要的临床后果(表 11-3)。

表 11-3 冠状动脉突然闭塞的临床后果

研究组或医院	报告操作年代	死亡(%)	心肌梗死(%)	冠状动脉旁路移植术(%)
NHLBI 登记：第一次	1979—1981	4.9	4.1	7.2
Beth Israel 医院	1981—1986	2.0	3.5	3.3

续表

研究组或医院	报告操作年代	死亡(%)	心肌梗死(%)	冠状动脉旁路移植术(%)
Emory 大学医院	1982—1986	2.0	5.4	5.5
Cleveland 医院	1983—1985	0	4.3	4.1
NHLBI 登记:第二次	1985—1986	4.9	4.0	4.0
胸科中心	1986—1988	6.0	3.6	3.0
Michigan 大学医院	1988—1990	8.0	2.0	2.0
Beth Israel 医院	1989—1991	2.5	3.1	2.3

突然血管闭塞的病理生理机制和气囊扩张产生治疗效果的机制有共同之处。气囊成形PTCA产生的粥样斑块和冠状动脉中层的裂缝,虽然通常是局限性的,但也可发生广泛的中层裂开,导致动脉壁夹层撕裂伴阻塞管腔的瓣片或冠状动脉壁内血肿形成(图11-4)。血管壁内膜下成分暴露于血液后,引起血小板沉积并激活和凝血酶生成,发生闭塞血管的血栓,并常有中层撕裂形成的瓣片产生血流淤滞。有些病人,特别是 PTCA 前有不稳定型心绞痛的病人,原先存在的附壁血栓扩大,可以是治疗部位冠状动脉阻塞的主要机制。

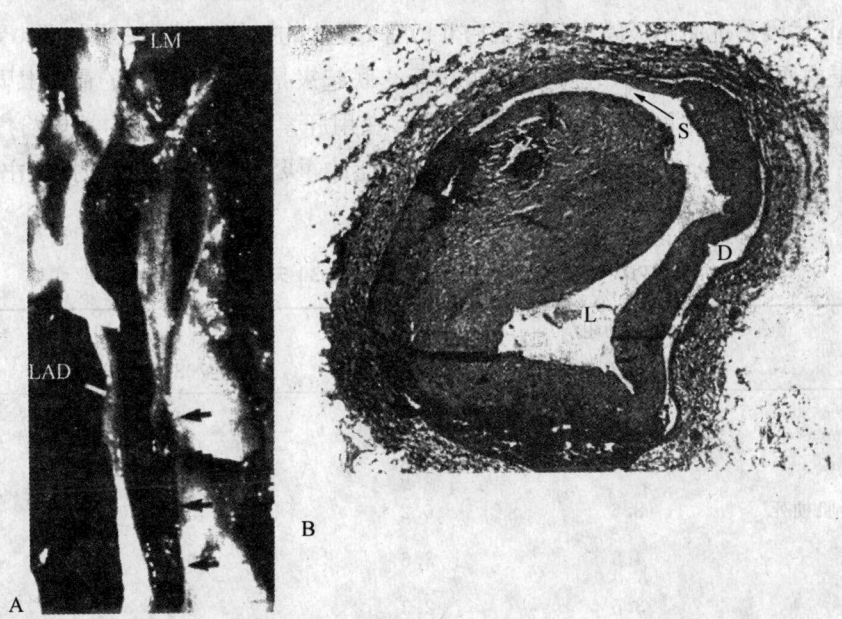

图11-4 作气囊冠状动脉成形术后出现冠状动脉壁夹层撕裂的病理检查结果
A. 在左冠状动脉前降支(LAD)的血管成形术操作部位有局限性冠状动脉壁夹层撕裂(箭头),LM. 左冠状动脉主干;B. 作血管成形术的左冠状动脉前降支切面,可见粥样硬化斑块裂开(S 和箭头)和血管壁中层外侧有夹层撕裂产生的血肿(D),夹层撕裂使原有的血管腔增大(L)

在 PTCA 操作时采取一些预防措施可减少冠状动脉突然闭塞的发生率。药物措施主要集中于抑制球囊扩张部位的血小板聚集和血栓形成,或在操作前去除原已存在的附壁血栓。阿司匹林是血栓素 A_2 合成的不可逆性灭活剂,也是血小板激活的抑制剂,能减少 PTCA 操作前后的心肌梗死和使冠状动脉闭塞的血栓形成的发生率。

虽然至今尚没有判断用肝素预防血管突然闭塞的有对照的研究,但观察性资料提示,肝素在 PTCA 操作前,操作中,或 PTCA 术后是有用的。对有不稳定型心绞痛或 X 线造影示冠状动脉内有血栓可见的病人,在 PTCA 前 3~7 天期间,用阿司匹林和肝素持续滴注,可提高 PTCA 操作成功率,减少围操作期的血管闭塞危险,并可使造影可见的血栓消退。虽然肝素治疗的必需剂量或目标剂量还没有作过明确的评估,但已观察到发生血管突然闭塞或缺血性并发症的概率,与抗凝药物浓度呈逆相关。在开始 PTCA 前应用足量肝素使激活凝血时间达到 300~350 秒或更长些是建议的常规做法。最后,随机研究虽然未能显示在无并发症的 PTCA 术后用肝素治疗有益,但术后停用肝素或剂量不足与出现并发症的时间关系表明,在气囊扩张术后冠状动脉造影结果不很满意的一些病人,在术后用肝素对预防血管闭塞有益。

然而,与用肝素和阿司匹林的效果不同,在 PTCA 术前用溶栓药物作辅助治疗,未能显示有临床效益,事实上对不稳定型心绞痛病人来说,溶栓药物可能有害,而且出血性并发症危险明显增多。减少血管突然闭塞操作的机械性因素是选择适当大小的气囊,以避免过度扩张,超过正常冠状动脉直径太多,对治疗成角度的或弥漫分布的狭窄病变,采用长达 30~40mm 的气囊可减少血管突然闭塞。

近期进行的一项大规模研究(EPIC 研究)显示单克隆抗体 c7E3Fab 的效果。单克隆抗体 c7E3 的 Fab 片段是抗血小板膜上的糖蛋白Ⅱb/Ⅲa 受体的抗体。糖蛋白Ⅱb/Ⅲa 受体与血液中的纤维蛋白原相结合,并将邻近的血小板相互交联起来是血小板凝集的最终共同途径。在高危病人做 PTCA 后或粥样斑块切除后或术中,在用肝素和阿司匹林的常规治疗基础上加 c7E3Fab 片段应用 12 小时,可减少术后 30 天内发生的重要并发症 35%,包括死亡、心肌梗死或急诊再次做血管再通手术(表 11-4)。

表 11-4 EPIC 研究中作冠状动脉成形术后 30 天和 6 个月时的结果

并发症	安慰剂组 696 例(%)	C7E3 片段静脉注射 695 例(%)	C7E3 片段推注加滴注 708 例(%)	P 值
30 天合计	12.8	11.4	8.3	0.0009
死亡	1.7	1.3	1.7	0.96
非致死性心肌梗死	8.6	6.2	5.2	0.013
急诊 PTCA	4.5	3.6	0.8	<0.001
急诊 CABG	3.6	2.3	2.4	0.177
6 个月合计	35.1	32.6	27.0	0.001
死亡	3.4	2.6	3.1	0.832
非致死心肌梗死	10.8	8.0	6.9	0.016
PTCA	20.9	19.0	14.4	<0.01
CABG	10.9	9.9	9.4	0.343
靶血管再通操作	22.3	21.0	16.5	0.007

如果发生血管突然闭塞,通常的初始治疗是重复做气囊扩张,充气时间延长,使阻塞管腔的动脉壁断片能黏附在血管壁上,或压迫管腔内的血栓。现在已有一些新技术,其中最突出的是采用支架,将冠状动脉成形术中造成阻断的部位架起来。甚至对长时间气囊扩张无效的情况,用支架处理也有希望成功。个别有血栓性冠状动脉闭塞的病人用冠状动脉内注射溶栓药物治疗有效,但现已发表资料中大多数提示冠状动脉内注射溶栓药物的方法用处不大。

CABG 指冠状动脉旁路移植术。

尽管在导管室中治疗冠状动脉突然闭塞的方法增多,还是有一部分病人需要急诊做冠状动脉旁路移植手术(表11-3),因为在导管室中采取的措施未能达到稳定的血管再通。在准备给病人做手术期间,可应用自身灌注导管,以保护受损心肌(图11-5)。美国心脏病学会(ACC)和美国心脏病协会(AHA)发布的准则规定,做选择性冠状动脉成形术的医院必须具备心脏外科手术的条件。然而急诊进行的血管再通手术的结果,总不能与比较选择性的手术效果相同。围手术期死亡和心肌梗死都比选择性手术发生更多,据发表的资料,急诊冠状动脉旁路移植术的手术死亡率是 1.4%~19%,围手术期有 Q 波的心肌梗死发生率是 20%~57%。

(2)再狭窄:影响 PTCA 远期效果的主要问题是再狭窄,即血管病变部位经气囊扩张成功后管腔又再次狭窄。自从开始采用 PTCA 后再狭窄的发生率大致上一直未变,在 30%~50%以上,因为随访的方法和再狭窄的定义有所不同。根据 2101 例病人的个人保险资料分析,可估计 PTCA 治疗后再狭窄造成的经济费用。在治疗后一年期间 30%病人需要做血管旁路移植手术或再次 PTCA,这样可估计出全美国要负担 16 亿美元。

再狭窄是传统的血管造影诊断,通常定为做随访冠状动脉造影时见冠状动脉内径狭窄超过 50%。再狭窄的最常见临床表现是心绞痛样胸痛复发。以心肌梗死为再狭窄的首发表现是非常罕见的,可能是再狭窄的纤维增生性病变不大会像原有的粥样硬化斑块那样破裂。动脉造影看到再狭窄对预示临床心脏事件的发生只有较小的预测价值,然而 30%的再狭窄病人是无症状的。Hillegass 等估计,出现冠状动脉再狭窄的阳性预测价值是约 60%会出现症状;而冠状动脉造影图上没有再狭窄表现,那么病人没有症状的可能性约是 85%(阴性预测价值)。冠状动脉造影上再狭窄与临床结果的明显差异,可能是与侧支循环的影响有关,也可能与血管再通不完全;其他冠状动脉的粥样硬化进展加重,以及再狭窄的定义不一致有关,即将中度的 50%~70%管腔狭窄和较重的狭窄病变一起列为再狭窄,但中度狭窄不大会产生心肌缺血症状。此外,用冠状动脉造影来评估真正的功能性再狭窄也是有问题的,与血管内多普勒超声技术测定的血流量不一致。

Serruys 等和 Nobuyoshi 等进行了重要的冠状动脉造影系列研究,阐明了 PTCA 后再狭窄的时间过程。将两组资料合在一起表明,在 PTCA 后的头 24 小时内冠状动脉管腔直径即有所减小,在 PTCA 后第一个月期间病变稳定或轻度好转,然后在 1~4 个月期间管腔直径进行性减小,4 个月后又处于相对稳定状态。按 Nobuyoshi 82 报告的资料中,PTCA 术后 1、3、6、12 个月时再狭窄的发生率分别是 12.7%、43.0%、49.4%和 52.5%。看来,在 PTCA 后的任何时刻,几乎全部病人都发生管腔直径的变化,再狭窄的程度是按正态分布的,只有一部分病人符合两分的再狭窄指标。典型的情况是在 PTCA 术后 6 个月内出现因再狭窄引起的心绞痛,而在6个月后再出现的缺血性症状则以其他冠状动脉中病变进展引起的较为常见,而不是再狭窄。

再狭窄的发生机制很复杂,大概是多因素的。为数不多的PTCA成功后又死亡作尸体解剖的资料提示,再狭窄病变可分为两个重要的亚组:一组是"仅有粥样硬化斑块",不伴有原先做过PTCA的形态学表现,约占30%;另一组是在原先的PTCA后血管内膜和中层破裂和夹层分离的基础上再加上内膜纤维增厚。在没有原先球囊扩张损伤或内膜增生表现的血管发生再狭窄,可能是偏心型病变的血管在PTCA时仅有无病变的部分管壁伸展,或向心型病变的粥样硬化病变伸展,在初步扩张后伸展的节段又发生"慢性的弹性回缩"。近期研究提示,在气囊扩张后可发生冠状动脉的横截面积缩小或重塑。实验动物的病理检查结果表明,整个动脉壁都可有结构改变。对病人做多次血管内超声检查结果,也支持PTCA后重塑的概念是再狭窄的重要机制之一。

在PTCA后有内膜纤维增生的病变中,再狭窄看来是冠状动脉壁对损伤的过度反应的结果。在动物实验和人的病理研究看到,损伤反应的幅度,即增生组织的量,与PTCA时动脉损伤的程度成正比。对动脉壁损伤后导致新的内膜增生性反应的一连串事件,目前尚未完全了解,但在动物模型和试管实验中已有一定程度的认识。气囊扩张产生血管内皮剥脱,斑块破裂,暴露出内皮下斑块成分,导致血小板沉积和激活,血栓形成,并从激活的血小板和内皮细胞释放出促细胞分裂因子。内皮细胞和血小板的移行因素将血液循环中的单核细胞、巨噬细胞和中性多形核白细胞动员到血管损伤部位来。血小板、炎症细胞、内皮细胞和平滑肌细胞释放的生长因子和化学趋化因子可引导血管平滑肌细胞增生,平滑肌细胞从管壁中层移行到内膜下,并合成细胞外胶原和蛋白糖苷基质。纤维细胞过多聚集导致血管腔变小和再狭窄。

回顾性研究已确定了一些临床、解剖和操作因素可影响PTCA后再狭窄的危险(表11-5)。然而,由于再狭窄的定义,用冠状动脉造影随访的时间和观察的人群各有不同,各因素与再狭窄的相关性也不同。在临床因素中只有不稳定型心绞痛(新近起病,逐步加重,静息时发生)、变异型心绞痛和糖尿病是提示再狭窄发生率高的经常性因素。表11-5中列出的预示再狭窄发生率高的解剖因素是因为斑块多而重,或扩张时需要用很大的力才能达到预期可接受的冠状动脉造影结果,所以再狭窄危险增高,与再狭窄有关的操作因素是与初次PTCA操作的效果不满意有关。冠状动脉造影定量分析表明,PTCA术后管腔直径扩大的程度是指示远期冠状动脉造影结果的有力指标。

表11-5 影响再狭窄有关的临床、解剖和操作因素

临床因素	
不稳定型心绞痛	吸烟
变异型心绞痛	高胆固醇血症
糖尿病	终末期肾病
男性	

续表

解剖因素

术前有重度狭窄	病变钙化
冠状动脉近端狭窄	狭窄部位弯曲
左冠状动脉前降支狭窄	血管分叉部位狭窄
狭窄段较长	冠状动脉开口处狭窄
大隐静脉移植后狭窄	病变处存在侧支循环血管
长时间完全性闭塞	

操作因素

PTCA术后狭窄程度>30%	术后残留的最小血管内径较小
应用大小不符要求的气囊	

有关减少和预防PTCA术后再狭窄的研究探索,至今基本上是不成功的。根据试管实验和动物模型效果而试用的许多药物可期望对损伤的血管效应产生有利的影响(表11-6)。可惜,临床研究未能显示应用表中列出的药物有肯定的降低PTCA后再狭窄发生率的效果。虽然许多否定性的研究结果确实能正确地反映药物治疗对调节再狭窄反应是无效的,但其中有些研究是有缺点的,如参加观察的病人选择指标过紧,观察的病例数不足,或做冠状动脉造影的随访率低等。有一种药物是有希望的,就是抗血小板膜糖蛋白Ⅱb/Ⅲa受体的c7E3Fab抗体片段。在大规模的临床研究中,在6个月期间,用c7E3Fab组可减少冠状动脉血管再通手术28%(表11-4),但目前尚未完成系统的血管造影随访研究以确定这一效益的机制。经皮血管再通治疗中的一项新器材是冠状动脉内支架,已显示在随机对照血管造影研究中对预防再狭窄有效,但这些是经过相对选择的病人,而且出血性和栓塞并发症危险也是明显较多的。

表11-6 经临床试用的预防再狭窄药物

抗血小板凝集药
阿司匹林(±双嘧啶氨醇);噻氯匹定(Ticlopidine)
血栓素A_2抑制剂,5-羟色胺抗体抑制剂
前列环素模拟物
抗凝剂
华法林,肝素,依诺肝素(低分子量肝素)
水蛭素

续表

钙离子拮抗剂
硫氮䓬酮,硝苯吡啶,维拉帕米
抗增生药物
秋水仙素,曲匹地尔,肾上腺皮质激素
血管紧张素转化酶抑制剂
西拉普利
降脂药物
洛伐他丁,鱼油

由于 PTCA 造影后有再狭窄的无症状病人预后相当好,所以重复做血管再通手术通常仅保留给有临床症状或明显缺血的病人。虽然再次扩张后仍可能发生再狭窄,但大多数病人通过重复做 PTCA 最后可达到冠状动脉持久通畅。

(3)缺血性并发症的易患因素:临床上,血管造影和操作过程都已确定了一些在 PTCA 期间与病死率和致残率有关的指标。不稳定型心绞痛病人做 PTCA 时易发生并发症,死亡率可达到 5.4%,心肌梗死发生率可达 12%,需行急诊手术治疗的也可达 12%。在不稳定型心绞痛起病后 1~2 周内进行干预,危险性特别高,如果不稳定型心绞痛病人的血管再通治疗能推迟 2~4 周,那么发生并发症的危险就和稳定型心绞痛可能相同。其他与 PTCA 的缺血性并发症危险有关的因素是急性心肌梗死、糖尿病,可能还有女性和年龄过大。

多变数分析表明,冠状动脉造影能在术前对危险程度分级是有用的方法。有一些冠状动脉造影指标已被美国心脏病学会和美国心脏病协会等组织正式列为冠状动脉病变分级的指标(表 11-7)。根据预期做冠状动脉成形术的成功率和出现并发症的危险将病变分为 A、B、C 三型,这种分级方法曾经 Ellis 和同事验证是有效的,A 型病变的操作成功率是 92%,C 型病变的成功率降为 61%,而并发症的发生率却从 A 型的 2% 升高到 C 型病变的 21%。然而,值得重视的是个别的冠状动脉造影结果分析未能达到有统计学显著性,不能准确地估计并发症危险程度,所以还常有难以预料的冠状动脉突然闭塞发生。然而,在没有冠状动脉造影上的易产生并发症的危险因素的病人,熟练操作者的 PTCA 成功率可超过 90%~92%。

表 11-7 美国心脏病学会和美国心脏病协会对冠状动脉粥样硬化病变的分类

A 型病变(PTCA 成功率>85%;低危)	
散在病灶(长度<10mm)	无钙化或很轻度钙化
向心型狭窄	不是管腔完全闭塞
容易插管到病灶部位	狭窄部位不在血管开口处
各节段间成角小于 45°	无重要分支狭窄
血管表面较平滑	管腔内无血栓

续表

B型病变(PTCA成功率在60%~85%;中度危险)	
病变呈管状(10~20mm)	中度或重度钙化
偏心型狭窄	管腔完全闭塞少于3个月
近端节段中度弯曲	狭窄部位在开口处
各节段间成角45°~90°	血管分叉处需2根导引钢丝
血管表面不规则	管腔内有血栓
C型病变(PTCA成功率<60%;高度危险)	
弥散性病变(长度>2cm)	完全闭塞超过3个月
近端节段过度弯曲	不能防止主要的分支受损
节段间成角大于90°	移植静脉退行性变易碎破

PTCA术后血管造影结果不完全满意者,预示随后发生血管突然闭塞的危险增加。突然闭塞的最重要的与操作措施相关的因素是在PTCA时发生冠状动脉夹层分离(图11-4)。造影能发现的夹层分离代表血管内膜与中层分离的最多见类型,几乎全部PTCA操作都造成一定的分离,缺血的危险与夹层分离的长度、残留的狭窄和管腔内径有关。

如果管腔突然闭塞发生在PTCA过程中,发生死亡的危险受数种临床和血管造影因素的影响(表11-8)。大部分临床预测指标是反映心肌或体循环功能储备不足,不能代偿急性的心肌缺血性损伤,而冠状动脉造影指标反映受损心肌的量,是否会导致缺血或心肌梗死。

表11-8 冠状动脉突然闭塞后与病死率相关的因素

女性	多支血管或左冠状动脉主干病变
年龄65~70岁以上	有侧支循环从病变血管发出
充血性心力衰竭史	右冠状动脉近端扩张
左室射血分数≤30%	受损心肌量评估
不稳定型心绞痛	新出现的心绞痛

8. 经皮冠状动脉再通技术的新器材

尽管气囊冠状动脉成形术的器材设计有进步,操作者的经验增多,但仍有很多缺点,表现为有操作并发症危险,较难达到满意的冠状动脉造影结果,再狭窄的发生率持续较高,这些都促进了经皮血管再通新器材的研制。对传统的PTCA技术特别困难的是复杂的冠状动脉狭窄病变,如钙化的、长段的、巨大的、偏心的、完全闭塞的病变,大隐静脉移植血管病变,以及伴血栓形成的病变,用PTCA治疗都有困难。PTCA在这方面的限制与操作时气囊扩张引起的斑块破裂和血管壁向外伸展是不能控制有关,导致难以预料的冠状动脉壁夹层分离和血管壁创伤过重(图11-4)和由此产生的急性缺血事件或晚期由"血管创伤反应"引起的再狭窄。与PTCA相关的新器材的潜在效益是两方面的,第一方面,这些新技术的主旨是能生成一种比较能预测的动脉壁创伤,从而减少冠状动脉突然闭塞的危险。此外,有一类器材能给动脉壁机械性支持,就是采用支架,能成功地使其他方法引起的血管壁破裂逆转,并预防缺血性并发症。第二方面是用新的介入性器材去除斑块或弹力回缩,从而可以比 PTCA 达到管腔直径扩大更多,而远期随访时管腔较大,再狭窄就减少("大些就更好")。

1986 年开始探索性地引用导向性冠状动脉粥样斑块切除术治疗冠状动脉狭窄,美国食物和药品管理局(FDA)从 1990 年起已批准 6 种新的导向性粥样斑块切除器材,还有一些正处于不同的审查阶段。介入性心脏病学专科医师以很大的热情欢迎这项新技术,但比较本法与 PTCA 有对照的研究还很少。单中心或多中心的观察资料对确定早期应用的安全性和治疗效果是有用的,但这些资料的缺点是病例经过选择,并常需要辅以 PTCA 才能达到最后的冠状动脉造影结果。因此,在现阶段大多数新器材的最适当的应用指征和应用限制都尚未确定。表 11-9 综合了经皮冠状动脉介入性治疗新器材可能地位。新的器材可单用或与气囊扩张血管成形术合用,有时两种方法合用效果更好,如治疗钙化的难以扩张的病变可用旋转斑块切割随后加用支架。

表 11-9 经皮冠状动脉介入治疗新器材的可能地位:根据观察性资料和随机研究资料提出的与气囊冠状动脉成形术比较

应用指征	支架	旋转斑块磨削	经管腔吸出斑块的导管	激光	导向性斑块切除
近期结果					
治疗血管突然闭塞	++	NA	NA	NA	+
病灶形态复杂或钙化	−	++	−−	+	−−
血栓	−−	−	+	+	+
大隐静脉移植	++	−	+	+	+
大隐静脉退行性变	0	−	++	+	0
偏心型病变	+	+	−	+	++
冠状动脉开口处病变	+	++	−	+	+
长段病变	+	++	0	+	−
病变僵硬,难以扩张	−	++	−	+	−
远期结果					
减少再狭窄	++	0	0	0	0

NA:有关与气囊血管成形术相比较的治疗效果尚无资料;++:比气囊血管成形术显著地更加有效;+:可能比气囊血管成形术更为有效;0:与气囊血管成形术效果相同;−:可能比气囊血管成形术效果更差或并发症更多;−−:比气囊血管成形术效果明显更差,或并发症更多。

第 2 节　冠状动脉斑块切除术

现已有 3 种不同的器材批准用于临床,用以在冠状动脉粥样硬化病变处清除粥样物质。导向性和吸出性斑块切除导管都是根据物理原理操作的,用旋转的刀片切割引起狭窄的病变,旋转性方法可将斑块磨成粉末状。3 种方法都已经过深入广泛的评价,并推荐用于有特殊的冠状动脉病变类型的病人。

1. 导向性冠状动脉粥样斑块切除术

导向性冠状动脉粥样斑块切除导管在远端有一个金属圆柱,其中装一个同轴旋转的杯状刀片(图 11-5A)。金属圆柱的一侧有一个 9mm 长相当于 120°弧度的开窗,与开窗相对的圆柱壁外附有一个偏心气囊。在导管远端顶处有一个可弯曲的圆锥状头部,可作为切除的粥样斑块的采集室。当粥样斑块切除导管沿导引钢丝到达冠状动脉狭窄处,将偏心气囊用低的压力充气,相当于 1～2 个大气压。气囊将金属圆柱的开窗对着斑块,使粥样斑块突入金属圆柱的窗内进入了切割室。金属圆柱内的切割刀,通过导管主体,经驱动索与外面的驱动器相连。开动后并将切割刀向前推进,切割刀以每分钟 2000 转的速率旋转,突入圆柱内的组织被割下,并被推入圆锥状的采集室。然后气囊放气,扭转导管使窗口对准病变的另外一部分。经多次切割后,可以将气囊充气压力提高(2～4 个大气压)再完成切割,导管拔出后将圆锥腔内的组织碎片收回。许多病人在作斑块切割后还要加做辅助性 PTCA,才能达到满意的冠状动脉造影结果。

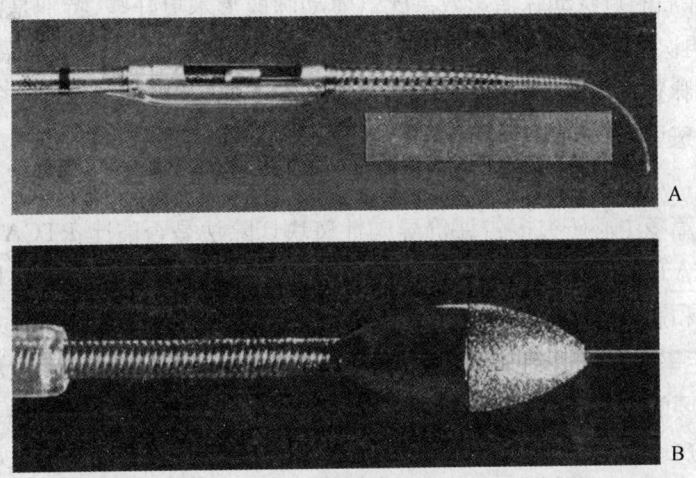

图 11-5　粥样斑块切割器材
A. 导向性斑块切除器；B. 旋转斑块磨削器

导向斑块切除法扩大冠状动脉管腔的直径有两个作用机制。斑块切除显然减少了阻塞管状的物体(图 11-6),但血管内超声检查和几何面积计算提示,管腔直径扩大主要是斑块切除导管气囊扩张的结果。斑块切除可深达斑块内部,动脉壁中层,甚至外膜也切到,改变了动脉

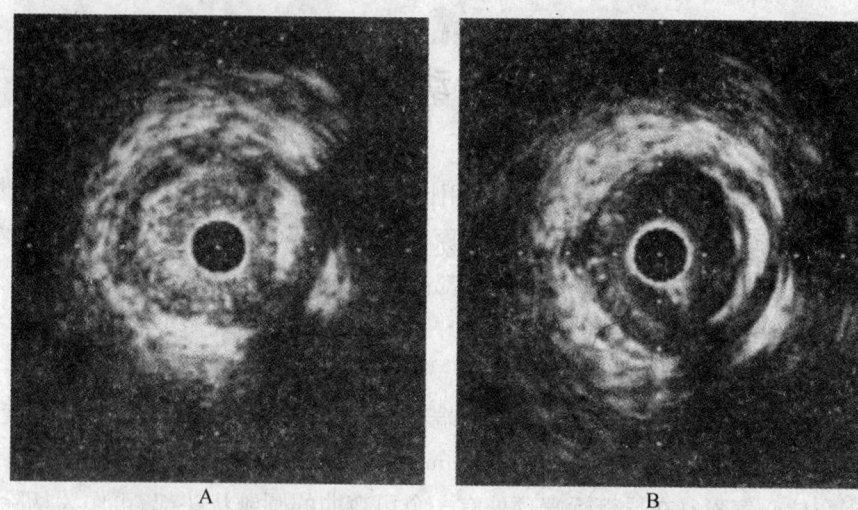

图 11-6 导向性冠状动脉内斑块切除前后的血管内超声波显像
A. 切除前的环形斑块,管腔严重阻塞,在 1 点钟和 4 点钟位置可见弧状钙化产生的超声波声影;B. 导向性斑块切除后,粥样硬化斑块已接近完全切除,残留管腔良好,钙化弧仍存在

壁的顺应性,使动脉壁能在气囊作用下伸展。

有关导向性斑块切除法的登记观察的经验表明,本法治疗许多类型的冠状动脉狭窄是安全有效的,斑块切除的操作成功率是 85%,加做辅助性 PTCA 成功率提高到了 92%。院内病死率、非致死性有 Q 波心肌梗死和急诊做冠状动脉旁路移植的发生率依次是 0.5%、0.9% 和 4.0%。斑块切除后的冠状动脉造影效果比气囊动脉成形术更好些,特别是病变属偏心型的、位于开口处的、再次狭窄的以及伴有管腔内血栓形成时。斑块切除失败的最常见原因是导管未能越过冠状动脉狭窄部位,或导管过粗未能插到病变部位,其他并发症有冠状动脉闭塞,栓塞和管壁穿破。斑块切除法的治疗结果也受临床和冠状动脉病变解剖的影响,这与 PTCA 相似。

至今已有 3 篇多中心研究报告评价导向性斑块切除法是否能比 PTCA 减少再狭窄的发生率。在 CAVEAT-1 研究中,512 例自然形成的冠状动脉狭窄病人做斑块切除,术后立即冠状动脉造影效果和冠状动脉管腔增大效果都比 500 例作气囊扩张冠状动脉成形术的效果更好些,但再狭窄发生率减少未达到统计显著差异(斑块切除组是 50%,气囊成形术组 57%,$P=0.06$)。然而,重要的情况是操作后的急性并发症(死亡、心肌梗死、急诊旁路手术、血管突然闭塞),在随机分作斑块切除的组中,都比做 PTCA 的组更高(11% vs 5%,$P<0.001$);在 6 个月随访期间,死亡和心肌梗死发生率也是斑块切除组较高(9.4% vs 3.6%,$P=0.0002$)。而且,与 PTCA 相比,斑块切除法的住院费用较高,操作时间较长,病人位于荧光屏下的时间较长。必须指出,CAVEAT-1 研究的病人队列在随访一年时,用斑块切除法的病死率比 PTCA 组高(2.2% vs 0.6%,$P=0.035$),但这些观察结果的解释至今还难以捉摸。

加拿大进行的冠状动脉斑块切除术研究(CCAT)主要针对左冠状动脉前降支近端新出现的狭窄。这个解剖部位被认为是特别适合做斑块切除的,因为该处冠状动脉管径较粗,而做气囊成形术后有相对较高的再狭窄率。CCAT的结果与CAVEAT-1相似,急性期斑块切除成功率和术后冠状动脉管腔直径都比气囊成形术更好,但再狭窄率无显著差异,斑块切除组是46%,PTCA组是43%($P=0.71$)。最后,CAVEAT-2研究比较了两种方法治疗移植后的大隐静脉狭窄的效果,治疗后6个月时两组的再狭窄率无显著差异,粥样斑块切除组是45.6%,PTCA组是50.5%($P=0.49$),但斑块切除组的靶血管需重复做再通手术的比例较低(18.6% vs 26.2%, $P=0.09$)。

有些学者在论述"大些就更好些"的论点时提出,上面3项研究未能显示出斑块切除比气囊成形术有优点,是因为斑块切除介入治疗的操作医师未能做到使冠状动脉残留狭窄接近0%。正在进行的随机研究将检验这种"积极"的治疗方案是否能比PTCA减少再狭窄,而不产生过高的急性缺血性并发症。在得出研究结果之前,导向性斑块切除法的临床和远期冠状动脉造影结果是否更好,还是不能令人信服。

2. 旋转斑块磨削法

旋转斑块磨削导管(Rotablator)采用一个快速旋转的磨头,装在可弯曲的金属驱动轴的顶端,用以将动脉管腔内的粥样硬化斑块研碎,使管壁"磨光"。导管远端的磨头上覆有10~40μm的金刚石削片(图11-5B)。导管缓慢向前推进时,磨头上的金刚石削片以每分钟17万次到20万次的速度旋转。在通过粥样硬化斑块时,磨头旋转切割粥样硬化斑块,生成10~12μm直径的碎屑,通常随血流向前流动而不会阻塞微循环,但有时从重度钙化狭窄处磨削下来的斑块碎屑可能较大。通常操作时将导管磨头多次通过粥样斑块,直至没有阻力。然后换用直径较大的磨头,直径可从1.25~2.5mm不等。

旋转斑块磨削法的操作在理论上是根据"不同的切割"原理,就是较硬的物质,如钙化的或纤维化的斑块,选择性地被高速旋转的磨头研成粉末状,而动脉壁的弹性成分受损较少。因此,旋转斑块磨削法特别适合用于高度钙化的、无弹性的、不易扩张的偏心型和弥漫型冠状动脉病变(图11-7)。用血管内超声显像检查经旋转斑块磨削法治疗后的血管证实,血管内径扩大的主要机制是选择性地切除了钙化斑块,而血管壁本身没有多少向外伸展。由于旋转斑块

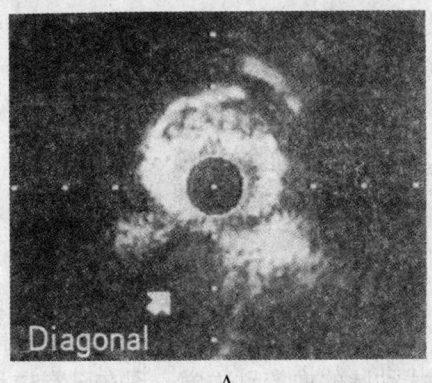 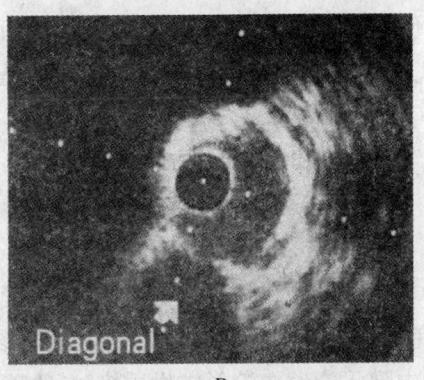

A   B

图11-7 粥样斑块旋转磨削前后的血管内超声波显像

左冠状动脉前降支的斜角支(Diagonal),两图显示动脉的同一部位和方向。A. 斑块旋转磨削前有致密钙化的粥样硬化斑,血管腔严重阻塞。钙化产生的超声波声影使深部管壁结构看不清楚; B. 斑块旋转磨削后钙化斑块清除,血管腔明显增大,去除钙化物质后管壁深部结构可以看到

磨削导管的磨头直径相对较小,大多数病人还要加做辅助性气囊血管成形术,通过管壁伸展和斑块破裂以进一步增加血管腔面积。

根据多中心旋转斑块磨削法登记处的资料,17家医院的709例病人的操作成功率很高(94.7%),成功率似乎与传统的高危特征无关。死亡率、有Q波和无Q波心肌梗死发生率和急诊冠状动脉旁路移植术分别是0.8%、0.9%、5.2%和1.7%。在复查冠状动脉造影的病人中,6个月时的再狭窄发生率是37.7%。其他资料的结果也是一致的,但都观察到冠状动脉流出血流速度减慢的现象,可能是因为旋转磨削下来的斑块碎屑在远端造成栓塞或有微泡形成,这些也可能是造成围操作期心肌梗死发生的重要因素。虽然现有观察资料提示,旋转斑块磨削法对治疗某些病变类型是有用的,特别是用气囊成形术效果差的病变。但还需要做随机研究,以比较本法与其他经皮冠状动脉再通治疗方法的效果。

3. 经管腔吸出的斑块切割法

经管腔吸出的斑块切割导管(TEC)的设计是能切割粥样硬化斑块,又能吸出碎屑,主要用于治疗有弥漫性退行性变的大隐静脉移植血管和含有血栓的冠状动脉。导管是可弯曲的中心有空腔的,导管远端装有两块刀片,组成圆锥形状。插入冠状动脉后,顶端的刀片以每分钟750转的速度旋转,而管腔与外面的负压相连。刀片旋转切割下的粥样硬化斑块碎屑,可通过管腔吸入外面的负压瓶。

经管腔吸出的斑块切割法治疗结果的多中心登记经验报告,操作成功率是88%,重要并发症发生率是5.7%,包括死亡、血管闭塞或栓塞后出现的心肌梗死、急诊冠状动脉旁路移植术和管壁穿孔破裂,上述并发症发生率依次是2.2%、1.3%、2.3%和1%。这一登记资料的并发症发生率较高,可能是因为用这种方法治疗的病人中具有高危特征的病人较多。如移植的大隐静脉退行性病变和急性心肌梗死。做气囊成形术时,移植静脉的时间与缺血性并发症的发生率相关。而经管腔吸出的斑块切割法治疗移植的大隐静脉病变的效果,与移植的时间长短无关。然而,用本法治疗后仍有23%发生远端栓塞,特别多见于移植的静脉有弥漫性退行性变和加做辅助性气囊血管成形术后。经管腔吸出的斑块切割法治疗各组的再狭窄发生率相似,但都不比PTCA的再狭窄率更好。各组报告的冠状动脉初次治疗的再狭窄发生率是45%～51%;移植静脉治疗后再狭窄发生率是46%～53%。

第3节 冠状动脉内支架

作为切除粥样硬化斑块的替代方法,血管内支架可保持有病变的冠状动脉节段处于伸展状态,可免除管壁发生急性或慢性回缩,将破裂的易碎粥样硬化组织支撑住,并尽可能减少血液与管壁内膜下的致血栓形成物质接触,改善冠状动脉的血流动力学。现在已有应用冠状动脉内支架的广泛观察经验,用于治疗冠状动脉突然闭塞,或经皮冠状动脉再通操作后,血管造影结果不满意时的治疗方法。现已有2项随机研究的结果,表明冠状动脉内支架有减少再狭窄发生率的效果。

现在临床上应用的支架由不同的金属制成,具有轴向的箍力,并且需生物学相容,不产生组织退行性变。金属支架的主要缺点是有致血栓形成的可能,在血液与组织交界面形成血栓会引起急性管腔闭塞或远端血管栓塞。支架设计成圈状或网状,以减少血液与金属接触的面积。但早期应用支架的经验表明,在置入支架后的 2~3 个月后,在支架上内皮生长之前,必须加强抗凝治疗。积极的抗凝治疗包括应用阿司匹林、华法林和肝素,还常用双嘧啶氨醇和右旋糖酐,有明显的出血性并发症,特别是血管的治疗部位出血。然而,近期资料提示,许多病人经最适当的支架植入和强化的抗血小板凝集治疗,就可以避免长期应用华法林。

1. Wallstent 支架

这是用于人类的第一种支架,也是临床应用的惟一的能自行扩张的支架。Wallstent 是由不锈钢织成的可弯曲的有网孔的管子。支架制成不同的长度,在收缩状态下由导管将其送达血管狭窄处,撤去支架上面的膜后支架自行扩张伸展(图 11-8A)。Wallstent 支架有自行扩张的性能,植入时不需要气囊扩张,对血管壁可维持残留的轴向扩张力。

欧洲学者最早应用 Wallstent 支架,他们报告的临床应用经验指出了用支架治疗冠状动脉病变的良好前景和并发症危险。在不同的医院共治疗 265 例病人,其中许多是冠状动脉病变形态复杂的,也包括大隐静脉移植后狭窄,各医院采用的抗凝治疗方案差别较大。少数病人在以后做冠状动脉旁路移植时将支架回收检查,见支架植入后头 3~7 天时,支架上有血小板,纤维蛋白和白细胞沉积;到植入 3~10 个月时有不同程度的新生内膜生长。虽然在这一组病人中再狭窄的发生率是令人可喜的,只有 27%(自身冠状动脉的再狭窄率是 18%,移植的大隐静脉再狭窄率 39%),但在这一组病人中亚急性血栓性管腔闭塞的发生率高达 15%,使对 Wallstent 支架的热情降低。总数 265 例病人中有 11 人在住院期间死亡,占 4.1%。主要的死亡原因是持久的血栓性支架腔闭塞引起心肌梗死(7 例)和颅内出血(3 例)。强化的抗凝治疗引起的其他出血性并发症有股动脉穿刺部位血肿,胃肠道或泌尿生殖道出血也比气囊血管成形术多见。这一组首次应用支架的病例中不良反应发生率高,是与"学习曲线"有关的;需要选择适当的病例,病变和抗凝治疗方案。1990 年 Wallstent 支架在市场上的销售撤除后,美国又对这一器材重新进行临床探索研究,现在欧洲已经常用。

2. Gianturco-Roubin 支架

这种支架是美国 FDA 批准的第一种支架,用于治疗血管突然闭塞或有突然闭塞的危险。支架由直径为 0.006 英寸的单根不锈钢丝绕成相互交叉的螺旋形线圈组成,可装在气囊扩张导管上(图 11-8B)。这种可弯曲的外形小的支架可越过冠状动脉病变部位狭窄处,然后用气囊充气扩张。在临床应用前的动物实验中,放置 Gianturco-Roubin 支架后早期有非闭塞性的血栓沉积,到 2 周时重新组成内皮细胞层,到 6 个月时内皮细胞层形态正常。

大量的登记资料表明,用 Gianturco-Roubin 支架治疗突然血管闭塞或有闭塞危险是有效的(图 11-9),但尚无随机的有对照的研究报告。在病例数最多的单中心资料中,115 例有动脉壁夹层分离或血管闭塞的病人,用本型支架作为首选或应急治疗措施,经冠状动脉造影复查 93%问题解除。在这组病人中,有些是用常规治疗方法预期缺血性事件危险很高的(表 11-3),应用支架后并发症并不常见;死亡发生于 1.7%病人,急诊旁路移植术 4.2%病人,有 Q 波和无 Q 波心肌梗死相应是 7%和 9%。病例数更多的多中心登记资料结果也相似,在 415 例因突然冠状动脉闭塞而用支架治疗的病人中,死亡、心肌梗死和冠状动脉旁路手术分别占

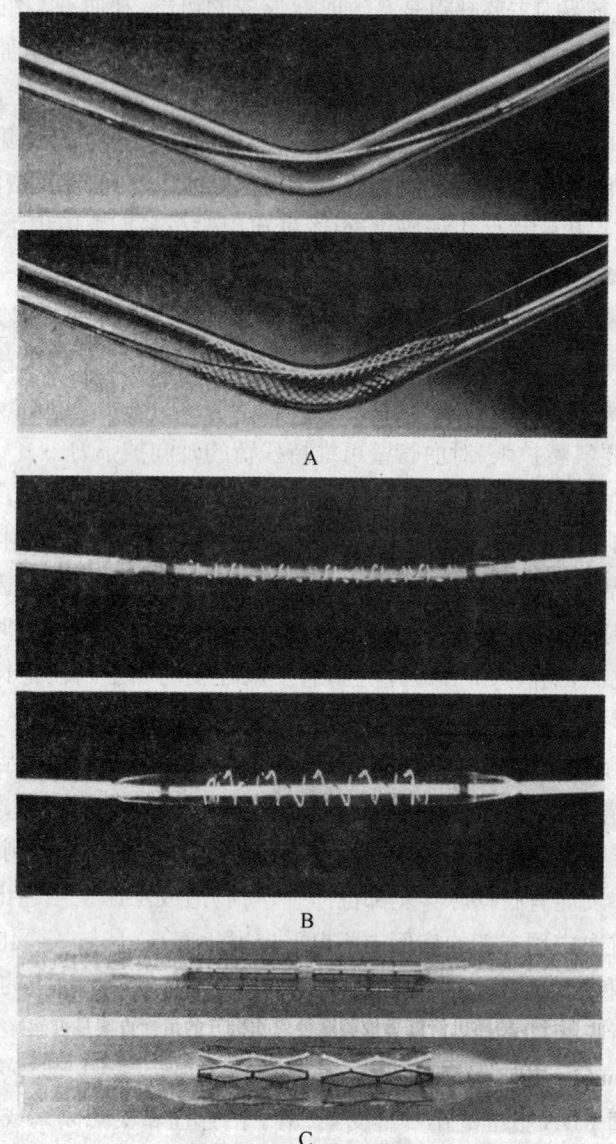

图 11-8 冠状动脉内支架

A. 自行扩张的 Wallstent 支架,上图为扩张前,下图为经撤除限制膜后支架几乎完全扩张;B. Gianturco-Roubin 型气囊扩张的线圈状支架,上图为未扩张状态,包在送入的气囊导管外面,下图为经气囊扩张后的状态;C. Palmaz-Schatz 型气囊扩张的管状支架,上图为未展开的支架包在送入的气囊导管外,下图示支架经气囊扩张后的状态

3%、5%和12%。尽管采用了阿司匹林、双嘧啶氨醇、肝素、右旋糖酐和华法林,有时还加上尿激酶等抗凝措施,然而,各医院报告的支架血栓形成发生率仍在6%～12%;抗凝治疗引起的出血性并发症在11%～25%。放置支架对冠状动脉再狭窄无明显的效应可见,6个月内冠状动脉造影显示的再狭窄率在40%～45%范围。

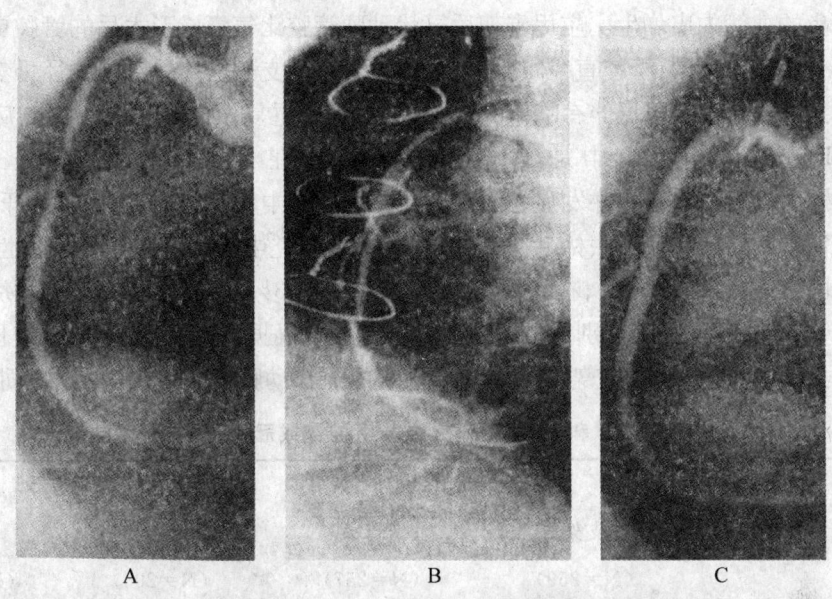

图 11-9 支架治疗冠状动脉夹层撕裂的血管造影所见效果

A. 介入治疗前右冠状动脉中段狭窄；B. 广泛的螺旋状动脉壁夹层撕裂，从导管顶延伸到血管的锐角边缘；C. 插入三个相互重叠的 Gianturco-Roubin 支架后，血管完全通畅，远端流速加快

3. Palmaz-Schatz 支架

这种不锈钢制成的压缩管状支架(Johnson and Johnson)置入冠状动脉病变位置后用气囊使支架扩张，形成有许多相邻的平行四边形孔的筛网样结构(图 11-8C)。与钢丝线圈状支架相比，Palmaz-Schatz 支架的设计优点是轴向支持力较强，支架的中心部位有一个线状关节点又可使这种比较僵硬支架的纵向易弯曲性改善。与 Gianturco-Roubin 支架一样，在临床应用前的动物实验中，也观察到早期有血栓沉积(通常不是闭塞性的)，随后在 3 周内支架上有血管内皮形成。

在 Palmaz-Schatz 支架的临床应用初期，在出院后只用阿司匹林和双嘧啶氨醇，亚急性血栓形成的发生率达 18％。在以后选择性植入支架后加用华法林 1～3 个月，血栓形成发生率降至 4％～5％。无对照比较的报告提出，应用 Palmaz-Schatz 支架大概可减少再狭窄的发生率。据 206 例应用 Palmaz-Schatz 支架的观察，自然冠状动脉新发生再狭窄是 16.3％，再狭窄病变应用支架后有 35％又重新再狭窄。另有报告在 200 例移植大隐静脉有局灶性狭窄的病人中，用气囊冠状动脉成形术后再狭窄率接近 70％，用 Palmaz-Schatz 支架后仅 17％病人在冠状动脉造影图上有再狭窄表现。

有两项随机性研究比较 Palmaz-Schatz 支架与常规的气囊血管成形术的效果，并确定了自然的冠状动脉狭窄应用支架作经皮血管再通介入治疗，可降低再狭窄的发生率。在比利时和荷兰进行的 BENESTENT 研究结果表明，在随访 6 个月时用冠状动脉造影复查，支架治疗组的再狭窄率是 22％，PTCA 组是 32％。而 STRESS 研究的结果是支架治疗的再狭窄率是 31％，气囊血管成形术的再狭窄率是 42％(表 11-10)。根据上述研究，支架降低再狭窄发生率的机制是操作后急性期冠状动脉造影结果改善，比气囊血管成形术后的即刻造影效果更好，而不是减少新生的血管内皮增生。应用支架后冠状动脉管腔比气囊成形术后的管腔更大。尽管在随后的6个月随访期中,管腔直径减少的幅度也较大,但支架治疗后动脉内径仍然较大。两项研究观察到的再狭窄率降低伴有临床的效果较好,需要重复做血管再通治疗的病人数显著减少(在 BENESTENT 研究中是 13.5% vs 23.3%,在 STRESS 研究中是 10.2% vs 15.4%)。然而,出血和血管性并发症在用支架治疗的病人中较常出现,病人应用肝素、阿司匹林、右旋糖酐、双嘧啶氨醇和华法林。在 BENESTENT 研究中支架治疗组的出血性并发症是 7.3%,气囊血管成形术是 3.1%;在 STRESS 研究中是 7.3% vs 4.0%。两项研究中用支架后亚急性血管闭塞的发生率分别只有 3.4% 和 3.5%。根据这些研究的结果美国 FDA 在 1994 年批准了 Palmaz-Schatz 支架用于治疗新出现的冠状动脉粥样硬化病变,并预防再狭窄。

表 11-10 BENESTENT 和 STRESS 研究结果:用支架或冠状动脉成形术结果比较

治疗结果指标	BENESTENT		STRESS	
	支架 (N=259)	PTCA (N=257)	支架 (N=205)	PTCA (N=202)
早期事件	住院期间		14 天	
死亡(%)	0	0	0	1.5
心肌梗死(%)	3.4	3.1	5.4	5.0
急诊血管旁路移植(%)	3.1	1.6	2.4	4.0
重复 PTCA(%)	0.4	1.2	2.0	1.0
晚期事件	7 个月		240 天	
死亡(%)	0.8	0.4	1.5	1.5
心肌梗死(%)	4.2	4.6	6.3	6.9
急诊血管旁路移植(%)	6.4	4.4	4.9	8.4
重复 PTCA(%)	13.5*	23.3	11.2	12.4
靶血管重做再通操作	NR	NR	10.2	10.5
再狭窄率(%)+	22*	32	32*	4.2

* 有统计差异显著性;+血管造影随访管腔狭窄直径>50%;NR=无报告

Palmaz-Schatz 支架也用于其他经皮血管再通介入治疗方法后,出现血管突然闭塞或有闭塞危险时的"应急"治疗(图 11-10)。小规模随机性研究的初步结果表明,血管成形术失败时用支架治疗常能解除血管闭塞,减少缺血性并发症,治疗效果比用其他方法更好,如持久的气囊充气压迫。

4. 其他支架设计

还有一些用气囊扩张的支架设计现正在进行临床试用。如 Wiktor 型正弦曲线状线圈和 Strecker 钢丝筛网状支架是由含钽的不透放射线的金属制成,使支架能准确地放在冠状动脉内确切的位置,初步结果与其他类型支架的效果相似。镍-钛合金(nitinol)具有"温度记忆"性能,可用以制成气囊扩张支架,可以在植入数天后取出。取出时先插入专用的冠状动脉内导

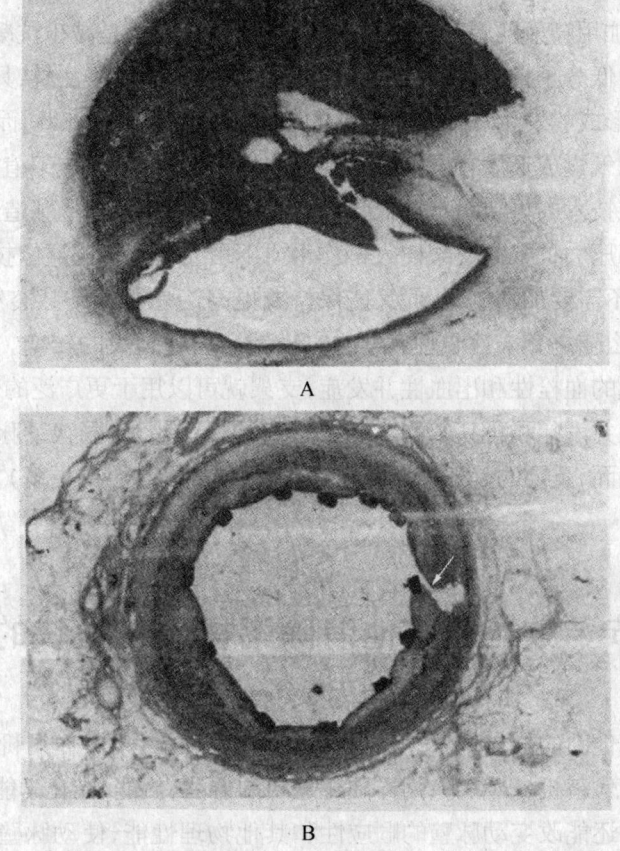

图 11-10 支架治疗冠状动脉夹层分离的效果
A. 人尸体冠状动脉内膜和中层夹层撕裂的典型表现,管腔萎陷,图示已作冠状动脉扩张,用支架之前;B. 人尸体冠状动脉扩张后加用支架,将大块撕下的内膜和中层撑住(箭头)

管,导管的气囊内注入热的液体,支架受热后萎陷成扩张前的形态围绕气囊而取出。这些短暂应用的支架适用于需要暂时机械性支持的情况。支架表面曾试用各种覆盖物,包括多聚体、药物和内皮细胞,并曾在动物中试用,以图减少血栓形成和限制新生内膜增生。用肝素覆盖的 Palmaz-Schatz 支架现正进行初步阶段的临床研究,初步结果提示可显著减少全身抗凝药的剂量,而不增加血栓性并发症的危险。

5. 理想的支架植入和减少抗凝治疗

在植入 Palmaz-Schatz 等支架后行冠状动脉内超声检查时可见到,尽管在冠状动脉造影图上看来支架是完全张开的,实际上在常用的 6~8 个大气压行气囊扩张时,支架并没有满意地张开,没有很好地支撑在血管壁上。应用更大的气囊和更高的压力(高达 16 个大气压)重复充气可进一步增加冠状动脉管腔直径,将支架植入斑块物质内。根据上述结果和假设,用支架后血栓形成首先是从支撑不好的动脉斑块开始的,或者是支架使动脉壁的粥样斑块突入到血管腔内再从这个病变部位开始形成血栓。有一些研究组近来评价了在"理想"的支架植入后,不用华法林的治疗效果。开始研究时全部病例一律都用血管内超声显像,显示支架经高压气囊充气确实已完全张开并贴近管壁,随后的报告提出,常规做血管内超声检查是不必要的。除了用阿司匹林外,再加用噻氯匹定加强抗血小板凝集治疗数周,是减少抗凝药物后的关键性措施。也有研究组采用低分子量肝素。在理想的支架植入后,不用华法林,只用抗血小板药物治疗期间,亚急性血栓形成的发生率却出乎意料的低,通常不到2％～3％,而血管并发症和出血性并发症与冠状动脉气囊成形术相同。观察性报告提出,采用这种支架植入方法后,晚期再狭窄率也比传统的支架技术的再狭窄率更低,因为支架植入后的冠状动脉造影结果改善。

如果这种用较高压力扩张的支架植入再加用或不用血管内超声显像技术指导的理想支架植入技术,能证明可不需要加强抗凝,而又能保持或提高治疗冠状动脉突然闭塞的效果,减少再狭窄的发生率,那么随之介入性心脏病学的实践就会出现重大的转变。如果支架植入不伴有常规操作时常出现的血栓性和出血性并发症,支架就可以用于更广泛的冠状动脉病变类型,包括那些易出现急性并发症和再狭窄的"高危"病人,结果是经皮冠状动脉血管再通方法的应用指征将再扩大。然而,重要的是还需要等待远期随访结果(5年或更多),才能推广接受这种支架植入的经验。

第4节 激光和其他消除粥样硬化斑块的能源

现在已研究了其他新的器材用于经皮冠状动脉介入性治疗,其作用机制与粥样斑块切除或支架有相似之处。代替机械性切除粥样硬化斑块的方法,热能、光化学能和声能也用于消除斑块。应用这些器材还能改变动脉壁的顺应性和其他物理性能,使动脉壁的弹性回缩减少和夹层分离瓣口封闭。虽然已有多种器材正在探索研究,只有激光切割器是美国FDA批准的,可用于冠状动脉再通目的。

1. 热能气囊血管成形术

激光、微波和射频等能源形式都曾用于气囊导管充气时向冠状动脉狭窄部位提供热能。使血管壁加热可用直接辐射形式(如激光、微波),或从气囊内的液体传导热量(射频)。在动物进行的临床前研究结果提示,这些设施都能减少动脉壁弹性回缩,将破裂的组织平面粘住,使血管腔内的血栓干燥,使冠状动脉管腔增大,比常用的气囊扩张血管成形术效果更好。热能血管成形术操作伴有不同程度的血管壁坏死,动脉中层变薄,弹力层变直和蛋白质凝固。

2. 激光血管成形术

(1)激光导管应用的钕:钇铝石榴石(Nd:YAG)近红外线激光源,将能量通过气囊导管内的硅制光导纤维传入。虽然在传统的PTCA后激光气囊血管成形术取得的经验表明,在许多相对高危的冠状动脉病变的治疗中,在重度管壁夹层分离、急性管腔闭塞或有闭塞危险时,应用本法是有效的,可改善冠状动脉造影结果。但是由于再狭窄发生率高,重要的临床事件发生多,Nd:YAG激光在治疗冠状动脉疾病的临床实践中已停用。生理性控制低能量应激血管成形术(PLOSA)方法是根据射频产生血管壁温度改变(约60℃),加上2个大气压的低压气囊扩张,可使动脉管腔扩张而不致破裂,从而减少弹性回缩和再狭窄反应。初步临床经验结果是PLOSA治疗后的即刻冠状动脉造影和临床结果与常规的气囊血管成形术的预期效果相似;

血管内超声显像检查未能发现 PLOSA 与 PTCA 的冠状动脉管腔扩大的机制有差别。

(2) 激光切除器:激光切除器是研究最广的治疗冠状动脉病变的激光设备。高强度,短时间(100～200ns)脉冲式,波长为 308nm 的紫外激光,经导管内的光导纤维束传到冠状动脉狭窄部位。狭窄病变吸收激光能量后,斑块中的蛋白质发生变性。在动物实验模型中,激光切除产生的组织病理改变包括局部形成组织凹陷而不伴炭化和局部内膜破裂。在两组大的临床资料中,3500 多例病人进行了激光切除冠状动脉成形术,尽管形态复杂的病变比例较大,操作的即刻成功率达到 90%。由于单用激光切除斑块后冠状动脉管腔仍较狭窄,95% 病人需加做辅助性气囊血管成形术。虽然住院期死亡率,心肌梗死和急诊旁路移植术的比例都与气囊血管成形术相近;但激光治疗后冠状动脉夹层分离和穿孔都比较常见,分别达到 16%～22% 和 1.6%～2.4%。在激光切除冠状动脉成形术取得成功后,46% 病人发生血管造影可见的再狭窄。近来有两项随机研究比较激光切除和常规冠状动脉气囊成形术治疗长的冠状动脉病变或完全闭塞病变的效果,未能发现两种方法在临床和血管造影结果方面有差异。导向性激光导管研制成功可能提高治疗某些病变类型的安全性和治疗效果。

正在进行临床研究的其他激光器材装置有钬激光发生器和脉冲有色激光。钬发生器的红外激光由粥样斑块中和血管组织中的水吸收。早期临床应用结果是与激光切除的效果相似,再狭窄率无明显减少。脉冲式可见激光发生器产生的光主要由血红蛋白吸收,因此消除血栓所需的能量阈值比消除动脉壁组织的能量阈值低 100 倍。所以在心肌梗死和急性缺血综合征时,脉冲式可见激光作为一种溶栓的手段,将有一定的地位。

(3) 激光消除粥样硬化斑块机制:激光血管成形术通过 3 种不同的机制直接消除粥样硬化斑块。各种机制所起的相对作用大小则取决于激光能量的波长和强度,操作的形式(连续的或脉冲式的),与组织接触的程度和血管壁中不同的组织成分吸收激光的性能。热能效应使组织融化或气化,使蛋白质变性。热能消除斑块的精密准确性和选择性可通过操作达到最佳水平,如应用紫外或红外激光能量,短时间脉冲式提供能量的操作方式,可使从靶区扩散的能量减少,避免损伤邻近部位。在脉冲式高能量激光操作时,形成的气泡通过血浆将声能压力传导到粥样斑块,产生斑块和组织破裂,这一机制也在激光血管成形术时对缺血性并发症的出现起重要作用。光分解作用发生在组织吸收激光能量时,造成组织内分子的键断裂而不伴明显的热效应。根据组织中的各个成分吸收激光的性能不同,光分解作用是有高度特异性的。虽然光分解作用是激光血管成形术的理想目标,实际在临床条件下热能和声能的机制看来是起主导作用的。

现在用于治疗血管疾病的脉冲激光有不同的波长,包括紫外的(切割用)、红外的(钬 holmium 发生的)和可见光(有色泽的)范围的。尽管开始应用时,围绕这一"高技术"曾有较大的热情,期望激光治疗有好的治疗效果、选择性和安全性,但这些期望未能实现。激光血管成形术的即刻治疗效果很难预测,与常规的气囊扩张成形术的效果无明显差别。原来曾认为复杂病变是最适合激光治疗的,效果也无差别。此外,激光成形术的操作并发症增多,包括夹层分离,突然闭塞和管壁穿孔破裂。登记资料也未见激光成形术后再狭窄发生率减少。

3. 治疗用的超声

高强度低频率超声具有消除动脉粥样硬化斑块的效果,主要靠超声产生的机械性震动和空腔形成的效果。管壁含有比重较高的组织，如胶原纤维和弹力纤维，不会被超声损伤，而没有弹力纤维支持的组织，如血栓和粥样硬化斑块，在超声能量作用下就会破裂，这样，采用低于损坏正常动脉壁组织的超声能量，就可以达到消除粥样硬化斑块和血栓。临床前的动物实验结果显示，以导管为基础的超声设备，能使完全闭塞或接近完全闭塞的冠状动脉节段的顽固性病变达到再通，也能溶解血管内的血栓。现正在病人中进行小规模的初步探索。

第5节 血管内显像技术

尽管X线冠状动脉造影的分辨率提高，并且研制成功了电子计算机冠状动脉造影图像数字重建技术，但应用血管造影作为检查冠状动脉形态和判断经皮冠状动脉再通治疗结果的手段，具有一些自身的限制。冠状动脉造影只能看到动脉的不透X线的管腔，无法评估血管壁内的病理结构。在管腔减小前就可有显著的粥样硬化出现，而这个过程不能用冠状动脉造影检出。冠状动脉的二维图像常不能适当地评价偏心型病变和复杂病变的严重程度。存在弥漫性冠状动脉病变时，病变已延伸到相邻的"正常"部位，造成低估狭窄的严重程度。现在已有三种显像技术用于临床，能在经皮冠状动脉介入治疗前后更精确地观察动脉壁和血管腔，或确定冠状动脉狭窄的功能意义。

1. 血管内超声显像

高频率超声探头微型化的技术迅速进展，使超声显像能看到冠状动脉内部。超声能量从位于冠状动脉管腔内的探头发出，穿透人血管壁，并在具有不同的传导声能的组织交界面处超声反射。这样，血管内超声显像(IVUS)产生高分辨率的横断面图像，不仅能测定管径的绝对长度，而且能看到动脉壁和粥样硬化斑块的范围和结构。超声图像与组织学检查结果的相关性很好。

现在已制成两种类型的血管内超声显像导管。固态设计的导管是在导管顶部排列多个超声换能器，由电子顺序启动产生360°的图像。机械扫描设计采用旋转的换能器(或用固定的换能器和旋转的反射波接受器)，装在导管的顶端。从组织反射回到换能器的超声能量经电子计算机分析，形成横断面图像。通过一段血管多次采集横断面图像，就能得出三维的电子计算机重建图像。现在应用的冠状动脉内超声显像导管远端顶部直径是0.9～1.7mm，可探查远端的冠状动脉节段。

血管内超声显像在临床上是用于检查冠状动脉造影不明显的粥样硬化斑块，定量测定管腔直径，确定狭窄病变的组成性质("软"斑块，"硬"斑块，钙化和血栓)(图11-6、图11-7、图11-11、图11-12)。有几个研究组的观察表明，在冠状动脉造影结果正常的血管中，特别是邻近狭窄病变的节段，用IVUS常能检出弥漫性粥样硬化病变，部分原因是由于动脉重构的Glagov现象，即狭窄的血管壁重塑后产生代偿性管腔增大；冠状动脉内真正的斑块常比冠状动脉造影所见要大得多。由于血管扭曲，按透视法显得缩短或血管重叠，如左冠状动脉主干，使在冠状动脉造影图上看来是可疑或难以确定时，超声波显像对判断管腔狭窄有用。对检查粥样硬化病变内钙化，IVUS比冠状动脉造影敏感得多。有些研究人员提出，IVUS可用以鉴别血栓和其他斑块成分。

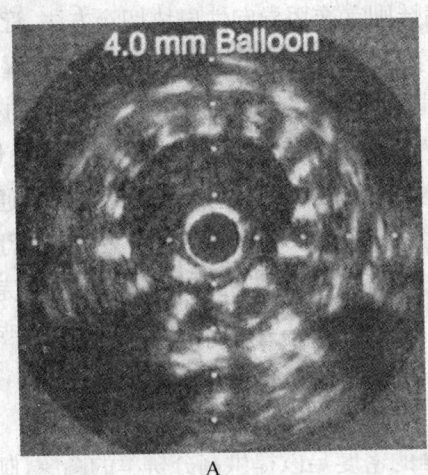 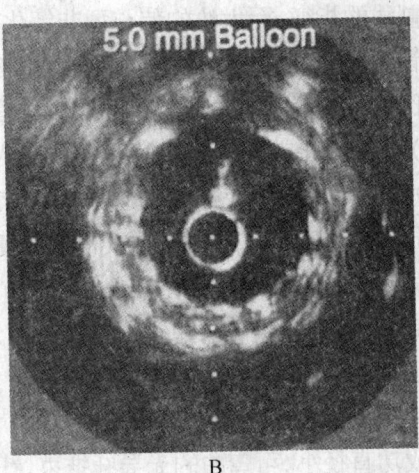

图 11-11　血管内支架植入后的血管内超声波显像

A. 用直径 4mm 的气囊将 Palmaz-Schatz 冠状动脉内支架扩张后的超声波显像,图示 3 点钟到 7 点钟部位支架未与管壁相配合;B. 用直径 5mm 的气囊在支架内扩张后,超声波显像示支架已与管壁完全相配合并撑住

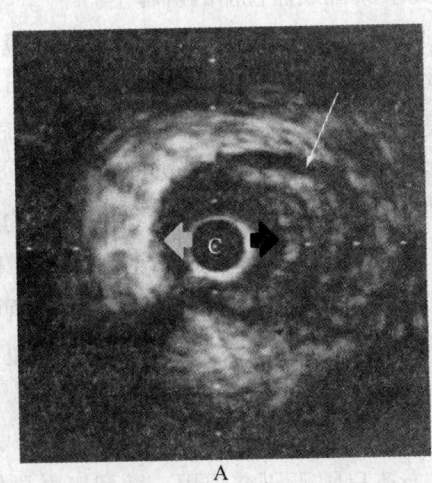 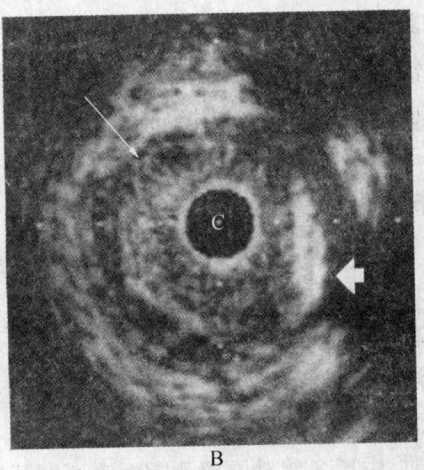

图 11-12　血管内超声波显像举例

在血管的中央部位 C 表示导管上的超声波换能器(直径 1.3mm)。点状记号代表 1mm 距离。A. 偏心型粥样斑块,粗灰色箭头示无病变的血管内膜,粗黑色箭头示新月状软性粥样硬化斑块,细白色箭头示低回声的动脉壁中层;B. 环状粥样硬化斑使动脉管腔重度狭窄。粗白色箭头示弧形钙化灶,声影使钙化灶深部的结构看不到。细白色箭头示动脉壁中层

血管内超声检查对理解气囊血管成形术和新的介入性治疗器材的作用机制(图 11-6、图 11-7、图 11-11)做出了很大的贡献。IVUS 还用于临床上指导经皮血管再通技术的应用和判断治疗结果。IVUS 也用于检出某些形态学特点,可预测经皮介入治疗的结果,帮助选择最适当的介入治疗器材,以获得最佳的冠状动脉造影结果。例如,IVUS 见冠状动脉壁有局灶性钙质沉积,可预示做气囊血管成形术时会有动脉壁中层夹层分离。表浅的钙化可考虑是应用旋

转斑块切割法的指征,而大块的偏心型非钙化病灶则宜选用导向性斑块切除方法,管腔内血栓是采用经管腔吸出斑块导管的指征或选用溶栓疗法。纤维化斑块适合用支架或气囊血管成形术。多次作 IVUS 检查可在血管再通操作过程中判断暂时性结果,以指导进一步的介入治疗(图 11-11)。现已研制成将超声换能器结合入气囊血管成形术导管或导向性斑块切除器材中,同时做 IVUS 显像可使冠状动脉介入治疗达到最佳效果。在完成经皮血管再通操作后,IVUS 可比冠状动脉造影更准确地评估管腔直径,因为大多数介入治疗方法造成管腔的边缘不规则。IVUS 也是评价下列情况的最敏感方法,如病变部位扩张和斑块切除是否完全,支架扩张是否完全,检查斑块破裂和血管中层夹层分离以及观察与随后的缺血性并发症或再狭窄有关的表现。

2. 冠状动脉血管镜检查

研制成功直径小,可弯曲的光导纤维束,纤维的密度足以提供高分辨率的图像,制成导管,就使在病人身上直接观察冠状动脉腔成为实际可能的事。临床应用最先进的血管镜(Baxter Edwards,美国)可沿标准的血管成形术导引钢丝插入冠状动脉后。将准备观察部位近端的乳胶气囊充气以阻断血流,然后注入温热的乳酸盐林格液,制造一个无血的视野供观察显像。显像束含有 5000 根光导纤维(像素),可推进到气囊阻断部位远端的 5cm 处,在高强度的照明下观察冠状动脉节段。图像可通过光导纤维输送到录像机或监视器的屏幕上。

在诊断性心脏导管检查时或经皮做血管再通操作时,能安全地进行冠状动脉镜检查。用血管镜能清楚地看到管腔和血管壁表面的病理结构,比冠状动脉造影或血管内超声显像更为清楚。在血管镜图像中,稳定的粥样硬化病变表现为白色纤维性斑块或黄色的含脂质的斑块,位于冠状动脉壁内,表面光滑或轻度不规则。移植的大隐静脉狭窄常表现比较复杂,斑块成分易碎,分布弥漫。在不稳定型缺血综合征病例,用血管镜可见到大多数"可疑病变"的斑块有裂缝或夹层分离,多达 94% 的斑块上有白色的(富含血小板)或红色的(富含红细胞和纤维蛋白)血栓。在进行冠状动脉介入治疗时,血管镜是有价值的方法。对确定管腔内血栓,阐明血管突然闭塞或有闭塞危险的发生机制,判断支架展开和斑块切除是否完全等应用方面,血管镜比血管造影方法更为敏感。

3. 冠状动脉内多普勒超声检查

不久前,应用多普勒原理测定血流速度基本上还只限于研究应用。微型压电晶体的研究成功,并能安装在冠状动脉导引钢丝顶端,促进了多普勒超声测定在冠状动脉内的应用,可常规测定血流速度,以进行临床评价狭窄的严重程度和冠状动脉内介入治疗的效果。应用冠状动脉内多普勒超声检查,可测定冠状动脉病变的生理意义。在导管实验室中用其他显像方法得到解剖和几何形态的信息基础上,多普勒检查又提供辅助补充信息。

现在广泛应用的多普勒超声检查导管的尺寸,可弯曲性和操作性能,像直径 0.018 英寸的血管成形术导引钢丝。由于横断面积小,钢丝对血流的干扰很少,在跨越狭窄部位时,可准确测定狭窄部位和以远部位的血液流速。冠状动脉内出现有血液动力学意义的病变时,用多普勒超声方法可测得正常的血流发生的三种变化类型:舒张期/收缩期流速比值降低,远端/近端血流速度比值减少,和充血性反应减弱。

冠状动脉内多普勒超声检查的临床应用包括评价中度冠状动脉狭窄病变(50%~70%狭

窄)的功能意义、诊断冠状动脉血流量储备异常、判断经皮冠状动脉再通操作的治疗结果、并发症、侧支循环血流和附加病变。在做冠状动脉内介入治疗时,连续多普勒血流测定结果示病变远端血液流速趋向正常,表示管腔扩大已适当,而血液流速指标变坏是冠状动脉闭塞即将发生的早期信号。冠状动脉内用多普勒方法测得的血流速度有时好时坏的变化,表示有血小板聚集或血管腔内血栓形成。如果经皮介入治疗后的冠状动脉造影结果是满意的,血流速度时好时坏的周期性变化是可能有晚期血栓性冠状动脉闭塞的信号。

第6节 治疗质量和可信任程度

经皮冠状动脉再通技术的进展使美国进行的操作数量显著增多,同时开展这项技术的操作医师人数和医院数也增多。美国心脏病学会(ACC)的调查结果中,43%会员医师宣称自己做冠状动脉成形术。有一些研究着重指出,经皮血管再通操作的实践方式和治疗结果有很大的变异。例如,一项私人保险资料数据分析表明,在不同地区间和不同医院间,按人口数进行的冠状动脉成形术的数字有很大的差别。血管成形术前的功能检查,住院费用和住院时间,以及血管成形术后转为做旁路移植术的比例,在各地区和各医院间也差别很大。在纽约州进行的调查发现,做冠状动脉再通手术的指征中,做血管成形术的指征属"不肯定"或"不适当"的人数,要比做冠状动脉旁路移植更多见。

操作医师和医院的经验是治疗的病例数量对血管成形术的治疗结果有显著影响。据估测在美国每位做心脏疾病介入治疗的医师每年治疗的病例数差别很大。从每年1次到700次,中位数在22~35次。同样,近期的Medicare(老年人医疗补助)的资料分析,每个医院给Medicare受益人做的冠状动脉成形术的范围是每年1例到987例,其中半数病人是在每年进行54例或更少的医院中做的。两项大规模研究表明,每年治疗例数少的医院中较常发生死亡和并发症。在加利福尼亚州进行的25 000次血管成形术操作中,每年做不到200例的医院的死亡和急诊冠状动脉旁路手术的病人数比例较高,达43%~49%;比每年完成400例以上的医院的死亡率和并发症更多。分析全美国21.7万例Medicare病人的结果证实,完成操作量少的医院的术后30天病死率是4.2%,而完成操作量大的医院中降为2.7%。

认识到操作者的技术熟练和经验与经皮重建血管的再通效果有恒定的相关性,美国心脏病学会和美国心脏病协会颁布了最低水平培训和经验的准则。美国内科学会委员会正在考虑一种附加的经过介入性心脏病学培训和考试的资格证明,就像心脏电生理一样。然而在现阶段,各医院的心脏疾病介入性治疗的可信任程度还是不同的。建议介入性心脏疾病的治疗操作者,必须经过正式的血管成形术培训教程,在此期间至少要做125次操作,包括75次是以第一操作者来完成的。应该指出,这些关于操作者工作量的准则是根据经验定出的,尚未经前瞻性的观察证实其合理性。此外,为了保持介入性心脏病治疗操作者的资格,每年应至少要以第一操作者身份做75次冠状动脉成形术。最后,建议每家开展这项操作的医院至少每年做200例,这对维持操作质量和安全性是必要的。但是,考虑到应用新的经皮血管重建技术时,医院和操作者应完成的数量就会成问题。许多器材还有较重要的"学习曲线",大多数医院应用相对较少,存在没有专门的培训教程和操作教师等问题。

在近 15 年内经皮冠状动脉再通的新技术的显著进展,使这项操作措施的指征扩大,需要治疗的病人数增多,即刻和远期治疗效果改善,继续进展是肯定会有的。气囊冠状动脉成形术的技术可能保持相对稳定,但新的经皮冠状动脉再通器材将继续出现,使冠状动脉病变的生物学治疗效果更加具有现实的希望。现有治疗方法的指征将进一步阐明,随机研究将会在确定新方法的应用时起关键性作用。新的技术将继续引进和发展,以消除或改变动脉的斑块,同时尽可能减少动脉壁的损伤,或采用有作用部位特异性的药物,以抑制局部血栓形成和减少再梗死。与此同时,血管内超声显像和血管镜将进一步改进,并与其他血管再通技术相结合,能准确地引导斑块切除和血管重塑,并减少冠状动脉损伤。最后,对经皮再通技术,血栓形成和再狭窄的血管生物学方面的认识提高会导致药物治疗的改进,减少不良的血栓形成和增生性反应,以减少再狭窄。预期经皮血管再通技术的急性效果和远期效果显著提高是现实的,在治疗冠状动脉阻塞性疾病时,血管再通技术的应用还将进一步扩大。

(杜景辰)

参 考 文 献

1 Serruys PW, Kay IP. I like the candy, I hate the wrapper: the 32P radioactive stent. Circulation, 2000, 101 (1):3~7

2 Nakatsu C, Arita M, Tomobuchi Y, et al. Long-term prognosis related to coronary risk factors, clinical characteristics of acute myocardial infarction and coronary angiographic findings in the elderly. Nippon Ronen Igakkai Zasshi, 1990, 27:52~56

3 Hidorf H, Takahashi M, Minai K, et al. Long-term beneficial effect of late reperfusion for acute myocardial infarction with percutaneous transluminal coronary angioplasty. Circulation, 1998, 98:2377~2382

4 St John Sutton MG, Pfeffer MA, Moye L, et al. Cardiovascular death and baseline predictors and impact of long-term use of captopril: Information from the survival and ventricular enlargement(SAVE) trial. Circulation, 1997;3294~3299

5 Condado JA, Waksman R, Calderas C, et al. Two-year followup after intracoronary gamma radiation therapy. Cardiovasc Radiat Med, 1999, 1(1):30~35

6 Thayssen P. Percutaneous transluminal coronary angioplasty in ischmic heart disease. Ugeskr Laeger, 1994, 156:4445

7 高润霖. 冠心病介入治疗现状及进展(Ⅱ). 中国循环杂志, 2002:05

8 陈纪林. 冠心病介入治疗进展(2)急性冠状动脉综合征的介入治疗. 中国循环杂志, 2002:06

9 杨跃进. 冠心病介入治疗进展(3)急性心肌梗死介入治疗新概念. 中国循环杂志, 2002:06

10 霍勇, 王贵松. 冠心病介入治疗进展(10)冠心病介入治疗并发症的防治. 中国循环杂志, 2003:04

11 吕树铮. 冠心病介入治疗进展(6)冠状动脉介入治疗新技术评价. 中国循环杂志, 2003:02

12 乔树宾. 冠心病介入治疗进展(7)冠状动脉内支架的设计和临床应用进展. 中国循环杂志, 2003:02

13 葛均波. 冠心病介入治疗进展(8)冠状动脉内超声、多普勒、压力导丝应用进展. 中国循环杂志, 2003:03

14 贾国良. 冠心病介入治疗进展(5)冠心病左心室功能低下和心力衰竭的介入治疗. 中国循环杂志, 2003;01
15 毛节明,张永珍. 冠心病介入治疗进展(9)冠心病介入治疗辅助药物的应用. 中国循环杂志, 2003;03
16 盖鲁粤. 冠心病介入治疗进展(11)合理选择冠状动脉介入治疗和冠状动脉旁路移植术. 中国循环杂志, 2003;04

第 12 章

冠心病治疗的麻醉

心脏外科手术麻醉是一件令人兴奋,挑战智力和在情感上有回报的工作。熟练的临床管理需要了解正常和异常的心脏生理,了解相关的麻醉药物血管活性药物和心脏活性药物的药理学作用,熟悉体外循环和外科手术引起的生理扰乱。本章就心脏外科冠状动脉旁路移植手术麻醉中重要的病理生理和技术问题做一简要的概述。在讨论有关冠心病麻醉计划和治疗决策之前,要知道相关病理生理学和药理学基础知识。首先,我们讲述心肌氧供和氧需平衡,这对冠心病特别重要。其次,我们把讨论重点集中在调节心肌功能的因素,特别是心肌收缩力、心率和室壁张力。还要讨论手术前的评估和麻醉前用药、监测技术和麻醉药物的选择。因为心脏外科的麻醉不断的发展和更新,所以讨论的问题还可能存在争论。

第 1 节 心肌氧供需平衡

行冠状动脉旁路移植手术的病人,在术前进行预防和治疗心肌缺血,可以降低围术期心肌梗死的发生。因为治疗和预防已知的增加心肌氧需(MVO_2)的因素,可以减少手术期间心肌缺血的发生率。此外,心肌氧供也是非常重要的。众所周知,许多心肌缺血的发生仅伴有很小的甚至无 MVO_2 改变提示,氧供的减少也是术中心肌缺血的一个致病因素。因此,对冠心病患者的处理,要控制决定 MVO_2 的因素和尽可能的改善心肌氧供(表 12-1)。

1. 心肌氧需

心室壁张力和收缩性是 MVO_2 的主要决定因素,根据 Laplace 定律,室壁张力和心室内压和心室半径成正比,与室壁厚度成反比,因此,预防和迅速处理心室的膨胀对于控制或减少 MVO_2 是很重要的。心肌收缩性也是非常重要的因素,抑制心肌收缩力通常是有益的。只要其抑制不导致心室壁张力增加。

表 12-1　心肌氧供需平衡

心肌氧需求	心肌氧供应
室壁张力	冠脉血流
前负荷	驱动压(DBP-LVEDP)
后负荷	舒张期时间
收缩性	冠脉阻力
心率	侧支循环
	动脉氧和量
	心肌氧摄取

2. 心肌氧供

任何增加心肌氧供的方法除了通过增加冠脉血流来满足，血氧含量对心肌氧供也是非常重要的。虽然心肌从中摄取氧，但这一因素导致的术中心肌缺血并不常见，因为氧合和血容量通常在麻醉期间都能维持的很好，冠状静脉窦 PO_2 大约是 27mmHg，氧饱和度50%。尽管在应激情况下心肌氧摄取能力还能增加一些，但是对于不断增加的氧需来说是不够的，因此，氧供和氧需变化相匹配的机制是通过精确的调节和控制冠脉血流来实现的。

冠脉的血流与下列因素有关：①心肌得到灌注的舒张期时间(心率)；②冠脉灌注压力；③冠脉血管张力及长度；④冠脉血管的口径。我们更加注重左心室心内膜下的心肌血流，因为该区心肌收缩期短代谢也更多，并且在收缩期血流被限制，因此最易发生心肌缺血。

在心室心内膜下心肌灌注血流几乎全来自舒张期，然而右心室的灌注血流主要在收缩期(不存在肺动脉高压时)。这种一过性的差异可以用收缩期心腔内压的不同来解释。因为左心室血流来自舒张期，且舒张期持续时间更重要，它决定了左心室心内膜下血流。舒张期时间随心率的增快而缩短，换句话说，心率的快慢对左心室心内膜下的血流起到了关键的作用。

左心室冠脉灌注压通常认为是主动脉舒张压减去左心室舒张末压，这个公式过度简化。由于没有一个单一主动脉的舒张压，更确切地说左心室冠脉灌注压是一个驱动血流到达心内膜下心肌的压力范围。存在血管腔内梗阻或血管张力升高时，到达血管远端的压力就降低了，降低的程度是未知的，尽管冠脉循环末端压力不确定并且还有争议。但用心室充盈压来估计这个末端压力还是很方便。因此较低的心室充盈压对于增加灌注和降低氧耗来说都是理想的。

在限制性阻塞心外膜血管导致血流减少的情况下，心肌内小动脉可以通过调节舒张期血管阻力来改变血管张力，这些调节使心肌氧供和代谢可在一个较大的灌注压力变化范围得到匹配。这种在最大血管扩张情况下可达到的血流与自主调节血供之间的差异是冠脉储备，通常是基础血流的3～5倍，当心外膜血管狭窄变得更加严重时，这些阻力血管进行性扩张，保持基础血流供应，但以减少冠脉储备为代价。每当心肌氧需的增加超过可用的储备时，心肌缺血的症状、体征和代谢改变就会表现出来。

低血压、血管痉挛和急性的血栓形成都会降低冠脉灌注压，减少冠脉血流，减少心肌氧供，斑块破裂引起的血小板激活和血栓形成导致不稳定心绞痛或急性冠脉血栓形成。毗邻血栓的正常血管存在潜在的高反应性,使得已经存在非阻塞性斑块或血栓的血管发生痉挛和完全阻塞。这种类型的急性血栓形成被认为是急性心肌梗死和猝死的原因。

(闫国君)

第 2 节 术前评估

术前麻醉医师对冠心病病人的病情应有全面的了解,虽然术前访视侧重于心血管系统,但也必须重视其肺脏、肾脏、肝脏、神经、内分泌和血液系统的功能,才可能对术中出现的情况进行分析预防及处理。临床上可按病人能胜任的体力活动程度,即根据主观症状将心脏功能分为四级,同时根据心电图、负荷试验、X线检查、超声心动图和显像技术等的检查结果进行客观评价分级(表 12-2)。

表 12-2 心功能客观评价

	功能状态	客观评价
第Ⅰ级	患者有心脏病,但体力活动不受限制。一般的体力活动不引起过度的疲劳、心悸、呼吸困难或心绞痛(心功能代偿期)	A级:无心血管病的客观依据
第Ⅱ级	患者有心脏病,体力活动稍受限制。休息时感觉舒适,但一般的体力活动会引起疲劳、心悸、呼吸困难或心绞痛(Ⅰ度或轻度心衰)	B级:有轻度心血管病变的客观证据
第Ⅲ级	患者有心脏病,体力活动大多受限制。休息时尚感舒适,但一般轻的体力活动就会引起疲劳、心悸、呼吸困难或心绞痛(Ⅱ度或中度心衰)	C级:有中度心血管病变的客观证据
第Ⅳ级	患者有心脏病,体力活动完全丧失。休息时仍可存在心力衰竭的症状或心绞痛,进行任何体力活动都会使症状加重(Ⅲ度或重度心衰)	D级:有重度心血管病变的客观证据

依据患者的主观感觉进行心脏功能分级,可因个体的耐受性不同而有明显的差异。经利尿剂、血管扩张剂及强心剂治疗后,肺循环和体循环淤血症状基本消失,但是心肌受损程度仍然未矫正,不能与心脏功能分级平行。故上述分级方法虽然简便,但是缺乏真实性,对麻醉前评估心脏功能的实用性有限。

冠心病病人的心力衰竭为舒张功能不全性心力衰竭。左室舒张功能异常,使左室舒张末期容量减少而压力升高,可导致左房及肺静脉压升高引起肺循环淤血,最终体循环亦淤血。冠心病人的泵功能状态,尤其有不稳定型心绞痛、陈旧性心梗、室壁瘤的重症病人可通过有创血流动力学监测来了解。

Forrter研究指出血流动力学指标，肺毛细血管楔压(pulmonary capillary wedge pressure, pcwp)与临床表现：当pcwp升至18~20mmHg时，开始出现肺淤血；pcwp在20~25mmHg时出现中度肺淤血；pcwp在25~30mmHg时出现重度肺淤血；pcwp>30mmHg时出现急性肺水肿。心脏指数(cardiac index, CI)与脑、肾、皮肤的血流灌注相关：CI为2.7~4.3L/(min·m^2)时，组织器官血流灌注正常；CI为2.2~2.7L/(min·m^2)时，血流灌注降低，但是临床可无表现；CI为1.8~2.2L/(min·m^2)时，则出现组织器官血流灌注不足的症状；CI<1.8L/(min·m^2)时，则组织器官血流灌注严重不足，临床表现为休克。

1. 右室心肌梗死血流动力学改变

单纯右室心肌梗死不到3%，大多数的右室梗死合并于左室下壁或后壁心肌梗死。右室梗死所致的心功受损，血流动力学表现为右房压>10mmHg，右室舒张末压>10mmHg，右室压力曲线形态如"平方根"号，右室舒张末压与左室舒张末压比值>0.65，右心房波的α波明显增高和波槽急剧下降。右室梗死时，即使心输出量降低，左室充盈压也可在正常范围，或仅轻度增高，这是由于左室充盈不足所致。如果右室梗死患者由于右室功能严重受损，虽然同时有左室功能受损，但是由于右室输出量显著减少，检测左室舒张末压可以不升高，这样就掩盖了左室功能不全的血流动力学的改变。此时，一旦做容量负荷试验，便可显示出左室舒张末压的升高，若容量负荷过高可发生急性肺水肿。

2. 提示心室功能障碍的术前所见

(1)病史：心肌梗死史，间断或慢性充血性心力衰竭。

(2)症状：疲乏、劳力性呼吸困难、端坐呼吸，夜间阵发性呼吸困难、踝部水肿。

(3)体格检查：低血压、心动过速(严重血性心力衰竭)；颈静脉怒张、心尖搏动点外移、S_3、S_4心音、肺部啰音、凹陷性水肿、肝搏动、腹水(三尖瓣反流)。

(4)心电图：心肌缺血、心肌梗死，节律或传导异常。

(5)胸部X线：心脏扩大，肺血管淤血，肺水肿，胸腔积液，Kerley B线。

(6)心功能测试：心导管资料(LVEDP>18mmHg, EF<0.4, CI<2.0L/(min·m^2))；超声心动图(EF低，多发节段室壁运动异常，SWMA)；心室造影(EF低，多区域的运动减弱，不运动或反常运动)。

通常与心脏病有关的疾病，如高血压病、COPD、糖尿病以及吸烟等也必须加以评估。如合并COPD患者病史中有严重吸烟史，且术前有低氧血症，或术中失血过多，则须延长机械通气时间，为此，COPD患者术前至少戒烟8周，还须吸入支气管解痉剂，如β_2激动剂或抗胆碱能药物，服用茶碱类药物以保持呼吸道通畅。如术前已经存在肾功能不全，术中应积极保护肾功能，采取适当措施，如使用利尿药或多巴胺等。

(高 斌)

第3节 麻醉前准备和麻醉前用药

理想的麻醉前准备及麻醉前用药应使病人入手术室之前呈嗜睡状态，无焦虑、紧张、表情淡漠，对周围的事物漠不关心。心率应在 90 次/min 上下，最好慢于 70 次/min，血压较在病房时下降 5%～10%，无胸痛等任何心血管方面的症状。为了达到上述要求，麻醉前要投以适量的麻醉性镇痛药、镇静药外，应参考病人术前心率、血压及与心绞痛之间的关系，投入 β 阻滞药和钙通道阻滞药。一般情况下，劳力型心绞痛应以 β 阻滞剂为主，不稳定性心绞痛应给予钙通道阻滞药。术前心率快(>70 次/min)应加大 β 阻滞药的用量，血压偏高者应加大钙通道阻滞药的用量。心绞痛常常在凌晨发作的病人亦应给予钙通道阻滞药。

心绞痛发作时伴循环动力学变化也应作为术前用药的参考，心绞痛发作时伴有心率增快，应加大 β 阻滞药的用量，如血压升高，可增加钙通道阻滞药的用量，如病人心功能良好可给予较大剂量的 β 受体阻滞剂和钙通道阻滞剂。

不同手术方式也应作为术前用药的参考，如心肺转流下完成手术或非心肺转流下(off-pump)手术。为了便于手术中控制心率，可考虑在 off-pump 下手术者加大 β 受体阻滞剂的用量。

冠心病人对上述术前用药有较大的耐受性，尤其是做主干或三支病变。术前无心肌梗死病史者，该病人接受较大剂量的 β 受体阻滞药和钙通道阻滞剂，非常有利于病人安全度过术晨和麻醉诱导前心肌缺血易发期。但对术前心功能较差者，尤其是高度依赖交感神经张力维持心排血量者，β 阻滞剂和钙通道阻滞剂可诱发严重的心力衰竭。因此对心脏扩大合并室壁瘤，左室射血分数低下，不能耐受心率减慢的病人，应谨慎使用 β 受体阻滞药和钙通道阻滞药。

β 受体阻滞药作为术前用药，考虑 $β_1$ 选择性、内源性拟交感活性(ISA)及其药代动力学。冠心病人术前用药不宜选用 ISA 作用药物，而具有 ISA 作用的 β 受体阻滞药则对瓣膜狭窄的心脏病人有一定的益处，临床上常用的选择性 $β_1$ 受体阻滞药为阿替洛尔和美托洛尔。在选用 β 受体阻滞剂时要注意低血容量、浅麻醉引起的心动过速。有研究认为，美托洛尔为脂溶性易于通过血脑屏障，有脑保护作用。美托洛尔对血管内膜的功能具有保护作用。美托洛尔为脂溶性，生物间个体利用度差异大。阿替洛尔为水溶性，半衰期长于美托洛尔。两种 β 受体阻滞剂都有减慢心率和降低血压的作用，但美托洛尔的降压作用强于阿替洛尔，阿替洛尔的降心率的作用强于美托洛尔，应注意药物的选用。

钙通道阻滞药对于减慢心房颤动和心房扑动引起的心室反应，扩张冠脉和治疗术后高血压都很有效。所有的钙通道阻滞剂都会抑制心肌收缩性、降低冠脉和体循环的血管张力，降低窦房结冲动发放频率和影响房室传导。维拉帕米治疗室上性心动过速和减慢心房颤动和扑动的快速心室率很有效，但它的负性肌力作用很强。硝苯地平、尼卡地平、依拉地平心肌负性肌力作用弱，具有外周血管扩张作用，对高血压病人很有效。

（高 斌）

第4节 冠状动脉搭桥术麻醉用药

一、吸入麻醉药

(一)吸入麻醉药的特点

吸入麻醉药的种类很多,特别是强效的挥发性吸入麻醉药在心血管麻醉中的使用极为普遍。与静脉麻醉药相比,使用吸入麻醉药有两个优点:①能通过呼吸有效地调节血中麻醉药物的浓度;②通过测定呼吸末浓度可估计吸入麻醉药在其作用部位(中枢神经系统)的浓度。

现将在心外科手术常见的吸入麻醉药的物理、化学及生物学特性总结于表12-3。

表12-3 常用吸入麻醉药的物理、化学和生物学特性

特 性	地氟醚	七氟醚	异氟醚	安氟醚	氟烷	笑气
分子量	168.0	182.0	184.5	184.5	197.4	44.0
沸点(一个大气压下)	23.5	58.5	48.5	56.5	50.2	—
饱和蒸汽压(mmHg)	663	160	250	175	243	—
气味	刺激性	醚香味	刺激性	醚香味	甜味	甜味
分配系数						
血/气	0.42	0.68	1.40	1.90	2.30	0.47
脑/气	0.54	1.15	2.09	2.60	4.79	0.50
最小肺泡气浓度(%)	5.70	1.71	1.15	1.68	0.75	106
肝毒性	—	—	—	—	+	—
肾毒性	—	?	—	?	—	—
体内代谢	0.02%	2%	0.2%	2%	20%~30%	
心律失常	—	—	—	?	+	—

由于小儿与成人相比,麻醉药物的血/气分配系数、机体分布、肺泡通气量和心输出量的分布不同,使吸入麻醉药的药代动力学与成人有很大的区别。表12-4 为不同年龄的国人吸入麻醉药血/气分配系数。

表 12-4　不同年龄中国人的吸入麻醉药血/气分配系数

年　龄	地氟醚	七氟醚	异氟醚	安氟醚	氟　烷
新生儿 （出生～30天）	0.51±0.04	0.59±0.03	1.20±0.09	1.73±0.11	2.11±0.13
幼儿 （1～3岁）	0.62±0.05	0.71±0.08	1.32±0.06	1.90±0.13	2.23±0.09
学龄前儿童 （4～6岁）	0.62±0.06	0.72±0.03	1.39±0.10	2.03±0.08	2.43±0.14
学龄儿童 （7～14岁）	0.59±0.05	0.73±0.05	1.39±0.13	2.07±0.17	2.37±0.23
成人 （26～45岁）	0.62±0.07	0.71±0.07	1.40±0.12	2.05±0.18	2.59±0.25

（二）吸入麻醉药对循环功能的影响

1. 心肌收缩力

大量动物实验证明，心肌的收缩功能随着吸入麻醉药物浓度的增加，心肌收缩功能逐渐下降，综合文献所报结果，现代吸入麻醉药对正常心理收缩力的抑制作用顺序大致为：氟烷＞安氟醚＞异氟醚≈七氟醚≈地氟醚＞笑气。异常心肌似乎对吸入麻醉药更敏感。

2. 心律

不同的吸入麻醉药对心肌儿茶酚胺的敏感性不同，实验证明，常温下给动物实施吸入麻醉时，心肌对儿茶酚胺的敏感性增高的顺序为：氟烷＞氟烷＋利多卡因＞安氟醚＞七氟醚＞异氟醚。

氟烷小儿麻醉时，心律失常的发生率较成人低。在吸入麻醉药对循环功能抑制程度研究中，常用到心脏麻醉指数(cardiac anesthetic index)即产生明显的心电节律及QRS波群改变或室颤时，呼气末吸入麻醉药浓度与其MAC之比。心脏麻醉指数越大，麻醉药越安全。临床麻醉中越不易引起心律失常和循环功能衰竭。常温下安氟醚、氟烷和异氟醚心脏麻醉指数分别为：3.3、3.0和5.7。

3. 体循环血管

吸入麻醉药直接作用于血管，使动脉舒张，是由于吸入麻醉药可增加cAMP的合成。吸入麻醉药对整体血流动力学的影响取决于各药对心肌收缩力、外周血管阻力、压力反射弧和自主神经系统的作用，还取决于组织水平的局部代谢和神经体液因素。

4. 心率

在表12-4的五种吸入麻醉药中，氟烷对心率的影响最小。在维持充盈压不变或略升高时吸入氟烷不明显改变心率和外周阻力，但因每搏量和每分心输出量下降而出现于麻醉深度相关的血压下降中。同样条件下吸入安氟醚是血压下降，HR轻微升高和每搏心输出量(SV)的下降。由于吸入安氟醚是 HR 的上升不能抵消 SV 的下降,因每分心输出量(CO)和 SVR 的下降而出现与麻醉深度相关的血压下降。

与氟烷和安氟醚一样,异氟醚也导致与麻醉深度相关的血压下降,但血压下降的主要原因是 SVR 下降所致。与安氟醚不同的是吸入异氟醚时加快的 HR 能抵消 SV 的下降,从而使 CO 维持不变。七氟醚使 HR 轻微增加,CO 维持不变或轻微下降。但 SVR 下降使动脉血压随麻醉加深而下降,其作用类似异氟醚。

5. 动脉血压

大量实验证实,所有强效挥发性吸入麻醉药都降低动脉血压,且随麻醉加深血压下降愈严重。血压下降的原因为:①血管扩张,外周阻力下降;②抑制心肌收缩力,使每搏心输出量下降。对氟烷而言,心输出量的减少是血压下降的主要因素;对安氟醚而言,外周阻力的下降和心输出量的下降都是主要原因;对异氟醚而言,主要是外周阻力下降所致。所以,用吸入麻醉药作控制性降压时,选用异氟醚最为合理。因为其降压的主要机理是降低外周阻力,这样在控制性降压期间能更好的维持组织和重要器官的灌注血流。

6. 冠脉循环

(1)氟烷:多数研究表明氟烷对冠状动脉张力无直接作用,但其导致的低血压可引起冠状动脉阻塞处远端的血流减少。

(2)安氟醚:安氟醚扩张冠状动脉的作用强于氟烷。几乎所有的研究都表明,虽然吸入高浓度安氟醚时冠状动脉的灌注压下降但心肌的供 O_2/耗 O_2 仍能很好的维持,没有发现有缺血的心电图和代谢指标的变化。

(3)地氟醚:大量实验表明地氟醚对血流动力学的影响与异氟醚类似。如果严格控制地氟醚对血流动力学的影响,其麻醉中心肌缺血的发生率与舒芬太尼相似;若不严格控制地氟醚对血流动力学的影响,则地氟醚麻醉比舒芬太尼麻醉更易引起心肌缺血。

(4)七氟醚:大量实验中用七氟醚将血压从 12.0kPa(90mmHg)降至 9.3kPa(70mmHg),再降至 6.6kPa(50mmHg),其减少冠状动脉血流(CBF)的作用比异氟醚强。由于实验中七氟醚增加 HR 的作用比异氟醚强,其扩张冠脉的作用可能是因为心跳加快所致而不是直接扩张动脉。

(5)异氟醚:许多研究都表明异氟醚为一冠状动脉扩张剂,其强度大于安氟醚和氟烷,但弱于腺苷。随麻醉深度加大,其扩张冠状动脉的作用增强。但是许多临床经验提示异氟醚扩张冠状动脉可引起冠脉血流异常分布而致心肌缺血。

冠心病病人是否能使用异氟醚麻醉仍有争议。根据大多数临床实验的观察可以得出下列结论:①异氟醚是一个比安氟醚和氟烷作用更强的冠状动脉扩张剂,其扩冠作用与其麻醉深度呈正相关;②有冠状动脉狭窄时,异氟醚的扩冠作用可能引起冠脉血流重新分布,导致缺血区供血减少,而异氟醚降低心肌耗氧量的作用将部分抵消这种作用;③这种血流在分布"有时"可能导致心肌供 O_2/耗 O_2 失衡。如果病人有"冠脉窃血"的解剖学基础,又是用高浓度的异氟醚,在血流动力学不稳定时心肌缺血的危险性增加。

7. 压力反射系统

压力感受器位于颈内和颈外动脉的交界处(颈动脉窦)以及其他位点。当动脉压变化时通过压力反射引起外周血管阻力,静脉张力,心率和心输出量的变化。吸入麻醉药对压力反射的作用有两点临床意义:①麻醉中血容量不足或心输出量下降时的临床表现不典型;②麻醉中维持循环的各种代偿作用减弱。

8. 肺循环

肺循环和体循环是交互影响的。肺循环主要影响气体交换,左心充盈和右室心输出量。吸入麻醉药对肺血管阻力(PVR)有一定的作用。PVR受几种因素影响:①肺血管牵张力的增加使肺血管床的横截面积增加,从而降低PVR;②当肺容量小于功能残气量时,肺血管被扭曲使PVR增加,当肺容量大于功能残气量时,由于肺内压的增加使肺血管受压,PVR也升高;③局部的O_2分压下降或CO_2分压升高使PVR升高;④神经介质如儿茶酚胺等使PVR升高。

吸入麻醉药对呼吸系统局部区域PVR的影响有较重要的临床意义:①改变肺内不同区域的血流分布;②改变不同区域的通气/血流比值;③改变气体交换;④改变右心室后负荷及其功能。如肺不张区域因局部缺氧而发生肺血管收缩(PVR升高)时,是右心射出的血液由肺不张区域向通气良好的非肺不张区域转移,从而改善通气/血流比值,避免或减轻低氧血症。

(三)常用吸入麻醉药物

1. 氟烷(Halothan)

氟烷又名三氟氯溴乙烷、三氟乙烷。

(1)临床应用

①可用于吸入全麻的诱导与维持。

②可用于静脉/吸入复合全麻。

③也可用于麻醉期间控制性降压。

(2)药理学:本药为临床最早使用的含氟吸入全麻药,经呼吸道吸入,产生与剂量相关的中枢神经系统抑制作用,致意识消失,并可缓和及消除对各种伤害性刺激的应激反应,达到完全镇痛目的。随着抑制作用和麻醉的加深出现骨骼肌松弛,但麻醉过深,则发生呼吸、循环抑制。本药还可通过内源性血管扩张作用引起脑血流增加,易致颅内压显著升高。

本药经肺泡吸入进入血循环。在肝内代谢的药物不足总量的20%,几乎无氟离子游离。原药随呼气排出约60%~80%,其余转化降解后经肾排泄。

(3)药物对机体的影响

①药物对老人的影响:药物的MAC随年龄的增加而相应的减小,常规剂量容易导致低血压和心功能不全。

②药物对妊娠的影响:用于分娩时,本药用量大、时间长,新生儿可由程度不等的呼吸、循环或中枢神经功能抑制;且本药有子宫肌松弛作用,可使缩宫药的效应减弱。

③药物对哺乳的影响:本药可进入乳汁,乳母应尽可能避免使用。

(4)用法与用量

①成人全麻诱导蒸汽浓度可逐渐增至3%;全麻维持蒸汽浓度为0.5%~1%。

②儿童吸入给药小儿用量酌减,余同成人。

(5)禁忌证

①对本药及其他含氟吸入麻醉药过敏者;
②恶性高热或有恶性高热病史者;
③黄疸或肝损害时;
④嗜铬细胞瘤患者(因吸入本药后儿茶酚胺的释放剧增,可诱发严重的心律失常;
⑤心律失常患者;
⑥使用含氟吸入麻醉药后曾出现过肝损害者。

(6)注意事项
①休克患者;
②心功能不全心肌损害者;
③颅内占位性病变及颅脑损伤者应慎用吸入全麻药。

(7)不良反应
①精神神经系统:轻度反应有头晕、头痛、目眩或嗜睡。比较严重并应警惕有中枢性血压下降和心律失常、中枢性呼吸抑制、幻觉、错觉、意识模糊。
②心血管系统:脉搏增快、减慢和逸搏。多见于吸入全麻诱导期,一般很快恢复,本药吸入全麻时发生心律失常概率较高,出现室上性或室性心律失常,应重视。
③呼吸系统:可出现呼吸减慢和呼吸困难。
④消化系统:轻度的恶心和呕吐。

2. 地氟烷(Desflurane)

地氟烷又名地氟醚、优宁。

(1)临床应用
①用于吸入全麻的诱导与维持,尤其是门诊小手术的全麻。
②也用于静脉/吸入复合全麻。
③还用于麻醉期间的控制性降压。

(2)药理学:本药为挥发性吸入麻醉药,结构上与异氟烷相似,经呼吸道吸入,产生与剂量相关的中枢神经系统抑制作用,导致意识消失和完全性遗忘,可缓和及消除对各种伤害性刺激的应激反应。

本药还可通过内源性血管扩张作用引起脑血流增加,极易致颅内压的显著升高。本药麻醉的诱导及苏醒均快,易于调节麻醉深度。其麻醉效力较低,对心血管系统的影响也较小(更适合心血管手术麻醉)。本药不损害肝肾功能,遇碱石灰稳定,肌松作用较强。

本药比异氟烷更适于脊髓手术时控制性降压;作为手术的麻醉诱导;对老年病人全麻后认知功能的恢复,本药与七氟烷相似,而恢复时间较后者短。经肺泡摄取迅速。血/气分配系数很低(为0.42),最低肺泡有效浓度(MAC)为5.6%~6%。停用后药物几乎完全从肺迅速排泄,为目前在体内生物转化最少的吸入麻醉药。

(3)药物对机体的影响
①药物对对儿童的影响:用于12岁以下儿童常发生咳嗽、屏气、呼吸暂停、喉痉挛和分泌物增多,故不推荐本药用于小儿吸入麻醉的诱导。
②药物对老人的影响:本药的MAC随年龄的增高而降低。

③药物对妊娠的影响:在孕妇中尚缺乏足够的资料和深入对照的研究,但亦有对胚胎毒性的报道。

(4)用法与用量

成人:①全麻诱导:引起下颌松弛,完成气管插管,本药浓度为12%～15%。②全麻维持:吸入浓度可维持3%左右。③控制性降压:吸入浓度为15%～17%。④门诊小手术:吸入浓度为8%～14%。

儿童:吸入给药儿童用量酌减,用法参考成人。

(5)禁忌证

①对含氟吸入麻醉药过敏者。

②恶性高热者。

③使用含氟麻醉药后发生过肝功能损害者。

④不明原因的发热和白细胞增多者。

(6)注意事项

①颅内占位性病变,颅脑损伤者,为避免颅内压继续增高,均应慎用吸入全麻药。

②重症肌无力患者。均慎用本药。

(7)不良反应

①可致剂量依赖性血压下降和呼吸抑制,麻醉诱导式可出现咳嗽、屏气、分泌物增多、呼吸暂停和喉痉挛。

②可触发骨骼肌代谢亢进,导致氧耗增加,从而表现出恶性高热,高碳酸血症、肌肉强直、心动过速、发绀、心律失常及血压不稳定。

③术后可有恶心和呕吐。

3. 恩氟烷(Enflurane)

恩氟烷又名安氟醚、易使宁等。

(1)临床应用

①全身麻醉的诱导与维持。

②静脉/吸入符合全麻。

(2)药理学:本药为异氟烷的同分异构体,麻醉强度稍低于氟烷,但麻醉深度易于调整,诱导和苏醒较迅速,对黏膜无刺激性。对心血管系统抑制作用比氟烷弱,也不明显增加心肌对儿茶酚胺的敏感性;本药肌肉松弛作用较氟烷强,较乙醚弱。对肝脏的影响远小于氟烷。本药自肺泡吸收迅速,麻醉起效时间快,苏醒快,其MAC吸氧时为1.68%。本药在肝脏的代谢率很低,仅有2.4%被肝脏转化。80%以上以原形经呼吸道排出,及少量转化为非挥发性氟化物经肾排泄。

(3)药物对机体的影响

①药物对老人的影响:因药物的MAC随年龄的增加而相应的减少,老年人使用常规剂量容易导致低血压和心功能不全。

②药物对妊娠的影响:尚无孕妇使用本药是否有害的定论,但高浓度恩氟烷可导致宫缩乏力。

③药物对哺乳的影响:本药是否经乳汁分泌尚不明确,哺乳期妇女一般不用。

(4)用法与用量

成人:①全麻诱导:建议使用本药诱导的起始浓度为 0.5%,在呼吸抑制后逐渐增加,直至达到手术所需的麻醉深度。此时本药浓度应小于 0.4%。②全麻维持:浓度 0.5%～2%的本药可维持一定的麻醉深度,3%为极限。手术操作快结束时可将本药浓度降低至 0.5%,也可在开始缝合切口时停药。停药后可用纯氧"清洗"患者的呼吸通路数次,直至患者完全清醒。

儿童:吸入给药儿童用量酌减,用法参考成人。

(5)禁忌证

①对本药及其他含氟吸入麻醉药过敏者;

②恶性高热及有恶性高热病史者;

③癫痫患者;

④颅内高压患者。

(6)注意事项:有下列情况者慎用

①严重的心、肺、肝、肾功能不全;

②休克者;

③颅内占位性病变、颅脑损伤者,为避免颅内压继续增高,均应慎用;④重症肌无力患者;

⑤有惊厥史患者。

(7)不良反应

①中枢神经系统:少数病人麻醉后出现后遗性中枢神经兴奋。余同氟烷。

②周围神经系统:轻度不良反应有肌肉震颤或共济失调、步态不稳等。在全麻消退过程中可见大、小便失禁。

③心血管系统:脉搏增快、减慢或逸搏。多见于吸入全麻诱导期,一般很快恢复。出现持久、顽固性低血压时,提示循环功能不全,应警惕麻醉是否过深。

④呼吸系统:可出现呼吸减慢、抑制或呼吸困难,应及时处理。

⑤消化系统:轻度的恶心、呕吐常自行消失,有持续或严重的恶心、呕吐、食欲减退、腹胀或腹痛时,应加强监护,必要时作肝功能检查。本药对肝功能影响较轻,但有可能出现肝功能损害所致的黄疸。

⑥泌尿系统:由轻度肾功能抑制,异常的尿量增加或减少、难以解释的体重减轻等都是肾毒性反应的先兆。

4. 异氟烷(Isoflurane)

异氟烷又名异氟醚、活宁等。

(1)临床应用

①用于吸入全麻的诱导与维持。

②用于静脉/吸入复合全麻。

③用于治疗顽固性哮喘持续状态(国外资料)。

(2)药理学:本药为恩氟烷的同分异构体,尚可引起支气管扩张。与氟烷和恩氟烷相比,本药有以下优点:①心血管状态十分稳定,尤其在危重病人。②肌肉松弛良好,肌松药用量可减至常用量的30％。③因溶解度低,诱导和苏醒迅速,无致吐作用。④可用于各年龄组,各部位及各种疾病手术的全身麻醉。

本药易从肺泡吸收,麻醉起效快,5～10分钟后,浓度可增至5％而达到手术要求的麻醉水平,10分钟内就能引起气管插管所需的肌肉松弛,而苏醒也快。本药MAC吸氧时为1.15％。本药95％以原形随呼气排出,对肝肾损害小。

(3)药物对机体的影响

①药物对儿童的影响:据国外资料报道,2岁以下儿童的用药安全性尚未确定,故儿童慎用。

②药物对老人的影响:本药的MAC随年龄的增长而相应的降低,故老年人用药易导致低血压及心功能抑制。

(4)用法与用量

成人:①麻醉诱导:建议起始吸入浓度为0.5％,7～10分钟内逐渐增至1.5％～3.0％,而进入麻醉期。②麻醉维持:可用1.0％～2.5％的本药和氧/氧化亚氮气体混合吸入;若单独与氧气混合吸入,则本药浓度应增加0.5％～1.0％。

儿童用药应酌减。

(5)禁忌证

①对本药及其他含氟吸入麻醉药过敏者;

②恶性高热患者或有恶性高热史者;

③使用本药后发生恶性高碳酸血症者;

④使用含氟吸入麻醉药后出现肝损害不宜再用本药;

⑤孕妇(剖宫产除外)

(6)注意事项:有下列情况者慎用

①颅内占位性病变、颅脑损伤等颅内压增高者;

②重症肌无力患者;

③对冠心病患者的应用虽有异议,但临床应用并非禁忌。

(7)不良反应

①心血管系统:吸入高浓度时扩张管状血管有可能发生冠脉窃血综合征。余同氟烷。

②呼吸系统:在诱导期和恢复其少数患者出现咳嗽、憋气、上呼吸道分泌物增多,使用浓度过大时,偶见喉痉挛或支气管痉挛。余同氟烷。与其他麻醉药相比,不良反应较轻。

5. 七氟烷(Sevoflurane)

七氟烷又名七氟醚。

(1)临床应用

①用于吸入全麻的诱导与维持,尤适合门诊手术及对小儿和特殊检查病人的全麻。

②也用于静脉/吸入复合全麻。

(2)药理学:本药有以下特点:

①全麻诱导快,苏醒迅速;

②对呼吸道无刺激,适合小儿全麻诱导与维持;

③肌松作用大于安氟烷、异氟烷；
④对循环影响小；
⑤遇碱石灰不稳定，可产生潜在的毒性复合物。

(3)药物对机体的影响

①药物对老人的影响：本药的MAC随年龄的增长而减少，故老年人用药易导致低血压及心功能下降。

②药物对妊娠的影响：本药易引起子宫松弛，故产科麻醉时慎用。

(4)用法与用量

成人：①麻醉诱导：吸气内本药的浓度为4.5%，诱导时间8～10分钟。②麻醉维持：吸入气体内浓度为1.5%～2.5%。

儿童用药应酌减。

(5)禁忌证

①对卤化麻醉药过敏者；
②恶性高热者。

(6)注意事项：有下列情况者慎用

①颅内占位性病变，颅脑损伤者；
②重症肌无力患者；
③肝胆疾患及肾功能低下者；
④一个月以内接受过全身麻醉，且有肝损害者；
⑤妊娠早期；
⑥产科麻醉时；
⑦冠心病患者。

(7)不良反应

①主要不良反应为血压下降、心律失常、恶心及呕吐等。
②可产生重症恶性高热，与本药损伤体温调节中枢有关。
③肝功能可有暂时的异常（如血清氨基转移酶升高）。
④对呼吸、循环的抑制与麻醉深度相关。
⑤对肝、肾功能的影响类似于恩氟烷。

6. 氧化亚氮(Nitrous Oxide)

氧化亚氮又名笑气。

(1)临床应用

①与静脉麻醉药、麻醉性镇痛药、骨骼肌松弛药、镇静药等合用，组成全身复合麻醉。
②也可用于无痛分娩。

(2)药理学：本药麻醉作用极弱，最低肺泡内有效浓度(MAC)为10.5%，是吸入麻醉药中麻醉性能最弱的，故在安全用量下不产生深度麻醉，只起麻醉辅助作用，可加速麻醉诱导，减少其他全麻药的用量及不良反应。其有升高颅内压的作用。氧化亚氮是吸入麻醉药中对心血管系统影响最小的药物，对心肌有轻度抑制作用，但同时能兴奋交感神经系统，出现血压升高，心率增快、肾血流量减少等。对呼吸道无刺激性,不引起呼吸抑制。长时间吸入氧化亚氮可降低潮气量,但增加呼吸频率,每分通气量增加,二氧化碳分压维持正常。

吸入后绝大部分以原形迅速由肺呼出,小量经皮肤排出,微量经肾由尿排出或随肠道气体排出。少量氧化亚氮可经肠道细菌的生物转化作用,生成亚硝酸盐和氮等。

(3)药物对妊娠的影响:国外资料表明,长期接触氧化亚氮能引起流产并可能造成胎儿畸形。但是短期使用氧化亚氮作为产科镇痛药是安全的。

(4)成人用法与用量

①全麻诱导:吸入浓度可达80%。麻醉诱导先采用高流量,当吸入浓度与肺泡浓度达平衡后,再减低流量。给予低流量氧期间,应严密监测吸入氧浓度。

②全麻维持:吸入浓度为50%~70%,应严防供氧不足。

(5)禁忌证

①体内存在气囊肿;

②肠梗阻、肠胀气;

③气胸;

④气脑;

⑤高头位开颅手术。

(6)注意事项:有下列情况者慎用:

①血容量不足、休克、心脏疾病者(易导致严重低血压);

②大型肠道手术;

③颅内压升高的患者及可能出现脑缺血的患者。

(7)不良反应

①氧化亚氮是惟一能高浓度吸入的全麻药,麻醉诱导期浓度可达80%,如不注意监测氧浓度,有发生缺氧的危险。由于氧化亚氮吸入浓度高,体内贮量大,停止吸入氧化亚氮后的最初几分钟内,体内大量氧化亚氮从血液迅速进入肺泡,使肺泡内稀释而氧分压下降,可造成"弥散性缺氧"。

②氧化亚氮在体内的弥散速度远大于氮气,易于进入体内密封性气腔,并使其容积增大,麻醉3小时以后此作用更加明显。

③气管、支气管套囊注入空气后,长时间吸入氧化亚氮可使腔内压逐渐增加,加重对管壁的压迫,是发生气道并发症的原因之一。对小儿影响更大,应警惕。

④持续48小时以上吸入氧化亚氮对骨髓有抑制作用,可出现白细胞减少、血小板减少等,停吸12小时内可逐渐恢复。一般临床麻醉吸入氧化亚氮无此不良反应。

二、静脉麻醉药及麻醉性镇痛药

经静脉给予的全身麻醉药,称为静脉麻醉药。全身麻醉药抑制中枢神经系统的功能,产生短暂的意识消失。理想的麻醉药应包含:①起效迅速、作用安全;②对重要生理机能及保护性反射干扰较小;③应具备镇痛效应;④应具备肌肉松弛特性;⑤使用中安全可靠;⑥舒适的清醒过程及迅速完全的恢复。

本节介绍一下几种常见的麻醉药,分别为硫喷妥钠、依托咪脂、咪唑安定、氯胺酮、γ-羟基丁酸钠、异丙酚等。主要用于全麻诱导及复合麻醉的维持,以减少其他麻醉药用量。保持病人安静、入睡、遗忘、应激反应迟钝、意识消失等。除氯胺酮外,镇痛均不够完全,即使短小手术或有创的诊断性检查,除非利用其遗忘作用很少单独使用。

(一)静脉全麻药

1. 硫喷妥钠

硫喷妥钠又名戊硫巴比妥钠,是短效巴比妥类静脉全麻药,为淡黄色粉末状,具有大蒜样气味,溶于水,部分溶于酒精不溶于乙醚、石油醚等。注射剂型为粉剂,临床是配制成2.5%的水溶液,它与酸性药物及氧化剂不兼容,因此,许多抗生素、肌肉松弛药和镇痛药均不应与其混合使用。

(1)药理作用:临床原理是靠阻碍谷氨酸盐应有的效应,干扰神经冲动的膜传递,作用于脑干的网状激活系统,通过对突触后抑制的影响,使冲动向丘脑与皮层的传递减慢或停止。临床表现有呼吸抑制、反射迟钝、血压降低、心排血量减少、脑脊液压略有下降,用量过大时可影响心肌收缩力。

(2)临床药理:由于硫喷妥钠的高脂溶性,常用剂量一次静脉注射后30秒后在颅内达到有效浓度。80%与血浆蛋白结合大量蓄积于肌肉和脂肪,最终脂肪内浓度可高出血药浓度6~12倍。绝大部分经肝脏代谢、转化降解,但速度很慢。成人的消除半衰期为10~12小时,儿童为6小时。

(3)适应证与禁忌证:适用于全麻的诱导及短小手术的基础麻醉,较少用于复合全麻的维持。对患有休克、心衰、严重脱水、贫血、高血钾、气道梗阻、支气管哮喘、重症肌无力、肌营养不良症、黏液水肿及其他代谢性疾病、肾上腺皮质、甲状腺和肝功能不全者应慎用。患卟啉症者应禁用。

(4)用法用量:通常经静脉给药作为麻醉诱导,常配制成2.5%的溶液。可按4~6mg/kg剂量给予,10~15秒内注射完毕,限量为8mg/kg,儿童剂量2~7mg/kg。如单独使用本药维持麻醉,根据病人反应可重复用药或配制成0.2%~0.4%的溶液持续输入,速度一般保持在2~8mg/min,最快200mg/min,但不可超过4分钟,每一次全麻的总量规定以1.0g为限(0.5g/h为极量)。老人用量酌减,以免延长苏醒时间。有烟、酒史或其他麻醉药物史者酌情增量。

(5)不良反应:在麻醉诱导期使用可出现咳嗽、喷嚏、喉痉挛、气管痉挛等。有过敏性反应、溶血反应及肾功能衰竭的报道。本药抑制呼吸、循环功能,过量可致循环衰竭。术后呕吐不多见,但嗜睡时间长,表现为意识模糊和遗忘,特别在老年人中如用量偏大,清醒延迟,恢复过程中如不注意,很容易窒息而死。静脉注射时如配制浓度大(5%)常引起血栓性静脉炎,如有泄漏则导致组织坏死,误入动脉会引起动脉痉挛,解救不及时可导致指、趾端坏死。

2. 依托咪脂

依托咪脂又名乙咪脂,为白色结晶粉末,可溶于水。目前已有该药的脂溶性新剂型上市,可减少注射疼痛。

(1)药理作用:作用类似于中枢性抑制物,镇痛效应不明显。催眠量可产生皮层下位抑制,出现新皮层样水面,脑干网状结构的激活和反应处于抑制状态。其主要优点是起效快,时效短;苏醒迅速、完全、平稳;呼吸抑制轻微、短暂;对心肌收缩力影响较小,对心血管和呼吸影响较小。仅外周血管稍有扩张;不释放组胺;无变态反应;对肝、肾无毒;体内无明显积蓄。与硫喷妥钠一样,能减少脑血流量及降低颅内压。其强度是戊炔巴比妥钠的4倍,硫喷妥钠的12倍,是一种冠状动脉搭桥术常用药物之一。

(2)临床药理:成人静脉注射0.3mg/kg后,1分钟内即可使脑组织内浓度达到(1.5 ± 0.35)μg/g,高于血药浓度,从脑组织中迅速分布到全身其他组织,而且迅速代谢,但过程复杂。本药主要在肝内降解,起初30分钟内最快,但6小时尚未完全。降解产物的64.3%与血浆蛋白结合,无药理效应,第一天内经肾脏排泄用量的75%,其中85%是代谢产物。部分经胆汁排泄。

(3)适应证和禁忌证:经静脉给药用于麻醉诱导,起效快,作用强,情形迅速完全,由于硫喷妥钠没有镇痛作用,但此剂量可维持麻醉6~10分钟,还可与其他药物配合用于复合麻醉的维持中。术前给予阿片类镇痛药可减少肢体非自主活动的发生率。由于用药后体内皮质激素释放量减少,促皮质素的效应消失,遇有免疫抑制和脓毒血症者以及进行器官移植术时使用应格外慎重或禁用。

(4)用法用量:成人剂量每次静脉注射0.3mg/kg,范围为0.2~0.6mg/kg,缓慢注入(30~60s)。复合全麻维持时,成人一般为0.2~0.3mg/(kg·h)。10岁以下儿童用量酌情调整。

(5)不良反应:可出现轻重不同的不能自制的肌肉僵直或阵挛,左右对称或仅限于一侧,与芬太尼合用时,约32%的病人发生,辅以苯二氮䓬类药物可缓解症状,肌肉松弛药可预防发作。注射部位疼痛可随选择前臂打静脉注射而减少,恶心、呕吐、心律失常、呼吸频率变化及一些高敏反应包括过敏反应均偶见。对于肾上腺皮质功能低下者,适用前应酌情补充皮质激素。

3. 咪唑安定

咪唑安定又称咪达唑仑。与同类药(地西泮)对比具有良好的水溶性、稳定、注射无痛、代谢物活性低、短效、作用迅速等特点。有良好的抗焦虑、镇静、催眠、抗惊厥及中枢性肌松作用,属于镇静类静脉全麻药。

(1)药理作用:作用机制尚未完全阐明,可能和大脑皮层中的苯二氮䓬类受体有关。咪唑安定的效力强度是地西泮的3~4倍。

(2)临床药理:咪唑安定具有较好的水溶性,同时具有较好的脂溶性,使目前苯二氮䓬类起效迅速、苏醒较快的一种。成人静注注射0.2~0.3mg/kg后,30~60秒起效。主要经肝脏代谢。痛觉反应的血药浓度约为180ng/ml,产生镇静及遗忘的血药浓度是75~100ng/ml,低于50ng/ml时觉醒。

(3)适应证与禁忌证:可作为催眠镇静用药、术前用药、麻醉诱导、维持用药等。注药后体内蓄积作用较轻,清醒迅速。因其对循环系统干扰较轻,比较适用于心功能较差的病人或心脏手术的麻醉。

(4)用法用量:成人麻醉诱导采用静脉给药,剂量为0.1~0.3mg/kg,1分钟内起效。2~

2.5 分钟可达高峰。老年病人及重危患者用量至少减少 20%。一般认为 <0.7mg/kg 时不会引起严重并发症。其本身没有镇痛作用，手术中应合用麻醉性镇痛药物。麻醉维持中如必要可按 0.05mg/kg 追加，或采取持续输入法给药，速度为 $1\sim2\mu g/(kg\cdot min)$。根据辅助用药、手术种类及病人情况不同，用量和输注速度应有改变。

(5) 不良反应：使用后困倦、嗜睡及共济失调是常见的不良反应，由于本身固有的中枢性肌肉松弛作用，用量及用法不当可出现呼吸道梗阻或呼吸抑制。

4. 氯胺酮

氯胺酮又称开他敏，是非巴比妥类静脉全麻药。白色结晶粉末，具有轻微特殊气味，和巴比妥及地西泮溶液不兼容。

(1) 药理作用：其镇痛作用主要是由于对丘脑内侧核选择性的抑制。是否增强中枢抑制物质的作用并用于吗啡受体，促使脑系的抑制系统亦进入抑制状态，尚不能肯定。静脉注射氯胺酮病人进入麻醉后，丘脑与新皮层之间的通路阻断，但丘脑和边缘系统的活动并未减低，表现为眼似乎睁开，眼球震颤，角膜反射，对光反射依然存在，遇到强刺激时，肌张力增高，呈僵直状，似乎还会做有意识的动作，但已无痛觉，这就是通常称为的麻醉分离状态。

(2) 临床药理：成人静脉注射 $1\sim2mg/kg$，15 秒出现知觉分离，30 秒进入全麻状态，可维持 5~10 分钟。肌内注射 5~10mg/kg，3~4 分钟达到麻醉，可持续 12~25 分钟，相比静脉给药苏醒要慢。静脉注射后首先进入脑组织，表现其麻醉特性，恢复过程是通过重新分布到外周组织如肝、肺和脂肪内，经肝脏内代谢、生物转化降解，生成一些具有其他活性的代谢产物而完成。可透过胎盘，进入胎儿循环。绝大部分经肾脏排出体外。

(3) 适应证与禁忌证：适用于无需肌肉松弛的短小手术，尤其是烧伤后的清创、植皮与换药等。也可经静脉给药用于全麻的诱导期或肌内注射作为小儿的基础麻醉，还可与其他药物合用维持麻醉。慎用于急慢性酒精中毒、心功能代偿欠佳、眼球破裂、眼压过高、脑脊液压过高、精神异常及甲状腺功能亢进危象发作者。禁用于严重高血压、心衰及近期心肌梗死患者。

(4) 用法用量：通常经静脉给药作为麻醉诱导，成人 $1\sim2mg/kg$，缓慢注入(>60s)。基础麻醉时，小儿肌内注射剂量时 4~6mg/kg。使用中应注意个体差异对药效的影响，一次最大限用量，静脉注射为 4.5mg/kg，肌内注射量为 13mg/kg。氯胺酮麻醉前应使用阿托品或其他合适的苯二氮䓬类药物。

(5) 不良反应：静脉注射后 85% 以上的病人有血压升高及心率增加，但也可出现不寻常的低血压，心动过缓，心律不齐。用药后可出现肺血管收缩和心室前负荷增加。给药速度过快或用药量较大时可抑制呼吸功能，表现为呼吸减慢、窒息、喉痉挛等。用药后肌肉张力增高，肌肉异常收缩偶见，极少有癫痫样发作。也可出现复视、眼球震颤、恶心、呕吐、流泪、多涎、眼压及脑脊液压增高。注射部位疼痛及皮肤痒疹时有发生。反复多次给药，会出现快速耐药性，需要量逐渐加大。恢复期可由噩梦、意识模糊、幻觉或不理智的行为等，青壮年多见，而且表现强烈。故冠状动脉搭桥术麻醉极少应用。

5. γ-羟基丁酸钠

γ-羟基丁酸钠又名间位羟基丁酸钠，为白色细结晶粉末，易溶于水。

(1) 药理作用：本药是微弱的中枢性抑制药，可透过血脑屏障，干扰突触部位的冲动传递。

(2)临床药理:在体内分布广,通过血脑屏障需要一些时间,脑组织中浓度仅为血浆的50%。起效慢,静脉注射后10～15分钟,中枢性抑制才开始,45分钟后明显。与氟烷并用,苏醒时间延长,椎体术外系症状可能加重。有增强子宫收缩作用。

(3)适应证与禁忌证:主要用于全麻的诱导和维持,尤其是重危衰弱的患者,但恶病质仍需慎用。禁用于重症高血压、癫痫和严重的心脏传导阻滞等患者。

(4)用法用量:成人一次60～80mg/kg,小儿最多100mg/kg。用20%～25%溶液静脉注射或点滴,较长的手术可按需每隔1～2小时追加40～60mg/kg不等。由于无镇痛效应很少单独使用。

(5)不良反应:全麻诱导维持和苏醒期间可出现椎体术外系症状,颜面、手、趾和四肢的肌肉有不自主地震颤,注射速度快或用量过大时更多见,这是因为网状激活一时性活动过深,多数自行消失,需要使用地西泮或硫喷妥钠缓解症状者并不多见。但谵妄、不由自主活动严重者需及时使用其他麻醉药物予以制止。

6. 异丙酚

异丙酚又名得普利麻。静脉注射用制剂为乳白色胶浊液。

(1)药理作用:异丙酚是一种起效迅速(约30～50s),短效的全身静脉麻醉药。像许多全身静脉麻醉药一样,对其作用机理了解甚少,镇痛效应不明显。主要优点是起效快、时效短、苏醒迅速、完全、平稳。临床对呼吸抑制作用轻微,但应注意有时发生短暂的呼吸暂停;对循环功能能有一定影响,血压下降程度与用药量、循环容量及病人有关的心功能有关。

(2)临床药理:静脉注射后,98%与血浆蛋白结合,以2.5mg/kg给药,2分钟内达峰值,维持时间约10分钟左右。本药通过肝脏代谢成无活性的化合物由尿排泄,5天内88%从肾脏排出。

(3)适应证与禁忌证:用于3岁以上儿童与成人的全身麻醉。用于全麻诱导,同时可用于全身麻醉的维持,特别是门诊的短小手术,因其安全,清醒的恢复特性更显示出优势。也可作为镇静药用于ICU的人工通气病人中。由于蓄积作用较轻,清醒迅速而完全,明显优于目前常用静脉麻醉药。对异丙酚过敏者禁用。目前尚无妊娠期使用异丙酚的足够经验,不主张在产科麻醉中使用。哺乳期妇女使用异丙酚后对新生儿的安全性尚未定论,应慎用。

(4)用法用量:静脉诱导剂量成人为2～2.5mg/kg,低于8岁的健康儿童所需剂量略大。麻醉维持可采用分次追加法和连续输注法,根据临床需要追加剂量每次25～50mg/kg,输注速度为4～12mg/(kg·h),但不用于儿童患者中。在ICU中作为镇静药使用时,输注速度为1～4mg/(kg·h),高龄病人使用时应酌情减量。脂肪代谢紊乱的病人及估计有脂肪超载的情况下使用异丙酚时建议检测血脂水平,随时调整用量。同时合用其他含脂肪药物时,要酌减其量。

(5)不良反应:可能发生低血压和短暂的呼吸抑制。有个别报道用药后发生惊厥和角弓反张,在癫痫病人中慎用。延长使用时有尿颜色改变的报道。给药后的过敏反应如支气管痉挛、红斑、低血压等。也有个别用药后发热的报道。注射静脉血栓形成或静脉炎罕见。

(二)麻醉性镇痛药及其拮抗药

阿片及合成的各种阿片类活性碱用于止痛已有数百年历史,通常我们又称其为麻醉性镇痛药。除镇痛作用外,还有抗焦虑作用。除用于术中止痛外,还作为术前药和术后镇痛药使用。

吗啡是麻醉性镇痛药的典型代表。阿片类药物可根据其来源及制作过程分为天然生物碱、半合成、合成药物三类。天然生物碱包括吗啡、可待因、罂粟碱和二甲基吗啡。半合成药物有海洛因、二氢吗啡酮和二甲基吗啡衍生物等。合成药物中又可分为四种,分别为吗啡南类,如羟甲左吗南;二苯甲烷类如美沙酮;苯丙吗啡类,如镇痛新;苯基哌啶类,如哌替啶、芬太尼、舒芬太尼、阿芬太尼等。根据镇痛药及其拮抗药与受体的作用类型,又可将这类药分为四类,它们是纯受体激动药,如吗啡、哌替啶及芬太尼等;部分激动药,如布托啡诺等;混合型激动-拮抗药,如纳布啡;纯拮抗药,如纳洛酮。

常用的阿片类药物如下:

1. 吗啡

吗啡是阿片受体典型的纯激动药。

(1)化学结构:吗啡的分子结构主要是一个含有四个双键的氢化菲核,由Ⅰ、Ⅱ、Ⅲ三个环构成。

(2)药理作用

①对中枢神经系统的作用:主要药理作用表现在对中枢神经系统的影响,除镇痛外,引起病人的欣快感,消除由疼痛引起的焦虑,小剂量的镇静作用好,环境安静时,容易入睡。其镇痛作用的另一特点是神经不受影响,术中可能知晓。作用于延髓孤束核阿片受体时可抑制咳嗽。作用于极后区催吐化学感受器,则引起恶心、呕吐。

②对循环系统的作用:多数阿片药物由于抑制交感活性,增加迷走张力,常引起低血压。这些变换是由于其对血管平滑肌的直接作用和释放组胺的间接作用,引起外周血管扩张的缘故,并非对心肌直接抑制的结果。另外,也有报道吗啡麻醉下的心脏手术时发生高血压者,有人使用吗啡 590mg 时,血压仍高于术前 15%,同时有血浆肾上腺素浓度增高。

③对呼吸系统的作用:所有阿片类受体激动药均可抑制脑干呼吸中枢的活动,吗啡产生明显的呼吸抑制作用,表现为呼吸频率减缓;潮气量减少;分钟通气量下降。呼吸抑制程度与用药剂量相关,大剂量可导致呼吸停止,这是吗啡急性中毒死亡的主要原因。吗啡对呼吸的抑制主要在于延髓呼吸中枢对 CO_2 反应性降低;其次,在于桥脑呼吸调整中枢受到抑制后导致呼气延迟,呼吸间歇延长。此外,吗啡还降低颈动脉体和主动脉体化学感受器对缺氧的反应性。另外,大剂量吗啡还可抑制小支气管的纤毛活动。使用吗啡发生于自然睡眠时类似的膈肌活动减弱,使呼吸容量下降。由于吗啡的组胺释放作用及对平滑肌的直接作用可引起支气管收缩,虽然对一般人影响不大,但对支气管哮喘病人可有诱发哮喘之虞。

④对内分泌系统的影响:大剂量阿片类药物可降低应激引起的内分泌及代谢反应,但机制尚不清楚。吗啡对手术创伤引起的内分泌反应的调节与剂量有关,即使小剂量也能抑制肾上腺皮质激素的释放及部分阻断垂体-肾上腺轴对应激的反应。腹部大手术中按 1mg/kg 给药

可抑制可的松浓度升高,但生长激素除外。心脏手术中(4mg/kg)体外循环前两者均不升高,但以后直至术后均可升高。

⑤对消化和泌尿系统平滑肌的作用:吗啡通过兴奋中枢的迷走神经,外周肠肌丛内的阿片受体及胆碱能神经,改变胃肠平滑肌括约肌张力,使胃肠道排空延迟,由此引起食物残渣在大肠内水分过量吸收导致便秘。吗啡也增加膀胱括约肌张力,使其处于收缩状态,引起尿潴留。

⑥吗啡对体温调节中枢有明显作用,加上外周血管扩张,要注意体温丢失后的体温下降。

(3)体内代谢:肌内注射吗啡后15～30分钟有效,45～90分钟达到高峰,约维持4小时。静脉注射后20分钟达到峰值,与血浆蛋白结合率为30%,一小部分通过血脑屏障与阿片受体结合产生镇痛效率。它能通过胎盘屏障,影响胎儿。吗啡在肝内进行生物转化,60%～70%与葡萄糖醛酸结合,5%～10%脱甲基后形成去甲基吗啡经尿排出体外,15%～20%圆形随尿排出,7%～10%从胆汁排出,少量经胃液、乳汁、汗腺排出。吗啡消除半衰期是1.7～4.5小时,清除率为15～30ml/(kg·min)。

(4)临床应用:吗啡作为麻醉前用药时,主要目的是使病人镇静,减少麻醉药需要量,并使麻醉诱导平顺。成人剂量为8～10mg,主张皮下或肌内注射,生物利用度可达到100%。口服仅达20%～30%。休克病人由于循环障碍应经静脉给药,但需酌情减量。虽然有人认为,除急性疼痛病人外,不必要作为常规术前用药,但在心脏手术病人的麻醉前用药中仍为首选。吗啡用于全凭静脉麻醉或静吸复合麻醉已有几十年历史,大多用于心脏手术病人,其剂量为1mg/kg左右,但由于其缺点较多,如麻醉深度不足、组胺释放作用、遗忘作用较差、抑制应激反应不充分等,近年来已被芬太尼、阿芬太尼等取代。

(5)不良反应及注意事项:常见不良反应是皮肤瘙痒、恶心呕吐、尿潴留、呼吸抑制等。大剂量急性中毒时表现严重的呼吸抑制、发绀、昏迷、血压降低、心率减慢及针尖样瞳孔。应吸氧并采用机械通气,同时可用纳洛酮或其他拮抗药拮抗。在以下情况中不宜使用吗啡:①支气管哮喘;②上呼吸道梗阻;③颅内高压如颅内占位病变或颅脑外伤等;④严重肝功能障碍;⑤待产妇;⑥1岁以内幼儿。

2. 哌替啶

(1)化学结构:哌替啶(Pethidine)又称美吡利啶(Meperidine)。商品名是度冷丁(Dolantin),化学名1-甲基-4-苯基哌啶-4-羧基乙脂,是苯基哌啶的衍生物。

(2)药理作用

①对中枢神经系统的作用:哌替啶与吗啡的作用相似,镇痛效价约为吗啡的1/10,除镇痛作用外,还有镇痛安眠及解除平滑肌痉挛的作用。用药后的欣快感和反复使用后的成瘾及药物依赖均比吗啡要低。作用时间较吗啡短,对各种疼痛都有效,尤其对内脏痛的效果更好。

②与绝大多数阿片类药物相比,哌替啶抑制心肌收缩的作用更强。即使在小剂量(2～2.5mg/kg)哌替啶麻醉下,也可引起血压、外周阻力及心排血量下降。因其组胺释放作用比吗啡强,又具有阿托品样作用,在给药后常有心率增快,心动过缓少见,也有解释心率过快是由于其中枢毒性作用的结果。

③对呼吸系统的作用:与其他阿片类药物一样,对呼吸系统有明显的抑制作用,主要表现为潮气量减少,抑制程度与剂量相关。对老年及小儿影响更大,使用过程中也可能有呼吸抑制

延迟和再发现象。相同剂量时呼吸抑制作用比芬太尼稍弱。

④其他作用:哌替啶由于结构类似阿托品,使用中具有类阿托品作用,无缩瞳作用,反而引起瞳孔散大,并有抑制涎腺分泌作用。对消化系统平滑肌的作用类似吗啡,如抑制胃肠蠕动、使胃肠道排空减慢、增加胆道内压力等。

(3)体内代谢:哌替啶经胃肠道可吸收,但生物利用度仅为肌内注射的一半。入血后与血浆蛋白结合率为60%,其余则分布到各脏器及肌肉组织中。体内哌替啶约90%在肝脏经过生物转化后,然后随尿排出。其清除率为$10.4 \sim 15.1 ml/(kg \cdot min)$,消除半衰期为2.4~4.4小时。哌替啶可通过胎盘屏障,故影响胎儿。

(4)临床应用:作为麻醉前用药,主要目的是使病人镇静,减少麻醉药需要量。成人剂量为1mg/kg,肌内注射。由于其对循环系统的负性效应,如组胺释放、心肌收缩力的抑制作用及增高心率等,不宜以大剂量作为全麻的主要用药。

(5)不良反应及注意事项:治疗剂量的哌替啶有时引起轻度不良反应,如眩晕、出汗、恶心呕吐等,而严重反应偶见,可发生血压下降或虚脱。大剂量中毒时表现为中枢神经系统兴奋症状,如谵妄、抽搐、瞳孔散大等。应注意接受单胺氧化酶抑制药的病人在使用哌替啶时可产生严重反应,出现严重高血压、抽搐、呼吸抑制、大汗、昏迷甚至死亡。

3. 芬太尼

(1)化学结构:芬太尼也是苯基哌啶的衍生物,是目前临床麻醉中最常用的麻醉性镇痛药,制品为枸橼酸盐形式。

(2)药理作用

①对中枢神经系统的作用:$3\mu g/kg$ 芬太尼基本不引起脑电图变化,而在大剂量 $30 \sim 70 \mu g/kg$ 时就会使病人获得稳定的麻醉状态,芬太尼对脑电图的影响具有封顶效应,即用药达一定程度后,增加药量也不会使脑电图发生进一步改变。

②对循环系统的作用:主要是其没有组胺释放作用的影响,另外,多数人认为芬太尼不引起或很少引起心肌力的变化。Miller 比较了芬太尼($75\mu g/kg$)、舒芬太尼($15\mu g/kg$)、阿芬太尼($125\mu g/kg$)对麻醉病人心功能的影响,结果是芬太尼对循环功能影响最小。使用芬太尼后的低血压多与心动过缓有关,交感神经张力较高者更易发生。芬太尼麻醉时也有突然血压升高的情况,尤其在气管插管或强的手术刺激时发生较多。而且在冠心病搭桥术中,左心功能好的病人更易有高血压,常和浅麻醉或剂量低出现觉醒有关。芬太尼的剂量通常限制在100mg/kg以下。

③对呼吸系统的作用:使用 $10\mu g/kg$ 芬太尼麻醉后,术后一般不至于引起呼吸抑制,但也有报道呼吸抑制曾达 5 小时以上者。如剂量达 $20 \sim 50 \mu g/kg$,术后必须做机械通气的准备。大剂量应用(50~100mg/kg)后,辅助呼吸常需12小时或更长。

④对内分泌系统的影响:芬太尼及其衍生物在降低手术应激引起的内分泌及代谢反应方面比吗啡强,在冠脉搭桥手术中,$50\mu g/kg$ 的芬太尼能很好地抑制插管其儿茶酚胺的释放。但在体外循环期略显不足,要达到高剂量($100\mu g/kg$)时,才能抑制血浆中可的松、血糖的增高。

(3)体内代谢:芬太尼也透过血脑屏障,也易从脑再分布到其他组织,特别是脂肪及肌肉组织,胃壁和肺组织也是储存芬太尼的重要场所,其消除半衰期是 4.2 小时。芬太尼主要在肝内进行生物转化,由尿及胆汁排出体外。临床中使用剂量、体液酸碱度、年龄、肝血流及肝功能、体外循环的转流、肾功能和肥胖等均可影响芬太尼的代谢及排除。

(4)临床应用:主要作为镇痛药用于复合全麻或全凭静脉麻醉中。一般手术时芬太尼剂量不超过 $10\mu g/kg$。芬太尼与氟哌啶按 1:50 比例混合称为氟芬合剂,用于神经镇静麻醉(NLA)中。

(5)不良反应及注意事项:大剂量或快速静脉注射芬太尼或舒芬太尼有引起胸、腹壁肌肉僵硬的可能,直接影响通气,可用肌肉松弛药或阿片受体拮抗药处理。与其他阿片类药物一样,反复或大量使用芬太尼类药后又可能出现延迟性呼吸抑制。长期反复使用也可产生依赖性,但较吗啡与哌替啶为轻。

4. 纳洛酮

纳洛酮为纯阿片受体拮抗药,本身对阿片受体无激动效应,通过与麻醉性镇痛药竞争受体生拮抗作用。纳洛酮静脉给药 2~3 分钟达到峰效,持续 45 分钟。肌内注射 10 分钟达到峰效,持续 2.5~3 小时,此药亲脂性很强,易透过血脑屏障。纳洛酮起效迅速,拮抗作用强。与血浆蛋白结合率为 46%。主要经肝脏葡萄糖醛酸化后随尿排出,消除半衰期 30~78 分钟。纳洛酮通常用于如下情况:解救阿片类镇痛药急性中毒及它们引起的呼吸抑制等,并有催醒作用;拮抗全麻后麻醉性镇痛药的残余作用;拮抗新生儿在母体受到麻醉性镇痛药影响所致的呼吸抑制;还可利用其激发戒断症状的特性,对可疑的阿片药成瘾者作诊断。静脉首次剂量为 0.3~0.4mg,根据病情 15 分钟后可肌内注射 0.6mg,或按 $5\mu g/(kg\cdot h)$ 继续静脉输注。

临床使用中应注意的问题:①由于其作用时间短暂,单次剂量拮抗成功后,待作用消失有可能再度陷入呼吸抑制和昏睡。②拮抗术后麻醉性镇痛药时,痛觉的突然恢复可使交感系统活性骤然增强,发生血压升高、心率增快,甚或心律失常、肺水肿,特别在心功能异常或容量已相对过量的病人中更易出现,须引起注意。

(三)肌松药及拮抗药

1. 肌松药物与胆碱能受体的相互作用

肌松药与神经肌肉接头处的胆碱能受体部位相互作用,干扰神经冲动的传导,而产生肌肉松弛作用。因此,肌松药必须在化学结构上与乙酰胆碱具有某些相似之处,药物与乙酰胆碱竞争,或模仿乙酰胆碱作用。

2. 肌松药的组胺释放

临床上给予肌松药后可出现于组胺释放有关的免疫调节和化学调节反应。肌松药引起的致命性过敏反应包括心血管衰竭、支气管痉挛、血管神经性水肿或肺水肿,常发生在麻醉诱导期。

肌松药的过敏反应一般属于 I 型(速发型)变态反应,即 IgE 抗体与结缔组织、内脏和肥的肥大细胞及血中的嗜碱性粒细胞表面的受体结合,当抗原-肌松药与这些细胞表面结合的 IgE 联结时,肥大细胞和嗜碱性粒细胞脱颗粒,快速释放组胺、嗜中性白细胞趋化因子、血小板激活因子、前列腺素和白三烯等。

不同肌松药释放组胺的能力不同。阿曲库铵释放组织胺的能力大约是氯二甲箭毒的1/2,

筒箭毒碱的1/3；琥珀胆碱释放组织胺的能力大约是筒箭毒碱的1%，而维库溴铵、罗库溴铵在临床剂量范围很少释放组胺。

3. 肌松药的药代动力学

肌松药的药代动力学一般属开放二室模型。开始时血药浓度迅速降低，由于肌松药分布于血液、细胞外液以及与神经肌肉接头的受体相结合所造成，即分布相。然后血药浓度缓慢降低，由于药物在体内排泄、代谢以及被神经肌肉接头部分再摄取所造成，即消除相。

阿曲库铵不依赖肾脏排出，几乎完全通过霍尔夫(Hofmann)降解和酯酶水解代谢。绝大部分以代谢产物形式从尿或胆汁排出。阿曲库铵代谢迅速，其清除率为5.5ml/(kg·min)，消除半衰期为22分钟。维库溴铵的主要清除途径是胆系，而不是肾脏，其清除率5.2ml/(kg·min)，消除半衰期71分钟，所以作用时间短。

罗库溴铵的药效动力学、药代动力学和清除方式都与维库溴铵相似。

去极化肌松药琥珀胆碱在体内迅速被肝脏和血浆胆碱酯酶破坏，其消除半衰期仅3.5分钟。此外，有极少量的琥珀胆碱可通过在碱性溶液中水解而灭活。琥珀胆碱部分经肾脏排泄。

4. 影响肌松药作用的因素

许多因素可影响肌松药在体内的分布、消除以及神经肌肉接头对肌松药的敏感性，从而影响肌松药起效、强度和时效。此外，许多药物可通过药物相互组用来加强或减弱肌松药的作用。影响肌松药作用的因素如下：

(1) 年龄：婴幼儿、新生儿分布容积比成人大，但对筒箭毒碱等非去极化肌松药比成人敏感，所以按千克体重给药时剂量可与成人相同，不过婴幼儿消除半衰期较长，作用时间延长。老年人分布容积减少，消除半衰期因肾小球滤过和清除率下降而延长。小儿，特别是婴儿对琥珀胆碱敏感性不如成人，年龄越小，产生肌松所需剂量与大，肌松恢复越快。

(2) 肾功能不全和肝胆疾病：肾功能不全对于主要有肾脏排泄的肌松药影响最大，其消除半衰期明显延长，应避免使用。阿曲库铵几乎完全以Hofman方式降解，不依赖肾消除，即使在肾衰晚期也无蓄积作用，现已成为肾功能不全患者的首选肌松药。罗库溴铵、维库溴铵主要经肝胆排泄，肾功能不全时可作为第二选择。

肝脏对肌松药在体内的清除不如肾脏重要。严重肝胆疾患可影响肝脏对肌松药的摄取、代谢和经胆系排泄。维库溴铵和泮库溴铵在肝硬化、胆道梗阻时血浆清除率下降，消除半衰期明显延长。严重肝胆病变常出现血浆球蛋白增高，与肌松药结合，可直接影响肌松药在神经肌肉接头处的有效浓度和经肾小球的滤过。肝功能不全患者细胞外液量增多，使分布容积增大，应用右旋筒箭毒碱、泮库溴铵、维库溴铵、阿曲库铵等肌松药时可观察到开始时似敏感性减退，初量常比正常人大，但除阿曲库铵外，因消除受损，时效明显延长，应注意减少追加量，延长用药间隔时间。此外，肝功能衰竭时，血浆胆碱酯酶合成减少，可导致琥珀胆碱时效延长。

(3) 水电解质和酸碱值的变化：脱水患者对肌松药极度敏感，这可能是由于脱水降低了神经肌肉兴奋性；细胞外液浓缩，分布容积减少，肌松药在血浆中浓度增高，肌松作用加强。此外，脱水时肾功能降低，肌松药及其代谢产物清除减慢，作用延长。低Na^+可降低终板作用电位幅度，使琥珀胆碱作用减弱，剂量增大。高K^+可降低膜电位，增加肌张力和收缩性，减少非去极化肌松药作用，加强去极化肌松药作用。低K^+结果正好相反，低K^+还降低新斯的明对非去极化肌松药的拮抗作用。低 Ca^{2+} 可加重神经肌肉阻滞作用,高 Ca^{2+} 使非去极化肌松药作用减弱;但琥珀胆碱时效延长。

血浆 pH 的改变可影响肌松药强度和时效。代谢性酸中毒降低右旋筒箭毒碱和泮库溴铵的作用,而呼吸性酸中毒则加强筒箭毒碱和泮库溴铵的作用,这可能与肌松药解离程度和与蛋白结合量有关。呼吸性酸中毒产生的 $PaCO_2$ 改变比代谢性 pH 改变对泮库溴铵和维库溴铵影响更大。pH 降低进行性抑制阿曲库铵 Hofman 清除速度,使时效延长。酸中毒和高 CO_2 张力降低血浆真性胆碱酯酶活性,使乙酰胆碱累积,产生类似抗胆碱酯酶药物的作用。酸中毒时胆碱酯酶活性减弱还可使去极化肌松药水解减慢而时效延长。

(4)低温和体外循环:低温本身可产生部分神经肌肉阻滞。低温影响肌肉、肝、肾血流量,低温下肌松药代谢、排泄以及酶活性降低,乙酰胆碱合成,释放和代谢下降,临床可见低温时右旋筒箭毒碱、琥珀胆碱等药起效延缓、强度增高和作用延长。阿曲库铵在低温体外循环期间维持90%~95%神经肌肉阻滞所需剂量仅为常温时的43%,其原因为低温降低 Hofman 清除速度。体外循环前泮库溴铵的作用大概是维库溴铵的两倍,但低温体外循环期间两药作用时间均延长且相似,即低温下泮库溴铵和维库溴铵作用都延长,但维库溴铵延长更明显。

(5)麻醉药:大量实验和临床观察证实,吸入麻醉药可加强非去极化肌松药作用,并呈剂量依赖性。其作用机理:①中枢神经系统作用;②减少乙酰胆碱释放;③抑制终板部位去极化,影响兴奋-收缩偶联;④异氟醚还增加肌肉血流量以提高肌松药在神经肌肉接头部位的浓度。吸入麻醉药加强肌松药作用的顺序依次为乙醚>安氟醚>异氟醚>氟烷>平衡麻醉。大剂量地西泮可增强三碘季铵酚和延长右旋筒箭毒碱作用。咪唑安定可延长维库溴铵和阿曲库铵的肌松时间。硫喷妥钠使泮库溴铵剂量反应曲线稍许左移,但不改变作用时间。诱导剂量的氯胺酮和异丙酚可分别加强筒箭毒碱类药物和阿曲库铵、维库溴铵的作用,但程度小。

局麻药能增强非去极化和去极化肌松药作用,普鲁卡因、利多卡因和右旋筒箭毒碱、泮库溴铵、琥珀胆碱之间有协同作用。局麻药直接作用于神经肌肉接头。降低接头后膜对乙酰胆碱的敏感性,减少接头前膜递质的释放。利多卡因和普鲁卡因被血浆胆碱酯酶代谢,因此可延长琥珀胆碱作用时间。

(6)其他药物:抗心律失常药奎尼丁克增强非去极化肌松药和去极化肌松药作用,术后肌松作用未完全消退时应用奎尼丁、利多卡因治疗心律失常可发生再箭毒化,且用抗胆碱酯酶药不能拮抗。钙通道阻滞剂维拉帕米能加强右旋筒箭毒碱、泮库溴铵、维库溴铵和阿曲库铵等非去极化肌松药的作用,这些作用可用艾宙酚拮抗,新斯的明无效。接受普萘洛尔治疗的患者在给予抗胆碱酯酶药拮抗肌松药作用时可能发生严重心动过缓。长期苯妥英钠治疗的患者,术中泮库溴铵、维库溴铵和氯二甲箭毒的剂量应增大。许多抗生素能产生肌松作用。氨基苷类的新梅素、链霉素、卡那霉素、庆大霉素和妥布霉素具有类似镁离子和产生阻滞的作用,主要抑制接头前乙酰胆碱释放以及降低接头后受体敏感性。这些药物还可加强右旋筒箭毒碱和泮库溴铵的非去极化阻滞以及琥珀胆碱的去极化阻滞作用。这些作用可被镁离子加强,而被钙离子几乎完全拮抗,但抗胆碱酯酶药只能部分拮抗之。多黏菌素类除本身肌松作用外,也可加强非去极化和去极化肌松药的作用,其主要作用于接头后膜,降低最小终板电位的幅度和频率。四环素类仅有微弱的强化非去极化肌松药的作用,可被钙剂拮抗,新斯的明无效。林可霉素类具有接头前和接头后阻滞作用,4-氨基吡啶不能拮抗氯林可霉素产生的阻滞作用,但钙剂可部分,4-氨基吡啶可完全拮抗林可霉素的肌松作用。利尿药呋喃苯胺酸可加强和延长右旋筒毒碱的作用,但单次应用可促进泮库溴铵肌松作用的恢复。应用大剂量肾上腺皮质激素治疗的患者对非去极化肌松药特别是泮库溴铵可产生一定拮抗作用,此作用在应用超过一个月时也可发生,可能与血浆抗胆碱酯酶水平降低有关,但急性或短期类固醇治疗无此作用。

(7)胆碱酯酶活性:美维松和琥珀胆碱主要有血浆胆碱酯酶分解,任何影响此酶活性的因素均可影响这些药物的分解及其作用强度和时效。遗传性非典型假性胆碱酯酶患者应用美维松时,其作用时效延长。此外,许多病理生理因素和药物作用也可导致血浆胆碱酯酶水平或活性下降。如孕产妇和半岁以下婴儿此酶活性较低;慢性肝病、营养不良、恶性肿瘤、恶液质、慢性肾衰、甲状腺功能减退等使此酶活性降低;抗胆碱酯酶药如新斯的明,酚噻嗪类药如异丙嗪、氯丙嗪、氯胺酮、抑肽酶等均可降低血浆胆碱酯酶活性,从而延长和加强琥珀胆碱或美维松的作用。

5. 肌松药在心血管手术麻醉中的应用

(1)琥珀胆碱:琥珀胆碱商品名司可林,仍是目前最常用的去极化肌松药。此药起效快,时效短。肌松强,可静脉注射、肌内注射或静脉滴注,紧急情况下还可气管内或舌下给药。成人静脉注射量 0.8~1mg/kg,作用在 1 分钟内出现,呼吸停止持续 4~5 分钟;儿童可肌内注射 2~4mg/kg,用透明质酸酶稀释可加快吸收,2~4 分钟内起效,维持 20~30 分钟,主要用于全麻诱导插管。年龄越小,按千克体重计算所需药物剂量越大。

琥珀胆碱在体内迅速分布和被血浆胆碱酯酶快速水解,遇遗传性非典型假性胆碱酯酶患者此药时效明显延长。由于其神经肌肉接头处的去极化作用,可导致一系列不良反应如升高胃内压、眼内压和颅内压,麻醉后肌痛,高钾血症等;长时间滴注或重复静注可出现快速耐受性或脱敏感阻滞;可诱发恶性高热;偶见皮疹、支气管痉挛等类过敏反应。心血管反应主要是心律失常。去极化使细胞内 K^+ 释放致高钾血症也可造成室性心律失常。由于以上副作用,心血管麻醉诱导和维持已很少使用去极化肌松药。

(2)阿曲库铵:阿曲库铵又称卡肌宁,为季铵酯类化合物,属中效非去极化肌松药,起效快慢和作用长短与剂量有关:临床常用剂量为 0.2~0.3mg/kg,起效时间为 3~5 分钟,临床时效大约 25~30 分钟,恢复速率为 11 分钟。插管剂量为 0.5~0.6mg/kg 给药 1.5~2 分钟后产生满意肌松,持续 50~70 分钟。长时间手术可采用连续输注。速度为 6~10μg/(kg·min),重复或连续给药有蓄积作用。吸入麻醉药可加强其作用。2~10 岁儿童需要阿曲库铵剂量比成人和青少年大,新生儿和婴儿剂量与青少年相似。阿曲库铵引起特殊的灭活方式 Hofman 降解,已成为肝肾疾病和老年患者的首选肌松药。

安氟醚和异氟醚麻醉下,给予阿曲库铵(0.2~0.4mg/kg)后,心率、心脏指数、心搏指数、平均动脉压和中心静脉压体循环阻力(SVR)正常或略降低。平衡麻醉下给予大剂量(0.6mg/kg),1~2 分钟后出现低血压和心率增快,大约 5 分钟恢复正常,这是由于剂量依赖性的组胺释放所致,减慢注药速度和预先静注 H_1、H_2 阻滞剂如扑尔敏和西咪替丁可消除这些反应。与组胺释放有关的有害变态反应还有皮肤潮红、荨麻疹、支气管痉挛、心动过缓、甚至过敏性休克。伍用大剂量芬太尼时偶可出现心动过缓。

(3)维库溴铵：维库溴铵又名万可松，是泮库溴铵的衍生物，为甾族中中效非去极化肌松药。其强度与泮库溴铵相当，但起效快，时效短。插管剂量为 0.1mg/kg，2～3 分钟后起效，临床肌松维持 45 分钟。需要长时间肌松可采用连续输注方法，速度为 1～1.5μg/(kg·min)。反复给药无明显蓄积作用。吸入麻醉药可加强其作用。年龄越小，起效越快，婴儿为 1.5 分钟，儿童 2.4 分钟，成人 2.9 分钟。它主要以原形、小部分为代谢产物经肝胆排泄，仅 20% 原形自肾排出，肾衰时可作为继阿曲库铵后的第二选择。此药是最安全的肌松药，即使剂量高达 0.4mg/kg，也无心血管不良反应，不产生神经节和迷走阻滞，不引起组胺释放，特别适合心脏病患者的麻醉。大剂量芬太尼合用时可发生心动过缓，应用阿托品防治。

(4)罗库溴铵：罗库溴铵又名爱可松，为维库溴铵的衍生物，是甾族非去极化肌松药，肌松作用大约为维库溴铵的 1/5～1/8，但起效更快。静注 0.6mg/kg，起效时间为 1.5 分钟。与其他强效肌松药相比，此药可产生特别好的插管状态，因为它对喉内肌群作用更快，而且从血浆到达肌肉神经接头处突触前或后受体的弥散梯度高。等效剂量的临床时效与维库溴铵相似。重复给药不产生蓄积作用。此药主要经肝脏吸收、贮藏和胆系排泌，部分由肾排出，血和尿中未见代谢产物，肾功能正常和衰竭的药代动力学无明显区别。像维库溴铵一样，不产生血流动力学副作用，但可能出现剂量相关性的心率增快，系迷走阻滞所致。

(5)筒箭毒碱：又名管箭毒碱，为较早期使用的去极化肌松药之一。静脉注射后约 40% 与蛋白结合，肾功能衰竭病人经肾排泄减少，而经胆汁排泄相应增加，消除半衰期延长。筒箭毒碱起效慢，时效长。初量 0.1～0.2mg/kg 使四肢肌肉松弛，0.4～0.5mg/kg 使腹肌松弛，剂量增至 0.5～0.6mg/kg 可满足气管内插管要求。肌松维持：神经镇静镇痛麻醉时为 0.1mg/kg，吸入麻醉时为 0.05mg/kg。应注意到个体差异及蓄积作用，需要时以间隔 45 分钟再给首次剂量的 1/3～1/2 为宜。筒箭毒碱有组胺释放作用，是引起低血压的原因之一，亦可诱发支气管痉挛。较大剂量时则有神经阻滞作用，可有效地预防颈动脉窦反射、迷走反射、腹腔反射等。吸入麻醉药如乙醚、恩氟烷、氟烷等可增强筒箭毒碱的作用。支气管哮喘、低血压及重症肌无力等病人应避免使用筒箭毒碱。

(6)泮库溴铵：人工合成的双季铵甾类中效非去极化肌松药。其作用强度为筒箭毒碱的 5 倍，50% 消除经肾排泄和肝脏排泄，其代谢产物仍有一定的肌松作用。另外剂量范围内无神经节阻滞和组胺释放作用，也不引起低血压。此药有一定的解迷走神经作用和儿茶酚胺释放作用，兴奋心血管系统，导致心率增快、血压升高和心排出量增加。剂量加大至 2～3 倍量时心血管兴奋作用更为明显。另外，泮库溴胺有明显的呼吸抑制效能，用药后应加强扶助呼吸和控制呼吸等呼吸管理。气管内插管剂量为 0.12～0.20mg/kg，90 秒后可行气管插管。临床肌松时间为 120 分钟。其起效时间，最大效能时间及维持时间与剂量有关。一般追加维持肌松药量：神经镇静镇痛麻醉为 0.015mg/kg，吸入麻醉为为 0.007mg/kg。

(7)哌库溴铵：是较为理想的甾类长效非去极化肌松药，也是泮库溴铵的衍生物。其作用强度为泮库溴铵的 1～1.5 倍，时效与泮库溴铵相似，但无泮库溴铵的解迷走神经作用，因此无心血管不良反应，也不释放组胺。该药 85% 以原形经肾脏排泄，肾功能衰竭明显延长其消除半衰期。该药用量约为 0.05～0.06mg/kg，起效时间 5～6 分钟。气管内插管剂量 0.1mg/kg。肌松维持：神经镇静镇痛麻醉剂量为 0.06mg/kg，吸入麻醉为 0.04mg/kg。适用于长时间手术和心肌缺血性疾病的病人。

6. 肌松药的拮抗剂

　　心血管手术麻醉很少有使用肌松药拮抗剂的必要。因为大部分患者手术及其术后机械通气的时间远长于任何一种肌松药的作用时间。临床常用药物逆转肌松药的作用,必须使患者从麻醉中充分恢复,并提供满意的生理状态,纠正缺氧、窒息、气道梗阻、低血压、低血容量或心源性休克、脱水电解质紊乱、酸碱失衡和低温等并发症。

　　非去极化肌松药可选用抗胆碱酯酶药进行拮抗,去极化肌松药迄今尚无有效的拮抗剂。常用抗胆碱酯酶药有三种,即新斯的明、艾宙酚(又名藤喜龙)和吡啶斯的明。其作用机理主要为抑制胰腺胆碱酯酶活性,减少乙酰胆碱破坏,使乙酰胆碱累积,与非去极化肌松药在神经肌肉接头处竞争受体,从而恢复正常神经肌肉传递。影响拮抗作用的因素包括肌松药的种类、剂量以及肌松程度。给予拮抗剂后,各种肌松药的逆转速度如下:泮库溴铵＜右旋筒箭毒碱＜阿曲库铵＜维库溴铵。体重、手术时间或严重肝肾功能不全、某些肌肉疾患常造成肌松药绝对或相对过量而影响拮抗效果。拮抗最好在肌松作用已部分恢复后进行。

　　(1) 新斯的明:剂量为 $50\mu g/kg(40\sim80\mu g/kg)$。一般成人初量 $1.0\sim1.5mg$,每 2 分钟重复,直到出现明显效果;或静注 2.5mg,不满意时,2 分钟后再给 2.5mg。最大剂量为 5mg。$2\sim5$ 分钟内起效,作用维持 $30\sim60$ 分钟。可用于各种非去极化肌松药的逆转。拮抗泮库溴铵等长效肌松药时,宜在给肌松药 $4\sim6$ 分钟之后。

　　(2) 吡啶斯的明:新斯的明衍生物,作用较弱,维持时间比新斯的明长 40%,适合用于右旋筒箭毒碱、泮库溴铵等长效肌松药时。常用剂量 $0.2mg/kg(0.15\sim0.2mg/kg)$。成人初量 $10\sim20mg$,每 15 分钟可追加 $2\sim3mg$,直到逆转满意。

　　(3) 艾宙酚:剂量为 $0.5\sim0.7mg/kg$,成人初量 35mg,追加量 15mg,总量为 50mg。起效快(2min),作用时间短,用于泮库溴铵、维库溴铵、罗库溴铵和阿曲库铵等肌松药的逆转速度较新斯的明快。此药主要作用于接头前部位。

　　(4) 抗胆碱酯酶药的并发症有以下几种:

　　① 新斯的明过量可引起神经肌肉去极化而致肌肉震颤和抽搐。

　　② 使用艾宙酚逆转肌松可出现再箭毒化,尤易发生在拮抗泮库溴铵等长效肌松药后,应在逆转第一小时内严密观察患者情况。新斯的明再箭毒化发生率低。

　　③ 毒蕈碱样作用包括心动过缓、传导阻滞、支气管和胃肠道平滑肌收缩、唾液分泌增多等,用新斯的明逆转时常见。可用抗胆碱药物拮抗,如阿托品(1ml)和新斯的明(2.5mg)同时缓慢注射。有报道,伍用不足量的阿托品可导致心律失常和心脏停止。由于以上原因,在心血管手术麻醉中,采用抗胆碱酯酶药物拮抗肌松药作用不应为常规,特别是在患者已显示通气量足够、能应答、抬头或握力满意时,更无药物逆转的必要。

(闫国君)

第5节 血管活性药物及抗心律失常药物

一、血管活性药物

(一)收缩血管药物

1. 肾上腺素

肾上腺素是肾上腺髓质产生的儿茶酚胺,直接激动 α_1、α_2、β_1 和 β_2 受体。所有剂量均增加心肌收缩力和心率,但由于剂量不同外周血管阻力可以降低、保持不变或明显升高。心输出量一般不增加,但大剂量时由于外周 α 受体兴奋后负荷升高可使每搏输出量下降。该药系直接作用,且不依赖于内源性去甲肾上腺素的释放。导致强的 α 和 β 兴奋,且作用大大超过多巴胺或多巴酚丁胺。

肾上腺素有强效正性肌力作用而 α 作用可以调节和变化,其顺应性作用(β_1)可增加心室舒张速率。如果血压上升引起反射性迷失神经兴奋可降低心动多速。肾上腺素是最有效的支气管扩张剂和肥大细胞稳定剂,可作为支气管痉挛和过敏反应的主要治疗。缺点为可能发生心动过速和心律失常。导致血管剧烈收缩的继发性脑缺血,尤其是肾和皮肤,必须检测尿量。可发生肺血管收缩,从而导致肺高压和右室衰竭,但加用血管扩张剂可以逆转。有心肌缺血的危险。漏出皮肤可引起坏死,如同其他强的 α 激动剂一样,最好用中心静脉输注,可使血浆葡萄糖和乳酸浓度升高,加重糖尿病人的自主神经病变。开始由于肝脏的释放使血 K^+ 升高,继而由于骨骼肌的摄取又使 K^+ 下降。

肾上腺素适应证包括心脏骤停和电机械分离,过敏反应和其他全身变态反应的选择药物,心源性休克和支气管哮喘。给药途径经中心静脉输注或经气管插管注入由气管黏膜迅速吸收以及皮下给药。

2. 去甲肾上腺

去甲肾上腺素作用于 α 和 β 受体,以剂量依赖方式产生血流动力的效应。低剂量去甲肾上腺素增加心律和血压。高剂量可因动脉收缩作用超过 β 效应,减少血流。在此情况下,脑内血管阻力将超过灌注压而成比例增加,特别是肾脏血流。事实上,在正常循环状态,原发性高血压和低血容量性低血压下,输注去甲肾上腺素可以减少内脏和肾脏血流。这些研究报道明显限制了去甲肾上腺素的临床作用。

我们并不清楚在败血症或其他血管舒张状态是否也会发生假设性血管收缩剂诱发的肾脏低灌注情况。这种临床状态是以血管张力的突出变化为特征。在明显的血管舒张下,从生理学的角度考虑恢复血管张力至正常或接近正常,以及适当的肾脏灌注压,应该能提高肾脏血流和肾小球滤过率。在临床及量范围内,去甲肾上腺素诱发的血管过度收缩,仅仅是在将该药物直接输入肾动脉后发生的,而非通过全身途径。另外,在去甲肾上腺素诱发的急性肾功能衰竭模型所使用的药物剂量是动脉研究所使用剂量的 2~3 倍,并且远远超过通常临床所给予的平均剂量。Schaer 等的研究结果发现，静脉输注去甲肾上腺素肾血管阻力增加，并超过基线值，但随着浓度增加至 $1.6\mu g/(kg\cdot min)$，总的肾脏血流呈进行性增加；其对肾血管阻力的不良效应仅在基线平均动脉压为 51mmHg 的动物见到。另一方面，Anderson 等给清醒的狗，静脉注射 $0.2\sim 0.4\mu g/(kg\cdot min)$ 的去甲肾上腺素，研究结果发现在短期输注去甲肾上腺素之后，肾血流增加而肾血管阻力下降。另外，Zhang 通过给内毒性血症的狗输注去甲肾上腺素，也表明去甲肾上腺素不导致肾脏和肝脏血流降低。上述所有研究均支持在血管舒张期间给予具有 α 和 β 效应的去甲肾上腺素来恢复血压，总体上可以提高肾脏血流。

3. 去氧肾上腺素

去氧肾上腺素是合成的非儿茶酚胺。直接作用于 α_1 受体，除用极大剂量外，临床上无 β 效应。使小动脉和静脉收缩，作用时间短（<5min）。当去氧肾上腺素用于低血压时能增加冠脉灌注压，而增加心肌收缩力不明显。如能避免高血压则 MVO_2 增加不多。在 SVR 低时，增加脑、肾和心脏的灌注压。对冠状动脉瘤、肥厚型瓣下狭窄或主动脉瓣狭窄病人的低血压有矫正作用，对有室性心动过速的病人，由于血压升高反射性兴奋迷走神经可终止心律失常，因此它能同时处理低血压和心律失常。在脊椎麻醉或硬膜外麻醉时能恢复功能性交感神经节，切除后的 SVR。体外循环下能增加 SVR。当冠性发绀发作时，能减少右向左分流。缺点为使后负荷增加导致每搏输出量下降，能增加 PVR，减少肾和其他器官灌注压，必须监测尿量和肢体的灌注。适用于由于外周血管扩张，低 SVR 状态引起的低血压。在血容量未恢复之前用于低血容量的临时治疗，室上性心动过速。给药途径最好用中心静脉输入。

4. 多巴胺

多巴胺是交感神经末梢和肾上腺髓质中 NE 和 E 的儿茶酚胺前体。直接作用于 β_1、β_2、α_1 和多巴胺受体（DA_1），释放出储存在神经元中的 NE（表 12-5）。

表 12-5 多巴胺剂量效应

剂量（$\mu g/(kg\cdot min)$）	激活受体	作用
1～3	DA_1	增加肾和肠系膜血流
3～10	β_1、β_2（$+DA_1$）	增加心率、心收缩力和心排血量，降低外周阻力，可能使肺血管阻力升高并开始出现血管收缩
>10	α（$+\beta_1+DA_1$）	增加外周阻力、肺血管阻力，减少肾血流，增加心率、心律失常，增加后负荷，能降低心排血量

多巴胺小到中剂量时，增加肾灌注和尿量，心动过速比异丙肾上腺素少。血管扩张作用，比异丙肾上腺素有更多"选择性"，使血流从骨骼肌转移至肾和内脏血管床，由于多巴胺有混合型正性肌力和血管收缩作用，血压容易调节。

多巴胺有明显的间接作用，当神经元中的 NE 耗竭时，如病人有充血性心肌衰竭或利血平治疗时反应减弱，可发生心动过速和心律失常。比肾上腺素和异丙肾上腺素的正性肌力作用小，如漏至血管外可导致皮肤坏死。如果剂量大于 $10\mu g/(kg\cdot min)$，α 受体介导的血管收缩作用，可使肾的扩血管效应丧失，并有肾内脏和皮肤坏死的危险需检测尿量。可使肺血管收缩。小剂量使全身血管扩张,血压下降,对有自主呼吸的病人可能减少呼吸动力。增加氧耗,如管脉血流没有增加可导致心肌缺血。用较大剂量时,血压上升,对衰竭心脏可能有害,表明需加用血管扩张药。

适应证包括:①由于低 CO 引起的低血压;②肾衰或肾功能不全;③再循环血量恢复之前可作为低血容量的临时调整。给药途径只用于中心静脉输注。

(二)舒张血管药物

1. 硝普钠(SNP)

硝普钠药理活性成分是亚硝基 NO,是强效、速效、直接松弛血管平滑肌的药物,静滴 30 秒至 1 分钟起效,停药后 2～5 分钟效应消失,效果确实容易控制。SNP 对血管平滑肌的作用非常特异,它同时扩张阻力和容量血管,降低心脏的前、后负荷,但以扩张小动脉,优先降低后负荷为主。如果静脉充盈良好,便能增加心排血量。SNP 还能降低肺血阻力和肺动脉压缓和肺循环的应激反应,但由于它同时降低收缩压和舒张压,可引起冠脉血流减少,也可产生"冠脉窃血"。

SNP 易溶于水,应用 5% 葡萄糖稀释,溶液中不加其他药物。由于水溶液很不稳定,光照、高温或置放时间过长即分解产生有毒性的氰化物,因此,SNP 容液必须新鲜配置,使用时一定严格避光,一次配置液的滴注时间不宜超过 6～12 小时。SNP 主要缺点是易产生快速耐药和高血压反跳。如发生快速耐药而加大药量,就有导致 SNP 过量和氰化物中毒危险。肾功能欠佳或无尿病人易发生硫氰酸盐蓄积中毒。SNP 还易引起反射性心动过速和内粉溶增加。如果使用 SNP 超过 48 小时,应每隔一日监测血中硫氰酸盐(SCN)浓度一次,SCN 在 2～3mg/dl 以下者尚可,超过 10～12mg/dl 即达中毒水平,必须立即停药。

2. 硝酸甘油

硝酸甘油(NTG)除静脉注用外,舌下含化易经口腔黏膜吸收,其生物利用度为 80%,而口服时仅 8%。NTG 也可经皮肤吸收达到治疗效果,NTG 黏膜虽然血浆中的 NTG 低,作用低于舌下含化,但持续时间可超过 24 小时,也有明显的安慰作用,故可作为冠心病搭桥手术病人的术前用药。NTG 基本作用是松弛血管平滑肌,能拮抗去甲肾上腺素,血管紧张素等的缩血压作用,扩张全力动脉和静脉,但扩张小静脉的作用强于扩张小动脉,故优先降低前负荷。静滴 NTG1～3 分钟起效,停药后 5～10 分钟消退。

主要优点是舒张压的下降较收缩压少,能增加冠脉血流,降低心室容量和室壁张力。NTG 显著舒张较大的心外膜血管及侧支血管,但对阻力血管舒张速度微弱。冠心病人当冠状动脉粥样硬化或痉挛而发生狭窄时,缺血区的阻力血压因缺氧而处于舒张状态。这样在 NTG 作用下,非缺血区的阻力比缺血区大,就迫使血流从输送血管经开放的侧支血管流向缺血区,从而改善了缺血区的血流。故 NTG 不产生"冠状窃血",而 SNP 主要扩张阻力血管,则相反。NTG 可增加心率的作用可能比 SNP 明显,但它对血浆肾素的影响增加肺内分流和颅内压的作用均与 SNP 相似,不需要避光,可被聚氯乙烯气道吸附。

3. 酚妥拉明

酚妥拉明系 α-肾上腺素能阻滞药,主要影响动脉系统使 SVR 下降,改善低排高阻,使心排血量明显增加,故用于降低充血性心衰病人的后负荷,治疗缺血性心脏病引起的左室衰竭。由于 NTG 和 SNP 的效力强和易于滴注,目前已取代了酚妥拉明,但仍可作为 NTG 或 SNP 的效力强和易于滴注,目前已取代了酚妥拉明,但仍可作为 NTG 或 SNP 降压效果不足而耐药的补充和替代药物。酚妥拉明多用于嗜铬细胞瘤手术的高血压的处理,将其稀释为 1mg/ml,每次静注 1~3mg,持续时间 5~10 分钟,其副作用是心率加快。

4. 乌拉地尔(压宁定)

压宁定具有中枢和外周双重作用机制。外周作用系通过阻碍突出后膜 α_1 受体,是血管扩张,同时又同等作用于 α_2 受体,阻断血管的收缩,使外周阻力下降。其中枢作用是通过兴奋中枢 5-羟色胺 A_1 受体降低中枢交感张力。压宁定对高血压病效果显著,而对正常血压没有效果,其临床特点是:①在降压的同时不引起反射性心律增快,无反跳现象;②在扩张肺血管的同时,不抑制肺血管的缺氧性收缩反应,故不增加肺内分流;③降压作用缓和,不宜引起急剧的低血压,可用于治疗原发性高血压,急性高血压和围术期高血压等;可用于体外循环中高血压的处置。

(三)增强心肌收缩力药物

1. 多巴酚丁胺

多巴酚丁胺是合成的高旋物,直接作用 β_1,并有较弱的 β_2 和 α_1 作用,但没有 α_2 和多巴胺能适性。对心脏的正性肌力作用具有选择性,正性肌力作用通过 β_1 和 α_1,增加 HR 仅通过 β_1,故增加心肌收缩力的作用,大于心率上升。多巴酚丁胺是血管扩张药,仅有直接作用。心肌收缩力来自 β_1 和 α_1 两种受体的兴奋,小剂量时比异丙肾上腺素或多巴胺的心动过速少。扩血管作用来自 β_2 和无 α_2 介导的缩血管作用。降低后符合可改善 LV 和 RV 的收缩功能,因此对单心室或双心衰竭有力。

由于改善了收缩和舒张功能可使心脏缩小从而可改善心肌的氧供需比值,减轻缺血。由于 β_2 作用,肾血流可能增加,无单胺氧化酶(MAO)代谢,对用 MAO 抑制剂病人是好的选择,有利于 RV 衰竭的病人。缺点会引起心动过速和心律失常,但有剂量相关性,大剂量时更严重。如果 SVR 下降不能被 CO 的增加充分抵消可发生低血压。可能发生类似异丙肾上腺素的冠状窃血而导致心肌缺血。此药为非选择性的血管扩张药,血流可从肾脏和内脏下管床分流至骨骼肌,无多巴胺样肾血管扩张作用,使用超过 72 小时可发生快速的耐药性,可发生轻度低钾血症。

适用于低心排,尤其是 SVR 或 PVR 增加者。仅用于静脉输注,最好是中心静脉。

2. 多培沙明

合成的多巴酚丁胺类药,主要是血管扩张作用。它对心肌的正性肌力作用和变化性作用,来自直接的 β_2 激动作用和 NE 作用。间接激活 β_1 受体,比多巴胺或多巴酚丁胺的心律失常少,在心肌缺血情况下可能有对抗心律失常作用。由于缺乏血管收缩作用或明显正性肌力作用,防止了氧耗(MVO_2)增加,避免了 α 介导的并发症。降低了肾血管阻力,有助于保护缺血损伤后的肾功能。缺点为对长期 CHF 病人的正性肌力的作用减弱,剂量依赖性心动过速可能限制其治疗,可能有比多巴酚丁胺轻的快速耐药性,适用于治疗低心排。给药途径为静脉。

3. 氨力农

氨力农是双吡啶衍生物,使磷酸二酯酶抑制剂,使心肌和血管平滑肌中的 cAMP 升高,即具有正性肌力作用和血管扩张作用。作为一种扩血管的正性肌力药,通过增加心肌收缩力,降低心脏后负荷使 CO 增加。对 MVO_2 有良好作用。不依赖于 β 受体的激活,因此在受体结合受损(如 CHF)或用 β 阻滞剂是人人有效,无心动过速或心律失常危险。氨力农与其他正性肌力药有协同作用。它的肺血管扩张作用可用于改善肺动脉高压或右室衰竭。具有正性特点,小剂量可使心室舒张功能。缺点为导致血小板减少,当紧急一次给药时引起明显血管扩张而导致低血压。大剂量时可导致明显心动过速,因而增加 MVO_2。适用于低 CO 综合征,尤其在 LVEDP 增加,肺动脉高压及 RV 衰竭时。可作为心脏移植的过度桥梁。给药途径为静脉输注,不要混于葡萄糖的溶液中。如能监测左室充盈压,低血压就不是主要的临床问题。

4. 米力农

米力农是由氨力农衍生的双吡啶正性肌力药,其正性肌力作用是氨力农的 20 倍。米力农静脉和口服应用均有效,对产生的充血性心力衰竭,病人有益。可增强心肌收缩力和增强血管扩张,提高心输出量。口服米力农是一个月有效,可以耐受,无发热、血小板减少或胃肠道反应。由于米力农主要以非结合型从尿中排出,因此在肾衰病人应用时剂量需调整。

(四)抗心律失常药物

1. 洋地黄类

洋地黄类最重要的作用是影响心肌的收缩性、传导性和节律。常用的地高辛主要用于治疗充血性心力衰竭和室上性的心律失常,如房颤。洋地黄类的正性肌力作用是非儿茶酚胺和 β 受体依赖,在使用 β 受体阻滞剂的病人中仍然有效。由于洋地黄类对酶转录抑制的机制导致心肌细胞内的钾丢失,洋地黄中毒常伴有低钾血症,钙离子可增强洋地黄类的毒性作用,洋地黄的通常适应证是快速型心律失常的慢性治疗。地高辛在正常的和衰竭的心脏都是剂量依赖性的增加心肌收缩力,但产生心律失常会限制其正性肌力作用。

围术期使用洋地黄应注意以下问题:①在无衰竭和扩张的心脏会影响心肌的氧供需的平衡;②洋地黄的治疗和毒性剂量比很少;③应使用毒性较小且可以迅速停用的正性肌力药;④非心力衰竭引起的室上性心律失常者使用维拉帕米或 β 受体阻滞剂,治疗更为有效;⑤洋地黄在不稳定的病人可以导致心律失常;⑥在重症的外科病人洋地黄可引起血清钾的波动;⑦使用洋地黄时只要发生心律失常就认为毒性反应;⑧洋地黄引起的心律失常难于治疗;⑨肾功能不佳时,维持量的洋地黄就可产生毒性反应;⑩用洋地黄后进行心脏转变可能有害,洋地黄治疗开始后其他药物的使用可能更为复杂。

2. 异丙肾上腺素

异丙肾上腺素是合成的儿茶酚胺,无 α 作用,而有 $β_1$ 和 $β_2$ 作用。是直接的 β 受体激动剂,增加心率、增加心肌收缩力和降低后负荷,是支气管扩张药。缺点为不是血管加压药,血压常下降而升高心输出量。低血压可产生器官低灌注和心肌缺血,会发生心律失常,可能发生冠脉窃血。可使房室传导旁路(WPW 综合征)病人提前兴奋。扩张所有血管床使重要器官血流分流至皮肤和肌肉。适应证包括心动过缓对阿托品无反应而起搏器又未准备好;低心排,尤其是需增加正性肌力作用而心动过速又无害处等情形；小儿病人每搏输出量已固定；室壁瘤切除术后；去神经后的心脏；肺动脉高压或右心衰竭；房室传导阻滞；哮喘持续状态；β阻滞剂过量。给药途径包括静注和口服。

3. β受体阻滞剂

β肾上腺能受体阻滞剂广泛用于治疗高血压，β阻滞剂应持续到手术前，使围术期血压和心律的控制更为急性，撤药性易发撤药综合征，应最大限度的应用β受体阻滞剂。一些β受体阻滞剂在低剂量时有激动作用，即内源性的拟交感活性。具有内源性拟交感活性的药物比没有活性的药物更加降低心律。但是，在β阻滞作用同时，所有药物对运动诱发的心律改变影响相同。但提示对心动过缓或心室衰竭加重的病人内源性拟交感活性可能是有益的。

(1)普萘洛尔：普萘洛尔是非选择性，不具有内在的拟交感活性，但在高剂量时，确实具有膜稳定作用。高度脂溶性。消除半衰期约为4小时。血流动力学效应包括降低心律和心肌收缩率，普萘洛尔降低血压的主要原因是降低心输出量和减少肾素的释放。并发症包括心动过缓、心脏阻滞、持续性充血性心力衰竭加重、气管痉挛和镇静。氟烷麻醉期间会导致产生的缓慢性心律失常。

(2)美托洛尔：美托洛尔在中至高剂量时具有相对性的选择性，β受体阻滞作用，即没有内在的拟交感活性也没有膜稳定作用。有脂溶性，消除半衰期为3.5小时。

(3)阿替洛尔：具有相对的心脏选择性，没有内在的拟交感膜型和膜稳定作用，脂溶性较低，但是主要经肾脏排泄，消除半衰期为6~7小时。

(4)艾司洛尔：具有心脏选择性，降低心律同时对支气管血压张力影响很小，低剂量曾成功用于哮喘，药物半衰期为10~20分钟，血浆半衰期为9分钟，20分钟后恢复对异丙肾上腺素的心律反应。

4. 钙通道阻滞剂

在临床工作中分4型。第一型对心肌及血管平滑肌钙通道均有阻滞作用，包括维拉帕米、地而硫䓬。第二型对心肌及血管平滑肌钙通道有阻滞作用，但以血管作用突出，此组为二氢吡啶类，如尼卡地平、尼莫地平。第三型只对血管平滑肌钙通道有阻滞作用，此型为二苯哌嗪类，有氟桂嗪。第四型有复杂的电生理作用，在常用剂量内对心肌快慢通道和血管平滑肌钙通道均有作用。

(1)维拉帕米：是治疗室上性心律失常的一线药物，当房性心动过速、房扑或房颤病因为预激综合征时应小心。因为房室结附近有附加的旁路，参与这些快速型心律失常的折返。维拉帕米抑制房室结，终止快速型心律失常，也可增加附加旁路的传导速度实际是增加心率。维拉帕米对支气管哮喘或梗阻性肺疾病没有副作用，不能以地高辛或β阻滞剂合用，常用于病态窦房结综合征，房室传导阻滞和心力衰竭。

(2)硝苯地平：能解除冠脉痉挛，适用于变异性心绞痛和心肌梗死，舌下含服起效快，效果好。尤其适用于围术期高血压和急性冠脉缺血并存时。反射性的心动过速可用β阻滞剂治疗。

(3)地尔硫䓬：血流动力学介于维拉帕米和硝苯地平之间，但效率低于二者，它是良好的冠脉扩张剂，但也可扩张外周血管。通常产生心动过缓和传导延迟，反射性心动过速并不是问题，可有效治疗冠脉疾病合并的心律失常。

(4) 尼卡地平：扩张外周血管和冠脉，起效快，作用为 10～15 分钟，不产生毒性代性反应，肾衰不影响其剂量，但在老年和肝功能障碍的病人应减量。副作用包括头痛、潮红和低血压。应用尼卡地平反射性心动过速并不常见。

（高　斌）

第 6 节　围术期血流动力学管理

一、维持心肌的氧供需平衡

冠心病的麻醉及围术期血液动力学管理原则为维持心肌的氧供需平衡，避免加重心肌缺血。心肌摄氧率平时即达 60%～65%；当心肌氧耗增加时，只有通过增加冠脉血流来提供氧，但冠心病人的冠脉储备能力低，难以完成氧耗增加时的血流匹配而发生心肌缺血。要维持好心肌氧供需平衡必须尽可能地降低心肌的氧耗。

1. 避免增加心肌氧需的因素

心肌氧耗的影响因素有：①心肌收缩力；②心室壁张力，受其心室收缩压及舒张末压的影响；③心率。围术期心肌氧需增加通常是由于血压升高和心率增快所致。

心率增快除增加心肌氧耗外还影响心肌血流的自动调节。动物实验观察到，在心率正常的情况下，心内膜血流自动调节的压力低限为 38mmHg。而当心率增快一倍时，自动调节的压力低限升至 61mmHg（提示：心率增快时，欲维持同样多的冠脉血流供应，则需要较高的灌注压力）。另外心率增快时舒张期的时间短，冠脉血流下降。根据阜外心血管病医院的经验，控制心率在术前安静状态的水平 70 次/min 左右，术中及术后一般不超过 90 次/min，则明显有利于心肌氧的供需平衡。

动脉血压对心肌氧供需平衡起双重作用。血压升高可增加冠脉的灌注压而增加心肌血供，但也增加氧耗。血压的剧烈波动对心肌氧供需平衡极为不利，故应维持血压的稳定。

左心室每搏排血量与左室舒张末期容量（LVEDV）密切相关，但 LVEDV 增加，使左室舒张末期压（LVEDP）升高到 16mmHg 以上则明显增加心肌氧耗。除心排血量低下的病人应维持较高的 LVEDP（14～18mmHg）外，LVEDP 不宜超过 16mmHg。冠心病人的最佳前负荷为能维持循环和内环境稳定，保证组织器官灌注的最低前负荷。

心功能差者应维护心肌收缩力，但对术前无心肌梗死病史、心功能尚好的病人，适度的抑制心肌收缩力则明显有利于维持心肌的氧供需的平衡。外科手术刺激必然要激活交感神经反应，麻醉难以完全避免。强烈的刺激如气管插管、切皮、切胸骨等可伴有血流动力学变化，使心肌缺血。不要总以单一麻醉来控制血流动力学，可给予抗心绞痛药物来保护心脏。

2. 避免减少心肌氧供

心肌的氧供取决于冠脉的血流量及氧含量，冠脉的血流量取决于冠状动脉的灌注压及心室的舒张时间。正常情况下，冠脉血流的自动调节有一定压力范围（50～150mmHg）。但冠心病人由于冠状动脉的堵塞,其自动调节的压力范围的下限增高,故围术期的血压应维持在较高水平,特别是对合并高血压者。由于冠脉的血流量主要是在舒张期,故舒张期时间的长短是决定心肌血流量的另一决定性因素。因此,围术期避免心率过快,不仅可以降低心肌的氧耗,而且对确保心肌的血流灌注也很重要。

根据 Poisseuille 公式,冠状动脉血流 $Q=\pi r^4/8L\eta$(r=半径,ΔP=驱动压,L=管长,η=黏度)。从公式可以看出,影响冠脉血流重要因素除驱动压外,就是冠脉的阻力。因此,围术期降低冠脉张力,避免冠脉痉挛,对确保心肌血供也至关重要。

由于围术期麻醉、手术等诸多因素对病人血压和心率的影响,而两者的变化又直接关系着病人心肌氧供需的平衡,故维持心率与血压两者之间的关系对冠心病病人的氧供需平衡非常重要。应力求做到:①血压的变化不应超过术前数值的20%;②平均动脉压(MAP)-肺毛细血管契压(pcwp)>55mmHg;③平均动脉压(以 mmHg 为单位)与心率比值>1;④维持收缩压在 90mmHg 以上;⑤尤其应避免心率增快时血压下降。

心肌的氧供不仅取决于心肌的血流量,而且与动脉血液的氧含量密切相关,动脉血中的氧能否向心肌中释放,与血中 2,3-DPG 的含量,pH 及 $PaCO_2$ 等是否正常有关。麻醉中及围术期注意这些参数的变化,及时给予纠正。

二、术中监测

麻醉诱导前需要建立静脉有创监测,尤其在已口服术前镇静药物病人必须静脉追加镇静剂的情况下,还应注意病人呼吸功能监测。

1. 脉搏氧饱和度和心电监测

在建立动静脉有创监测前,必须连接好。强调同时连接心前区 V_5 导联和肢体 Ⅱ 导联作为心肌缺血存在和定位的监测。Ⅱ 导联能够监测心律失常和判断左心室下壁的缺血(Ⅱ、Ⅲ、aVF 导联),V_5 导联判断左心室前壁缺血,Ⅰ 和 aVL 导联监测左心室侧壁缺血。有可能发生右心室心肌缺血的病人或有右冠状动脉病变的病人监测 V_4R 和 V_5R 很有帮助。如果标准导联不能提供足够信息来判断和分析心律失常,就需要使用食管或心外膜导联。

有时术中心肌损伤导致 QRS 电压明显下降,如果需要可通过外科放置起搏导线来提供足够的电压做心电图监测,帮助心律失常或指导主动脉球囊泵工作。用先进的手术室监测系统可以分析追踪 ST 段的变化趋势,通过多变量分析,可以做出定性和定量诊断。ST 段抬高或下移超过 0.1mV 即提示心肌缺血。但许多因素影响 ST 段,应与心肌缺血鉴别。心肌梗死监测主要依据新 Q 波和损伤处 ST 段的变化。新 Q 波宽度≥0.03s,或原 Q 波增宽和新 QS 下移,均提示 MI。无 Q 波的 MI 通常伴发新 ST 段抬高或下移,虽然既往的 ECG 监测设备的性能和抗干扰能力都比较强,导联线也装有抗干扰的过滤设备,但由于手术室内能干扰 ECG 的因素(如 50Hz 的灯光电源线、外科设备(电刀、电锯、体外循环机、除颤器)很多,仍需引起重视,以免影响临床判断。

2. 直接动脉压监测

通过用桡动脉或股动脉穿刺置管监测,肱动脉和腋动脉也可以使用。即通过周围动脉穿刺置管的反方法,将周围动脉内侧压力通过压力传感器与监测仪连接可直接看到波形和压力参数,或通过管道与弹簧血压表连接反映血压的数据。根据手术部位。病人体位以及局部动脉通常情况等综合考虑,原则是方便,选择搏动最强或位置最固定的部位和避开优势手,局部侧支循环丰富,即使局部动脉阻塞亦不足引起远端组织缺血性损伤。

穿刺监测技术有套管针直接穿刺法,分为穿透法和直接穿刺法。穿刺过程注意事项有两点:①穿刺针针干与皮肤交角尽可能小,尽量使套管针在动脉腔内的长度相对较长,在调整套管位置时不易退出动脉腔外,并且松套管式不易顶到动脉喉痹,成功率较高;②用穿透法时,因动脉后壁已被穿破,故穿刺成功后局部应压迫3～5分钟,以免局部形成血肿。通过分析动脉压力波形可得出以下结论:①陡直波表示心功能良好;②圆钝波的重波奇迹部明显,表示心功能受损,心缩力低下或低血容量;③低平波脉压差小表明心功能严重受损,是低心排综合征的表现;④高尖波重波切迹不明显,脉压差大,在主动脉瓣关闭不全和主动脉窦瘤破裂时出现,一般在术后可恢复为陡直波;⑤不规则波,波幅低平,振幅大小不等,多在风心病、心房颤动或心房扑动时出现。动脉穿刺置管的并发症包括血栓、栓塞、出血、感染。

3. 中心静脉压/肺动脉导管

中心静脉压(CVP)是衡量右心排出回心血的能力及判断有效循环血容量的指标。可以准确地反映右心室充盈压,在怀疑右心室功能障碍的时候是一项非常重要的指标。在没有左心室功能受损的患者,测得的右心房压即CVP通常可以作为左心室充盈的可靠指标。而对于有严重左心室协同失调,肺动脉高压或左心室顺应性下降的情况,这种可预性就无意义。此时,插入肺动脉导管测量肺毛细血管楔压可以提供可靠的左心室充盈指标。另外心输出量的测定和根据血流动力学的计算指标就可以提供更多的指导血流动力学和麻醉管理的依据。何种情况下应用肺动脉导管在各单位之间分歧很大,在一些单位常规使用肺动脉导管,而在另一些单位,则仅限于用于特殊病例,如严重的左心室功能障碍或严重的肺动脉高压。另外的指标包括联合手术(瓣膜加冠脉)或耗时较长手术的患者,在希望精确控制心率和心律的情况下插入起搏肺动脉导管是很有用的,例如在肥厚型心肌病患者或β阻滞剂导致的严重心动过缓患者。

对于麻醉诱导前还是麻醉诱导后放置肺动脉导管仍存意见不一。对于有些患者,麻醉诱导前插入肺动脉导管并测定血流动力学基础值有助于决定麻醉药物的选择和指导诱导顺序。然而,对于焦虑和有不适的高血压患者应在麻醉诱导后放置肺动脉导管为妥。即使要在诱导前放置,应追加镇静剂以预防血流动力学变化。尤其注意的是,在CPB前或期间操作常使肺动脉导管移向肺动脉的远端。因此在CPB开始前应将导管撤回几厘米以放置长期嵌压或可能发生肺动脉破裂。尽管关于常规使用肺动脉导管还有争论,但任何单位在作心脑外科手术时,必须有能够测量输出量和心室充盈压这两项指标的能力。病情严重的患者需要这些测量指标来判断血管活性药物的有效性和调整剂量,并作出是否需要做进一步的药物或机械干预的评估。突然PCWP的改变不再认为是一项敏感和可靠的心肌缺血的指标,但肺动脉导管可以提供有关病人容量状态和CO_2的信息。

中心静脉压的常用穿刺部位有锁骨下静脉、颈内静脉、股静脉和贵要静脉。并发症包括气胸、血胸、液胸、空气栓塞、心肌穿孔和感染。笔者所在医院中心静脉及肺动脉导管的放置主要应用颈内静脉前路和中路的途径。放置肺动脉导管(Swan-Ganz导管)主要依据监测仪显示的不同波形推进导管。放置导管前应先检查套件是否完好,各个腔是否通畅,并把肺动脉测压盒与测压换能器连好,调整零点。用肝素盐水将肺动脉导管及右房腔内空气排尽。有颈内静脉穿刺成功后,将引导钢丝放入颈内静脉用尖刀片皮肤针孔扩大,用蚊式钳将皮下组织扩松,沿钢丝将 8 号套有导管鞘的扩张器送入皮下并轻轻捻转扩张器向前推进经导管鞘,待导管鞘已进入静脉,撤出扩张器和钢丝,Swan-Ganz 导管由导管鞘腔内送入静脉,当导管送入 15～20cm 时,将气囊充气,并将导管弯度指向左侧,缓慢向前推进,当出现右室压力波时继续前进直到出现舒张压明显抬高,说明进入肺动脉,再推进 3～5cm 出现肺毛细血管楔压得波形,这时停止前进并将气囊放气,出现肺动脉压波形,说明位置合适并记录深度加以固定。将换能器位置放在与心脏统一水平测量。通过 Swan-Ganz 导管可自动连续测定 CO,在 Swan-Ganz 导管的右房段的外表涂一层能发热的物质,仪器控制定时自动发热,使右心房血液发热而血流逐渐稀释,经导管端的热敏电阻探头,将温度变化情况传导至仪器显示出 CO。

4. 光导纤维导管血氧饱和度(FCO)

FCO 是一种纤维导管,可根据需要安置在不同部位。

(1)纤维导管通过动脉测压盒放入动脉:可连续监测动脉的 SaO_2,又可监测动脉内血氧饱和度($SiaO_2$),在低温,血液稀释,体外循环 CO 下降,低心排以及末梢循环差会影响 SpO_2 的监测效果,而 $SiaO_2$ 则不受上述因素的影响。

(2)导管放置在颈内静脉:可连续监测颈内静脉的血氧饱和度(SjO_2),连续监测脑组织的氧供和氧耗的平衡状况。尤其在体外循环(CPB)中复温时,SjO_2 逐渐下降,而且下降程度与复温的速度呈正相关。因此,SjO_2 监测在 CPB 过程中直到复温速度和灌注量、麻醉深度和通气量,对脑保护有价值。

5. 混合静脉血氧饱和度(SvO_2)

将 FCO 组合在 Swan-Ganz 导管尖端或单纯肺动脉导管送到肺动脉内,围术期监测 SvO_2,心血管手术 CO、Hb、SaO_2 和 VO_2 的变化常常很快,而 SvO_2 的连续监测对上述因素改变敏感。

6. 连续动脉血气分析(CIABG)

用化学电极制成的 CIABG 的传感器,外径仅有 0.55mm,可放进 20G 动脉测压套管针内,在不影响动脉测压的同时可连续监测动脉血的 pH、PO_2、PCO_2,与常规血气分析机相比,即能及时连续的监测上述参数,又可避免在取标本时所造成的各种技术上的误差,还可减少或避免血液对环境的污染和操作时血液的污染。

7. 超声心动图

二维经食管超声心动图(TEE)在冠心病外科治疗中的应用价值包括:①即刻探查冠脉旁路术后是否有新的节段性室壁运动异常(SWMA),从而间接推断血管桥是否通畅;②术中 TEE 能在 CPB 前及时探查患者是否合并其他心内病变,如瓣膜病等;③有研究显示升主动脉内的粥样硬化斑块是 65 岁以上患者心血管病术后发生脑卒中的惟一独立危险因素。术中 TEE 能较好显示升主动脉的粥样硬化斑块,可提示外科医师在升主动脉操作如插管、阻断是避免粥样硬化斑块脱落,从而减少术后脑卒中的发生。TEE 对于脱离体外循环困难的患者,可直接评估左心室容量会更加有利于指导手术和选择血管活性药物。也能发现由残余的阻断效应,心脏停搏灌血不充分或再灌注损伤导致的全心功能障碍。

8. 心律和血压

心律与收缩压乘积被认为是一个简易判断 MVO_2 的指标。Kissin 等指出相同的心律收缩压的乘积可能由不同的心律和血压相乘得到,低心律和高血压与低血压和快心律相比,前者氧平衡可能会比后者好。心肌缺血的阈值与心律和血压两个指标都有关。如果大于心率,也就是血压心率比大于一时,就没有心肌缺血发生。然而,多名专家通过临床观察发现,心肌缺血变化的敏感预测指标既不是心律收缩压的乘积,也不是平均动脉压心率比,并对其临床应用提出质疑。而且大多数心肌缺血都与心率、血压或肺动脉高压的即时变化没有关联。与心电图作为一项心肌缺血的监测手段,也显示压力心率比缺乏敏感性和特异性。

9. 经颅多普勒(TCD)

主要用于无创的连续监测脑血管(一般为大脑中动脉)血流速率和脑血流中血栓的性质和数目。由于心血管手术不影响 TCD 探头的放置,且心血管手术容易导致中枢神经系统梗死,故 TCD 监测在心血管麻醉中日显重要和日益普及。TCD 有其局限性:①TCD 测量的是 BFV 而不是 CBF;②探头位置要固定,不易移动;③约 10%的病人因骨质肥厚而很难找到适宜的 TCD 颞区窗口。

(闫国君)

第 7 节 围术期麻醉管理

一、体外循环下冠状动脉旁路移植术

1. 麻醉诱导前期

所有病人术前 2 小时口服地西泮 10mg 和抗心绞痛药物。根据术前病人使用的心血管药物、治疗情况、心率、血压的情况及心绞痛类型,给予 β 受体阻滞药(阿替洛尔和美托洛尔)和(或)钙通道阻滞药(地尔硫䓬)及硝酸酯类。术前 30 分钟肌内注射吗啡 0.2mg/kg 及东莨菪碱 0.3mg。病人入室后面罩吸氧,常规监测心电图和脉搏血氧饱和度。局麻下完成桡动脉穿刺置管监测直接动脉血压。同样,在局麻下行右颈内静脉或锁骨下静脉穿刺,测中心静脉压,对较重病人经右颈内静脉放置 Swan-Ganz 导管监测肺动脉压(PAP),肺毛细血管楔压(PCWP),用 Edwards 心排出量监测仪连续监测心排出量,混合静脉血氧饱和度。监测鼻咽喉和直肠温。部分病人术中监测食道超声心动图(TEE)。在麻醉医生进行上述有创监测操作同时,由护士局麻下在腕部穿刺置入一个粗的静脉输液导管。对于何时进行颈内静脉或锁骨下静脉的操作,无论在麻醉诱导前还是麻醉诱导后进行都存在不一致的意见。对于某些患者,麻醉诱导前置管并测定血流动力学基础值有助于麻醉诱导药物的选择和指导诱导顺序。然而,对于过度焦虑紧张和有不适反应的高血压患者应在麻醉诱导后置管为宜。即使要在诱导前放置,应追加镇静剂以预防血流动力学变化。在整个诱导前期,麻醉医生不能只顾动、静脉有创操作而忽视对患者的严密观察,以防术前镇静药物过量等引起的血流动力学变化。

2. 麻醉诱导期

一旦药品、器械、监测及给药通路准备完毕后就开始麻醉诱导。麻醉诱导的药物选择和给药速度至关重要。麻醉诱导以芬太尼为主,用药方法为小量分次注射,尽量保持血流动力学的稳定,依托咪酯复合芬太尼对左室功能不全病人的麻醉诱导,可提供良好的麻醉和稳定的血流动力学。基于上述原则采取下面方案:静脉注射咪达唑仑 0.03～0.1mg/kg、依托咪酯 0.15～0.3mg/kg、芬太尼 10～20μg/kg、维库溴铵或哌库溴铵 0.12～0.15mg/kg。麻醉诱导后气管插管,机械通气。另外,对于一些患者,尤其是麻醉前心动过缓的患者,气管插管时通过迷走神经反射可引起严重的心动过缓,极少数病人可导致窦性停搏。此外,气管插管对冠状血管的收缩是一个很强的刺激因素,且与麻醉药无关,因为在没有血流动力学改变的情况下左心室的血流已经发生剧烈的变化。

3. 体外循环前期

包括医生给患者插导尿管、放置鼻、肛温探头、摆体位、消毒、铺手术巾、切皮和劈胸骨。这段时间内的刺激较强,有可能导致心率增快、血压增高甚至心肌缺血。尤其对于术前心功较好的病人,预先感知这些手术步骤并提前加深麻醉有助于血流动力学的平稳。在吊两侧心包和心房插管的心脏操作期间,可能妨碍静脉回流或导致早搏发作、持续性室上性心律失常,在维持适当有效循环血容量基础上,需要血管收缩药、心脏电复律甚至快速插管建立体外循环。

4. 体外循环

胸骨劈开后以 400U/kg 剂量给予肝素。体外循环开始前间断静脉注射芬太尼 5～20U/kg,丙酚静脉泵入维持麻醉,间断静脉注射维库溴铵或哌库溴铵维持肌松。体外循环转流降温至鼻咽温 26～28℃,灌注流量 2.4～2.6L/(min·m²)。阻断心肌血流后灌注冷血停跳液保护心肌,CPB 中维持平均静脉压(MAP)在 60～80mmHg,过高或过低的血压均会造成组织的灌注不足。冠心病病人多数年龄较大,常合并高血压及全身动脉硬化,转流中应维持较高的流量和灌注压,灌注压宜接近转流前平均动脉压。体外循环中保持平均动脉压在 80mmHg 较 50mmHg 明显较少术后并发症。

肝素在体内和体外都有抗凝作用。肝素与 AT Ⅲ 结合后,与凝血酶结合从而使其失活。体外循环中肝素抗凝使 ACT 维持在 480 秒,基本检不出纤维蛋白单体。冠脉搭桥术应用抑太酶时 ACT(如以硅藻土做激活剂)应大于 750 秒。当 ACT 小于此值时,则追加肝素,追加剂量和具体情况而定,一般建议每相差 50 秒追加 50～60U/kg。脱离 CPB 时可能会遇到困难,缺血心肌对正性肌力药反应不良。

主动脉内球囊泵(IABP)主要适应证是不能脱离 CPB,血流动力学不稳定和经增加药物支持治疗无效的 CPB 后进行性心肌缺血,有助于脱离 CPB,改善心肌功能,全身灌注和保护重要脏器功能,改善预后。当心脏指数(CI)<2.0L/(min·m²),CVP>15mmHg,左房压(LAP)>20mmHg 应及时放置 IABP。

5. 体外循环后

拔除心房插管后用鱼精蛋白中和肝素,主动脉插管还要保留以便继续输入体外循环泵中的余血。以每 1mg 鱼精蛋白中和 100U 肝素,鱼精蛋白中和应以 ACT 恢复接近转流前生理值为标准。体外循环后将氧合器和管道内的剩余血回输时用鱼精蛋白(3～5mg/100ml)拮抗。

鱼精蛋白具有抗原性,少数患者发生过敏和类过敏反应。缓慢地从外周静脉给药是较好方法。给药时,根据血压常规经主动脉从 CPB 机少量缓慢输血,以补充血容量。在取颈内动脉发生胸膜破裂时不要忘记将胸腔内血液吸净,及时回收余血,将回收血液通过洗血球机进行处理。拮抗肝素后拔除升主动脉插管,充分止血,放置心包和纵隔内引流管,关胸和缝皮。此过程中麻醉医生根据血流动力学指标调整麻醉深度、血管活性药物和心脏支持装置参数,在外科医生、巡回护士协助下把患者送入 ICU。

二、非体外循环下冠状动脉搭桥术(OPCAB)

OPCAB 是指通过正中胸骨切口进行的非 CPB 完全心肌血运重建术。因此决定旁路血管移植的顺序时,必须考虑在做旁路移植和固定心脏期间的血流动力学紊乱及其相关的心肌缺血。OPCAB 由于外科医生是在跳动的心脏上手术操作,不可避免的要干扰心脏的排血功能,心脏位置的变动也必然影响心脏血流及各重要生命器官的有效灌注。此类手术对麻醉管理要求较高,需要在维持适宜麻醉深度的基础上维持心肌稳定性,维持缓慢的心率和稳定的循环,在保持心肌氧供需平衡的同时,为手术提供安静术野,麻醉药物选择不增加心率、心肌稳定性好、可控性强的药物。

1. 麻醉用药

科学合理的麻醉前用药是术中理想心率的基础,术晨除常规入手术前 30 分钟肌注吗啡 0.2mg/kg,东莨菪碱 0.3mg 外,在入手术室前 2 小时口服同等剂量的术前系统治疗用药,β 受体阻滞剂和钙通道阻滞剂,如是急诊病人,不及全面了解病人情况,可单纯给钙通道阻滞剂硫氮䓬酮,降低心肌兴奋性,对于精神过度紧张病人,需加服地西泮,达到良好镇静状态,力争将术前心率控制在 70 次/min 以下。

2. 麻醉诱导

在心电和直接动脉压的监测下,以小剂量咪唑安定(0.03～0.05mg/kg)、维库溴铵(0.12～0.15mg/kg)、依托咪酯(0.15～0.3mg/kg)和芬太尼(5～10μg/kg)复合诱导,缓慢、间断给药,适量加快输液速度,避免插管时交感神经过度兴奋,又要注意插管时引起迷走神经张力过强,导致严重心动过缓或停搏。对术前严重心功能不全的病人,麻醉诱导应以芬太尼为主,镇静或安定药的剂量不宜过大,以使病人入睡即可。如诱导期发生低血压,静脉注射苯肾上腺素 50～100μg/次,可获得满意效果,不提倡静脉注射多巴胺升高血压,临床上曾有静脉注射多巴胺后心率过快,增加心肌氧耗,导致心肌缺血加重,甚至发生室颤的教训。

3. 麻醉维持

根据手术操作步骤,切皮、劈胸骨等强烈的刺激之前,及时加深麻醉。麻醉维持药物为丙泊酚 400mg＋维库溴铵 8mg＋艾司洛尔 100mg＋利多卡因 100mg 泵入。

4. 术中液体管理

心率控制除要求一定的麻醉深度外,以维持正常稍高的心脏前、后负荷为基础,心脏前负荷和后负荷下降可刺激压力感受器,使心率加快,因此,麻醉中要维持一定的容量负荷,同时慎用降低外周阻力的药物,当搬动心脏,血压下降时,首先静脉补充容量增加心脏前负荷提高代偿能力。头低仰卧位(Trendelenburg 体位)能增加回心血量,并有利于显露心脏下壁血管,手术床向右侧倾斜有利于显露回旋支系统。少数病人如果经过补液血压仍低时,则需应用小剂量血管活性药物,如去氧肾上腺素50~100μg/次,尤其显露心脏下后壁的冠状动脉,由于常常导致右心房室变形,影响右心室充盈,这一类药物更有效。

除了注意维持适宜的前负荷,同时要注意避免容量过多,一方面,过胀的心脏影响冠脉稳定器的放置,尤其在吻合左室侧壁和侧后壁血管时,另一方面,在吻合血管时需要将心脏翘起,吻合后心脏放回,回心血量突增,对于缺氧引起顿抑的心脏,负荷相对过重,容易导致急性充血性心衰。由于外科显露和器械稳定技术的改进和成熟,过去所谓药物稳定的方法(如静注新斯地明),现在基本不用,因为没有必要通过药物减慢心率和降低心脏收缩幅度来达到靶血管稳定的目的,现在认为心肌预缺血作用和冠脉导流相对于维护心肌功能也很重要。在临床上基本采取全心短暂缺血,手术医生搬动心脏一方面是探查,另一方面是行缺血预处理。血压降低后再回升,反复一二次,再搬动心脏便可使血压维持在临床可接受范围,此时要求麻醉医生调整适当的循环张力,血压降低后,肌体能在去除操作后自行恢复血压。除了心脏术中直接操作处理行缺血预调节外,吸入麻醉药异氟烷有心肌预调节作用。

5. 术中抗凝及血液回收

术中为防止吻合血管内血栓形成,肝素1mg/kg抗凝,维持ACT大于250秒,拮抗时用鱼精蛋白与肝素为1:1的比例。术中进行血液回收收集手术野出血,储血瓶(500ml)中加肝素40U。

6. 术中监测

术中维持适当的血容量对于冠脉搭桥病人非常重要。血容量过低会触发交感肾上腺素系统的兴奋,而过高则可能导致心内膜灌注梯度的下降,使心肌的氧供氧耗失衡。这类病人由于普遍存在高血压以及心肌缺血,心室的顺应性有不同程度的改变,通常根据中心静脉压或肺动脉嵌压为目标行容量治疗可能会出现很大程度的偏差。在食管超声多普勒检测仪指导下可以进行目标容量治疗,即根据病人扩容后LVETc以及SV的不同反应进行个体化的治疗。左心室前壁TDI能定量测定冠状动脉旁路移植前后局部心肌组织运动功能的变化,但不能反映左心室整体功能的变化。

(闫国君)

参 考 文 献

1 Subramanian AV. Less invasive arterial CABG on a beating heart. Ann Thorac Surg,1997,63:68~71

2 Koutlas TC,Elbeery JR,Williams JM, et al. Myocardial revascularization in the elderly using beating heart coronary artery bypass surgery. Ann Thorac Surg,2000,69:1042~1047

3 Pompilio G,Antona C,Cannata A, et al. Coronary surgery without extrocorporeal circulation:the short-term results in high risk patients. G Ital Cardiol,1999,29(3):246~254

4 Cohn WE,Weintraub RM,Sellke FW. Innovative minimally invasive surgical approaches to coronary revascularization in the high risk patients. The Heart Surg Forum,2000,3(3):185~188

5 Wan S,Izzat MB,Lee TW, et al. Avoiding cardiopulmonary bypass in multivessel CABG reduces cytokine resoponse and myocardial injury. Ann Thorac Surg,1999,68(1):52~56

6 Calafiore AM, Vitolla G, Mazzei V, et al. The LAST operation: techniques and results before and after the stabilization era. Ann Thorac Surg, 1998, 66: 998～1001

7 Diegeler A, Falk V, Matin M, et al. Minimally invasive coronary artery bypass grafting without cardiopulmonary bypass: early experience and follow-up. Ann Thorac Surg, 1998, 66(3): 1022～1025

8 Bergsland J, Hasnan S, Lewin AN, et al. Coronary artery bypass grafting without cardiopulmonary bypass-an attractive alternative in high risk patients. Eur J Cardiothorac Surg, 1997, 11(5): 876～880

9 吴从友,王建华,牟仁其. 冠脉搭桥两种手术方式的麻醉及血液动力学变化. 医药论坛杂志,2003:24

10 姜桢,金翔华,罗红,等. 465例非体外循环下冠脉搭桥术的麻醉体会. 临床麻醉学杂志,2003:06

11 孙义,张析哲,卜洪庆,等. 非体外循环冠状动脉搭桥手术的麻醉处理. 内蒙古医学杂志,2004:06

12 白栓成,王君艳,王海涛,等. 冠脉搭桥手术的麻醉体会. 内蒙古医学杂志,2004:09

13 董辉,陈敏,陈绍洋,等. 非体外循环下冠状动脉搭桥术的麻醉管理. 心脏杂志,2003:01

14 吴安石,岳云. 急诊冠状动脉搭桥术的麻醉处理. 临床麻醉学杂志,2004:11

15 张晋东,杨晓明,张国荣. 非体外循环下行冠脉搭桥手术的麻醉处理. 临床麻醉学杂志,2005:02

16 徐崇新,朱文忠. 非体外循环下冠状动脉搭桥的麻醉. 浙江临床医学,2005:02

17 蔡长华,刘艳芳,张静,等. 冠状动脉搭桥手术的麻醉处理. 辽宁医学杂志,2004:04

18 隋波,李茂源. 重症冠脉搭桥手术的麻醉处理. 实用医学杂志,2003:09

第13章

冠心病与胸段交感神经阻滞

冠状动脉粥样硬化性心脏病(coronary atherostic disease)简称冠状动脉性心脏病或冠心病(coronary heart disease,CHD),有时又被称为冠状动脉病(coronary artery disease,CAD)或缺血性心脏病(ischemic heart disease),指由于冠状动脉粥样硬化导致心肌缺血缺氧而引起的心脏病,为动脉粥样硬化导致器官病变的最常见类型。

冠状动脉性心脏病或冠心病这一简称,目前虽然被广泛应用,但它未表达出动脉粥样硬化这一病因,而有更广泛的含义。因为,可以导致心肌缺血缺氧的冠状动脉疾病,除冠状动脉粥样硬化以外,还有炎症(风湿性、梅毒性、血管闭塞性脉管炎等)、痉挛、栓塞、结缔组织疾病、创伤和先天性畸形等多种,冠状动脉性心脏病一词事实上包括所有这些情况所引起的心脏病变。但由于绝大多数(95%～99%)由冠状动脉粥样硬化引起,因此用冠状动脉性心脏病或冠心病一词来代替冠状动脉粥样硬化性心脏病,虽然不甚确切,在临床上还是可行的。至于将冠状动脉病或冠状动脉粥样硬化列为冠状动脉粥样硬化性心脏病的同义词,其实也不确切。因为冠状动脉虽然有病,虽然发生了粥样硬化,但可能还未引起心肌缺血缺氧,或临床上已显示出冠状动脉病变,但还没有心肌缺血缺氧的证据时,只能认为病人患了冠状动脉病或冠状动脉粥样硬化而不能认为已患冠状动脉粥样硬化性心脏病。因此,缺血性心脏病一词的意义应该含义更为广泛。冠心病在欧美和我国死亡率占第一位,是目前最常见的心血管系统疾病之一。

1976年Hoar等人首次报道将胸段硬膜外阻滞麻醉(thoracic epidural anesthesia TEA)作为一种术后镇痛手段应用于临床;1980年开始有报道TEA可以缓解或消除因心肌缺血所导致的心绞痛,降低心肌梗死的发生率。

Bromage发现硬膜外麻醉时的心血管效应在相当程度上是局麻药吸收入血后的循环效应。利多卡因硬膜外腔给药以后吸收入血后,可以治疗心律失常。胸段硬膜外阻滞(TEA)后,可以阻滞脊髓胸段$T_{1\sim5}$心脏交感神经的传入和传出神经纤维,从而阻断了心绞痛病人疼痛的传入和传出,也因此阻断了心绞痛发作后由于疼痛所引起的恶性循环。TEA可以抑制应激反应,降低血中儿茶酚胺的水平,减少心肌对游离脂肪酸、乳酸的摄取,使心肌耗氧明显降低。而且,通过抑制应激反应,还可以降低 CAD 病人高凝状态,防止血栓形成。外科手术切断神经后,可以使狗的心肌梗死面积明显缩小,而且与血流动力学变化无关。这个实验充分说明心脏的去神经作用对心脏有明显的保护作用。另外一个动物血试验表明,心脏的交感神经阻滞以后,心脏的内膜/外膜的血流量明显增加,尤其是对于有心肌梗死或缺血的时候,增加的幅度会更大;随着心肌内血流的重新分布,可见心肌梗死的面积明显缩小,心肌缺血得到改善。

正常状态下,冠状动脉的灌注压力维持在一定范围内靠自主调整。影响冠状动脉血流的主要因素有冠状动脉的灌注压力、冠状动脉的阻力、舒张期的长短(与心率有关)、代谢以及神经和体液因素等。冠脉循环有相对丰富的自主神经支配,主要通过 α、β 受体起作用。α 受体主要分布在心脏外膜血管;交感 α 肾上腺素能神经兴奋,可引起心外膜血管收缩;β 受体在心内膜下心肌细胞占优势。β 肾上腺素能神经兴奋,对心脏的影响是正性肌力,导致心率加快,心肌代谢增强,心肌耗氧量增加,使心肌氧供和氧需失去平衡,导致心绞痛或心肌梗死以及心律失常的发生。

冠心病病人交感神经兴奋作用与正常健康人不同:可使硬化血管收缩,非硬化血管扩张,使病变血管供应区的心肌缺血加重,抵消了局部代谢舒张物质的扩血管作用。另外,交感神经兴奋,可使血小板凝聚,内皮功能出现障碍等。传统观念认为,TEA 仅是一种麻醉技术,适用于临床麻醉止痛,或者术后镇痛等,和心脏病的治疗根本不相干系。其实不然。TEA 可以阻断由脊髓 $T_{1\sim5}$ 支配心脏功能的传入和传出纤维,阻断心绞痛的感知和传入。心脏的疼痛和心绞痛的感知主要是由交感神经的传入纤维所介导的。TEA 能达到充分止痛作用。有很多报道证实,TEA 可以减慢心率、降低心输出量、血管阻力,从而降低心肌耗氧量。Blomberg 等报道,TEA 可扩张狭窄的冠状动脉,改善缺血的心肌血液供应,而对正常的冠状动脉没有作用。说明 TEA 能改善狭窄的冠脉(狭窄程度≥75%)的血液供应。

有研究证实:TEA 可以通过局部组织吸收麻醉剂而起作用,局麻药达到有效的血浆浓度之后,就会直接抑制血小板的积聚;TEA 能降低应激反应,间接影响血小板的功能,从而阻止血小板的积聚而降低凝血功能;TEA 可以使血中儿茶酚胺的含量降低,肾上腺素促血小板聚集作用减弱(folt 现象),这说明 TEA 可以改善冠心病的高凝状态。TEA 可以阻断交感神经的信息传递,在一定程度上降低了应激反应。Kirno 等发现冠脉搭桥的病人执行 TEA 后,心肌去甲肾上腺素的溢出值明显低于对照组。Yeager 等以尿中可的松为标志物,发现手术以后的 24 小时内,TEA 组尿中可的松的含量明显减少,说明 TEA 有明显的抑制应激反应的作用。儿茶酚胺、血管紧张素Ⅱ(AngⅡ)为很强的血管内膜增生剂,TEA 抑制心脏冠脉交感神经末梢儿茶酚胺的分泌、降低血管紧张素Ⅱ水平。因此,TEA 有可能使血管内皮增生减少。有报道 TEA 可以减少心绞痛病人血管内皮细胞的损伤,保护内皮功能,这可能是 TEA 治疗心绞痛,保护冠心病病人心脏血供的重要机理。

第1节 自主神经系统

机体主要通过自主神经系统(ANS)来维持心血管系统和胃肠道的功能和体温的恒定。当机体内环境的稳态发生变化时,ANS可以发挥重要的防御功能。ANS控制非随意活动(即不受意识支配)并维持稳态和协调应激反应。交感神经系统兴奋后引发传统意义上的"格斗或逃避"反应,包括血流从内脏重新分配至骨骼肌、心脏功能增强、出汗、流涎及瞳孔扩大。副交感神经系统的活动与机体功能如消化和泌尿生殖功能的维持关系更加密切。麻醉用药的主要目的是尽管生理平衡状态受到强烈的刺激但仍可使机体的内环境维持在最佳稳态。合理的使用麻醉药需要了解有关ANS的药理学知识,以使非意识控制系统和麻醉药的相互作用达到预期目的,避免过度反应或产生不良反应。疾病有时会引起ANS功能障碍,并改变ANS对手术和麻醉的反应。应激反应可能产生的副作用一直被人们所关注,人们不断研究以调整或消除应激反应有助于提高病人围手术期的预后。

一、自主神经系统分类

传统上神经按它们所含的神经递质进行分类。含有乙酰胆碱的神经元称为胆碱能神经,含有去甲肾上腺素或肾上腺素的神经元称为肾上腺素能神经元。除此之外,"胆碱能"也指其他与乙酰胆碱有关的结构或功能。如胆碱能受体指分布在细胞膜上能与乙酰胆碱结合、使细胞产生一系列特有的反应(如肌肉收缩、腺体分泌)的蛋白质;胆碱能受体激动药指作用与乙酰胆碱相似,能直接兴奋乙酰胆碱受体并引发效应细胞产生特征性反应的药物,有时也称拟胆碱药;胆碱受体拮抗药是指能作用于胆碱受体,阻断乙酰胆碱与受体的结合,产生抗胆碱作用的药物,有时也称抗胆碱药或胆碱能受体阻断药。

1. 胆碱能神经

从菌类植物分离出来的化合物毒蕈碱,能产生与刺激副交感神经系统相似的效应,因此曾被认为是内源性副交感神经递质。能产生与毒蕈碱对副交感神经支配的组织(如心脏、骨骼肌及腺体)相似作用的药物称为拟毒蕈碱药。

胆碱能神经包括以下几部分:
(1)所有支配骨骼肌的运动神经。
(2)所有副交感神经的节后纤维。
(3)所有交感神经和副交感的节前纤维。
(4)少数交感神经的节后纤维,如支配汗腺和某些血管的神经纤维。
(5)从内脏大神经发出支配肾上腺髓质的节前纤维。
(6)中枢胆碱能神经元。

2. 肾上腺素能神经

作用与去甲肾上腺素相似的药物称为拟交感神经药,而抑制去甲肾上腺素作用的药物称为交感神经组织药。去甲肾上腺素是肾上腺素能神经的神经递质,同时肾上腺髓质也分泌肾上腺素和去甲肾上腺素。

肾上腺素受体被分为 α 受体和 β 受体两种亚型,并可被进一步细分为才 $α_1$、$α_2$、$β_1$、$β_2$ 和其他亚型。$α_2$ 主要介导血管平滑肌的收缩,$β_1$ 肾上腺素受体主要分布于心脏,而 $β_2$ 肾上腺素受体能介导某些器官的平滑肌舒张。肾上腺素能神经主要包括:①交感神经节后纤维;②某些中间神经元;③特定的中枢神经元。

二、自主神经系统的神经递质

直到近年来,人们才开始认识到神经系统主要通过经典的神经递质-乙酰胆碱和去甲肾上腺素控制脉管系统。多年来,它们是仅有的人们所认识的存在血管周围神经的递质。从20世纪60年代早期,多种化合物包括单胺、嘌呤、氨基酸和多肽被认为符合功能性神经递质的标准。如 Burnstock 所叙述的,非肾上腺素能、非胆碱能神经是 ANS 的一部分。通过对血管周围神经进行组织化学和免疫组化分析证明了其他待确认的神经递质,包括三磷酸腺苷(ATP)、血管活性肠肽(VIP)、P 物质、五羟色胺(5-HT)、神经肽 Y(NPY)及降钙素基因相关肽(CGRP)。免疫细胞化学研究揭示超过一种以上的神经递质或待确认的神经递质共同存在于同一神经。最常共存于血管周围神经的神经递质如下:去甲肾上腺素、ATP、NPY 共存于交感神经元;乙酰胆碱、VIP 共存于副交感神经元;P 物质、CGRP 和 ATP 共存于感觉-运动神经元。一个神经元能够合成、储存并释放一种以上神经递质称为共同传递,许多待确认的神经递质都是通过此途径发挥作用。最初,神经递质以不同组合方式释放的多样性显得毫无规律而且令人困惑,但是有一种现象可以使这种情况清晰起来。自主神经系统表现为化学编码,即每个神经元通过释放特定组合的神经递质以执行特定的生理功能。

在自主神经控制机制方面,递质共存和神经调节的概念已被接受。为证明神经递质共存于同一神经元起协调作用,必须要证明释放后每种物质能够作用于突触后各自特定的受体并发挥效应。

有证据表明,去甲肾上腺素和 ATP 是许多血管周围交感神经的共存递质,它们从同一神经中释放出来,但分别作用于相应的 $α_1$ 肾上腺素受体和 P_2 嘌呤受体引起血管收缩。曾经认为 ATP 仅仅作为电解质缓冲成分影响去甲肾上腺素的解离度,现在证明 ATP 与 P_{2X}-嘌呤受体结合引起电压依赖性钙通道的变化介导血管收缩。血管收缩的快速启动是由嘌呤受体介导的,而去甲肾上腺素通过与 $α_1$ 肾上腺素受体结合开放受体门控制性钙通道引起血管平滑肌的持续收缩。作用于嘌呤受体的特异性药物已经被设计开发出来了。

神经递质能够调节神经元之间信息传递的过程。它们可以是循环的神经激素、局部物质和由同一神经元或附近的神经元释放的神经递质。神经递质可通过增加或减少神经传递过程中神经递质释放的量来发挥接头前调制作用;也可通过改变神经递质的效应强度或作用过程来发挥接头后调制作用。在所有已知的接头前和接头后的神经调制过程中,这些物质的作用是减弱或增强神经递质的效能。这种效应可以反应在自主神经-效应器接头具有不同的空间结构。与神经肌肉接头不同,自主神经-效应器接头处于动态变化之中,且接头后特异性不强。胺类递质通常需跨越较长的距离才能达到效应器。由于这些化学物质半衰期很短,神经调制为加强和延长它们的生物效应提供了生物学基础。

NPY 也可与去甲肾上腺素和 ATP 一起作为共同递质。虽然在一些血管中，NPY 很少或不能发挥直接的效应，它却可作为接头前的神经递质抑制神经末梢释放去甲肾上腺素，或在接头后增强去甲肾上腺素的作用。在其他脉管系统中，尤其是脾脏、骨骼肌、脑和冠状血管系统中，NPY 具有直接的缩血管效应。在心脏和脑组织，局部内在(非交感)神经元以 NPY 作为主要的神经递质。在脾脏 NPY 似乎与去甲肾上腺素一起作为同存递质，共存于血管周围交感神经。刺激的频率决定哪些囊泡被动员释放出所含的递质。

经典的神经递质如乙酰胆碱，在许多器官的副交感神经元与 VIP 共存，但实际上两种神经递质分别储存于不同的囊泡内。不同的刺激频率可引起不同的递质释放，这取决于神经递质储存的位置。例如，在涎腺它们可分别的作用于腺泡细胞和腺体的血管，低频刺激可选择性引起乙酰胆碱释放，而高频刺激可引起 VIP 释放从而两者可发挥协同作用。接头前和接头后调节的因素已经被描述过。越来越清楚地发现在许多生物学状态，包括妊娠、高血压和衰老，共存递质之间的关系可能是代偿反应的重要决定因素，可以对生理功能进行更好调控。

三、自主神经系统解剖

自主神经每个分支都有不同的解剖学意义，我们在细胞和分子水平上进行简要说明。交感神经系统的特点是作用局限且靶器官反应精细。肠道神经系统分布不确定，适合于支配内脏，可根据化学编码的机制来区分具有不同功能的神经。

1. 交感神经系统

交感神经起自脊髓胸腰段，始于胸 1 节段止于腰 2 或腰 3 节段。交感神经节前神经元的胞体位于脊髓灰质的侧内角(中间外侧柱)。神经纤维自胞体发出后分布到三种类型的神经节：成对的交感神经链，不成对的远端神经丛和靶器官附近的中末或副神经节。22 对神经节位于脊柱的两侧。神经干将这些神经节联系到一起，神经节借助灰交通支与脊神经相连接。节前纤维离开脊髓前角神经根后加入脊神经干，通过白交通支(有髓鞘的)进入相应节段的神经节。节后纤维离开神经节后，通过灰支(无髓鞘的)重新进入脊神经，支配毛发运动、汗腺分泌的效应器以及骨骼肌和皮肤的血管。支配躯干和四肢的交感神经随脊神经的分布。

颈部交感神经链的三个神经节发出分支，调节头和颈部血管张力、瞳孔扩大肌、腺体的分泌和毛发运动，这些颈部神经节的节前纤维起自脊髓上胸段。人群中约有 80% 同侧颈下神经节与第一胸神经节融合，称为星状神经节。不成对的椎前交感神经节位于腹腔和盆腔锥体的前方，主要包括腹腔、主动脉、肾和肠系膜上、下交感神经节等。腹腔神经节受胸 5 至胸 12 脊髓节段支配，支配肝脏、脾脏、肾脏、胰腺、小肠和近端结肠。部分胸 5 至胸 12 脊髓发出的节前纤维穿过成对的椎旁神经节形成内脏神经，而大部分在抵达腹腔神经节之前不发出突触，其余则支配肾上腺髓质。肠系膜上神经节支配远端结肠，肠系膜下神经节支配直肠、膀胱和生殖器。从上胸段神经节发出的交感神经节后纤维的中末端分别形成心脏、食管和肺脏交感神经丛，这些纤维也支配腹腔和盆腔的脏器。神经节的第三种类型是终末神经节或副交感神经节，它们体积小，数量少，接近靶器官。肾上腺髓质和其他嗜铬组织与交感神经节同源，胚胎时均由神经嵴演化而来。与交感神经节不同，肾上腺髓质释放肾上腺素和去甲肾上腺素。

交感神经节一般离中枢神经系统较近，其节前纤维相对较短，但距离效应器较远。因此，节后纤维在到达所支配的效应器前延伸的路径很长,分布也较分散,作用广泛。交感神经节前纤维在形成突触前可以进入多个神经节,纤维末端可能与大量的节后神经元联系。节前轴突末端可以与20多个神经节细胞形成突触连接,每个神经节细胞可以受几个节前纤维影响。在起始处的神经节,交感神经纤维没有单独的突触,但它们可以上调或下调成对的椎旁神经节。交感神经反应并不完全限制在刺激区域的脊髓节段,因此随着交感神经系统的兴奋作用弥散,会引起剧烈的交感反应。

脊髓横断后自主神经反射仍然会保留。正常时高位中枢对自主神经反射有反馈性抑制作用,当脊髓神经干被切断后,高位中枢抑制消逝。脊髓横断后,轻微的恶刺激也可能诱发过强的交感神经兴奋。

2. 副交感神经系统

副交感神经系统起自第Ⅲ、Ⅶ、Ⅸ和Ⅹ对脑神经,以及脊髓骶段。与交感神经不同,神经节位于效应器附近或效应器内。神经节的位置决定了副交感神经系统作用较交感神经系统精确且局限。

副交感神经系统节前纤维起自中枢神经系统的三个区域:中脑、延髓和脊髓的骶段。随动眼神经走行的节前纤维,起自中脑的动眼神经副核,到达睫状神经节交换神经元,这个通路支配虹膜的平滑肌和睫状肌。起自延髓的副交感神经包括面神经(上泌涎核)、舌咽神经和迷走神经(迷走神经背核)。面神经发出副交感神经进入骨索和岩大神经,分别抵达颌下神经节和舌下神经节和翼腭神经节。舌咽神经在耳神经节内交换神经元。这些节后神经纤维支配黏液腺、涎腺和泪腺,也包括血管舒张纤维。

迷走神经的神经传递占副交感神经系统总量的3/4,因此迷走神经是最重要的副交感神经。它控制心脏、气管、支气管、肝脏、脾脏、肾脏和除远端结肠外的全部胃肠道。迷走神经的恶节前纤维很长,而节后纤维却很短。大多数迷走神经纤维在抵达胸腔或腹腔脏器附近或壁内的小神经节后才交换神经元。虽然副交感神经纤维和其发生突触联系的效应细胞比例为1:1,而受迷走神经支配的Auerbach丛可通过一个神经纤维支配8000个细胞。脊髓骶2~4节段发出的纤维形成阴部神经或盆腔神经。它们在直肠和生殖器官内的末梢神经节内交换神经元。

3. 肠道神经系统

肠道神经系统与许多重要的临床现象如恶心、呕吐及麻醉引起的小肠和膀胱功能的改变有关,但令人惊奇的是人们对自主神经系统第三大支系的认识是如此之少。肠道神经系统是由大量埋在肠道壁内的恶神经元及相关细胞组成,也包括胰腺和膀胱壁内的神经元。John Langley定义了肠道神经系统的特点,并将其归类为(自主神经系统的第三部分)。肠道神经系统包含的神经元数目同脊髓的一样多,它从神经嵴的神经母细胞分化而来,随迷走神经移行到胃肠道。

肠道神经系统与交感神经系统和副交感神经系统的一个重要的区别是具有非常强的局部自主调节能力。当脊髓横断或腰麻后,尽管括约肌功能可能受限或受损,消化功能和胃肠蠕动仍可继续进行。尽管功能上是独立的,胃肠道仍受交感神经和副交感神经的影响。从胸5到腰1发出的交感神经节前纤维可以抑制胃肠道功能,而腰麻和中胸段的硬膜外麻醉能够消除这种抑制,肠道收缩加上腰麻产生的肌松作用能够为上腹部手术提供良好的手术条件。此时括约肌松弛,而蠕动仍维持正常。

肠管内的去甲肾上腺素是分布至肠管的交感神经节后神经元的神经递质。例如,如果小肠上段的内容物处于酸性或高张状态,肾上腺素能神经介导的胃肠反射就会降低胃排空率。静息状态下由胸和腰段脊髓节段发出到达胃肠道肌间神经节的肾上腺素能神经元通常处于失活状态。消化道内外部刺激都会反射性的引起这些神经元去极化。在腹部手术处理腹腔脏器时肾上腺素能神经的抑制作用能够在很长时间内抑制小肠的活动。这种肾上腺素能神经的抑制作用被认为是术后肠梗阻发生的生理基础。缺少副交感神经支配的肠管通常肠管节律降低、蠕动减慢,但超过一定时间后,肠神经丛活性增强起到代偿作用能部分代偿。脊髓横断后骶区副交感神经传入信号消失,但通过迷走神经在终末靶器官神经节的分支仍有副交感神经信号传入。

肠神经元可以是感觉神经元,感知小肠肠管内的张力和肠内容物的化学特性;也可作为中间神经元起联系作用;也可以是运动性神经元,引起小肠肌肉收缩、舒张管腔或转运水和电解质。肠道神经系统内的运动神经元又可分为兴奋性和抑制性运动神经元。

交感神经系统对各种内源性和外源性刺激产生应答,引起心率增快、血压增高和心排量增加;舒张支气管树;将血液从小肠和其他内脏器官分流到随意肌群。其目的是为机体做好准备以应对各种变化。副交感神经系统的主要作用是储存能量、维持器官功能和提供营养。身体的大多数器官由双重神经支配,从交感神经和副交感神经传入的冲动通常产生相反的效果。刺激一个系统可能对效应器官发挥兴奋性作用,而刺激另一个系统则可能产生抑制效应。眼、心脏、支气管树、消化系统和生殖系统均是受到这样的双重支配。例如,交感神经兴奋作用于心脏引起心率增快、心脏收缩力增强和房室结传导速度加快,而副交感神经兴奋时心率减慢、心肌收缩力降低和房室结传导速度减慢。正常情况下,两种系统中仅有一种对器官功能发挥优势调节作用,维持其"静息张力"。少数器官由交感神经单独支配,如某些血管、脾脏、竖毛肌。

要预测药物的效应,必须要理解交感神经系统和副交感神经系统在不同器官的相互作用。阻断交感神经功能后,副交感神经活性必然要显露出来;反过来也是如此。例如使用阿托品阻断副交感神经支配心脏的毒蕈碱受体,引起交感神经相对兴奋导致心动过速。当轴索麻醉、糖尿病或心肌梗死时,会出现去自主神经支配,这可以通过一些传统的方法,如直立性低血压或两次连续心跳之间时间间隔的变化(心率变异性),来测量交感神经-副交感神经系统的平衡。

四、自主神经系统功能

1. 肾上腺素能神经的功能

肾上腺素能神经元影响机体的许多功能,尤以对循环呼吸系统的影响最为显著。交感神经兴奋后调整身体生理状态以利于"格斗或逃避"。通过作用于呼吸中枢产生的中枢效应和舒张支气管引起通气增加。心肌收缩力增强和心率增快引起心排出量增加;并且通过收缩非重要器官血管来增加重要器官的灌注压;消化道和生殖泌尿系统平滑肌舒张和括约肌收缩从而使其功能降低;胃肠道分泌活性被抑制,肾上腺髓质分泌增加;代谢方面的改变通常是通过增加葡萄糖和脂肪酸来为机体活动提供更多能量。

内源性儿茶酚胺,包括去甲肾上腺素和肾上腺素,具有α受体和β受体激动剂的作用。去甲肾上腺素对β_2受体几乎不发挥作用,而肾上腺素对β_1和β_2受体都有激动作用。外源性给入的儿茶酚胺与内源性释放的儿茶酚胺在功能上存在着根本性的差别。如输注去甲肾上腺素能引起心动过缓,而应激反应引起的去甲肾上腺素释放会导致心动过速。

(1)α受体:全身平滑肌包括眼部睫状肌、血管、支气管及尿道平滑肌,在交感神经兴奋时所产生的收缩效应主要由α受体介导的。α受体介导的生理反应广泛而且重要。α受体兴奋后也可以收缩消化道和泌尿生殖系统的括约肌。α受体激动剂也可调节由交感神经系统控制的胰腺胰岛素分泌。在外周血管,动脉和静脉均有接头后α_1受体和α_2受体存在,可介导非神经支配的血管收缩。

(2)β受体:激动后主要表现为心脏交感兴奋性增加,舒张血管和支气管,刺激肾脏分泌肾素。β_1受体主要与心脏效应、脂肪酸和肾素的释放有关,而β_2受体兴奋后主要引起平滑肌舒张和血糖升高。在某些特殊环境,β_2受体也可介导心脏功能变化。虽然去甲肾上腺素和肾上腺素可导致血压和心率的急剧变化,但慢性高血压与这些激素水平无关。据估计,静息血压水平85%由肾素控制。肾上腺素另一个重要效应是增加骨骼的缝隙连接和循环血量。

心理和生理刺激会引起不同程度的代偿反应。体育锻炼主要引发交感神经反应,而在公众前演讲可兴奋肾上腺和交感神经系统。应激反应不是一成不变的反应,它在强度和表现形式上变异性很大。

β受体可引起一些代谢变化,包括脂肪水解和糖原分解等。

①血糖:当机体血糖降低时,儿茶酚胺释放动员糖储备,使血糖值接近正常,为细部提供能量。总的说来,交感神经系统通过兴奋β受体增加肝脏和骨骼肌中糖原的分解,并使脂肪组织释放游离脂肪酸增加,最终引起血糖增加。在新生儿,肾上腺素还有一个重要的功能,即调控褐色脂肪的分解产热来维持体温(非寒战性产热)。

在胰腺也存在有α_2受体和β_2受体。激动α_2受体能减少胰岛分泌胰岛素,并抑制脂肪分解;阻滞这些受体可能增加胰岛素的分泌,并可导致血糖显著降低。激动β受体可增加高血糖素和胰岛素的分泌。

②钾的转运:血浆肾上腺素对血清钾浓度也发挥调节作用。β肾上腺素能神经兴奋可引发一过性高钾血症,主要是由于随着β_2受体激动后引起的葡萄糖外流,钾离子从肝细胞中转运出来,β_2受体激动后促使钾离子进入红细胞和骨骼肌细胞,随后会出现长时间的低钾血症。外源性应用或内源性释放的肾上腺素会激动红细胞上的β_2受体,激活腺苷酸循环和钠-钾ATP酶,促使钾离子进入细胞。这可导致血清钾浓度下降,并可能是伴随心肌梗死和其他应激反应的心脏节律障碍的原因。理论上β_2受体阻断剂具有抑制这种钾离子转移的优点,但是,选择性和非选择性β受体阻滞剂在防止心肌梗死后心律失常的效果基本相同。

2. 胆碱能神经功能

与交感神经系统作用泛化并引起"格斗或逃避"反应不同,副交感神经系统效应在功能和解剖上都较为局限。副交感神经系统的主要活动是保存能量和维持器官功能。剧烈的副交感神经反应能导致机体筋疲力尽,导致流涎、流泪、喘息、呕吐、排尿、排便和僵直。虽然应激情况下需要交感神经系统兴奋发生紧急反应,但它对生存却不是必需的;而副交感神经系统对维持生命是至关重要的。

乙酰胆碱释放是副交感神经兴奋的标志。乙酰胆碱的作用几乎与去甲肾上腺素、肾上腺素完全相反。一般来说,乙酰胆碱的毒蕈碱样作用与迷走神经兴奋产生的效应基本相同。乙酰胆碱是人体内惟一能同时导致心动过缓和低血压的内源性化合物。

(1)乙酰胆碱的剂量决定其效应:小剂量静注乙酰胆碱能引起全身血管舒张(包括冠状循环和肺循环),较大剂量乙酰胆碱会引起副性变时和变传导作用。尽管大多数血管没有胆碱能神经支配,但在血管床存在大量的毒蕈碱受体。乙酰胆碱舒张血管的第二个机制是抑制肾上腺素能神经末梢释放去甲肾上腺素。

(2)乙酰胆碱能降低心肌收缩速率、窦房结和房室结的速率以及心肌收缩力(然而其机制却不是通过典型的膜超级化反应,而是延长不应期和影响下一个动作电位的产生,于是引起心率减慢)。虽然动作电位时程和有效不应期增加,但心房肌的传导速率不变。乙酰胆碱降低房室结内传导速率、延长有效不应期,这是应用大剂量胆碱受体激动剂引起完全性房室传导阻滞的原因。乙酰胆碱能降低心室浦肯野纤维系统的自律性,提高室颤的阈值。乙酰胆碱对交感神经效应的抑制与心脏突触前和后的毒蕈碱受体有关。乙酰胆碱一方面是通过作用于突触前受体抑制去甲肾上腺素的释放,另一方面通过作用于突触后受体对心肌产生与儿茶酚胺相反的效应。

(3)副交感神经系统可产生心血管系统以外的效应:乙酰胆碱可兴奋颈动脉窦和主动脉体的化学感受器,胆碱能刺激会引起支气管、胃肠道和泌尿生殖系统的平滑肌收缩,胃肠道和泌尿生殖系统的括约肌舒张;应用乙酰胆碱后,可引起虹膜括约肌收缩,瞳孔缩小。胆碱能中毒的症状和体征包括恶心、呕吐、小肠痉挛、嗳气、排尿和紧急排便;受副交感神经支配的所有腺体被刺激后都分泌增加,包括泪腺、支气管腺体、唾液腺以及外分泌腺。

(4)血管张力的局部调节:除了介导副交感神经系统的药理作用外,乙酰胆碱对血管有明显的作用,几乎能舒张体内所有的血管。在1980年,Furchgott和Zawadzki观察到乙酰胆碱可使由完整内皮的血管舒张,如果内皮被破坏则血管收缩。内皮细胞受到乙酰胆碱作用后会产生一种或多种内皮依赖性舒张因子(EDRFs)。现在已表明内皮细胞表面存在着包含5-羟色胺、腺苷、组胺和儿茶酚胺在内的多种激动剂受体。NO是第一种被确认的EDRF。它由内皮细胞在数分钟之内生成,可舒张血管平滑肌细胞,并限制和影响多种血管收缩药物的作用。硝酸甘油在血管平滑肌细胞中降解产生NO。NO舒张血管的机制是激活鸟苷酸环化酶介导的蛋白磷酸化级联反应,直接使肌球蛋白磷酸化。当内皮细胞受损,如粥样硬化时,EDRF的生成减少,血管收缩。这一变化解释了为何当病人血管受损或患病时其反应性不同。

五、自主神经功能紊乱

1. 自主神经系统功能的评估

老年人或糖尿病病人可能伴有的自主神经功能紊乱会增加手术的风险,这使得对自主神经病变的诊断显得尤为重要。在糖尿病病人,应用一组5个心血管功能的检查来评估自主功能。检查包括做Valsalva动作、起立和深呼吸对心率的影响及起立和持续握拳对血压的影响。有关心率变化的检查反应了副交感神经系统损伤的情况,涉及血压改变的检查反应了交感神经系统损伤的情况。当涉及心率改变的检查有一项异常或两项在正常的边缘时称为早期自主神经功能紊乱,当心率改变有两项异常时即刻诊断。当血压的改变出现异常时,称为严重自主神经功能紊乱。这些标准的应用需要观察者了解完成这五种检查所需要的技术和无自主神经病变时出现的结果。当病人出现用力握拳引起的心率增加超过 20 次/min,可以推断他们有不全 β 阻滞。这种临床评价非常简单有效,也可用于非糖尿病引起的自主神经功能紊乱的评估。

2. 临床综合征

(1) 外科应激反应:外科特别是与手术有关的应激会导致严重的代谢和内分泌反应。伴随外科出现的自主神经、激素和分解代谢等方面的联合变化称为外科应激反应。尽管临床直观认为抑制应激反应有益,但这一治疗是否能影响预后一直存在争论。三个独立的证据表明抑制应激反应有助于改善预后。在一系列的研究中,中断交感神经对手术的反应能明显降低术中和术后外科应激反应。持续胸段硬膜外腔输注局麻药能抑制血浆中儿茶酚胺、皮质醇和高血糖素的升高,提高预后。预后的提高与病人的疼痛水平无关,因为当病人接受包括非甾类抗炎药和阿片类药的其他方法进行镇痛治疗时,代谢和内分泌对手术的反应并未出现类似的下降。持续硬膜外给药之至术后阶段被认为是提高预后的基本因素,面对控制炎症和伤口愈合所必需的炎症反应和免疫反应没有影响。在老年行结肠切除术的病人使用相似的技术和其他降低应激的方法,病人可更快和更全面的恢复。

另一个支持长期抑制应激反应能改善预后的证据来自儿童。当患有复杂先天性心脏病的患儿接受心脏手术时,与对照组相比,术中和术后 24 小时接受大剂量舒芬太尼以减轻应激反应的患儿,血中 β 内啡肽、去甲肾上腺素、肾上腺素、高血糖素、醛固酮和皮质醇水平降低。阿片类药物组患儿的死亡率明显低于对照组和历史对照。麻醉技术能明显影响手术引起的代谢和内分泌反应,有效地处理这些反射能改善预后。

第三个证据来自于围手术期缺血研究的多中心观察。其他几个研究也证实围手术期使用 β 受体阻滞剂能提高两年存活率,这有力地证明了减弱应激反应对病人有益。

(2) 糖尿病:糖尿病性自主神经病变时自主神经病变最常见的形式,得到了最为广泛的研究,在所有胰岛素依赖性糖尿病病人发生率约为 20%～40%。与糖尿病性自主神经病变有关的症状通过直接或继发的机制增加病人麻醉和外科治疗期间的风险。其常见的表现包括:阳痿、直立性低血压、胃轻瘫腹泻和出汗异常。迷走神经控制的正常心率变异性缺失或破坏外周交感神经张力下降引起的血流增加或无汗,这些症状提示有早期的小神经显微损伤。足部患有糖尿病性神经病变时,痛觉和温觉的消失出现于感觉和振动觉消失之前。出现去交感支配后,交感神经将无法正常支配细小动脉或与效应器异常隔离。当阳痿或腹泻是惟一的症状时对生存率的影响很小。但当出现直立性低血压或胃轻瘫时,5 年死亡率超过 50%。直立性低血压病人的全身营养性血管损伤会增加围术期血流动力学不稳定和循环衰竭的风险。直立性低血压的糖尿病病人通常去甲肾上腺素水平较低。

(3) 脊髓横断对自主神经系统的影响:麻醉医生可能遇见的最强烈的自主神经系统改变就是完全性脊髓横断。脊髓横断不仅影响运动和感觉功能,也会导致自主神经系统发生剧烈变化,对麻醉用药产生影响。脊髓横断后,脊髓以上高位中枢对自主反射的反馈抑制作用消失。小的刺激就能引起截瘫病人交感神经过度兴奋。脊髓损伤的急性期和慢性期之间存在有本质的不同。最初出现短暂的兴奋型下降阶段,这种现象称为脊髓休克,通常在横断后立即出现,并持续数天或数周。此期病人外周普遍弛缓,外周血管扩张。研究者建议在脊髓休克期使用甲泼尼龙治疗可能有效。高胸段脊髓损伤早期的病人,仰卧位基础血压低,其血浆儿茶酚胺水平大约只有正常时的35%。低位脊髓损伤早期的病人可能出现心动过速,这是ANS完整的部分表现出的代偿现象。

气管切开对高位脊髓横断病人的影响在护理时经常被忽略。许多这样的病人由于呼吸肌瘫痪而需要人工通气治疗,迷走兴奋不受到抑制可能会引起严重的心动过缓,尤其在低氧血症时迷走反应加重。因为这样的病人可能会出现交感神经系统功能异常现象,肾素-血管紧张素-醛固酮系统发挥代偿作用来维持血压。肾素的释放可能与交感兴奋型无关,可能是由伴随的肾脏灌注压下降刺激肾脏压力感受器所引起。

对自主反射异常的处理具有重要的临床意义。虽然对感觉或运动功能丧失的病人麻醉医生可能会尝试给予最浅的麻醉,但也能诱发明显的内脏反射。即使不能感知疼痛,麻醉医生可能使用脊麻、全身麻醉或血管舒张药物如硝普钠或硝酸甘油来消除反射。预防性使用可乐定可消除这种反应。脊髓横断引起的去自主神经支配的另一个问题是产热作用,这些病人皮肤血管扩张和不能通过寒战产热可能导致体温降低。同时正常排汗机制被破坏会引发高热,因此在麻醉过程中需严密的监测体温。

第2节 心脏功能的调控

1. 心脏功能的神经调节

自主神经系统有两部分,即交感神经和副交感神经,它们在心脏功能调节方面发挥着相反的作用。交感神经系统的神经递质是去甲肾上腺素,它发挥正性的变时(心率)、变力(收缩力)和松弛(舒张)效应。副交感神经系统对心房发挥直接抑制作用,对心室发挥副性调节作用。副交感神经系统的神经递质是乙酰胆碱。去甲肾上腺素和乙酰胆碱都与反复贯穿膜七次形成的G蛋白偶联受体相结合,以进行细胞内的信号转交感神经系统的神经递质是去甲肾上腺素,它发挥正性的变时(心率)、变力(收缩力)和松弛(舒张)效应,从而发挥它们的效应。在静息状态下,心脏有强的副交感活动而有弱的交感活动。因此,在静息状态下,心脏主要受到副交感神经的调节。然而在运动或紧张状态下,心脏主要受到交感神经的调节,即交感神经的调节更为突出。

副交感神经主要是通过迷走神经来发挥对心脏的调节作用。室上组织比心室更多的接受迷走神经的调节作用。副交感神经递质作用的主要靶效应器是心肌的毒蕈碱样受体。毒蕈碱受体的激活抑制了心肌起搏细胞的活动,减慢房室间的传导,直接抑制了心房肌细胞的活动,即心房收缩力,从而抑制了心室收缩力的发挥。与迷走神经的作用相反,交感神经的作用对心室的影响多于心房。去甲肾上腺素从交感神经末梢释放出来,作用于心脏的去甲肾上腺素受体(ARS)。两类主要的肾上腺素受体 α、β 受体都是 G 蛋白-偶联受体,它们通过特殊的信号级联放大,对细胞内信号进行转导。

2. 心脏的神经支配与心绞痛

心脏的神经纤维有三类:交感神经、副交感神经和内脏感觉(传入)神经纤维。交感神经和副交感神经属于内脏的运动神经。心脏的交感神经节前纤维发自脊髓的胸 1~5 节的侧角细胞。心壁内有丰富的感觉(传入)神经纤维,尤其是心肌膜感觉神经在心神经(颈上心神经除外)和迷走神经的心支中上行,终止于脊髓和延髓。冠状动脉壁有 α 和 β 两种肾上腺素能受体,前者使血管收缩,后者使血管扩张。冠状动脉病变时,冠状动脉各支失去对代谢产物的舒张反应,交感张力病变动脉及其远端对处于一种强烈的收缩状态而导致心肌缺血,心肌内堆积过多的代谢产物或类似激肽的多肽物质刺激而引起心绞痛。

心脏功能的神经性调节与肾上腺素能受体的不同种类和亚型以及它们的信号传导系统间的复杂相互作用相关。

β 肾上腺素能受体可被进一步分为 β_1、β_2、β_3 亚型。尽管在大多数哺乳动物心脏内都有 β_1、β_2 受体存在,在许多哺乳动物心室内也已发现有 β_3 受体存在。每一 βAR 亚型对心脏功能的调节因种属不同而各异。在人类,β_1-ARs 是心房和心室上的主要的受体亚型;相当一部分 β_2-ARs 存在于心房上,并在 LV(左心室)发现了近 20% 的 β_2-ARs;对 β_3-ARs 了解较少,但已有文献报道它们存在于人类的心室中。尽管事实上 β_1-ARs 所占比例大于 β_2-ARs,但对心脏影响与两种亚型的相对密度不成比例,主要是由于与 β_1-ARs 相比,β_2-ARs 与环磷酸腺苷(cAMP)信号转到系统的结合更紧密。被 β_1-ARs 和 β_2-ARs 激活的信号通路包括兴奋型 G 蛋白(Gs),腺苷酸环化酶的激活,cAMP 的积聚,cAMP 依性蛋白激酶 A 的激活以及关键性靶蛋白的磷酸化,这些蛋白包括 L 型钙通道,受磷蛋白和 TnI。

尽管一贯认为 β_1-ARs 和 β_2-ARs 都与 Gs-cAMP 信息传递系统相偶联,现在又更多试验证明 β_2-ARs 也与抑制型 Gi 相耦联激活非 cAMP 依赖性信息传递系统。此外,β_2-ARs 也可与非 G 蛋白依赖性信息传递系统相耦联调节心脏功能。βAR 的激活既可增强收缩功能,也可增强舒张功能。

α-ARs 的两个主要受体亚型是 α_1 和 α_2,α_1-AR、α_2-AR 还可进一步分为不同的亚型。α_1-AR 是 G 蛋白耦联受体,包括包括 $\alpha_1 A$,$\alpha_1 B$ 和 $\alpha_1 D$ 亚型。α_1-AR 亚型是基因分离的结果,在结构、G 蛋白耦联、组织分布、信号发送、调节和功能方面存在差别。$\alpha_1 A$-ARs 和 $\alpha_2 B$-ARs 都可发挥正性肌力作用,由于 α_1-ARs 介导的正性肌力作用对心脏影响不是很主要。α_1-ARs 与磷脂酶 C、磷脂酶 D、磷脂酶 A_2 相耦联,它们提高了细胞内 Ca^{2+} 浓度和增加心肌纤维对 Ca^{2+} 的敏感性。

心肌肥厚主要由 $\alpha_1 A$-ARs 介导。对 α_1-ARs 兴奋的心肌肥厚反应涉及通过 G_q 信息机制介导的蛋白酶 C 和丝裂原活化的蛋白激酶的激活。已知有三种 α_2-ARs:$\alpha_2 A$、$\alpha_2 B$ 和 $\alpha_2 C$。在哺乳动物的心脏,心房内的 α_2-ARs 在对去甲肾上腺素释放的突触前抑制中发挥作用,这些突触前的 α_2-ARs 属于 $\alpha_2 C$ 型。

3. 心脏功能的体液调节

许多激素对心脏发挥直接和间接的作用。如肾上腺髓质素、醛固酮、血管紧张素Ⅱ、内皮素、利尿钠肽、抗利尿激素、血管活性肠肽等。对心脏活动有影响的激素可由心肌细胞合成和分泌或由其他组织产生运送到心脏，它们作用于心肌细胞上的特殊受体。这些激素受体绝大部分是细胞膜G蛋白耦联受体(GPCRs)。非GPCRs包括利尿钠肽受体，它是鸟苷酸环化酶耦联受体；糖盐皮质激素受体，它与雄激素醛固酮相结合，是核锌指转录因子。激素可以在正常心脏的生理条件下发挥作用，也可只在病理条件下发挥作用，或两种条件下都起作用。过去几十年人们对激素在心脏的作用的了解来源于与慢性心力衰竭相关的内分泌改变。

在正常的心脏，心脏激素是由心肌组织分泌到循环的多肽。利尿钠肽、醛固酮和肾上腺髓质激素都可由心肌细胞分泌。在肾素-血管紧张素系统中的效应激素血管紧张素Ⅱ，也由心肌细胞分泌。肾素-血管紧张素系统是心血管生理中最重要的调节机制之一。它是心肌的发育和功能的关键调节者。血管紧张素Ⅱ作用于两个单独的受体亚型，AT_1和AT_2都存在于心脏中。正常成人心脏中主要表达AT_1受体亚型，刺激AT_1受体将产生正性变时、变力效应。作用于AT_1受体，血管紧张素Ⅱ也会调节心肌和纤维母细胞发育和增殖并引发生长因子、醛固酮和儿茶酚胺的释放。AT_1受体与心肌肥大和心衰的发展直接相关，对心肌重构也产生负面影响。相比之下，AT_2受体发生相反的调节作用，一般起抑制增殖的作用。因为AT_2受体在胎儿心脏中大量表达并随发育减少，故而在成人心脏表达较少。心肌损伤或缺血时AT_2受体表达上调，但心脏AT_2受体的确切作用有待于进一步证实。

治疗心衰时应用血管紧张素-转换酶抑制剂，来阻断肾素-血管紧张素系统的益处源于AT_1受体活性被抑制。除肾素-血管紧张素系统外，其他激素如醛固酮、肾上腺髓质激素、利尿钠肽、血管紧张素、内皮素和血管升压素在心肌发育、心肌纤维化、心肌肥大、充血性心衰的发展过程中发挥致病性作用。

心肌受到牵拉刺激，心房和心室分别引起心房利尿钠肽(ANP)和B-型利尿钠肽(BNP)的释放。ANP和BNP都和利尿钠肽受体相结合产生第二信使cGMP，ANP和BNP是由压力或容量超负荷引起的血流动力学变化所引发的心脏内分泌反映的一部分。它们也参与了胚胎期心血管系统的发生。有报道在慢性心衰患者，血清ANP和BNP水平的升高可作为死亡率的预测指标。

肾上腺髓质激素是最近发现的血管活性物质，最初由嗜铬细胞瘤组织分离而来。肾上腺髓质激素使cAMP积聚，直接引发正性变时变力作用。

醛固酮是心脏产生的类固醇之一，它的生理学作用仍不确定，它与盐皮质激素受体相结合并增加心肌蛋白的表达或(和)增加心肌蛋白的活性，这些蛋白包括与离子动态平衡或调节pH值相关的心肌Na^+-K^+-ATP酶、Na^+-K^+协同转运蛋白、Cl^--HCO_3^{2-} Na^+-H^+。

第3节 心肌缺血

随着老年人以及冠心病病人手术的不断增多，心肌缺血已经成为围手术期常见的病理现象。对此如果重视不够或者处理不当，可造成严重的后果。

围手术期心肌缺血的发生率约为8%~37%，最高可以为78%，全麻非心脏手术病人，术前心肌缺血19%、术中占14%、术后达30%。如果本身是冠心病人,心肌缺血的发生率可达90%以上。如果发生心肌梗死,其死亡率高达50%～83%。术后伴有心肌缺血者比无心肌缺血者发生心脏意外的危险性增加9倍。心肌需氧多少取决于心率、收缩期血压、左室容量、室壁厚度和心肌收缩力,其中心率、心肌收缩力和心室内压是影响心肌耗氧量的主要因素。冠状动脉血流多少的决定因素是灌注压和冠状动脉阻力。灌注压等于主动脉血压减去心肌内压。故左室供血主要在舒张期,而右室收缩期和舒张期供血相同。冠状动脉阻力由冠状动脉内径、长度及血压黏度决定,冠状动脉的长度和黏度个体差异较大,故主要取决于冠状动脉及其分支的内径。

心肌对能量的需求很高,其本身ATP储量仅能满足1秒钟的消耗。心脏消耗的ATP主要来自有氧氧化。大约1/3来自葡萄糖和乳酸盐氧化,近2/3来自脂肪酸氧化。心肌从无氧代谢中获取能量有限,故心肌不能耐受长时间的缺氧。成人心脏一般重量为256g冠脉血流为150～200ml,流经心脏的血液,其中75%的氧气被心肌摄取,生成ATP6～8mmol,相当于机体ATP消耗量的8.3%～11%。心肌毛细血管与心肌纤维的数量比为1∶1,其毛细血管的横断面比骨骼肌多6倍,对心肌物质交换及其有利。心肌肥厚时,其纤维增大,但毛细血管的数量不增多,故易发生心肌缺血。此外,冠状血管间的吻合支细小,血流极少,一旦冠状血管某一支发生阻塞,不能建立侧支循环,就会导致心肌梗死。心肌血管丰富,当冠脉血管腔狭窄,但其截面积仍大于50%时,心肌供血可不受影响,但当截面积狭窄大于50%～75%时,在剧烈运动或各种心脏负荷试验时,将产生心肌缺血表现。

1. 心肌缺血供氧不足的原因

心肌缺血供氧不足最常见的原因是冠状动脉粥样硬化,常因下列因素引起:病人精神紧张、恐惧和疼痛,引起儿茶酚胺释放增多,使心脏后负荷加大、心率加快、增加心肌氧耗量;血压过低或过高均可影响心肌供血、供氧;麻醉药心肌收缩力的抑制使心输出量减少以及对血管的影响使回心血量减少;麻醉期间供氧不足或缺氧;各种原因引起的心率加快或心率失常。心肌供氧不足也可发生下列情况:严重贫血者,在心肌需氧量增加时,由于血液供氧严重不足而发生心绞痛;存在动静脉漏时,由于主动脉压降低,右心房压增高,冠状动脉压明显降低,致使冠脉血流量减少,可有心肌供血明显不足;阵发性心动过速,由于心肌耗氧量增加,而冠脉血流量不能相应增加,心肌供氧不足;主动脉瓣狭窄,特发性肥厚性主动脉瓣狭窄时均可发生心肌供氧不足。

心肌缺血是泵衰竭的主要原因,麻醉中力求做到心肌氧供需平衡;努力降低心肌耗氧;增加心肌供氧。具体措施:减轻心脏做功(治疗高血压),消除不良的血流动力学效应(如纠正心率失常、避免血压过低),提高供氧量(如纠正贫血、增加吸入氧浓度),保持一定的心脏舒张间期(适当减慢心率)。心动过速是麻醉期间引起心肌缺血和心肌梗死的主要原因,充分利用吗啡类药物不仅可以降低应激反应,还能增加心肌利用氧的能力。

2. 围手术期心肌缺血的原因

由于各种原因导致心肌需氧与供氧的平衡失调,即供氧相对或绝对不足时,在临床上表现为心绞痛,均可有心肌缺血的表现。

在手术中可引起心肌缺血的常见原因有:冠心病是心肌缺血最常见的原因(90%),当冠状动脉管腔狭窄大于50%时,在ECG上即可出现ST段改变。此外,心肌炎、心包炎、糖尿病、甲亢、高血压病的左室肥厚,均可发生心肌缺血。病人精神紧张、恐惧和疼痛,引起儿茶酚胺释放增多,使心脏后负荷加大、心率加快、增加心肌耗氧量,可加重病人心肌缺血。其中高血压、低氧血症及心动过速是围术期心肌缺血的最常见原因。

(1)血液动力学变化:血压过低或过高均可引起心肌供血供氧的变化。当血液动力学急剧变化时,常引起心肌缺血。发生低血压或休克时,冠状动脉灌注不足也发生心肌缺血。

(2)心动过速:各种原因引起的心率加快或心率失常,也使心脏做功增加和心肌耗氧增多,可诱发心肌缺血,心肌供氧不足。

(3)严重心动过缓(小于50次/min):心动过缓时心排出量显著减少,冠状动脉灌注不足也可发生心肌缺血,心肌缺血时也常表现出心率减慢。

(4)供氧不足或蓄碳:当动脉二氧化碳分压降低到25mmHg或以下时,冠状动脉痉挛而致心肌缺血。体内二氧化碳蓄积致心动过速和心肌耗氧增多,也发生心肌缺血。

(5)应激反应:气管内插管和手术创伤激惹体内一系列应激反应,导致血压升高、心率增快及心肌缺血。

(6)其他:①麻醉药物影响:麻醉药物对心肌收缩力的抑制使心输出量减少及对心血管的影响使回心血量减少;②甾类肌松药(泮库溴胺、维库溴胺等):有解迷走神经的作用,可引起心动过速而至心肌缺血;③严重贫血:由于血液供氧严重不足,而发生心肌缺氧心绞痛。

3. 心肌缺血的治疗

(1)减轻心脏做功(治疗高血压):消除不良的血液动力学效应(如纠正心率失常,避免血压过低等),提高供氧量(如纠正贫血、增加吸入氧浓度),保持一定的心舒张间期(适当减慢心率),降低血液黏滞度(适当应用血浆代用品,如佳乐施等)。

(2)抗心律失常:麻醉期间心动过速是引起心肌缺血和心肌梗死的主要原因,常用β受体阻滞剂如美托洛尔、艾司洛尔等,可以治疗心绞痛、减慢心率、降低心肌氧消耗并增加冠状动脉血流,但剂量过大可抑制心肌收缩力。

(3)冠脉痉挛:出现心绞痛时可用硝酸甘油,方法有三种:①静脉滴注,初始剂量5~10μg/min,以每5分钟增加5~10μg/min为方法,直至心绞痛消失或者动脉收缩压(SBP)降低不超过10%为止;②舌下含服法,0.3~0.4mg舌下含服;③硝酸甘油软膏皮肤涂抹。

(4)钙通道阻滞剂的应用:维拉帕米(异搏定)、心痛定等可降低心率,从而改善心肌供血。

(5)麻醉性镇痛药:吗啡类镇痛药不仅可以降低应激反应,还可以增加心肌利用氧的能力。

(6)硬膜外腔交感神经阻滞(TESB)或全麻复合硬膜外阻滞:均可抑制心动过速和高凝状态,对心肌缺血有很好的防治作用。TESB阻滞了$T_{1\sim5}$交感神经的节前纤维,可扩张冠状动脉、降低心率、减少心肌耗氧量、缓解心绞痛。具体操作方法参看另外章节。

(7)星状神经节阻滞(SGB):也可扩张冠状动脉、降低心率、减少心肌耗氧量,缓解心绞痛。此法操作方便且并发症少。

4. 心肌缺血的预防

(1)充分做好术前准备:纠正贫血、电解质失衡、控制血压和心率以及心绞痛发作,术前应用β受体阻滞剂的患者,要继续服用。

(2) 麻醉选择适当:体表小手术可以在局麻下进行,四肢手术可选择区域阻滞麻醉。创伤重且手术时间长选择气管内插管全身麻醉,这样可以保证充分氧供。选择椎管内麻醉,要控制好阻滞平面以免血压和心率变化过于剧烈。

(3) 加强麻醉管理:选择全身麻醉时,诱导应平稳,充分吸氧后插管,争取一次成功,尽量避免缺氧。防止诱发心肌缺血的各种因素,调节适宜的麻醉深度并维持血液动力学稳定,控制 RPP(血压×心率)<12 000,PRQ(平均动脉压/心率)>1。控制血压和心率变化勿超过±20%,心率<90 次/min(87 次/min 最佳)可以减少心肌缺血的发生。加强呼吸管理,维持血气接近于正常范围。

(4) 尽量维持心肌的氧供大于(或等于)消耗,并纠正破坏心肌氧平衡的因素。

①减少心肌氧供的因素:冠脉血流降低:如心动过速、舒张压低、前负荷增加、低 CO_2 血症所致的冠脉痉挛;氧的释放降低:贫血、低氧血症、低血压、2,3-DPG 减少等。

②增加心肌氧耗的因素:心动过速;室壁张力增加:前负荷增加、后负荷增加;心肌收缩力增加;周围血管阻力增加。心率增快,除增加心肌耗氧量以外,还影响心肌血流的自身调节。

动物实验表明,心率正常时,心内膜血流自动调节压力低限为 38mmHg,心率增加 1 倍自动调节压力升高到 61mmHg,这说明心率增快时,维持心肌同样的供血量需要较高的灌注压力。在心率增快时,心肌舒张时间缩短,冠脉血流缩短,冠脉血流下降。因此,避免心率增快,心率小于 70 次/min 的病人,心肌缺血的几率明显下降。心肌缺血是泵衰竭的主要原因,麻醉当中力求做到以下几点:心肌氧供需平衡;努力降低心肌耗氧;增加心肌供氧。要维持心肌氧供需平衡,应该做到以下几点:血压变化(升高或降低)不应超过术前值的 20%;MAP-PCWP>55mmHg;MAP(mmHg)与心率的比值应该大于 1;动脉收缩压应该在 90mmHg 以上;避免心率增快的同时血压下降。

(5) 围术期循环动力学的管理:维持心肌的氧供需平衡,避免加重心肌缺血。心肌平时摄氧率为 60%~65%,当心肌氧耗增加时,只有通过增加冠脉血流的方式来提供。但冠心病的冠脉储备能力低下,难以完成相应的血流匹配。因此,必须尽可能的降低心肌耗氧。心肌耗氧的因素包括:①心肌收缩力;②心室壁张力:受心室收缩压及舒张末压力的影响;③心率。

5. 药物的应用

(1) 正确掌握应用正性肌力药物的指征:任何正性肌力药物都增加心肌的氧耗,因此常规应用并无好处。其应用指征为:PCWP 在 16mmHg 以上,而 MAP 应该少于 70mmHg 或 SBP 少于 90mmHg,CI 少于 2.2L/(min·m^2),SvO_2 少于 65%。正行肌力药物可选用多巴酚丁胺、多巴胺、肾上腺素等。

(2) 适当应用血管扩张药、β 受体阻滞剂、钙通道阻滞剂:β 受体阻滞剂对冠心病有益已经得到肯定。超短性选择性 $β_1$ 受体阻滞剂艾司洛尔,对心脏功能中度减弱时也安全。美司洛尔也是选择性 β 受体阻滞剂,半衰期 3.7 小时,长于艾司洛尔,有蓄积作用。由于 β 受体阻滞剂的负性肌力作用,对于高度依赖较高神经张力或快速心率才能维持心排血量的病人,能促发为心衰;对严重窦房结功能不全者能导致窦性停搏,所以在应用此类药物的时候,要高度稀释、小量叠加,从深静脉给药,一旦心率下降,应该立即停药。

(3) 围手术期硝酸甘油治疗的指征:①SBP 超过基础值的 20%;②PCWP 大于 16mmHg;

③PCWP波形上的A和V波大于18mmHg或A和V波高于PCWP平均值5mmHg以上；④ST段改变超过1mm；⑤区域性室壁运动异常；⑥急性左室和右室功能失常；⑦冠状动脉痉挛。应用中要注意硝酸甘油易发生早期耐药性。

第4节 心脏病患者围术期心脏保护

有的老年冠心病（如前列腺术后、股骨头坏死、股骨颈骨折实行人工股骨头置换术后）病人，在术后7～8天或在出院前出现猝死，对高危患者采用围术期心脏保护之后均未再发生围术期猝死。笔者所在医院发生猝死的患者均为未做TESB心脏保护处理者，而采用围术期TESB作心脏保护的患者，均未发生猝死。

1. 冠心病病人围手术期心脏保护的必要性

(1) 可预防冠心病发作，明显提高冠心病病人围手术期的安全性能。

(2) 围手术其中术后48～72小时内，心肌缺血的发生率最高。

(3) 手术的应激、麻醉的影响、血流动力学的改变以及疼痛的作用，均可导致心肌缺血的发生。

(4) 留置硬膜外导管行术后镇痛可降低交感神经系统的兴奋性、降低疼痛的不良影响、降低术后的高凝状态、降低血液的黏滞度。

(5) 通过降低心率、心输出量、周围血管阻力来降低心肌需氧量。

2. 围术期心脏保护的适应证

(1) 心绞痛频繁发作病人，应于术前数日开始实行TESB及内科治疗，待心绞痛完全控制后再行手术。术中和术后应继续行TESB治疗。

(2) 冠心病合并心衰，处置与(1)相同。

(3) 冠心病合并陈旧性心梗，何时开始TESB治疗，可根据具体病情而定。

(4) 冠心病合并有胸闷、气短、胸痛者，适宜实施TESB。

(5) 冠心病合并有高血压、糖尿病者，适宜实施TESB。

(6) 心肌缺血合并有房颤等心率失常。

(7) ECG诊断心肌缺血的包括：①心脏传导异常；②心律失常；③出现Q波，R波进行性降低；④S-T段降低>1mm或者抬高超过2mm；⑤T波低平、双向或倒置。

对(4)、(5)、(6)、(7)病情，可于手术当日施行TESB，术中、术后继续治疗的时间，依病情而定；对于颈部、胸部、上腹部手术病人，冠心病病情无需术后继续实施TESB治疗者，术中心脏保护也可与手术硬膜外麻醉联合进行。

3. TESB的操作和管理

(1) TESB的操作

①病人位于侧卧位或坐位，于阻滞前测量血压、脉搏、皮温、瞳孔大小及眼结膜充血状态，并记录下来。

②常规消毒于$T_{3\sim4}$（$T_{1\sim5}$均可以），实行硬膜外腔穿刺术，向头侧留置导管3～5cm，退针

留置导管,妥善固定。注意穿刺点的消毒和保持无菌。

③回抽无回流之后,注入 0.5%(Lidocaine)盐酸利多卡因 2ml,观察 2~3 分钟,无不适后再注入 3ml。之后每 4 小时注入 5ml 盐酸利多卡因;也可以根据需要缩短间断给药时间;也可以用微注入泵(PCA 泵,又称病人自控泵)持续给药,以 0.8%利多卡因 2ml/h 的速度泵入,必要时可以随时单次追加用药 0.5%利多卡因 5ml。有文献报道可以改用更低浓度的盐酸利多卡因,如 0.15%盐酸利多卡因 5~8ml,间隔 3 小时给药;或者 0.125%~0.15%(Bupivacaine)布比卡因 5ml,每 5 小时追加一次剂量。

(2)TESB 操作成功的标志

①阻滞区皮温升高 0.5~2.5℃。SBP、DBP 下降 10mmHg 左右,心率减慢 5~10 次/min 左右,对于冠心病心衰的病人,SBP、DBP 可能不降或略有升高。

②Horner's 症(+)。

③病人自觉症状改善:心绞痛均立即消失或缓解、不能平卧者可以平卧,有胸闷气短者,症状常消失或改善呼吸状态。

④ECG 显示心肌缺血的 S-T 段,T 波改善:在行 TESB 后数分钟乃至数日后有改善或转为正常。这期间所需时间,取决于冠心病的病理改变程度。

4. 对交感神经阻滞的评估

(1)体表温度的监测:体表温度的测量是检测交感神经阻滞效果的最容易的和最快的方法。上肢可监测肩部、前臂屈肌的表面、手臂和其中一个手指,尤其是拇指的温度;下肢可监测大腿的前面、小腿的中部、脚背和大拇指的温度。阻滞前测量皮温 15~20 分钟,与周围环境达到平衡,把肢体包裹起来以免受周围环境的影响。监测治疗侧和非治疗侧的体温,温度记录仪已经应用于交感神经阻滞的监测,或使用红外线技术或通过液晶显示。两种方法都能有效地显示皮温的变化。据观察,交感神经阻滞后最小的温度变化为 2℃。但有时尽管阻滞准确,体温也不会发生变化。假如临近的较大的动脉闭塞,侧支循环又不充分,就影响了肢端血流的改善,这在老年患者最多见。有些交感神经反射性营养不良患者的肢体温度,在交感神经阻滞后温度不一定会进一步提高。

(2)记录交感神经流电反射:在肢体远端的背侧面和足底放置标准电极前,清除皮肤表面的老化细胞,患者静息几分钟,使标记回到基线。通常短暂的深呼吸,大分贝噪音或针刺皮肤会诱导出反应,可作为放射记录下来。放射持续 4~5 秒,变化在 1~3mV 都是正常的。测量阻滞侧和非阻滞侧肢体,阻滞侧在阻滞 20~30 分钟内交感神经电放射消失。不同患者交感神经流电反射的变化很大,年轻患者反射程度大,并且基线不稳。并非所有的患者都能诱导出交感神经流电反射,尤其是老年患者、糖尿病患者或者显著忧郁的患者。服用阿片制剂、巴比妥类镇静药、阿托品或其他中枢作用药物的患者,交感神经流电反射变小或消失。

(3)出汗试验:临床常用三种试验来检验交感神经阻滞的效果。①茚三酮试验:其原理为蛋白质遇见汗液变黄。阻滞侧肢体不能出汗,所以不出现颜色变化。这项试验被认为非常精确,但需要很多时间,且临床在使用上不能很快产生结果。②钴兰试验:它是将晒干储藏于干燥器内的饱和钴兰的滤纸放在干燥、干净的皮肤表面,阻滞侧和未阻滞侧都放置滤纸,如果有汗,滤纸就会变为粉红色。交感神经组织侧不会发生改变。③淀粉-碘试验:也依赖于颜色的变化。它的主要缺点是使用后颜色的变化需要长时间才能消退。

(4)测量血流量:最常见的血流量测量方法是多普勒间接测量法,即用多普勒探头和标准血压袖带测量计算肱动脉和足背动脉的血压,指数如下:足动脉/肱动脉＝(收缩压/舒张压)/(舒张压/收缩压)。

(5)交感神经阻滞后重复测量血压:阻滞侧肢体血压降低。直接测量方法是将流量计等装置放入血管中,应用电磁或超声的技术来测量。

(6)测定血流:肌肉的血流也与交感神经阻滞有关,测量技术包括静脉阻断、体表描记器,或者物资分光光度计测量肌肉氧分压。多普勒测量法与激光技术结合,能快速测定血流特性,许多患有 CRPS 综合征的患者,尤其是遇到寒冷刺激的时候,在激光多普勒仪上表现出明显的波峰。使用这项技术也可监测交感神经阻滞后血管舒缩活动。

(7)疼痛评估:评估阻滞前和阻滞后的疼痛程度,可以获得交感神经阻滞的一些信息。据报道,绝大部分患者阻滞后疼痛立即减轻,有些患者几小时后才会减轻。石炭酸的神经毁损作用一般情况下是出现延迟,而局麻药作用通常立即出现。如果阻滞时使用了麻醉剂和镇静剂,那么阻滞早期的疼痛评分就失去意义,患者应该坚持在每次阻滞后记疼痛日记,以帮助评估阻滞的效果。

5. 胸$_{1\sim5}$硬膜外腔交感神经阻滞的效应

高部位硬膜外交感神经阻滞,又称为心脏硬膜外阻滞,因为它可以覆盖整个心脏神经支配区域($T_1\sim T_5$)。硬膜外腔交感神经阻滞后可获得如下效应。

(1)使冠心病病人狭窄的冠状动脉的直径增粗:使缺血区血管的氧供增加,降低左心室舒张末压力;还可以使缺血区的血流分布发生改变,心内、外膜的血流比增加,使最易受损的心内膜得到保护。

(2)心脏硬膜外阻滞可使心脏冠脉侧支形成:冠状动脉造影发现 TESB 可以使冠脉血管内直径由 1.34mm±0.11mm 扩大到 1.65mm±0.13mm,但非狭窄部分的冠状动脉血管直径无明显变化,而且没有引起灌注压的变化。一般情况下,在心肌梗死后 2～3 周,开始向梗死病灶内发展侧支。推测 TESB 对促进冠脉侧支形成与发展有利。

(3)兴奋副交感神经(心脏迷走神经):产生副性肌力作用,引起心率减慢、心肌收缩力和左室充盈压下降,部分外周血管阻力降低、血压下降、减轻了心脏前负荷,可使心脏心肌供血、供氧增加,耗氧减少,改善心脏功能。

(4)抑制儿茶酚胺、五羟色胺的分泌:降低血管紧张素 II 水平。已知儿茶酚胺和血管紧张素 II 是很强的促心脏和血管内膜生成剂。

(5)提高心率失常形成的阈值:具有预防恶性心律失常(室性早搏、室性心动过速)的作用。清醒大鼠试验,室性早搏发生率 TESB 组 68%、而对照组为 77%。室速的发生率 TESB 组 26%,对照组 44%。其机理是否是通过改善心肌缺血状态,或直接抑制交感神经而起作用,或二者兼有。TESB 的抗心律失常作用,对急性心肌梗死的病人急性期心脏猝死有重要的保护作用。

(6)降低高凝状态:防止血流淤滞,防止血栓形成,并可增加纤维溶解活动,防止纤维蛋白酶原激活因子的增加和抗血栓素 A_2 降低,减少血小板聚集。

6. 硬膜外置管注药治疗的注意事项

(1)注药前要用手指在导管出皮点用力挤压,然后再缓慢推注局麻药,注射完毕后仍需继续按压10～20min,防止药液外渗。

(2)如遇到导管漏液,要更换导管。注意保持穿刺点的局部干燥。

(3)注药时,以平卧位为好,注药后应该卧床1小时以上为好。

(4)若同时应用硝普钠静点时,在每次注药后均应测量血压和脉搏,要注意硬膜外注药和硝普钠之间的协调作用所导致的低血压的发生。在应用硝普钠时,不可带着硝普钠滴瓶离床活动,以防发生意外。

(5)在硬膜外置管之后,应该静脉应用抗生素3～5天。

(6)留置导管治疗时间应依病情而定。TESB应用目的不同,留置导管治疗时间也不同。

①冠心病病人围术期心脏保护:围术期中及术后48～72小时内,心肌缺血的发生率最高。手术的应激、麻醉的影响、血流动力学的改变及疼痛的作用,均可导致心肌缺血的发生。留置硬膜外导管行术后镇痛,可降低交感神经系统的兴奋性、降低疼痛的不良影响、降低术后的高凝状态、降低血液的黏滞度,TESB通过降低心率、心输出量、周围血管阻力来降低心肌需氧量。对此类病人行TESB治疗的目的是保证围手术期不发生心肌缺血,最大限度的降低心梗的发生率和其他心脏意外。一般可于手术当日麻醉前置管,但对心绞痛频繁发作、胸闷、气短等症状严重者,应于术前数日开始治疗,待心功改善后再行手术。拔管时间一般于术后5～7天,主要参考冠心病的严重程度而定。

②治疗心绞痛:治疗时间依需要而定,可数日或数周。

③治疗冠心病心衰:一般需要三周或更长的时间。

心肌内毛细血管丰富,单位横断面积的毛细血管约比骨骼肌多6倍。正常人心脏的主干血管之间无功能性冠脉相通,在冠脉小动脉之间多有吻合支,但相对的小而且细。冠状动脉梗死后要增加到足够的侧支循环需要数周时间。因此,对冠状动脉供血不全的病人,经TESB治疗后,冠脉血管扩张,有利于冠状动脉侧支血管的发生。对冠心病ECG改变明显,并有明显症状者,TESB治疗至ECG有明显改善或转为正常、症状消失为好。

第5节 硬膜外交感神经阻滞的若干问题

1. 治疗前的准备工作

(1)本人或家属签署知情同意书。

(2)背部穿刺点皮肤要用肥皂脱脂及清洁皮肤。

(3)操作室应具备无菌条件、备氧气、吸氧面罩、麻醉机等急救设施。

(4)开放静脉通路。

2. 硬膜外神经阻滞操作规程

(1)测量生命体征:操作前后测量血压、脉搏、皮肤温度、瞳孔大小及结膜充血状态及患者自觉症状的变化。有条件时,应该检测皮肤温度、平面阻滞范围。

(2) 局部消毒：最好用碘酒-酒精消毒液；若用碘复液消毒，应备酒精脱脂。

(3) 穿刺点：$T_{3\sim4}$ 最为常用，阻滞目标为 $T_{1\sim5}$。

(4) 手术记录：记录穿刺间隙的皮肤至硬膜外腔的深度、导管出皮点的导管刻度、置管过程有无异常。

(5) 导管的固定：宜用透气敷贴交叉固定。

(6) 压迫：用手指压迫导管出皮点 1 小时以上，保持穿刺点压迫敷料的干燥。

3. 硬膜外导管的管理

(1) 置管后应用抗生素 3~5 天，测量时间、温度，检查血常规。

(2) 注意注药后反应：观察注药前及注药后 15 分钟内 BP、PR，以便确定注药量；对同时使用硝普钠、多巴胺者，要注意与硬膜外用药的协调作用。

(3) 每次注药时，要用手指按压导管出皮点，注药后继续压迫 10 分钟余，以防药液外渗，保持局部干燥。

(4) 局麻药液配制后要无菌保管。

(5) 每次注药时要保持无菌操作，导管注药端要无菌保管，三通接头每周更换一次。

(6) 注药间隔时间与注药时的病人体位：注药时取平卧位较好，注药后平卧 30 分钟为宜。

(7) 每周加用一次地塞米松 5mg（可混入局麻药内），以防硬膜外腔粘连。

(8) 利多卡因容易产生快速耐药性，因此应及时改用其他局麻药物。

(9) 交感神经阻滞所用局麻药浓度：利多卡因用 0.5%；布比卡因用 0.125%~0.25%；耐乐品 0.15%~0.2%。

(10) 要告知、叮嘱病人及家属，保护好硬膜外导管，切勿脱出。

(11) 敷贴原则上不需要更换，在必须更换时，要使用高压消毒棉球，或局部应用少许抗生素粉剂。

(12) 注药痛的处理：更换局麻药，改变局麻药的浓度等。

(13) 导管痛的处理：将导管拔出少许，或更换导管。

4. TESB 后的表现

(1) 阻滞区皮肤温度升高 0.5~2.5℃，额部皮肤温度升高速度比上胸部快，可能与皮肤血管密度有关。

(2) SBP、DBP 一般下降 10mmHg 左右、PR 减慢 5~10 次/min，对冠心病心衰的病人血压可能下降，有的病人还略有升高；因心肌缺血引起的心率慢，在 TESB 后心率不再减慢，经一段时间治疗后，心率可有一定程度的增加。

(3) Horner's 症(+)，表现为双侧眼睑下垂眼球内陷、眼裂变小、瞳孔缩小、球结膜充血、面部皮肤干燥、双上肢温热感等。扩张型心肌病病人有时只表现出球结膜微血管增粗。

(4) 自觉症状改善，心绞痛迅速消失或减轻、不能平卧者可以平卧、有胸闷气短症状者常有心情舒畅的感觉。

(5) 心电图可见缺血的 S-T 段和 T 波的改变，在 TESB 后数分钟乃至数日后常有改善或转为正常。所需时间的长短，主要取决于病人冠心病的病理改变程度。

(6) 局麻药浓度偏高时，可出现阻滞区痛觉减退，导管尖端位置较高时也可出现小指麻木感。

5. TESB的注意事项

(1) TESB的阻滞范围不宜过大,在($T_{1\sim5}$)之间,若同时阻滞更大范围的交感神经节前神经纤维,由于较大范围的血管扩张,可能出现血压下降过多,反而加重心肌缺血。则失去TESB对缺血心肌的保护作用。

(2) 对已行抗凝治疗者,应该在停止抗凝治疗,等待出、凝血时间正常后,再采用本方法。在抗凝治疗12~24小时前行TESB较为安全。拔除导管时间放在下一次肝素治疗前12小时,如此可以减少硬膜外血肿的发生率。

(3) 要注意硬膜外腔穿刺损失脊髓神经、脊髓或穿破硬脊膜。若已经穿破硬脊膜有脑脊液流出,原则上应该放弃本次治疗;若必须采用本法治疗时也应重新穿刺。在置管后回抽无脑脊液流出,可注入1~2ml作为实验剂量,以免发生全脊髓麻醉,出现呼吸抑制和严重低血压。

(4) 对反复应用利多卡因者,可能出现快速耐药现象,此时应改用其他种类的局麻药,如0.1%~0.25%的布比卡因或者0.1%~0.2%的罗哌卡因等。

(5) 个别病人在数次给药后出现严重脊背痛,可能和局麻药的浓度、pH值偏低有关,在更换其他批号的局麻药后,可使疼痛减轻或消失。

(6) 必须使用带滤过器的导管,必要时使用抗生素预防感染。

(7) 妥善固定导管,防止导管脱出、注药时药液从导管周边外溢,注药时用手指按压导管周围的皮肤,保持局部干燥,可延长导管保留时间。

(8) 对心率过缓的病人行TESB时,用药要在小剂量开始,在严密观察下进行。

(9) 置管当时出现肩背痛,系因为硬膜外导管刺激或压迫脊神经根所致,应该即时调整置管方向,或将硬膜外导管适当拔出,避开压迫,疼痛即可消失。

(10) 在行TESB时,病人有发生猝死的可能。因此,对危重病人,在操作前应开放静脉、备有除颤器、麻醉机、急救药品、氧气等,并应有心内科医生在场协同抢救。

(吴双全)

参 考 文 献

1 郑宝宽,孟建新.上胸段硬膜外阻滞对冠心病患者ST-T段的影响.新乡医学院学报,2000;05
2 刘凤岐,李竹琴,王岚峰,等.上胸段硬膜外阻滞对扩张型心肌病患者的疗效.中华麻醉学杂志,2004;11
3 胡雁东.上胸段和腰部硬膜外阻滞在心绞痛患者腹部手术的应用.临床麻醉学杂志,2001;08
4 王荣华,刘蛇福,张国君.上胸段硬膜外阻滞治疗严重冠心病16例分析.山西医药杂志,2001;04
5 刘凤岐,吴长君,张树生,等.上胸段硬膜外阻滞对冠心病舒张及收缩功能改善的研究.中国急救医学,1999;08
6 曹淑珍,肖珂青.上胸段硬膜外阻滞对冠心病手术患者血流动力学的影响.山东医药,2003;18
7 李权义,姜丽华,赵海芳.上胸段硬膜外阻滞降低气管插管反应的效应.黑龙江医学,1999;07
8 杜鹏斌,刘玉武,王清华,等.上胸段硬膜外阻滞用于冠心病非心脏手术麻醉处理的观察.临床麻醉学杂志,2001;10

9 陈绍洋,熊利泽,王强,等.上胸段硬膜外阻滞应用罗哌卡因对肺通气功能的影响.第四军医大学学报,2002:15
10 周权.胸部硬膜外麻醉在冠心病病人中的应用.国外医学.麻醉学与复苏分册,2000:04
11 安万丰,袁俊明,刘凤娟,等.高位硬膜外阻滞与冠心病.航空航天医药,2001:04
12 王玲,唐时荣,邹清远,等.上胸段硬膜外阻滞与镇痛技术治疗冠心病15例.河南诊断与治疗杂志,2000:01
13 李竹琴,刘凤歧,曲仁海.上胸段硬膜外阻滞治疗冠状动脉搭桥术后心衰1例.哈尔滨医科大学学报,2003:03
14 唐时荣,吴青华,余雷,等.冠心病非心脏手术不同麻醉方法效果观察.人民军医,2001:12
15 曹淑珍,肖珂青.上胸段硬膜外阻滞对冠心病手术患者血流动力学的影响.山东医药,2003:18
16 于军会,许明华,孟凡霞,等.24小时动态心电图评价上胸段硬膜外阻滞治疗顽固性心绞痛的疗效.临床荟萃,2003:21
17 于军会,许明华,孟凡霞,等.胸段交感神经阻滞对顽固性心绞痛心肌缺血的影响.中原医刊,2003:22
18 杨邦祥,王莹.上胸段硬膜外麻醉与镇痛对冠心病的治疗作用.国外医学.麻醉与复苏分册,1997:01
19 杨瑞,赵秀云.硬膜外阻滞加浅全麻的应用.国外医学,麻醉学与复苏分册,1997:02
20 王祖谦.硬膜外麻醉与镇痛对术后转归的作用.国外医学,麻醉学与复苏分册,1997:05
21 张生锁.用胸段硬膜外阻滞处理冠脉搭桥手术病人术前的心绞痛.国外医学,麻醉学与复苏分册,1997:06

第14章

心脏起搏器治疗技术

第1节 临时性心脏起搏

应用双极心内膜或心外膜电极连接体外起搏器起搏达到诊断和治疗目的称为临时性心脏起搏。电极放置时间为1~2周,最长不超过4周,4周后若不能恢复正常心律时应改为永久性心脏起搏。

1. 适应证

(1)完全性房室传导阻滞:手术后发生的三度房室阻滞其异搏点很不稳定,无论有无症状均应临时起搏。

(2)莫氏二度Ⅱ型或高度房室传导阻滞:可做预防性的房室顺序临时起搏。

(3)双束支或三束支阻滞将要接受全麻及大手术病人。

(4)单一束支阻滞进行 Swan-Ganz 导管插管时。

(5)左束支阻滞加 P-R 延长者。

(6)窦性心动过缓,每分钟少于 50 次,使组织灌注不足者。

(7)由于心动过缓引起频发室性早搏或室速,应用抗心律失常药物可使心率进一步下降者。

(8)任何原因引起的症候性心动过缓并影响正常血流动力学以及可能继发心跳骤停者(药物中毒、酸中毒、电介质紊乱等)。

(9)在复杂的先天性或后天性心脏直视手术后,即使复苏后未发生传导障碍亦应常规进行临时性心外膜-心肌电极的埋植。

近年来多主张在心脏直视手术后应用房室顺序起搏(DVI或DDD),不但可以提供良好的血流动力学效应,而且可以预防及治疗手术后的心律失常。

2. 手术步骤

(1)临时性心外膜-心肌起搏:心脏直视手术结束后即可埋植临时心外膜或心肌电极。可用不锈钢或铂铱合金为导体,硅胶或聚氨酯为绝缘层的导线,将其一端的绝缘层剥去1.0～1.5cm作为电极,用5-0聚丙烯线做8字缝合,将2根电极固定于右心房或右心室壁上,2根电极距离为1.5～2.0cm。亦可应用特制的Medtronic 6500型心肌电极行心脏起搏。若行房室顺序起搏则在心房壁及右心室壁各埋植2根电极(图14-1)。电极远端经皮肤切口引出体外与相应的临时起搏器连接。

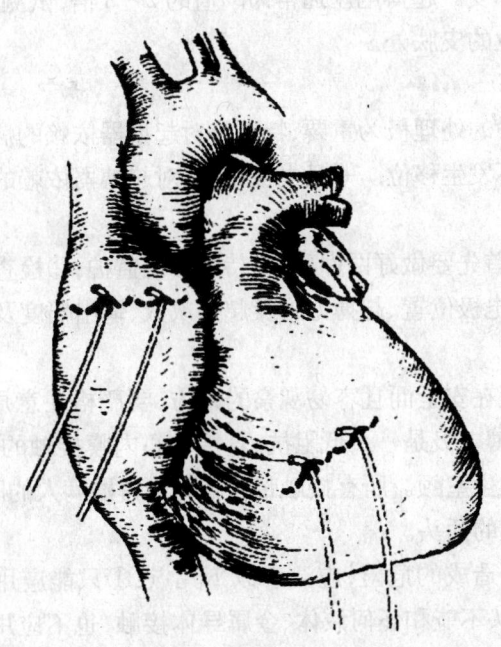

图14-1 临时性心外膜心肌电极埋植术

(2)经静脉临时性心脏起搏:临时性心脏起搏主要应用经静脉心内膜起搏,可选择下述静脉作为电极进路。

①锁骨下静脉穿刺法:近年来临床上广泛应用锁骨下静脉穿刺和插入临时性或永久性起搏电极以及静脉输液。准确的锁骨下静脉穿刺可以快速而可靠的将电极送入心腔内。因此锁骨下静脉穿刺已成为临时性起搏电极进路的重要途径之一。

锁骨下静脉的穿刺方法是病人取头低足高位,头部转向对侧,在锁骨下缘约1cm处,相当于锁骨中点稍内侧穿刺进入静脉,穿刺时进针与皮肤呈30°角,针头方向指向胸骨切迹上凹,在锁骨与第1肋骨的间隙探找锁骨下静脉,保持针管内负压。一旦刺入则有静脉血回血,移去针管,送入导引钢丝,在X线透视下证实钢丝达右心房和下腔静脉,可送入扩张管和鞘管,随后拔除钢丝和内鞘管导入起搏电极。锁骨下静脉穿刺的事项详见经锁骨下静脉穿刺行永久性心脏起搏有关章节。

②股静脉穿刺法:利用股静脉穿刺进行临时性心脏起搏不是一种理想的进路,这是由于电极不易固定,病人不方便,又容易发生切口污染。但股静脉穿刺比较简单,标志清楚,可作为短

时间的临时起搏。股静脉位于股动脉的内侧,股静脉穿刺时在腹股沟扪及股动脉搏动最明显处其内侧穿刺即为股静脉。当针头进入股静脉回抽为静脉血,然后送入导引钢丝及扩张鞘管,迅速移去导引钢丝和血管扩张器,把起搏电极由外鞘管腔内插入,行心脏起搏。

③颈内静脉穿刺法:颈内静脉穿刺法大体与锁骨下静脉穿刺方法相同,颈内静脉位于颈动脉外侧,穿刺点取右侧胸锁乳头肌的胸骨头和锁骨头之间进针,指向右下侧偏外方,穿刺时不宜进针过深和偏内,避免伤及胸膜顶端或颈动脉。穿刺后按上述相同方法插管。

插管后的电极导管头端通常送入右室心尖部,测试起搏阈值应<0.5V,在深呼吸和咳嗽时导管顶端位置应固定不变。起搏电压通常为阈值的2～3倍,试测起搏和感知功能满意后将导管缝合固定在穿刺部位的皮肤处。

3. 术后处理

临时性心脏起搏术后的处理极为重要,特别是对起搏器依赖的病人,主要的任务是严密监测起搏功能及保证电极不发生移位。一旦电极移位,对起搏器依赖的病人即可发生心室停搏、阿-司综合征甚至室颤。

病人回到监护室后,首先要做好两件事:①持续心电监护;②检查静脉通道是否通畅。

记录起搏开始时间、电极位置、起搏方式及起搏次数、输出幅度及感知度,有任何改变时应及时记录和处理。

体外起搏器必须放置在安全而且容易观察的地方,要严格注意周围电场对临时起搏电极可能造成的危险,临时起搏电极是一个低阻抗、直接与心内膜接触的通路,因此微小的电流通过电极即可引起电击或发生室颤。所有接触带有临时起搏器病人的医护人员必须避免用任何金属物接触临时起搏电极的插头。

为防止周围电场可能造成的危险,应注意以下几点:①只能应用电池做电源的临时起搏器;②临时起搏电极的插头不能和任何液体、金属导体接触,也不应用手去接触没有绝缘的部分;③若电极插头未插入起搏器插孔内时,插头的无绝缘部分必须隔离(如用橡皮手套或硅胶帽),不得将插头接触皮肤或悬吊于空气中;④使用中应严格检查插头是否牢靠地固定在插孔内,固定装置是否锁紧;⑤注意电极插头与插孔之极性(阴极及阳极是否正确);⑥尽量避免使用不必要的延长线或连接器,因为导线延长可增加微电流电击的危险;⑦不要在起搏器连接电极工作状态下更换电池。

体外起搏器进行固定频率起搏时不受外界电磁的干扰,R-波抑制型按需起搏器则受外界电场的干扰。一定强度的电信号可使按需起搏器感知停止发放脉冲,这对一个依赖起搏器的病人会造成停搏危险。在用半导体收音机监听起搏脉冲时应注意是否会抑制脉冲发放,有的半导体收音机放置在起搏器附近时会造成停搏。

应用临时起搏器的病人不能使用电刀或电凝器。因为强干扰可造成按需起搏的抑制,特别是在用300W/s以上的能量行转复时可以破坏起搏器电路。

一旦起搏器发生起搏故障必须及时查找原因并尽快纠正,以下几点可作为查找起搏失灵的线索:①起搏器开关是否在开的位置;②起搏的各项控制钮是否正确;③心电图记录或示波是否有起搏脉冲标记;④每一起搏脉冲钉样标记后是否都有 QRS 波群;⑤电极的末端插头是否正确、牢固的插入临时起搏器的插孔内;⑥有无部分金属插头未插入插孔内,并和其他物品接触;⑦听诊心尖部的心跳次数是否和起搏频率相一致;⑧病人的体位是否影响起搏次数;⑨是否有膈肌或胸、腹壁的抽动现象;⑩病人咳嗽或做深呼吸运动时是否有起搏失常现象,周围有无电磁场干扰。临时性心脏起搏不再需要继续应用时(恢复正常窦性心律后)应及时停止起搏,因临时起搏电极长时间置于右心室内容易发生心室穿孔或手术切口感染甚至血栓形成。

当决定停用临时起搏时应按以下顺序进行:①首先将按需频率减慢,促使和保持病人固有心率,持续观察 24～48 小时;②将电极脱离起搏器但导管电极仍保留在体内,注意插头金属部分必须绝缘,观察 24 小时;③经上述观察确实证明自身心律保持稳定而不需起搏时,最后拔除起搏电极。

4. 主要并发症

临时性经静脉心内膜起搏的并发症主要是锁骨下静脉穿刺的并发症,其次为电极的并发症。

(1)气胸及血气胸:为锁骨下静脉穿刺时损伤肺组织而引起的。多数为轻度气胸,不需特殊处理。若反复穿刺损伤肺组织或肺气肿病人可造成张力性气胸而需行闭式胸腔引流者,经锁骨下静脉穿刺行临时性心脏起搏后,应密切观察呼吸情况及进行肺部听诊。有条件时在锁骨下静脉穿刺后常规拍胸片。

(2)皮下气肿:穿刺时损伤胸膜及肺组织,一般可自行消失,不必处理。若皮下气肿发展迅速且有张力性气胸的临床表现,应及时拍胸片并及时进行相应的处理,如胸腔穿刺或闭式胸腔引流等。

(3)电极移位:临时性心内膜电极容易发生移位,因此应加强术后监护并尽早改为永久性心脏起搏。微小移位可表现为起搏阈值升高。

(4)电极心室穿孔:临时性心内膜电极质硬且缺少弹性,因此可造成右心室穿孔。表现为起搏失灵和与起搏频率一致的膈肌刺激现象。经 X 线拍片证实后应将穿孔之电极后撤至心室腔内,重新固定即可,一般不会导致大出血,因此不需特殊处理。

其他并发症如电极折断,空气栓塞及静脉栓塞等均极少见。

第 2 节 永久性心脏起搏

1. 适应证

埋藏永久抗心动过缓起搏器的对象都为慢性或间歇性心律失常,包括直接因心率缓慢所引起的脑供血不足症状;心动过缓引起的全身症状;心动过缓引起的或加重的充血性心力衰竭;但不包括病因可纠治的短暂性心动过缓。近年来起搏器工程技术有了很大进展,起搏器治疗的适应证有了拓宽,因此 1998 年中国生物医学工程学会心脏起搏与电生理分会参照美国心脏学会(AHA)和美国心脏病学会(ACC)起搏器埋藏专题委员会指南报告(JACC,1988,31:1175～1209),制定了中国安置永久性心脏起搏器和埋藏式心脏复律除颤器指南,在这个指南中永久起搏器的适应证被分为三类:

第Ⅰ类:针对病人的症状,一致认为应该安置永久心脏起搏器。

第Ⅱ类：针对病人的症状，对其必要性尚有不同意见，进一步根据证据/观点的倾向性可分为Ⅱa(倾向于支持)和Ⅱb(倾向于不支持)两个亚类。

第Ⅲ类：一致认为起搏治疗无效，特殊情况下甚至对患者有害。

现仅将与外科手术治疗有关的适应证介绍如下。

Ⅰ类：

①心脏手术后发生的高度或Ⅲ度房室传导阻滞(AVB)无好转迹象或持续时间超过 7 日以上者。

②有与高度或Ⅲ度 AVB 相关的心衰或低心输出量等临床表现的病人。

③Ⅲ度 AVB 伴有症状的心动过缓或无症状但心室停搏≥3s 或清醒状态下异搏心率≤40 次/min。

④任何阻滞部位和类型的Ⅱ度 AVB 导致的有症状的心动过缓。

⑤双分支或三分支伴间歇性Ⅲ度 AVB。

⑥双分支或三分支阻滞伴Ⅱ度Ⅱ型 AVB。

⑦急性心肌梗死(AMI)后持续存在的 His 束以下的Ⅱ度和 His 内或以下的Ⅲ度 AVB。

⑧AMI 伴发房室结以下的短暂性Ⅱ度或Ⅲ度 AVB，伴束支阻滞者。

⑨病窦综合征导致的有症状的心动过缓；或必须使用某些类型和剂量的药物治疗，而这些药物又可引起或加重心动过缓并产生症状者。

⑩病窦综合征因窦房结变时性不佳而引起症状者。

⑪儿童或青少年先天性Ⅲ度 AVB 伴宽 QRS 波群异搏心律或心室功能低下者。

⑫患先天性Ⅲ度 AVB 的婴幼儿，心室率＜55 次/min；先天性心脏病伴Ⅲ度 AVB，心室率＜70 次/min。

⑬持续的长间歇依赖室性心动过速，伴或不伴 QT 间期延长，行起搏治疗其作用十分肯定者。

Ⅱa 类：

①无症状的Ⅲ度 AVB，清醒时平均心室率≥40 次/min。

②无症状的Ⅱ度Ⅱ型 AVB。

③His 束内或以下水平的无症状Ⅱ度Ⅰ型 AVB。

④Ⅰ度 AVB 伴有类似起搏综合征的临床表现，临时起搏可使症状缓解者。

⑤慢性双分支和三分支阻滞伴晕厥。

⑥慢性双分支和三分支虽无临床症状，但电生理检查发现 HV 间期≥100ms。

⑦电生理检查时，由心房起搏诱发的非生理性希氏束以下阻滞。

⑧自发或药物诱发的窦房结功能低下，心率＜40 次/min，虽有心动过缓的症状，但未证实症状与心动过缓有关。

⑨清醒状态下心率长期慢于 30 次/min，但症状轻微。

⑩慢快综合征长期需抗心律失常药物治疗者。

⑪出生一年后发生的Ⅲ度 AVB，平时心室率＜50 次/min，或突然心室停搏引起 2 倍或 3 倍于基础心动周长的心室停搏。

⑫长QT综合征伴有2:1或Ⅲ度AVB者。

⑬复杂先天性心脏病伴发无症状的窦性心动过缓的儿童,静息心率<35次/min,或心室停搏>3s者。

Ⅱb类:

①左室功能不全伴严重Ⅰ度AVB(PR间期>0.30s),缩短AV间期可能降低左房充盈压而改善心衰症状者。

②AMI伴随的房室结水平持续性Ⅱ度或Ⅲ度AVB。

③儿童手术后出现短暂Ⅲ度AVB,窦性心律恢复后遗留双分支阻滞者。

④患先天性Ⅲ度AVB的新生儿、儿童或青少年,心率较快且心电图呈窄QRS图形,心室功能正常者。

⑤患先天性心脏病的少年,伴无症状的心动过缓,静息心率<35次/min或心室停搏>3s者。

Ⅲ类:

①无症状的Ⅰ度AVB。

②发生于His束以上以及未确定阻滞部位是在His束内或以下的Ⅱ度Ⅰ型AVB。

③预期可以恢复且不再复发的AVB。

④AMI不伴室内阻滞的短暂性AVB。

⑤AMI伴左前分支阻滞的短暂性AVB。

⑥AMI伴单纯左前分支阻滞。

⑦无症状的患者,包括长期应用药物所致的窦性心动过缓(心率<40次/min)。

⑧虽有类似心动过缓症状,业已证实该症状并非窦性心动过缓引起。

⑨非必须应用药物引起的有症状的心动过缓。

⑩儿童手术后发生的AVB,7天内房室传导恢复者。

⑪儿童手术后发生的无症状的双分支阻滞伴或不伴Ⅰ度AVB者。

⑫儿童无症状的Ⅱ度Ⅰ型AVB者。

⑬临床表现为无症状的窦性心动过缓伴最长RR间期<3s和最慢心率>40次/min的青少年

2. 禁忌证

(1)恶性肿瘤晚期全身严重衰竭者。

(2)心肺功能严重损害或双侧心室明显扩大者。

(3)凝血机制明显障碍者不宜行锁骨下静脉穿刺。

第3节 心脏起搏器埋植术

施行起搏器埋植术,必须严格遵循无菌技术操作,因此手术应在配备有X线设备的无菌手术室内或符合无菌手术要求的心导管检查室内进行。

手术必须由正确掌握外科基本技术操作,无菌观念强,熟悉头颈和臂部血管解剖并掌握心脏插管技术以及能正确处理各种心律失常的一组医生和护士进行。

1. 术前准备

(1)按无菌手术要求颈胸部备皮。

(2)手术前晚可服用适当安眠药。

(3)手术前一日应用抗生素(亦可不用)。

(4)进入手术室后建立可靠的静脉通道,持续心电监护。

(5)各种心肺复苏设备(除颤器、呼吸机、气管插管等)及各种心脏急救药品必须准备就绪,以备不时之需。与所植入的起搏器相配套的程控仪,起搏分析仪也必须处于随时可应用的状态。

2. 手术步骤

(1)经头静脉心内膜起搏:经一侧头静脉进路行心内膜起搏,可在一个切口内显露血管及埋植起搏器,是经静脉心内膜起搏的首选电极进路。

仰卧于 X 线手术台上,常规皮肤消毒,铺无菌巾及粘贴切口皮肤保护膜后,用 0.4%利多卡因溶液行局部麻醉。于一侧锁骨下的胸壁,在三角肌胸大肌沟表面皮肤上做长约 3~4cm 的斜切口或横切口。分离皮下组织后,显露出三角肌胸大肌沟,其解剖标志为一纵行之脂肪垫,该脂肪垫之外侧为三角肌,内侧即为胸大肌,头静脉即位于脂肪垫下方沟内,用剪刀剪开脂肪垫表层之包膜,钝性分离头静脉。分离头静脉时操作应轻柔、准确,否则会使静脉痉挛变细,造成插管困难。游离静脉约 2cm,绕以两根固定线。结扎静脉远端的固定线,在远端及近端固定线之间用小尖刀或眼科剪刀切开静脉。用静脉拉钩或小膝状镊将静脉切口提起,确认已将静脉壁切开而进入血管腔内,沿静脉提钩之凹面将心内膜电极送入静脉内(图 14-2)。为了便于心内膜电极经上腔静脉和通过三尖瓣进入右心室,可将指引导丝之尖端做成 15°~20°的弧度。

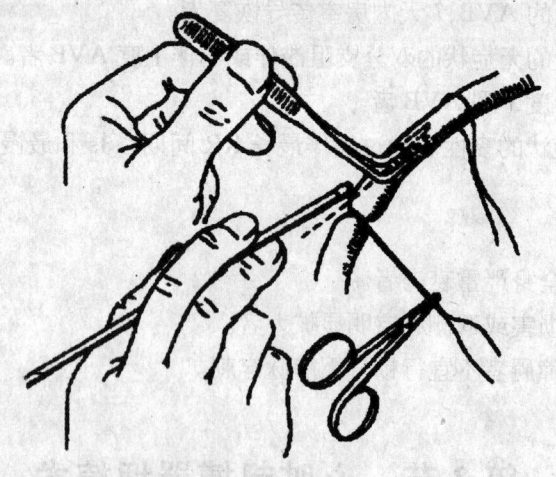

图 14-2 沿膝状镊将电极插入静脉内

经静脉右心室心内膜起搏时,电极顺利地通过三尖瓣进入右心室并定位于右心室心尖部是手术的重要步骤。下面介绍几种心内膜电极进入右心室的操作方法。

①直接进入法:要求引导钢丝有较好的弹性及一定的硬度。钢丝尖端 10cm 处做成一定的弯曲,当电极位于三尖瓣开口上方时,旋转引导钢丝,使电极尖端朝向内侧并送入右心室。为确实证明电极位于右心室,可继续将电极送入肺动脉,当电极已进入肺动脉后,将尖端弯曲之引导钢丝由电极中拔除,更换一根直钢丝并将电极后撤回右心室。当电极已撤回右心室流入道时将电极推进至右室心尖部。

多数房室不扩大者用此法易将电极送至右室心尖部。

②后退指引钢丝直接进入法:当电极尖端位于三尖瓣开口处时,暂时保持固定不动(图 14-3A)。将指引钢丝后撤 5~8cm,再缓缓将电极向前推进,依靠血流的冲力将电极带入右心室(图 14-3B)。当电极尖端超过三尖瓣而进入右室流入道时,迅速将指引钢丝插入电极尖端,同时将电极送到右室心尖部(图 14-3C、D)。

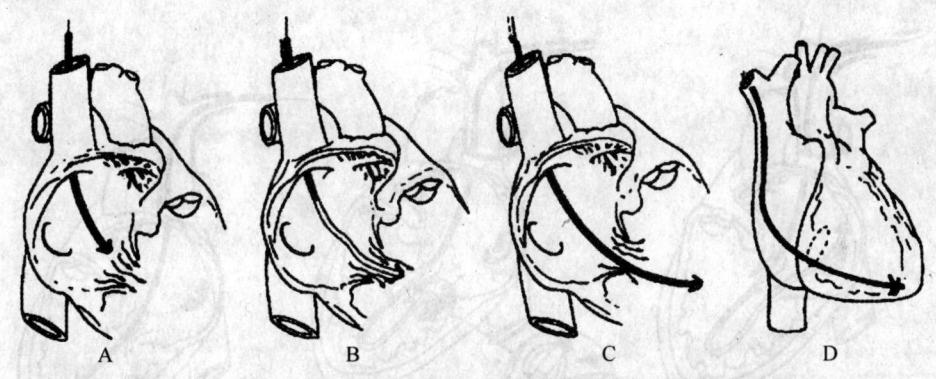

图 14-3 心内膜电极进入右心室的操作方法
A. 电极在三尖瓣开口处暂时固定;B. 电极缓慢推送;C、D. 电极送达右室心尖部

③电极后退法:应用后退法时,电极必须有足够的柔性而易于弯曲成襻。当电极进入右心房后,将其尖端顶住心房壁使其呈弧形(图 14-4A)缓慢后撤钢丝,同时向前推进无指引钢丝的电极使电极在心房内形成襻(图 14-4B)继续向前进入电极,使电极襻首先通过三尖瓣进入右心室,而其尖端尚留在心房内。此时心电监护可出现频发的室性早搏或短阵室速,说明部分电极已进入右心室(图 14-4C)。当电极襻已进入右心室后,缓缓地将钢丝向电极内送入,同时后撤电极(图 14-4D、E)。当电极的尖端随后撤而进入右心室,急速将留在电极外面的指引钢丝送入电极内并同时将电极送至右室心尖部(图 14-4F)。此法用于右心房扩大而不容易将电极直接送入右心室者。

电极满意的固定在右心室心尖部的标志:X 线透视电极尖端越过脊柱而位于左侧膈肌上方或与膈肌重叠。侧位透视时,电极尖端朝向胸骨侧,若朝向脊柱侧则为电极进入冠状静脉窦。经透视电极位于右室心尖部后,撤出指引钢丝,等待 5~8 分钟后测试各项电参数。起搏阈值在脉宽 0.5ms 的条件下,应小于 1V,2mA,R 波幅度>5mV,斜率>0.5V/s(0.5mV/1ms dy/dt),心电阻在 500~1000Ω 之间。右室心内膜心电图 QRS 波呈 rS 型,S 波深达 5~15mV,同时 ST 段抬高呈损伤电流型,升高程度一般为 2~3mV,T 波直立。增加输出强度至 5V(10mA),观察有否横膈肌的跳动。若测试之电参数不符合上述要求应重新调整电极位置。

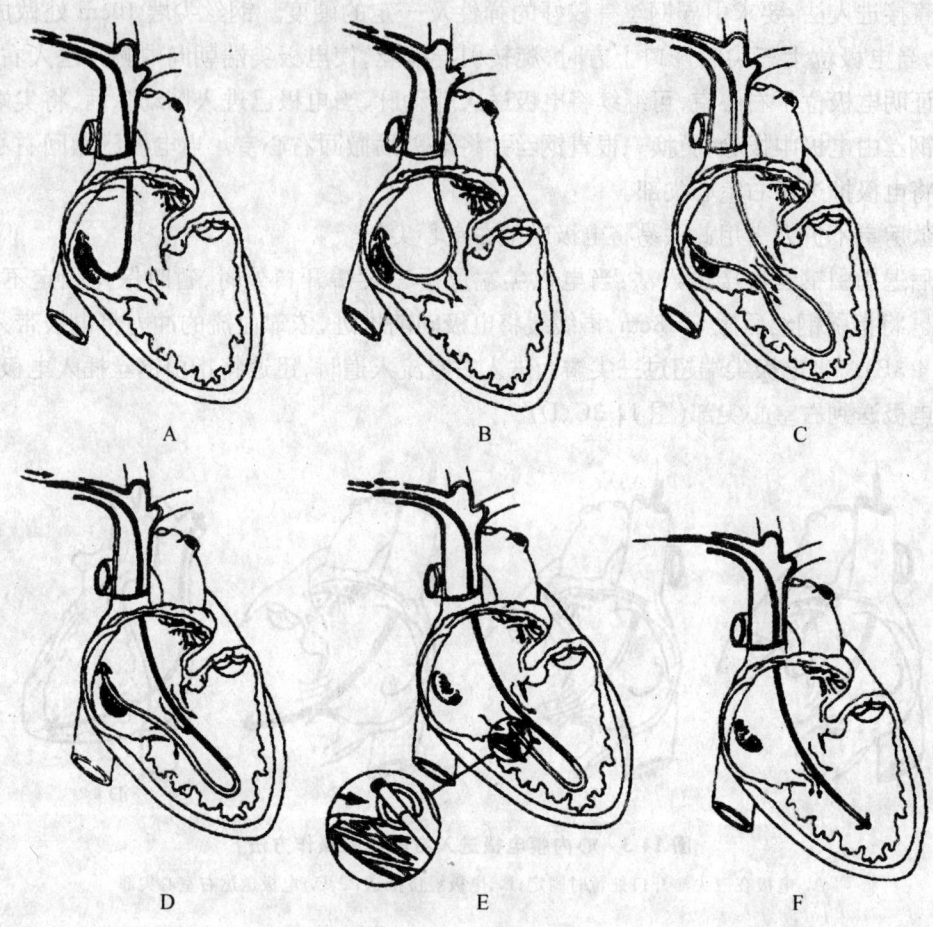

图 14-4 电极后退法
A. 电极顶住心房壁后呈弧形；B. 电极在心房内形成襻；C. 电极进入右心室；D、E. 送钢丝时后撤电极；F. 电极送至右心室尖部

理想的电极位置,除其尖端应位于右心室心尖部外,电极在房内应有一定的弧度,而不应过紧,特别在深呼吸时电极尖端不应移动。

(2)经颈外静脉心内膜起搏:右心室心内膜起搏应当首选头静脉作为电极之进路,但约10%～15%的病人,头静脉过细或走行变异甚至头静脉缺如而不能应用。在没有锁骨下静脉穿刺电极导入器或不掌握锁骨下静脉穿刺技术时可选用颈外静脉作为心内膜电极的进路。

颈外静脉位于颈阔肌深层的疏松组织内,在甲状软骨的水平斜跨过胸锁乳头肌,穿过深筋膜入锁骨下静脉。颈部皮下脂肪组织不丰富的病人,可清楚地看到颈外静脉的走行。

病人仰卧于 X 线手术台上,头部转向手术对侧。常规皮肤消毒及铺无菌巾后,局麻下于锁骨上方颈根部与颈外静脉相交处做长 3cm 横切口。切开颈阔肌,并在其深层之疏松组织内分离出颈外静脉。其静脉切开及插入电极方法与头静脉进路相同。应用颈外静脉插入电极时必须注意以下几点:①切开的颈阔肌必须用细丝线仔细缝合,否则该处形成较大的瘢痕,长期遗留下不适的症状。若电极因未缝合颈阔肌而走行在皮肤下易造成皮肤压迫坏死而导致电极外露或电极折断。②在建立皮下隧道时,电极的走行应尽量靠近锁骨内侧以避免锁骨上抬及水平运动时使电极受到牵拉及压迫(图14-5)。锁骨运动时对电极的移动、压迫是造成电极折断的重要原因,因此经颈部静脉植入电极时,电极破损率高于头静脉进路。

(3)经颈内静脉心内膜起搏:在极个别的情况下,由于种种原因头静脉、颈外静脉都不能应用,且又无锁骨下静脉穿刺的器具时,颈内静脉是惟一的选择。

颈内静脉为颈部深层最大的静脉,它与颈内动脉、迷走神经共同走行于颈动脉鞘内。当颈外静脉插入电极失败时,可将颈部切口向内侧延长1~2cm显露出胸锁乳头肌。纵行分离胸锁乳突肌或切断其内侧头,分离出颈内静脉。颈内静脉较粗且壁薄,易于撕裂出血。一旦出血后不易止血且有发生气栓危险,

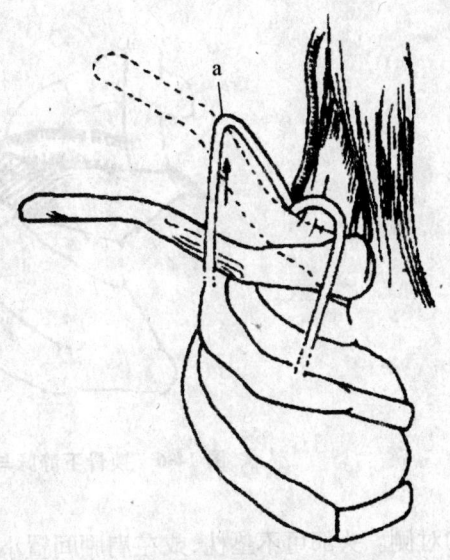

图14-5 锁骨上举时a处受牵拉

因此手术操作必须准确、轻柔。分离颈内静脉时应避免损伤迷走神经。分离颈内静脉2cm左右,近端及远端绕以粗丝线作为固定用。切开静脉时嘱病人勿行深呼吸及咳嗽。静脉切开前可结扎远端的固定线,亦可在切口周围做荷包缝合。由于结扎颈内静脉不会引起头部静脉血液回流障碍,而行静脉壁的荷包缝合,由于血管壁薄而容易受电极导线摩擦而造成术后出血,因此结扎反而安全。

当心内膜电极安置于右心室后,结扎颈内静脉近端,缝合胸锁乳头肌及皮肤切口。

电极经皮下隧道与起搏器连接,起搏器仍埋植在胸壁,其方法与经头静脉径路相同。

(4)经锁骨下静脉穿刺心内膜起搏:经锁骨下静脉穿刺行心内膜起搏,若掌握得当,是一种方便、省时的插管方法,但由于它是一种"盲目"的穿刺方法,其并发症远较静脉切开法为多,因此不宜作为首选方法,而首选方法应该是头静脉切开法。

锁骨下静脉是颈根部最粗的静脉,直径约2cm,它跨越第1肋骨及颈胸膜走行于锁骨的内侧1/2,位于锁骨下动脉的前下方。锁骨下静脉与锁骨、第1肋骨内侧及锁骨下动脉有密切关系(图14-6)。位于自锁骨下静脉在锁骨内侧后方至头静脉锁骨下静脉开口处的一段是穿刺的安全区,因为在此处穿刺只能进入锁骨下静脉。此段锁骨下静脉的后方有宽而扁的第1肋骨内侧段,可防止进针时损伤胸膜,而锁骨下动脉位于静脉之后上方,因此也不易损伤。

锁骨下静脉穿刺心内膜起搏的步骤如下:

经锁骨下静脉穿刺行心内膜起搏需要专用的电极导入器。导入器由薄壁18号针头,10ml注射器,弹性指引导丝,指引导丝导入器,静脉扩张器及外套管6部分组成。

用口径10.5F的导入器可通过硅胶及聚胺酯为绝缘层的电极。若经一根导入器同时送入2根电极时(双腔起搏)可选用12F或14F的导入器。直径小的聚胺酯绝缘层电极亦可用9.5F的导入器。

病人平卧于X线手术台上,亦可取头低脚高位,或将脚抬高30°~45°。使锁骨下静脉充盈及避免发生空气栓塞。按常规行皮肤消毒,铺无菌巾及切口保护膜后,嘱病人头部转向穿刺

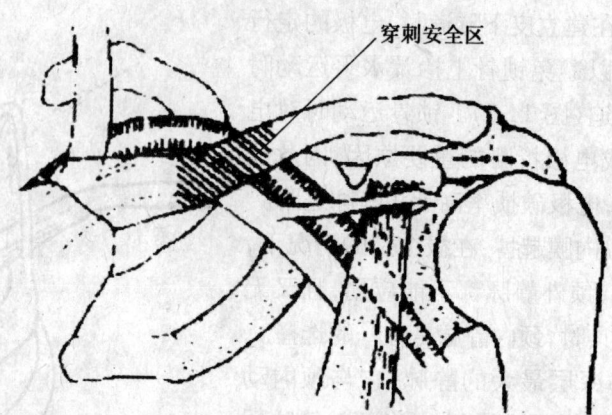

图 14-6 锁骨下静脉与锁骨下动脉、第一肋骨及锁骨的关系

的对侧。头部可不垫枕,或在肩胛间置小长枕使锁骨与第 1 肋骨间隙增大以便于穿刺。穿刺可直接经皮肤小切口或在埋植起搏器囊袋的切口内进行。局部麻醉后,用盛有 10ml 注射用生理盐水的针筒及 18 号薄壁针头,在锁骨中及内 1/3 交界处与皮肤呈 30°的角度,针尖指向胸骨上切迹进针。进针要缓慢,边进针边保持针筒内负压。针头在锁骨与第 1 肋骨的间隙中前进,当针头进入锁骨下静脉时,有静脉血涌入注射器内,此时再进针 2～3mm,并保持固定位置。当针头已进入锁骨下静脉且回血通畅时,助手用弯止血钳夹住针头,术者取下针筒并用拇指堵住针头尾端防止过多的血液涌出及空气随呼吸经针头进入锁骨下静脉内。此时病人必须保持平稳呼吸运动,切不可咳嗽(图 14-7)。

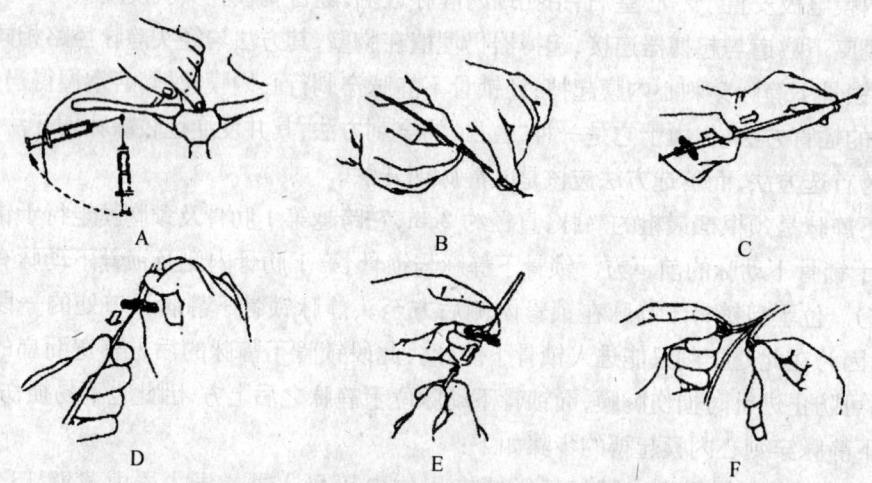

图 14-7 用电极导入器经锁骨下静脉穿刺行心内膜起搏的操作过程

A. 确定进针点;B. 拔除针筒后,经钢丝导入器将导引钢丝经针头送入锁骨下静脉内;C. 拔除针头后,经导引钢丝向锁骨下静脉内送入静脉扩张器及外套管;D. 拔除导引钢丝及静脉扩张器;E. 经外套管送入心内膜电极;F. 撕去外套管。

老年人因骨质增生,锁骨与第 1 肋骨间韧带纤维钙化使锁骨与第 1 肋骨之间的间隙变窄及锁骨前弓畸形的病人,有可能穿刺不成功,或穿刺虽成功但静脉扩张器及外套管难以送入,此时切不可勉强送入而应改为其他径路。

锁骨下静脉穿刺虽然方法简便,但它是一种"盲目"的方法,与静脉切开比较并发症较多,如气胸、锁骨下动脉刺伤大出血等,因此不可作为植入心内膜电极的首选径路,而首选途径仍应是一侧头静脉切开的方法。但从事心脏起搏的医师必须正确掌握这一方法,以备不时之需。

为了提高锁骨下静脉穿刺植入电极的安全,在操作过程中必须注意以下几点。

①当穿刺成功送入弹性指引钢丝时必须同时进行X线透视,观察指引钢丝的走行及其尖端是否有打圈的现象或进入颈部静脉,甚至进入动脉。必须证实钢丝确实在上腔静脉或右心房内,方可送入静脉扩张器及外套管。若误将锁骨下动脉穿刺,可见有动脉血呈搏动性涌入针筒,此时应立即拔出针头,局部加压5～10分钟。若盲目地将静脉扩张器及外套管送入锁骨下动脉,则可造成动脉壁撕裂及难以控制的大出血。

②进针过程中,若病人感到上肢放射性疼痛,说明针尖靠近臂丛神经,此时应立即退出针头另行穿刺,以免臂丛神经损伤。

③穿刺时针筒内抽出空气,说明刺伤肺组织,应迅速退出针头,术后拍片有无气胸。

④若外套管已进入锁骨下静脉,但是电极只能进入一部分而受阻,这可能为外套管进入过深而顶住静脉壁造成尖端屈折,此时可在透视下边旋转边后撤外套管,电极即可送入。

⑤若穿刺成功,但指引钢丝进入针头后受阻而不能前进,这可能是针头尖端顶住静脉壁,此时可轻轻旋转针头并稍微后撤,同时保持针筒内负压,若回血通畅说明针头位于静脉内。

⑥若指引钢丝虽进入针头内,但受阻不能前进且不能拔出,这可能为钢丝之螺旋部分卡在针尖上。此时切不可用暴力勉强拔出钢丝,而是要将针头及钢丝同时拔出,否则会将钢丝折断而造成部分钢丝残留在锁骨下静脉内或心腔内。

总之,锁骨下静脉穿刺是一种方便的心内膜电极植入方法,但若掌握不当其并发症多于头静脉切开法。从事心脏起搏的医生必须正确掌握锁骨下静脉穿刺技术及做好穿刺用具的准备,以便在头静脉不能利用时,及时改为锁骨下静脉穿刺。

第4节 心房起搏

1. 适应证

主要对象为房室传导正常的病态窦房结综合征病人,并有不同程度的心源性脑缺血综合征的症状。电生理检查符合以下标准:①心房调搏文氏点130次/min以上;②希氏束电图H-V在正常范围内或稍长;③体表心电图无房室传导阻滞及束支阻滞;④间断但不频繁的阵发性房颤、心房扑动及室上性心动过速并可用药物控制者;⑤无巨大的右心房及静止心房。

2. 手术步骤

心房起搏的电极安置部位可选择右心耳、心房壁、房间隔或冠状静脉窦。其中最常用的是右心耳,其次为心房壁。右心耳起搏须用J形电极,而心房壁起搏则可用J形或直的螺旋主动电极,冠状静脉窦起搏亦须特殊设计的冠状静脉窦电极。由于冠状静脉窦起搏电极不易固定,起搏阈值高及心室信号误感知等缺点而弃用。

(1)心耳起搏:进行心耳起搏时,可以用预成形的J形电极或J形主动螺旋电极或称旋入型电极。近来亦用带有J形引导钢丝的直螺旋电极。

应用J形电极进行心耳起搏时,首先将直引导钢丝插入电极内,使J形电极之末端变直以便送入静脉内。当电极进入右心房下部三尖瓣上方时将引导钢丝后撤4~5cm,电极末端自然恢复J形。此时在X线透视下旋转电极使其末端指向前方(胸骨侧),再稍向后撤电极其J形部分即可进入右心耳内。固定好标志为电极向上轻提时见J形处移动,但心耳部不动。正位透视电极头部位于11~1点钟处,右侧位示朝向胸骨柄。安置好后的电极随心房活动左右摆动。

应用J形主动螺旋电极时,当电极进入心耳后用专用工具顺时针旋转电极尾部,使金属螺旋刺入心耳内膜内。旋转圈数须在体外确定,一般为7~10圈。过多地旋转有可能损坏其螺旋功能。

(2)心房壁起搏:行心房壁起搏可用直或J形螺旋电极,行房间隔起搏用直螺旋电极,利用直螺旋电极行房间隔起搏(图14-8)。心房的任何部分房壁都可用直螺旋电极和做成适当弧度的引导钢丝进行电极定位(图14-9)。直螺旋电极的优点是当心耳或房壁由于某种原因如阈值过高,P波幅度及斜率不符合要求,以及反复电极移位等,可将同一电极送入心室行心室起搏而不需更换心室电极。

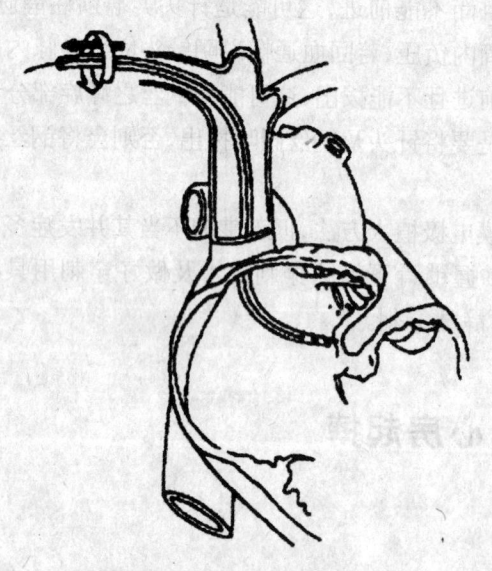 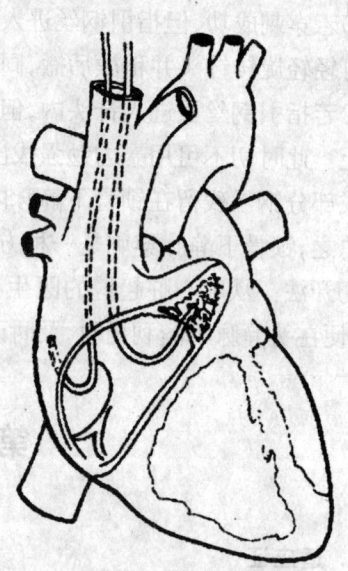

图14-8 房间隔起搏　　　　　图14-9 房间隔起搏

无论是应用带有J形引导钢丝预成形的J形电极或J形引导钢丝的直螺旋电极进行心房起搏时,当退出引导钢丝时,由于J形钢丝的"反弹作用",都有可能将已固定于房壁的电极尖端移动位置或完全脱落。为防止J形钢丝的"反弹作用",在应用预成形的J形螺旋电极行心房壁起搏时,先用直引导钢丝将电极送入右心房。当电极到达心房中部时,将引导钢丝后撤4~5cm,电极自然恢复其J形。将J形电极尖端钩住心房壁,旋转螺旋使其刺入房壁。确认螺旋已刺入房壁后撤出直引导钢丝。此种方法可避免应用J形引导钢丝在后撤钢丝时发生电极的移位。

当撤出钢丝后,确认电极固定稳妥再测定各种电参数。起搏阈值应<1.5V(脉宽0.5ms),P波幅度不<3mV,斜率不<0.5V/s,心肌阻抗为300~700Ω。若测定之电参数不符合上述标准应改换电极固定部位,直至满意为止。除测定电参数外,还须利用已固定稳妥之电极重复1次心房调搏。若心房调搏在130次/min以下发生文氏现象或有下传心室的脱落现象,应改为心室起搏。

心房电极在心房内不应牵拉过紧,而应有一定的松弛度,否则易于发生电极移位,特别当深吸气时膈肌下降及术后剧烈咳嗽运动都可导致早期的电极脱位。应用螺旋电极行心房起搏时,电极应避开膈神经走行经过的心房部位,以免引起膈神经刺激而导致随起搏脉冲发放而使膈肌抽动。在心房任何部位起搏都应试用10V电压试起搏,若不发生膈神经刺激症状则日后不致发生此现象。但必须指出,即使应用10V电压试行起搏未发生膈肌刺激现象,日后发生膈肌刺激现象也是可能的,因此所选用的起搏器必须是SSI型,因为只有SSI型起搏器能保证足够的感知度及输出参数程控范围,以便在发生感知障碍及膈肌刺激时进行再程控。

(3)静脉切开处电极的固定:将静脉切开处的电极导线牢固地固定在周围的软组织上是防止电极脱位的重要步骤。电极导线上都带有硅胶固定袖套,其上有1~3条固定沟槽。用缝线绕过静脉将袖套与静脉固定。若静脉切开处有足够的口径,可将固定袖套之一端插入切开静脉的近端,绕过静脉固定袖套,再将袖套缝合固定在周围软组织中(图14-10)。也有三条沟槽的袖套,加以固定(图14-11)。切不可将固定线直接结扎在电极的绝缘层上,否则可能使导线的绝缘层或电极断裂。

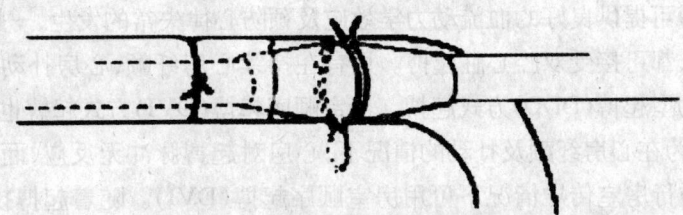

图14-10 静脉切开处电极的固定

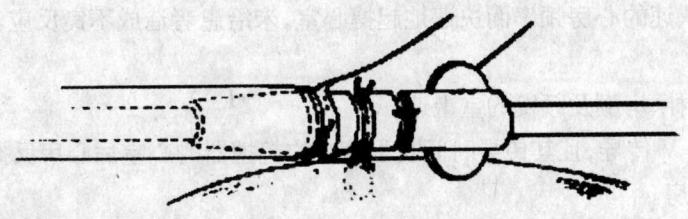

图14-11 静脉切开处电极的固定

(4)起搏器囊袋的建立及起搏器的埋植:起搏器囊袋的建立及起搏器的埋植是永久性心脏起搏手术的重要一步,若掌握不确切,轻则病人感到不适,重则产生囊袋局部并发症,如术后血肿形成、感染、皮肤压迫坏死,以及起搏器在囊袋中游动,甚至翻转。

经头静脉、锁骨下静脉及颈部静脉径路心内膜起搏时,皮下囊袋建立在胸壁;心肌心外膜起搏时,皮下囊袋建立在左侧下腹部。建立皮下囊袋时必须遵循以下原则:

①起搏器必须埋植在皮下组织与胸肌膜之间,而不应埋植在皮下组织内,否则会影响皮肤血运造成脂肪组织的液化坏死。一般情况下勿将起搏器埋植在胸大肌下方以免引起局部肌肉的抽搐。

②在小儿及胸壁皮下组织不发达的病人或出于美容的考虑亦可将起搏器埋植在胸大肌下层,但此时必须用双极起搏器(双极电极),否则定会引起胸大肌的抽搐。切口内,特别是胸肌的出血点必须仔细结扎止血。

③起搏器的上缘必须在手术切口下2cm,不应与手术切口平行,更不可高于手术切口,否则影响切口愈合甚至切口感染。

④使用单极起搏器时,无关电极(阳极)应面向皮肤,而单极起搏器绝不能埋植在肌肉深层。

⑤游离的囊袋不可过紧,周围应留有余地,但亦不可太松,以免以后发生起搏器的翻转。

⑥缝合切口前必须仔细止血,特别是胸肌表面的出血点应一一结扎。游离头静脉时造成三角肌及胸大肌之间的间隙应予以缝合,切勿放置任何引流。

第5节 双腔心脏起搏

1. 适应证

由于双腔起搏可提供良好的血流动力学效应及预防心律失常的发生,一般说来,凡适合单用心室起搏的病人都可接受双腔心脏起搏。只有在持续心房纤颤,心房扑动及有逆行房室传导时不能用全自动型起搏(DDD)方式起搏。房室顺序起搏(DVI)方式起搏也不适用于心房纤颤及心房扑动,因为在心房纤颤及扑动的情况下,心房对起搏脉冲无反应,而实际上只起到心室起搏作用。在逆行房室传导情况下可用房室顺序起搏(DVI)。随着起搏技术的进展,目前阵发性房颤已不是双腔起搏禁忌证,因为带有自动工作方式转换功能的双腔起搏器在感知了快速的房性心律失常后,起搏器自动地将工作方式转换为非房性频率跟踪的起搏方式,从而避免了起搏器跟踪快速的心房频率而快速地起搏心室,未给患者造成不良反应。

2. 禁忌证

(1)持续的房扑、房颤及频发的室上速。

(2)有逆行A-V传导,且其传导时间长于植入的起搏器的心室后心房反拗期者。

(3)巨大右心房。

(4)静止心房。

(5)P波幅度<1.5mV者。

3. 手术步骤

只要掌握心房起搏及心室起搏技术即可行双腔心脏起搏。根据病人静脉的具体情况选择不同的电极进路。若头静脉发育较好,可经一侧头静脉送入心房及心室两根电极。亦可经锁骨下静脉穿刺送入第2条电极。若无锁骨下静脉穿刺条件者,第2条电极可经颈外静脉送入心腔内。利用12~14F号的电极导入器可同时经一次穿刺送入两根电极,亦可两次穿刺送入两根电极。

安放右心房导线通常是在固定右室电极后进行,因为在心房操纵心室导线,常会使心房导线移位。当心室导线到位后,心房导线在直钢丝插入后使之位于右室导线弧线之上,如心房导线位于心室导线之下则抽出钢丝恢复J形头时钩住右室导线使之移位。心房、心室应分别测试电参数及试验起搏,然后再行DVI、DDD起搏,观察房室顺序及心房触发心室起搏情况。除测定一般的电参数外,还应测试有无逆行房室传导及传导时间,根据所得数据合理地程控心房反拗期。

第6节 心肌电极起搏的外科技术

在永久性心脏起搏的方法中,心内膜起搏对病人的创伤小,在局麻下即可进行,即使是心肺功能差的高龄病人或病情危重者亦能耐受。但在少数需行永久性心脏起搏的病人中由于某种原因,必须应用心肌起搏,因此从事心脏起搏的医师必须掌握心肌起搏的技术,以备在必要的情况下有选择第二种方法的余地。

心肌电极起搏需要在全身麻醉或硬脊膜外麻醉下进行,手术创伤较大,但电极应固定稳妥可靠,无电极移位的并发症。心肌起搏的并发症多为开胸及心包切开的并发症。

1. 适应证

在下述情况下可选用心肌电极起搏。

(1)多次的心内膜电极移位(包括应用螺旋型主动电极后的移位)。

(2)心脏直视手术后立即进行的永久性心脏起搏。

(3)右上腔静脉缺如。

(4)婴幼儿永久性心脏起搏。

2. 术前准备

若术前病人有频繁的阿-司综合征的发作,或在麻醉后可使心率进一步下降,可先进行临时保护性起搏则更为安全。

手术必须在连续心电监护下进行,同时准备体外直流电除颤及其他急救复苏措施。

3. 手术步骤

目前常用的埋植心肌电极的手术径路有左侧胸部前切口及经剑突胸骨胸膜外切口。若在心脏直视手术后埋植心肌电极,则仍利用胸骨正中切口。

(1)左前胸切口:病人仰卧位,左肩背稍垫高约30°,经左侧第5肋间开胸。一般不需切断第5肋软骨。显露心包后,在左侧膈神经前方2cm处纵行切开心包长约5cm,仔细止血并用缝线固定,显露出左心室心尖部。在左冠状动脉前降支及回旋支之间的部位选择无脂肪及无血管区埋植心肌电极。在缝合电极前必须进行起搏阈值及各种电参数的测试。阈值的测定用特制的针状电极刺入心肌内。起搏阈值应在1V或2mA以下,R波幅度应<4mV,心肌阻抗在500~1200Ω之间。若不符合上述标准应另行寻找符合要求的心肌部位。

一般常用的有2种心肌电极,即柱状心肌电极及不需缝合的螺旋形电极。柱状电极由铂铱合金(10%铂,90%铱)制成,面积为12mm²,电极进入心肌的深度为3.5~5.0mm。柱状电极的硅胶帽上有4个小孔,作为缝合固定之用。

①柱状电极埋植法:选择好左心室无脂肪无血管区,先用两根细丝线穿过心肌电极硅胶帽上的两个小孔缝合心肌。缝线再由另外两个小孔引出做褥式缝合,但暂不结扎。用尖刀片在将要埋植电极的心肌上刺一小口,深约3mm,然后将柱状电极插入心肌切口中,结扎褥式缝合的缝合线,电极即可固定在心肌内(图14-12)。在膈神经后方的心包上做心包引流,间断缝合心包切口。将导线固定在心包上,但切勿过紧。置胸腔引流管接水封瓶。将胸腔内的电极导线经心包切口及皮下隧道引至左下腹部,并在该部做皮下囊袋埋植起搏器。最后依次缝合胸部切口。

②螺旋形电极埋植法:螺旋形电极的优点是不必在心肌上做切口,也不要缝合,因此使用方便,更适用于经剑突胸骨胸膜外切口。目前常用的螺旋形电极有美国Medtronic公司生产的6917及6917A型及美国C.P.I公司生产的4312及4313型电极。此种电极均系铂铱合金(10%铂,90%铱)制成。6917型

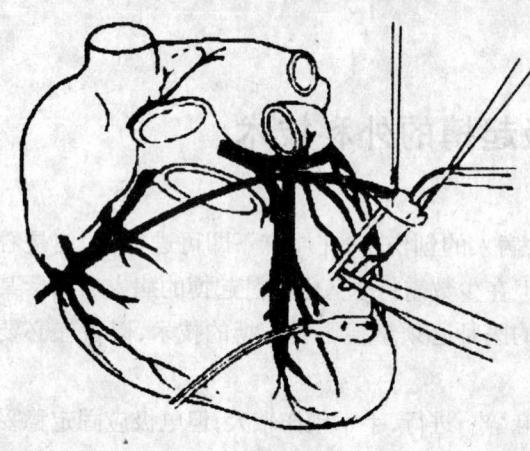

图14-12 柱状电极埋植法

心肌电极为三转螺旋,高度为6mm,电极面积为12mm²,适用于壁厚的左心室起搏。6917A型为二转螺旋,高度为3.5mm,适用于壁较薄的右心室起搏。

经开胸方法埋植螺旋电极后的心包处理方法与埋植柱状心肌电极相同。

(2)经剑突及经剑突胸骨胸膜外切口:经剑突胸膜外切口及剑突胸骨胸膜外切口埋植螺旋形心肌电极具有手术创伤小又能达到稳妥固定电极的优点,因此近年来已成为埋植心肌电极的主要径路(图14-13)。只将剑突切除而不切除胸骨下端时叫做经剑突胸膜外径路。为了更好的显露心包,除切除剑突外还须咬除少许胸骨下端骨组织,叫做经剑突胸骨胸膜外径路。

上述两种切口只限于埋植无缝线螺旋形电极,所显露的心脏部位为右心室。

手术可在局麻,或硬脊膜外麻醉及全麻下进行。仰卧位,于下胸椎及腰部垫枕使胸肋角向前上方凸出。皮肤切口以剑突为中点向上5cm达胸骨下1/3,向下约7~8cm达上腹部。腹部切口部分切开白线达腹膜外,注意勿切开腹膜,若误将腹膜切开须用细丝线仔细缝合。在腹白线之顶端游离剑突,并将附着在剑突上的肌纤维充分游离,用Kocher钳将剑突提起,将剑突用电刀切除。用食指或大弯钳伸向胸骨后游离胸骨与心包间的疏松组织,同时用纱布球将膈肌推向下方。彻底切除剑突是显露良好的手术野的关键。用大拉钩将膈肌拉向下方即显露出心包,若心包显露不满意时,可将胸骨下端咬除1~1.5cm,即可获得满意的显露。当将膈肌向下方牵拉时,同时用两把拉钩将两侧肋缘向上方牵拉,则心包显露得更加满意,游离纵隔后组织时注意勿损伤两侧胸膜。

心包充分显露后游离心包外的脂肪,使心包的纤维膜露出,并缝牵引线提起心包。在被提起的心包上做直的或倒Y形切口,切口边缘用细丝线固定及仔细止血。用拉钩伸入到心包切

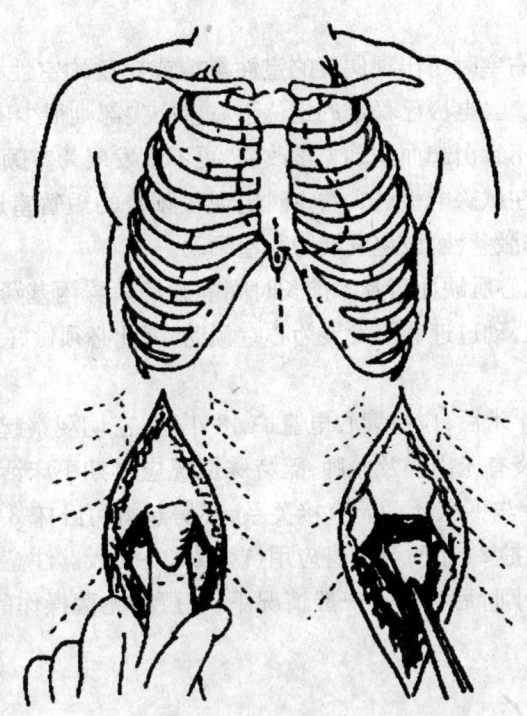

图 14-13　经剑突及经剑突胸骨胸膜外切口

口内并向上提即显露出右心室前壁及部分膈面。选择右心室壁无脂肪及无血管区将螺旋电极旋入心肌内。在旋入心肌电极前也必须测定起搏阈值及各种电参数,右心室心肌电极起搏较左心室起搏稍高,R波幅度较左心室稍低,但长期起搏还是满意的。电极固定后间断缝合心包切口,并将导线固定在心包切口的边缘上。心包内置硅胶引流管接水封瓶。依次缝合切口。手术后24小时拔除引流管。皮下囊袋的做法及注意事项与开胸埋植心肌电极时相同。

经剑突切口埋植心肌电极后除少数病例可能有心包摩擦音及少量心包积液外无其他并发症,而一般小量心包积液无需处理,待其自然吸收。

无论是柱状或螺旋状心肌电极的埋植,必须选择心肌的无脂肪及无血管区域。电极若埋植在脂肪内是难以起搏的,而刺伤冠状血管的分支也会招致出血。应用旋入式电极时,必须在心动周期的收缩期旋入,持具要与心肌保持直角,否则电极不易固定且易于撕裂心肌引起出血。

由于右心室壁较左心室壁薄,因此在旋入电极时勿超过3～3.5mm,过深则易于造成心肌撕裂或出血。在旋入电极时可能出现短暂室速,因此应严密监测心电图改变。必要时可静脉内滴入利多卡因以减轻心肌的激惹性。

心肌起搏的最大优点是电极固定稳妥,脱位的可能性极小。应用经剑突胸膜外进路,对病人创伤大大少于开胸手术,因此即使是小儿亦可耐受。

心肌起搏术后的并发症主要是开胸及心包切开的并发症,如胸腔积液、心包积液、心包切口出血及肺不张等,电极移位的可能性极小。

综上所述,在不可能进行心内膜起搏的病人,行心肌起搏也是安全可靠的一种起搏方法。

4. 术中注意要点

当心内膜电极进入右室时可出现偶发的室性早搏或短暂的室性心动过速,这往往是证明电极已进入右室的标志。当电极已稳定的定位于右室心尖部则很少出现室性心律失常。对个别的室早或短暂的室速不致引起血流动力学改变,更不致发展为室颤,因此除严密监视心电示波外不必进行处理。若在试探电极进入右室时出现较频繁的短暂室速,应中止操作并静脉滴入利多卡因,减少心室的激惹性,以免发展为心室颤动。

对高龄的老人,严重心肌缺血者及术前长时间静脉滴入异丙基肾上腺素者进行右室插管时易于引起连续的室性心动过速甚至发展为心室颤动,因此必须做好电击除颤的复苏的准备。

5. 术后处理

经静脉心内膜起搏手术后,应持续心电监护 48 小时,密切观察起搏及感知状况。术后当日要密切观察切口及囊袋有无出血及血肿,无特殊情况应早期下床活动。一般情况下需卧床 24~48 小时,而电极移位与下床活动无直接关系,心房起搏可卧床 3 天后下地活动。心肌电极起搏后,应持续心电监护 24 小时。全身应用抗生素 3~5 天。注意保持心包及胸腔引流管的通畅,一般于 24~48 小时后拔管。一般情况下,在严格无菌操作的情况下,术后可不用抗生素。

6. 主要并发症

(1)手术切口及囊袋血肿:切口及囊袋血肿的发生多为手术中止血不彻底造成。极个别病例由于术前长时期应用有抗凝作用的药物,而在术前未及时停用,也是造成术后出血的原因之一。于手术后当日切口疼痛剧烈,局部肿胀隆起,触诊有波动,即应考虑为局部血肿。局部穿刺可抽出新鲜血液。明显的切口囊袋积血必须及时再次手术,经原切口进入囊袋,吸出所有积血块并彻底止血,冲洗囊袋。切口可完全缝合,全身应用抗生素,预防血肿的继发感染。

(2)感染:可分为早期及晚期感染。

①早期感染:多发生在 3 天至 2 周内,多为金黄色葡萄球菌所致的局部囊袋感染,若早期处理得当很少酿成全身的血行感染。局部化脓性感染,原则上应取出起搏器,在另一侧胸壁重新埋植起搏器。取出之起搏器经过清洗及环氧乙烷消毒后仍可应用,但电极必须更换。

②晚期感染:多发生在手术 1 个月后,多由白色葡萄球菌引起,常表现为局部囊袋自行破溃,流出白色稀薄脓汁,可无全身及局部症状。对晚期局部感染的处理原则上亦须取出起搏器,经严密消毒后再重新埋植在另一侧胸壁,电极需要更换。文献中也有用保守疗法控制感染成功的病例,但这要根据具体情况决定治疗方针。从外科处理原则考虑,首先应除去已感染的异物,否则感染难以控制,甚至造成全身感染。

③血行感染:起搏器埋植后的全身血行感染是最严重的并发症,一般发生在手术 2 周后。发生全身感染的病例可能同时存在着局部囊袋的感染,但也可能局部无感染现象,而是单一的全身感染。这是由于在植入电极时向血液内带入致病菌而引起败血症。在处理起搏器术后的败血症时,必须取去整个起搏系统(电极及起搏器),在强有力抗菌治疗的控制下,重新更换起搏器及电极。

(3)囊袋皮肤压迫坏死:由于囊袋过紧或老式起搏器的形状有棱角或突起部分可压迫皮肤坏死,继发感染而造成起搏器的外露。其处理方法与发生感染时相同。

(4)来自感知方面的并发症

①低感知:脉冲发生器不能感知自身心律的R波或P波时称为低感知,低感知的表现为起搏脉冲在自身心率超过按需频率(低限频率)时亦不受抑制,即发生起搏脉冲与自身心律的竞争现象。低感知可以是完全的不感知,即按需起搏变为固定频率起搏,也可能是少数自身心律未感知,而多数感知正常。发生低感知的原因多为电极接触的那一部分心肌的R波或P波(心房起搏时)幅度低于起搏器的灵敏度,此时可调整起搏器的感知灵敏度。

心房起搏后发生低感知的机会要多于心室起搏,因此在进行心房起搏时必须应用符合要求的SSⅠ型起搏器,而不宜用一般的心室按需型起搏器。

②过感知:或称超感知,指起搏器的感知灵敏度过高,以致除心电信号以外的肌电信号也被起搏器感知而发生脉冲发放的抑制现象。这种过感知可使起搏中止而病人感到一过性头晕。甚至晕厥现象。目前的R波抑制型起搏器设计有自动转换为固定频率起搏功能,可避免发生肌电信号感知后的停搏现象。

解决肌电信号的感知可改单极心内膜起搏为双极心内膜起搏。若为感知灵敏度可程控的起搏器可将感知灵敏度调低,或在起搏器外壳上套一硅胶隔离套等方法。

(5)电池提前耗竭:表现为起搏次数减少及脉宽的延长。若起搏次数或磁频率下降4次/min或5次/min,脉宽延长10%应作为更换起搏器的指标。

(6)来自导线和电极的起搏故障

①导线绝缘层破损:常发生在导线易受压迫及磨损的部分,如锁骨下(锁骨下静脉穿刺安置电极时)、颈部及导线与起搏器连接处。表现为局部脉冲式电刺激或超感知现象(起搏抑制)。此时脉冲发放不规律,亦可能为间断性,应手术探查电极,证实后更换电极。

②导线断裂:往往与绝缘层破损同时发生。可在X线片上发现断裂处,临床上可表现为起搏失灵,但心电图上仍有脉冲发放的标记。也可能表现为不规则的脉冲发放抑制现象。处理方法与导线绝缘层破损同。

③电极移位:多发生在术后1周内,表现为起搏失效,但仍有有规律的脉冲发放。电极移位也可表现为阈值升高(电极与心内膜接触不良),但感知功能仍存在,X线胸片可证实电极的移位。处理为重新安放电极。

④心肌穿孔:电极尖端过硬及长时间的与心内膜冲击可使薄壁的右心室穿孔,电极尖端突于心包内引起起搏失灵及心肌刺激现象。X线片可发现电极穿出到心包内。处理可将电极重新安置,不会因出血而引起心包填塞。

(7)来自电极-心内膜界面的起搏故障:起搏阈值升高或称"输出阻滞",是指起搏阈值超过起搏器的输出能量而造成的不能使心肌除极-收缩的一种不正常现象。安置心内膜电极当时所测得的起搏阈值叫作急性阈值,一般在1.0V、0.5ms以下。急性阈值因局部炎症水肿,在术后3周左右可升高至原有的3倍或更高,以后随着局部水肿的消失起搏阈值在4～6周后逐渐平稳,但较早期急性阈值为高,此为慢性起搏阈值。

若慢性起搏阈值超过起搏器的输出能量即发生起搏失效。此时心电图上仍有规则的脉冲发放,X线片无电极移位现象,若为输出能量可程控的起搏器可将脉宽或输出电压调高。早期的阈值升高(2周内)静脉滴注地塞米松类药物可减轻电极界面的炎性反应。近年均使用的一种可缓慢释放微量地塞米松硫酸钠（1mg）的电极可减少局部的炎症反应，对输出阻滞的发生有预防作用。

（8）人工环形运动心动过速：双腔心脏起搏后除可发生一般单腔心脏起搏之并发症外尚有其特有的并发症，即人工环形运动心动过速或称起搏器为媒介的心动过速（pacemaker mediatedtachycardia, PMT），其典型症状为与起搏上限频率一致的阵发性心动过速。

此种心动过速发生的机制为：①自身传导系统内存在着逆行 A-V 传导；②所用的起搏器必须有心房感知及心室触发功能：如心房同步心室起搏（VAT），心房同步心室抑制起搏（VDD）及全自动型起搏（DDD）；③逆行传入心房的 P 波必须在心室后心房反拗期以外。传导可经过心脏的正常传导系统，亦可经过附加的传导径路。

在人工环形运动的环中，自身的传导系统成为逆行传导支，而心房电极，具有感知及触发功能的起搏器及心室电极则成为环的前向传导支，因此也可说在应用 DDD 起搏时，等于人工地在心脏上安置了一个附加传导系统。逆行传导时间为 100～400ms。传导速度越慢，越容易发生环形运动心动过速。

由于逆行传导的存在是发生这种折返性心动过速的重要原因之一，因此在进行 DDD 起搏时必须检测有无逆行传导及其时间。若存在有逆行传导可将心房反拗期程接到较逆行传导时间长 15～25ms。若使用的起搏器不能程控心房反拗期则最好不用 DDD 起搏而改用房室顺序（DVI）起搏。必须指出，逆行房室传导受许多因素的影响，而且可以是间断性的，因此即使在进行临床电生理检查时未证实有逆行传导，但亦不能排除日后发生人工环形运动心动过速的可能性。

延长心室起搏及感知后的心房反拗期是预防 DDD 起搏时发生人工环形运动心动过速的一个有效措施。目前的 DDD 起搏器，其心房反拗期可程控到 400ms，而绝大多数逆行传导时间在 300ms 以内，因此可有效地防止此类心动过速的发生。降低起搏上限频率也是预防心动过速的方法之一，但减低上限频率及延长心房反拗期都会使心房同步次数减少，这又不利于发挥生理性心脏起搏的优点。

一旦证实为人工环形运动心动过速可先试用药物治疗如胺碘酮，而且亦有预防作用。大多数 DDD 起搏时的人工环形运动心动过速是由于一个室性早搏引起的，因此预防早搏的发生亦是预防环形运动心动过速的一个措施。若应用药物不能控制此类心动过速的发生可将 DDD 方式起搏程控为 DVI 或 VVI 方式起搏，心动过速可被有效的制止。

第 7 节 自动除颤起搏器埋植术

心脏性猝死已成为心脏急症中的一个重要课题。据报道仅在美国每年约有 40 万～60 万人死于心脏性猝死，其中超过 80% 发生于冠心病患者；80%～90% 是由室速或室颤所致。我国每年约有 14 万人死于心脏性猝死。大多数猝死发生在医院或诊所以外，其中约有 1/3 的病人死于发病后数分钟至数小时，以致难以运送至医疗单位进行救治。绝大多数心脏性猝死的直接原因是心室颤动，而不是心跳骤停。在发生心室颤动前均有室性心动过速，由于室性心动过速的发作极短暂即转为致命的室颤,因此难以发现。在冠心病患者中 20%～25% 是以室速或室颤作为冠心病的首次临床表现。大规模临床试验证实,有冠心病或陈旧性心肌梗死、频发室早(10 个/h)和左室射血分数降低的患者,两年病死率为 30%。

多中心研究表明埋藏式心脏复律除颤器(ICD)在防止室性心动过速和(或)心室颤动(VT/VF)所致的猝死中有明显效果。1980 年 Miroski 和 Mower 首次将 ICD 应用于临床。经过临床研究 ICD 识别和转复或除颤临床的室速或室颤能力已得到充分证实。在 20 世纪 90 年代早期,几个多中心试验对高危患者的 ICD 和药物疗法进行了比较。这些前瞻性随机多中心试验清楚地证明,ICD 显著地降低有突发性心律失常性死亡危险患者的总病死率和猝死率,并提出 ICD 应作为恶性心律失常治疗的首选。

我国自 1996 年开始应用经静脉胸前植入 ICD 系统以来发展较快,至 2000 年底,已为 208 例患者植入了 ICD,其中包括双腔 ICD。但植入数量与发达国家相比仍差距较大,随着我国经济的不断发展以及 ICD 技术的不断推广,ICD 治疗在不远的将来将在我国进入快速发展的阶段。

ICD 的设计发展经历了 3 个阶段,第 1 个阶段的 ICD 只对室性心律失常作充电-放电除颤反应。第 2 个阶段的 ICD 加入了许多项目的程控功能,甚至加上抗心动过缓的支持起搏功能。第 3 个阶段的 ICD 又加入了抗心动过速刺激程序。后者对快速型室性心律失常作有层次的治疗,对室性心动过速先行抗心动过速刺激,无效及(或)转为室颤则施以低能量电击,再无效则继之以高能量的急救电击,心率过缓时则施以按需要起搏。此外,ICD 还有信息储存功能,可将患者发作室性心律失常情况储存起来供日后分析。另外,双腔 ICD 也已经在临床上应用。双腔 ICD 增加了心房电极将更有效地区分室上速和室速,并可在室上速时行抗心动过速起搏治疗,并提供了一个双腔起搏系统。所有这些治疗方式可以通过体外程控加以选择以及设定参数。相当于这 3 个阶段的产品,有人分别称之为第 1、第 2、第 3 代 ICD。

第 3 代 ICD 是由脉冲发生器和导线电极两部分组成。导线电极经静脉植入,用右室电极和一个独立的环状电极组成的双极性配置来感知心率。有的经静脉电极有两个除颤电极,电击就在这两个电极间进行。当经静脉电极的除颤阈值过高时可加用皮下片状电极或皮下电极阵列。目前临床应用的 ICD 无论什么型号均具有识别和处理快速心律失常及心动过缓的功能,均使用经静脉电极,胸壁埋植。

1993 年美国 FDA 正式批准通过了第 3 代的非开胸 ICD 系统,1994 年以来经静脉单极除颤系统开始在临床应用。目前,ICD 的植入手术与心脏起搏器的植入手术相似,所不同的是 ICD 的植入手术中需诱发室颤来测试除颤阈值。

未来的 ICD 将朝着多功能方向发展,从目前单一快速室性心律失常治疗向各种心律失常,包括快速室性、房性心律失常、缓慢心律失常、心功能衰竭等各种治疗发展。这种多功能治疗仪,心内电极线将增至 3～4 根,成为 3 腔或 4 腔 ICD。对于心功能衰竭伴室内阻滞患者,可应用双心室 3 腔 ICD 即可治疗心律失常,又可双心室同步改善心功能;对于伴有阵发房颤和房内传导延迟需植入 ICD 患者,可采用双房 3 腔 ICD,除了心室、心房除颤外,还可双房同步起搏预防房颤的发生。此外,这种多功能治疗仪将装有药物释放系统,可预防房性、室性快速心律失常的发生,以及辅助治疗心力衰竭。

1. 适应证

Ⅰ类,明确适应证:

①非一过性或可逆性原因所致室颤或室速引起的心搏骤停。

②自发性持续性室速。

③原因不明的晕厥病人,经心脏电生理检查可诱发出血流动力学障碍的持续性室速或室颤,药物治疗无效或不能耐受者。

④陈旧性心肌梗死伴左心衰竭(左室射血分数<0.35)所致的非持续性室速,心脏电生理检查可诱发出持续性室速或室颤,不能被Ⅰ类抗心律失常药物所抑制者。

Ⅱ类,相对适应证:

①先天性长QT综合征或其他家族性遗传性疾病如致心律失常右室发育不良、Brugada综合征等引起的药物不能有效控制的恶性心律失常。

②陈旧性心肌梗死或心肌病合并左心衰竭所致的非持续性室速,心脏电生理检查可诱发出持续性室速或室颤。

2. 禁忌证

(1)未能证实系室速或室颤所致的反复发作性晕厥。

(2)无休止的室速或室颤。

(3)可被外科手术或导管消融治疗的持续性室速,如特发性室速,束支折返性室速等。

(4)一过性或可逆性因素所致的快速心律失常。

(5)预计生存期≤6个月的终末性疾病。

(6)可能被器械植入术所加重的或不能进行系统性随访的明显精神性疾患。

(7)有左室功能障碍和QRS增宽,但无自发性或诱发的持续性或非持续性室速的,准备进行紧急冠状动脉搭桥术的冠心病患者。

(8)心功能Ⅳ级、药物难治性充血性心衰、非心脏移植术候选者。

3. 麻醉与体位

局麻或静脉麻醉可供选择,仰卧位。

4. 手术步骤

(1)囊袋制作:若ICD体积较大,宜将囊袋做在胸大肌和胸小肌之间,以尽量避免对皮肤的磨损。对于不用机壳做除颤电极者,囊袋做在左胸或右胸均可;ICD作为一个除颤电极者,以左胸为宜。

(2)插入导线电极:在切口内穿刺锁骨下静脉(或切开头静脉)送入导线电极,头端至右室心尖部,使导线远端弹簧电极在右室腔内的部分尽量长些,以便电击时电流较多地覆盖心肌,提高疗效。

(3)电极测试:电极测试包括R波振幅,起搏阈值,电击阻抗和除颤阈值。R波振幅要求5mV以上,起搏阈值要求<1.0V,阻抗在300~1200Ω之间。若改变电极位置R波仍达不到要求,则需加一根螺旋电极导线。

(4)测定除颤阈值:上述测试符合要求后即将导线固定,进而测定除颤阈值(DFT)。测定DFT包括诱发室颤和除颤两个步骤。诱发室颤通常有两种方法,一种是低能T波同步电击,另一种是用交流电刺激。一般首选T波同步电击，不成功者再改用交流电刺激。室颤通过T波同步电击或刺激间期为50ms或30ms的交流电诱发，然后测试DFT。除颤成功的输出能量要求至少有两次较ICD除颤最大输出能量低10J，如果除颤阈值达不到要求，需加用皮下片状电极或皮下列阵电极。目前多数ICD最大电击能量为34J，所以DFT 24J即符合要求。

诱发室颤前要做好体外除颤准备，使用非手持除颤器最为理想，其优点是不破坏无菌条件，不需移动X线机头，除颤迅速，除颤后能按部就班地进行手术。局麻病人在诱发室颤前用地西泮20~30mg，使患者深睡。

(5)缝合切口：DFT符合要求后即可缝合切口。如果是用ECD测定DFT，需取出模拟器，再将ICD置入囊袋，用缝线穿过ICD上缘的小圆孔将其固定于囊袋上缘的胸大肌上，以免移位。关闭ICD的诊断/治疗程序，逐层缝合肌肉、皮下组织及皮肤。

(6)设定并输入工作参数：切口缝合完毕需重新设定并输入ICD工作参数。实际上测定DFT时也需设定和输入工作参数，由于设定原则相同，为避免重复，在此一并叙述，大体步骤如下。

①设置工作区：根据病人快速心律失常发作及治疗特点设2~3个工作区(一个室颤区、1~2个室速区)。

②设置快速心律失常诊断程序：设置每个工作区的频率阈值，室颤区一般为200~250次/min，室速的频率阈值要比临床发作频率低10~20次/min，2个室速区的频率差别至少20次/min；设置室颤及室速的持续时间，室颤初始识别时间设18/24或12/16个心动周期或5秒以内；再识别要短于初始识别，可设为9/12。通常设室速持续时间16~20个心动周期或5秒以内；突发性及稳定性标准，易发生心动过速者加设突发性标准，有房颤病史者加用稳定性标准；设置再识别标准，心律失常持续时间应短于初始识别时间。

③设置快速心律失常治疗程序：室颤只能电击复律，第1次电击能量比DFT高5~10J，为安全起见，由第2次开始起即用最大能量(30~34J)，最后1或2次可对调电击极性；室速一般选用ATP-低能电击-高能电击的阶梯法治疗。

ATP：180次/min以下的室速采用ATP方式终止成功率较高，可先用短阵快速起搏，起搏周长从心动过速周长的80%左右开始，每阵4~10个脉冲，阵间递减10ms，限定最小周长200ms，共设4~5阵。第2套ATP程序可选用周长递减的起搏方式，起搏周长从心动过速周长90%以上开始，每阵3~4个脉冲，共设3~4阵，阵内阵间均可递减10ms。

电击：程序排在ATP之后，首次能量1~10J，第2次增加5~10J，第3次可用最大能量。ATP参数和电击能量最好参照术前或术中电生理检查结果而设定。

④设置心动过缓起搏工作参数。

⑤设置信息储存工作参数。心电图储存耗电较多，储存记录量大时影响寿命(注意程控仪中的提示)，但至少应存储每次快速心律失常发作前、发作过程以及终止过程的心电图，以便分析发作规律和调整工作参数。工作程控输入后要打印结果，确认无误。

5. ICD病人的随访

ICD病人的随访包括三个方面。

(1)ICD的性能状况和工作情况：了解病人室速/室颤的发生次数，周长，时间，终止方式，工作参数以及效果，了解电池以及电容器充放电情况，测试感知及起搏阈值。

一般地说,在病人出院之前应该进行一次随访,如果术后发生过室速或室颤,视其发现及终止的满意程度决定是否需要调整工作参数,若未发生过心律失常则应诱发室速及室颤,确认ICD诱发、识别及终止程序是否有效。以后可每3个月随访1次,如果病人有不适感,随时进行检查。

(2)有无发生与ICD有关的并发症,如感染,导线断裂,绝缘破坏,电极脱位等。

(3)当患者对ICD治疗有心理反应或者影响到生活质量时,应针对性地给病人及家属作解释。

(白 琳)

参 考 文 献

1 朱中林. 近十年来心脏起搏在我国的应用. 现代诊断与治疗,1991,2(3):209
2 朱中林,耿仁义. 生理性心脏起搏方式的选择. 起搏与心脏,1991,5(1):48
3 朱中林,耿仁义,辛苏宁. 心房按需起搏的临床应用. 起搏与心脏,1991,5(4):173
4 方祖祥等. 埋植永久性心脏起搏和抗心动过速器的指南. 起搏与心脏,1992,6(2):57
5 中华医学会心电生理和起搏分会,中国生物医学工程学会起搏与电生理分会. 全国心脏起搏器和埋藏式心脏复律除颤器临床应用调查. 中国心脏起搏与心电生理杂志,1998,12(4):175
6 王方正. 积极开展和认真对待心律失常的非药物治疗. 中华心律失常学杂志,1998,9(3):163
7 中国生物医学工程学会心脏起搏与电生理分会,(中国心脏起搏与心电生理杂志)编辑部. 安置永久性心脏起搏器和埋藏式心脏复律除颤器指南. 中国心脏起搏与心电生理杂志,1998,12(4):169
8 中国生物医学工程学会心脏起搏与电生理分会,中华医学会心电生理和起搏分会(中国心脏起搏与心电生理杂志)编辑部. 埋藏式心脏复律除颤器临床应用指南. 中国心脏起搏与心电生理杂志,1998,12(1):5
9 吴宁,孙瑞龙,刘霞,等. 我国心律失常学研究的主要成就. 中华心血管病杂志,1999,27(4):225
10 王方正,华伟,张澍. 全国心脏起搏器1998和1999年临床应用调查. 中华心律失常学杂志,2001,5(4):229

第 15 章

机械辅助循环技术

机械辅助循环是指应用各种机械性装置能短期或较长期地辅助濒于衰竭的心脏,使之维持全身循环和有可能恢复已受损害的心脏功能。它已成为心源性休克病人,心脏直视手术后不能脱离人工心肺机或术后发生低心排出量综合征的重危病人在应用各种药物或起搏等治疗无效时的最后救治方法,也可作为心脏移植过渡阶段使用。辅助循环的效率决定于病例和时机的选择、辅助泵性能和使用者对这种技术的熟练程度。

心室辅助的临床和血流动力学的指标,通常以心脏指数<2.0L/(min·m^2),动脉血压<90mmHg,左、右心房压>20mmHg,尿量<20ml/h,体血管阻力>[2100dyn/(s·cm^5)]为准。如果经调整前、后负荷,纠正代谢性酸中毒并应用正性肌力药物到最大限度仍无效,则应及早选用适当心脏辅助循环。年轻和急性心衰病人上述血流动力学指标较慢性心衰病人为高,而脏器衰竭发展更快,故更应提早应用辅助循环。一般先应用主动脉内气囊泵反搏或血泵,如无好转,则考虑其他辅助装置作短时或较长时间的循环支持。对于已行手术或不能脱离人工心肺机的病人,则先应确定手术本身完善,排除如瓣周漏、残余室间隔缺损、移植血管不畅以及围术期心肌梗死等。有肾衰或围手术期心肌梗死者辅助循环的病死率很高。当决定用辅助循环时,就不能过多延长体外循环时间,体外循环时间超过 6 小时者很难存活。术后有胃肠道出血或颅内出血者不适合应用,用体外循环不能维持血压的病人,也不能依靠辅助循环来支持。心脏辅助循环的应用时间应至少 24 小时,并应用轻度抗凝。

第 1 节 主动脉内气囊反搏

主动脉内气囊反搏(Intra-Aortic Balloon Pump,IABP)是将特制的气囊导管插至降主动脉内,通过控制系统对气囊充气或抽气并与心跳同步反搏,使舒张期冠状动脉血流量增大,收缩期左室射血阻力降低而作为急性心泵衰竭的循环辅助治疗,已于临床广泛应用。

1. 作用原理

由于冠状动脉主要在舒张期供血,故降主动脉内气囊于舒张期充气后,被气囊所阻断血流(约为心排血量的一半)即进入弓段近心端主动脉内,升主动脉压力和冠状动脉血流随之增加,心肌供血得以改善;收缩期气囊抽气后,主动脉系统阻力立即下降,心脏的排血阻力(后负荷)下降,故心肌壁张力及心肌耗氧量因此减少,心脏做功约可减少20%～40%;由于左室舒张末容量也减少,故心排血量增加,心内膜灌注得以改善。

2. 气囊导管和控制系统

气囊与导管均由组织相容性好和弹性强的聚氨酯制成。气囊充盈时囊壁长度并无改变,故不致发生疲劳,囊端稍加厚以承受末端压力,与导管连接处密封良好。导管含不透X线的充填物,便于插管时定位。囊内有一不锈钢内芯有助于插管。气囊有单、双囊之分,用二氧化碳或氦气充气,充气量成人用为30ml、35ml和40ml,小儿为20ml。氦气气体流动阻力小,充气抽气快,但价格昂贵;二氧化碳容易得到,故应用较多,另一优点是一旦气囊破裂,此气易吸收而较安全。双囊气囊是在长形囊的近端另加一个小圆气囊,小囊内导管的通气孔多于大囊,充气时先膨大堵塞主动脉内腔,使大囊充气后血液向主动脉根部流去,故称为单向气囊。抽气时则2个气囊同时迅速塌陷。导管内有两个通道,一为气道,另一供测压、注药或造影用。

控制系统包括动力气泵、同步控制和压力监测。气囊导管通过安全室与动力气泵连接,安全室的气量与气囊相等而动作相反,可用以调节和观察气囊充气量之用。控制系统可与心电图或压力同步调节,监测部分有压力波和心电图显示等性能。

3. 适应证

(1) IABP:目前最常用于体外循环术后不能脱离人工心肺机和(或)低心排出量综合征病人,亦用于手术前后血流动力学不稳定或抗心律失常药治疗无效的病人。

(2) 术前造影或术中麻醉危险性大的冠心病或瓣膜病人,以及不稳定性心绞痛、急性心肌梗死伴室间隔穿孔或乳头肌断裂者作为手术前后的循环支持。

(3) 用于急性心肌梗死的抢救,以减少梗死面积的扩大。但大多数仍应在反搏治疗的12～24小时内做心血管造影和进一步的决定性治疗。对心肌梗死并发休克时间长的病人单纯IABP治疗效果差。

(4) 用于双心室衰竭作为右心辅助,或等待供体的心脏移植或感染性休克病人的支持。

4. 禁忌证

主要是明显主动脉瓣关闭不全或主动脉瘤及夹层动脉瘤。轻度主动脉瓣关闭不全不属禁忌。严重低血压、室颤和心脏指数<1.8者亦不适用。

5. 手术步骤

经皮导管可直接穿刺股动脉或做一小横切口置管,切口上下加2个小垫片结扎加固。穿刺者按Seldinger法,选股动脉搏动明显的一侧穿刺,导入引导钢丝和扩张器,扩张穿刺口及血管后退出扩张器,保留12F外鞘管,插入气囊导管。插管前抽尽囊内气体,浸湿气囊导管。插管有困难时做顺钟向旋转插入,多可成功。导管插至所定标记处后做逆钟向旋转使球囊松开,然后接于安全室及控制仪进行反搏。

标准气囊导管须通过一段涤纶管(内径10mm、长8~10cm,剪成斜面缝于股总动脉上)再行插入(图15-1)。涤纶管先用自身血液预凝。气囊导管前端应恰在左锁骨下动脉下方,事先须在体外定位,即在腹股沟切口中心至胸骨角下一指的距离做好标记。如病情危重,亦可先将涤纶管套入气囊导管在股动脉做荷包缝线后直接插管,在气囊反搏下再行股动脉与涤纶管吻合。涤纶管自切口引出并适当剪短,用粗线将导管与涤纶管做双重结扎(图15-2)。结扎线不可过紧,以免影响导管通畅。检查无渗血,冲洗后缝合切口。导管要包在无菌纱布内。调整导管位置时,不必松开结扎线,只要握住涤纶管推动导管即可。

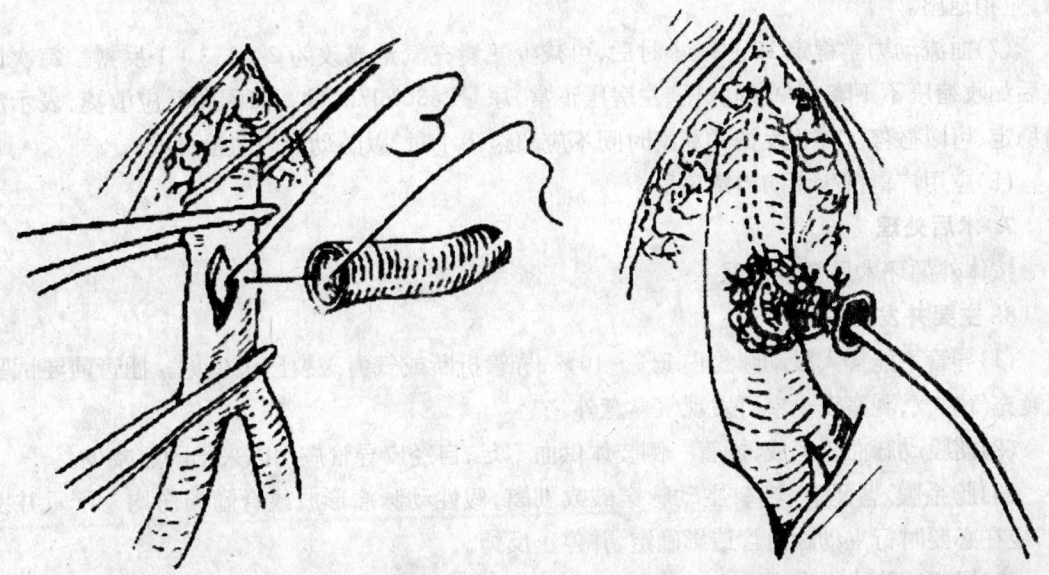

图15-1 插管前将涤纶血管缝于股动脉上   图15-2 用粗线将导管与涤纶管做双重结扎

儿童因股动脉细小,常须由髂外动脉插管。必要时可经主动脉插管,但拔管时需再开胸。

拔出经皮导管时,先抽尽囊内气体,将导管拔至外鞘处,然后将外鞘和导管一齐拔出。局部压迫15~20分钟,扪查足背动脉搏动情况,压迫包扎24小时。经移植人造血管插管者,拔管后应用取栓导管试取股动脉近端和远端血管内可能存在的血栓,然后将人造血管剪短保留1cm,交叠缝合,必要时此切口还可再次插管反搏。

6. 术中注意要点

(1)反搏机应事先准备好。气囊导管插入后接至安全室,选择触发方式,调定触发定时点。用心电图触发者,R波应>0.5mV。充气点选在主动脉瓣关闭切迹之后,放气点在下次心脏收缩之前。充气量要逐渐加大。

(2)反搏后舒张压峰波应高于收缩压,保持在100~110mmHg。舒张压低于收缩压时,应考虑气囊过小或充气不足。终末舒张压下降不应超过10mmHg,如过大可能是放气过早(在主动脉瓣开放前),应予校正。

(3)体外循环前已行气囊反搏者,术中气囊导管可留在原处,供转流后再用。转流中用内部触发,保持气囊轻度充气和缓慢反搏,体外循环后用鱼精蛋白中和肝素者,可仅用阿司匹林0.5g直肠内注入,4~6小时1次。非体外循环病人可用低剂量肝素抗凝,1mg/kg,4~6小时

1次,首次在插入导管前给予。长期气囊反搏者可用华法林,维持凝血酶原时间(18±2)s,双嘧达莫50～75mg/6h。

(4)反搏治疗前各种压力监测管如动脉压、中心静脉压、左房或肺毛细血管楔压插管以及输液、导尿、起搏导管均应继续留置,术后密切监测。及时调整药物用量,多巴胺、硝普钠在病情稳定时减量,利尿药逐渐停用,但输液量常需补充。

(5)心率过快时可给普萘洛尔。心率>140次/min,可改用2∶1反搏。

(6)气囊导管位置应照胸片调整。如左上肢脉搏减弱或消失,可能是导管进入左锁骨下动脉,应稍退出。

(7)血流动力学稳定12～24小时后,可减少气囊充气量或改为2∶1、3∶1反搏。每次调整后如收缩压不下降,中心静脉压、左房压正常,尿量>30ml/h,神智清醒和反应敏捷,表示病情稳定,可以撤停。停止反搏的观察时间不应超过1小时,以防动脉内血栓形成。

(8)应用广谱抗生素防治感染。

7. 术后处理

按体外循环术后常规处理。

8. 主要并发症

(1)导管不能插入股动脉约占5%～10%,导管折断或气囊破裂已极少见。插管前要试验气囊充气放气,观察安全室可发现气囊意外。

(2)髂股动脉血栓形成,插管一侧肢体供血不足,自经皮导管应用以来已明显减少。

(3)肠系膜、肾动脉栓塞,主动脉穿破或剥离,假性动脉瘤形成或脊髓损伤均为严重并发症,应在必要时行主动脉血管造影确定,并停止反搏。

(4)局部感染或出血少见。

(5)可有精神障碍,应予重视。

第2节 左心辅助循环

重度左心衰竭只能借助左心转流以减轻心脏做功并维持全身循环,以期心功能有恢复机会。左房压高>20mmHg,心指数低(<1.8L/(min·m^2))是左心衰竭特征,经多种药物治疗1小时和(或)主动脉内气囊反搏1小时仍无效,或左房压反更增高>25mmHg时,应及早应用左心转流,以减轻左心室大部分负荷,降低心肌氧耗量。

一、血 泵

Wampler血泵(hemopump)1988年开始在临床应用。导管前端经股动脉逆行主动脉进入左室内,泵体在主动脉内,前端为一段20cm长硅胶管,直径7mm,后面接一不锈钢制的泵体,其外径也是7mm,长13～15mm,内有叶片式推动器(图15-3),连接1根易弯曲的传动轴,末端与外部电机相接,以每分钟15 000～27 000转高速旋转,将左室血液抽到胸主动脉,流量可达3.5～4.0L/min。传动轴外套一根9F高分子聚合物套管,在传动轴内充以40%右旋糖酐溶液。此溶液由控制系统保持高压力,可防止血液进入套管内,又可润滑传动轴。血泵转速分为7档,由控制台调节。另有应急电池,可在停电或有故障时工作60分钟。动物实验表明血泵能提取80%左室血容量,故在改善血流动力学和减轻左室负荷方面的作用优于IABP。临床应用仅有轻度溶血和血小板减少,对心内膜和主动脉瓣无明显损害。对心源性休克早期应用可提供有效的循环支持,生存率与其他心室辅助泵相近似。

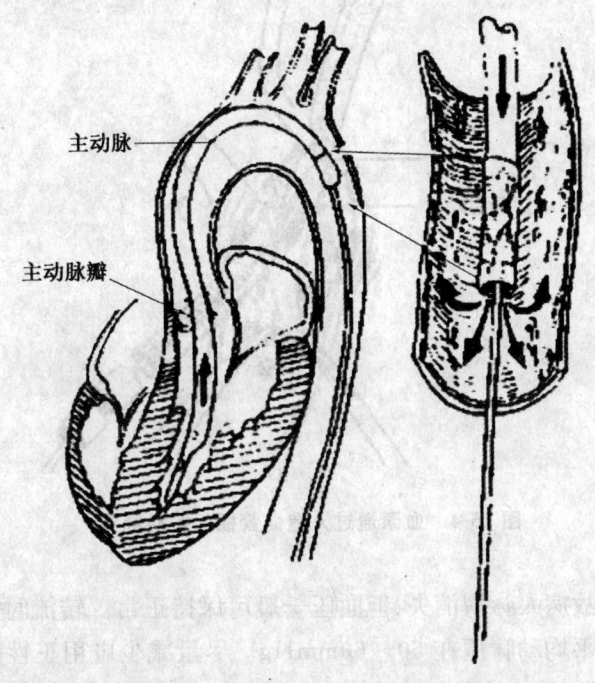

图15-3 血泵经股总动脉插入左心室

Sweeney报道(1999),血泵导管经股动脉插管者为24F,经胸主动脉插管者为26F。目前在欧洲已制成14F的血泵导管,由于管径较小容易由股动脉插入,流量可达2.5L/min。已在瑞典、法国、德国等国用于冠状动脉手术,尤其有不稳定性心绞痛,室颤时如加用β受体阻滞药艾司洛尔,可使病情更平稳。术后血管通畅率高。在高危病人麻醉、造影时亦可应用。

1. 手术步骤

最常用的置入途径是左股动脉。先在股动脉切开处吻合一段人造血管,将导管通过人造血管逆行插入主动脉(图15-4),在透视下通过主动脉瓣固定于左心室内。在开胸手术时或体外循环不能脱离人工心肺机者,先在升主动脉上段右侧作一段人造血管吻合,再将血泵经主动脉插入左心室,导管远端经右锁骨上切口引出。经胸插管的管径较粗,管道较短,流量达5L/min,因而效能更好。

2. 适应证和禁忌证

与IABP相同。因主动脉不能阻断,不适于准备行心脏移植的病人,但可用于心脏移植后的心衰病人,室颤时亦可应用。有人工主动脉瓣时禁用。

3. 术中注意要点

泵流量决定于外周血管阻力、血容量和导管在心室内的位置,后者可经X线定位确定。

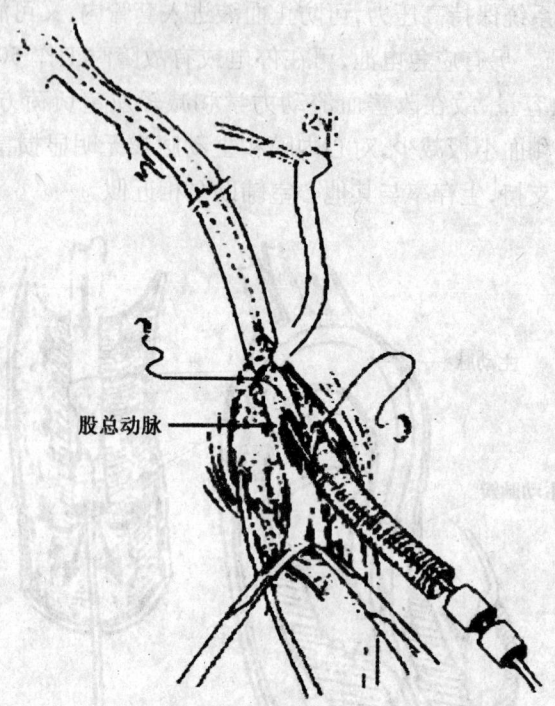

图 15-4 血泵通过人造血管插入股动脉内

血泵提供无搏动血流,故病人脉搏消失,但血压一般可保持正常。转流时应持续静滴硝普钠,以降低外周阻力,维持平均动脉压在 50～60mmHg。尽量减少应用正性肌力药物,维持足够的血容量和左室充盈压。防止血栓栓塞,静注肝素保持 ACT 在正常值的 1.5～2.0 倍。每日检查超声心动图 1 次,评定左室功能。心功能逐渐好转后,动脉压波即可在监视器上显出。心脏指数＞2.2L/(min·m²)时,可以减慢泵速而停机。停机后不需用鱼精蛋白对抗肝素。预后判定:左室做功指数[即心脏指数×(平均动脉压－肺毛细血管楔压)×13.6]能反映左室和血泵的共同做功。正常值约为 3000～3500g/(min·m²),血泵应用者应达到 1000～1500g/(min·m²)以上,此数值愈大,预后愈好。

4. 术后处理

术后处理与体外循环心脏手术相同。

5. 主要并发症

(1)偶有因心力增强,使置入左室内的导管被弹出,可根据病情停机或重新插管。

(2)如发生严重心律失常,抢救时除应用相应药物及呼吸支持外,可继续左心转流,不应做胸外心脏按压。

(3)早期产品传动轴断裂发生率颇高,经改进后已减低。一旦发生,泵即失效,并导致主动脉瓣关闭不全,应立即取出并更换。

二、体旁心室辅助泵

气动 Pierce-Donachy 搏动性辅助泵是由 Thoratec 公司生产的,故又称 Thoratec。这是一种应用较早、效果较好的气动左心-主动脉搏出性辅助装置，血泵置于体外，可作左心、右心或双心辅助。由于排血量大和搏动血流，可较长期地做心脏辅助，但体型过小和过大（<40kg或>100kg）的病人不适用。血泵的外壳为聚碳酸酯，血囊用嵌段聚氨酯制成，出入口向上呈U形各有一个人造机械瓣(Bjork-Shiley)，内壁光滑无接缝，借压缩空气推动隔膜产生搏动性血流，每搏量65ml。有专用的主动脉和左心尖插管，为不锈钢丝缠绕的嵌段聚氨酯导管，管端带有人造血管或缝圈，便于与心室肌或主动脉吻合，此两根管道分别与血泵相接，称为流入管和流出管。接于主动脉或肺动脉插管的涤纶管道术前要预凝，用25%白蛋白液浸泡高压灭菌3分钟，血囊在用时也先充以25%白蛋白，有利于排气和减少血栓形成机会。

Pierce-Donachy泵的控制有三种方式：手控频率式、R波触发同步式和血囊充满捧空式。后者称Hall效应，即血泵必须充满才开始收缩，因而每搏量固定而频率可变。正常时用200～300mmHg驱动压－10～－25mmHg负压，收缩期为250ms，每分钟60次，排出量可使70kg体重病人达$2L/(min \cdot m^2)$。

左房插管用51F直角管头可经左心耳、左心尖、左房顶或房间沟的左心房右壁插入。不同部位插管各有其优缺点和适应证。左心耳插管的优点是插管容易，不损伤心肌；缺点是心耳过小或以前作过手术者可能因心耳已结扎或粘连而不能插入。由于导管须经前胸壁引出，可能影响关胸或压迫心脏。房间沟插管的优点是可以不需在体外循环下插管和拔管，胸骨可缝合，不损伤心肌；但左房过小者不宜选用。左房顶插管较少应用，需在体外循环下插管和拔管，左房小者亦不适用，关胸时导管也可能压迫心脏。这3种位置对于希望自然心脏恢复或作为心脏移植的"桥"时都可选用。左心尖插管则是心脏移植做"桥"的最适当插管位置。优点是引流最好，胸骨能够缝合，缺点是损伤心肌；如新近有心肌梗死累及心尖者，则可致缝合不牢和引起大出血危险。另外，对以前做过冠状动脉旁路移植术者，左心耳插管可能影响左旋支冠状血管，房间沟插管可能伤及移植的右冠状血管，做过二尖瓣置换的病人则不宜行心耳和左房顶插管，以免牵引时发生心肌破裂。

1. 手术步骤

手术在体外循环下进行。先选好插管部位，确定两根管道从肋缘下通过前腹肌皮下引出的长度和引流方向适当。先做主动脉与流出管吻合，对准备做心脏移植者，吻合口位置应近主动脉瓣上处以便有足够的长度供以后吻合。用侧壁钳夹住大弯侧升主动脉，纵行切开后以4-0聚丙烯缝线将修整好的人造血管与主动脉做端侧连续缝合(图15-5)。左心房插管不论经左心耳(图15-6)、房间沟(图15-7、图15-8)或左房顶均用2-0缝线带垫片双荷包缝合，如左心耳过小，可将后部缝线缝在心房壁上。左房顶缝合时要将主动脉拉向左侧，上腔静脉拉向右侧。插管前要探查和关闭卵圆孔未闭。左心尖插管时要先分离肋下缘，切开膈心包反折，钝性剥离膈肌在前胸壁及肋缘附着处，使心尖与肋下直接交通，保持心脏在正常位置时插管方向无扭曲。用3-0缝线沿心尖四周缝上心肌垫片和插管缝圈，阻断主动脉后，以套管刀切除心肌和插管(图15-9)。特别注意止血确实，因接管后不易再止血。探查心室腔有无附壁血栓，而后插入心室引流管，结扎固定插管。将插管远端经前腹部引出，皮肤切口做十字形切开使管口张开。排气后与人造心室连接。

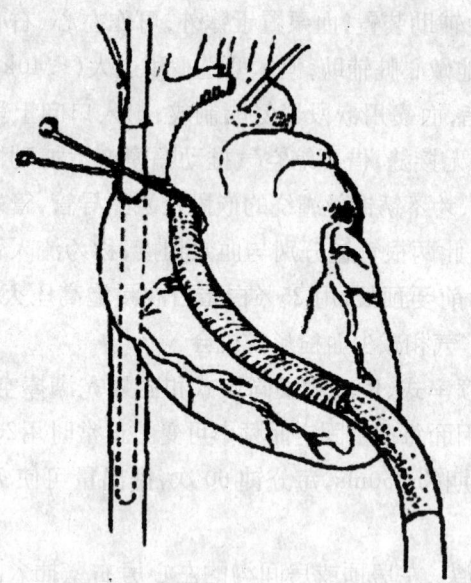

图 15-5　在主动脉瓣上大弯侧做流出道吻合

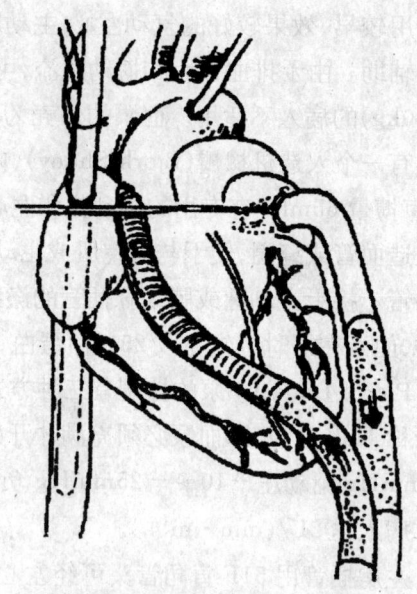

图 15-6　在左心耳做流入管吻合（止血带收紧后留在原处）

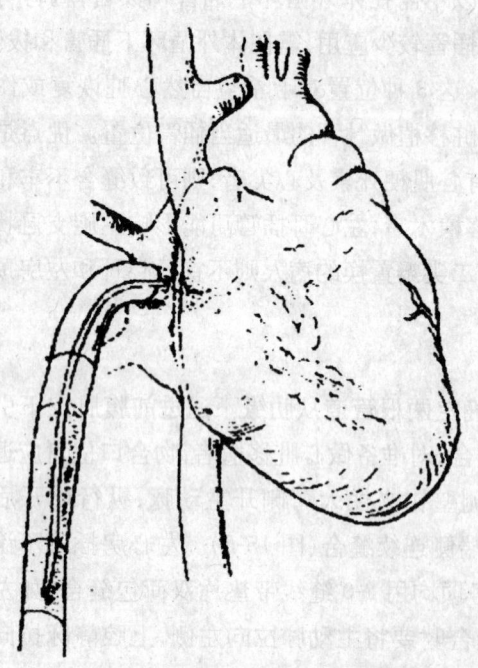

图 15-7　经房间沟插管

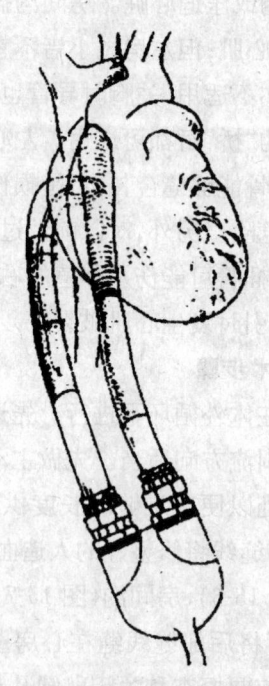

图 15-8　左心房-主动脉插管的辅助循环

血泵排气时先夹住流出管人造血管。在钳夹下方做小荷包缝线，将 Swan-Ganz 导管经戳口插过血泵内的人造瓣膜，而后接上流出管。然后，部分开放流入管，边晃动血泵，边由 Swan-Ganz 导管抽吸排出血泵内气体。继而缓慢开动血泵，拔出 Swan-Ganz 管，使血气由戳孔排出，最后开放流出管的钳夹，修补人造血管戳孔。逐渐减低人工心肺机流量和增加左心转流

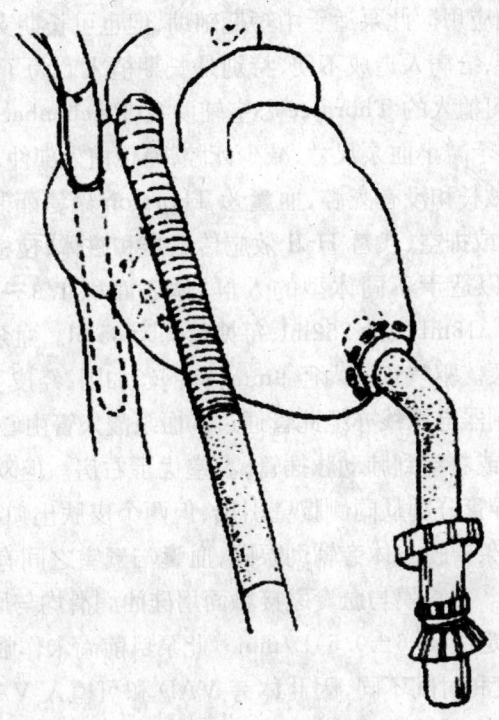

图 15-9 左心尖插管

量,达到 2L/(min·m²)时停用人工心肺机。此泵在停止辅助循环时,也需在体外循环下拔管。

(1)小儿体旁搏动性心室辅助泵:小儿病例一向缺少可用的心室辅助装置。Pierce-Donachy 搏动性心室辅助泵在成人效果满意,故 Pierce 等自 1986 年起即着手制作至 1996 年制成小儿用此型辅助泵。他们用相同材料缩小制成了包括血泵外壳、囊形血袋,一组气动系统和控制系统装置。血囊为 U 形无缝嵌段聚氨酯制成,上面两个出入口各有一个瓣膜和连接管道。血囊下部有一个密接的聚酯隔膜,膜底部两侧各有一接口,分别连接充气抽气的泵,血泵由一个 Hall 效应的阀门调节流向,在血囊充满时即转向排空。血囊容量为 17ml,在标准情况下每搏 11ml。

血泵制成后证明水流动力控制容易,呈搏动性流动。瓣膜初为球瓣,管道内径 6mm。动物实验发现虽应用多种抗凝方案,在血泵入口、血囊屈折处或血囊表面仍有血栓存在。经分析虽然血泵形态、材料相同,并按比例缩小,但血流动力学有差异。小儿血泵流量小,故黏滞性较大,血液在管道内边缘区宽;瓣膜开口小,故剪切力较高,致血小板易激活聚集;血液流量少,故聚集的血小板不易分开,是形成血栓的重要原因。以后改用 85°角开口的双叶瓣,连接管道改为从 10mm 逐渐变细到 7mm 的坡径,证明双叶瓣比球瓣的充盈和排空时间在相同压力下减少 80%。双叶瓣舒张期中心涡流量大,收缩早期出口的射血量较大,速度向量更为一致,因而有效地解决了血囊内血栓形成。目前此泵的临床应用情况尚未见报道。

(2)体内型 Thoratec 心室辅助泵:体旁 Thoratec 心室辅助泵由于血泵置于体外,仅有人工血管与心脏及大动脉连接,因而既适用于左心、右心和双心辅助,也适用于体型较小的人群。

至2000年共有1400余例应用。此泵适于中短期辅助,但也可长期支持,最长达515天。其缺点是机体有多根管道连接,给病人造成不便,特别是长期植入。为了保留原泵的优点,又减少管道连接,目前又革新为可植入的Thoratec心室辅助泵(Reichenbach,2001)。

新型血泵的设计集中于减小血泵尺寸,减少死腔,简化植入部件。由钛合金制成的血泵表面抛光,使细菌集落不易滋长和没有死腔,血囊为Thoralon聚氨酯制成。有一个红外线传感器装于泵内监测血囊充盈或排空,代替Hall效应传感器和磁体,使植入部件简化。手提的驱动器和控制器均在体外,以适于不同体型的人群(体表面积$1.3\sim2.3m^2$)。泵重量由原来417g减为339g,总容量由318ml减为252ml,每搏量仍为65ml。血泵和血囊植入腹膜前或腹腔内,仍为气动搏动性血泵。驱气管道内径9mm,有钢丝加固,经皮下隧道(1.1cm)用聚酯绒毛覆盖,由腹壁引出。控制器电源线亦经此管通过。血泵流入管由心尖插入,流出管吻于升主动脉。右心辅助时用右房或右室到肺动脉插管,右室优于右房。但双心辅助时左右上腹部各纳入一个血泵,两根驱气导管分别从同侧腹壁引出,但两个皮肤出口要相距5cm,以免皮肤坏死。血囊出入口两个单支架瓣膜与体旁辅助泵同,血囊与气室之间有一层聚氨酯推动隔膜可起限制容量和安全室作用。在隔膜与血囊之接触面用硅油润滑均与原泵一样。光学传感器测定与流量计测定的流量稳定在$(5.6\pm0.5)L/min$。此泵目前尚未作临床应用。由于病人体型差别,所需机械辅助的程度和时间不同,因此体旁VAD和可植入VAD均是需要的。对于长期植入而不住院病人,用植入性装置更为适宜。

2. 术中注意要点

(1)关胸前左心转流量勿过大,并不加负压,避免左房进入空气,如血泵充盈度不足,心脏指数$<2L/(min\cdot m^2)$,两心房压也低,即表示血容量不足,应予输血或补液,以保证心室辅助装置充盈,使排出量增加。

(2)泵功能不良,左房压高,则可能有管道堵塞或扭曲,应重新插管。

(3)如右房压增高,伴动脉血氧合不足,应考虑有卵圆孔开放,导致右-左分流,需行手术闭合。

3. 术后处理

体外循环后先用鱼精蛋白中和肝素。流量在$2L/(min\cdot m^2)$以上者,仅每小时滴入低分子量右旋糖酐25ml即可,对心内膜炎或做过瓣膜置换术者,则应在胸腔引流量减少后滴入肝素。长时间辅助者改用华法林。

病情好转,主动脉压维持在100mmHg以上,右房压在20mmHg以下,心脏指数$2L/(min\cdot m^2)$以上$24\sim48$小时,可每隔6小时减少10次搏动,直至每分钟30次,稳定24小时后停用。停止辅助循环后,辅助循环插管即应予取出。

右房压升高考虑合并右心衰竭时,应行右心离心泵或其他器械做双心室辅助。

4. 主要并发症

主要是血小板减少和出血,应常规输血小板和新鲜冷冻血浆。

三、Novacor可植入电动左心辅助泵

Novacor左心辅助泵是由电机械驱动的双推板血泵,除导线与调控仪外整个泵植入腹壁

内,临床应用已证明泵性能可靠,故是制造永久性人造心脏的原型。因全人造心脏最终常有感染和栓塞等并发症,而心脏移植已获得很大成功但供心不足,故目前此泵主要用于心脏移植的过渡或称为"桥"。1984年Portner首次用此泵做桥心移植成功。

血泵为无缝聚氨酯囊袋装于钛外壳内,此外壳以后改用玻璃纤维加固的聚酯树脂外壳。血囊与2个相对的推板组合在一起,由电磁阀驱动。泵室内有心包或猪瓣制成的瓣膜装置。血泵与驱动装置植入左上腹部腹直肌前鞘的"袋"内,电线和控制导线在皮下导管内经皮肤切口引出,与调控仪连接。皮下导管表面有涤纶植绒,能使组织长入,使感染机会减少。调控仪提供电源,控制系统和生理监测装置可显示心电图、左室压力、动脉波型和泵容量扫描。泵每搏量70ml,频率可变,亦可反搏,同步搏动频率可高达200次/min以上。泵流量达3.3~8.2L/min。用此泵时病人可以活动,故并发症大为减少。到2000年此泵在全世界已应用1170余例,最长辅助循环的支持时间达4.1年。目前正在作全植入的第二代改进,主旨是将泵改小,用一个推板两个血囊交替射血,搏出量仅左室血量的1/4,用泵率调节流量。

1. 适应证

此泵适用于体表面积大于$1.7m^2$,病情稳定的晚期心衰病例,适于行心脏移植无其他不可逆脏器病变者。对有明显右心衰竭病人不适用。

2. 手术步骤

胸部正中切口延长到脐。在左上腹部从肋缘到髂嵴分开腹直肌,在后鞘前分离出一个可容纳血泵的袋。如病情稳定,可在体外循环转流前先做升主动脉与流出管的人造血管吻合,流出管穿过右侧膈肌前部以备与血泵连接。然后游离心脏,在心尖无血管区做一圈带垫片平行褥式缝线,与流入管的连接圈缝合固定。流入管要垂直接于血泵,泵内充满生理盐水,将血泵纳入做好的袋内。电线和控制导线穿入皮下导管,用特制套管将导管做皮下隧道,从右侧近髂前上棘处皮肤引出。然后开动体外循环,切除心尖缝圈内心肌,如有附壁血栓予以取出。将流入管穿过左侧膈肌提上接于连接圈。用粗针穿刺流出管、人造血管,并开动血泵以排出泵室、左心室和管道内气体。开始用50次/min频率,逐渐增快到所需的量,亦可用同步反搏进行辅助循环。

拔管时也在体外循环下钳夹、切断流入、流出管道,取去血泵系统和驱动导线,行原位心脏移植。

3. 术中注意要点

(1)术前或术中要检查有无卵圆孔未闭,如有应先闭合。

(2)抗凝用低剂量肝素加右旋糖酐,维持部分凝血活酶时间及ACT为正常值的1.5倍。术中静滴抑肽酶有促进血小板功能恢复和减少纤溶酶激活的作用。血液超滤对减少肺并发症有益。

四、TCL HeartMate左心辅助泵

德克萨斯心脏研究所和Thermo Cardiosystems公司研制的TCL左心辅助泵是由原来的腹腔辅助泵多次改进而来,该泵最早于1975年即用于临床。血泵由压缩空气压迫泵室内血囊排血,泵流入管插入心尖,流出管吻于肾动脉下方的腹主动脉。1985年改用气动推板泵,流出管改与升主动脉吻合。血泵植于左上腹腔内,称为HeartMate IP型。1993年改为电动推板

泵,因电动室有细管经腹壁皮下通至皮外以调节气压,故称 HeartMate VE 型。通过经皮导线与轻便的外部控制仪连接,病人术后可下地活动。血泵外壳由钛铝钒合金制成,长 11.2cm,厚 4.0cm。血泵由聚氨酯隔膜分为血室和空气室。血室泵表面用烧结钛小球涂层,隔膜和流入流出口有编织纤维织物整层覆盖,临床应用时可生成一层生物性假膜,有利于防止血栓形成。血室出入口各有一个猪瓣(25mm)控制血流方向。

血泵植入在体外循环下进行。血泵及人工管道须预凝。导管与心尖及主动脉吻合方法见 Novacor 血泵节。血泵植于左上腹部膈肌下胃前部,用大网膜与肠管隔开以免肠粘连。驱气导管和电线经皮下隧道由右侧腹壁引出。Frazier 认为腹腔内植入因皮下管道径路长,较之腹壁内能减少感染,但 Pennington 以后又改植于腹壁内腹直肌后鞘前,认为借腹肌支持泵重量更便于病人活动。血泵可用固定频率,也可用自动方式调节(血泵充盈 90% 排出),每搏量 70~80ml。

撤停体外循环时用手法控制,逐渐增加心内充盈量,同时降低体外循环流量以至停止。及早使血液分流入左心,保证适当负荷,可产生良好的全身灌注和压力。泵流量一般可达 5L/min。术后监测血流动力学和相关检验。

术后抗凝仅用低分子量右旋糖酐和双嘧达莫即可。但在泵流量减低、有肺栓塞或做过机械瓣置换者应加用肝素及华法林。近年来主张对原有机械瓣病人在植入左心辅助泵时同时改为生物瓣。有其他重要心内病变如二、三尖瓣关闭不全等时也要矫正。

术后鼓励早期起床,加强营养。经皮导线加强局部消毒抗感染措施。

本泵主要适用于特发性心肌病和缺血性心脏病有心脏移植指征、血流动力学稳定病人。有严重肝、肾功能不良,肺动脉高压和体表面积小于 $1.5m^2$ 者不适用。术后应用正性肌力药和血管扩张药或前列腺素 E_1 以消除肺血管痉挛。轻中度右心衰用氨力农效果好,泵流量可减至 4L/min 左右。

HeartMate 从 1985 年到 2000 年临床应用共 2400 例,是应用最多的搏动性辅助泵。泵可靠性已达到 2~3 年,临床植入的最长时间为 884 天,体外试验 15 个泵中 12 个达到 3 年。IP 型因结构较简单泵故障率较低,故仍在应用。总的并发症包括泵故障率 5%(1995)~1%(1999),栓塞率 2%~5%,感染率 5%~40%,右心衰 5%~20%,出血 10%~30%(Long,2001)。

1996 年,Rose 等报道,已制成可佩戴式 HeartMate 1205 型。主要是将一些体外控制器和能源系统微型化,以及外源性电池佩戴于腰带或肩带,病人可以不住院,能作正常生活活动,如开车、旅游等,使生活质量明显提高。另外,他们还制出一套手压充气泵,可在电动泵故障时维持血泵工作数小时或拆装集成电路软件修理。2001 年 Griffith 报道他们已用轴流泵制造第 2 代 HeartMate LVAD,有关轴流泵情况可参阅 Jarvik 2000 Heart。

五、Jarvik 2000 heart 轴流左心辅助泵

由德克萨斯心脏研究所和 Jarvik 公司研制的可植入轴流式左心辅助泵已经制成,这是一种旨在部分转移心内血量从而为慢性心衰患者保留正常排血功能以延长寿命的装置。

轴流泵是连续非搏动血流的血泵,因形态小可插入左心室,不需流入管,流出管(16mm)

为 Hemashield 管,吻于降主动脉。血泵直径 2.5cm,重 90g,容量 25ml。钛泵外壳密封,含有电磁驱动的直流马达、转子和两个陶瓷轴承及钛推进翼片。翼片转速 8000～12 000r/min,最大流量在生理阻力下 7L/min。血液接触面是光滑钛面,电源线包在硅胶管内从腹壁引出接于控制器。泵能源可用接于腰带的锂离子电池或铅酸电池,也可用经皮能源传输线圈(TETs)。此外,他们还设计了一种可以连接外部电源的钛基座装于颅骨底部。因头皮组织血管丰富和接头的固定可使电线出口处感染最少,此装置主要用于永久性植入。用锂离子电池时病人可有 8 小时自由活动时间。血泵可用固定频率,也可用自动控制。病人自己可调节泵速,泵速在 8000～12 000r/min 时,泵流量呈线性反应。因泵小,故可用于小体型病人,特别是妇女和儿童。血泵植入容易,比其他搏动性 LVAD 手术损伤轻,出血少,术后监护时间短,血泵音响轻,不被病人或近旁人所察觉。由于血泵无瓣膜,故只用最低抗凝方法。当血泵停止活动时,主动脉瓣很少关闭不全,也无明显症状。

Frazier 等指出,对于慢性心衰病人用血泵负担全部心排出量是不必要的,甚至是不可取的。应用血泵持续的生理性卸荷,也就是调整左室舒张末压到正常容量和压力是最适的循环生理学。保留自然心脏通过主动脉瓣射血机制更符合正常生理学,也能保留适当的循环反馈机制。流出管吻于降主动脉,当泵速较低时,心脏即常有血液泵入主动脉,从而避免了主动脉瓣融合。因此 Jarvik 2000 血泵在晚期心衰治疗中有良好的前景。

1. 手术步骤

左胸第 6 肋间开胸。为使降主动脉显露良好,用双腔气管插管单肺通气。股动静脉插管部分转流,监测血流动力学。在体外循环部分转流和主动脉部分钳夹下,将 16mm Hemashield 管吻于降主动脉。心尖缝上缝圈,诱导室颤,心脏造口后插入血泵固定。心脏除颤复搏排气。将血泵流入管与降主动脉移植血管缝合,用 16 号针穿刺管道排气。逐步开动血泵,停止体外循环。

2. 临床应用

3 例行心脏移植者分别辅助时间为 70、52、60 天。泵流量 5.5～5.9L/min。平均手术失血量 1.5L,术后失血量很少。术后心指数由 1.9 增至 3.5L/(min·m²),肺毛细血管楔压由 19.7 降至 7.3mmHg。术后 48 小时内停用正性肌力药物。血压、心率稳定。心功能均由 IV 级进至 I 级。1 例特发性心肌病行永久性植入后,用颅骨基座电源。术后气短症状明显好转,腹水消失,血流动力学正常,已经出院。

抗凝治疗是在辅助期间用华法林或双嘧达莫及阿司匹林维持凝血酶原时间在基础值 1.5 倍左右即可。

3. 并发症

主要并发症是多脏器衰竭及出血。因病人常有血小板减少和血小板功能不全,故应储备大量血小板和新鲜冷冻血浆,并预防性输入血小板达 $110×10^9$/L 以上,可以减少出血危险。血泵无相关医学问题。

4. 术后处理

(1)血流动力学监测包括左房压、肺动脉压、桡动脉压和心排血量。

(2)应同时应用正性肌力药物或扩血管药物如前列腺素 E_1,以支持右心,必要时用离心泵做右心辅助。

(3)肾、肝、肺等脏器功能未满意恢复前,不应匆忙决定行心脏移植。

第3节 右心辅助及双心室辅助循环

手术后或原发性心源性休克,可能是左心室衰竭,也可能是右心室或双心室衰竭所致。单纯右心室衰竭较少,通常合并不同程度的左心室衰竭。如应用左心辅助后仍不能使心衰好转,经应用正性肌力药及肺动脉扩张药无效,则可能需要用双心室辅助。左心辅助时实际上也减轻右心室后负荷,对肺血管正常或近正常者,肺动脉压即可降低。但右心衰竭常有肺血管阻力增高、肺水肿、右心室心肌损害或呼吸窘迫综合征等因素存在。动物实验和临床已证明双心室辅助较单纯左心辅助效果为优。不论术后心衰是由于心肌保护不佳,冠状动脉供血障碍,心肌梗死,均可考虑应用双心室辅助,以期获得心肌功能恢复。

右心衰竭的血流动力学指标是:中心静脉压>20~25mmHg,左房压<6~8mmHg,动脉血压<90mmHg,心脏指数<1.8L/(min·m^2)。术中直接观察右房很重要,如经左心辅助后右心膨胀,收缩无力,即应行右心辅助。用离心泵行左心辅助时,如不能维持2.0L/(min·m^2)的心脏指数,而导管位置和容量适当,亦表示右心衰存在。

单做右心辅助可用右房或右室-肺动脉的离心泵或其他心室辅助装置进行。右心房插管用25~32F直角静脉引流管,在右房下部用2-0缝线加垫片荷包缝合后插入,管头对向三尖瓣。对于不能停体外循环者,也可利用原右房插管。肺动脉插管则在部分钳夹下将14号涤纶人造血管缝于主肺动脉而后插入22F直角动脉灌注管。但亦可直接在右心室流出道做荷包缝合下插入,小垫片加固。插管部位也是尽量接近瓣上以保留最大长度的肺动脉。同时行双心辅助时,4根导管均经肋缘下引出接近于人造心室。有时胸骨难以闭合,则可先将皮肤缝合。流量2.2~4.0L/(min·m^2),双心辅助时左右心流量应按肺动脉压同等调整泵速。保持左房压在5~15mmHg,中心静脉压偏低。

双心室辅助循环亦可用于等待心脏移植的病人,当病人病情恶化又暂无供心,则行双心辅助作为过渡(图15-10,图15-11)。但有人认为此时不如植入全人工心,后者仅有1根电线引出体外,较双心辅助有4根管道感染机会减少。心脏移植前、后用辅助循环支持均有成功病例。但双心室辅助需要两套泵系统及控制仪,因而手术复杂,费用大。双心辅助的时间通常在1周以上,但离心泵多在1周以内。撤离视病情可以先撤1侧,也可同时撤出。双心辅助的救治率约30%,临床经验证明提高对右心功能衰竭的认识和早期应用双心室辅助是治疗成功的重要因素。

一、滚压泵或离心泵的辅助循环

滚压泵或离心泵由于应用方便、容易得到和价格低廉,亦常应用于循环辅助。可用于左心衰竭,也可用于右心衰竭。离心泵无泵管压迫和瓣膜装置,对血液损伤轻,故优于滚压泵。由于泵流量较低且为非搏动血流,一般仅适于较短时间的支持,通常为数日至1周,滚压泵为数

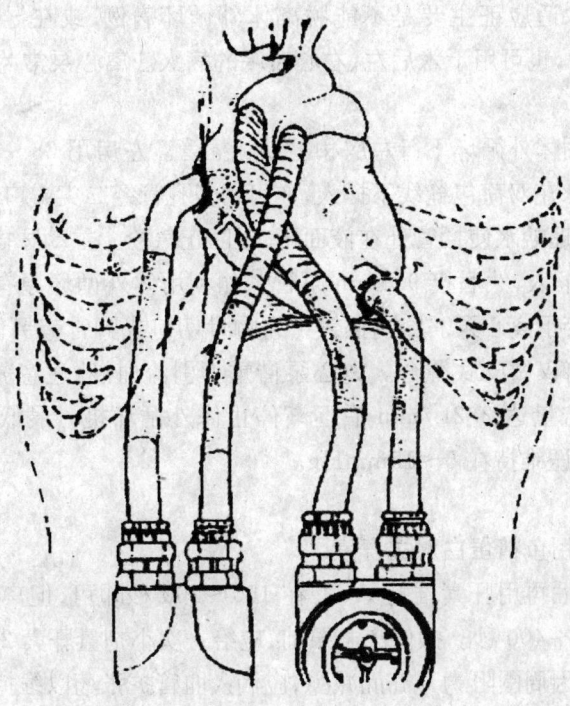

图 15-10　右房-肺动脉及心尖-主动脉插管用 Pierce-Donachy 泵做双心室辅助

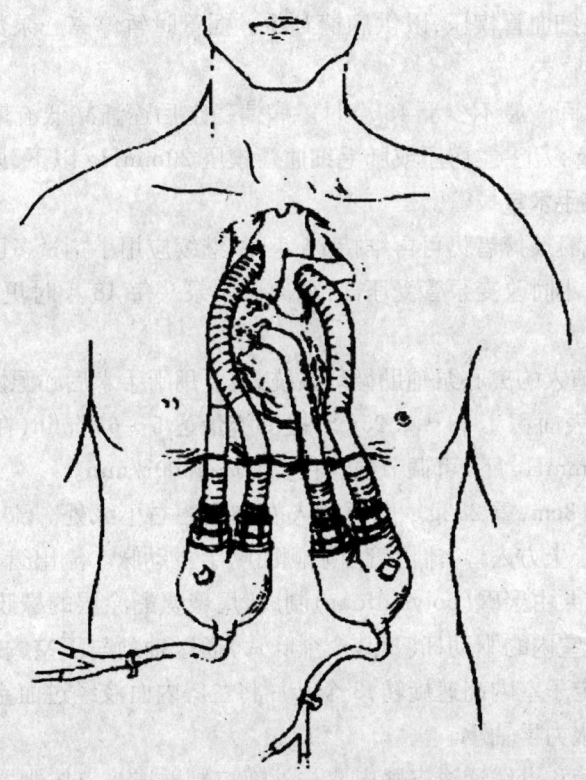

图 15-11　右房-肺动脉及左房-主动脉插管

小时至 3～4 天。手术适应证主要是不能脱离体外循环病例,或在导管检查、造影、麻醉及 PTCA 时发生心脏停搏,也可用于术后左、右心衰竭的病人。离心泵常为首选。

1. 手术步骤

在体外循环或不用体外循环下行左房和主动脉插管。左房用 28～32F 直角腔静脉插管,经左心耳或右肺上静脉在双荷包缝线下插入,亦可用多孔管经二尖瓣口入左心室,插管时手术台右斜,心包内倒入生理盐水使插管处在液面下,以防止气栓。主动脉插管用 26F 或内径 5～6mm 管加小垫片低位插入,然后接 9.5mm 泵管。如利用体外循环原有插管,可用一个 Y 形管在动脉灌注管上转接于离心泵。胸内插管可经胸骨切口或胸骨旁另做切口引出,避免心脏受压。不能缝合胸骨者仅做皮肤缝合。离心泵借重力引流血液,注意先开泵到 0.5L/min 以上再打开动脉钳。泵流量达 2.2L/min 后逐渐停止体外循环机。最低流量不应小于 0.5L/min。调整容量使左房压维持在 5～15mmHg。

2. 术中注意要点

(1)停体外循环后用鱼精蛋白对抗肝素。

(2)胸腔出血减少后再用肝素维持 ACT 在 150～200 秒即可,但离心泵用膜肺行心肺支持时,ACT 应维持 200～400 秒。撤停离心泵前,应给一次小剂量肝素 2500U,防止凝血。

(3)离心泵流量可因周围阻力升高而减少,应滴入血管扩张药以维持适当流量。

(4)未关胸前要缓慢开泵,防止吸入空气和左房压下降过快,同时给予输血输液。

3. 术后处理

(1)术后应测肺毛细血管楔压,以供病情判断。插管时暂停离心泵数分钟,有助于 Swan-Ganz 导管"漂"入肺动脉内。

(2)离心泵应用时间一般不少于 48 小时。病情稳定后逐渐减低流量至 1～1.5L/min,动脉压稳定在 100mmHg 以上,左房压或肺毛细血管楔压 20mmHg 以下,尿量适当,神智清醒则可考虑停止转流,并在手术室拔管。

(3)有主动脉内气囊反搏者仍可再维持 24 小时,继续应用小剂量多巴胺以维护肾功能。

(4)滚压泵应每 6 小时改变泵管受压部位,离心泵泵头每 48 小时更换 1 次。新型离心泵可用 3～4 天。

这是一种小型可植入的离心泵辅助循环系统,主要用于手术后心源性休克时行中、短期辅助的目的。适用于体表面积 1.54～2.25m^2,提供流量达 5～6L/min(在 60～90mmHg 压力下)。在最低左房压 5mmHg 下,可调节泵速在 2200～4500r/min。

此泵直径 6cm,高 8cm,重 282g。血泵植入右胸在心右下缘处。流入管用普通体外循环管由左房接于泵正中心上方入口,流出管由泵侧面吻于主动脉。流出管由聚四氟乙烯多聚物构成,有钢丝加固。血泵由聚砜(polysulfone)制成,用聚氨酯涂层的橡胶密封分隔成上室(血液接触面)和下室。上室内的驱动杆(及其 3 个叶片)通过轴颈与下室内磁性转子连接。转子在电磁马达驱动下在定子室内高速旋转,3 个叶片将左房内血液经过血室进入主动脉,同时在定子室内形成了一个水力学轴承。

离心泵底部有导管和电线通过皮肤出口与外部控制器连接。控制器的作用有:①驱动马达磁体;②监测泵功能;③控制润滑液(生理盐水肝素液)定时定量滴入定子室,使泵旋转局部形成高浓度肝素抗凝,按每小时2、4、10ml以150mmHg压力下滴入);④控制流出管气囊加压,可以防止血液倒流。

血泵的持续血流提供左室较好减压,同时减低心脏每搏做功和氧耗量。泵流量在1.4～2.5～3.5L/min时,转流的血量占右室血量的25%～50%～75%。用最低泵速即可防止血液反流和滞留。血泵的驱动杆、转子由于有局部肝素液润滑和抗凝,加上不断有血液冲洗,故不致形成血栓。

动物实验第1期已完成,无血栓或泵相关的死亡、血流动力学支持循环满意。实验时动物(羊)每小时滴入肝素800U抗凝,人的肝素量应较低。撤停时应在35～40分钟内将泵速减至2300r/min,如时间更长,应加肝素。防止主动脉血液倒流的最低泵速有待测定。

二、体外膜肺氧合

1. 适应证

体外膜肺氧合(Extracorporeal Membrane Oxygenation, ECMO)通常多用于新生儿呼吸窘迫综合征和急性呼吸功能不全,如病毒性或细菌性肺炎、吸入性肺炎和呼吸道烧伤后,病程在1周以内者效果较好。近来ECMO也用于小儿先心病术后低心排出量综合征作为双心室辅助,特别对右心衰和心律失常伴低血压者效果较好,因小儿多不适用IABP或其他心室辅助。如患者在大剂量正性肌力药支持下持续低血压,尿量减少,心脏充盈压上升,代谢性酸中毒加重,即是ECMO指征。如在术中,则不能停体外循环并应全量转流。

2. 插管途径

ECMO一般主张静脉-动脉转流。插管途径有股静脉-股总动脉,颈内静脉-颈总动脉,右心房-主动脉。静脉引流管经重力(或泵)将血液注入静脉贮血器,再经离心泵注入膜肺至动脉内。以往对术后需行ECMO插管时多再开胸插管,这样比较方便,但因心脏搏动易引起插管部位出血。因此对小的儿童或婴幼儿,最好经颈部插管,可使出血减少,但拔管时如有必要需行血管修补,防止血管狭窄。股动、静脉插管对小儿有时流量受限。

3. 术中注意要点

按病人大小选用适当肝素涂层插管及膜肺。插管可在手术室或监护室内完成,膜肺预充时注意血液稀释程度勿过大,肝素量1.5mg/kg,在呼吸机支持下开始体外膜肺转流。保持血温37℃,ACT 300～350s;PaO_2 60～80mmHg,$PaCO_2$ 40～45mmHg,pH7.4左右。呼吸机保持PEEP 5cmH_2O。灌注师应随时检查膜肺和管道的完整性,监测各种指标,保持体液平衡,每小时复查ACT,并安排好分班工作及必要的药品和备件。Black指出,心功能恢复可见于用ECMO后48小时,最长不超过6天。

4. 术后处理

病情稳定后,逐渐减低流量,如流量在成人减至500ml/min,小儿200ml/min,PaO_2稳定在70mmHg以上,则可停止。流量减低后注意适当增加肝素用量,防止膜肺内凝血。如发现有不能控制的出血,心、肺、脑有不可逆性病变时,则ECMO亦应停用。停ECMO后辅助呼吸时间应长。

心脏手术后ECMO生存率约40%,如能排除残余病变,则成功率更可提高。Magovern

指出ECMO最多见并发症是出血。应用肝素涂层管道和膜肺可减轻补体、血小板和粒细胞激活，从而减轻病人的炎症反应，减少出血和多脏器衰竭。

第4节 人 工 心

辅助循环的目的是辅助已经衰竭的心脏，因此必须保留病损的心脏而仅用管道插入心脏和(或)大血管内，通过装于体外或体内的血泵来辅助循环。人工心的目的显然是代替无法恢复的病损心脏，因此将人工心在原位植入，才能最符合解剖学和生理学原则。

一、人工心的构造和发展概况

人的左、右心功能不同，人工心也必须有分别的心腔和控制血流方向的瓣膜，更重要的是要有驱动血液循环的泵和动力装置，以及调节左、右心腔压力和流量平衡的控制系统。为了达到全植入的要求，还必须向提高性能、减轻重量和缩小体积及不带任何管道或电线与体外部件连接的目标改进。

1. 材料和瓣膜

人工心材料要求组织相容性即血液相容性好，尤其血囊应耐久，无变性，不易形成血栓，无毒和无致癌性。所用高分子材料目前多用各种嵌段聚氨酯，如嵌段聚醚型聚氨酯、硅嵌段聚氨酯、聚丙烯嵌段聚氨酯等，种类繁多。美国Ethicon公司制成的Biomer经体液泡浸模拟比较试验证明耐疲劳性好，且耐高温高压，可以制造隔膜。为了防止或减少血栓形成，曾采取多种方法。所谓高分子生物化，即在高分子材料表面形成适当大小的微孔($20\sim25\mu m$)，再涂上动物胶质使生物蛋白浸透表面固定，确能增强抗凝性。嵌段聚氨酯能从血液中吸附蛋白质，因此也能避免血小板或纤维蛋白原进一步的凝集。有人用生物材料牛心包制成血囊和带瓣的牛主动脉，将其浸在混有白蛋白的天然橡胶使与牛心包粘合，用此血囊构成聚氨酯硬壳的内壁，但未能推广应用。硅橡胶或聚氨酯管道的肝素涂层技术，已应用于各种插管、离心泵和膜肺的纤维管道。聚丙烯酸酯表面带阴离子活性剂，与正常血管内膜带负电荷一样也有抗凝性。由于血栓常发生在隔膜接缝处，故从制造工艺上改进使泵体内壁无缝隙，血泵形体要符合流体力学，使之无涡流或停滞区极为重要。从心房颤动病人常有血栓形成的事实证明，凡有血流缓慢或涡流时，产生血栓机会即增大，表面材料选择与制造工艺对预防血栓形成都有关系。

现有的人工心内装置有4个瓣膜，多数采用Bjork-Shiley倾斜碟瓣。从试用结果看，其损坏率远高于瓣膜病人的瓣膜置换，可能与人工心驱动的冲击力较大有关。日本学者提出水锤压力理论：在心室开始收缩时产生的瞬间压力，通过瓣膜闭合的反流传递到前负荷，又反作用于瓣膜的高压力是造成瓣膜损坏的主要原因。经测试聚氨酯三叶瓣反流量最少，故水锤压力也低。入口瓣膜损坏率高于出口瓣膜，因此有人主张出口处采用自身的主动脉瓣和肺动脉瓣，而仅将人工瓣膜用于输入口，这样可减少血栓机会，但这在实际中不易做到。目前多数学者认为应研制人工心的专用瓣膜。

2. 能源和驱动装置

人工心有采用气动亦有采用电动驱动装置,因此都需要有电线或通气管道通过胸腹壁与体外机件连接,造成病人的很大不便,也增加感染机会。核能作为人工心的动力因能植入体内是很理想的,核能通过热气机变为热能再转为机械能由控制器调节血泵动作,美、俄、意大利各国均已制成。钚-238 核能功率 50W,经能功转换可有 5～6W 功率,足以推动血泵,且能提供长达 10 年的能源。但因费用昂贵,能量的储存、释放、转换以及放射防护等问题未完全解决,因此尚难实际应用。

用可充电的蓄电池作为血泵动力也是较好的驱动源,因为外部电耗可以随时更换,无能量耗尽之虑。应用 Schuder 经皮感应线圈原理,将次级线圈植于腹壁内(腹膜前),在腹壁外的相应位置放置连接电池盒的初级线圈充电。另外在右侧腹壁皮下还埋入一套应急电源和电子控制器而完成全心植入式装置,在感应线圈的皮肤涂导电膏可减少电阻。Sherman 高效电磁能转换器可使能量转换功率获得 10～20W 的电能,足以供人工心所需,可由家电提供,也可由外部电池提供。电子控制器的双向信息传导对泵的功能和电池的监护作用增强,从而构成一个可靠的血泵系统。

植入体内的电池,目前都用镍、镉电池,这种电池有一种特性,即电池必须完全放电,才能有效再充电。如果反复部分充电,就有所谓"记忆作用"而不能放出比以前流出的更多的能量。由于植入的电池不能经常更换,故必须用几个电池包轮流使用解决。当使用一个电池包时,另一个或多个电池包再充电,使每个电池包达到完全放电和再充电,以延长电池使用寿命。

锂电池体积较小较轻,在多次放电充电后,仍有提供最大周期寿命的优点。

3. 设计和控制系统

人工心的设计必须符合胸腔内心脏位置的形态,心室出、入口方向要顺乎大血管方向和便于手术操作。2 个心室虽然是分开的,却组成一个整体。与心房及大血管连接处均装有缝圈和快速连接装置。出、入口的瓣膜装置不仅要求无接缝而且与血囊呈直角状排列,以免血囊收缩时阻塞瓣膜。血囊及其下部的隔膜要求伸展性及柔韧性好而薄,不应有皱褶,但可用多层隔膜并在其间充以石墨,以减少囊壁摩擦。底盘外壳为陶瓷或钛合金制成,内壁用含碳环氧树脂涂层。新的电磁体和阻力小的超导体使马达效率提高,体积减小。泵体、泵壳内壁采用硼、碳纤维。Kevlar 等新产品使人造心脏更小、更轻,并使预期寿命超过 10 年。新的双推板直径较小,每搏量约 70ml。推板使血流呈搏动性,符合生理血流。装置在两个心室中间的微型电动机借轴流泵使旋转螺杆推动两个推板,将无刷直流马达的滚动运动转变为推板的直线运动。2 个推板交替推动压迫血囊,使一个血囊排血,另一个血囊充盈。此外,还需要一个顺应室,以缓冲左、右两室间不同排血量的气压改变和人造心脏内弥散的气体。此顺应室在手术时植于左胸腔侧壁内。与顺应室相通的气口则埋在左上腹部皮下,作为充气和检测气体标本用。犹他州 100 型人工心不用顺应室,但在两个心房缝圈间制造一个小的房间隔缺损,使血液能够通过缺损移位,以平衡左右心室不等量的排血。

由于人或动物在静息或活动时排血量差别很大,血泵控制系统很难达到这种正常生理变化范围的调节能力。好在血囊伸缩性大,实际上可接受因前负荷变化而不同的回血量,因此可通过主动脉压、心房压、心率、收缩/舒张时间比率控制调节心输出量。应用伺服系统,通过负反馈回路能够自动调节,维持左房压在生理范围内是重要的,因左房压是两个心室 Starling 原理平衡的结果。控制系统能根据搏出量的平均数分析电动机需要的能量决定每泵周期左室的充盈程度。当左泵搏出量减少时,则左室收缩期延长,因右室在左室收缩时是舒张的,故右室即用较长时间充盈,使搏出量增加,于是左房压升高,从而矫正左泵充盈不足。当左泵充盈增加时,左室收缩即较快,右室舒张因之亦较短,使右泵搏出量减少,左房压即下降。

左室因体循环阻力高导致倾斜碟瓣有较多的回流血量,左室还供应支气管血量,这部分血液也直接回到左室,故右心应不完全充盈。如果右心的前负荷增加,则右室排出量增加可使左房压升高。于是控制系统使左室收缩加快,但其他时间不变,于是心率增加,由于左室充盈较满,故心排血量增加。因此人工心确有典型 Starling 原理作用。Pierce 设计的全排空原则,即血泵全部充盈才排血,使每搏血量一致,由心率变化控制排血量。一般左心按全排空原则调节,右心按收缩时间调节。例如在主动脉压力过高时,左泵率减慢,压力过低时,使泵率增速从而达到两侧排血量的相对平衡。右心用可变收缩时间调节,通过负反馈回路,在左房压力过高时,使加压时间缩短,故右泵排血量减少;左房压过低时,右泵排血量增多,使两侧平衡。不论自动或手法控制,都要求测压准确。因此,有人提出用混合静脉血氧张力做反馈回路以控制血泵更为简单;亦有人主张用窦房结的 P 波放大作为自动泵率调节,因人或动物活动时 P 波频率增快,这些方法均在研究中。

目前用全人工心的病人,虽然有充分心排血量和肾功能正常,但也常需加利尿药治疗,表明需要更好的控制系统用于人工心。

二、人工心的临床应用

目前用于临床的人工心以美国 Symbion 公司的气动隔膜泵 Jarvik-7-70 型最多。从少数人工心临床应用的结果看,病人生活质量不高,多数发生栓塞、感染或并发多种脏器功能衰竭,表明人工心性能有待改进,但也可能与此类病人已濒临末期有关。另一方面,确也有不少应用人工心支持后接受心脏移植的病人术后心功能达Ⅰ～Ⅱ级,且生活得很好的病例。

1. 适应证

人工心的适应证,目前暂限于作为异体心脏移植的"桥"。又因供心宝贵,故只应用于条件较好的病人。

(1)年龄在 65 岁。
(2)除心脏病变属终末期外无其他严重肺、肾、肝、脑病变,无出血性或感染性疾病。
(3)无免疫抑制性疾病。
(4)心脏直视手术不能脱机,已用其他心脏辅助支持,其心脏病变难望恢复但可望用心脏移植治愈的病人。
(5)等待供心做心脏移植因心功能恶化不能活过 1 个月的病人。
(6)病人应是热爱生活、意志坚强、性格开朗的成年人,体型大小应适于所用人工心种类。

2. 手术步骤

建立体外循环,注意主动脉插管位置应偏高近无名动脉处,以便于行主动脉游离和吻合。如主动脉太短或胸腔太小,则用股动脉插管,上、下腔静脉插管则在稍偏后方近右房处插入。

注肝素后开始体外循环,目前多采用低温(32~30℃)下手术。收紧腔静脉束带,阻断主动脉。沿房室沟切除两侧心房前部和心室,保留心房后壁、部分房间隔及房室环口和纤维三角。剔除二、三尖瓣,游离升主动脉和肺动脉至血管分叉处,在瓣上切断主动脉和肺动脉,缝闭右心房冠状静脉窦口。取左、右心房缝圈视心房形态修剪成适当大小形状,将两个心房缝圈的房间隔缘同时缝于房间隔上,上、下角处带垫片缝合,其余四周做全层连续褥式缝合(图15-12)。将有快速接口的人造血管截取适当长度后分别与主动脉和肺动脉作带垫片全层连续缝合,心房用4-0缝线,肺动脉、主动脉用5-0缝线。每个吻合口要详细检查有无漏血,因放入人工心后不易再止血。检查时用堵塞帽塞于人造血管接口,从管道内注入含亚甲蓝晶体液使缝合缘充盈,在有漏血处加垫片缝合。连接时先接左心泵,后接右心泵。分别接上左心房、主动脉、右心房、肺动脉的接口,而后将人工心纳入左侧胸腔内。2根驱动气管道自肋缘下分别经皮下隧道由左腹部引出。检查各个大血管有无扭曲受压,开始胀肺,使左血泵充满血液,经升主动脉戳孔排气,然后开放主动脉钳,以40r/min、90mmHg压力驱动左心泵。继而先后开放上、下腔静脉,使血液充满右心泵。排气后以40mmHg压力驱动。而后全面检查无渗血后即行血液复温。同时调整血泵指标、心率、收缩舒张比率。血泵流量稳定后,逐步减少人工心肺机流量以至停机。撤除心肺机插管,缝合切口,尽可能输回心肺机内血液。

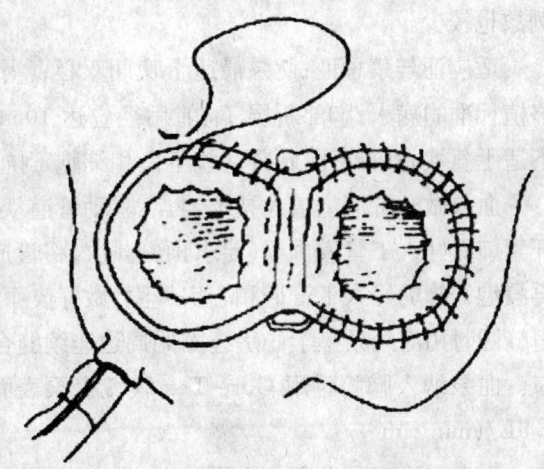

图 15-12　左右心房与心房缝圈的缝合

3. 主要并发症

围手术期出血、血栓栓塞、感染和多脏器衰竭是人工心植入后主要并发症。据报道在所有吻合口缝线处涂上 Resorcime Fomal Glue 胶可使围手术期出血量显著减少。体外循环停止后用鱼精蛋白对抗肝素,但为了防止血栓形成,在胸腔出血量减少后应再用肝素抗凝,肝素用量宜小,500U/h直至部分凝血活酶时间或ACT为正常值的1.5倍,这样可减少再开胸率。经口进食后改为华法林口服加血小板抑制剂。对心衰或肝功能障碍病人,因血小板功能不良常有出血问题,则可用抑肽酶治疗。强力抗生素仅短期应用,但长时间辅助者应用肠道抗生素有助于防止来自肠道的细菌感染。人工心长期放置难免感染和血栓形成,故心脏移植最好在1~2周内完成,但如肾、肺等脏器功能未恢复前,又不宜匆忙做心脏移植。如果人工心植入后数日内即行心脏移植,则病人在短时连续2次大手术,又极易招致感染发生,有人认为此时的免疫抑制药既不能不用,又不宜大剂量应用,最好在2~3周后感染期度过后再增加药量为宜。用大网膜填入人工心周围消灭存留血液性腔隙的措施,似可考虑。加强驱气管道出口处的局部消毒或密封技术的方法可以防止逆行感染的发生。多脏器衰竭的防治与病例选择和围手术期其他处理相关。保持左房压低于15mmHg,避免肺水肿,右房压或中心静脉压亦应偏低,以利于保持肾小球过滤压。其余各种监测、血气分析、呼吸机处理,输液输血补钾或血管扩张药、利尿药应用,与心脏手术后常规相同。

4. 临床应用

(1) CardiO West 人工心的临床应用:此人工心是由原来的气动 Jarvik-70 全人工心稍加改进而来。血室气室间有4层嵌段聚氨酯隔膜分隔,有机械瓣提供单向血流。将原来的驱气管道加上涤纶绒毛,取去原来的皮肤钮,在隔膜与血囊之间滴入硅油使之润滑,这是目前应用最多的人工心。Arabia 1999 年报道此泵在欧美国家已应用 130 例。Copeland 在 24 例中 20 例心脏移植成功,全部出院,心功能 17 例 Ⅰ级,2 例 Ⅱ级。他们将 CardiO West 人工心与 Novacor 及 Thoratec 二种辅助泵共 93 例作比较,从辅助到心脏移植期间生存率 CardiO West 最高,晕厥发生率最低。他们也指出辅助期生存率与病例选择、辅助器材种类均相关,而且病例数也较少。

适应证与禁忌证:此泵最适于晚期双心衰竭,大体型体表面积 $>1.7m^2$ 和大心脏符合心脏移植标准的病人;胸部断层 T_{10} 前后径应达 10cm。年龄 60 岁以下,肺血管阻力 <8 Wood U。不适于急性心肌梗死、肝肾功能不良和细胞毒抗体 $>10\%$ 的病人。

血泵做心脏原位植入技术要点:驱动管道从病人左肋缘下皮肤引出,接于基座控制台。给肝素前做好人工管道预凝(要求预凝 3 次,将管道浸泡于病人自血并拉抻管道,干燥 5 分钟后再浸泡),修剪好人工管道和心房缝圈,做好皮下隧道。氧合器用新鲜冷冻血浆预充。缝合心房缝圈时用涤纶条垫于心房缝圈的周边连续缝合,可防止缝线出血和帮助固定心房的快速接口。血泵纳入胸腔时用 Gore-Tex 膜覆盖泵表面和两侧,防止粘连于肺和胸壁。泵流量应达 $2.5L/(min·m^2)$。

出血和栓塞是人工心重要并发症:术中常规应用抑肽酶或高剂量氨基己酸。术后口服双嘧达莫 100~400mg,4 次/d。如有高凝状态,或血小板计数 $>400\times10^9/L$,则在术后次日用低剂量肝素保持部分凝血活酶时间 (55 ± 5)s(胸内出血停止后胸引流管呈血清状时用),病人能口服后改用华法林。每周测两次出血时间保持在 10~20 分钟。同时加服小剂量阿司匹林和双嘧达莫。血小板计数每增加 $100\times10^9/L$,阿司匹林剂量加 0.3g。

(2) 电动人工心的现状:气动人工心由于经皮导线连接致感染率高和使病人活动不便,全植入式电动人工心是更理想的目标。

1992 年 Nose 和 DeBakey 创制 Baylor 全植入电动人工心,人工心是整个装置。在左右血囊和推板中间是一个 18mm 的微型马达系统,包含一个直流无刷马达,滚动螺旋杆和一个微控制器。马达的旋转运动推动滚动螺旋杆向左或向右,从而变为推板的直线运动压迫血囊交替射血。血囊出入口各有一个 27mm 三叶瓣。三叶瓣的大开口保证心室快速充盈。血泵有 3 组 Hall 效应传感器,当左泵传感器发出充满信号开始射血时,右泵即同时被动充盈(右泵仅保持左泵排出量的 80%~85%)。螺旋杆与推板脱开,充盈时不产生负压。根据左血囊充满的快慢传感器可控制马达的加速或减慢,以保持左右泵排出平衡。泵总流量为 3~8L/min,每搏血量 63ml。血囊用耐屈折的 Hexsyn 橡胶制成(耐屈期约 8 年)。血泵的血液接触面用戊二醛处理的小牛皮干胶覆盖,干胶用以解决湿胶的贮存和消毒问题。泵总重 620g。血泵的解剖学形态按 26 个心脏移植者胸腔形态设计,显示有极好的相适和不对邻近器官压迫。血囊短期动物试验无血栓形成。其他附件如内部应急电源、经皮能源传输系统，顺应室于体内外试验也已完成。内部电池在经皮能源传输时即再充电，可提供40分钟紧急手术之用。外部电池通过经皮能源传输可提供7~8小时病人活动或手术的时间。

犹太大学的电动人工心是从Jarvik-7气动人工心改制而成。一个高速能反转运动的无刷直流马达组装在一个轴流泵上，位于两个心室之间。轴流泵向一侧推动血泵后即反向向另一侧推动。液压泵的泵容量接近于泵的排出量，泵最大搏出量为9.2L/min。马达系统在一短管道内与两心室的气室相通，但此泵无顺应室，在两心房间做一个4.3mm缺损，以平衡两个心室的搏出量。控制器用以调节马达速率以维持正常充盈压和搏出量，其他尚有电磁感应转换器及双向红外线数据环。此泵设计灵巧、简洁，很少活动部分。马达的高速倒转可能对微轴承有极大负荷，可能限制能源转换器的寿命。

克利夫兰的Nimbus电动人工心用一个无刷直流马达驱动一个齿轮泵交替压迫密封的液柱，使之产生液压式血流。一对磁性电偶组装在推板上，磁感应驱动活塞使推板隔膜交替搏出血液。活塞上有一弹簧用以平衡两侧不同的射血量。推板上的Hall效应传感器测定血囊的充盈状态，当肺静脉回流增加或减少时，微控制器即按每10次的平均充盈时间来控制推进器的运动速度以保持左室充盈适当。钛血泵的外部用碳纤维环氧树脂涂层，隔膜为有高度屈曲寿命的复合材料，血液接触面用戊二醛处理的胶原基质涂层。泵出入口用牛心包瓣膜，心室间隙有与胸壁皮下的顺应室由卷轴连接。此血泵也是一种自动充盈、左主右副的控制机制，总的排血量可达8L/min。

电动人工心不论从材料、制作、性能或控制系统各方面今后还将继续改进，以便达到为终末期心脏病人永久性植入和真正延长生命改善生活质量的目的。

(3)本州电动人工心：本州电动全人工心是由一组无刷直流马达经能源转换器驱动推板交替压迫左右血囊射血的装置。全泵重510g。马达旋转约4.5圈使推板直线运动1.9cm。马达位置用3个Hall效应传感器检测。血囊是无缝嵌段聚醚聚氨酯尿素制成，有出口25mm、入口27mm两个单支架倾斜碟瓣。推板脱开血囊后的被动充盈可防止心房吸引。控制器主动调节左、右搏出量，每搏量55~60ml。

其他部件包括一个植入的电控制器、能源传输线圈和植于右胸壁的顺应室及其注气口。外部有能源传输电子件，手提电池包。电子控制器及内部电池包含于一个钛盒内，还含有能源传输调节或遥测部件。控制系统基于静脉回流和体、肺血管阻力变化按十进位法调节心输出量。

此泵现在做临床前体内外试验。从牛动物实验中他们提出减少(右)膈神经的剥离和牵拉可以使动物术后肺并发症减少。原来术时将膈神经由奇静脉至膈心包全程剥离并拉向左侧，现在只剥离一小段穿过腔静脉阻断带即可。比较两种不同方法，使术后PO_2/FiO_2比率由原来336.3±35.4提高到419.4±17.3($P=0.05$)，但呼吸频率两组相同。其次是用纤维蛋白胶涂抹各个手术吻合口包括两个房室口和主动脉肺动脉口，可减少术后出血，从而使血胸消除和提高动物生存率。此泵期望不久可用于临床。

第5节 对辅助循环的评价与展望

主动脉内气囊反搏和离心泵是目前最多应用的辅助循环器材。主动脉内气囊反搏只能减轻左室的后负荷,而离心泵能代替心脏搏出大部分心内血量使前后负荷均减轻,故其作用更好。但是这两种器材均属短时间(数日至1周)辅助,要能有更长时间更有效辅助,只能依靠搏动性辅助装置,如 Thoratec、Novacor、TCL 等心室辅助泵。以前此类泵不易得到,目前在发达国家已经推广应用,亚非地区也能得到。临床上对辅助器材的选择,一般认为在手术中不能停机,或在导管室、ICU 内发生的心搏骤停时,为了快速恢复循环,可用离心泵类非搏动辅助装置;对于慢性心衰晚期常伴有多脏器功能不良的病人,应选流量较高的搏动性辅助循环,因为可能需要3~4周以上的时间才能恢复。但此类泵多数是为心脏移植的"桥"而设,对于大多数不适于心脏移植或体型较小不适用这类复杂装置和可望从较长期辅助恢复心功能的病人,理应有其他可用的辅助设备。好在近5年来辅助循环发展迅速。目前已有能较长期辅助的离心泵、轴流泵试制成功,如可用于急慢性心衰的 Clark 小型植入性离心泵,用于小体型成人和儿童的 Jarvik 2000 型轴流泵,将各种部件微型化的可佩戴式辅助泵,还有小儿用体旁 Thoratec 泵,各种改进型 Heart Mate 辅助泵等可供更多的选择。

长时间辅助的搏动性辅助泵虽然有不少长达1年以上再行心脏移植成功的病例,但多数用辅助泵做桥移植病人是在辅助1~2个月内进行的。Rose 等统计辅助60天以上的162例中,125例做了心脏移植,其中115例生存,移植成功率93%。心脏移植后生存率与辅助时间长短无差别,表明辅助泵性能良好。但长期辅助时间愈长,并发症发生率即愈高。辅助60~100天的82例中与辅助101~200天的63例中,等待移植中死亡率分别为10%和20%。并发症的种类很多,主要还是感染。随着经验积累,出血和泵机械故障已愈来愈少。随着泵内膜生物化和改用生物瓣,以及术后抗凝抗血小板的综合防治,栓塞率已接近换瓣病人水平。辅助后死者多数是多脏器衰竭合并感染,常为治疗过晚造成不可逆休克所致。辅助循环后心功能较原来增加30%,故 Rose 等认为对大多数心衰用较简单的左心辅助是足够的,但伴有严重右心衰竭仍需全人工心支持。目前发展中的可佩戴式左心辅助泵和全植入人工心如能达到2年以上生存期,就为永久性植入提供可靠的保证。此外,过去认为辅助循环必须能转流绝大部分心内血量才属有效,功能不良的心脏既然不能恢复功能就应切除,以便原位植入人工心才能维持循环。这一观念现已得到改变。Frazier 提出,对于慢性心衰病人用血泵转流全部心排血量是不必要的,也是不可取的。用泵调整左室舒张末压到正常容量和压力时即是最适的循环生理学,这还可使自然心向主动脉保留射血和有正常的循环反馈机制,心室也不致产生负压,从而可使大多数晚期心衰病人从辅助循环中达到心功能改进和延长生命的目的。Nose 指出,扩大的心肌病可望在6个月~1年内恢复,硬化的血管经过每月脂肪过滤或吸收操作,至少2年也能正常化。为此他们正在设计用旋转离心泵做不切除心脏的长期双心辅助系统。

(朱晓多)

参 考 文 献

1 叶椿秀,高晓东. 辅助循环与心脏置换. 上海:上海科学技术出版社,1990
2 姚震,高尚志,涂仲凡. 心脏急症. 北京:人民卫生出版社,1990
3 Jark RE, Goldstein AH, Pocella JJ. Smallul implantable centrifugal pump for short-terntrculalory assistance. Ann Thorac Surg,1996:61
4 Jack M, Coles J, Williams WB, et al. Determinants of success in pediatric cardiac patients undergoing extraeorporeal membrane oxygenation. Ann thorac Surg,1995,60～133
5 Kilen DA, Plehler JM, Borkon AM. Bio-Medicos ventrieular assist derviee fur salvage of cardiacsurgical patients. Ann Thorae Surg,1991,52(2):230
6 Ong JW. Advanced mechanical elrculatory. Quppor with the Heart Mate leit ventricuar device the year 2000. Ann Thorac Surg,2001,31(1):S176
7 Lowe J. First successful bridge ocardiac transtantation using direct mechanical ventticular act Uatlon. Ann Thorac Surg,1991,52(6):1237
8 Nose Y, Nakata K, Yoshikawa M. Developments totally, implantable biventricular bypass centrttugat blood pump syslem. Ann Thorac Surg,1999:775
9 Orime Y, Takatani Y, Frasai K. Control strafery of the Baylor total artificial heart. In: Akutsu TandKayanagi. Artificial heart. Tokyo: Springer-Verlag,1991:109
10 Reichentach SH, Farrar DJ. A versatile inttacorporeal ventrieular assist device based on the Thoratec VAD system. Ann thorac Surg,2001,71:S171
11 Rose EA, Goldstcin DJ. Wearable long-term mechanical support for patient with end-stage heart diease: Atenablegoal. Ann Thorac Sure,1996,61:39
12 Sabiston DC, Spencer FC. Surgery the chest. 6th ed. Philadelphia: unders,1995:1256～2135
13 Savage EB, Clark RE, Griffin WP. The AB-incirculatory support syslem: Summary of developmentand plans for phase 1 clinical trial. Ann Thorac Surg,1999,68:768
14 Sweeney MS. The Hemopump in 1997, A clinical. political and marketing evaluation. Ann Thorac Surg,1999,68:61
15 FiaziQr OH, Myers TJ, Jarvik RK, et al. Resrarch and development of an implanta laxi81-flow left ventricular assist devices The jarcik Thor Surg,2001,71:S125

第16章

冠状动脉旁路移植手术

冠状动脉旁路移植术(coronary artery bypass grafting,CABG)作为冠状动脉粥样硬化性心脏病(冠心病)的主要治疗手段已被公认。1996年就世界范围内估计接受CABG和经皮腔内冠状动脉成形术(percutaneous transluminal coronaryangioplasty,PTCA)患者各有50万,在美国1年接受CABG者就有30多万人。在我国,1974年阜外心血管病医院首先开展了CABG,近几年有了进一步的普及和发展,到1999年,全国年手术量可能已达2000例左右,但和先进国家比较差距仍较大。下面就冠心病外科治疗进展进行综述。

1. 全动脉移植再血管化

早年人们对CABG所关心的是手术的安全性、适应证和标准化问题。到20世纪80年代中期,发现应用乳内动脉移植可改善CABG远期通畅率,随后引起了对动脉血管移植研究的兴趣。乳内动脉移植血管10年通畅率可高达95%,应用大隐静脉作血管移植10年通畅率约在50%上下,当前将乳内动脉作为左前降支(left anterior descending branch,LAD)旁路移植术的首选材料已被广泛应用。多支血管病变可取双侧乳内动脉、胃网膜动脉和桡动脉等。1994年Tector等首先介绍应用双侧乳内动脉(internalmammaryartery,IMA)作"T"型或"Y"型吻合进行冠状动脉全动脉移植再血管化(complete arterial myocardial revascularization,CAMR)。这样既保证左乳内动脉(left internal mammary artery,LIMA)原位移植到LAD,也允许游离的右乳内动脉(right internal mammary artery,RIMA)有足够长度能与心后的回旋支及右冠状动脉分支吻合。因为游离的RIMA近端只需与原位移植的LIMA行端-侧吻合,随后进一步得到推广和发展。

最近Nakadi等应用双侧IMA作"Y"型吻合对106例3支血管病变患者进行完全再血管化,全组无手术死亡。术后并发症有心肌梗死3例,胸骨切口感染1例。5年存活率平均为99%±1%,症状均有改善。Gurevitch等进一步介绍了应用双侧IMA对762例多支病变患者进行CAMR技术:①游离IMA近端,端-侧吻合于另一侧原位移植的IMA上("Y"型吻合),

共476例,占62%;②自然排列,RIMA 原位移植于右冠状动脉,LIMA 原位移植到 LAD 44例,占6%;③交叉排列,RIMA 原位移植到 LAD,LIMA 原位移植于回旋支,胃网膜右动脉 (right gastroepiploic artery, RGEA)原位移植于右冠状动脉242例,占32%。全组死亡19例,死亡率为2.5%。9例(1.2%)出现围术期心肌梗死,14例(1.8%)发生胸骨切口感染。随访12~45个月,1年和3年通畅率分别为95.5%和93%,22例心绞痛复发,效果满意。桡动脉作为移植血管早期报道闭塞率高,改进了摘取技术和使用钙拮抗剂后得到改善。最近 Sato 等应用桡动脉配合双侧 IMA 和 RGEA 进行 CAMR 13例,无手术死亡或明显病残率,11例术后接受冠状动脉造影全部移植血管通畅,13例术后运动试验无心肌缺血征象。也有由于桡动脉急性痉挛或闭塞引起心绞痛复发甚至死亡的报道,后者仍是一个值得重视的问题。

尽管应用 CAMR 取得可喜的临床效果,但是这种方法对改善远期疗效,特别是能否阻止动脉硬化尚缺乏充分的证据。所以对重症左心室功能低下、老年患者、冠状动脉弥漫性病变、急症手术和糖尿病患者,还是根据病情选择动、静脉混合移植比较好,CAMR 手术应选择性应用。对左主干和主要冠状动脉狭窄支可选用动脉血管移植,非主要冠状动脉狭窄或心肌梗死部位,仍以采用静脉血管移植比较方便。因为静脉血管血流量大,采取容易,不易痉挛,中近期效果也比较肯定。另据对654例应用 LIMA-LAD 移植术术后冠状动脉造影分析,发现原位 LIMA 移植于 LAD 通畅率尚受竞争血流影响,值得注意。

2. 激光心肌打孔再血管化

激光心肌打孔再血管化(transmyocardial laser revascularization, TMLR)经历了一个漫长的历程。20世纪90年代初 Mirhoseini 和 Grew 等在临床应用高能量(800W)CO_2激光于心脏不停跳下对心肌打孔,患者心肌缺血症状得到改善,开始被接受为治疗弥漫性缺血性心脏病变的一种手段。当前的问题主要是对其改善心肌供血机制及远期效果尚难以肯定。Yamamoto 曾在犬心脏上应用超声对心肌打孔,与应用钬激光心肌打孔进行对比研究,两者于2周后心肌孔道均闭塞,但都有微血管新生,提示这类新生微血管可能是对创伤的一种非特异性反应,即通过其热、机械和化学效应刺激血管内皮生长因子(VEGF)和促进血管新生的结果。Shah 并提出在激光打孔的缺血心肌内注射这类促进血管生长因子,会提高 TMLR 效果,现已有不少报道。

3. 微创冠状动脉旁路移植术

微创外科是20世纪90年代一项重大进展,首先是应用胸腔镜游离 LIMA,在非体外循环心脏不停跳下经左前胸小切口进行乳内动脉与冠状动脉前降支旁路移植术(Minimal invasiveCABG, MI-CABG)。不用胸腔镜也能完成这类手术,还有在 Hemopump 支持下完成多支血管移植的报道。Cartier 等最近报道非体外循环下对多支血管病变进行微创冠状动脉旁路移植术300例,每例平均移植血管(2.93±0.87)支,移植血管材料90%使用乳内动脉,12%用桡动脉,84%用大隐静脉。靶血管左前降支占95%,对角支占30%,回旋支占73%,右冠状动脉占78%,完全再血管化达到93%,仅0.4%病例改用了体外循环,手术死亡率为1.3%,疗效与通畅率和标准技术无明显差别。这种手术简单、安全、创伤小、恢复快、费用低;对多支病变,特别对回旋支在心脏不停跳下手术,因显露差是否会影响缝合吻合口精确度和长期通畅率,尚有不同意见。

不开胸建立体外循环又称"HeartPortAccess"技术,是通过经皮穿刺股动静脉插管建立体外循环,在血管腔内阻闭升主动脉和经插管远端灌注心脏停搏液,诱导心脏停搏,并在胸壁作一小切口(port)完成 CABG。这类手术由于有安静手术野,可用于任何靶血管及心内合并病变,有发展前景。但是切口小,手术野显露差,手术并发症相对较高;加上"HeartPortAccess"手术设备昂贵,限制了这一技术的开展。为改善当前微创手术现状,最近 Damiano 等报道经胸壁小切口分别插入3根特制导管,应用机器人完成 MI-CABG 10 例,8 例成功,其优点是视野清晰,远区操作方便、精确,是微创外科的新发展。

4. 高龄重症病例的挑战

随着老龄化社会来临,高龄重症病例不断增多,问题也较多。Shigemitsu 报道 1986—1997 年间应用 CABG 治疗 75 岁以上高龄病例 119 例,手术死亡 11 例,晚期死亡 12 例,存活者生活质量均得到明显改善。3 年存活率 76%,5 年 68%,7 年 60%。最近 Yamamuro 等对 1 组 739 例 70 岁以上(74±3)的高龄病例接受二次 CABG 手术进行了分析,两次手术间期为 130±55 个月,院内死亡 56 例,死亡率 7.6%。手术死亡危险因素为急症手术、女性、中度以上左心室功能不全和左主干病变。晚期死亡的有关危险因素为糖尿病、周围血管疾病、左心室功能不全、恶性肿瘤、心律失常以及脑卒中发作。5 年和 10 年总存活率分别为 75% 和 49%。以上结果提示对大多数高龄病例进行 CABG 手术均可取得较好效果,但对有上述危险因素的高龄重症患者决定手术时,应当具体分析,区别对待。

5. 缺血性心肌病的 CABG

心脏移植已安全应用于终末期心脏病。晚期冠心病患者作为心脏移植受者约占心脏移植总数的 39.5% 或更高,由于供心有限,约有 35% 受者在等待供心期间死亡。随着对缺血性心肌病的诊断和外科技术的进步,缺血性心肌病治疗策略也在改变。Mickleborough 等于 1982—1997 年曾对 125 例射血分数(EF)<20%(平均 18%±5%)的患者进行了 CABG,这组患者平均年龄为(59±9)岁,其中 108 例心功能为Ⅳ级,主要临床症状有心绞痛(50%)、心力衰竭(2%)或二者兼有(29%)以及室性心律失常(13%)等,其中 48 例伴有明显二尖瓣关闭不全,67 例冠状动脉狭窄远端口径条件较差。术后 15% 病例应用了主动脉内气囊泵(IABP)支持,手术死亡率为 4%,5 年存活率为 72%,心绞痛和心力衰竭症状均有改善。Suma 等报道对 33 例心功能(3.5±0.5)级缺血性心肌病进行了 CABG 和(或)室壁瘤切除,30% 同时进行了二尖瓣置换术。治疗结果:选择性手术死亡率为 4%,急症手术则高达 43%,晚期死亡 3 例;存活病例左心室 EF 由术前 18%±6.4% 改善到 30%±5.9%,心功能改善(1.5±0.7)级。另外,还有人提出对缺血性扩张型心肌病合并房室瓣关闭不全时,可在 CABG 同时进行二尖瓣和三尖瓣瓣环成形术,手术治疗 163 例,其中 117 例(70%)术前有心力衰竭,手术死亡率 4.9%(8/163),存活病例血流动力学和生活质量均明显改善,117 例得到随访,5 年和 10 年存活率分别为 53.5% 和 42.2%,效果满意。

对缺血性心肌病进行 CABG 成功的关键是需要有足够的存活心肌,残存的冬眠心肌和晕厥心肌保存越多,成功率越高,效果更好,正电子断层显像(positronemission-computedtomography,PET)有助于探测出残存的存活心肌。缺血性心肌病、EF<30%,但有明显心绞痛,PET 探测有较多存活心肌可选用 CABG 治疗。终末期缺血性心肌病、心肌广泛纤维化仍应当进行心脏移植术。

第1节 冠状动脉旁路移植手术适应证

20世纪50年代开始,冠状动脉旁路移植手术(Coronary Artery Bypass Grafting,CABG)一直是外科治疗冠状动脉硬化性心脏病(简称冠心病)最有效的方法。近年来至少在两方面的临床进展,使经典的冠状动脉旁路移植术遇到更多的挑战,同时也面临新的机遇。一是冠心病的介入治疗技术不断革新,特别是药物涂层支架的推广应用,以及相应的临床试验结果发表,冠心病介入治疗的适应证进一步延伸。二是非体外循环下的冠状动脉旁路移植术(Off-Pump Coronary Artery Bypass Grafting OPCABG)的推广应用,特别是先进辅助装置应用于临床,OPCABG技术成为主流。正是基于这些进展,美国心脏病学院(ACC)和美国心脏病学会(AHA)针对1999年的CABG指南进行了修订,其中CABG的手术适应证和禁忌证也作了相应的修改。

一、CABG手术风险评估

1. CABG手术的风险性与有直接关系的七种因素

(1)急诊手术:心肌梗死后即刻施行CABG手术的死亡率较高。尽管在心肌梗死后6小时内手术的成功性大,但多数学者认为其风险性也很大,最好是先施行冠状动脉的介入性治疗。

(2)年龄:预设65岁以下患者施行CABG的危险因子为1.0,那么65~74岁者为2.07,75岁以上者则为3.84。但老年人CABG术后的远期疗效与年轻人一样。

(3)心脏手术史:如果无心脏手术史患者的CABG手术危险因子是1.0,有心脏手术史者CABG手术危险因子为3.0。但远期疗效也较满意。

(4)左室射血分数(LVEF)。

(5)性别:美国胸外科学会国家数据库资料显示女性是影响CABG手术死亡率的轻-中度独立危险因素,危险因子为1.5~2.0,但远期疗效与男性一样。

(6)左主干狭窄程度。

(7)病变血管(狭窄≥70%)的数目。

前三者与手术死亡率的关系最密切。此外,与CABG手术风险性相关的因素还有身高、体重、住院期间行介入治疗、近期(1周内)心梗、心绞痛史、室性心律失常、充血性心衰、二尖瓣反流、糖尿病、脑血管病、外周血管疾病、肾衰、血清肌酐水平等。

2. 临床试验和(或)病例对照研究一致表明行CABG术是有效且有益的情况

(1)无症状或症状轻微的心绞痛病人,如果有严重的左主干病变;左主干等同病变,如前降支近端显著狭窄(≥70%)和回旋支近端狭窄;三支血管病变,特别是左心室功能不全者(EF<0.50)和(或)存在面积广泛的心肌缺血;单支或双支血管病变,无创检查证实大面积心肌缺血和(或)左心室EF<50%者。

(2)稳定型心绞痛病人,如果有左主干病变;左主干等同病变;三支血管病变,特别是左心室功能不全者;两支血管病变,合并有前降支近端病变及左心室 EF<0.50 或存在明显的心肌缺血者;单支或双支血管病变,不合并前降支近端狭窄,但无创检查证实有大面积心肌缺血者;前降支近端病变,无创检查证实存在广泛的心肌缺血和(或)左心室 EF<0.50 者;最大限度的药物治疗不能控制症状者。

(3)不稳定型心绞痛或非 ST 段抬高的心肌梗死病人,如果有左主干病变;左主干等同病变;介入治疗不理想或不可能进行,且最大限度的药物治疗不能控制症状者。单支或双支血管病变合并有前降支近端病变者。

(4)ST 段抬高的心肌梗死,下列情况需要进行急诊或加急的 CABG 术。

①持续胸痛或血流动力学不稳定,血管成形术失败,冠状动脉解剖适合行 CABG 术者;

②药物治疗无效的或者反复心肌缺血,不适合行心脏介入(PCI)治疗者;

③心肌梗死后的室间隔破裂或二尖瓣关闭不全需要外科修复者;

④75 岁以下的心源性休克病人,合并有 ST 段抬高,或左束支传导阻滞者;

⑤威胁生命的室性心律失常,合并≥50%的左主干病变和(或)三支血管病变。ST 段抬高的心肌梗死病人,心肌梗死后早期(6~12h)不适合介入治疗或溶栓治疗或上述治疗失败者;心肌梗死后不在早期,但有进行性的 ST 段抬高者。

(5)左心室功能不全的病人,如果有显著左主干病变;左主干等同病变;前降支近端狭窄的多支血管病变者。左心室功能不全的病人,有可血运重建的存活心肌者。

(6)致命性室性心律失常的病人,如果有左主干病变,三支血管病变者,应该行 CABG 术。

(7)经皮穿刺冠状动脉内球囊成形术(PTCA)失败后的病人,如果有进行性的缺血或致命性闭塞后的显著的心肌缺血危险者;PTCA 失败后的血流动力学不稳定者。PTCA 失败后遗留异物在关键部位,或者血流动力学不稳定,凝血系统受损,并且没有开胸手术史者。

(8)以前接受过 CABG 术的病人,如果非外科治疗仍然有严重心绞痛;桥血管通畅,自身冠状动脉病变发展为显著左主干病变,左主干等同病变,三支血管病变者,应该再次行 CABG 术。接受过 CABG 手术的病人,可再次旁路手术的血管支配区域有大面积的心肌缺血,或者供应前降支或大面积缺血心肌的静脉桥血管狭窄>50%者。

3. 临床试验和(或)病例对照研究不能证实行 CABG 术是有益且有效的情况

(1)无症状或症状轻微的心绞痛病人,不合并有前降支近端狭窄的单支或双支血管病变者。

(2)不稳定型心绞痛或非 ST 段抬高的心肌梗死,不合并有前降支近端病变的单支或双支血管病变。

4. 临床试验和(或)病例对照研究表明行 CABG 术是无益甚至是有害的情况

(1)稳定型心绞痛病人,不合并有前降支近端病变的单支或双支血管病变,且症状轻微或心肌缺血不明显,或存活心肌少者;冠状动脉病变为临界性狭窄(50%~60%)且心肌缺血不明显者;冠状动脉狭窄不明显(<50%)者。

(2)ST 段抬高的急性心肌梗死病人,有持续胸痛但只存在小面积心肌缺血危险,血流动力学稳定者;心外膜水平成功再灌注但微血管水平再灌注失败者。

(3)左心室功能不全,没有心肌间断缺血的证据,没有明确证据显示有可血运重建的存活心肌。

(4) 没有缺血证据的室性心动过速。

(5) PTCA 失败后没有心肌缺血或解剖条件不能行血运重建者。

近些年,冠状动脉旁路移植手术治疗冠心病的外科技术在我国大中城市相继开展。随着冠状动脉内血管成形术及支架治疗的迅速发展,了解现代冠心病介入或外科治疗的适应证和并发症,无论对医者还是患者都具有十分重要的意义。本文结合笔者的临床经验及 2004 年美国心脏病协会关于 CABG 治疗指南,讲述当今 CABG 治疗的适应证和并发症。

二、CABG 手术适应证

1. 无症状或轻度心绞痛者

(1) 左冠脉主干明显狭窄者应行 CABG。

(2) 左主干等同病变者即左前降支近端和左回旋支近端有明显狭窄者($\geqslant 70\%$)应行 CABG。

(3) 三支血管病变者行 CABG 治疗有益,尤其是左室功能异常者如射血分数(EF)<0.50 和(或)大面积心肌缺血者。

(4) 包括左前降支近端狭窄的 1 支或 2 支血管病变者建议行 CABG,当无创性检查证实广泛缺血和(或)LVEF<0.50 时应行 CABG。

(5) 1 支或 2 支血管病变但未累及左前降支近端者可考虑行 CABG,当无创性检查显示有大面积存活心肌且符合高危标准时,则应行 CABG。

2. 稳定型心绞痛

(1) 左冠脉主干显著狭窄者应行 CABG 治疗。

(2) 左主干等同病变者即左前降支近端和左回旋支近端有显著狭窄者($\geqslant 70\%$)应行 CABG。

(3) 三支血管病变者应行 CABG。当 LVEF<0.50 时生存意义更大。

(4) 有左前降支近端明显狭窄的 2 支血管病变,并且 EF<0.50 或无创性检查显示缺血者,建议行 CABG。

(5) 1 支或 2 支血管病变,而没有左前降支近端明显狭窄,但无创性检查显示有大面积存活心肌,并且符合高危标准者,采用 CABG 治疗有益。

(6) 最大限度药物治疗仍无效的心绞痛者,有手术条件并可接受其危险性时,采用 CABG 治疗有益。如果心绞痛不典型,则必须获得客观的缺血证据。

(7) 左前降支近端狭窄的 1 支病变者可考虑行 CABG 治疗。如果无创性检查证实有广泛缺血和(或)LVEF<0.50,则应施行 CABG。

(8) 有 1 支或 2 支血管病变,没有左前降支近端狭窄,但无创性检查显示有中度面积存活心肌和缺血者,可考虑行 CABG。

3. 不稳定型心绞痛/非 ST 段抬高心肌梗死(MI)

(1) 左冠脉主干显著狭窄者应行 CABG。

(2) 左主干的左前降支近端和左回旋支近端显著狭窄者($\geqslant 70\%$)应行 CABG。

(3)心肌血运重建不理想或不可能者,以及最大限度非手术治疗无效的进行性缺血者,建议行CABG。

(4)左前降支近端明显狭窄的1支或2支血管病变,可行CABG。

(5)未累及左前降支近端的1支或2支血管病变者,当经皮血运重建不理想或不可能时,可以考虑行CABG。如果无创性检查显示有大面积存活心肌并符合高危标准,则应施行CABG。

4. ST段抬高的MI(STEMI)

对于ST段抬高的MI病人,有下列情况时应行急诊CABG。

(1)血管内成形术失败伴持续性疼痛或血流动力学不稳定,冠脉解剖条件适合手术。

(2)大面积心肌缺血但不适合行血管内成形术,且用药物治疗无效以至持续性或复发性心肌缺血,冠脉解剖条件适合手术。

(3)MI后室间隔穿孔或二尖瓣功能不全施行手术修复时。

(4)年龄小于75岁伴ST段抬高或左束支传导阻滞或后壁MI的病人在MI后36小时内出现心源性休克,而休克后18小时内能施行手术者。

(5)左主干狭窄≥50%和(或)3支血管病变者,出现恶性室性心律失常时。

(6)不适合溶栓和血管内成形术,或经两者治疗无效的病人,出现进行性STEMI早期(6~12小时)。

(秦 巍)

第2节 冠状动脉旁路移植物的选择

一、血管旁路移植物

(一)静脉移植物

取材于双下肢的大隐静脉,或双上肢的前臂静脉,由于静脉位于体表,采取方便,可供任意裁剪,适合于各支冠状动脉任何部位的旁路移植,但由于静脉动脉化后,组织结构发生改变,静脉内膜发生纤维化增生而导致狭窄式闭塞,作为旁路其远期通畅率不如动脉。

1. 大隐静脉(SV)

1962年,Sabiston尝试应用SV搭血管桥失败。1968年,Favoloro采用SV血管,应用端侧吻合技术行冠脉搭桥成功。此后,由于SV容易获取和有足够的长度,因而在临床上广泛应用SV作为血管移植物进行CABG手术。但随后的研究发现,SV桥容易在术后形成狭窄甚至阻塞,影响搭桥手术的效果。SV桥手术后再狭窄或阻塞的发生可分为三个阶段:即术后早期血栓形成、中期进行性内膜增生和晚期粥样硬化病变的形成。①早期阻塞(住院30天内)的原因是SV桥内血栓形成,其原因有SV桥血管内血流减少,吻合口狭窄和冠脉远段血管条件差;其他原因有术中取材时造成SV内皮功能受损或管壁损伤,启动凝血系统反应导致血栓形成。②中、晚期SV桥的狭窄和阻塞是由于静脉移植物管壁平滑肌细胞向内膜迁移和增生,造成内膜增厚、粥样硬化和纤维斑块形成所致。

Gibbon等将SV桥手术后的通畅情况分为三级:A级:通畅;B级:SV桥在任一处狭窄小于50%;0级:阻塞。他们同时报道403例患者10年SV桥通畅率情况:41%阻塞(0级),7%B级病变,52%通畅(A级)。进一步研究353例患者术后15年SV桥通畅情况:50%0级,10%B级,40%A级。实际上术后10年的通畅率会更低些,因为这组资料是那些能活到10年的患者,而那些在10年内死亡患者可能的死因就是SV桥的狭窄或阻塞。

有研究表明,术后一年内绝大多数在造影时表现为B级的SV桥,其原因为远端吻合口的技术欠缺造成;而一年以后SV桥出现的B级病变的原因则多为粥样硬化和内膜增生所致。搭在LAD和其分支对角支(Diag)的SV桥10年后的通畅率要高于搭在其他冠脉靶血管的SV桥的通畅率。这种情况可能解释的原因是右冠脉(RCA)系统和回旋支(OM)系统的远段血管条件较差,而且在手术中在RCA和OM系统搭桥时在技术上较为困难、造成吻合口质量欠缺所致。

2. 小隐静脉(SSV)

如果大隐静脉有曲张、静脉炎、血栓或有既往手术史,需要采用其他的静脉血管作为移植物,如小隐静脉、头静脉(CV)和贵要静脉(BV)。由于很少用到这些血管,有关的通畅率报道几乎没有。Stoney报道了28例患者中采用了58条上肢静脉,2年后的通畅率为57%,远低于SV的同期通畅率。无有关SSV通畅率的报道。

静脉移植物的再狭窄和阻塞是CABG手术后临床效果不佳的主要原因。现在有关的静脉桥移植物通畅率的研究大部分是在CABG开展后10~20年的病例资料,在时间和技术上有其局限性。目前,在手术技术上的改进,如SV获取技术的改进(内镜技术)、避免用过大的压力及过度扩张SV桥血管来检查其完整性,以及在术后早期应用药物治疗,使CABG手术后静脉移植物的通畅率大大改善。在CABG手术后早期应用阿司匹林,可以使术后1年SV桥通畅率明显提高;在CABG手术后应用他汀类药物,可以明显抑制SV桥中期的内膜增生和晚期的粥样硬化病变,但尚无证据表明可以改善SV桥的长期通畅率。目前临床上需要相关改善静脉移植物术后长期通畅率的研究,来指导冠脉搭桥手术中桥血管移植物的选择策略。

(二)动脉移植物

最常用的是乳内动脉,由于乳内动脉的组织结构和血管口径均与冠状动脉相似,与静脉相比其术后不易形成狭窄,远期通畅率高,且只需作一个远端吻合。因此从20世纪80年代开始被广泛采用,但乳内动脉长度和条数有限,只能用于部分冠状动脉病变的旁路移植,若取双侧乳内动脉,创伤亦较大,尤其是对老龄患者,可增加术后胸骨不愈合,甚至感染的机会。

除乳内动脉外,胃网膜右动脉、桡动脉以及腹壁下动脉亦可用作动脉旁路材料。

1. 左乳内动脉(LIMA)

在Vineberg和Kolessov最初尝试之后,是Green成功地在CABG手术中应用LIMA。在20世纪70年代SV桥移植物盛行的时期,很少有医生应用LIMA。随着SV桥负性临床效果和病变报道的增多,外科医师也开始进行 LIMA 的临床应用和通畅率的研究。早期有关 LIMA 通畅率的结果报道互相矛盾,有报道在术后 6 个月时 LIMA 桥和 SV 桥的通畅率相差无几。Lytle 等回顾性分析 501 例 CABG 病人术后 SV 桥和 LIMA 桥的通畅率情况,结果显示在手术后 5～7 年,LIMA 桥的通畅率为 93%,SV 桥通畅率为 46%,和其他的大组报道类似。Loop 等在 1986 年的报道改变了 CABG 手术中血管移植物的选择策略,他们采用回顾性分析方法,比较了采用 LIMA 和 LAD 吻合、SV 和其他冠脉吻合的 2306 例患者与仅采用 SV 和冠脉吻合的 3265 例患者临床效果,平均随访期为 8.7 年,LIMA 和 LAD 吻合的患者的 10 年实际存活率提高了 10%,并使左心功能差的患者的 10 年存活率提高了 15%。该结果表明应用 LIMA 与 LAD 的搭桥,可以大大地降低 MACE 的发生率。这一报道促使心脏外科医师在 CABG 手术中将 LIMA 作为效果可靠的动脉血管移植物进行搭桥手术奠定了坚实的基础,并使 LIMA 在临床的应用逐渐普遍起来。统计结果显示,1990 年时 65% 心外科医师应用 LIMA,到 1997 年,75% 心外科医师应用 LIMA。此后,将 LIMA 桥吻合于 LAD、辅助以 SV 桥吻合于其他冠脉靶血管的手术方式成为 CABG 手术的常规标准术式。

Cameron 在这一时期回顾性分析报道了 4179 例应用单支 LIMA 桥和 4888 例应用 SV 桥手术后 15 年的结果,多因素分析表明应用 LIMA 是一独立的改善存活率的预测因子,在年龄大于 65 岁、心功能差及性别为女性的亚组中,情况也是如此。

总的来说,尽管缺乏随机前瞻性研究资料,大量回顾性资料仍支持在 CABG 手术中,将 LIMA 桥作为一重要的血管移植物和有病变的 LAD 进行吻合,以加强手术后的临床效果。

2. 双侧乳内动脉(LIMA)

由于 LIMA 在 CABG 中的使用产生了良好的临床效果,人们自然想到应用双侧乳内动脉(LIMA)会产生更好的效果。20 世纪 70 年代早期有个别中心应用双侧 LIMA,但仅限于某些患者,如 SV 条件差(曲张、炎症、有手术史和血栓等)。在 80 年代中期,多个中心报道了使用双侧 LIMA 后,在不同的术后随访期内其通畅率效果令人满意。Endo 等报道 1083 例患者术后 2～3 周双侧 LIMA 的通畅率为 97%,Calafiore 等报道术后 18 个月双侧 LIMA 的通畅率为 99%。Dion 报道 161 例平均手术后随访 7.5 年情况,双侧 LIMA 无论是和 LAD 或是和 OM 吻合,双侧动脉桥的通畅率无差别。Buxton 报道将右侧 IMA(RIMA)搭在左冠脉系统或搭于狭窄较严重的右冠脉系统(RCA)能取得更好的疗效。到目前为止,尚无随机性的临床报道评价单侧 LIMA 和双侧 LIMA 效果,仅有的回顾性报道也无法表明双侧 LIMA 的应用效果一定优于单侧的 LIMA 应用效果。

Lytle 在一非随机分组、回顾性的研究中对比了单侧 LIMA 和双侧 LIMA 的临床应用效果,平均随访期为 10 年;8123 例为单侧 LIMA,2001 例为双侧 LIMA,经统计学处理后发现,存活率双侧 LIMA 组优于单侧 LIMA 组(79% vs 72%),避免再次介入治疗双侧 LIMA 组要优于单侧 LIMA 组(77% vs 62%),而且伴随着随访时间的延长,双侧 LIMA 组的优点更为明显。糖尿病和心功能差患者的亚组分析也表明,双侧 LIMA 组的术后存活率要优于 LIMA 组。Endo 等报道 688 例单侧 LIMA 组和 443 例双侧 LIMA 组术后 7 年的效果,结果显示双侧 LIMA 组避免再介入治疗及避免心梗事件要优于单侧 LIMA 组,但对改善存活率无影响。迄今为止的最大的一项荟萃分析资料研究了 11 269 例单侧 LIMA 和 4693 例双侧 LIMA 的搭桥手术效果,结果表明在生存率指标方面,双侧LIMA组要优于单侧LIMA组。尽管本组资料很大,但不是随机资料,而且荟萃分析不能替代随机和前瞻性的研究,其结果仍有疑问。

双侧LIMA的应用必须注意其潜在的危险并发症。由于双侧LIMA的使用可能使胸骨的血运缺乏而导致胸骨愈合不良,成为限制其应用的主要原因。Lytle报道双侧LIMA使用后胸骨不愈合的发生率为2.5%,远高于单侧LIMA组的1.4%;Calafiore也证实了这一点。在伴发糖尿病的患者中使用双侧LIMA,有较高的胸骨不愈合的并发症。采用去骨骼肌(即全裸)的乳内动脉(IMA)较宽蒂IMA能更好地保护胸骨的血运,Masta报道在765例CABG患者(其中231例为糖尿病)中采用全裸的双侧LIMA,结果表明在糖尿病患者中胸骨不愈合的并发症并未提高;其他的报道也证实了采用全裸的双侧LIMA有助于减少由于LIMA的应用而引起的胸骨不愈合的并发症。另外,双侧LIMA的应用使手术时间延长,有可能增加呼吸系统和心脏的损伤,而且在技术上也较为困难,这些都是其不足之处,但使用双侧LIMA所产生的良好临床效果是促使外科医师应用这种血管材料的动力。

3. 其他动脉移植物

由于SV桥术后再狭窄和阻塞率高,以及IMA作为动脉移植物时其材料来源的局限性,促使外科医师寻找其他动脉移植物作为移植血管材料。在英国约75%CABG患者接受3根以上的冠脉搭桥支数,约20%的患者接受2根以上的动脉桥支数。其他动脉移植物材料有桡动脉(RA)、胃网膜动脉(GEA)和腹壁下动脉(IEA)。

(1)桡动脉(RA):1971年Carpentier首次应用RA,早期几家中心的应用资料显示术后10个月时RA的通畅率为30%~50%,其原因是RA的痉挛和内皮功能的损伤,此后RA被弃用。在手术后18年,Carpemtier偶尔发现RA仍通畅,加之RA粥样硬化发生率低,而且长度、管径较好,容易获取,并发症低等优点,80年代末在CABG手术中重新应用RA又成为临床热点。Acar报道31支RA桥术后9个月通畅率为93.5%;Bhan报道的62支RA桥术后16个月通畅率为97%。RA通畅率大大提高的原因要归功为"非接触"的手术技术减少了获取时的创伤,以及在手术中和手术后应用钙通道阻滞剂。最近Passati一组回顾性RA应用资料显示,9年通畅率为92%。目前,较大的随机、前瞻性RAPS及RSVP的临床研究正在进行中,以期取得有关RA通畅率和RA与SV对比的结果。Buxton最近报道了RAPCO的5年研究结果,这是一项随机、前瞻性的对比RA和SV以及游离RIMA的临床研究。所有的病人均接受LIMA和LAD的搭桥,而后在70岁以下的病人中随机分配RA或RIMA对第二支靶血管的搭桥,70岁以上的病人则应用SV对剩余的冠脉靶血管搭桥。结果显示:5年通畅率RA为95%,RIMA为100%,SV为87%。

竞争性血流(Competitive Flow)主要影响因素为冠脉内的自身血流,如移植物血管内血流量低而自身冠脉内血流量高。Royse报道,血流通过复合动脉桥如LIMA-RA的"T"形桥时,由于血流重新分配而使桥血流量下降44%。在狭窄较为严重的靶血管搭桥时,由于桥血流的压力高于自身冠脉内血流压力,效果较好。事实上有报道表明,在狭窄小于70%靶血管应用RA搭桥,会使手术后通畅率下降。Moran报道51条RA桥,10条在术后1年内阻塞,原因是靶血管的狭窄小于70%。多因素分析研究表明,RA桥和自身冠脉内的血流压力阶差是影响术后通畅率的主要因素。也有报道说,RA桥吻合在RCA系统后,其通畅率要低于RA

吻合在LAD系统。Passati报道,将RA桥吻合于狭窄小于70%的靶血管时,对通畅率有影响,而与靶血管的部位无关。

RA的易痉挛性和其血管壁的肌层构造及丰富的受体有关。发生在术中、术后RA的痉挛可导致围手术期的心梗,所以在围手术期应用药物来防止RA痉挛,是应用RA搭桥的重要措施。在手术中全身应用钙通道阻滞剂以及在术后口服一年以上的钙通道阻滞剂是目前通行的做法。另外,可以应用其他的血管扩张剂来防止RA的痉挛,如罂粟碱、酚妥拉明、维拉帕米和硝酸甘油。

总之,来自Passati的最新报道证实了RA有良好的长期通畅率。但在手术中,要结合靶血管的部位和狭窄的情况综合考虑RA的使用。临床上期待有关RA的研究成果,以使其成为在CABG手术中常规使用的动脉血管移植物。

(2)胃网膜动脉(GEA):1987年Pym和Suma各自报道了将GEA作为搭桥的血管移植物。GEA的获取只要将胸骨正中切口向下延长至上腹部,即可显露胃大弯侧的胃网膜右动脉(RGEA)。RGEA可以原位血管移植物的方式吻合到RCA和后降支(PD),极少数情况下可吻合于OM系统,但必须穿过膈肌。RGEA也可从膈肌的前部穿过,吻合于LAD;RGEA也可作为游离动脉桥来应用;有上腹部手术史者不宜采用RGEA。

最近的1000例大组原位应用RGEA的报道中,RGEA绝大多数应用于RCA系统,1年通畅率为89%,中期((3.1±1.8)年)为79%;同期LIMA桥的通畅率为93%。Suma报道10年GEA的通畅率为63%,同期IMA和SV桥通畅率分别为94%和68%。尽管在早期热衷应用RGEA,但证据表明其通畅率远低于LIMA和RA,所以在选择RGEA作为血管移植物时应相当慎重。

(3)腹壁下动脉(IEA):IEA可经由下腹正中切口获取,无须进入腹腔。它从髂外动脉发出后的长度大约在8~13cm,一般是作为游离动脉桥应用。IEA的管径较小,不适合与主动脉行近端的端侧吻合,常借助于"SV袖"和主动脉吻合,或与LIMA吻合形成复合动脉桥如"T"或"二"形桥后再进行搭桥。Puig等在1990年首次应用IEA,术后早期(8~10天)造影显示通畅率为88%(15/17);Buche报道中期通畅率为79%(61/77),随访平均时间为15个月,和同期18个月的游离LIMA桥相比,通畅率相差无几。由于IEA长度变化大、行近端吻合困难,作为血管移植物在临床上仍不普及。

4. 全动脉化CABG(TAMR)

LIMA和RA作为动脉血管移植物有良好的临床效果,促进了TAMR的进一步发展。一项回顾性的256例TAMR的报道中,血管移植物为LIMA和RGEA,术后7年生存率为91%,无心肌梗死事件为97%,无再次介入性治疗事件为95%。这组报道和既往的在搭桥手术中应用2支以上动脉桥的报道结果是一致的。更为重要的是,TAMR使术后无心绞痛事件达85%,明显优于应用1~2支动脉桥的患者。在解释这些差异时,应注意到在不同报道中由于病人的资料、病程长短、伴发疾病和入选标准不同,其结果也会有出入。

Munerett比较了在70岁以上患者中,采用TAMR和常规CABG的临床效果。该研究为随机和前瞻性,病人的分组、心功能情况和主要的伴发疾病均有可比性。住院指标如死亡率、ICU时间、机械辅助通气时间和主要并发症在两组间无差异性,但常规CABG的下肢伤口感染率要高,而TAMR组无肢体切口感染情况。术后15个月,TAMR组在通畅率、避免重大心梗事件和缓解心绞痛等临床指标上明显优于常规CABG组。这说明TAMR既有很好的近、中期效果,又有很好的理论上的远期效果。

尽管TAMR有很多优点,但长期效果仍有待长期、随机和多中心的临床研究来证实。无论如何,在临床上手术策略的变化、不同动脉桥材料的应用,如宽蒂、半裸、全裸和游离的IMA,复合动脉桥,如"T"或"Y"形桥,以及靶血管的情况,对TAMR手术后的效果都有很大的影响。全动脉血管移植物的再血管化和非体外循环搭桥(Off-pump)技术的联合应用,使主动脉"不接触"操作技术成为可能,可以大大地降低因动脉粥样硬化所导致的病人脑卒中的发生危险。

(三)人工血管代用品

由于小口径的人工血管作旁路材料,其远期通畅率低,因此临床上极少采用,通常只是在无人体自身的静脉或动脉可供选择时采用。

二、冠脉搭桥手术中血管移植物的选择

冠脉搭桥手术(CABG)中血管移植物为动、静脉移植物的结合应用。静脉移植物有大隐静脉(LSV)、小隐静脉(SSV)、头静脉(CV)以及前臂贵要静脉(BV)。动脉移植物有左、右乳内动脉(IMA),桡动脉(RA)、胃网膜动脉(GEA)以及腹壁下动脉(IEA)。人工血管有应用的报道,但容易阻塞,成功率极低。

判断冠脉搭桥手术后血管移植物的效果有两条标准,一是血管移植物通畅率,二是所谓的临床效果。无论是医师的直觉或是有证据表明,通畅率和冠脉搭桥术后效果有直接的关系。手术后临床效果的主要判断指标有生存率(Survival Rate)、心绞痛缓解率、避免重大心脏事件(MACE,如心梗、猝死)和避免再次血运重建治疗(如再次CABG、冠脉造影、PTCA和支架)。手术后血管移植物通畅情况的判断需要进行冠状动脉血管造影检查来确定。多种因素影响血管移植物的通畅率和手术后效果。

总的来说,血管移植物(桥)的入口血流及冠脉远段血管条件(Run-off)是重要的影响因素,另外桥血管的内皮细胞功能和平滑肌细胞收缩性也是主要的影响因素。精心获取的桥血管即使是质量很高,也可能因入口血流和远段血管条件差(Poor Run-off)而使其通畅率大打折扣。回顾性研究分析表明,用左乳内动脉(LIMA)和大隐静脉(SV)在左前降支(LAD)搭桥后的通畅率要高于同样用LIMA和SV在非LAD部位靶血管搭桥的通畅率。但近期的研究显示,LIMA的手术后通畅率与靶血管部位无关。以前认为,LAD及其分支由于支配左室心肌较大的区域,有较好的远段血管条件,因而术后通畅率高,但现在则怀疑这种解释。若桥血管远端吻合口狭窄,同时伴有较小的压力阶差,会导致血管桥从自体冠脉窃血,使血管桥的通畅率降低。

所以要综合考虑患者的冠脉病变情况和年龄、伴发疾病(Comorbidity)以及可供选择的桥血管移植物,选择合适的桥血管移植物进行CABG手术是非常重要的。

CABG在发达国家是心脏外科的常规手术,也是目前我国心脏外科急待发展的常规手术

项目之一。CABG 在手术技术上和患者病情上皆因人而异,所以很难将手术后移植物通畅率和临床效果的好与差,简单地归咎于血管移植物的选择上。外科医师个人手术技术上的差异性意味着有必要进行多中心或多医生背景的临床研究。目前,冠脉搭桥血管移植物优缺点的评价,依然采用回顾性观察研究方法以及临床效果和通畅率等指标来进行评判。采用设计良好的、随机的、对比性、前瞻性和多中心的临床研究,评价不同血管移植物的优缺点及其和靶血管的关系是目前的研究热点;有关的临床研究正在进行中,期望在不久的将来有指导性的结论可以应用于临床。非体外循环搭桥手术技术和基于复合动脉移植物的 TAMR 技术的联合应用,在减少脑部并发症的同时,能够取得最优和最大化的冠脉搭桥手术后血管桥移植物长期通畅的临床效果,是今后冠脉搭桥手术技术的发展方向。

(李金梁)

第3节　重建血运方式的合理选择

自 20 世纪 60 年代末期 Favaloro 和 Kolessov 等分别运用大隐静脉和乳内动脉行冠状动脉旁路移植术(Coronary artery bypass graft,CABG),1977 年 Gruentzing 又创立了经皮冠状动脉腔内成形术(Percutaneous transluminal coronary angioplasty,PTCA)。经过几十年的临床实践,CABG 和 PTCA 已被确立为有效治疗冠心病的两种主要血运重建(Revascularization)方式。有关这两种血运重建方式的疗效国外已有观察性和随机性的研究报告。本文结合有关文献就 CABG 和 PTCA 治疗冠心病短期和远期结果比较,以及如何更合理的选择这两种血运重建方式加以阐述。

一、PTCA 和 CABG 的疗效比较

临床观察结果表明,多支冠状动脉病变患者行 PTCA 或 CABG 后,两组的死亡率和非致死性心肌梗死的发生率相同。CABG 后心绞痛的缓解更为显著且重复再干预的发生率较低,伴有左心功能不全者行 CABG 后的存活率高于 PTCA 者,可能与 CABG 较 PTCA 使血管重建更完全有关。有资料观察,两支冠状动脉病变作 PTCA 后的完全血管重建率为 25%～50%,三支冠状动脉病变患者为 10%～25%。大约 20% 的单支冠状动脉病变患者接受 PTCA 后的 1 年内又需作 CABG,同时症状复发或需再次行血运重建治疗的比率也较高(大约为 40%)。Duke 大学的报告指出,严重两支冠状动脉病变包括左前降支近段狭窄≥95% 和所有各种类型的三支冠状动脉病变患者,CABG 后的存活率高于 PTCA;无左前降支近段严重狭窄的两支冠状动脉病变的 PTCA 和 CABG 后的存活率相同。

随机心绞痛干预治疗(Randomised Intervention Treatment of Anigna,RITA)试验对比了 PTCA 和 CABG 治疗单支、两支或三支冠状动脉病变心绞痛患者的疗效,在 1011 例病人中 55% 有两支或三支冠状动脉病变。随机分为 PTCA 51 例和 CABG 50 例治疗后平均随访 2.5 年,死亡 34 例(PTCA 组 16 例,CABG 组 18 例),非致死性心肌梗死 60 例(PTCA 组 34 例,

CABG 组 26 例),包括死亡和心肌梗死的主要观察终点(PTCA 组 50 例,CABG 组 43 例)两组间均无显著性差异。随访期间,PTCA 组有 96 例(19%)需行 CABG 和 93 例(18%)需再次 PTCA 治疗,而 CABG 组仅 4 例(0.8%)需再次行 CABG 和 16 例(3%)需 PTCA 治疗。总计 38% 的 PTCA 病例和 11% 的 CABG 病例在干预后的 2.5 年里需再次血运重建。发生临床主要事件和重复冠状动脉造影,PTCA 较 CABG 组高 4 倍以上(31% vs 7%,$P<0.001$)。干预治疗后的 6 个月时,PTCA 组心绞痛发生率明显高于 CABG 组(32% vs 11%),但 2 年以后差异变小(31% vs 22%)。PTCA 组需服用抗心绞痛药物更频繁。RITA 的中期结果指示,在干预治疗后的最初 2 年里,对比 PTCA,CABG 导致较低的心绞痛危险和较少的再次诊断性和治疗性干预,而死亡率和心肌梗死危险无显著性差异。

近年发表的 RITA-I 试验进一步揭示了 PTCA 和 CABG 的长期疗效,平均随访 6.5 年,包括死亡或非致死性心肌梗死的临床主要终点两组间仍无显著差异。在 RITA-I 试验中,对比 CABG 组,PTCA 组导致较小的非致死性心肌梗死危险增加(10.8% vs 7.4%),虽无统计学意义,但不能排除较小的但又是潜在重要意义的 CABG 获益。RITA-I 结果也进一步强调了 CABG 较 PTCA 在减少需再次行血运重建和心绞痛发作频率方面的获益。BARI 试验是近年来对比 PTCA 和 CABG 疗效病例数较多的一项随机对照研究,而且也是能说明两种血运重建方式死亡率差异有统计学意义的惟一研究。研究的对象是 300 例已治疗的糖尿病患者,干预后 5 年存活率 CABG 高于 PTCA。冠状动脉成形对比旁路移植血运重建观察(Coronary Angioplasty versus Bypass Revascularization Investigation,CABRI)的初步结果也显示了与 BARI 结果同样的趋势,随访平均 2 年后 PTCA 组的 64 例糖尿病患者中有 10 例死亡,而 CABG 组的 56 例中仅 2 例死亡。

上述资料大多数排除了单支冠状动脉病变的病例。Goy 等对孤立性左前降支近段狭窄的冠心病患者比较了 PTCA 和左乳内动脉移植术(Left internal mammary artery grafting,LIMAG)的短期和远期疗效。共计 134 例患者随机分为 PTCA 组(68 例)和 LIMAG 组(66 例),随访平均 2.5 年,所有病人的临床和功能状态均有显著改善,但两组间无差异,而 PTCA 组需服用更多的抗心绞痛药物。PTCA 组中 17 例需再次接受血运重建(其中再次 PTCA 8 例和 CABG 9 例),而 LIMAG 组仅 2 例再行 PTCA。其心脏性死亡和心肌梗死的发生率两组间无显著差异。本研究提示,在随访 2 年时,PTCA 后包括心脏性死亡、心肌梗死、血运重建的复合主要终点的发生频率较高,而当排除再次血运重建时,死亡和(或)心肌梗死的发生率两组间相同。Goy 等将上述研究延长随访时间至 5 年时进一步发现,PTCA 组 6 例(9%)死亡,LIMAG 组 2 例(3%)死亡;心肌梗死更多见于 PTCA 后(10 例,占 15%),其中 6 例(9%)为非 Q 波性心肌梗死,4 例(6%)为 Q 波性心肌梗死,LIMAG 后则相对少见(3 例,占 4%,且均系 Q 波性心肌梗死);Q 波性心肌梗死的发生率两组间无差异(6% vs 3%,$P=0.8$),再次行血运重建的病例在 PTCA 组为 38% 和 LIMAG 组为 9%($P=0.0001$)。该结果进一步强调,PTCA 和 LIMAG 均可显著改善临床状态,但 PTCA 后更多的病例需要再行血运重建,且非 Q 波性心肌梗死的发生率增加,只是不影响重要性的预后。

在 1998 年美国心脏协会第 71 届科学年会上,众多学者评价了 PTCA(包括冠状动脉内支架)和微创直接冠状动脉旁路移植术(Minimally invasive direct coronary artery bypass,MID-

CAB)的疗效。Schuler报告了随机接受PTCA和MIDCAB治疗孤立性左前降支近段严重狭窄的117例病人，在干预治疗后2周时，PTCA组发生4例急性临床事件（包括2例相关支架内血栓的急性心肌梗死），MIDCAB组发生6例临床事件（包括1例手术相关的死亡）。6个月内两组的心绞痛均明显改善，工作能力显著提高，且与PTCA组比较，MIDCAB组的心绞痛级别有所降低，但未达统计学意义。此项研究结果提示，PTCA与MIDCAB对左前降支近段严重狭窄患者均有显著疗效并极少伴有临床事件发生，而MIDCAB可能对缓解心绞痛更完全。Ebels等报告了随机接受PTCA和MIDCAB治疗的孤立性左前降支近段严重狭窄的100例心绞痛病人，大约2倍于MIDCAB的PTCA病例于6个月时经历了心绞痛或需再次干预治疗（67% vs 32%，$P<0.05$），29%的PTCA病例于6个月时发生再狭窄，而接受MIDCAB的病例仅为5%（$P<0.05$）。这些资料提示，对于孤立性左前降支近段严重狭窄者，PTCA和MIDCAB的早期疗效相同，半年后MIDCAB组心绞痛症状发作的减少更显著。

根据上述有关观察和随机研究性资料可以归纳如下：PTCA和CABG的死亡率和心肌梗死的发生率几乎相近，CABG的围手术期死亡率可能稍高于PTCA，但PTCA后发生心绞痛和服用抗心绞痛药物的频率以及需要再次血运重建甚至发生非Q波性心肌梗死的病例更多。CABG的远期存活率有高于PTCA趋势。

二、血运重建方式的选择

PTCA和CABG已成为当今治疗冠心病的两种主要血运重建方式。PTCA有创伤性小、病人住院时间短、初次费用低、易实施和缓解症状显著等优点，并且对于急性冠状动脉综合征尤其是急性心肌梗死早期患者可及时挽救生命，为择期CABG提供机会，但是PTCA后再狭窄率高和支架内再狭窄的处理棘手以及血管不完全再通的发生率高，对伴有严重左心功能不全患者的疗效差，远期（>10年）疗效不肯定，且只能适宜于部分冠状动脉病变患者；CABG能更有效地缓解症状，对某些病例，尤其是糖尿病患者可显著提高存活率，达到血管完全再通率高和适应证广等优点，但初次费用高，围手术期死亡率也可能稍高，且有移植血管闭塞、需再手术的风险，在急性心肌梗死的病例中应用范围较窄。近年来开展的MIDCAB弥补了传统CABG的某些不足，可不用体外循环，具有创伤性相对小、手术时间和住院期短、围手术期死亡率低、花费少和病人的精神压力小等优势，与传统CABG相比，MIDCAB可能伴有较长期的症状缓解和更低的死亡率，具有更大潜力使病人乐于接受。但不适宜于弥漫性和多支冠状动脉病变患者，且至目前有关MIDCAB的手术适应证尚未统一，远期结果也无定论。

冠状动脉造影明确病变血管后，推荐根据下述建议，合理选择血运重建方式。

(1)单支冠状动脉病变：病变部位局限可首选PTCA，次选MIDCAB。如系近段或开口处病变可考虑MIDCAB。慢性闭塞性病变或单支左主干病变不宜首选PTCA。

(2)多支冠状动脉病变：每支冠状动脉中只有单一的局限性病变，可考虑PTCA。对于伴左主干病变、两支以上冠状动脉慢性完全闭塞病变，不首选PTCA。伴有左心功能不全或左主干病变的多支冠状动脉病变不考虑PTCA。每支冠状动脉为单一弥漫病变或多处病变，或伴有糖尿病，宜选CABG。三支冠状动脉病变，尤其是有完全闭塞者，优选CABG。

(3)急性心肌梗死：发病6小时后而无并发症的透壁性心肌梗死属急诊CABG禁忌证。

若冠状动脉系主干病变、广泛多支病变,或合并室间隔穿孔、乳头肌断裂致二尖瓣关闭不全等情况,首选急诊 CABG。对急诊 PTCA 后仍有持续或反复胸痛者,应考虑 CABG。单支局限的冠状动脉病变、多支冠状动脉病变如果梗死相关血管属局限性,适宜 PTCA,且另外有病变的梗死相关血管有良好的侧支循环供应,可考虑急诊 PTCA。对急诊 PTCA 者,最好备有主动脉内气囊反搏的支持。

在选择理想的血运重建方式时,还应考虑到如下因素:①良好成功记录的 PTCA 或 CABG 医生队伍。②病人及家属意见,有些病人对 PTCA 后症状的复发及再次干预有顾虑,或再次血运重建时支付费用有困难(符合我国多数病人情况)可先考虑 CABG。③年老体弱,伴有恶性肿瘤或严重肝脏疾病、存活时间有限的病人,应考虑 PTCA。④病人年轻(<50岁),除非不适合行 PTCA,否则先行 PTCA,使病人做 CABG 的时间尽可能向后延迟。

(李金梁)

第4节 取移植物手术操作技术

一、取乳内动脉技术

乳内动脉是非常脆弱的血管,易于被损伤。因此,应非常小心地将该动脉带蒂游离。

以常规方式行胸骨劈开术。轻轻下压壁层胸膜和心包,从乳内动脉靠近第一肋骨的起点到腹直肌鞘内其分支之上的终点辨认清它的路径。Favaloro 撑开器可提供极好的暴露,Rul-tract System 撑开器也可提供很好的暴露,并且创伤可更小。将腹直肌鞘后方从胸骨和肋软骨下面游离,可更大地撑开以改善乳内动脉的暴露。

1. 技术要点

(1)损伤肋骨和肋骨软骨关节:用撑开器将半边胸骨过度抬高可导致肋骨骨折或甚至肋软骨断裂。这在有胸壁畸形或病态肥胖的患者及有骨质疏松的老年患者中容易发生。

尽管可不进入胸腔解剖乳内动脉,但打开左侧胸腔可以提供极好的暴露并极大地利于乳内动脉的获取,故被常规采用。

(2)血流动力学不稳定:当患者的血流动力学状况不稳定,则在体外循环下取乳内动脉更为可行。

(3)损伤乳内动脉:由于乳内动脉很脆弱,任何不当的牵拉、钳夹或金属夹子放置错误都会造成永久的血管损伤及短期和长期效果不理想。

(4)热损伤:当用电刀切断已放置了金属夹子的乳内动脉分支时,热量和电流可通过靠近主干的金属夹子传导并导致乳内动脉灼伤。因此,必须用剪刀切断分支或远离靠近乳内动脉主干的金属夹子电凝。

(5)乳内动脉的最大长度:乳内动脉蒂必须从它在第一肋间的起源处到它进入腹直肌鞘的分支远端,沿其全层从胸壁上游离下来,以获得最大的长度。

(6)乳内动脉窃血综合征:必须辨认并切断乳内动脉第一肋间支以避免任何可能从乳内动脉窃血的现象。在开始体外循环之前,将罂粟碱轻轻地喷洒在乳内动脉蒂上并确定其流量是否充足。如动脉内无血流,则将一条1mm的血管探条小心地插入血管腔内一定距离。这需要极其小心地施行以避免内膜损伤。通常这样可以发现非常好的血流,除非在取乳内动脉的过程中动脉受到损伤,乳内动脉通常可提供足够的血流,不应被舍弃。

(7)线样症:对乳内动脉过度地牵拉和张力过高可造成管腔的狭窄及移植的失败。在选择性动脉造影中可见到线样症。

(8)乳内动脉蒂的最佳长度:在乳内动脉远端切断之前必须确定其正确的长度。当心脏充盈并且肺完全膨胀时,乳内动脉蒂应能毫无张力地被置于心脏上。否则动脉将受到牵拉并可在吻合口处裂开。

同样,乳内动脉蒂也不应太长,太长可在胸骨下区域卷曲、缠绕,增加再手术时的危险。

(9)乳内动脉内血栓形成:在患者给予全量肝素后,才能将乳内动脉完全游离和切断,并用无损伤血管夹阻断以防止任何血管腔内血栓形成。

2. 注意事项

(1)切开心包行冠状动脉回旋支旁路移植。用电刀将乳内动脉蒂跨过处的心包向下切开至左膈神经上1cm。这可使乳内动脉蒂采取一个较为侧方的位置并位于肺的内面而非跨过肺尖。当乳内动脉移植到冠状动脉回旋支的钝角边缘支时尤其重要。

(2)打开胸腔可使左乳内动脉蒂离开中线,这可减少再次手术时的损伤。

作为可选择的方法,左乳内动脉可通过一低位的胸骨小切口并横断左半胸骨来获取。用Favaloro撑开器抬高左半胸骨可提供游离乳内动脉足够的暴露。经此径路可施行不停跳下左乳内动脉至左冠状动脉前降支的旁路移植手术。

乳内动脉通常带蒂取下来,广泛使用电凝行胸壁止血,但不可用作乳内动脉蒂的止血。沿乳内动脉全程,将其内侧7~10mm的胸壁内肋间肌筋膜层上的壁层胸膜切开(图16-1)。然后,用电刀头下压乳内动脉蒂并将其从胸壁上解剖下来。乳内动脉和静脉的分支用最低的电流来止血,并远离其主干。动脉上的侧支用小的金属夹来钳闭,从腹直肌鞘水平到锁骨下静脉水平(乳内动脉从其下方穿过)将乳内动脉蒂解剖下来。小心辨认并切断两个肋间分支,一个

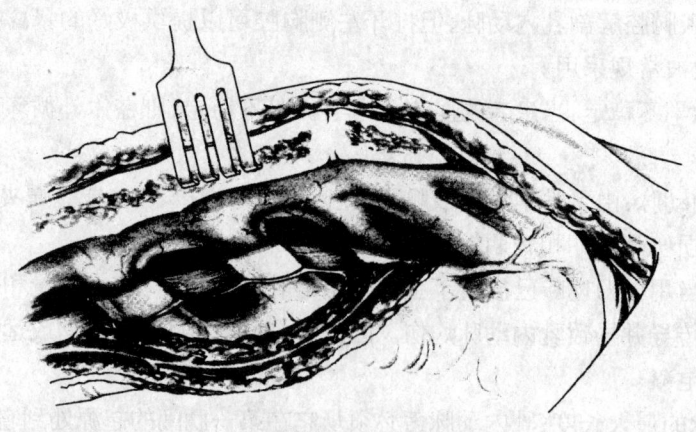

图16-1 取乳内动脉

从锁骨下静脉前通过,另一高的第一肋间分支通过锁骨下静脉的侧上方。

(3)对于年老的患者,仅将乳内动脉而非动脉蒂取下来更可取。这可降低血管坏死和胸骨感染的发生率。

将乳内动脉蒂放在心脏上以判断适宜的长度并用镊子夹住,使血液充盈血管。用锐性解剖将动脉周围的组织清除干净。将动脉斜行横断,脚跟朝向动脉蒂的头侧,并修剪成一大的头巾状开口。

(4)在乳内动脉蒂上施行多个筋膜切开,可很大程度地延长动脉。沿乳内动脉全程将其"骨骼化"可获得最大的长度。在施行筋膜切开时应避免切断乳内静脉。如果动脉蒂仍然太短,则将其在近端切断并作为游离血管使用。

(5)乳内动脉的管径较小,动脉蒂越长则对血流的阻力越高。乳内动脉弯曲的路径使以后的导管介入治疗极其困难。

(6)右乳内动脉的行走路径。原位右乳内动脉可很容易地到达对角支、中间支或冠状动脉回旋支的钝角边缘支近端。动脉蒂应跨过靠近无名动脉的升主动脉远端,胸腺组织和脂肪可用来覆盖动脉蒂。如果右乳内动脉移植到冠状动脉左前降支,它的行走路径将跨过升主动脉较近端的部分,增加它在再手术中损伤的危险。

二、取桡动脉技术

通常在手术前找出用来取桡动脉的非优势手臂。应在此手臂上避免放置静脉内导管和行静脉穿刺。用多普勒探头施行爱伦试验,以确保尺动脉对掌弓有充足的灌注。

在手术室中,将手臂外展90°,在无菌的条件下置于手臂架上消毒、铺巾。在前臂的中部肱桡肌腹上做一切口。将切口向近端在肱桡肌和二头肌腱间沟内延长,切口长度可根据需要而改变(图16-2)。向近端腕部皱纹处延长切口。经验显示,相当小的前臂切口就能充分暴露并获取桡动脉。

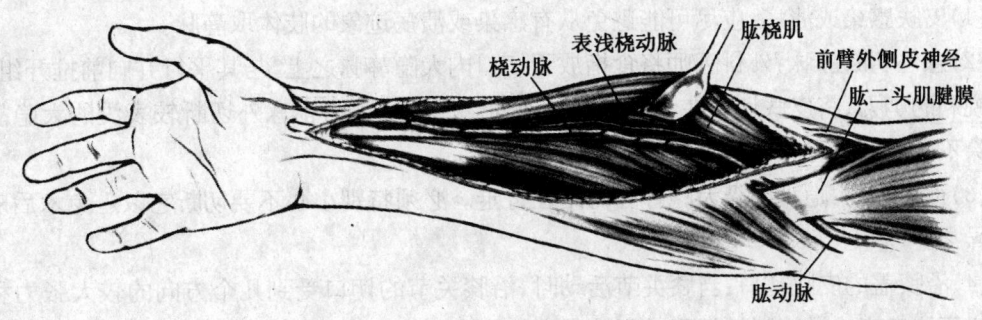

图16-2 取桡动脉

从远端开始解剖桡动脉,先切开筋膜,再向近端肱桡肌腹和桡侧腕屈肌之间进行解剖。将桡动脉套带以增加暴露。将桡动脉与两根伴随静脉一起解剖下来,用夹子双道钳夹并锐性切断所有分支。当完全游离桡动脉后,在近端辨认桡返动脉,并在远端找到掌浅动脉。这两根大的分支限定了解剖的范围并应予保护。将桡动脉在近端和远端切断并放置于含肝素血和罂粟碱的溶液中。

1. 技术要点

(1)损伤桡浅神经：桡浅神经提供拇指桡侧和手背部的皮肤神经分布。过度向侧方牵拉肱桡肌可导致此神经的损伤并造成拇指麻木，这可在5%～10%的取桡动脉的患者中发生。

用可吸收缝线连续缝合，分两层闭合切口。深层包括远端的皮下组织。

(2)血肿形成：电刀只能用于皮肤和皮下组织。所有的桡动脉分支都用小的夹子在近端和远端钳夹，然后予以切断。另外，切断的桡动脉近端残端应予以缝扎以防止晚期出血和血肿形成。

(3)筋膜室综合征：在很少的情况下，可发生筋膜室综合征。此并发症如果不能及时发现并迅速治疗，则可发生广泛的肌肉坏死和远端缺血损伤。应在术后短时间内，在一常规时间间隔内检查手部运动是否受限、感觉是否完整以防止此严重的后果。

2. 注意事项

防止桡动脉痉挛的办法是取下桡动脉后，用肝素血和罂粟碱轻轻冲洗。另外，在手术室中静脉给予钙通道阻滞剂(尼卡地平)并持续使用到患者能口服药物。然后，术后再予口服地尔硫䓬6～12周。

三、取大隐静脉技术

在股动脉搏动内侧一指的腹股沟处作一切口。解剖皮下组织以暴露大隐静脉，此处大隐静脉弯曲着穿过股鞘的筛状筋膜并连接到股静脉。然后，将皮肤切口沿静脉行进的路径向下延长。切口也可从踝部的内踝前部开始并向上延长。许多外科医师认为此路径方便并常规选择使用。

使用"不接触"技术取下静脉。用无创血管镊子仅仅钳夹血管外膜。仔细解剖并切断静脉的分支，将大隐静脉轻轻地从血管床中取下。

1. 技术要点

(1)皮肤感染或溃疡：应尽可能避免从有感染或溃疡迹象的肢体取静脉。

(2)意外切断静脉：外科医师将食指放于切口内大隐静脉之上，与其平行并向前推开组织。使用锐利的剪刀，将皮肤切口在食指上向前延伸。此技术可防止意外切断较表浅的大隐静脉并消除不必要的死腔和多余皮片的形成。

(3)神经损伤：隐神经沿大隐静脉的路径行走。必须特别小心不要切断它以避免术后皮肤感觉异常。

(4)沿膝盖的皮肤切口：当膝关节活动时，沿膝关节的切口受到几个方向的较大张力和牵拉。这可使患者感觉特别不舒服并影响满意的愈合。因此，在此部位的皮肤通常保留完整(图16-3)。

(5)伤口愈合：小腿下部的伤口愈合较慢，这在有外周血管疾病的老年糖尿病患者中尤其显著。必须小心仔细地处理组织并关闭伤口。

(6)静脉曲张：应避免使用有静脉曲张的大隐静脉。这些静脉的管壁扩张且不正常，大口径易于产生低流速并可能发生早期移植血管血栓形成和阻塞。

(7)局部静脉扩张：当静脉被轻柔地扩张时可沿静脉壁发现局部的静脉扩张，可平行于静

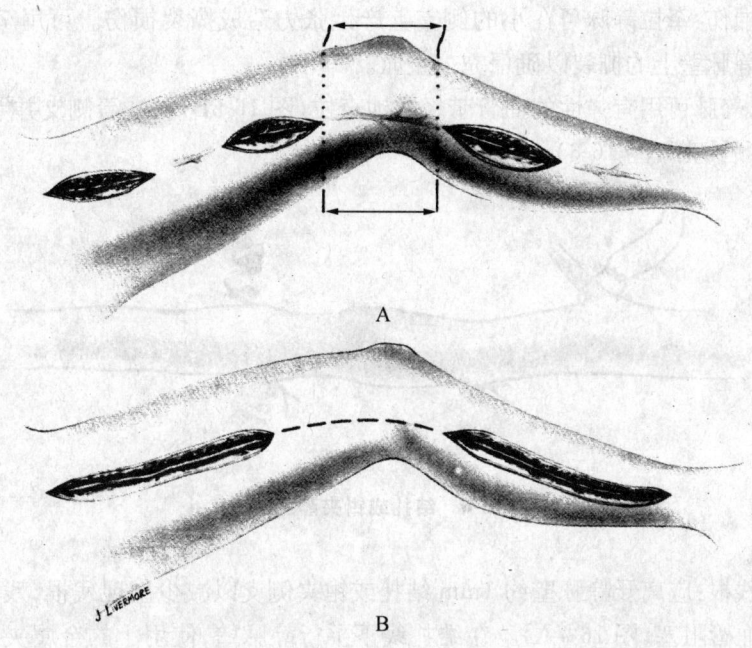

图 16-3　取大隐静脉
A. 多个皮肤切口；B. 沿膝关节保留一皮肤桥的长切口。

脉壁在多余的组织上放置止血金属夹来部分消除局部静脉扩张(图16-4)。

(8)内膜损伤：决不能为了方便解剖而牵拉静脉。内膜层非常脆弱并可撕裂，引起病灶的形成，使血小板聚集和并发移植血管的早期阻塞(图16-5A)。当做多个皮肤切口且不得不从皮肤桥下取静脉时更易发生。

(9)静脉过度扩张：静脉移植物应轻柔地扩张，任何过度的压力可造成内膜的撕裂。防止腔内压力超过150mmHg的装置已有供应。

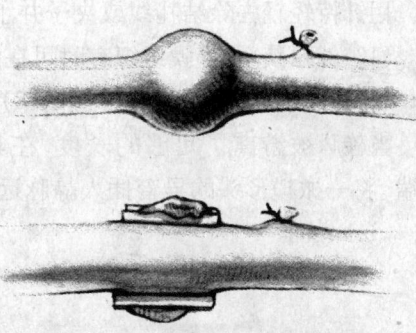

图 16-4　消除局部的静脉扩张

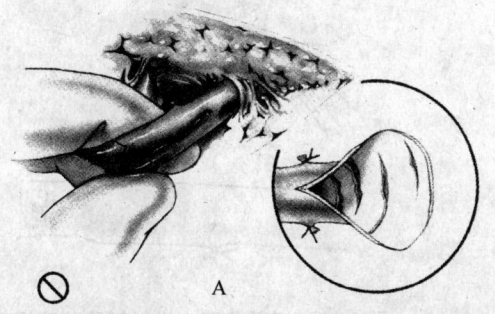
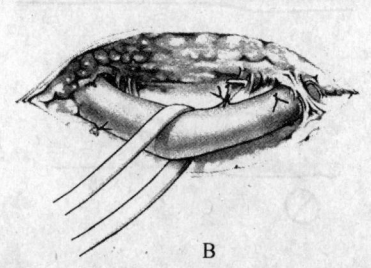

图 16-5　内膜损伤和正确牵拉
A. 牵拉静脉损伤内膜；B. 用一根弹力带轻轻牵拉

(10)撕裂损伤:牵拉静脉可在小的侧支上产生张力造成撕裂损伤。可用 7-0 或 8-0 聚丙烯线缝合这些静脉壁上的撕裂以确保充分止血。

当需要时,静脉可用有弹性的血管带轻柔地牵拉(图 16-5B)。辨清侧支并予结扎,也可用金属夹阻断,然后切断(图 16-6)。

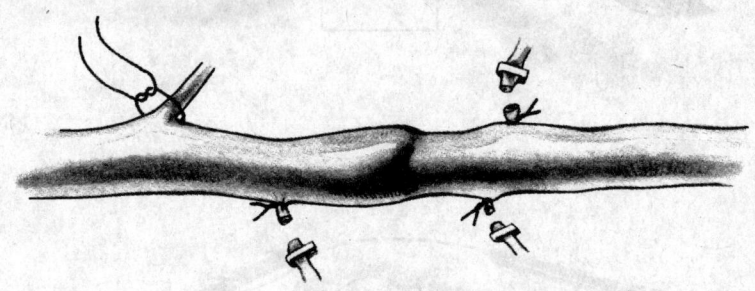

图 16-6　结扎或钳夹静脉分支

(11)侧支残根:应离开静脉壁约 1mm 结扎或钳夹侧支以减少出现残根,残根易于形成血栓和早期移植血管阻塞(图 16-7A)。在结扎线下平行静脉壁,使用小的金属夹可很容易地消除残根(图 16-7B)。

(12)移植血管狭窄:相反,结扎线或金属夹不应阻塞静脉壁本身的部分,以防引起局部狭窄。用针持轻轻去除结扎线或夹子并予适当地重新放置。

(13)外膜狭窄:外膜组织有时可在结扎某个分支时被带入结扎线,产生局部狭窄。应使用 Potts 剪刀仔细切断外膜束带(图 16-8)。

当静脉被游离了足够的长度,在其两端将它切断。牢靠地结扎腹股沟和踝部的静脉残端。将一橄榄形头的导管插入静脉远端,并用自身肝素化血轻轻扩张。辨认任何撕裂的侧支

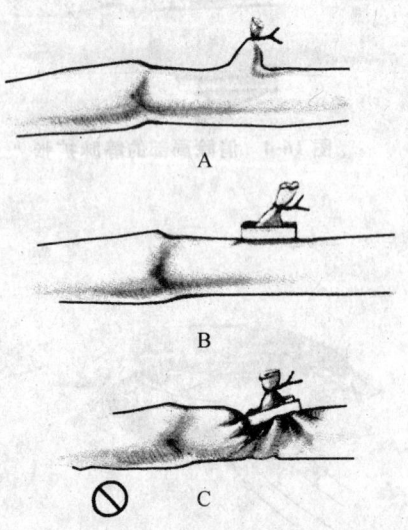

图 16-7　侧支残根的消除
A. 留下过多的静脉分支残端;B. 用金属夹消除残端;C. 夹子使静脉狭窄

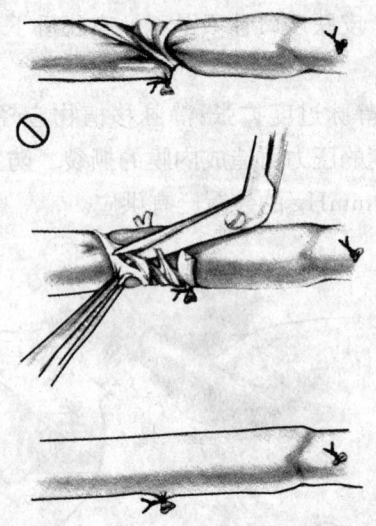

图 16-8　切断外膜束带以解除静脉压缩

并用 4-0 丝线牢靠地结扎或用 8-0 聚丙烯线缝合,并考虑先前提到的任何预防措施(图 16-9)是否到位。

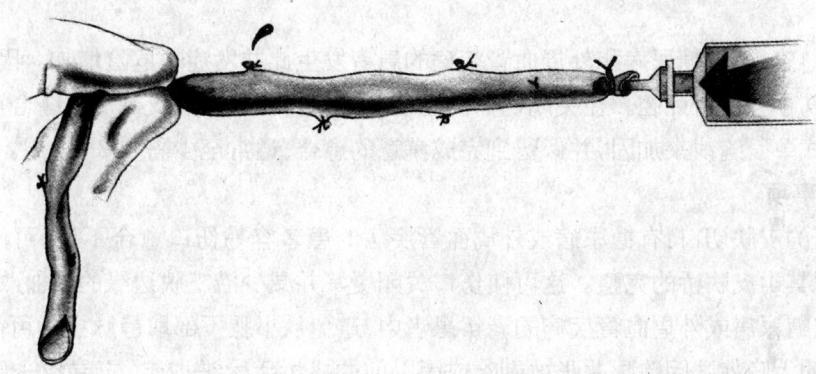

图 16-9 轻轻扩张静脉

(14)缝合静脉壁:有时静脉壁本身在侧支撕裂处需要缝合,可通过在扩张静脉时用 7-0 或 8-0 聚丙烯线纵行缝合静脉壁来完成。横行缝合可引起局部的狭窄(图 16-10)。

切除静脉末端,避免留下任何内膜瓣,将其修剪成平滑、头巾形的开口以吻合至冠状动脉(图 16-11)。

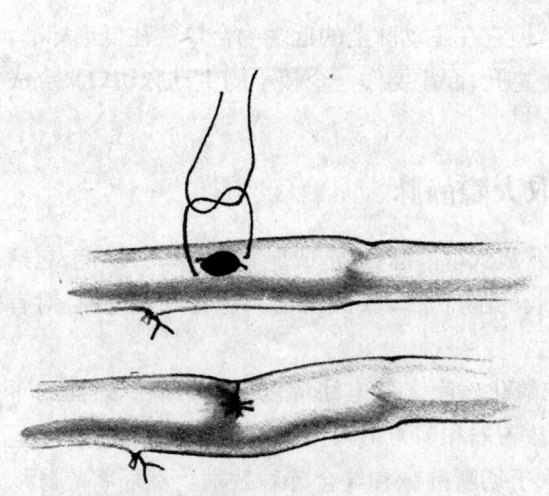 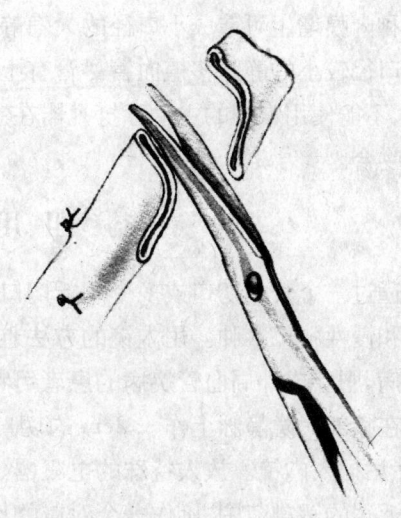

图 16-10 横向缝合撕脱的侧支导致静脉狭窄　　图 16-11 修剪静脉末端以形成一头巾样开口

(15)静脉末端:如果静脉口径较小,可通过在开口的脚跟处切开来进一步扩大。

(16)静脉瓣切除器损伤:一些外科医师建议使用瓣膜切除器以切除大隐静脉内的静脉瓣。尽管有时有一定作用,但可在静脉壁上产生纽扣洞样缺损。因此,如使用该装置时,应非常小心。不常规切除静脉瓣,除非它们位于吻合部位。

(17)关闭皮肤切口:用可吸收缝线逐层关闭腿部伤口。在腹股沟区域或伤口较深的部位,可根据需要另加一层缝合。用细的可吸收缝线(3-0 Dexon,Vicryl 或 PDS)以真皮下缝合的方式关闭皮肤切口。

(18)伤口引流:如果伤口深或持续渗血,应使用密闭系统引流24小时,以防止血肿形成及感染。

(19)伤口感染:有糖尿病和外周血管疾病的患者发生此并发症的危险增加。因此,在关闭伤口时应损伤小且不留死腔。在关闭切口前必须达到绝对止血。真皮下皮肤缝合可用深缝的间断水平褥式单股缝线来加固,并保留到完成满意的愈合,通常至少需要2~3周。

2. 注意事项

(1)间断的皮肤切口:有糖尿病或外周血管疾病的患者容易伤口愈合不良,可使用多个皮肤切口,保留其中皮肤桥的完整。这可使伤口关闭更好并减少沿皮肤边缘的缺血改变。

(2)在有糖尿病或外周血管疾病的老年患者中,避免从小腿下部取静脉更为可行。

当两侧的大隐静脉因静脉曲张被剥除或因以前的搭桥手术被取走,应寻找一侧或两侧的小隐静脉,常可获得足够长度的静脉。

在这些情况下,应使用能暴露小腿后侧的方式对患者进行消毒和铺巾。在大多数心脏外科中心的组织库中有冷冻保存的同种静脉移植物可供使用,为在无自体静脉或动脉血管可供使用时提供另一可选择的方法。与自体静脉血管相比时,这些移植物的长期通畅率较差。

(3)腿下部和上部静脉比较:通常,从踝部区域取的静脉与冠状动脉的口径较相似并且可承受较高的腔内压力。因此,它更适合对较小的冠状动脉进行旁路移植。然而,正常的动脉化过程和内膜增生可造成小口径的大隐静脉较高的早期闭塞率。

口径较小的静脉移植血管尽管有上述优点,但它在主动脉上的近端吻合口往往低于标准。因而,不能使用常规的主动脉打孔器在主动脉上打孔,而需要作一个较小的主动脉切口来完成近端吻合。

四、用内镜取大隐静脉

通过一个长的切口或多个间断切口的传统开放式取静脉,可造成显著的伤口并发症,包括感染和慢性腿部水肿。用内镜的方法避免了与长的腿部切口相关的伤口愈合问题,并且对有糖尿病、肥胖或外周血管疾病的患者可特别有益。

在膝部大隐静脉上作一2cm的切口。用二氧化碳吹入的方法解剖出一个静脉表面的平面,然后插入内镜。放入特殊的电凝器、血管夹放置器和剪刀用以止血和切断静脉分支。一旦到达近端的解剖范围,则作一个对应的切口以利于切断静脉和缝合静脉残端。然后将静脉从膝部切口轻轻地取出。如前所述制备好静脉。

如需要两根静脉移植血管,如上所述取下大腿的静脉。如还需要另外的静脉血管,可将内镜向下通过同一个膝部切口取下小腿的静脉。

然后将两个切口分两层缝合并将弹力绷带松紧合适地缠绕在腿上,并保持24小时。

1. 技术要点

(1)静脉腔内血块:以二氧化碳吹入的方法用内镜游离静脉,可使静脉受压并能导致血液淤滞。在使用内镜取静脉之前应在静脉内使用肝素以防止血管腔内血栓形成。

(2)血肿形成:应使用电凝器小心地止血以避免血肿的形成。如游离产生很大区域的死腔,则应沿内镜的管道放置一柔软的与密闭引流系统相连接的引流管,并留置 24 小时。

(3)静脉的牵拉损伤:对静脉过度牵拉以使其活动及将它从内镜管道内取出,可导致内膜损伤和分支撕裂。必须通过使用电凝器和内镜剪刀进行广泛的解剖来避免。

2. 注意事项

内镜装置的学习曲线是很重要的。在有经验的医师操作的情况下,整个手术只增加很少的时间。当需要两根以上的静脉血管时,在手术中选择用内镜取静脉。

(王芝洁)

第 5 节 冠状动脉旁路移植术

一、体外循环下冠状动脉旁路移植术

尽管在过去 10 年中许多手术径路被运用于冠状动脉旁路移植手术,包括有限的开胸切口和内镜技术,目前正中胸骨劈开术被认为是在大多数情况下宜选择的术式。现在,越来越多的冠状动脉旁路移植手术在非体外循环下施行(见后),但体外循环常常被优先选择。

在大多数施行冠状动脉旁路移植手术的患者中,通过单根房腔静脉插管来完成静脉引流。当同时需要打开右侧心脏施行手术时,应使用上、下腔静脉插管。通过直接升主动脉插管将氧合的血液反回给患者。在很少的情况下,由于升主动脉瘤或广泛的主动脉壁钙化,不能施行升主动脉插管,则选择股动脉路径作为替代。

通过右上肺静脉或肺动脉引流左侧心脏已被使用,但它在大多数情况下是不需要的。在很少的情况下,需要再手术施行单根回旋支动脉旁路移植,左侧开胸术是一个可供选择的手术径路。在这种情况下,可通过股动脉和股静脉插管来完成体外循环。

(一)暴露冠状动脉

1. 技术要点

(1)心肌保护:首先使用冷血停跳液灌注入主动脉根部来达到心脏停跳,然后在主动脉阻断时每间隔 10~15 分钟重复灌注。在完成远端吻合后,追加停跳液直接灌注入静脉移植血管中。中心降温至 34℃,用心脏表面冷却或冰盐水以增加心肌保护。主要冠状动脉的近端严重病变可影响心脏停跳液的均匀分布和心肌完全停跳。在经选择的有数支严重狭窄或广泛病变的冠状动脉的一组患者中,通过冠状静脉窦逆行灌注心脏停跳液会有帮助。

在有急性冠状动脉阻塞和即将发生心肌梗死的患者中,首先对该病变血管进行旁路移植,使心脏停跳液能通过静脉移植血管输送至受累及的心肌区域。

(2)动脉切开的一般原则:在体外循环下,心脏停跳并被减压,用手指扪查冠状动脉以检查有无病变和钙化。选择一适宜的位置行冠状动脉切开,此部位要尽可能避免有任何显著的病变。用特殊的手术小圆刀(如 Beaver Mini-Blade A6400,图 16-12A)将冠状动脉表面的心外膜

切开并分向两边以更好地检查冠状动脉壁。当选择好冠状动脉切开的确切部位后,用小尖头刀(如 Beaver Micro-Sharp Blade A7513)切开冠状动脉的前壁(图 16-12B)。

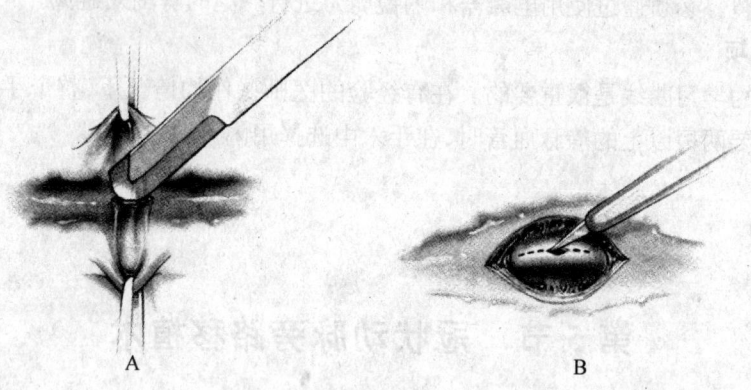

图 16-12 动脉切开
A. 用小圆刀暴露冠状动脉;B. 用尖头刀切开冠状动脉前壁

(3)施行冠状动脉切开的部位:应小心地在冠状动脉中线部位切开。斜行切口可导致冠状动脉在吻合口的脚跟或脚尖处扭曲。如果试图纠正动脉切开的方向,将会形成一个动脉壁的瓣片,导致吻合口不良(图 16-13)。

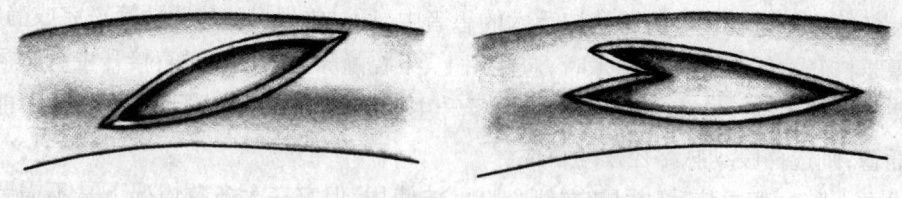

图 16-13 斜行的动脉切口和冠状动脉后壁

(4)损伤动脉后壁:应采取特殊的预防措施以防止损害冠状动脉后壁。如果刀刃的角度垂直血管,则有可能发生此损伤。刀刃的角度应总是与冠状动脉成 45°的角度(图 16-14)。如果刀刃切穿动脉后壁至外膜,应使用细的 8-0 聚丙烯线缝合并在血管外打结(图 16-15)。

(5)钙化和僵硬的动脉壁:有时动脉壁没有弹性并严重钙化,则不可能实施满意的动脉切开并行有功能的吻合。在动脉切开的部位切除一个纽扣状前壁。此技术关键是要从吻合部位切除一三角形的动脉前壁,否则,钙化的主动脉壁会使移植血管吻合口的管腔发生狭窄(图 16-16)。

然后,将动脉切口向近端和远端扩大(图 16-17)。已有特殊的经改良的 Potts 剪刀可供在特别困难的部位扩大冠状动脉。将探条经动脉切开部位轻轻插入以测量冠状动脉的直径和发现远端阻塞斑块(图 16-18)。

(6)远端阻塞斑块:虽然已尽可能在相对正常的部位进行吻合,但有时吻合口是尖部的局部斑块可限制血流并导致早期移植血管阻塞。因此,切开阻塞斑块以扩大动脉切口是很重要的(图 16-19)。同样,将移植血管远端扩大,然后进行吻合。如果梗阻的部分太长,此方法不可行,则应在梗阻的远端放置第二根旁路移植血管。

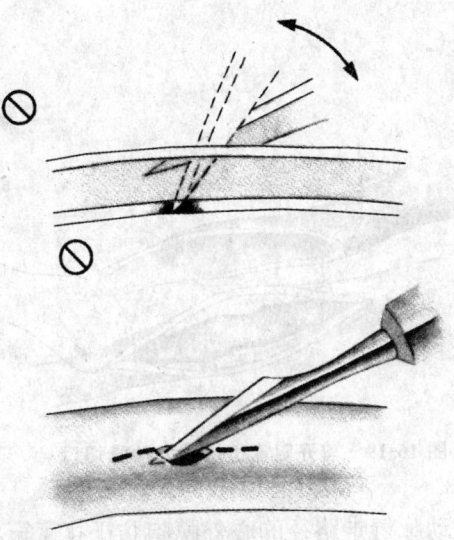

图 16-14 垂直的刀刃损伤试图进行纠正而产生动脉壁的瓣片

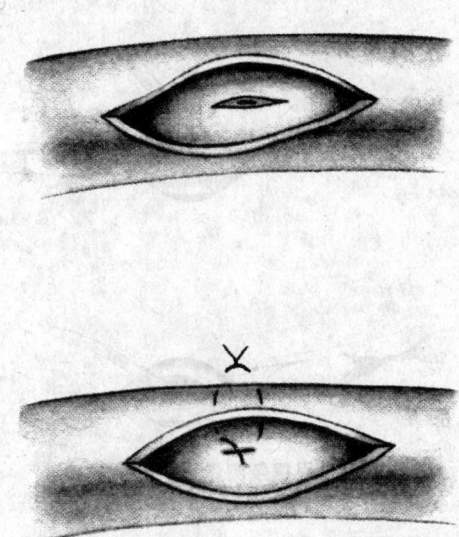

图 16-15 对切穿冠状动脉后壁进行缝合修补并在血管外打结

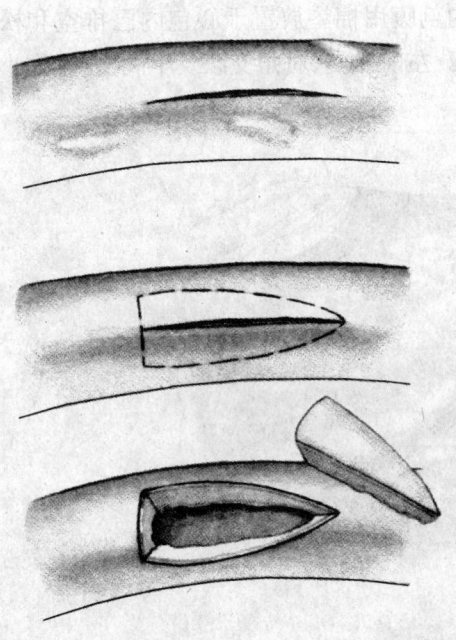

图 16-16 从钙化的冠状动脉上切除一三角形部分

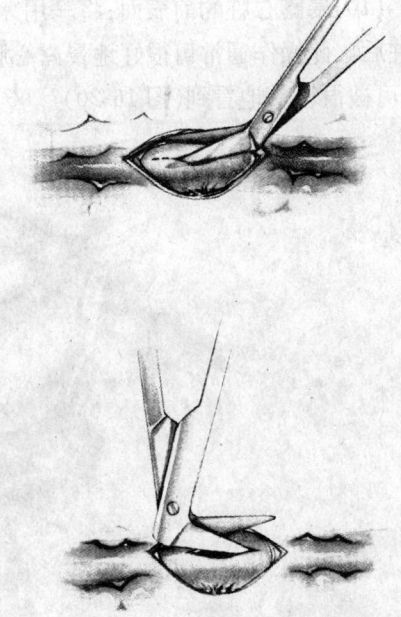

图 16-17 用 Ports 剪刀扩大动脉切口

(7)内膜损伤：施行探查必须轻柔，要避免将太大的探条强行插入动脉腔内以防止内膜撕裂。

(8)心肌内行走的冠状动脉：冠状动脉可沿心肌内路径行走。必须追踪冠状动脉进入肌肉，冠状动脉上的心肌桥必须非常小心地予以切断。冠状动脉在心肌内的部分几乎没有病变，切断心肌桥应限于可施行满意吻合所需的范围。用低电流的电凝器烧灼肌肉桥的边缘。

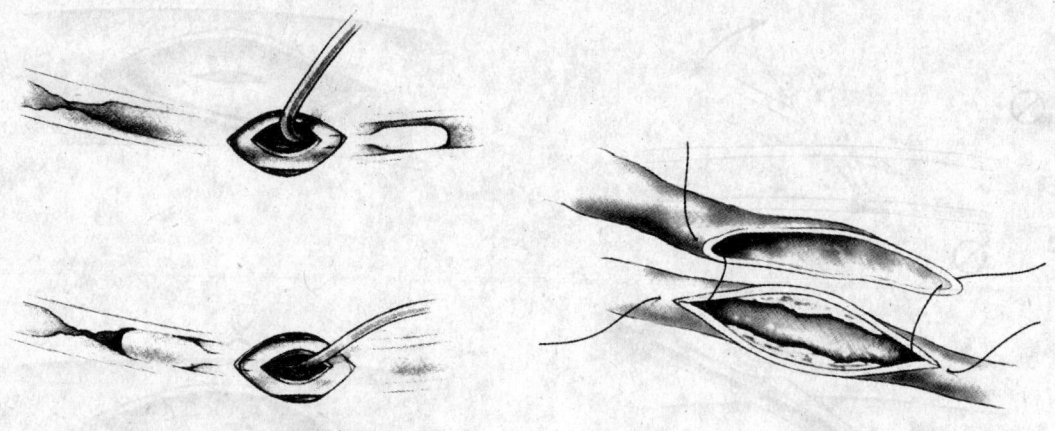

图 16-18 用探条测量冠状动脉的口径

图 16-19 剪开阻塞斑块扩大动脉切口

(9) 辨认冠状动脉困难：在一些患者中，沿着冠状动脉行走路径的心外膜脂肪干扰了冠状动脉的准确辨认。在这种情况下，首先辨认出动脉的侧支，然后沿着侧支向主干追踪。随后，解剖干净动脉的脂肪组织。当冠状动脉左前降支不能辨认时，先找到后降支动脉，并沿着它到心尖部可能会帮助辨认。冠状动脉前降支应靠近此部位。

(10) 暴露心脏的前表面：将一用冰盐水浸泡的剖腹用棉垫放置于心包内已排空和松弛的心脏后。此操作通常可很好地暴露心脏的前表面。左前降支、对角支以及中间支(稍作小的调整)可被很容易地看到(图 16-20)。

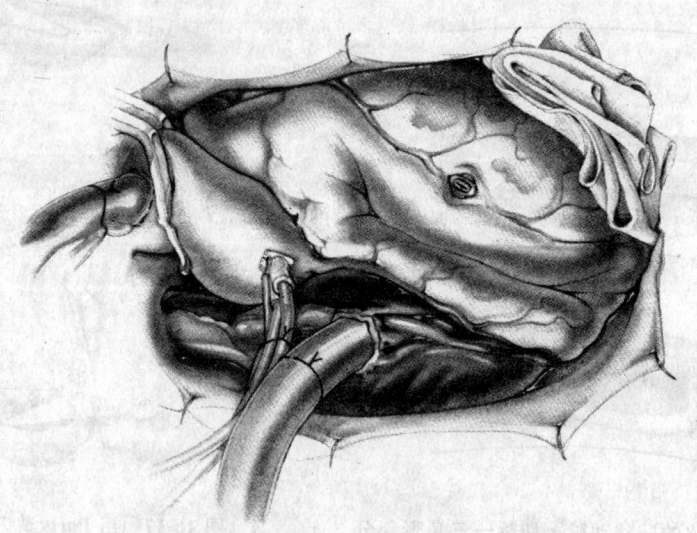

图 16-20 摆放心脏的位置以暴露心脏前部的冠状动脉分支

(11) 暴露右冠状动脉及其分支：右冠状动脉通常是一支大的血管，且位于右房室沟内被心外膜脂肪所覆盖。它的远端分支，后外侧支和右后降支动脉在向心尖部走行中越来越表浅。

将手术台升高，将患者置于轻微的头低脚高位。将右室的锐缘轻轻抬高，并由助手用手扶住，这样可以看到右冠状动脉的远端和它的分支的近端部分(图 16-21)。切开房室沟上的心外膜。辨认清右冠状动脉远端并解剖一小段距离。将心尖抬高并朝向患者的右肩以暴露后降支和后外侧支动脉(图16-22)。

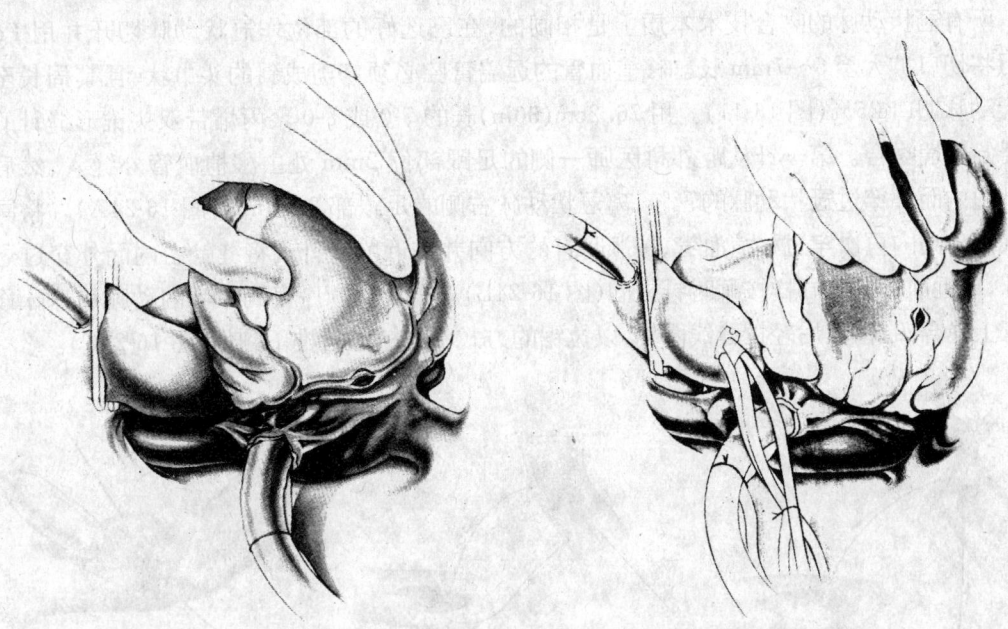

图16-21　摆放心脏的位置以暴露右冠外侧支动脉　　图16-22　暴露后降支和后状动脉及其分支

(12)暴露冠状动脉回旋支及其分支:稍稍降低手术台并将其左侧升高。将排空和松弛的心脏轻轻抬高并由助手的右手扶住。将此操作作一些小的调整,可看到回旋支和右冠状动脉所有的钝缘支和后外侧分支(图16-23)。

2. 注意事项

(1)当使用动脉血管时,逆行心脏停跳液灌注尤其有用,因为心脏停跳液不能通过移植血管来输送。

(2)在静脉移植血管通畅但有病变的患者中行再次冠状动脉旁路移植手术,可有血栓碎片进入远端冠状动脉床的危险。当存在通畅的原位动脉移植血管时,顺行灌注的心脏停跳液不能到达这些血管供应的心肌。在这些病例中,需要逆行灌注心脏停跳液。

(3)含有高浓度钾的停跳液,决不能直接灌注进入静脉移植血管中,以防止损伤静脉壁内膜。

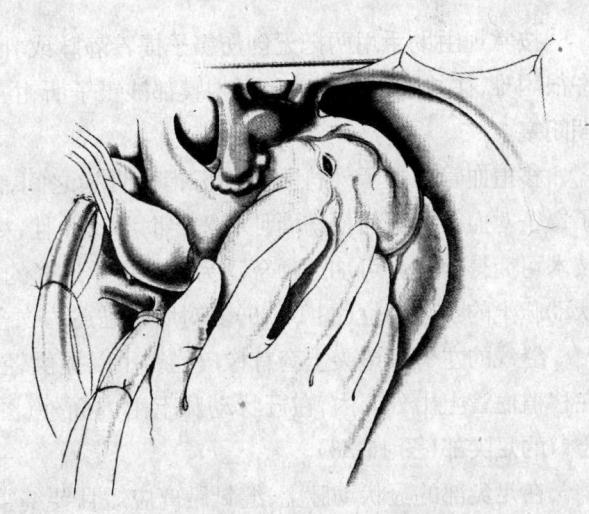

图16-23　摆放心脏位置以暴露冠状动脉回旋支及其分支

(4)外科医师应记住血管造影中冠状动脉的准确解剖,将旁路移植血管置于冠状动脉狭窄部位的远端。

(二)冠状动脉远端吻合

所有冠状动脉的吻合技术本质上是相同的,在已选好的部位作冠状动脉切开并用 Potts 剪刀将切口扩大至 5~7mm 长。移植血管的远端管腔必须修剪成斜的头巾状,且其周长至少大于动脉切口 25%(图 16-11)。用 76.2cm(30in)长的 7-0 或 8-0 聚丙烯带双头锥形缝针的缝线开始远端吻合。第一针从距外科医师一侧的足跟部位 2mm 处由移植血管外缝入,然后将缝针由内而外穿过冠状动脉的管腔,离冠状动脉右侧的足跟部 2~3mm(图 16-24A)。将同一根针由外向内再次穿过移植血管,按顺时针的方向并靠近前一针。将缝针由内而外穿过冠状动脉,靠近前一针并同样按顺时针方向(图 16-24B)。重复此顺序直到在乳内动脉和静脉移植血管上缝合四针,然后轻拉缝线两端,以拉锯的方式将移植血管推下到位(图 16-24C)。

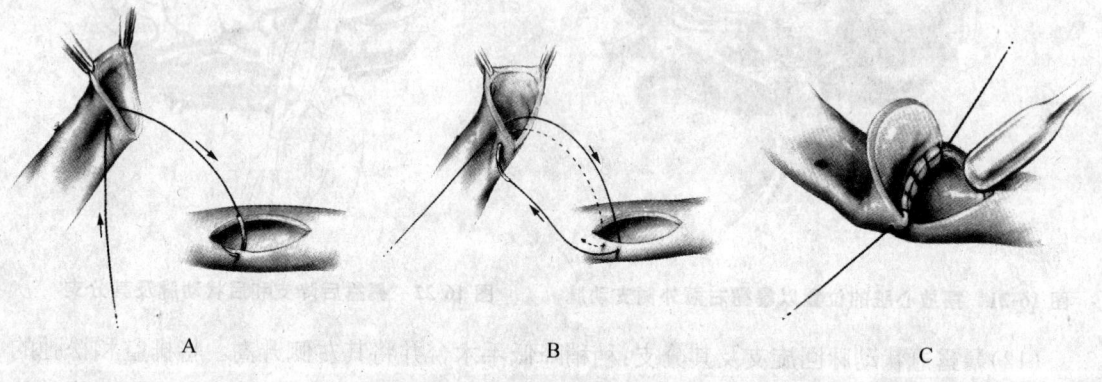

图 16-24 分步进行远端吻合的技术

按常规由助手用两把无创伤镊子提着静脉或乳内动脉,镊子最好提着血管的外膜。这或许很困难,往往整个血管壁包括内膜都被镊子所钳夹。这可损伤血管壁并可导致移植血管早期闭塞。

移植血管可握于外科医师的拇指和食指之间,用右手施行吻合(图 16-25)。此技术消除了镊子对血管的任何损伤而且不需要助手。并且,尽管开始有些困难,但有了一些经验后,此技术可变得容易且可加速吻合。另一个可供选择的方法是将血管置于心脏上靠近并平行于冠状动脉上的吻合部位(图 16-26)。对所有描述的吻合技术,缝线的顺序都是相同的。

缝线的左臂线尾夹上套有橡皮的钳子以提供轻的牵引。用缝线另一头的缝针连续缝合,在移植血管上由外而内,在冠状动脉上由内而外(图 16-27)。此缝合连续进行至完全绕过吻合口的足尖部(图 16-28)。

在足尖部的冠状动脉上,缝针距离应短且要缝得表浅,每针相互之间要非常靠近。此时,将适当大小的探条通过吻合口的足尖部以确保其通畅。继续进行缝合直至到达缝线的另一头。

在收紧缝线前通过移植血管轻轻注入含血心脏停跳液以排除空气,并防止冠状动脉气栓。小心地将缝线收紧并牢靠地结扎(图 16-29)。同样,在乳内动脉排气时,去除血管夹,如果要施行其他冠状动脉的吻合时,将缝线结扎后,重新放置血管夹。

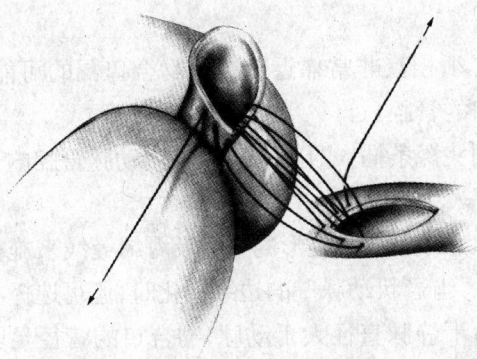

图 16-25 用左手拇指和食指拿住静脉移植血管

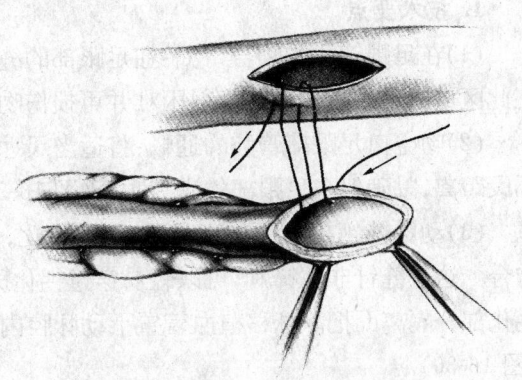

图 16-26 将移植血管放在心脏上冠状动脉吻合部位旁

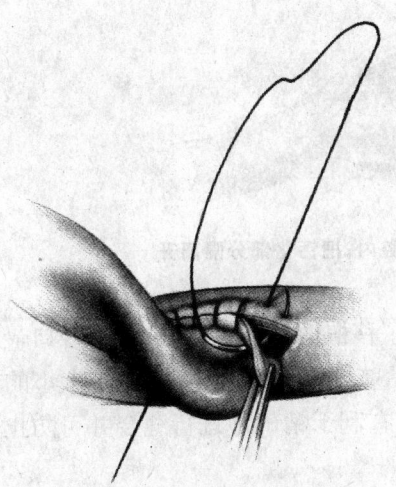

图 16-27 完成远端吻合

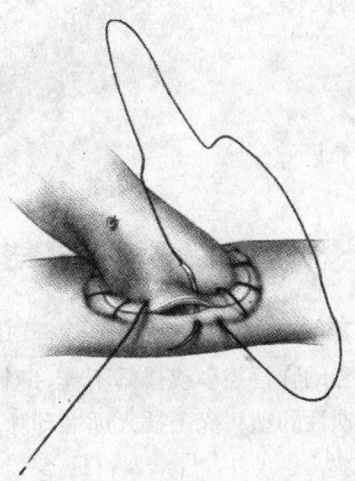

图 16-28 完成远端吻合

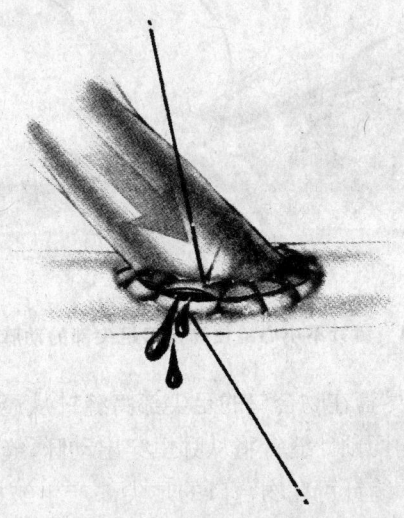

图 16-29 在结扎缝线之前注入心脏停跳液

1. 技术要点

(1) 在足跟部位的吻合口漏：在足跟部的缝线必须相互非常靠近以减少吻合口漏的可能。在此区域以后进行加固缝合很困难并可损伤吻合口的管腔。

(2) 吻合口足跟部管腔的通畅：将适当尺寸的圆头探条插入冠状动脉和乳内动脉管腔内一小段距离，以确保在足跟部的满意吻合（图 16-24C）。

(3) 动脉壁钙化：当冠状动脉壁严重钙化，使用缝针尖端为菱形的 7-0 聚丙烯缝线来施行吻合。这些缝针非常锋利，可以轻易穿过钙化斑块。当冠状动脉壁的边缘钙化时，还可选择将钙化部分隔离而把静脉移植血管置于动脉腔内。由于静脉直径大于动脉，吻合口的管径足够（图 16-30）。

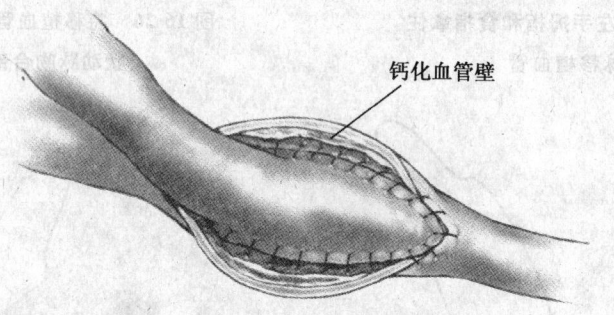

图 16-30　将静脉移植血管缝在动脉腔内，把钙化部分隔离开

(4) 不小心缝到动脉后壁：吻合口的足尖部决定了移植血管的血流量，是吻合口最关键的部分。当动脉管腔小或暴露不佳，缝针可缝到动脉后壁（图 16-31）。将一适当大小的圆头探条或一次性的塑料探条插入远端动脉一小段距离，可有利于精确地进行缝合并可防止发生此并发症。

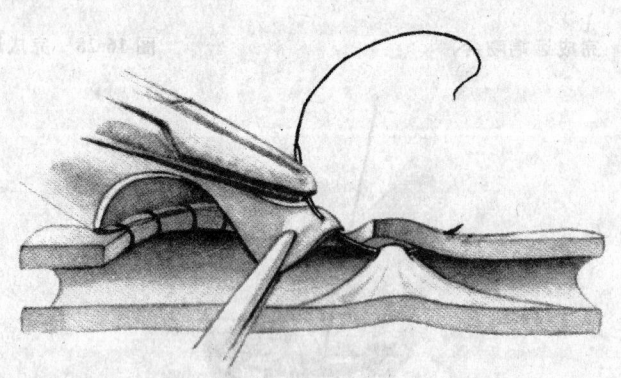

图 16-31　缝针不小心缝住吻合口足尖部的动脉后壁

(5) 吻合口足尖部的狭窄：尽管在吻合口的足尖部将缝针从冠状动脉内缝出确实减少了缝住动脉后壁的机会，但也很难确切预计缝针将从哪里穿出动脉，缝针有可能缝住一段较大和较长的主动脉壁部分。当收紧时，缝针可在吻合口的足尖部产生皱折和狭窄。应非常小心以避免此并发症（图 16-32）。

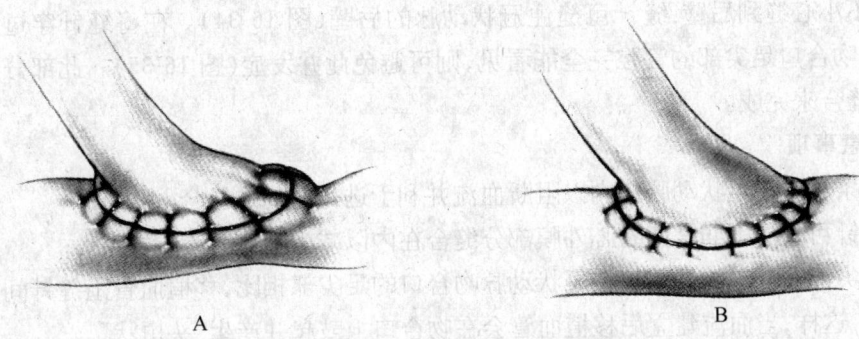

图 16-32 吻合口足尖部的狭窄

A. 在吻合口足尖部形成皱折和狭窄；B. 在尖部短的，互相靠近的缝合可防止吻合口狭窄

(6) 乳内动脉蒂变扁平：如果固定缝针放置得离冠状动脉太远，当心脏充盈时动脉蒂可被拉伸。此侧方的牵拉可压迫乳内动脉并损害移植血管血流。

(7) 吻合口漏：将含血心脏停跳液经移植血管注入可发现吻合口漏。可在此时施行另外的缝合使吻合口漏得到最好的控制，但小心不要影响到吻合口的管径。在渗漏的部位上可将周围的心外膜组织缝入。

(8) 间断缝合技术：也可使用间断缝合来完成吻合。至少在理论上，该技术被认为更优越。许多外科医师将连续和间断缝合技术结合起来，在吻合口的足尖部保留后者。该技术的一般原则同前面描述的连续缝合技术相同，但吻合口漏的发生率相当高，需要另外加固缝合。

(9) 序贯吻合：当可供使用的静脉有限，可使用序贯吻合技术。尽管该技术可用于任何血管组合，但它最常用于左前降支和对角支冠状动脉或后降支和右冠状动脉远端的吻合。使用多个远端序贯吻合而只有一个近端吻合，并非是理想的手术方式。

(10) 远端移植血管闭塞：最远端冠状动脉吻合口的通畅取决于到较近端冠状动脉的血流特性。如果最近端冠状动脉的血流远远大于最远端冠状动脉，则到较远端冠状动脉的移植血管会逐渐闭塞。

(11) 移植血管缠绕：在吻合口间植入的移植血管的长度必须正确，使移植血管能合适地置于心脏上而不缠绕。

如果能达到所有这些技术细节的要求，使用序贯吻合技术可达到极佳的长期效果。

(12) 先吻合足尖部的吻合技术：当施行右冠状动脉分支移植时，可采用此技术。缝合第一针时，缝针在吻合口的足尖部由外而内缝入动脉腔内（图 16-33A）。然后将缝针由内而外穿过移植血管。将同一根缝针再次由外而内进入动脉腔内，与前一针靠近，但朝向外科医师的右侧并从移植血管内缝到血管外（图 16-33B）。将缝线的这一端夹住，然后将移植血管推下到位。此时，将一适当大小的探条插入冠状动脉管腔以确保吻合口在足尖部的通畅。

缝线另一端的缝针穿过移植血管壁和由内而外穿过动脉壁（图 16-33C）。重复连续缝合直到完全绕过吻合口的足跟部（图 16-33D～G）。然后，将此缝针钳夹。将另一根缝针由外到内穿过动脉壁并随后由内到外穿过移植血管（图 16-33H）。然后完成吻合并在灌注心脏停跳液排气后，结扎缝线两端（图 16-33I）。

(13) 不小心缝到后壁:缝针可缝住冠状动脉的后壁(图 16-34)。在将缝针穿过移植血管之前,如果吻合口足尖部的管腔完全能看见,则可避免此并发症(图 16-35)。此部分的吻合也可用间断缝合来完成。

2. 注意事项

(1) 探条可留在冠状动脉腔内以阻断血流并利于进行精确的缝合。

(2) 缝针可将周围非常薄的心外膜部分缝合在内以减少吻合口渗漏。

(3) 足尖部吻合口的外观与在冠状动脉吻合口的足尖部相比,移植血管上缝针间的距离应较大一些。这样,当血流建立后移植血管会在吻合口上鼓起并产生"头巾状"。

(4) 在吻合中缝入心外膜,冠状动脉切口两边的心外膜组织常在缝合过程中被缝入以确保吻合更牢靠。

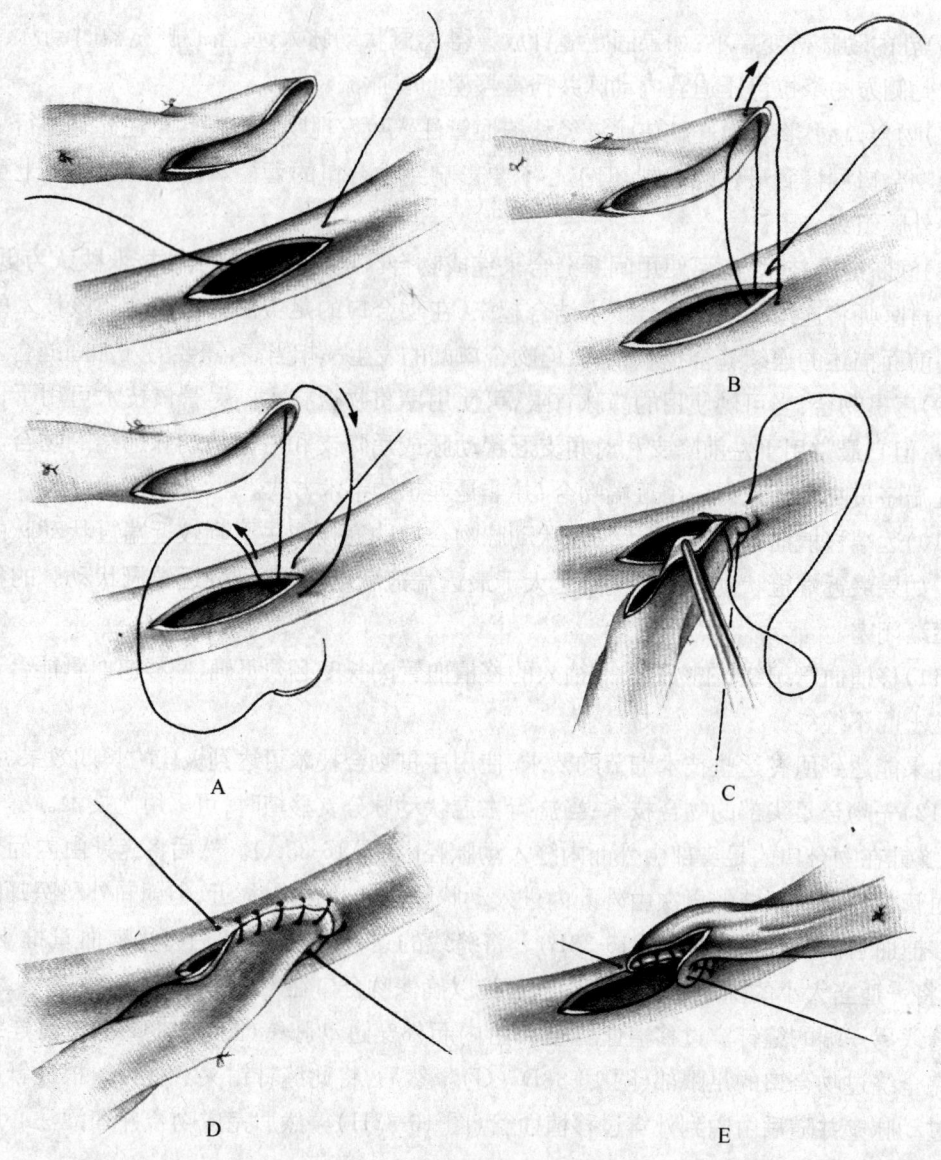

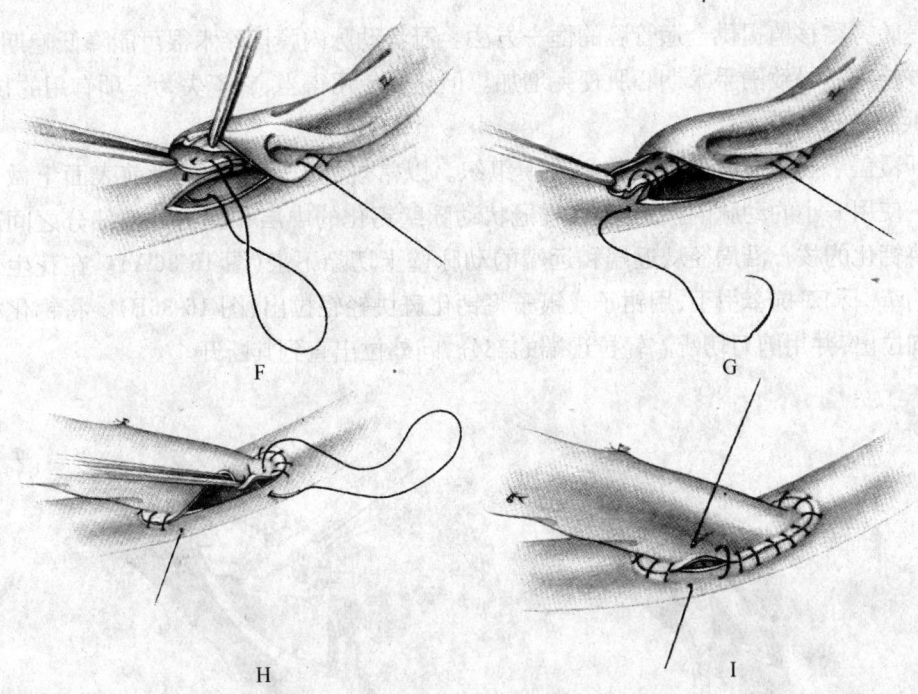

图 16-33 先吻合足尖部的分步吻合技术

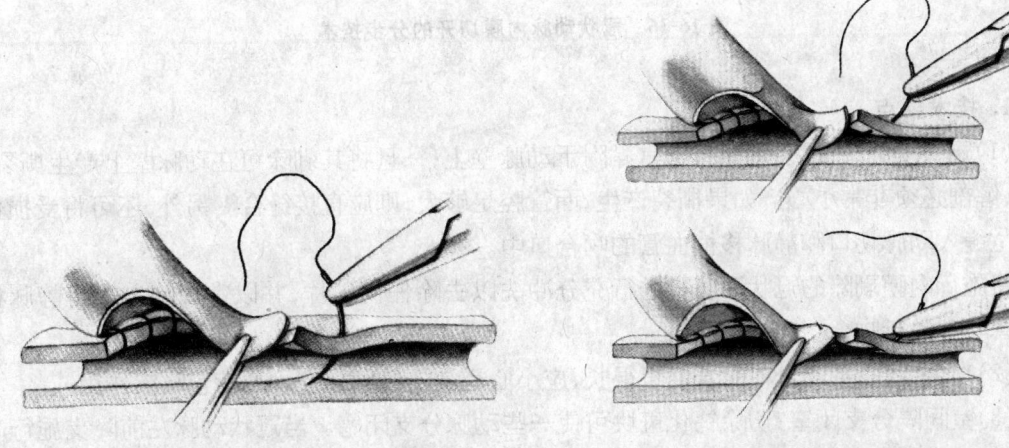

图 16-34 在足尖部缝针缝住冠状动脉后壁　　图 16-35 在足尖部缝针的正确放置

用 6-0 聚丙烯缝线将乳内动脉蒂缝合固定在吻合部位两侧的心外膜上,可防止动脉蒂自身扭曲并因而阻碍血流通过血管。

(三)动脉内膜切除

动脉内膜切除术在冠状动脉疾病治疗中的作用是有争议的。许多外科医师用此技术达到了非常好的效果并在处理冠状动脉主要分支时使用它,但有些医师并不选择应用该技术,只是在右冠状动脉远端使用,还有另外一些医师完全不用此技术。但是,在许多情况下,动脉内膜切除术是为旁路移植提供合适管腔的惟一方法。冠状动脉内膜切除术很可能降低晚期的通畅率并且该技术还导致围手术期心肌梗死增加。但只要使用得当,它不失为一项有用的技术,确实能提供极好的效果。

切开覆盖于病变冠状动脉上的心外膜组织。以常规的方式在该血管前表面上做一1cm的切口。使用一小的动脉内膜剥离器,在冠状动脉壁钙化的中层和弹力外膜部分之间形成一平面。将钙化的核心沿周径从近端和远端的动脉壁上切除下来(图16-36A)。在花生米剥离器提供的牵引和对抗牵引下,用钳子或镊子将钙化斑块轻轻拉出(图16-36B)。将钙化核心向近端方向拉出,并用剪刀切断。轻拉远端的部分,向外拉出直到其断开。

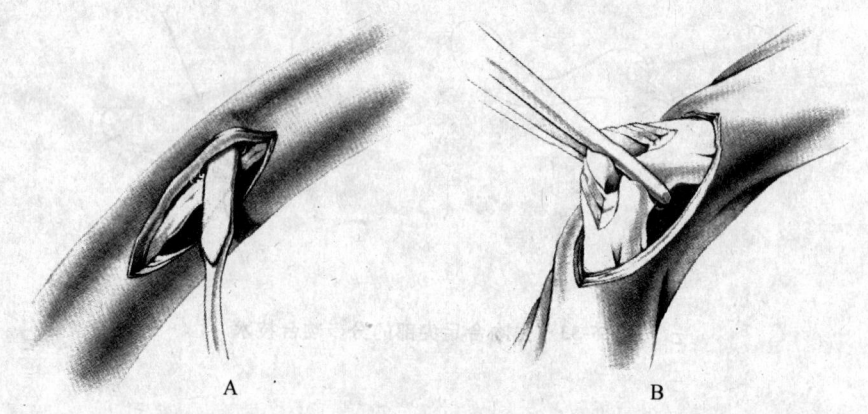

图16-36 冠状动脉内膜切开的分步技术

1. 技术要点

(1)冠状动脉壁撕裂:钙化核常常黏附于动脉壁上,一旦将其剥除可在动脉壁上产生撕裂。因此,解剖必须非常小心。如果撕裂产生,而管腔足够大,则应直接缝合。另外,还可将受损伤的部位缝入动脉切口和静脉移植血管的吻合口中。

将施行内膜剥除的冠状动脉腔进行充分冲洗以去除任何碎片,并以常规的方式将静脉移植血管与其进行吻合。

(2)吻合口狭窄:吻合口的长度可很长,应小心避免连续缝合技术的荷包收缩作用。

(3)室间隔分支闭塞:切除钙化斑块可使一些动脉分支闭塞。当冠状动脉左前降支施行内膜切除时,这尤为重要,因为室间隔支的完全闭塞可造成围手术期心肌梗死。

2. 注意事项

当施行动脉内膜切开术时,最好不要使用乳内动脉,因为乳内动脉在需要作长的动脉切开时,易于在足跟部扭曲,可影响血液流入。

(四)冠状动脉近端吻合

近端吻合越来越多地在主动脉阻断时施行。此技术似乎与降低术中卒中的发生率有关,它是由于钳夹损伤主动脉导致钙化斑块脱落而引起的。外科医师在开始体外循环之前应记住心脏的大小并设想好如何放置静脉移植血管。在心脏空虚和松弛的情况下,很难正确估计静脉移植血管的长度。壁层心包的轮廓是估计静脉移植血管长度的一个好的标准。也可通过充盈心脏来确定移植血管的正确长度。

另一个技术是去除主动脉阻断钳并使心脏正常跳动。将静脉移植血管在最佳的长度切断,在主动脉上使用侧壁钳来完成近端吻合。

对每个近端吻合口,可用 11 号刀片在一精确的部位作一条 3~4mm 的狭长切口。用细的镊子头将开口略微扩张。将一次性的打孔器插入狭长的切口中,切除一直径 4.0~4.8mm 的环形主动脉壁(图 16-37)。应将左前降支或对角支静脉移植血管的路径放置成深凹形,在吻合部位 2 点钟的位置以斜行的方式与主动脉连接(图 16-38)。

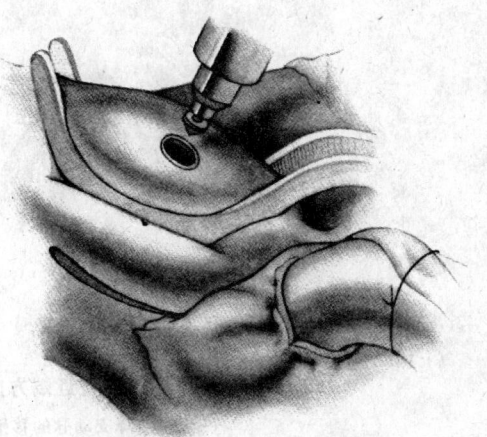

图 16-37　用一次性的打孔器在主动脉上形成一开口

将移植血管吻合的脚跟部放置在 3~5 点钟位置,肺动脉可使移植血管发生扭曲(图 16-39)。中间支和钝缘支应在 3 点钟的位置与主动脉水平连接,远端右冠状动脉移植血管应沿房室沟的路径并在 6~7 点钟的位置与升主动脉连接,后降支动脉的移植血管应取心房侧旁的路径并在约 8 点钟的位置与主动脉连接。将右侧的移植血管吻合至主动脉上相对较高的右前侧部分(图 16-40),这可防止上腔静脉或右室流出道使移植血管发生扭曲。在特殊的情况下,可将左侧的移植血管在主动脉后通过横窦并同右侧的主动脉吻合(图 16-41)。当升主动脉左侧部分有钙化或静脉较短,则后者的技术尤其有用。但此技术容易发生静脉移植血管在主动脉后扭曲,并使要控制任何侧支的出血非常困难。

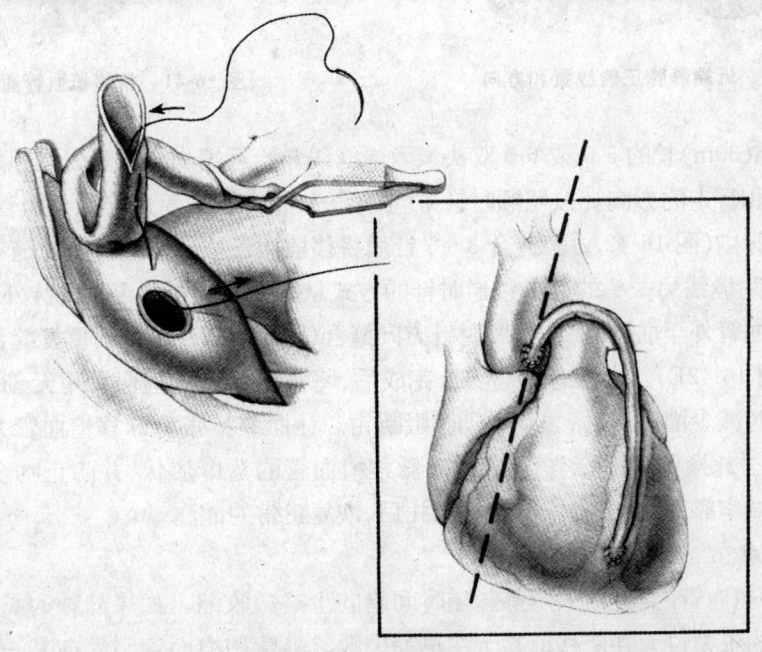

图 16-38　对左前降支或对角支冠状动脉行旁路移植时,静脉移植血管在近端的正确方向

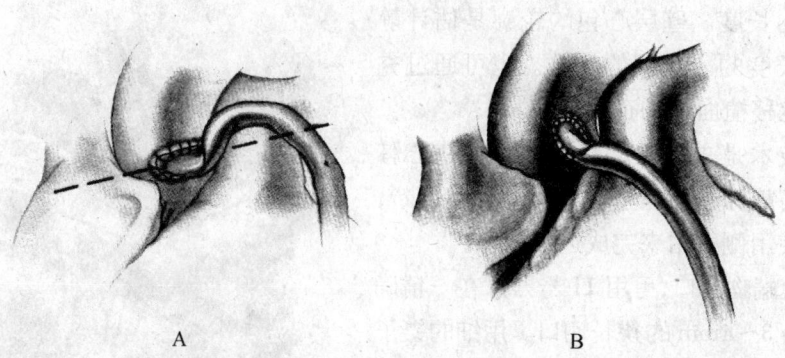

图 16-39 静脉移植血管近端方向不正确（移植血管导致肺动脉使其扭曲）
A. 至左前降支动脉的移植血管；B. 至右冠状动脉的移植血管

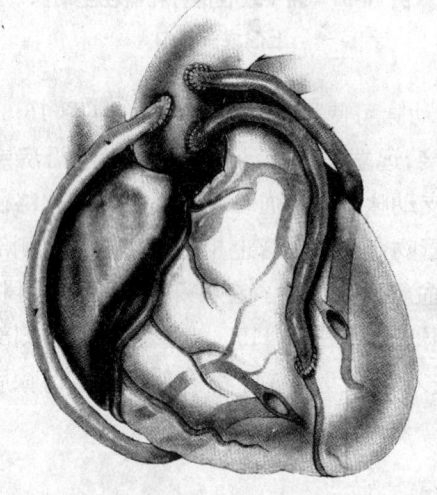

图 16-40 近端静脉正确放置和方向

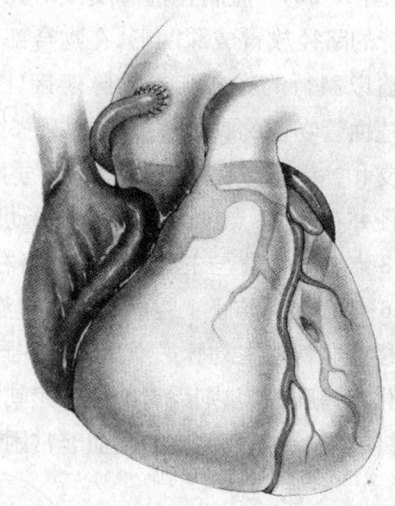

图 16-41 将移植血管通过横窦

用 76.2cm(30in) 长的 5-0 或 6-0 双头聚丙烯缝线开始近端吻合。预先设想好静脉移植血管的准确放置和行走的方向。按照顺时针方向，第一针从移植血管内穿出至血管外，再从主动脉外缝至主动脉内（图 16-42A）。缝合 3～5 针后将移植血管推下到位并将此缝针用钳子夹住（图 16-42B）。用缝线另一头的缝针以逆时针的方式从主动脉内穿出至主动脉外（图 16-42C），再从静脉移植血管外至血管内，按照顺时针方向缝合（图 16-42D）。连续重复缝合直到与缝线另一头相遇（图 16-42E）。当所有近端吻合完成后，将每根静脉移植血管用无创伤 bulldog 血管夹阻断。暂时减少灌注压力，去除主动脉阻断钳。让血液扩张静脉移植血管并从吻合口溢出（图 16-42F）。此操作可排除空气，确保静脉移植血管的头巾形状，并防止吻合口荷包样收缩。将缝线两端牢靠地结扎，当所有缝线结扎后，恢复正常的灌注。

1. 技术要点

（1）静脉移植血管的长度：大隐静脉随时间趋向于略微收缩。如果静脉的长度缩短，收缩可导致吻合口的张力过大并使移植易于在早期失败。静脉移植血管必须在某一点切断，即该点能确保心脏完全充盈时移植血管有一合适的长度。这需要额外增加移植血管 1～2cm 的

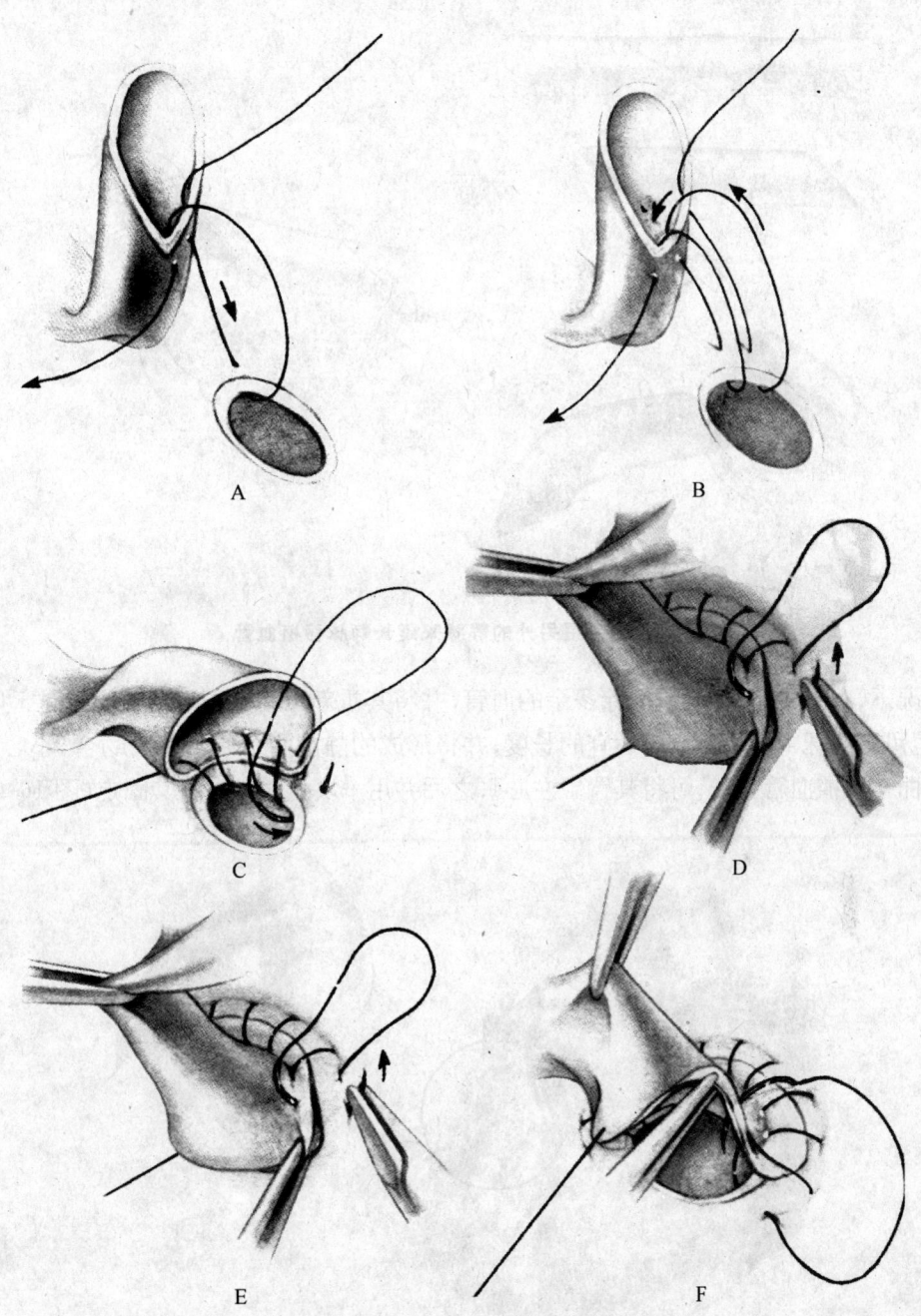

图 16-42 近端吻合的分步技术

长度。

如果发现移植血管太短,应将其在主动脉上重新放置。也可将静脉斜行切断并用另一段静脉加长(图 16-43)。

如果遗留静脉过长,可造成当心脏被重新放回心包腔后静脉移植血管打折(图 16-44)。有时移植血管看起来长度合适,但关胸后会打折,这在对回旋支动脉行旁路移植时最常发生。

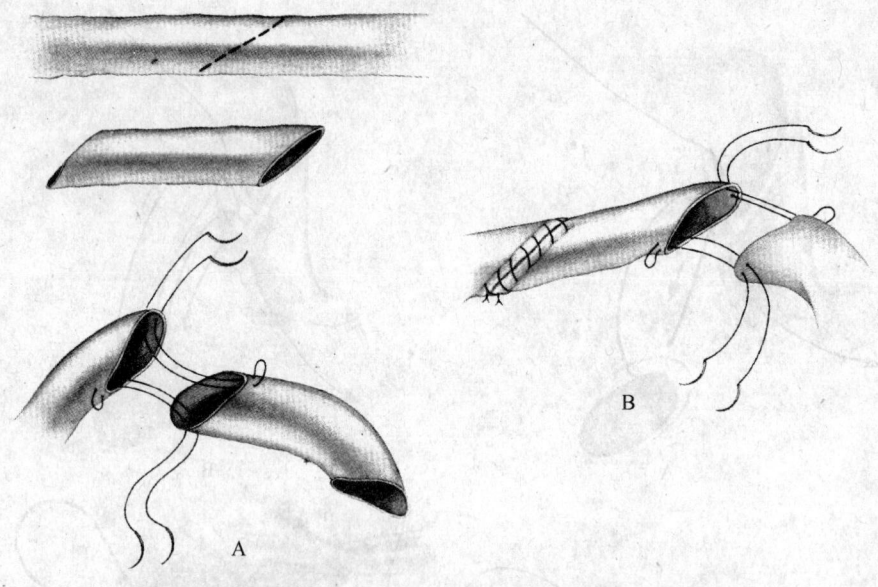

图 16-43　用另外的静脉来延长静脉移植血管

在此情况下,应拆除近端吻合,切除多余的血管,并将其重新与主动脉吻合。如果主动脉广泛病变,也可在静脉中间切除一段适宜的长度,并将形成的静脉两个断端重新吻合,小心不要使静脉扭曲。移植血管稍长,可将其置于左心耳之后并用一块止血纱布将其固定(图 16-45)。

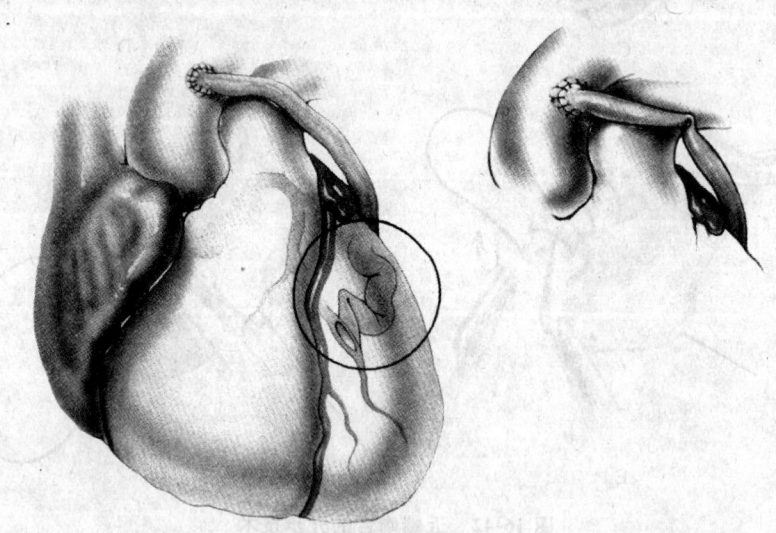

图 16-44　静脉移植血管因太长而在心脏后面打折

插入图:移植血管在关胸时打折

(2)移植血管扭曲:应非常小心以确保正确放置移植血管而不使它发生扭曲,这在心脏背面使用静脉移植血管时特别容易发生(图 16-46)。在很少的情况下,当这种扭曲发生时,必须重新施行近端吻合。如果在任何原因下,不能重新施行近端吻合,则可将静脉移植血管切断,理顺后重新吻合。一些外科医师倾向于用亚甲蓝条纹标记静脉移植血管以防止此并发症的发生。

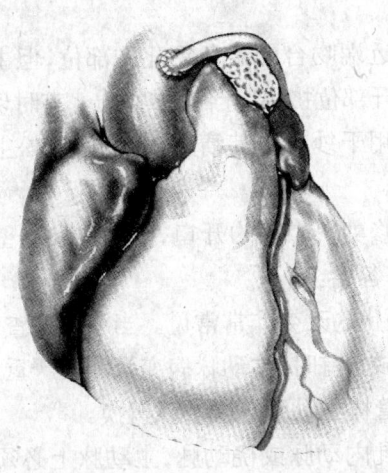

图 16-45 用一止血纱布将一稍长的静脉移植血管固定于左心耳后

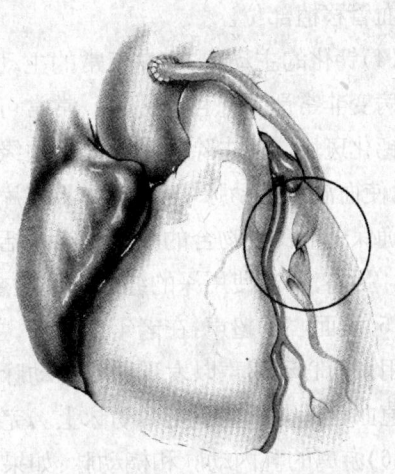

图 16-46 静脉移植血管扭曲

修剪静脉末端,使其有一大而宽,且为头巾形状的开口。这可通过以下的方法来完成,先根据静脉的长度将其斜行 30°切断并在足跟部充分向下延长切口,使形成的静脉开口比动脉开口至少大 20%。

(3)静脉移植血管与主动脉开口不匹配:静脉移植血管的周长必须至少比主动脉开口大 20%,否则静脉变扁平可影响管腔大小(图 16-47)。

(4)主动脉壁的外膜组织:在准备近端吻合的部位时,主动脉壁的外膜组织应包括在缝合过程中,这在主动脉壁薄弱的老年患者中尤为重要。外膜组织起到"天然"垫片的作用,使吻合更可靠并增加主动脉壁的强度。

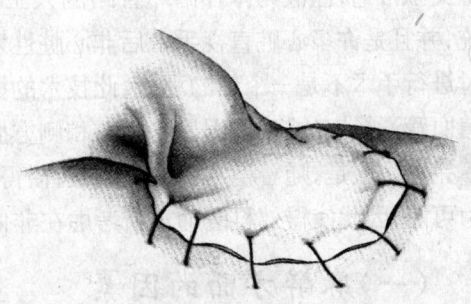

图 16-47 由于主动脉开口过大

(5)内膜剥离:将打孔器插入主动脉腔内必须非常小心以避免内膜剥离,从而避免继发主动脉夹层剥离。当主动脉壁较厚且钙化时,缝合过程中应将分离的主动脉壁部分包括在内。

2. 注意事项

(1)如果静脉口径太小则主动脉上的开口应限于一狭长的切口,对应于在移植血管足跟部上的切口。

(2)如果不小心使主动脉开口过大,可用 4-0 聚丙烯缝线作荷包缝合将其缩小至适当的直径(图 16-48)。

(3)外科医师应预见到患者在将来某时可能需要行主动脉瓣置换。因此,近端吻合应置于主动脉上较高的位置,使以后能施行主动脉切开而不影响

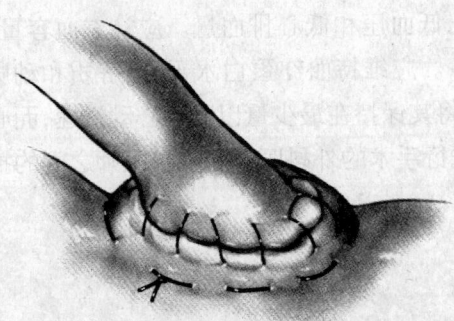

图 16-48 用荷包缝线缩小主动脉静脉移植血管头巾形变平坦

近端血管移植部位。

(4) 钙化的主动脉：应在正常的主动脉壁上进行近端吻合而避免钙化的部位，但主动脉壁有时病变非常严重并且有钙化。常常可从主动脉切开部位挤出"牙膏"样物质。有时切口内还可有钙化斑块。应去除主动脉切口边缘的碎片。可用干纱布将其清除，并少许放松主动脉阻断钳，使血液从主动脉切口涌出，将碎片或颗粒冲走。

确保近端良好吻合的技术要点包括在静脉近端修剪一个大的开口，因为主动脉壁的柔韧性差。另外，必须使用深的缝合以缝住主动脉壁所有各层。

(5) 表面心动超声：在老年患者中，主动脉粥样硬化的改变非常常见。当手指扪查失败时，可使用表面心动超声以发现局限的动脉粥样硬化区域。有时，主动脉病变可非常严重，近端静脉移植血管不得不置于无名动脉上。完全钙化的铅管样主动脉必须予以置换。

(6) 游离的乳内动脉和桡动脉：如果使用游离的乳内动脉或桡动脉，主动脉上必须作一小的开口。除非主动脉壁非常薄，最好将动脉血管的近端吻合至静脉移植血管近端吻合口或吻合至已缝合在主动脉开口上的静脉或心包片上。

二、非体外循环冠状动脉旁路移植

在过去30年，冠状动脉旁路移植有赖于体外循环以获得一无血和静止的手术野。然而大量文献报道，血液与体外循环管路的人工表面接触持续产生的广泛炎症反应，影响多器官系统，并且是许多心脏直视手术后非心脏性发病的原因（因此医疗费用昂贵）。尽管在心脏跳动时进行手术不是一个新的观念，此技术的批评者质疑远端吻合口的质量，认为该技术可造成移植血管通畅率的降低，因暴露后方和侧方血管而产生的严重血流动力学不稳定导致再血管化不完全。但是，随着稳定装置的发展，使得经胸骨劈开切口完成多支血管冠状动脉旁路移植成为可能，因此使得外科医师重新考虑在非体外循环下行冠状动脉旁路移植。

(一) 麻醉方面的因素

麻醉处理的主要目的是在非体外循环冠状动脉手术中对心脏施行各种操作时维持血流动力学的稳定。理想的情况下，应使用肺动脉测氧导管以持续测量混合静脉氧饱和度和心排血量。当心脏被置于垂直位置时，食管心动超声的价值有限。避免紧急转换成体外循环手术的关键是积极主动而非消极被动地优化手术条件以防止低血压和低心排血量。应补充血容量，因为低血压最常见的原因是放置心脏后静脉回流减少。应维持血红蛋白水平、电解质和动脉血气在正常范围。尽管需要正性肌力药物支持，但应将其保持在最少量以防止心动过速，而心动过速可影响缝线的最佳放置和增加心肌氧耗。在进行手术的外科医师和麻醉医师之间的持续沟通交流最为重要。

(二) 放置心脏

非体外循环冠状动脉旁路手术最关键的问题是放置心脏以充分暴露目标血管而不损害血流动力学。可通过策略性地放置4根深的心包缝线（图16-49）和将患者适当放置成各种位置来完成。第一根心包缝线放置在远离膈神经下的左下肺静脉上方，第二根缝线靠近下腔静脉，最后两根缝线置于前两根缝线连线之间的等距离点上,使用Rommel止血器以避免心包缝线对心包的切割。顺序收紧从肺静脉至下腔静脉的缝线,并结合深的头低脚高位和将手术台转向外科医师,心脏可被提出心包腔以暴露甚至是最后方的血管来施行旁路移植。一般而言,将心脏提至垂直位置能被相对好地耐受。另外,市场上有售的心尖吸引装置(图16-50)可取代深的心包缝线而用于抬高心脏。心尖吸引装置在关节处灵活易曲,可使心脏沿其长轴自由旋转。

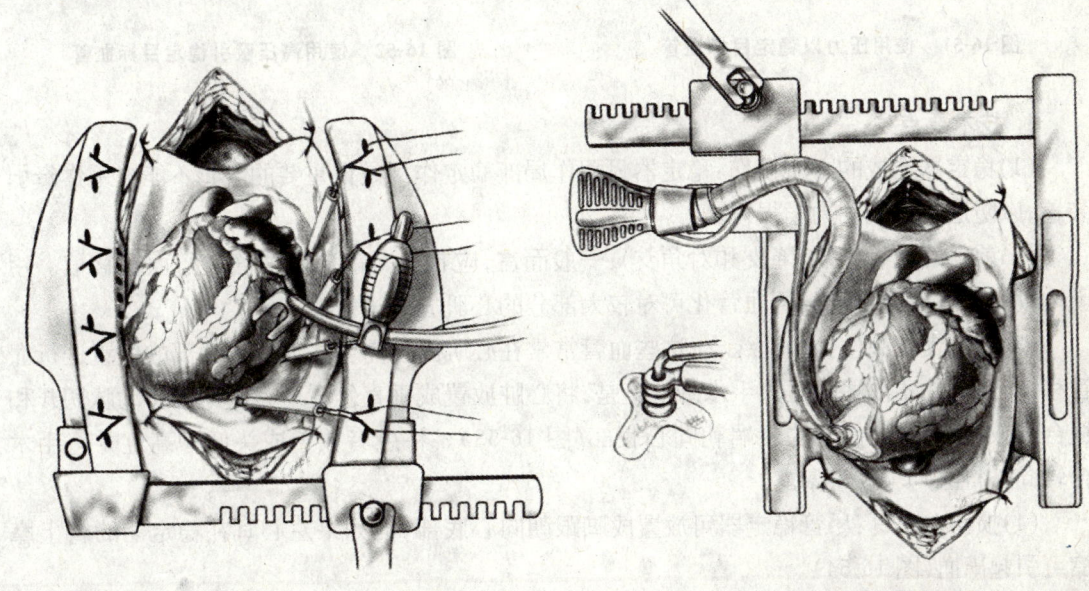

图16-49 策略性放置深的心包缝线

图16-50 用心尖吸引装置暴露侧方和后方的血管

(三)稳定装置

设计在非体外循环手术中用来固定局部目标冠状动脉的装置有三个基本类型。CTS Ultima系统(Caridio-Thoracic Systems,Cupertino,CA)(图16-51)通过在血管两侧施加向下的压力来稳定血管,稳定的程度与施加压力的大小相关,该装置易于使用且外形相对较低。在心脏上施加过度的压力可导致血流动力学不稳定。因此,使用最小的压力达到稳定的作用而不压迫心脏是很重要的。Octopus系统(Medtronic,Inc.,Minneapolis,MN)(图16-52)通过多个吸引杯对周围组织施加高压吸引来获得稳定作用。因此,不需要施压来稳定血管。但该装置体积较大,外形较高,并可导致对周围心外膜的吸引损伤。Estech Synergy(Estech,Danvile,CA)是一较新研制的混合性装置,它结合了施压和吸引两种技术以稳定目标血管。

(四)手术操作

和体外循环冠状动脉手术一样,通过正中劈胸切口暴露心脏,并以常规的方式取下所有的移植血管,在非体外循环手术中的血管移植手术技术与体外循环手术中使用的相似。将冠状动脉切开后,通过使用腔内分流器或在血管近端放置柔软的硅橡胶带并轻轻牵引。

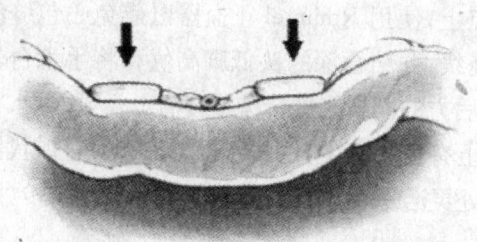

图 16-51　使用压力以稳定目标血管

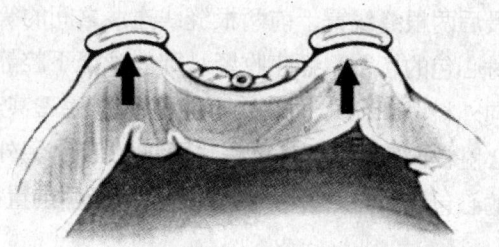

图 16-52　使用高压吸引稳定目标血管

1. 技术要点

(1) 稳定器造成的心肌损伤：稳定器只用作局部稳定作用是很重要的。它不能被用作牵引装置，以防造成血流动力学损害。

(2) 前部的血管(左前降支和对角支)：一般而言，应首先对前部的血管进行血管移植。用乳内动脉行左前降支动脉再血管化可对较大部分的心肌立即进行灌注。

(3) 中间支和高位钝角边缘支：这些血管常常在心肌内且需要在靠近心底部的位置进行血管移植，而此处不能移动进入手术野。但是，将心脏放置成垂直位置可方便地进行动脉切开和缝合。放置稳定器，使它的尖端朝向心底部(图 16-53)。将患者放置成头低脚高位并将手术台转向外科医师可改善暴露。

(4) 损伤左心耳：尽管稳定器可放置成脚跟朝向心底部，但如果左心耳在稳定器的臂上摩擦可引起出血(图 16-54)。

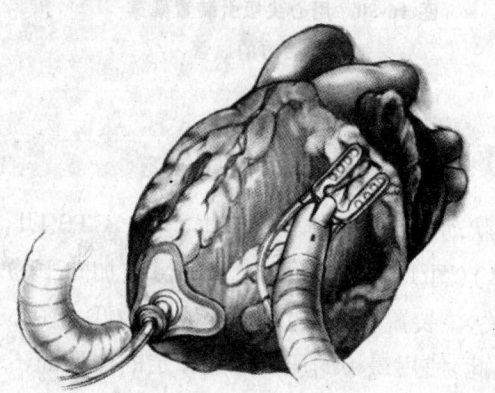

图 16-53　中间支和高位钝角

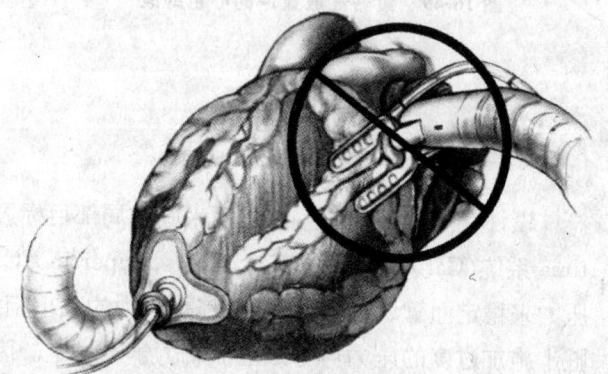

图 16-54　放置稳定器不当造成左心边缘支的暴露和稳定心耳损伤

(5) 钝角边缘支：将心脏置于垂直位并稍微转向右侧可使钝角边缘支得到最佳暴露，将稳定器固定在撑开器的横杆或右侧并将其尖端朝向心底部(图 16-55)。

(6) 静脉回流受阻：不能为了更好地暴露目标血管而过度旋转心脏，以防静脉回流受阻。

(7) 后降支动脉：对此血管的暴露通常可很好地耐受而无血流动力学不稳定，心脏被置于垂直位而无任何旋转，稳定器被固定在撑开器的左侧并朝向心底部(图 16-56)。

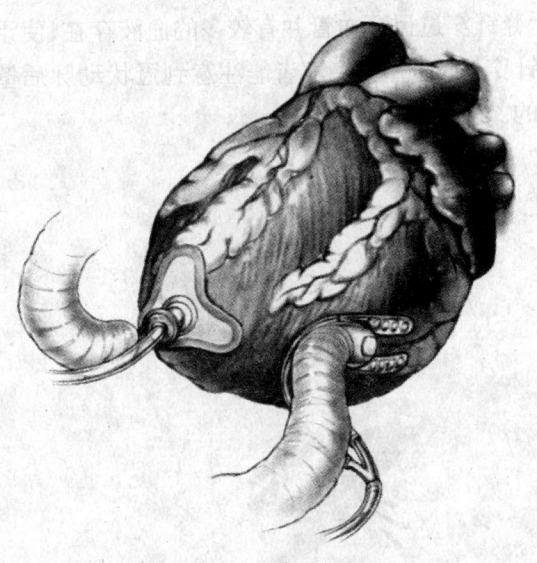

图 16-55　钝角边缘支的暴露和稳定

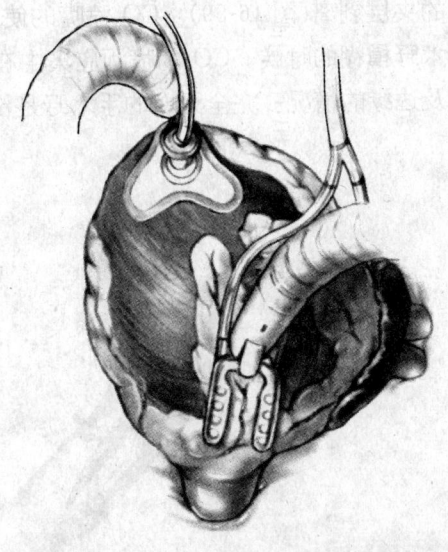

图 16-56　后方血管的暴露和稳定

(8) 右冠状动脉远端：通常不需要将心脏抬高至胸腔外就能获得充分的暴露，将稳定器固定在撑开器的右侧，沿动脉走向使稳定器的尖端向下（图 16-57）。

(9) 右室膨胀和心动过缓：阻断右冠状动脉近端时心动过缓和右室膨胀并不少见。为防止此并发症，在右冠状动脉阻断前应将弹簧夹置于心外膜上并连接到起搏器上。另外，还可使用血管腔内分流器。

(10) 损伤吻合口远端的动脉：避免在血管远端施行血管阻断，以免造成内膜损伤和继发狭窄（图 16-58）。

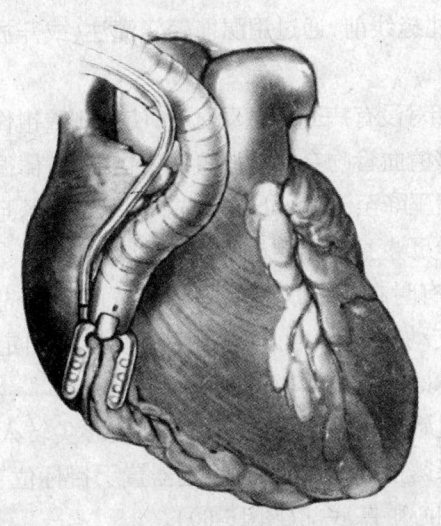

图 16-57　右冠状动脉远端的暴露和稳定

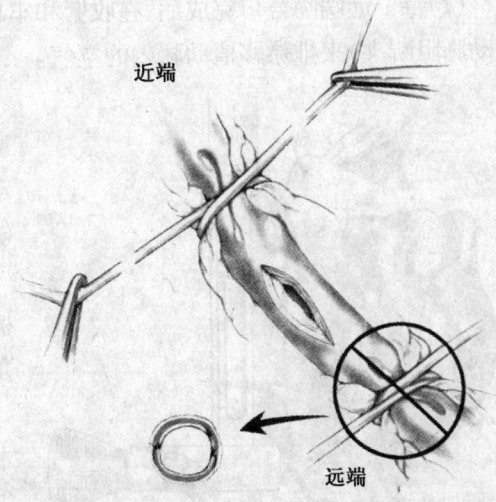

图 16-58　避免阻断冠状动脉远端

可通过 CO_2 薄雾喷嘴来获得无血的手术野。

(11) 掀起内膜斑块：用 CO_2 喷嘴猛烈喷洒可掀起内膜斑块或使内膜层分离，导致一局限性的夹层剥离(图16-59)。CO_2喷嘴的使用应限于缝针穿过目标血管并有较多的血液存在,使手术野模糊的时候。CO_2的喷洒应集中在每次缝针穿过的部位,使术者能注意到冠状动脉后壁及边缘的情况。完全无血的手术野是没有必要的。

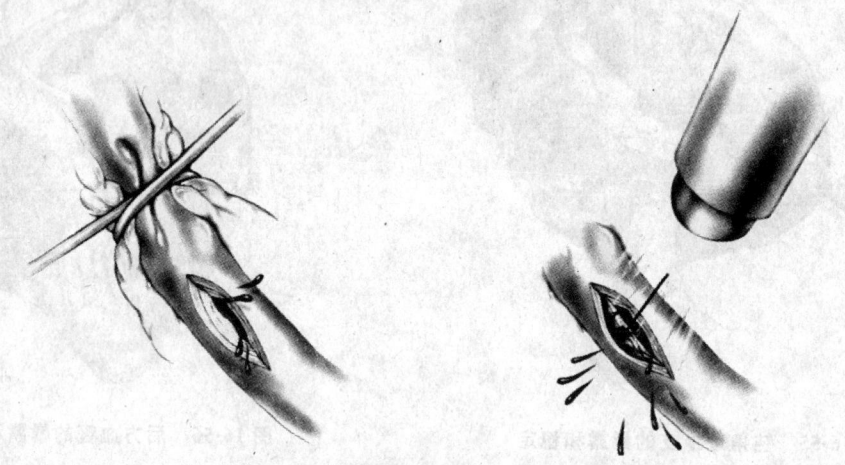

图16-59 用CO_2喷嘴猛烈喷洒造成内膜斑块剥离

(12)主动脉夹层剥离:侧壁钳放置得太紧或放置时血压过高可导致主动脉夹层剥离,尤其是在主动脉脆弱的老年患者中。

在有升主动脉病变的患者中可考虑使用近端吻合装置。

(13)损伤肺:乳内动脉蒂常位于肺和心脏之间。如向上解剖以寻找动脉蒂,则肺组织常常在多个部位受到损伤。这可造成肺的漏气,在术后可持续数日。

2. 注意事项

(1)每个远端吻合口完成后,在收紧和牢靠地结扎缝线前,通过用温血轻轻灌注(或开放乳内动脉阻断夹)来排除移植动脉内的空气。

在相对没有病变的主动脉上,使用侧壁钳作近端静脉移植血管吻合。在放置侧壁钳前,将体循环动脉收缩压降至100mmHg左右。侧壁钳收紧至能够止血就足够了,但要足够牢靠以防滑脱。

(2)有时在行左前降支动脉移植前需要先移植对角支动脉,因为乳内动脉蒂可使放置固定对角支动脉的稳定器非常困难。

通过轻轻牵拉深缝的心包缝线使心尖转入手术野可暴露前部的血管,将稳定器置于目标位置,尖端朝向心脏基底部(图16-60)。

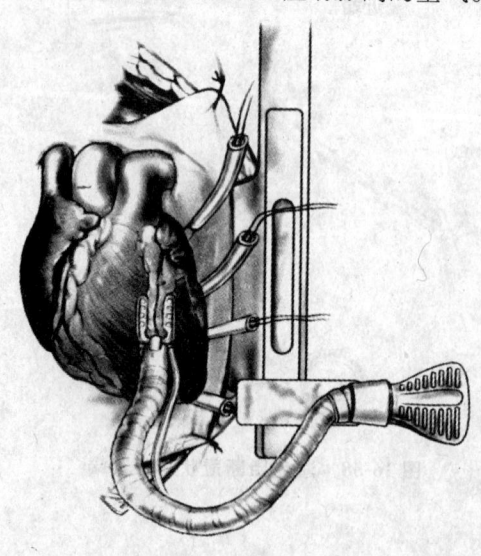

图16-60 左前降支动脉的暴露和稳定

(3)通常在左前降支动脉远端1/3~1/2处进行血管移植,正常情况下血管在此处从心肌内穿出。少数情况下,需要在动脉更近端进行血管移植。在行冠状动脉切开前用硅橡胶带进行试阻断,因为完全阻断冠状动脉可发生显著的心肌缺血而导致左室扩张和低血压。在此情况下,建议使用腔内分流器。

三、激光心肌再血管化

激光心肌再血管化用以治疗不能直接血管化的存活心肌的缺血区域。用钬-钇铝石榴石激光形成 1mm 宽的隧道进入左室腔内。尽管激光产生的这些腔会闭塞,但血管形成后可改善治疗区域的心肌灌注。

1. 手术技术

激光心肌再血管化通常在体外循环中旁路移植完成后施行。暴露存活的缺血区域并使心室充盈。使用激光产生 15~20 个间隔 1cm 的隧道,从已再血管化的区域向缺血的区域延伸。当激光束到达心室腔时,可从食管超声中看到气泡,确认隧道已经完成。在体外循环停止且使用鱼精蛋白后,用手指轻压,可使心外膜表面的大多数隧道都封闭。在少数情况下,需要用 6-0 聚丙烯缝线"8"字缝合来止血。

2. 注意事项

(1)射血分数低于 30% 或有急性缺血的患者一般不适合施行激光心肌再血管化。

(2)尽管激光心肌再血管化通常只用于不能直接血管化的心肌区域,但有广泛冠状动脉病变的患者可从联合治疗中获益。

四、冠状动脉内膜切除术

冠状动脉内膜切除术疗效是有限的,但是在冠状动脉外科中仍有一定地位。常用于右冠状动脉远端包括分支近端的完全闭塞,其次也用于前降支,即当靶血管完全闭塞。致血管桥与该段冠状动脉吻合有困难时,可采用冠状动脉内膜切除术以准备一个适当的部位供吻合。

冠状动脉内膜切除实用而安全的技术是用小剥离子进行手法剥离,以右冠状动脉远端闭塞为例,开始可在右冠状动脉远端相当于后降支起源近侧做长约 1.5cm 纵切口,直达阻塞灶,应用剥离子沿阻塞病变和冠状动脉外弹力膜间的平面进行剥离,游离阻塞柱芯,在动脉壁切口端将纤维栓柱切断,钳夹住栓柱,继续向远端及其分支后降支剥离,将栓柱及其伸入分叉的尾端整块取出。不能反方向做内膜剥脱,而且不能在未完全闭塞的动脉上做内膜切除术。按常规将血管桥与摘除血栓内膜的动脉壁切口进行吻合。由于切除动脉内膜的血管内径较粗,吻合时缝针可适当多缝点血管壁组织(图 16-61)。近几年有报道对右冠或前降支内的长段机化血栓部位的血管前壁作纵向长切口,将栓柱直接显露后进行完整剥离,然后将血管桥远端纵行剖开至冠状动脉切口同等长度,应用血管片加宽管腔,在血管补片上另做切口,于加宽切口同时完成远端的吻合,是一个可供选择的方法(图 16-62)。

单纯内膜切除或加用补片成形术远期闭塞率较高,与冠状动脉旁路移植术结合应用效果比较好。当前冠状动脉内膜切除术不再是一个独立术式,而成了提高缺血心肌再血管化程度的一个附加手段。

五、冠状动脉腔内球囊成形术

在冠状动脉旁路移植术中应用球囊导管扩张吻合口近端和远端狭窄,以及多支血管无法

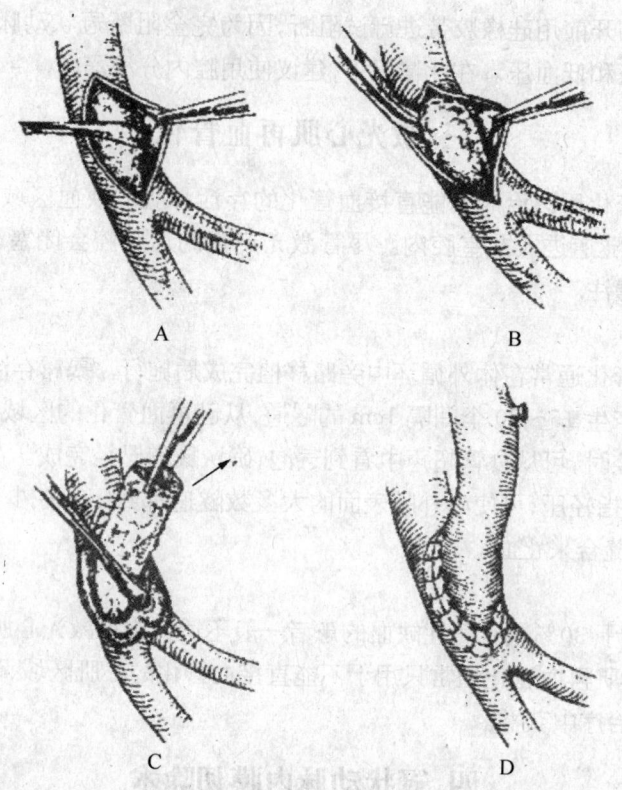

图 16-61 冠状动脉内膜切除术

A~B. 右冠状动脉前壁做 1.5cm 纵形切口,应用小剥离子沿纤维栓子和冠状动脉外弹力膜间的平面剥离;C. 切断机化或钙化栓柱近端,将游离栓柱及其远端分叉整块取出;D. 进行血管桥吻合

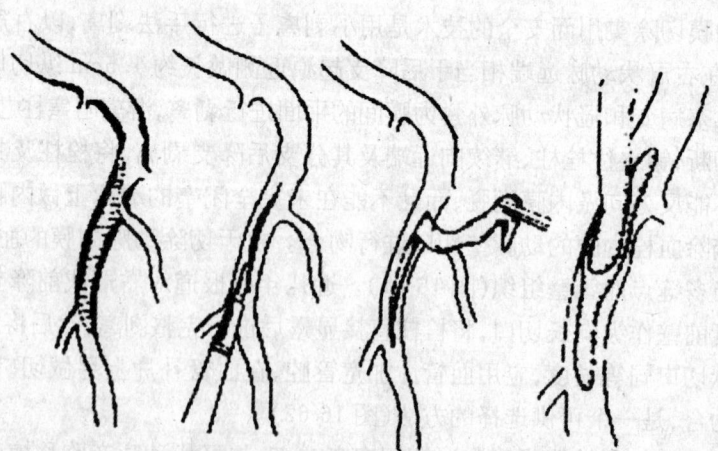

图 16-62 冠状动脉血栓内膜切除和用血管片加宽管腔补片上另做切口行冠状动脉旁路移植术

进行吻合的狭窄病灶,可以改善冠状动脉自身灌注和增加心肌再血管化程度。1990 年 Urschel 报道在 1000 个病例中对 3000 个病灶进行了术中腔内球囊成形术,少则一处,多则 8 处,平均每例扩张 3.1 处,取得满意效果。最近还有报道在微创 CABG 手术前后,或几乎同时进

行经皮冠状动脉腔内成形术或支架手术,这种联合手术又称杂交(hybrid)术,可以减少多支血管病变患者创伤。由于LAD在PTCA术后的再狭窄率较高,而通畅的LAD又是冠心病病人存活的重要影响因素,hybrid术是在微创乳内动脉-前降支吻合术基础上对其他病变血管加用介入性治疗方法,实现完全再血管化目的,适合于左前胸小切口(LAST)冠脉旁路手术中的多支冠脉局限性狭窄病例。

1. 术中冠状动脉腔内成形术

应用冠状动脉探子经过拟进行旁路移植的动脉切口,分别探测远端和近端狭窄部位和程度后,再将球囊导管经该支冠状动脉切口插至拟扩张的狭窄部位进行扩张。术中应用的球囊导管直径一般为2.0～4.0mm,尖端有引导钢丝可将球囊引导到适当部位。

术中进行冠状动脉球囊扩张时,术者可在手术台上扪诊和观察病灶部位。扩张时应用Bard加压注射器向球囊内注入乳酸林格液逐渐加压到10个大气压,60秒,如此反复2或3次,然后排除球囊积液,将导管拔除。应用冠状动脉探子再测量狭窄部位管径。如口径不够大,或管径增大不到50%,应重复扩张,然后灌注心脏停搏液以冲洗去可能存在于管腔内的碎片,再进行血管桥吻合(图16-63)。扩张一处狭窄灶约需10分钟。要注意不能应用大囊扩张小血管,扩张成功的标准是使该狭窄段达到正常口径,或口径增大50%以上。

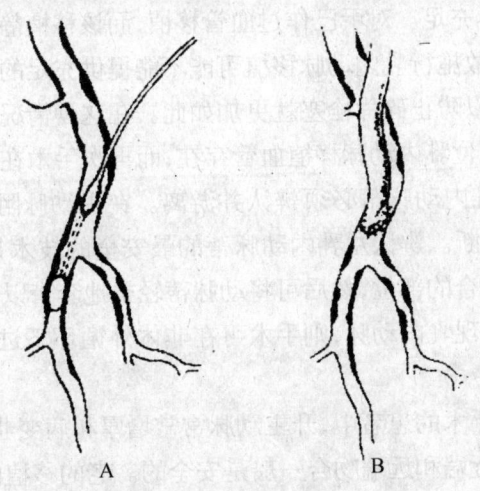

图16-63 冠状动脉球囊扩张

A. 将导管尖端球囊经冠状动脉切口送至左冠远端狭窄区加压扩张;B. 大隐静脉血管桥远端与冠状动脉切口吻合完毕,血液经吻合口可向近端和远端供血

2. Hybrid手术中的PTCA

可按内科常规进行,但在安排LAST冠状动脉旁路移植术和PTCA时有个先后顺序的选择问题,即:①先行左前胸小切口CABG,后做PTCA,因LAD血流恢复后可以为PTCA保驾。对3支血管病变,尤其是伴回旋支和右冠近端严重狭窄病例,先行外科手术,围术期又有一定风险。②先行PTCA再行外科手术,由于PTCA及支架植入术后需要抗凝治疗,这种情况下若过早进行外科手术则容易导致出血并发症。③在特殊设计的造影-手术台上同时进行。一般情况下先做外科手术,待术后病情略稳定再行介入性治疗较为合适,手术和介入性治疗方

法可参考常规方法进行。

术中冠状动脉球囊扩张术和 hybrid 技术,对多支冠脉病变完全再血管化都有益,其远期疗效均有待积累更多病例加以验证。

六、再次冠状动脉旁路移植手术技术

施行冠状动脉再次手术的手术策略与初次手术相同,一些要点需要考虑。

(1)需要遵循再次劈胸的一般防范措施,尤其是当有一通畅的原位右乳内动脉存在并横跨中线,或有一过长的左乳内动脉位于胸骨下,必须非常小心以防止损伤这些血管。

(2)如果乳内动脉蒂被损伤或切断,可插入橄榄形尖端的导管并用与股动脉插管相连接的导管进行灌注。也可用股动、静脉迅速建立体外循环,并用泵循环对乳内动脉移植血管进行灌注。

(3)不应去移动通畅但有病变的大隐静脉移植血管以防止碎片栓塞进入远端的冠状动脉床。关于是否对病变的静脉移植血管顺行灌注心脏停跳液存在一些争议。一些外科医师一旦开始体外循环就切断所有老的通畅的静脉移植血管并用逆行灌注将碎片从中冲洗出来,在完成新的移植血管远端吻合后再将两端缝合起来。

(4)乳内动脉的血流不充足。对于已作过血管移植,而该移植静脉有病变却通畅的冠状动脉,因为有反向血流存在,故施行乳内动脉移植可能不能提供充足的血流。如果外科医师选择切断并缝合老的移植血管以防止碎片栓塞就更加如此。在这种情况下,宁可行另一静脉移植。

(5)如果有一通畅的原位乳内动脉移植血管存在,而再次手术在体外循环下进行并用心脏停跳液使心脏停跳,则该乳内动脉蒂必须辨认并游离。在主动脉阻断期间,该血管蒂必须用 bulldog 无创血管夹予以阻断。辨认左乳内动脉蒂的最安全的技术是从膈肌开始解剖并向上进行。这样,首先会碰到吻合的部位,然后可将动脉蒂轻柔地套带以备以后钳夹。

(6)如果不能安全地发现乳内动脉,则手术可在非体外循环下进行,或在体外循环下行深低温停循环。

在施行冠状动脉再次手术的患者中,升主动脉常常增厚和病变非常严重。因此,在一个主动脉阻断期内施行所有的近端和远端吻合一般是安全的。老的移植血管的"头巾"部位通常没有病变,可提供一个良好的近端吻合部位。

(郝建潮)

参 考 文 献

1 Bourassa MG, Holubkov R, Yeh W, et al. Strategy of complete revascularization in patients with multivessel coronary disease (a report from the 1985-1986 NHLBI PTCA Registry). Am J Cardiol, 1992, 70:174~179
2 Mark DB, Nelson CL, Califf RM, et al. continuing evaluation of therapy for coronary artery disease: Initial results from the era of coronary angioplasty. Circulation, 1994, 89:2015~2020
3 RITA trial participants. Coronary anigoplasty versus coronary artery bypass surgery: the Randomised Inter-

vention Treatment of Angina (RITA) trial. Lancet,1993,341:573~578

4 Henderson RA,Pocock SJ,Sharp SJ,et al. Long-term results of RITA-1 trial: clinical and cost comparisons of coronary angioplasty and coronary-artery bypass grafting. Lancet,1998,352:1419~1426

5 Hamm CW, Reimers J, Ischinger T, et al. A randomized study of coronary angioplasty compared with byapss surgery in patients with symptomatic multivessel coronary disease. N Engl J Med,1994,331:1037~1042

6 King SB,Lembo NJ,Weintraub WW,et al. A randomized trial comparing coronary angioplasty with coronary bypass surgery. N Engl J Med,1994,331:1044~1050

7 Rodriguez A,Boullon F,Perez-Balino N,et al. Argentine randomized trial of percutaneous transluminal coronary angioplasty versus coronary artery bypass surgery in multivessel disease (ERACI): In-hospital results and 1-year follow up. J Am Coll Cardiol,1993,22:1060~1069

8 The Bypass angioplasty Revascularization Investigation(BARI) Investigation. Comparison of coronary bypass surgery with angioplasty in patients with multivessel eisease. N Engl J Med,1996,335:217~223

9 Goy JJ,Eeckhout E,Burnand B,et al. Coronary angioplasty versus left internal mammary artery grafting for isolated proximal left anterior descending artery stenosis. Lancet,1994,343:1449~1455

10 Goy JJ,Eeckhout E,Moret C,et al. Five-year outcome in patients with isolated proximal left anterior descending coronary artery stenosis grafting: A prospective trial. Circulation,1999,99:3255~3262

11 American Heart Association. Stenting vs MIDCAB of LAD coronary stenosis: Short-term outcomes are similar,but late recurrence is reduced with MIDCAB. Conference(AHA) N0 2,1999:4~5

12 The Bypass Angioplasty Revascularization Investigation (BARI) Investigators. A clinical trial comparing coronary bypass surgerywith angioplasty in patients with multivessel disease. NEng J Med,1996,335(4): 217~225

第 17 章

心肌梗死并发症外科治疗

急性心肌梗死并发症后果严重,预后不良。疼痛通常提示有缺血发作,可由于显著的心肌损害而伴发休克和心室衰竭。症状和临床表现的严重性与心肌坏死和收缩力的丧失密切相关。

心室游离壁的坏死可造成急性心肌破裂和死亡或晚期左心室室壁瘤的形成。室间隔的坏死可造成急性室间隔缺损,突发的血流动力学不稳定需要急诊手术治疗。乳头肌的坏死会造成乳头肌功能失调或断裂,导致需要急诊手术治疗的二尖瓣关闭不全。

由于心源性休克治疗困难且进行性发展,大多数患者需要急诊手术。一些患者在运用药物治疗和主动脉内球囊反搏后病情稳定下来,得以在急诊手术前进行心导管检查和冠状动脉造影。少部分患者可代偿,并在晚期出现左心室室壁瘤、室间隔缺损或二尖瓣关闭不全。在大多数患者中常规同时施行冠状动脉旁路移植,只要有可能就要达到完全的心肌再血管化。

通过正中胸骨劈开切口暴露心脏。通过上、下腔静脉插管行静脉引流,但只要在手术中右心系统保持密闭,单根大的心房插管也足够了。通过直接的主动脉插管行动脉灌注。

开始体外循环,并引流心脏。建立顺行和逆行灌注含血心脏停跳液的通路。中心降温至 30~32℃,阻断主动脉。通过主动脉根部灌注冷血心脏停跳液,随后将心脏停跳液逆行灌注入冠状静脉窦。

当心包腔内有因假性动脉瘤或心脏破裂造成的包裹性出血的迹象,在行静脉插管和开始体外循环时通过覆盖在主动脉上、心包上的小开口行主动脉插管,进行容量补充是谨慎的方法,也可考虑行股动脉插管。

大多数需要手术治疗的有心肌梗死急性机械性并发症的患者都处于心源性休克状态。许多患者可能正在主动脉内囊泵的支持中,而少部分可能已用上了便携式心肺支持系统。

第1节 急性心肌破裂

心室游离壁破裂是心肌梗死一种少见并发症,存活病例很少,常在尸检中见到。大约20%致死性心肌梗死病例在进行尸检时始发现心室游离壁破裂,是心肌梗死的第3位死亡原因,是医院猝死病例中最常见的原因。此类并发症发病率高峰期在心肌梗死的第1周内,通常不是突然产生,而有一个渐进过程。常见于急性心肌梗死第1次发作之后,开始仅是小的心内膜撕裂,在室壁内先形成血肿,慢慢穿越坏死区而进入心包,引起急性心脏压塞和猝死。急性心肌梗死后6~12小时内若进行了溶栓治疗,有可能仅部分室壁发生穿越破裂,这种情况下就可能有时间允许应用床旁二维超声心动图作出诊断。

左室游离壁破裂根据其临床病理过程大致可分为3种类型:①急性破裂:以突发性胸痛为特征,心电图示电机械分离,深度休克,而且由于大量出血进入心包腔产生急性心脏压塞,来不及抢救,数分钟内即可导致死亡。②亚急性破裂:开始为心内膜小的撕裂,可由凝血块或纤维性心包粘连暂时堵闭,常有心脏压塞征象,最后呈现心源性休克,可类似心肌梗死范围扩大,或右心衰竭,病人可存活数小时、数天甚至更长时间。③慢性心脏破裂:因撕裂和出血缓慢,特别当有心包粘连时,可形成假性室壁瘤。充血性心力衰竭是假性左室室壁瘤常见症状,还有心绞痛,心律失常,低血压等征象。

假性室壁瘤和真性室壁瘤不同之处在于:①假性室壁瘤瘤壁无心肌细胞;②假性室壁瘤颈通常很窄;③假性室壁瘤常位于心脏后下壁;④假性室壁瘤有随时自发破裂倾向。此类病人预后很差,随时有死亡危险。立即开胸修补是惟一可供选择的救治措施。

一、亚急性左室游离壁破裂修复术

左室游离壁破裂常位于前壁和侧壁,在心尖和心底部之间,心内膜撕裂部位通常更靠近某一乳头肌基底部,大多数为多支血管病变,至少有一支主要冠状动脉完全或几乎完全闭塞,远端通常无灌注,侧支循环很少。Edwards指出左室游离壁破裂可分为单纯性和复杂性两种,单纯性是指破口呈直线性穿通,通道与心内膜和心外膜表面垂直;复杂性破口为匍行性撕裂,从心内膜破口至心外膜表面通常呈斜行穿破。Batts连续统计了100例左室游离壁破裂病例,单纯性和复杂性破裂发生率约各占50%。亚急性破裂多为复杂性。

1. 适应证

通过二维超声心动图检查,一旦诊断心室游离壁破裂,必须立即手术处理。尽管手术存活率不高,不手术更无希望。心包穿刺有助于确诊和进行心包减压。也有因等待心包穿刺而延误手术时机者,应慎重考虑。

2. 手术步骤

进行手术干预前很少有时间进行复苏和等待病情稳定再处理。手术目的是立即解除心脏压塞,闭合室壁破口。此外,尚应根据病情改变,考虑对狭窄的主要冠状动脉是否同时进行冠状动脉旁路移植术。由于此类病人随时有出现心搏骤停危险,麻醉前应做好消毒铺单和紧急开胸准备。麻醉和插管后,迅速开胸和切开心包,解除心脏压塞,寻找心脏破口。由于血液从破口涌出,常常很难立即判断清楚破口范围。

(1) 应用补片加生物胶粘合修复术:左心室前壁和侧壁破裂和破口较小时可选用心包或涤纶织物片在非体外循环下应用生物胶(gelatin resoreinol formaldehyde)粘合补片,补片应略大于梗死区面积,将梗死心肌表面蘸干后将生物胶沿破口洒于梗死心肌表面和心包片上,心包片贴于梗死心肌表面,应用手术纱垫加压3分钟,然后应用4-0单丝缝线将补片缘缝于梗死心肌外周有活力心肌上(图17-1)。

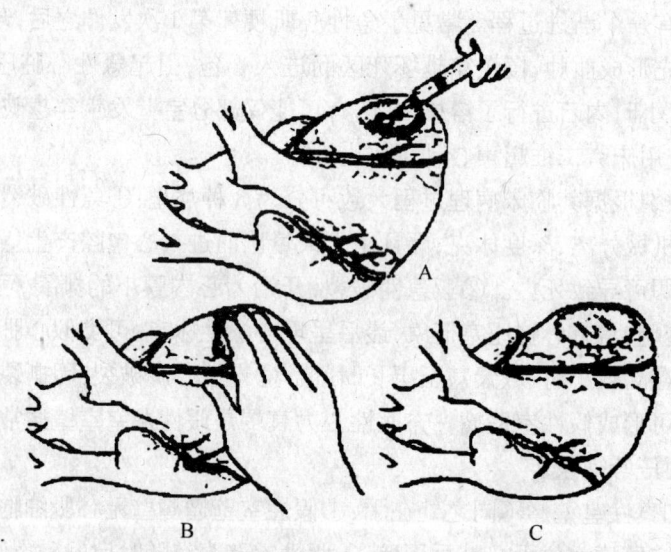

图 17-1 左室游离壁破裂修复技术
A. 将生物胶沿破口周围洒于梗死区心肌表面;B. 用纱布加压3分钟;
C. 用4-0缝线将补片缝于梗死外周有活力心肌上

(2) 体外循环下梗死心肌切除修补术:此法适用于心肌梗死面积较大和后下壁心肌梗死穿破病例。紧急建立体外循环,经右上肺静脉插管引流左心,显露室壁破口,诱导心室纤颤,切除梗死心肌尽量保留有活力心肌。剪下一大块心包,并略大于梗死心肌面积,应用4-0无创缝线将补片周边牢固缝于切口边缘的正常心肌上。对此类破口,亦可采用生物胶将补片与梗死心肌表面粘合后进行缝合修复。检查修补确实,彻底止血后电击除颤,补充失血量,然后按常规停机。

(3) 室壁破口修复和冠状动脉旁路移植术:根据尸检观察,这类病人多数为多支血管病变,而且至少有1支主要冠状动脉有病变,在病情相对稳定情况下做冠脉旁路移植术是有指征的。这样使病变心肌尽早再血管化,可防止反复心肌梗死和术后早期心绞痛发作。但由于新近梗死的心肌对缺血再灌注损伤很敏感,所以有个倾向,就是对血流动力学不稳定的病人,避免立即进行冠状动脉旁路移植术。假如病人术后再出现梗死后心绞痛,可进行冠状动脉造影检查和有目的处理明显病灶,此时药物治疗,经皮穿刺腔内冠状动脉成形术和冠状动脉旁路移植术均可供选择。

3. 术中注意事项

对最近发生心肌梗死病人使用心脏停搏液会带来一定的危险性,因此体外循环下有的学者宁愿选用诱导室颤方法作补片修补。幸运的是破裂部位在手术修补中少有活动出血,生物胶涂上后有干燥时间,补片不易从心表面冲掉。术中应用纱布加压是必要的,可保证严密封闭,心包片切除要足够大,补片应超过梗死心肌区和缝于有活力的心肌组织上,否则可能被撕裂而导致心室再破裂。

4. 疗效评价

若能及时作出诊断和应用补片修复室壁破口可取得良好的效果。1970年,Hatcher报道第1例手术修复成功病例,随后陆续有成功报道,综合最近6位学者17例报道,1例右下室壁破裂,应用了体外循环,1例同时做了冠脉旁路移植术,余均未用体外循环和单纯修补成功。手术病死率≤43%,平均手术病死率为14%。随访26个月,2例术后仍有劳力性心绞痛外,余均情况良好。

二、假性室壁瘤切除修补术

心脏破裂是一严重和致命的并发症。事实上它总是伴随透壁的心肌梗死,通过心室内膜的破口,血液逐渐渗入梗死的区域并使坏死组织扩张。血肿持续扩大,最终使心肌破裂。心肌梗死后心肌破裂的发生率是发生室间隔缺损或乳头肌撕裂的10倍。90%的破裂累及左心室。

急性心肌梗死后3~4日突然发生心源性休克可预示由于心肌破裂而发生心脏压塞。使用Swan-Ganz导管测量右心房压、右心室舒张压及肺动脉楔压相同;从心包腔内吸出血液是准确诊断的特征性依据。此并发症需要立即进行外科手术,可靠地施行梗死心肌切除并用心包补片或牛心包补片闭合缺损。

梗死后较少发生假性室壁瘤。当从心肌破裂处渗出的血液在心包腔内缓慢积聚时,可发生假性室壁瘤。反应性的粘连可限制假性室壁瘤的大小,二维心动超声和心室造影可非常生动地描述病变。不像左心室室壁瘤,假性室壁瘤事实上最终肯定会破裂。因此,必须进行半紧急的外科治疗。

外科技术同真性室壁瘤中所介绍的相似。但是,假性室壁瘤的壁常常很薄,在解剖和搬动心脏时易于发生破裂。因此,经股动、静脉插管开始体外循环是谨慎的做法。然后施行正中胸骨劈开。在处理假性室壁瘤之前,阻断主动脉,并用心脏停跳液使心脏停跳。如果假性室壁瘤发生破裂,用吸引器将术野中的血液吸除并返回转流泵中,并迅速钳夹主动脉,使出血得到控制,然后用心脏停跳液使心脏停跳。

假性室壁瘤通常有小的破口,用Hemashield补片,使用垫片加固的3-0 Ticron缝线间断缝合,闭合破口。缝合缘用3-0聚丙烯线连续缝合加固。然后彻底止血并排除心脏内的气体。

1. 适应证

左室假性室壁瘤是心肌梗死室壁穿破的一个结局(图17-2)。由于该处心外膜和心包有粘连,致局部形成一个与左室腔相交通血肿,并逐渐扩大,容易破裂,所以应早期手术治疗。左室假性室壁瘤一旦确诊,手术时间可根据心肌梗死时间来定。心肌梗死后2~3个月内发现,应在冠状动脉造影和左室造影后急症处理,因为这类假性室壁瘤有随时破裂的可能性。假如在心肌梗死后几个月甚至几年后才发现假性室壁瘤,手术时机和迫切性则可根据症状和冠状动脉病变程度来决定。

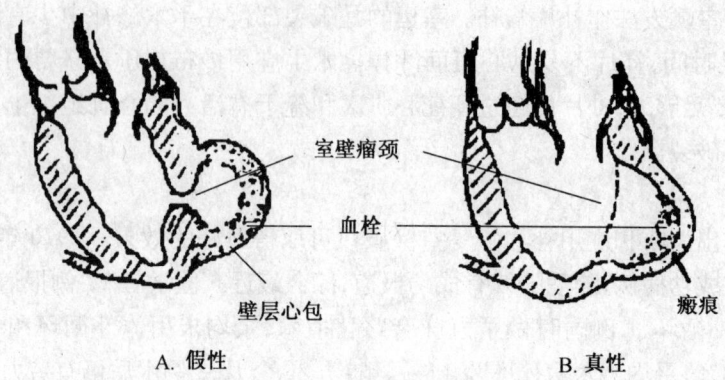

图 17-2 假性左室室壁瘤和真性室壁瘤病理特征对比
A. 假性室壁瘤瘤壁由心包及其外周结缔组织构成，瘤颈窄；
B. 真性室壁瘤瘤壁由室壁全层构成，可见心肌组织，瘤颈大

2. 手术步骤

急性假性室壁瘤必须应用补片进行修复；慢性前壁假性室壁瘤，由于多是纤维化瘤颈，可单纯闭合，对后壁假性室壁瘤若做单纯闭合，可能加重二尖瓣关闭不全，一般都主张应用心包或涤纶补片修补。更值得指出的是，巨大左室假性室壁瘤向前延伸到胸骨后方，则给手术带来难题。为防止纵劈胸骨导致瘤壁破裂发生致命性大出血，应在开胸前先做股动、静脉插管，建立体外循环，将体温降至中度低温，再纵劈胸骨。进胸后尽快阻闭升主动脉，于主动脉根部灌注冷停搏液或不阻闭升主动脉诱导心室纤颤后再处理室壁瘤。若在分离中破裂，将瘤内血液吸引到体外循环系统中的储血器内，回输体内。切开瘤壁或瘤颈，切除或部分旷置瘤壁，修复假性室壁瘤颈，瘤颈不大者则可做线形缝合(图 17-3)。

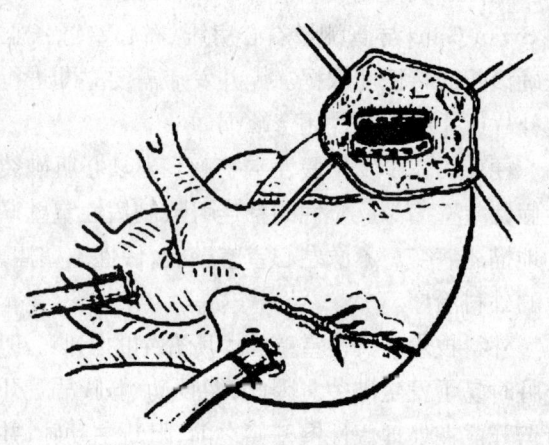

图 17-3 假性室壁瘤切开和应用长条垫片修复瘤颈，修剪后的剩余瘤壁可覆盖切口表面加固

3. 疗效评价

手术单纯修复左室假性室壁瘤病死率较低。Mackenzie 报道 14 例左室假性室壁瘤，12 例有心肌梗死历史，3 例手术死亡，手术病死率为 25%。Komeda 等报道 12 例，其中 4 例在修复左室假性室壁瘤时同时进行了二尖瓣置换，9 例进行了冠状动脉旁路移植术，手术死亡 3 例，后者均发生在同时进行了二尖瓣置换手术病例中，进行单纯修复假性室壁瘤的 8 个病例中平均存活 62 个月，7 例无症状，1 例仍有心绞痛发作。

(王 欢)

第2节 左室室壁瘤

无论是尸检组或临床组的报道,左室室壁瘤5年的存活率大约为10%~24%,Bruschke报道10年存活率18%,与此成为一个明显对照的是有心肌梗死而无室壁瘤病人的5年存活率为74%。不是所有室壁瘤都出现症状,也不是所有室壁瘤病人的预后都很差,Grodin指出无症状的室壁瘤病人10年的存活率可以高达90%。室壁瘤合并室性心动过速不能用药物控制时,1年内病死率可达80%。能用药物控制的这类心律失常病人,1/3或者半数可以存活1年。左室室壁瘤是急性心肌梗死的一种严重合并症。

急性心肌梗死后约有10%~38%的病例经治疗和渡过急性期后,心肌组织于2~8周逐渐地被纤维瘢痕所代替,收缩功能减退或消失,进而形成室壁瘤。据统计90%以上是由于左前降支或右冠状动脉后降支闭塞造成。急性心肌梗死造成的室壁瘤从解剖学上可分为两种类型。

1. 真性室壁瘤

真性室壁瘤又称解剖性室壁瘤,或慢性纤维化室壁瘤,壁薄,分界清楚,并为瘢痕组织所代替,心内膜小梁消失,有的病人有血栓形成。真性室壁瘤大多数位于左室前尖部,这部位心肌为单支血管供血,很少有侧支循环。后下室壁瘤常累及后乳头肌,并易引起二尖瓣关闭不全或室间隔穿孔,可带来致命性左心室衰竭,所以很少生前发现。后者在外科组报道约占3%。未累及后乳头肌和室间隔的后下室壁瘤,常局限于后乳头肌和室间隔之间。此部位的室壁瘤通常和占优势的右冠状动脉闭塞有关;左冠回旋支保护了乳头肌。

2. 假性室壁瘤

前面已经提到,往往是由于心室游离壁梗死区出现小面积破裂。破裂孔由于与心包粘连和(或)机化血栓所局限,于左心室腔外形成一个小"憩室",即假性室壁瘤,瘤腔直接与左室相交通。假性室壁瘤瘤壁无心肌组织,仅包含心外膜或心包组织,30%有机化血栓。和左室真性室壁瘤不同,假性室壁瘤破裂的危险性较大,更应尽早手术治疗。多发性室壁瘤非常少见。

功能性室壁瘤属于真性室壁瘤范畴,是对解剖性室壁瘤而言,一般情况下,真性室壁瘤都是指解剖性室壁瘤。解剖性室壁瘤在收缩期和舒张期都向外膨出,室壁出现明显矛盾运动;而功能性室壁瘤仅在收缩期向外膨出,在左心室造影上出现为运动障碍区。这种运动障碍区是一种急性缺血区,有恢复或部分恢复功能的可能性;或者是一个由心肌和纤维组织交错混合存在的区域。功能性室壁瘤又存在两种情况,即失功能性室壁瘤(akinetic aneurysm)和功能障碍性室壁瘤(dyskimetic aneurysm)(图17-4)。这类功能性室壁瘤瘤壁尚有存活心肌,不宜手术切除。

左室收缩功能受室壁瘤影响时,左室壁10%受累可致射血分数下降;15%受累,可导致左室舒张终末压和容量升高;25%受累,可出现充血性左心衰竭;40%受累,可导致心源性休克。切除有反常运动的室壁瘤可以改善心脏作功。

关于室壁瘤的外科治疗早在1944年就已开始,直到1958年Coolcy方在体外循环下进行

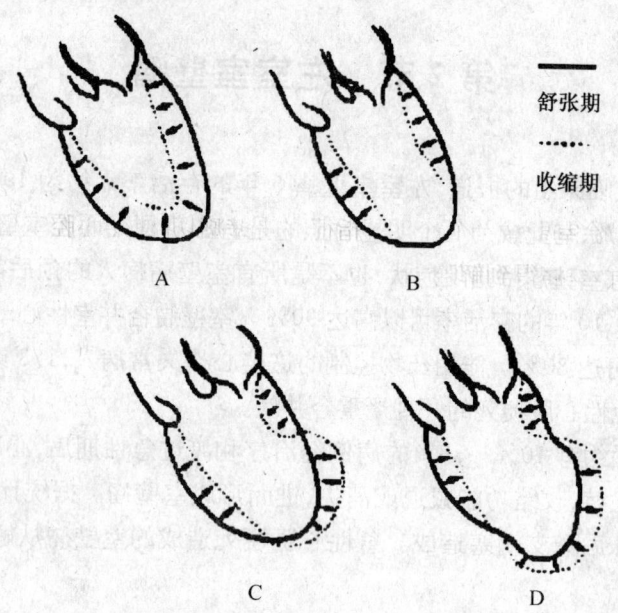

图 17-4 左室解剖性室壁瘤与功能性室壁瘤鉴别

A. 为正常左室收缩和舒张情况；B~C. 均属功能性室壁瘤，前者（B）仅室壁局部膨出，收缩和舒张期均无变化，后者（C）仅收缩期向外膨出；D. 解剖性室壁瘤则收缩期和舒张期均向外膨出

直视切除手术，包括最大限度切除纤维瘢痕组织和对左室切口做线形缝合，这一手术方法一直沿用了一个相当长时间，到 20 世纪 80 年代后期 Dor 和 Jatene 方开始提出更符合左室形态和保存左室功能的手术方法（表 17-1）。

表 17-1 左室室壁瘤外科治疗术式演变

时间	作者	手术方式
1955	Bailey	闭式切除术
1958	Cooley	直视切除术
1973	Stoney	瘤壁折叠术
1977	Dagget	后壁补片修复术
1979	Levisky	前壁补片修复术
1984	Jatene	瘤颈口环形缩小加补片修复术
1989	Dor	室内圆形补片成形术

Cooley 最近指出，他在第 1 次直视下进行室壁瘤切除已 35 年，修复室壁瘤约 2500 例之后，也改进了室壁瘤切除手术方法，即经室内缝合和修补术，这一方法与 Jatene 和 Dor 的手术原则相同（即注意恢复左室几何形态和功能），在技术操作上 Cooley 主张将剩余瘤壁覆盖于补片上，这有利于止血和加固修复。

一、室壁瘤切除缝合术

1. 适应证

室壁瘤出现症状应及时进行手术治疗,无症状的室壁瘤不需要手术。外科手术的指征如下。

(1)心绞痛:是切除室壁瘤一个最常见指征。室壁瘤切除后,心腔容积缩小,因而室壁张力和氧需下降,进而使心绞痛得到解除。

(2)充血性心力衰竭:切除无收缩和出现反常搏动的室壁瘤可降低心腔容积和舒张终末压,提高剩余心肌的收缩效应,从而改善心脏作功。

(3)反复发作的室性心律失常:对这类病例手术是一个重要的选择,特别是电生理标测技术在临床应用后,手术治疗病例正在增加。

(4)体循环栓塞:虽然50%的室壁瘤病例有血栓形成,体循环栓塞率发生不高,但仍是手术治疗的指征,假如附壁血栓发生了感染性心内膜炎,对手术清除这类败血症的感染源更应抱积极态度。

(5)假性室壁瘤:破裂机会大,必须考虑尽早手术切除。

室壁瘤手术最好在心肌梗死3个月后进行,因为3个月内手术病死率较高。此外,在等待过程中可允许缺血的室壁心肌功能改善和梗死心肌瘢痕形成。瘢痕可帮助确定室壁瘤边界和提供更好的修复缝合条件,然而在很多情况下,室壁瘤的手术常被迫在心肌梗死后3个月内进行,病死率也是可以接受的。

大约1/4的病例可以做单纯室壁瘤切除,剩余3/4的病例往往需要同时进行心肌再血管化。心尖部室壁瘤,冠状动脉造影时往往见前降支变直,管腔窄小,分支很少,特别当这类血管有间隔支发出,在这个区域同时做旁路移植手术是有价值的,可以保证室间隔的血运和改善其功能。

2. 禁忌证

手术病例的选择不仅应根据病人的症状,还必须依靠心血管造影的发现和心功能状态来判定,有以下情况者,不宜进行手术。

(1)室壁瘤占据左室游离壁50%以上,切除后剩下有收缩力的心肌太少。

(2)慢性室壁瘤伴有广泛心肌病变,心脏明显呈球形扩大者。

(3)功能性室壁瘤,无论是功能障碍性室壁瘤(dyskinetic aneurysm)或失功能性室壁瘤(aki-neticaneurysm)一般均不宜手术切除。仅从左室造影对这类功能性室壁瘤或室壁运动障碍有时不易确定。Mangschau提出可应用放射性核素行左室心肌显像来作区别。

左室室壁瘤切除病例中大约一半病人伴有冠状动脉左前降支狭窄,另有报道伴多支血管病变者约占2/3,其中左前降支受累率为98%,83%管腔完全闭塞;右冠和回旋支或分支受累者各占75%左右。由此提示室壁瘤切除时必须同时作好冠状动脉旁路移植的手术准备。

3. 手术步骤

(1)常规建立体外循环,通常情况下单根房腔插管对于静脉回流已足够了。阻断主动脉后,通过主动脉根部灌注冷血心脏停跳液使心脏停跳。可通过将冷血停跳液灌注入冠状静脉窦的逆行灌注技术对顺行灌注进行补充。

通过右上肺静脉引流左室有助于保持术野干燥。当心脏静止并被引流空后,仔细检查室壁瘤的范围。左室壁形成瘢痕组织的部分缺乏心肌组织,因此易于被引流管吸进来。将室壁瘤仔细从心包上解剖下来,将牵引线置于室壁瘤上,穿透瘢痕组织作一切口(图17-5)。然后,将切口扩大,并切除多余的瘢痕组织,这样能够容易地清除左室和室壁瘤瘤壁内的血栓(图17-6)。

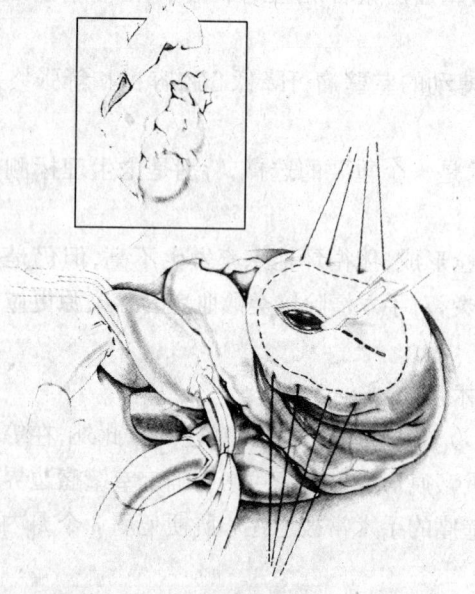

图17-5 做穿透瘢痕组织的心室切口

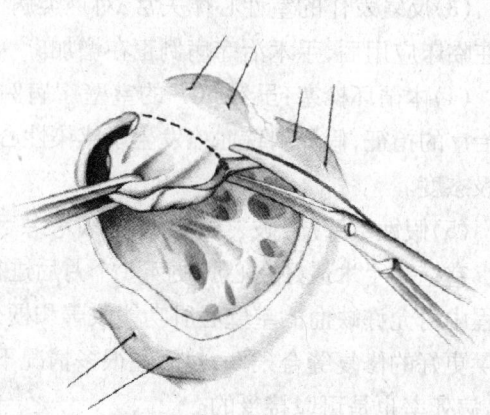

图17-6 切除瘢痕化的心室壁

(2)室壁瘤切除和清除附壁血栓

①首先必须正确判定室壁瘤范围,术中识别一个大而薄的、有反常搏动的室壁瘤是很容易的,对可疑者宜待体外循环开始后再进一步探查,体外循环下当心腔内血液排空后,一般情况下左室壁塌陷的部位就是需要手术切除的室壁瘤部分。在确定瘤壁境界有困难时,可在心包游离后于瘤壁上距前降支3~4cm先做一个纵行切口,牵开切口缘,从心腔内外来区别室壁瘤边界和确定切除室壁瘤的范围。有两种征象可作为室壁瘤切除范围的参考,真性解剖性室壁瘤的壁为菲薄的瘢痕组织,从心腔探查无肌小梁;另一种征象是开放主动脉阻闭钳时,有活力的心肌会有血液供应,应予以保留。然而有经验医生一般从视诊和扪诊上就可以决定室壁瘤切除的范围。

假如很小的室壁瘤,无附壁血栓,则不必切开室壁瘤,可应用2-0无创缝线做双层间断褥式缝合缝闭瘤颈,缝线外方均用涤纶垫条加固,瘤体不切除,又称折叠缝合术。目前临床很少应用,因难以排除附壁血栓。

②清除附壁血栓。瘤壁切开后,假如左室腔内有附壁血栓,在游离血栓过程中应将一块纱布置于左室腔底部,堵住主动脉瓣口和二尖瓣口,从室壁瘤心内膜面和小梁间剥离有机化或未机化血栓,注意防止血栓或组织残渣掉入主动脉或左心房内。游离血栓操作完毕后,立即将纱布取出,充分冲洗心腔和吸除血栓碎片。

③修剪切口两侧的室壁瘤组织,室壁瘤切缘应留下约1cm瘢痕组织,备作缝合用。环绕在室壁瘤附近的心室内膜应同时予以切除并加冷冻,有助于消除室性心律失常。

④假如室壁瘤和心包粘连紧密无法分离时,在心脏停搏后可于室壁瘤距左室壁1cm处做一个切口,进入左室腔,然后沿室壁瘤边缘将瘤壁连同粘连的心包组织一同切除。

⑤若室壁瘤部分位于前乳头肌基底部,可于室壁瘤切除后关闭左心室前,用带垫片缝线将切下或移位乳头肌复位固定在左室壁上。

(3)室壁瘤缺损缝合方法:常采用的是线形缝合法,即室壁瘤切除后,对室壁切口直接缝合。这个方法是1958年Cooley首先提出的,一直作为"经典"方法沿用了40余年。目前仅对直径较小的室壁瘤(<2cm)采用直接缝合法,这个方法最大问题是容易造成左室腔变形和功能下降。线形缝合有2种方法供选择:

①室壁瘤切除后剩下切缘为纤维组织,而且坚韧,可应用两条长垫片加固,间断褥式缝合,将室壁瘤两侧切缘对合。

②切口缘有较多肌肉组织,或切口较大,第1层可用间断褥式缝合,切口两侧的缝线均穿过长条垫片,将室壁瘤切口纵向闭合,然后再做第2层连续缝合以达到止血作用。

因为左室压力高,应用长条垫片加固方法能够较好的防止切口撕裂和出血。其缺点是:线形缝合法对较大的室壁瘤常会导致左心室腔明显缩小和变形,严重影响心室的充盈和心肌收缩效应。另外,切口缝合的张力较大,仍有缝线割裂切口和造成出血之虞,当前多限用于小的室壁瘤。

4. 技术要点

(1)切除瘤体瘢痕组织时,注意保留左前降支血管,并尽可能同时进行冠状动脉旁路移植术,以改善缺血心肌供血。

(2)谨防损伤前外乳头肌,切口最好离开乳头肌根部2~3cm,以免影响其功能。

(3)切除范围不应超过左室壁的30%~40%,过大范围的切除会导致更高的病死率。

(4)室壁瘤周围可能是由纤维组织、坏死心肌和存活心肌相互交错组成,在这些组织中的电生理传导和反拗期都不同,因而容易引起室性心律失常。对伴有反复发作的室性心律失常病例,应同时考虑进行心内膜环切术。

(5)当前降支环绕心尖形成一个襻并灌注下壁时,一旦前降支闭塞可造成一个长而狭窄的梗死区,前壁和下壁均可能有室壁瘤形成,此时,必须分别切除这两个区域的室壁瘤,做成角的线形缝合,再造心尖。

(6)少数情况下,室壁瘤瘤壁可有显著的纤维化反应甚至是钙化,使它的游离过程漫长。可将室壁瘤累及的部分从心脏上切除下来,而将粘连组织留在心包和胸膜上(图17-7)。心脏停搏后,先试将心

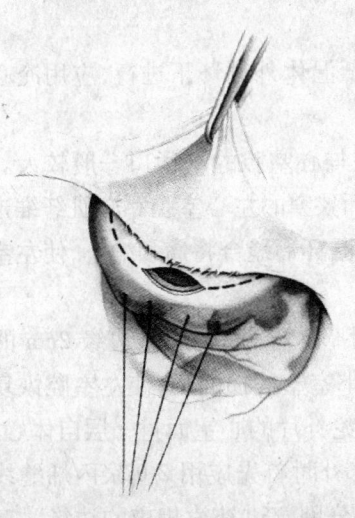

图17-7 对于粘连到心包上的瘢痕化心室壁不予游离的技术

包与室壁瘤粘连分开。若粘连致密，不必勉强分离，可直切开粘连的瘤壁。偶尔可遇上假性室壁瘤，局部心包构成室壁瘤壁，在这种情况下，心包和室壁瘤也可考虑一同切除。

(7)室壁瘤内的血块脱落，应在主动脉阻断后再搬动心脏并将左室室壁瘤从心包上解剖游离下来，以避免血块脱落和造成体循环栓塞。不少病例左室壁和心包可能有粘连，在阻断升主动脉和心脏停搏前不要分离，以防止血栓脱落进入升主动脉。

(8)心室腔内常常有疏松的血块，在将血块和碎片从室壁瘤腔内清除之前，应在靠近主动脉瓣的左室流出道放置一纱布。此纱布可防止血块落入主动脉根部并造成冠状动脉栓塞的可能。然后，用冷生理盐水彻底冲洗左室内部以冲走任何碎块。

(9)如果患者有室性心律失常的病史，建议在施行室壁瘤切除的同时进行广泛的心内膜切除。此手术需要切除2～3mm厚的左室心内膜。使用锐利剪刀解剖，将3mm厚的左心室腔纤维化心内膜内壁在距室壁瘤边缘1～2cm处整块剥除。这在理论上可消除任何异常的电活动病灶。切除必须广泛，应到达乳头肌的基底部和主动脉的根部以确保去除任何散在的产生心律失常的病灶。在室壁瘤的患者中，冷冻消融瘢痕组织和心肌组织之间的移行区可有帮助。必须小心不要损伤乳头肌以避免导致二尖瓣关闭不全。这些患者大多数可临时植入内置的复律-除颤器。

体内心脏除颤器和抗心律失常药物的广泛使用大大减少了心内膜切除的需要。

二、室壁瘤切除环缩瘤颈和补片重建术

室壁瘤切除后应用人造织物重建左室游离壁这一概念是有一个发展过程的。Collins等早在1968年首先在实验研究中描述了应用织物修复切除梗死区的左室壁缺损，Dagget等于1977年和Levitsky于1979年进一步分别报道了左室后壁及前侧壁梗死区切除后应用涤纶补片修补左室壁缺损的成功经验，随后Jatene在经过大量临床实践和研究工作基础上，提出了环缩瘤颈切口，应用补片修复室壁瘤切口的方法。

1. 手术步骤

仰卧位，全麻、气管插管、胸部正中切口，手术在中度低温体外循环下进行，应用冷心脏停搏液，经主动脉根部顺行灌注保护心肌。

Jatene法适用于大面积心肌梗死形成的室壁瘤，瘤腔与心室腔的交通口一般较大。对这类室壁瘤若用单纯线形缝合，会带来心室腔变形，造成长而狭窄的左心室腔和心肌纤维走形变化，明显损害心室功能。在室壁瘤切除后先于瘤颈部做一圈环形缝合将瘤颈缩小，使左室腔恢复到正常大小，再应用补片重建心室腔。

室壁瘤切除方法基本同上述。室壁瘤切开后，若无附壁血栓，先距瘤颈边缘2cm的左室壁上应用2-0聚丙烯缝线做一圈荷包缝合，收紧缝线，缩小室壁缺损面积，使左室腔恢复到接近正常容积，然后应用涤纶补片进行修补。一般主张在涤纶补片的心室面衬一层自体心包，这样不仅有光滑的内壁，而且有利于防止人造补片渗血。修补时首先应用2-0聚丙烯缝线穿过长条垫片和沿室壁缺损缘先做一圈间断褥式缝合，缝线再分别穿过补片相应的边缘，打结，再用2-0缝线沿补片和室壁缺损缘做第2层连续缝合，以加固切口和达到有效止血的目的(图17-8)。

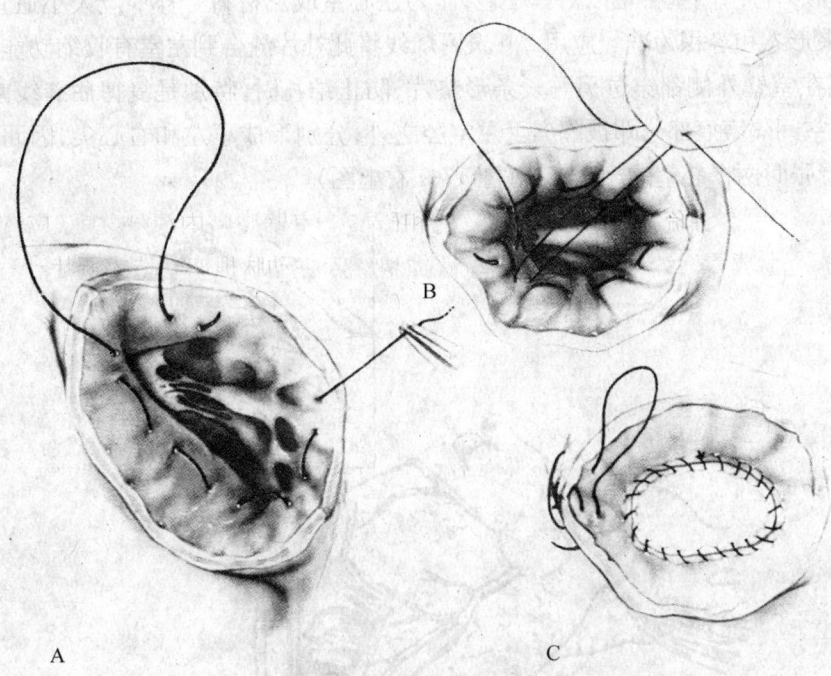

图 17-8 室壁瘤切除及腔内圆形补片成形术

A. 沿正常左心室壁的边缘将缝线置于瘢痕组织中,缝线的荷包样作用减少了缺损的大小;
B. 用一小的 Hemashield 补片覆盖缺损;C. 左心室壁上的缺损已被闭合。当达到完全止血后,将瘢痕化的室壁瘤瘤壁缝合覆盖到补片上

(1)前侧壁室壁瘤修复法:手术在中度低温体外循环下进行,应用冷心脏停搏液作冠脉冷灌注保护心肌。

按前面所述方法纵行切开瘤壁,摘除附壁血栓,不切除瘤壁(图 17-8A),吸尽左室腔内积血,辨别清楚纤维结缔组织和有活力的褐红色心肌组织,找出二者移行区。正确估计室壁缺损大小,剪裁一块大小适宜的椭圆形补片,使修补后左室腔能恢复其舒张期形态和正常容量,一般在人造织物内衬以心包片,可使内壁更为光滑,且可防止渗血。若瘤颈纤维组织较厚,可应用 3-0 聚丙烯线从腔内将补片连续缝合到瘤颈缘上(图 17-8B),若瘤颈缘正常心肌组织较脆,则应用带垫片缝线进行间断褥式缝合,下针时注意防止损伤乳头肌,室壁缺损缝合完毕,检查无漏血,将剩余瘤壁覆盖和缝合于补片上,后者为 Cooley 改良室内补片修复法(图 17-8C)。若前降支闭塞远端尚有充盈,此时可进一步按常规方法作乳内动脉或大隐静脉旁路移植术。

(2)心尖和室间隔部室壁瘤切除修复法:左心室室壁瘤若累及室间隔,必须予以同时处理方能取得满意效果,小的间隔瘤可应用补片修复以控制其反常运动,对慢性纤维化间隔瘤也可应用 2 或 3 个带涤纶垫片的褥式缝合折叠间隔瘤的瘢痕组织,以缩短延长的室间隔。Dor 建议对累及室间隔的室壁瘤采用心室内补片成形术。这种手术是将病变室间隔隔离于左室腔之外。

室壁瘤切除按常规方法进行,切除左室壁瘢痕组织和附壁血栓。分离和切除室间隔侧的心内膜附壁血栓,切断异位激动灶(图 17-9)。测量左室壁缺损大小,再将涤纶织物剪裁成适当大小的卵圆形补片,内壁衬垫以自体心包,作为左心室成形材料。补片应大小适宜,以恢复左心室腔原来形态和容积为准。应用2-0聚丙烯线将此补片缝合到左室有收缩功能的缺损缘上,每针缝线在室壁外侧都穿过另一长条形垫片,防止结扎时,特别是复搏后缝线割裂心肌。手术完成后,室间隔瘢痕部分即被隔离于左室腔之外,分别形成了左和右心尖,因而避免了在心脏收缩和舒张时两个心室的相互牵制(图17-9右上图)。

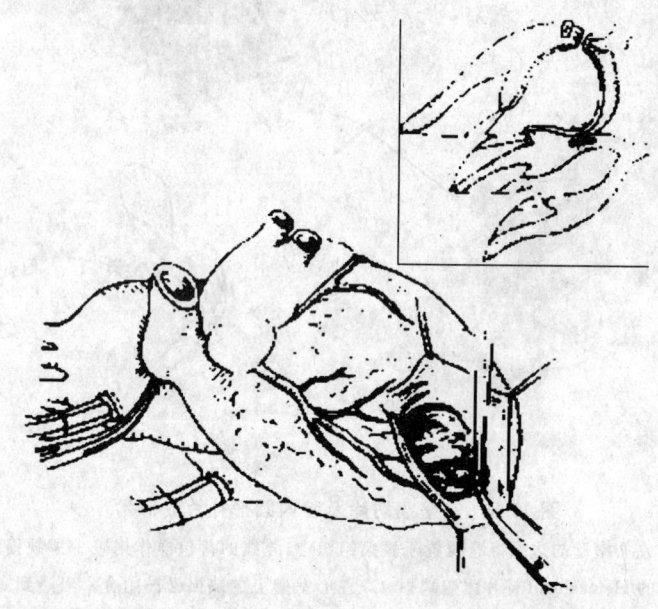

图 17-9 心尖和室间隔部室壁瘤修复法,室内圆形补片成形术
室间隔面瘢痕同附壁血栓一同被剥离,应用圆形补片修复室壁缺损,将室间隔瘢痕置于左室腔外(右上)

(3)左室后壁室壁瘤切除修复法:这类室壁瘤多见于急症病例,切除后常需应用三角补片来修复室壁缺损。缝线在左心室内分别缝于二尖瓣环、健康的室间隔和有收缩功能的侧壁上,注意保持其几何形态(图17-10)。假如乳头肌根部受累,亦应将乳头肌止点修复或加固,保持和恢复左室腔和二尖瓣装置的形态和功能。

注意将室壁瘤组织覆盖在左心室补片上。一旦发生纵隔炎症,在补片上覆盖室壁瘤壁可尽可能地减少补片发生感染的可能性。

对病变血管施行冠状动脉旁路移植以使心脏达到最大限度的再血管化。患者脱离体外循环后,应特别小心地排除心脏内的气体。

2. 疗效评价

大的室壁瘤切除后应用补片做左心室成形术和经典的单纯缝合室壁切口相比有以下优点:①应用补片重建左心室可以避免直接缝合切口所造成的室壁张力过高和肌纤维方向变形;②室壁瘤切除后,将扩大的室壁缺损适当环缩,再应用补片成形,可使扩

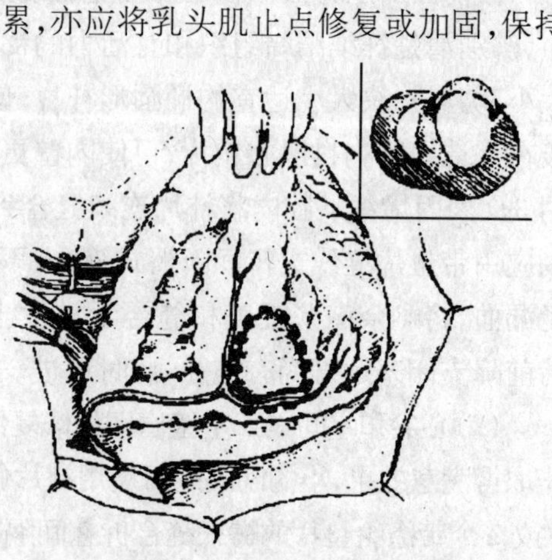

图17-10 左室后壁室壁瘤切除修复法
应用三角形补片分别缝于二尖瓣环、健康室间隔和有收缩功能室壁上

大的心室腔恢复正常和避免由于直接缝合切口造成长而窄的心腔变形;③按 Dor 的成形方法将无收缩功能甚至呈反向运动的室间隔部分隔离于左室腔之外,可以改善左心作功;④据统计室壁瘤切除可以降低术后心律失常发生率,这可能是由于切除和阻断了位于室壁瘤缘的异常激动灶;另外术后左室形态恢复正常,降低了心室壁张力,也可改善传导信号。所以对室壁瘤应用补片从腔内缝合做左室成形术是一种值得推广的方法。

室壁瘤手术切除的病死率一般报道为 5%～10%,但差异很大。总的来说,随着心血管外科技术的进展和经验的积累正在稳定下降,20 世纪 90 年代后下降到 3%～7%,其中有 64% 死亡于左心衰竭。Dor 最近报道一组 715 例接受心内补片成形术病例,90% 室壁瘤位于心尖部,其中 34% 术前射血分数≤30,31% 术前肺动脉压≥25mmHg;61% 应用涤纶补片,39 例应用心包或间隔心内膜瘢痕补片;40% 病人进行了心内膜切除,94.5% 同时进行了冠状动脉旁路移植,其中 85% 至少应用了 1 支乳内动脉,总手术病死率为 7%。手术死亡主要与病人术前状况有关,术前有顽固性心衰、缺血性室间隔缺损、顽固性室性心动过速和需要急症手术病例,手术病死率高达 15%～20%,余下选择性手术病例病死率为 5%。术后 EF 值提高约 10%,90% 以上病人室性心动过速消失。

室壁瘤切除加心肌再血管化手术的百分比从 1967 年以来是逐年上升的,到 1984 年室壁瘤切除加冠状动脉旁路移植手术比率已增加到 80% 以上。

评价手术疗效的影响因素很多,Jatene 指出至少有 5 个变量值得考虑,否则就无法分析临床不同的治疗效果。这 5 个变量为:①梗死范围:包括病变动脉的数目,发生阻塞平面和侧支循环发展程度;②梗死部位:梗死位于心尖部,不管是否影响到室间隔,和梗死位于下壁或侧壁相比后果不同;③梗死区病变性质:解剖性室壁瘤和功能障碍性室壁瘤手术效果不一样;④非梗死区的状态:即梗死区以外的动脉有无病变存在,以及受累血管的数目和狭窄程度不同,手术预后也不一样;⑤出现室壁瘤并发症:包括心律失常类型,附壁血栓形成,以及乳头肌功能不全等。除了上述因素,也和再血管化程度有关,这些都是在判定疗效时应当考虑的问题。

室壁瘤病例手术切除的长期存活率明显优于药物治疗组;室壁瘤切除后 90% 的病例症状可以改善。最近报道 5 年存活率为 58%～80%,10 年存活率为 34%,单支病变合并心绞痛手术病例的长期存活率比充血性心力衰竭者高,室壁瘤切除后进行再血管化程度完善者比不完善者长期存活率也较高。

(秦 巍)

第 3 节 缺血性室间隔穿孔

室间隔从左前降支动脉的穿支和后降支动脉的穿支获得血液供应。尽管有此双重血液供应,室间隔常常没有侧支血流。因此,在心肌梗死后,室间隔仍然容易发生缺血并偶尔出现破裂,这在因单支血管病变而发生梗死的患者中特别显著。急性心肌梗死后室间隔穿孔的发生率在心肌梗死中约占 1%～2%,在心肌破裂中则高达 20%,一般在急性心肌梗死后 2 周内发病。心肌梗死后室间隔穿孔发生于单支血管者占6.4%,2支者占7%,3支者占29%。同室壁瘤一样,心尖前部区域是最常发生的部位,穿孔部位以室间隔前部多见。据Swithinband统计,66%发生在室间隔前部,17%在后部,13%在中部,4%在下部。多发性室间隔穿孔有时也可见到,应予以注意。另外,由于梗死后室间隔穿孔并发于透壁性心肌梗死,所以室间隔穿孔常与室壁瘤同时存在。因而加重了病变的严重性和手术治疗的复杂性。室间隔穿孔后可迅速引起心力衰竭及心源性休克,如不做有效治疗,常可导致死亡。

手术修补室间隔破裂的最佳时机是在急性心肌梗死后至少3~4周。在这期间手术,坏死区域可有纤维组织形成,这样组织可以牢固地固定住缝线,使得外科修补可相对容易地施行。但是,对伴随心力衰竭的有快速进展血流动力学恶化的患者应立即进行紧急外科治疗。主动脉内囊泵、正性肌力药物和利尿药物对于病情危重患者的暂时稳定是有利的。这些患者术前处理的目的是降低体循环血管阻力,减少左向右分流,同时确保足够的体循环血压和心排出量。在这一组患者中手术病死率相当高。但是,如果不手术,这些患者根本不能存活。

1957年Cooley首先在体外循环下修补了心肌梗死后的室间隔穿孔,近30年来随着心血管外科的迅速发展,如早期诊断,心肌保护,手术技术的改进,以及尽早急诊手术治疗等,明显改善了这类病人的预后。

一、适应证

手术修补室间隔穿孔是惟一有效的治疗方法。关于手术时机的选择,有人认为这类病人常于1周内死亡,故主张早期手术;也有人认为早期病变区心肌组织脆弱,不易缝合,建议延期手术。一般认为心衰不能控制者,以早期手术为宜,心衰能控制者,争取2周后,等待缺损周围有瘢痕形成,修复则比较可靠。Heitmiller指出,心肌梗死后室间隔穿孔病人除非病情绝对稳定,均应进行急症手术治疗,并强调了在多脏器功能衰竭发生之前进行早期急症手术的重要性。据统计室间隔穿孔后病情稳定的不到5%,所以绝大多数病人都需要立即外科手术治疗。室间隔穿孔时出现心源性休克,是急症手术的指征。

二、禁忌证

后间隔穿孔伴严重心功能不全,或者伴有左室壁广泛的缺血性病变者,不宜手术治疗。

三、术前准备

手术准备目的是:①降低体循环阻力,从而减少左向右分流;②维持心排出量和动脉压,以保证重要脏器的灌注;③维持和改善冠状动脉灌注。手术前进行二维超声心动图和心导管检查,对明确室间隔穿孔部位及心室功能受损程度是重要的,冠状动脉造影亦应同时进行,以明确冠状动脉病变情况和有无室壁瘤及是否需要同时进行冠状动脉旁路移植术和室壁瘤切除术等。

这类病人的病情往往比较严重,除了加强强心利尿治疗外,有的在手术前,或在麻醉进行插管前做血流动力学监护,以指导应用正性肌力药物和血管扩张药。应用药物减轻后负荷可以使肺/体循环血流比值下降,可是随着平均动脉压的下降,冠状动脉灌注压亦下降,而这类危重病人对血压的下降是难以耐受的,应予以注意。主动脉内气囊反搏可选择性降低肺/体循环血流比值,增加冠状动脉灌注,而不降低平均动脉压,所以术前立即应用主动脉内气囊反搏支持这类重危病人心功能更为重要。应该指出的是这种支持和改善只是暂时的,是为了手术做准备。至于血管收缩药,可以增加左向右的分流,在维持血压,等待尽快安置主动脉内气囊反搏或外科手术时使用是必要的。药物治疗仅能作为术前准备,而不要因为有药物支持而延误手术时机,因为对大多数心肌梗死后室间隔穿孔病人,单纯应用药物治疗是无效的。哈佛大学麻省总医院接诊这类病人后是直接送进外科监护病室,而不是先进冠心病或内科监护病房。Trione 报道一组 52 例室间隔穿孔,其中诊断作出当天进行手术者 21 例,1~2 天内手术者 8 例,2~3 天内手术者 12 例,7~24 天内手术者 8 例,1 个月以后手术者 3 例。

四、手术步骤

修复心肌梗死后的室间隔穿孔需要遵循以下原则:①迅速建立中度低温体外循环和加强心肌保护;②在透壁性心肌梗死部位做左室切口,充分显露室间隔缺损;③切除梗死区坏死组织,包括室间隔和室壁瘤的缘,要达到有活力的心肌,防止缝合口延迟性破裂;④对左心室边缘切除要适当保守;⑤检查乳头肌,假如乳头肌完全断裂,同时置换二尖瓣;⑥闭合室间隔缺损时应无张力,绝大多数病例需应用补片修复;⑦应用织物缝合梗死区切口应无张力,缝线必须穿过健康组织,并用垫片加固,避免脆弱的心内膜和心肌组织被割裂。

1. 经典式室缺修复技术

经典技术是在上述总的原则基础上,根据室间隔穿孔部位是前尖部还是后部缺损,分别选用适当切口来显露室间隔缺损,并根据穿孔大小选用不同方法进行修复。

(1)前尖部室间隔穿孔修复术:经左室切口显露室间隔破口,切口必须经由心肌梗死区,这样可以避免损伤有活力的心肌。心尖或前尖部小的室间隔穿孔,可以在切除室壁瘤时直接缝合到左室壁上,即将心室前壁切口连同室间隔穿孔缘一同关闭,第 1 层用间断褥式缝合,并穿过两侧缘的长条垫片再做结扎(图 17-11 右上插图),第 2 层应用单纯连续缝合以加固缝合和止血(图 17-12)。

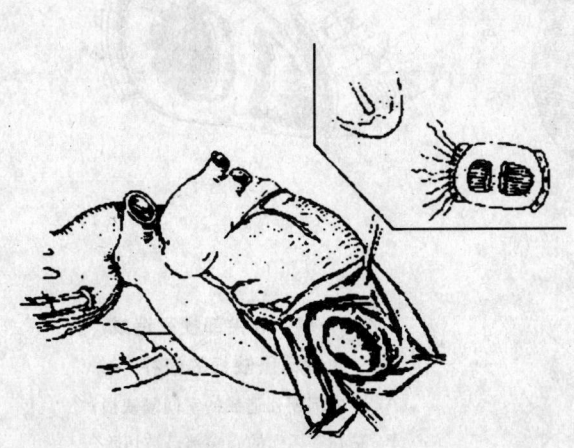

图 17-11 切开左室前尖部室壁瘤,显露室间隔破口(右上为直接缝合法示意图)

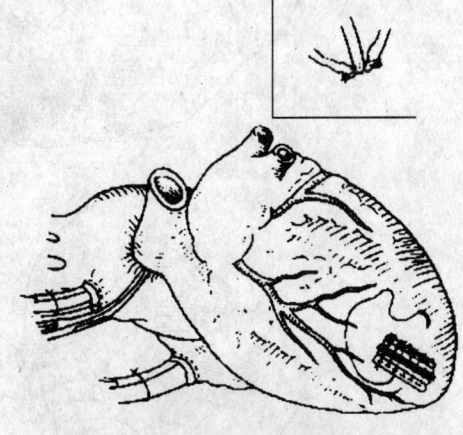

图 17-12 室间隔缺损和室壁切口第 2 层缝合应用单纯连续缝合

当室间隔缺损为一窄的裂隙样破口并靠近右心室前壁,将缝线首先穿过一聚四氟乙烯毡条,然后沿缺损后缘穿过存活的室间隔组织,再次穿过置于室间隔右心室侧的另一个聚四氟乙烯毡条(图17-13A)。将缝线从右心室前壁穿出,然后穿过另一条聚四氟乙烯毡条。最后,结扎缝线(图17-13B)。

如果心尖部发生梗死并且出现坏死,应将它切除。用四条聚四氟乙烯毡条的三明治方法缝合存活的组织,毡条被置于室间隔的两侧、右心室和左心室外壁上,使用一排水平间断褥式缝合(图17-14)。

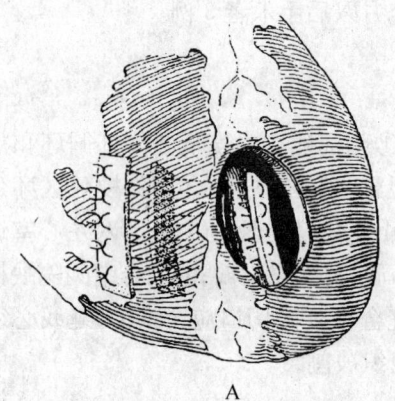
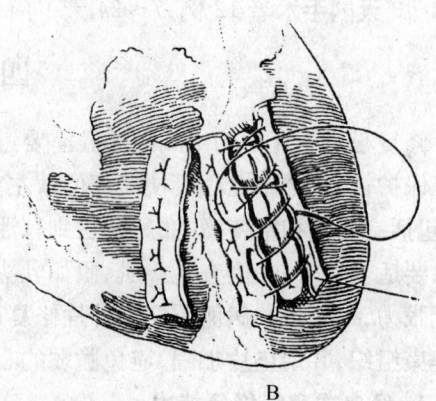

图17-13 室间隔缺损为一窄的裂隙样破口并靠近右心室前壁的缝合
A. 间断缝合置于室间隔两侧和右心室前壁的Teflon毡条以闭合裂隙样室间隔缺损;B. 结扎缝线并闭合心室切口

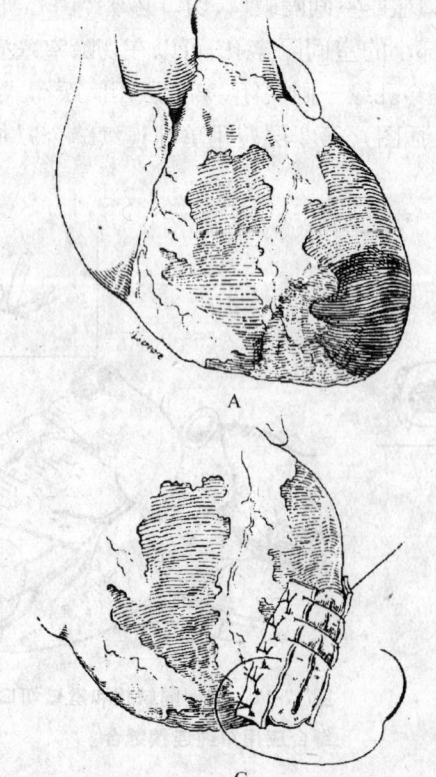
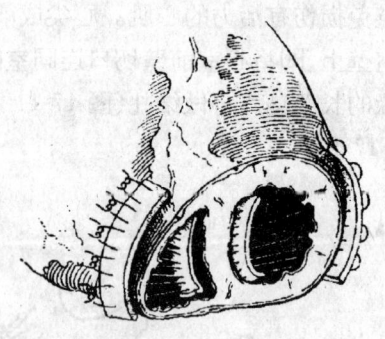

图17-14 心尖部梗死造成的室间隔缺损的修补
A. 心尖部梗死造成的室间隔缺损;
B. 左心室坏死的心尖部已被切除;
C. 用间断缝线和聚四氟乙烯毡条修补室间隔缺损和心室壁。

假如室间隔穿孔较大，则必须应用人工织物修复，将涤纶补片或膨体聚四氟乙烯补片剪成适当大小和形状，若应用一块补片修补室间隔穿孔，带小垫片缝线应从室间隔右侧穿向左侧，并穿过补片相应部位，全部缝线缝好后，予以结扎固定，补片应置于室间隔左侧(图17-15)。若应用两块补片修补，则将剪好的一块补片先缝于室间隔穿孔缘的左心室面。然后应用带小垫片间断褥式缝合，将室间隔补片游离侧缝于室壁切口两侧缘之间(图17-15右上插图)，即将室壁切口两侧缘与室间隔穿孔补片游离缘一同缝合(图17-16)，第2层应用单纯连续缝合加固。

(2) 后下间隔穿孔修复术：这类病人常伴有后降支分布区的透壁性心肌梗死，因此在显露和修复技术上都比较困难，且有其特殊性。早年在手术修复这类病变后，室间隔穿孔再通的发生率很高，这主要是因为缝线割裂脆弱的心肌所引起。总结既往经验，改用以下方法修复，手术存活率有了明显改善。

其具体步骤为助手将心尖向头侧牵引，显露心脏膈面和后降支，阻闭主动脉前确定心肌梗死范围，病变可以累及膈面的两个心室或左心室。切除左室后壁的梗死灶，从左室面可清楚显露室间隔穿孔(图17-17)。并可检查二尖瓣和乳头肌，假如有乳头肌断裂，应从左房切口置换二尖瓣。

一般需应用两个补片修复，1个补片修复室间隔穿孔，1个补片修补切除的室壁梗死区。带小垫片的间断褥式缝线从室间隔穿孔的右室侧缘进针，再穿过补片并结扎，将修复室间隔穿孔补片置于左室侧(图17-18)。然后用带垫片的间断褥式缝线从右室后壁切口缘心外膜进针穿过室壁全层，并用另1块修复室壁的补片将右室侧切缘先行缝合；再用一组带垫片间断褥式缝线从左室侧切口缘心外膜进针，穿过室壁全层，并穿过室间隔补片游离缘，由修补右室壁补片另一侧游离缘相应部位出针，如此将左室壁切口，室间隔补片游离缘及室壁补片的左半部缝合结扎于左室切缘上，将左、右两个心室交通隔离，并同时完成了室壁切口的缝合。

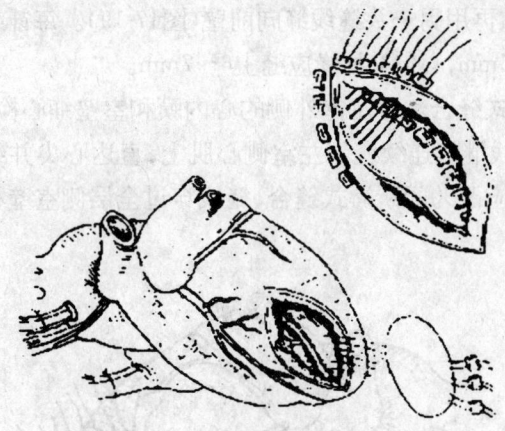

图17-15 经左室切口应用补片修补室间隔缺损，补片覆盖左室面(右上插图示补片另一侧与室壁切口左、右缘一同缝合)

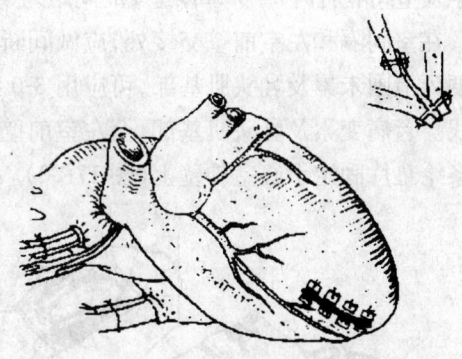

图17-16 将室间隔补片游离缘和室壁切口两侧缘，应用带垫片缝线做间断褥式缝合(右上插图示修复后情况)

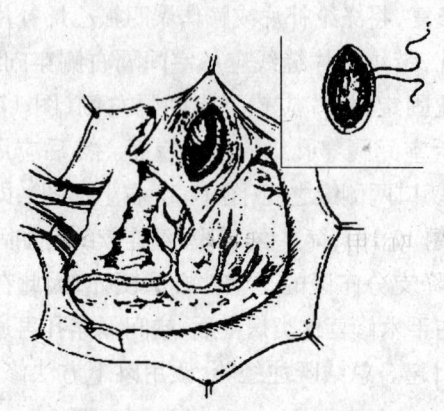 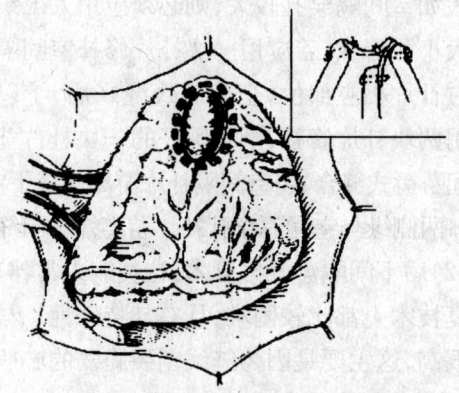

图 17-17　将心尖牵向头侧,显露并切开膈面心肌梗死区,显露室间隔缺损(右上插图示应用补片缝于缺损缘左室面)

图 17-18　室缺和室壁瘤切除手术修复后外观,室缺补片置于左室侧(右上插图)

2. 旷置梗死心肌和室缺修复术

David 等应用戊二醛保存的牛心包片从左心室内沿梗死区边缘心肌修复梗死后室间隔缺损,将室间隔缺损和梗死心肌与左室腔隔离,取得良好效果,并简化了技术操作,近 10 余年得到认同。

(1)旷置前间隔缺损修复法:按常规建立体外循环和应用冷血停搏液进行顺灌和(或)逆灌保护心肌,由左室心尖部距前降支 2cm 处梗死心肌做纵切口,牵开室壁切口显露室间隔,确认心肌梗死范围和破口,按梗死区形态剪裁戊二醛保存的牛心包片,通常均为卵圆形,并比梗死区范围大 1～2cm,一般约为 4cm×6cm,应用 3-0 无创伤缝线将心包补片用连续缝合法缝于室间隔健康心肌上,先从室间隔缺损后下缘开始缝向心尖。再用另一头缝线缝向前壁(图17-19)。每针缝线应穿入室间隔肌肉 5～7mm,缝线的间距为 4～5mm,心包补片缘应缝上 6～7mm。

在室间隔和左室前壁交接处,应做间断褥式缝合。对左室外侧的心内膜和室壁细心检查,若梗死范围未累及乳头肌基部,可应用 3-0 缝线继续连续缝于左室侧心肌上,直达心尖并结扎缝线。若病变累及乳头肌基部,至左室前壁时应改为间断褥式缝合,缝线穿过全层侧室壁和长条涤纶垫片固定于心室外壁上(图 17-20)。

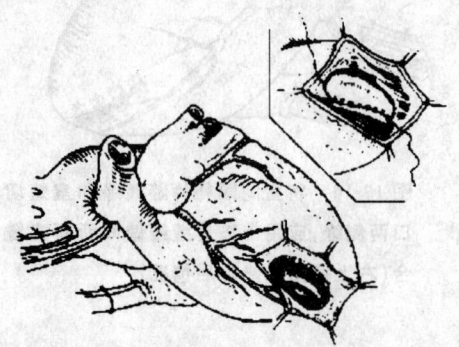 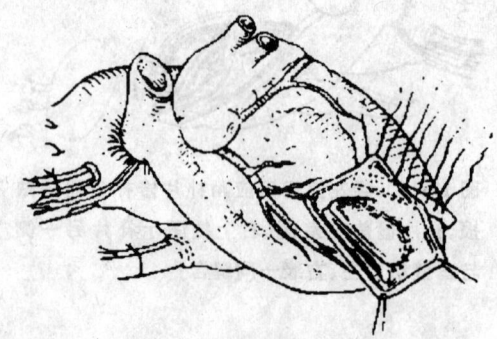

图 17-19　经左室尖心肌梗死区做纵行切开暴露室间隔缺损(右上插图示心包补片连续缝于室间隔缺损后下缘健康心肌组织上)

图 17-20　室间隔补片缝至左室前壁时,改做间断褥式缝合,缝线穿过室壁后并穿过心外长条垫片,从上而下直达心尖结扎

心内补片缝合完毕，修整室壁切口，再应用两长条垫片连续或褥式缝合室壁切口（图17-21），室间隔破口和大部分梗死心肌均被旷置于左室腔之外（图17-21右上图）。

（2）旷置后间隔缺损修复术：后间隔破裂常位于室间隔后部近端。由左室后壁后降支旁开2cm处即心底部的梗死心壁上做切口，进入左室腔，切勿损伤后乳头肌，向近端延伸到冠状窦距二尖瓣环1～2cm处。缝2～4根牵引线将瘤壁悬吊，探查清楚心内病变（图17-22），将心内补片剪裁成类三角形，一般约4cm×7cm，三角形底部应用3-0缝线连续缝于二尖瓣环上，心包补片内侧缘向内转向室间隔，并缝于室间隔缺损前方健康心内膜心肌上，直达心尖；补片外侧缘缝向左室梗死区边缘有活力室壁上，缝线穿过全层室壁和心外膜长条垫片上，以达到加固的目的（图17-23）。室内补片全部缝合完毕，室间隔梗死区和室间隔缺损均被分隔于左室腔外。修剪剩余瘤壁，应用两长条垫片，做间断褥式缝合闭合室壁瘤切口，使其紧贴和覆盖于室缺和心内补片之上（图17-24）。

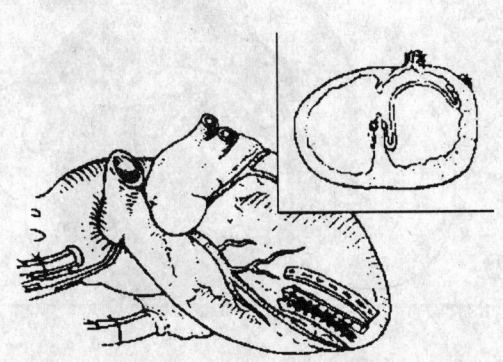

图17-21 心内补片缝合完毕，修剪并应用两长条垫片线形缝合室壁切口，室间隔缺损和大部分梗死心肌均被旷置于左室腔外（右上图）

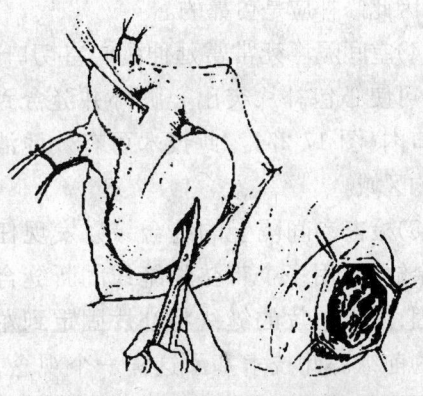

图17-22 后降支旁开2cm左室后壁梗死区做纵行切口，牵开切口显露室间隔缺损，确认心肌梗死范围

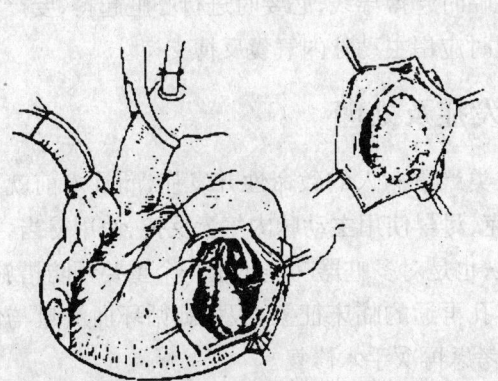

图17-23 应用三角形补片底部缝于二尖瓣环上，前缘缝于室间隔健康组织上，直至心尖，补片外侧缘缝向左室壁，改为间断褥式缝合并穿出室壁和长条垫片，收紧缝线后结扎（右上图）

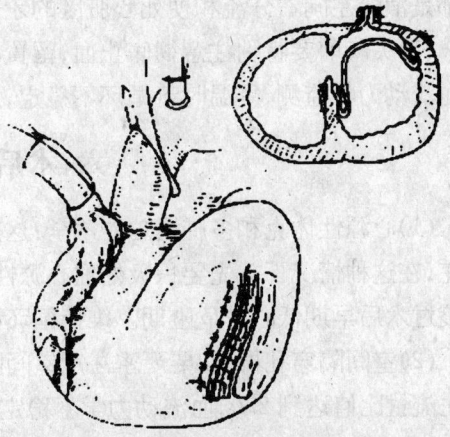

图17-24 应用两长条形垫片对室壁切口做线形缝合，右上图示术后室缺和大部分梗死心肌均被旷置于左室腔外

五、技术要点

(1)Swithimbank 等在一组 46 个病例报道中,5 例有多发性室间隔穿孔,这在术前有时难以发现,手术时必须注意寻找,以免漏诊。

(2)在切除室壁和室间隔梗死区时必须彻底修剪到有活力的心肌组织,以防止术后发生延迟性室间隔穿孔或室壁破裂。

(3)在缝合时要深缝正常的健康肌肉组织,并尽可能远离缺损的坏死边缘。有时候,可需要将缝线置于靠近二尖瓣环的部位。由于缝线被置于正常健康的组织上,远离缺损边缘,因此修补应是可靠的。

(4)室间隔坏死常常延伸到心室切口上。因此,可使心包补片突出心脏外并缝合到心室切口内(图 17-25)。此技术可有效地消除梗死的区域。

(5)检查室间隔上的缝合缘以发现任何的残余缺损,用多个带垫片缝线间断缝合将其加固,用带毡片的缝线将补片固定到左心室壁的前缘。此技术基于这样一个观念,就是较高的左心室压会将心包补片压到整个室间隔上,这样可消除室间隔缺损。

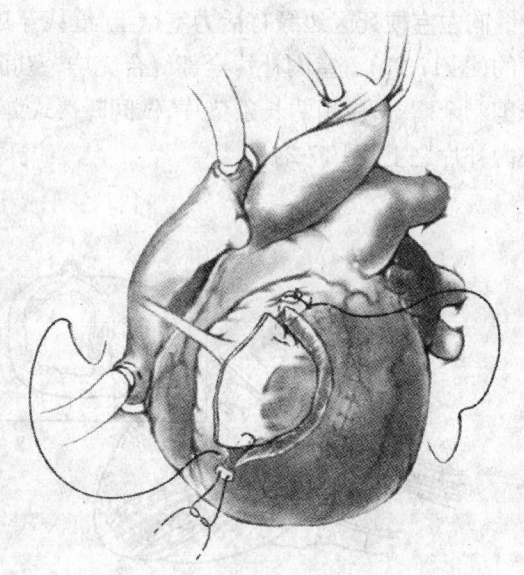

图 17-25　心包补片缝合到远离缺损的正常室间隔上

(6)无论是前尖或后下部室间隔穿孔,修复的方法尽管不完全一致,但每种方法的最终目的都是消除左向右分流和梗死心肌区的矛盾运动。

(7)关胸前要特别注意彻底止血,留置心肌临时起搏导线,必要时进行心脏起搏,要严密注意血流动力学监测,复温时若循环不稳定,应及时应用主动脉内气囊反搏支持。

六、术后并发症及处理

(1)心源性休克和多脏器功能不全:这是这类严重病人的致命性并发症,而且术前就可能存在,在这种情况下首先要积极处理心源性休克,尽早使用主动脉内气囊反搏,使用得当,可帮助渡过术后早期低心排危险期。维持循环稳定,也是对多脏器功能不全一个重要预防措施。

(2)室间隔穿孔再通:要严密注意室间隔穿孔再通的临床征象,假如肺循环血流量与体循环血流量比值达到 2.0,血流动力学不稳定,应考虑再次手术修复。

(3)室性失律失常:是一严重并发症,除严密监护外,要积极应用抗心律失常药物、预置心肌起搏电极,必要时进行起搏治疗。

七、疗效评价

心肌梗死后的室间隔穿孔是一种非常严重的并发症。据 Sander 对 91 例的统计,约 54%病例于 1 周内死亡,92.5% 1 年内死亡。预后很差的原因是由于病人可能在原有冠心病和大面积心肌梗死基础上,突然又增加了心脏的血流动力学负荷。另外病人还可能同时存在室壁瘤,二尖瓣功能障碍。严重的心泵衰竭还可进一步导致多脏器功能衰竭。

手术治疗大大改善了梗死后室间隔穿孔的预后。根据美国麻省总医院 25 年的经验,早期手术总病死率为 25%,不同部位的手术死亡率是有区别的,前间隔破裂修复的手术病死率为 15%,后间隔破裂修复手术的病死率为 34%。若室间隔穿孔后病情稳定,能等几周后再进行手术,危险性则可降到 10% 以下。Gaudiani 报道 1 组 5 年的长期存活率为 88±8%,其中 74% 的病例心功能恢复到 I 级,21% 恢复到 II 级,4% 心功能为 III 级。David 最近报道应用心内补片旷置梗死心肌和室间隔缺损于左室腔外,处理室间隔破裂 44 例,手术病死率为 14%。术前合并心源性休克病例,手术病死率为 20%。术前血流动力学稳定的 15 个病例无手术死亡。术前合并右室功能不全、心源性休克和肾衰是手术治疗的危险因素。存活病例术后情况良好,大多数病例症状均消失。

近 20 年来此类手术病死率不断下降的原因可以归纳为:①手术前、中、后主动脉内气囊反搏的应用;②经心肌梗死区做切口修补室间隔穿孔;③应用心包或人工织物修复室间隔穿孔和室壁瘤缺损区;④改善了心肌保护技术;⑤适当掌握了早期手术时机。

(白 琳)

第 4 节 缺血性二尖瓣关闭不全

二尖瓣装置各部分之间正确的空间关系确保了瓣膜的完整性和它发挥正常的功能。由心肌梗死或缺血造成的心室扩张可影响此复杂的机制并促使形成二尖瓣关闭不全。例如,乳头肌可坏死、纤维化,或有时乳头肌可正常且收缩相当好,但邻近左室壁的反常运动以及受损的心功能可形成二尖瓣关闭不全。

前外侧乳头肌有来自左前降支和左回旋支冠状动脉的丰富血液供应。在 90% 患者的心脏中,右冠状动脉占优势,并且供应后内侧乳头肌。在余下的 10% 的患者中,后内侧乳头肌的血液供应由左冠状动脉系统提供。因此,左心室后壁的梗死常常造成后内侧乳头肌的坏死。乳头肌断裂通常在梗死后第 1 周内发生或在稍后再梗死时发生。由于二尖瓣的两个瓣叶通过腱索附着于各个乳头肌,它们中任何一个的完全断裂,通常为后内侧乳头肌。如果不进行迅速的手术治疗,可造成显著的二尖瓣反流、急性肺水肿和死亡。只支持二尖瓣叶之一的一小部分区域的乳头肌尖端的撕裂可造成较轻微的二尖瓣反流。乳头肌功能不良可能更为常见。如果心肌梗死范围不大,且左心室功能未严重受损,这一组患者可代偿足够长的时间以进行检查,并施行半紧急的手术治疗。

而根据外科医师的观点，二尖瓣关闭不全可只是由于瓣环扩张以及二尖瓣装置结构上的缺陷，诸如腱索断裂或延长；心室乳头肌功能不良，如乳头肌缺血或梗死；或以上这些缺陷各种不同组合所造成。

心肌梗死后患者的临床表现可随新出现的心脏杂音而改变，应在冠心病监护室中对这些杂音进行非常严密的随诊观察。当二尖瓣关闭不全的诊断确立后，建议立即进行手术，除非二尖瓣关闭不全的程度轻微，持续时间短暂，且患者的病情稳定。在对手术作准备时，常常使用主动脉内囊泵和降低后负荷的药物以改善患者的病情。

缺血性二尖瓣关闭不全一般是指直接与冠心病心肌梗死或广泛心肌缺血有关的中到重度二尖瓣关闭不全，以往二尖瓣结构正常，它不包括与冠心病共存的退行性变或风湿性二尖瓣病变。按冠心病可能由于急性心肌梗死导致乳头肌断裂或延长，或者由于室壁瘤形成和心室扩张造成乳头肌移位和扭曲，最终都会引起二尖瓣关闭不全。冠状动脉血流需要穿过全层游离心室壁和乳头肌全长，才能灌流到乳头肌尖端，这样就使得这个部位的血液供应很脆弱。乳头肌断裂是急性心肌梗死一个少见的但是一种致命性的并发症，通常发生在急性心肌梗死后9天内。

缺血性二尖瓣关闭不全发生率据统计在冠脉造影病例中约占3%，在冠脉旁路移植术中约占4%～5%，后内侧乳头肌受累比前外侧乳头肌多3～5倍。最常见是继发于膈面心肌梗死的后内侧乳头肌功能失调，后内侧乳头肌的血供90%来源于右冠状动脉。与此相反，前外侧乳头肌血供较好，有前降支和回旋支动脉供血，有更多侧支循环。另外，前外侧乳头肌粗而短，因缺血而断裂者少见。通常不到10%。乳头肌一旦断裂，病人可在数小时或数天内因肺水肿或左心衰竭死亡。若慢性缺血所致二尖瓣功能失调或乳头肌部分断裂，则症状轻且出现较晚。轻症内科治疗，重症伴有心功能不全无法用药物控制者，应考虑手术治疗。1965年美国麻省总医院首次应用手术治疗乳头肌断裂取得成功。

一、适应证

急性心肌梗死病人突然出现二尖瓣关闭不全，假如血流动力学状态尚好，可将手术延长2周到2个月进行。假如病情不稳定，应考虑急症手术治疗，就像处理急性室间隔穿孔一样，尽可能在严重的血流动力学障碍出现之前就进行手术，这种情况下手术病死率约为30%或稍高，但比不手术者预后为好。

缺血性心脏病引起的慢性二尖瓣关闭不全的手术适应证有时难以确定，假如心肌梗死后引起乳头肌部分断裂，可根据临床症状，按二尖瓣关闭不全一般手术适应证处理。

有一般症状的缺血性心脏病出现某些左心衰竭征象，临床和造影有二尖瓣关闭不全证据，若为中到重度者，应考虑手术治疗，假如关闭不全不重，并时好时坏，在冠状动脉旁路移植手术时对这类轻症二尖瓣关闭不全是否处理，是一个难以决策的问题。单纯冠状动脉旁路移植手术对这类二尖瓣关闭不全有什么作用也不太清楚。假如手术经左房内或左房后壁探查，二尖瓣关闭不全程度在3级以上，单纯冠脉旁路移植一般难以改善。进行二尖瓣修复或换瓣的指征：①心肌梗死致乳头肌断裂造成严重二尖瓣关闭不全；②心肌梗死后致左室功能不全引起慢性进行性二尖瓣关闭不全；③二尖瓣关闭不全时轻时重，并随心肌缺血程度加重而不断恶化者。

当前认为能做成形术的尽可能进行成形手术，如单纯二尖瓣环扩大或乳头肌一个头断裂时,均可行成形术,若乳头肌主干断裂,前瓣叶二根主腱索均断裂,或后瓣叶腱索一半以上受累而无法修复时,则应进行换瓣手术。

二、禁忌证

病人到医院时生命垂危,重度休克,神经系统无反应,或严重肾功能损害,伴尿素氮及肌酐明显升高者。

三、术前准备

应当指出的是,缺血性心脏病乳头肌断裂导致的急性二尖瓣关闭不全,往往带来严重血流动力学障碍,甚至出现心源性休克。对这类病人,在术前,甚至在做心导管检查之前,常常需要进行主动脉内球囊反搏支持,直到建立体外循环。

术前进行二维超声心动图和彩色多普勒检查可以协助了解乳头肌断裂,或乳头肌功能不全变化。以协助手术决策,术中经食管置入二维超声心动图探头,有助于判断成形手术疗效和改善手术效果。

四、手术步骤

一般采用全麻,气管插管,按常规建立体外循环。用心脏停跳液使心脏停跳后,在房间沟后方纵行切开左心房,并将切口向下腔静脉后方延长以增加暴露。当左心房较小时,经右上肺静脉跨过右心房壁和房间隔的横行切口通常可确保二尖瓣极佳的暴露。经左房切口显露二尖瓣,术中进一步探查后,最后决定手术术式。

1. 二尖瓣环成形术

心肌梗死后慢性中至重度二尖瓣关闭不全,瓣环和左室扩大,乳头肌向心尖移位,可致后瓣或前瓣活动受限。对这类病变最好选用二尖瓣成形术。术中探查有时除了一些轻微的瓣环扩大,最显著的病变只是附着到二尖瓣后瓣叶的几根腱索的断裂。在这些情况下,首选保守的治疗方法。切除腱索断裂的瓣叶并修补缺损(图17-26)。同时,还使用几针8字缝合将二尖瓣环适当缩小(图17-27)。

对瓣环成形所起的作用尚有些争论。但是,靠近后瓣环左心室壁的梗死有时可并发乳头肌功能不良,可使二尖瓣环扩张并影响二尖瓣叶的正常对合。这可导致二尖瓣关闭不全,并可进一步导致更严重的左心室扩张,使患者危重的病情更为复杂(图17-28A)。因此,在所有有左心室扩张和二尖瓣关闭不全的患者中都存在一定程度的二尖瓣环扩张。当后瓣环显著扩张,但无累及二尖瓣装置的病变存在时,用几针间断缝合可将部分后瓣环缝入两个交界中,而不会影响到二尖瓣的前瓣叶或前瓣环(图17-28B)。

使用瓣环成形带或成形环以加固瓣环的修补是所有二尖瓣修补手术的组成部分。这类瓣环扩大者,瓣膜外观通常正常,一般无瓣叶脱垂,应用人工瓣环做成形术多能取得良好效果,下面仅介绍笔者应用人工瓣环进行瓣环成形术的经验。

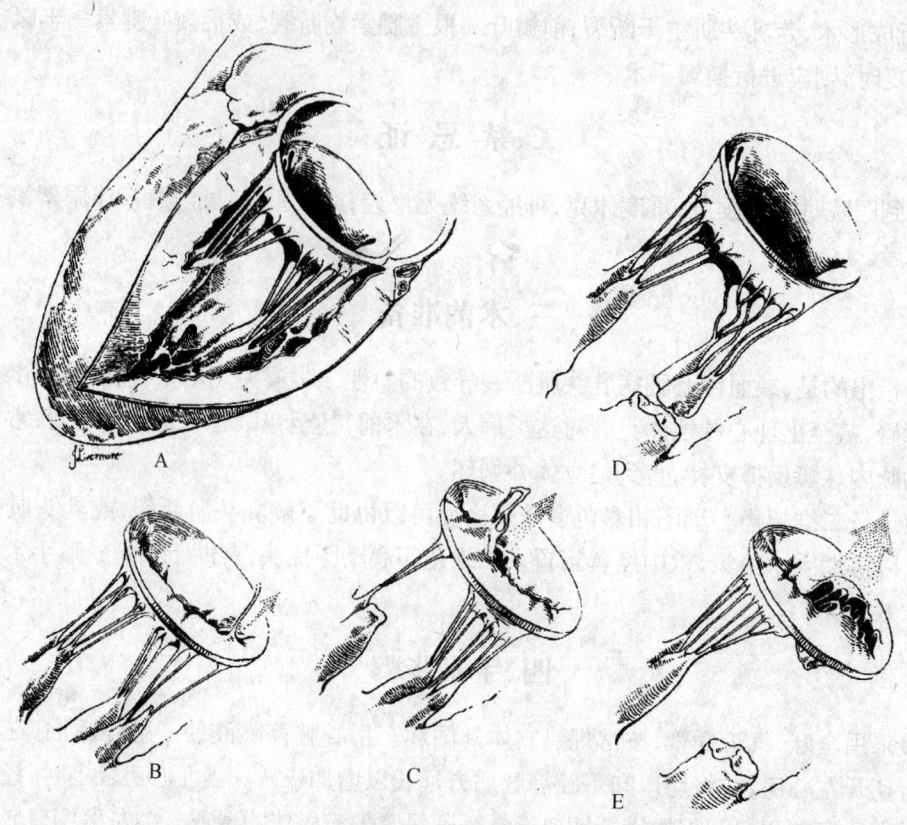

图 17-26　切除腱索断裂的瓣叶并修补缺损

A. 二尖瓣装置解剖结构之间的空间关系；B. 腱索断裂；C. 乳头肌顶端部分断裂；D～E. 乳头肌完全撕裂造成二尖瓣关闭不全

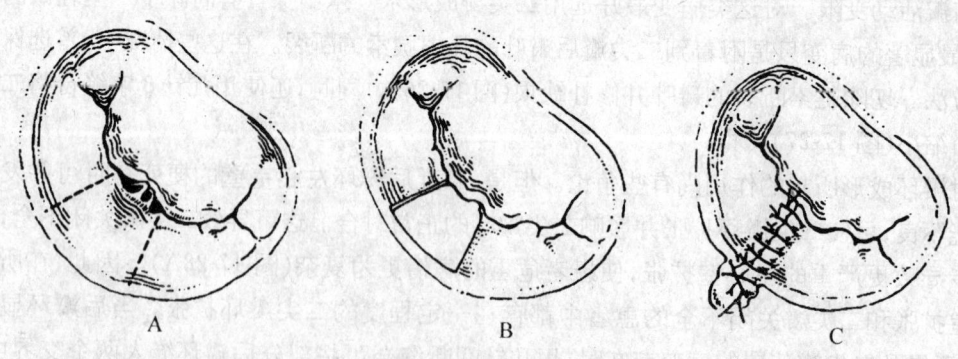

图 17-27　腱索断裂造成二尖瓣关闭不全的修补

A. 腱索断裂造成二尖瓣关闭不全；B. 腱索断裂部分的瓣叶已被切除；C. 缺损用缝线间断缝合

上环前首先要找出二尖瓣两个交界向瓣环延伸的交点，测量这两点间的距离，并结合前瓣叶面积，确定所需环号。上环时应用 2-0 双头针涤纶缝线先穿过前瓣环，一般仅需 4 或 5 个褥式缝合，这些缝线分别穿过人工瓣环相应部位。该部位在房室环和人工瓣环上的进出针间距应一致，不应缩窄该部位的房室环。在后瓣环的间断褥式缝合，进出针间距应大于人工瓣环上

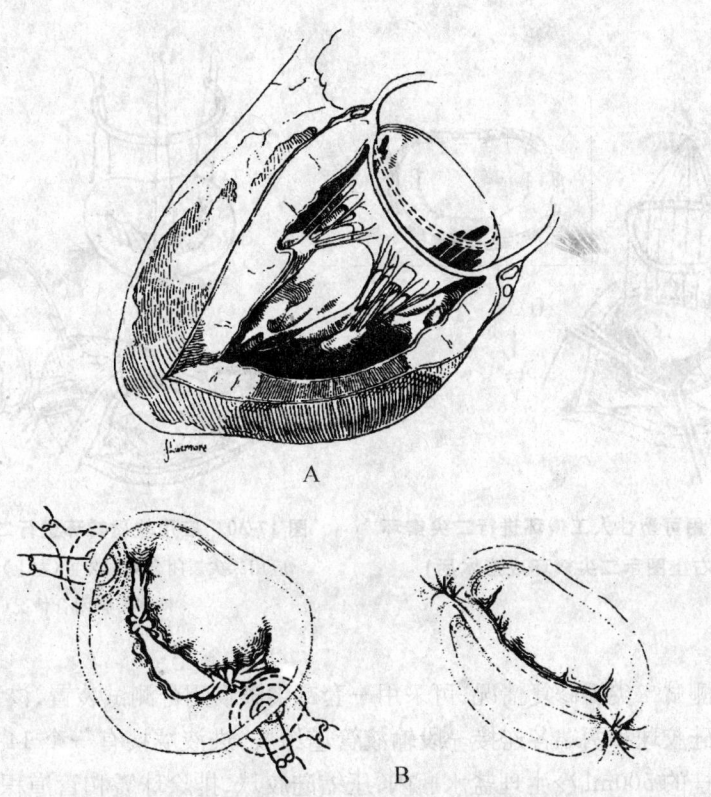

图 17-28 后瓣环显著扩张无累及二尖瓣时的缝合
A. 左心室下壁梗死造成乳头肌功能不良和二尖瓣瓣环扩大;
B. 在二尖瓣的两个交界处用几针 8 字缝合来重塑二尖瓣后瓣环

的间距,并应注意两交界扩大程度是否对称,在扩大严重的一侧褥式缝线针距应更宽些,使该侧房室环得到更多的缩窄,以利瓣叶复原和对合。后瓣环一般需 7 或 8 个褥式缝线,结扎全部缝线,二尖瓣环恢复自然形态,达到瓣叶满意对合为度。开始笔者是从心房面进出针,术后随访发现个别病例因后瓣环缝线张力过大,造成瓣环组织撕裂而复发。后改用带小垫片的间断褥式缝线,并从心室面进针穿过瓣环,再从心房面出针,这样使人工瓣环固定更为可靠(图 17-29)。

按二尖瓣环扩大主要位于后瓣环和两个交界部分,前瓣环一般不扩大,瓣环成形术的主要目的是缩小后瓣环,包括两个交界,使小瓣向大瓣靠拢,以消除关闭不全间隙。正常情况下后瓣环长度约为前瓣环的 2 倍,按此比例将后瓣缩短,多能取得满意效果。在上述人工瓣环成形技术基础上可改用软质环进行二尖瓣成形术,即于术中将可塑性二尖瓣人工瓣环剪断,抽出其中钢丝芯,把剩下的软质环剪成前瓣环长度的 2 倍,应用带小垫片的双头针线从后瓣根部心室侧进针穿过后瓣环到心房侧,再缝于人工软质瓣环上。先做两交界和后瓣环中点三个褥式定点缝合(图 17-30 左上),暂不结扎,然后于两侧各加 2 或 3 个带垫片褥式缝合,重点注意缩窄两交界部位,最后逐一结扎。二尖瓣环缩小到预计程度,这时只要二尖瓣前瓣形态和发育良好,二尖瓣关闭不全功能即可得到矫正(图 17-30)。

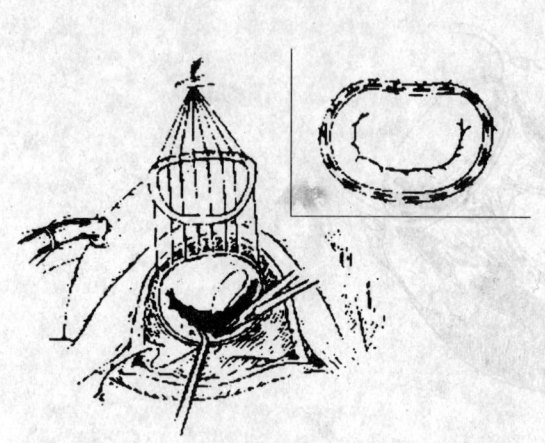 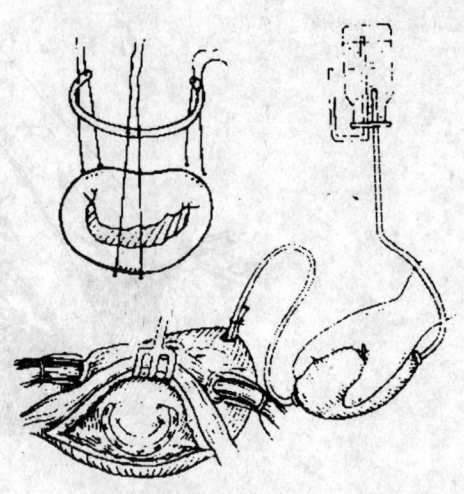

图 17-29　应用可塑性人工瓣环进行二尖瓣环成形术（右上图示二尖瓣环成形术后）

图 17-30　应用软质瓣环进行二尖瓣瓣环成形术
应用二尖瓣闭合测试装置（左上），向左室加压注水，检测瓣膜闭合情况（右下）

为了术中测试二尖瓣修复情况,可采用一套二尖瓣膜闭合测试装置,该装置由一个 300ml 带单向活瓣的硅胶球和两端各连接一段输液管道组成,进液端接有一个 14 号针头,应用前将针头先插入倒挂的 500ml 冷生理盐水瓶内,压缩硅胶球,排除球囊和管道积气,并将出水端夹住,测试液即自动从生理盐水瓶流入硅胶囊内。当二尖瓣成形术完毕后需检测瓣膜关闭情况时,可将瓣膜闭合测试装置出水端管道连接于心尖插管,直视下用直角钳将二尖瓣口挑开,松开出水端管道夹,手控硅胶球向左室内加压注液,排除管道和左室内积气后,二尖瓣即自然闭合,检测可靠,操作方便(图 17-30 右下)。

进行二尖瓣闭合功能测试时假如前瓣叶呈球面均匀向心房面隆起,前后瓣缘紧密接触,或仅见少量流体沿瓣口闭合缘缓慢渗出,提示反流已矫正,可以结束心内操作。若发现大量液体沿瓣口对合缘涌出,表明两瓣缘未能紧密对合,这时可以根据漏液情况将后瓣的软质支架相应部位连同后瓣环进一步缝缩 1 或 2 针,使后瓣进一步向前靠拢,直到广泛渗漏基本消失。若仅是一侧交界仍有残余反流,可进一步将该交界缩缝。这种测试结果曾和术中经食管超声多普勒检查进行对比观察,效果基本一致。本方法简便,但经左心尖戳孔插管测试二尖瓣功能有一定创伤,若有经食管超声多普勒检查更为理想。

2. 乳头肌修复术

二尖瓣关闭不全若由于乳头肌延长,特别伴后乳头肌断裂时,一般主张经左室后壁心肌梗死区做切口修复。先将心尖向上提起,后降支旁开 2cm 处切开左室壁,即可显露出二尖瓣装置(图 17-31A)。然后根据病变情况,将延长或断裂后乳头肌用带小垫片褥式缝线缝于邻近正常乳头肌上,或固定于左室后壁上(图 17-31B1)。若伴有二尖瓣环扩大,可同时应用两针带小垫片褥式缝合,进行二尖瓣环交界处缝缩术(图 17-31B2)。

3. 经室壁瘤切口二尖瓣置换术

保守的手术治疗在大多数情况下是不够的,因为乳头肌脆弱并且坏死,腱索纤细且延长,

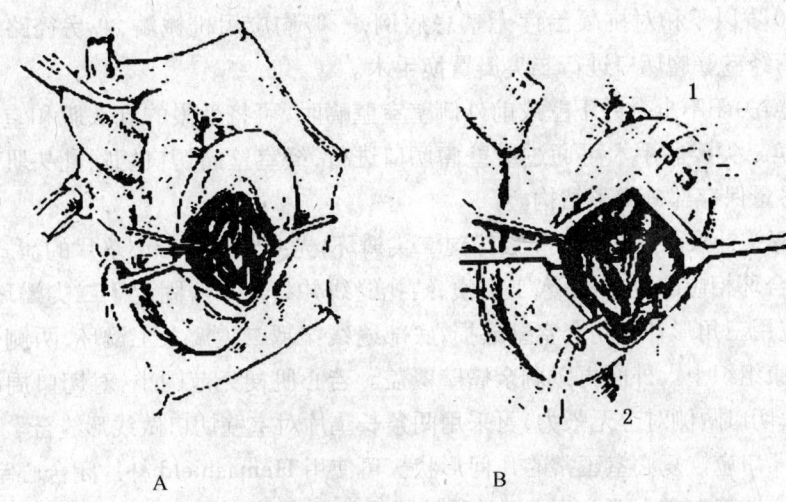

图 17-31 经左室后壁梗死区进行二尖瓣环及乳头肌成形术

A. 经左室壁心肌梗死区切口显露二尖瓣装置；B. 应用二对带小垫片缝线作褥式缝合；
1. 缝线将延长的乳头肌缩短并固定于室壁上；2. 环缩后交界

还有严重的左心室扩张及其继发的二尖瓣环变形。在少数情况下，断裂的乳头肌可被重新植入。如果植入部位已坏死，则有危险。在绝大多数患者中都有指征置换二尖瓣，并且可相对安全地迅速完成。通常有需要同时予以纠正的其他病变合并存在。必须对可以施行旁路移植的血管进行冠状动脉旁路移植手术，以尽可能使有活力的心肌得到完全的再血管化。在经选择的患者中可有指征施行室壁瘤和心内膜切除手术。

少数情况下，左室室壁瘤的患者因乳头肌功能失调和二尖瓣病变导致有血流动力学意义的二尖瓣反流。如果瓣膜病变广泛，不适合修补，可通过心室切口施行瓣膜置换。用 2-0 带垫片 Ticron 缝线将人工瓣膜固定到位。

人工瓣膜的选择：在二尖瓣位置应只使用双叶机械瓣或生物瓣，尤其是经左室切口植入时。应特别注意人工瓣膜的方向，因为左室面不是熟悉的手术路径，应尽量保留瓣膜下装置的完整。可切除过多的瓣叶组织或将其缝入缝线内，缝合的方向是从左心房朝向左心室腔。缝线从上方向下穿过人工瓣膜的缝合环，这样当缝线打结后，线结被留在心室左侧（图17-32），必须小心确保线结不会影响人工瓣膜的关闭。高龄病例可选用生物瓣，术后不需长

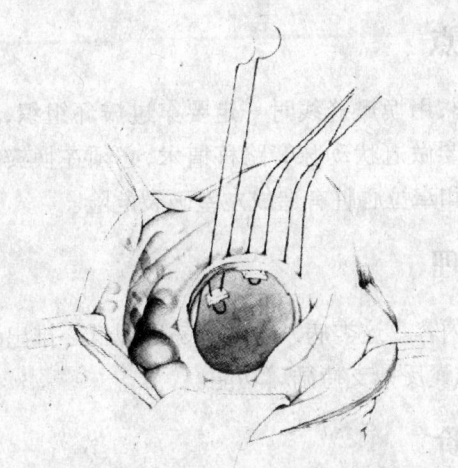
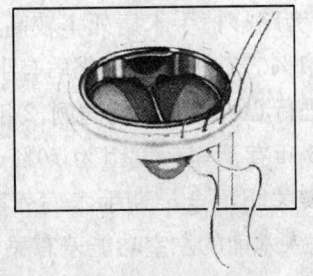

图 17-32 经左心室切口施行二尖瓣置换的技术

期抗凝治疗,60岁以下和对抗凝治疗无禁忌病例,一般均应用机械瓣,心房径路二尖瓣替换术,下面仅介绍经室壁瘤切口进行二尖瓣置换手术。

严重二尖瓣关闭不全合并下壁或前外侧壁室壁瘤时,可将受累的乳头肌和室壁瘤一同切除,需同时置换二尖瓣。手术可通过室壁瘤切口进行,经室壁瘤切口切除乳头肌及二尖瓣瓣叶;有可能时尽量保存部分瓣下结构。

应用2-0双头针聚丙烯线从左室腔穿过二尖瓣环,先缝好一圈带小垫片的褥式缝线,缝线穿过人工瓣缝合环相应部位,送下人工瓣膜,结扎缝线并将人工瓣固定于二尖瓣环上,然后修整瘤壁切缘,应用三角形补片闭合室壁缺损,底部缝线穿越二尖瓣人工瓣环,两侧分别缝于室壁瘤切缘的健康组织上。外面再以剩余瘤壁覆盖。若心肌梗死范围小,对切口周围坏死心肌经清理修剪后,切口两侧对合无张力,可采用两条长垫片对室壁切口做线形缝合。

关闭心室切口应恢复心室正常的几何形状。可使用Hemashield补片闭合心室壁的缺损,再将心室壁缝合覆盖在它上面。用2-0单股缝线连续缝合,深缝室壁瘤边缘的瘢痕组织(正常左室壁的边缘),并结扎缝线以产生荷包样作用。这样大大减少了左心室壁上缺损的大小,并使左心室腔恢复相对正常的外形和几何形状。将Hemashield补片裁剪成与缺损相适合的形状并用3-0聚丙烯线连续缝合,深缝周围的瘢痕组织。可用神经拉钩收紧缝线,并用几针带垫片的褥式缝合加固。可在缝合缘使用生物胶,以增加可靠性。只有当患者脱离体外循环后,并且补片的部位不再出血时,才可将多余的室壁瘤壁缝合覆盖到补片上,以防止血液和血块在补片和室壁瘤壁之间积聚。

五、技术要点

这类病人二尖瓣和瓣环未增厚,组织比正常脆弱,用换瓣缝线时一定要穿过瓣环组织,送下人工瓣时缝线不可过度牵拉以防组织割裂。假如要做冠状动脉旁路移植术,必须在换瓣前进行,因为换瓣后再做冠状动脉旁路移植手术,搬动和牵拉心脏有造成左室破裂危险。

六、术后处理

手术后处理见室壁瘤切除及二尖瓣置换术有关内容。这类病人术后容易出现低心排出量综合征,因此常需应用儿茶酚胺类药物和主动脉内球囊反搏支持循环功能。

七、疗效评价

合并慢性二尖瓣关闭不全病人接受冠状动脉旁路移植手术病死率较高,轻度(+)手术病死率为3.4%~4.5%,中度(++)升高至6%~11%。心肌再血管化后有半数病例二尖瓣关闭不全可获得改善,轻型病例改善更明显。单独进行心肌再血管化病例,2年存活率在伴有轻和中度二尖瓣关闭不全组分别为88%和78%,5年存活率轻度组为70%~80%,中度组为60%~70%。心肌梗死后导致急性或慢性二尖瓣关闭不全早期手术病死率都较高,分别为15%~56%和10%~23%左右。这主要与这类病人术前的左室功能差有关,术前都有心肌缺血和容量负荷两因素存在。

美国麻省总医院资料指出:缺血性二尖瓣关闭不全进行二尖瓣置换和冠状动脉旁路移植

手术病死率在左室射血分数大于35%者为28%,等于或小于35%者为40%,假如同时需要作室壁瘤切除的,病死率更高,约为34%～76%,平均56%左右。急性乳头肌断裂进行二尖瓣置换手术远期结果较好,当二尖瓣置换同时进行了冠状动脉旁路移植和(或)室壁瘤切除手术,远期效果则明显下降,3年存活率仅50%或更低。术前左室功能状态是影响远期存活的一个重要因素。但是这类手术对缓解症状效果是明显的。

(郝建潮)

参 考 文 献

1. 陈鑫,Carmichael MJ,吴澄安,等. 心内补片左室重建术治疗心肌梗死后巨大室壁瘤五例. 中华心血管病杂志,1999,24(4):299
2. 刘维永,鞠名达,杨景学,等. 冠状动脉旁路移植术及室壁瘤切除术. 中国胸心血管外科临床杂志,1994,1(1):2
3. 刘维永,张新来,杨景学,等. 应用可塑性环进行二尖瓣环成形术. 中华胸心血管外科杂志,1991,7(1):13
4. Ednunds LH. Cardiac surgery in the adult. New York: MeGraw-Hill Health Professions DivisiOn,1997:229～296
5. Buxton B,Frazie,OH,Westaby S. Ischemic heart disease surgical management. Londong Mosby Intenational Ltd,1999:289～326
6. Sabiston DC. Surgery of the chest,sixlh ed. New York,WB. Saunder Company,1996:1518～1989
7. Dor V,Saad M,Coste P, et al. Left ventricular aneurysmt: a new surgical approach. Thorac Cardiovasc Surg,1989,37:11
8. Kesler KA,Fiorc AC,Naunheim KS,et al. Anterior wall left ventricular aneurysm repair:A comparison Of linat versus Circular closure. J hoffic Cardiovsc Surg,1992,103:841
9. KaiSre LR,Kron IL, Spray TI. Mastry of Cardiothoracicacic Surgery, Phildelphia: Little, Brown and Company,1998,430～437
10. David TE,Dale L,Sun Z. Postinfarction ventricular septal rupture : repair by endocardial parch with in larct exclusion. J Thorac Cardiovasc Surg,1995,110:1315
11. Cooley DA. Repair of postinfarction ventricular,septal defect. J Card Surg,1994,9:427

第 18 章

特殊群体的外科治疗

非体外循环下行冠状动脉搭桥术(OPCABG)是目前冠心病外科治疗的一种新趋势,20 世纪 90 年代以来在国内少数较大规模心脏外科中心逐渐开展起来。手术取得了良好的临床治疗效果。

第 1 节 OPCABG 在低射血分数冠心病患者中的应用

冠心病患者因心肌梗死或慢性闭塞性病变、心肌长期慢性缺血,心肌细胞功能低下甚至纤维化,导致心脏功能减退,临床上表现为不同程度的心功能不全,超声心动图主要表现为左室射血分数(LVEF)下降,低 LVEF 患者的冠状动脉旁路移植手术风险增大。严重左室功能低下被认为是冠状动脉搭桥手术(CABG)的危险因素,以往很多学者将左室射血分数(LVEF)低于 30%作为 CABG 的禁忌证的一个指标,考虑心脏移植手术。虽然 20 世纪 80 年代 CPB 和心肌保护技术有了较大的发展,冷血与温血停跳液对心肌有更佳的保护作用,但 CCABG 仍具有内在的缺点,手术死亡率与并发症主要与体外循环有关,这对于低 EF 重症冠心病患者来说,仍然是使死亡率增加的原因之一。有文献报道,EF 低于 45% 的患者行 CCABG 手术死亡率可达到 8%。据报道,有 50%~60%的心脏术后患者死亡和 CPB 引起的并发症有关。

Watanabe 在 1999 年首先提出对于严重心功能不全患者考虑用 OPCAB 来减少死亡率和并发症。非体外循环冠状动脉搭桥手术 (OPCABG)能有效的降低有 CPB 高危因素患者和不能耐受 CPB 患者的手术风险,使严重心功能不全、肝肾功能不全、高龄等原属手术禁忌证的患者获得了手术治疗机会。

严重左心室功能减退者能接受 CABG 的病理生理基础是心脏有大量存活心肌,即冬眠心肌存在,而非纤维化心肌,故术前应评估存活心肌的多寡。心肌冬眠是机体预防心肌不可逆损伤的一种内源性保护机制,当较长时间冠脉血流减少时,心肌细胞通过降低代谢功能和收缩功能来适应冠脉供血不足,达到一种新的心肌细胞代谢平衡状态,表现为心肌收缩力和心功能减退。当冠脉缺血解除后,冬眠心肌可立即恢复心功能。因此,术前预测是否有大量存活心肌存在是 CABG 成功的基础。

目前,临床上有心肌核素显像和正电子断层显像(PET)心肌灌注代谢检查,能为心脏存活心肌的判定提供一定的参考。术前对 LVEF<25%、有心肌梗死病史并 LVEDD 明显增大,特别是怀疑有扩张性心肌病或怀疑手术效果欠佳时,常规行多巴酚丁胺试验,若提示存在较多存活心肌则行 OPCAB,否则继续系统内科治疗。同时,以下几点可作为评价手术疗效时的参考。

(1) 心功能能否从 CABG 获益和改善。通过冠状动脉造影确定心肌有无良好的靶血管及灌注区域,能否建立满意的旁路,使心肌再血管化,特别是左冠系统的前降支和粗大回旋支等,但对合并重度二尖瓣关闭不全患者应谨慎,因此类患者手术成功率及中、远期生存率并不理想。

(2) 超声心动图检查,若左心室心肌变薄应警惕合并心肌纤维化、瘢痕或室壁瘤的可能。特别是左室舒张末期容积指数接近 $110ml/m^2$ 或左室舒张内径增大,手术风险增大。

(3) 患者存在明显心绞痛往往提示存在较多存活心肌。但无心绞痛者不能判定存活心肌少。严重心功能不全(LVEF<20%)已作为心脏移植的指征之一,对这类患者,采用 CABG 或者是心脏移植临床治疗效果哪个更好? Shum 等将这两种术式的手术结果和生活质量进行了比较,发现心脏移植的术后生活质量、心功能状况优于 CABG。但二者有相同的手术死亡率。因此,现阶段国内对 LVEF < 20% 的患者进行 CABG 仍是一个良好的选择。

1. 适应证

凡术前造影明确有以下情况者不适合 OPCABG:冠状动脉弥漫性狭窄及硬变、小于 1.5 mm 口径的冠状动脉、肌内冠状动脉、需处理的室壁瘤及心内病变。凡术中发现有以下情况者应及时改行 CCABG:搬动心脏出现严重且不易纠正的低血压或室性心律失常、难以显露的回旋支远端及钝缘支病变、冠状动脉解剖条件过差或需行内膜剥脱。除外以上者,均可满意地实施 OPCABG。

2. 手术技术

全麻、气管插管,体外循环机备用。经前胸正中切口劈开胸骨,均备取大隐静脉,同时备取左乳内动脉或桡动脉。断开乳内动脉前全身肝素化(1 mg/kg),应用 β 受体阻滞剂控制心率 60~70/min,通过控制麻醉深度或使用钙通道阻滞剂、苯肾上腺素等药物使平均动脉压维持在 60~80 mmHg (1 mmHg = 0.13kPa),全程静滴硝酸甘油。通过使用心脏隔面纱布垫、自制的开有窗孔的纱布或心尖吸盘辅以手术床的不同变位来充分暴露心脏吻合区,应用万向节式 CTS 胸骨牵开器和心脏固定器组件固定靶冠状动脉,注射器小针头打水冲洗吻合术野。切开完全及次全闭塞的病变冠脉时,吻合口两端放置 4-Prolene 线暂时阻断冠脉血流,其余病变在冠脉切开后腔内放置大小合适的分流栓,通过以上方法保持术野清洁。远端冠脉吻合口用 7-0 Prolene 线连续缝合,近端主动脉吻合口用 6-0 Prolene 线连续缝合。吻合完成后鱼精蛋白 1∶1 中和肝素。

3. 技术要点

(1)麻醉技术与手术的密切配合:OPCABG 手术时,要树立麻醉师就是第一助手的观念,其配合至关重要,从麻醉诱导至手术结束,整个手术过程均要求患者心率、血压平稳,心肌氧供充分而氧耗最低。根据术中情况适当使用 β 受体阻滞剂及血管舒、缩药物是必要的,但大多数情况下,合理地调整好血容量,正确地搬动心脏,给心脏一个充分适应的过程,均可不必频繁地使用药物。

(2)暴露靶血管:如何搬动心脏使得术中既能最大限度地显露靶血管,又保证循环稳定是其关键所在,除了手术床的不同变位外,对于回旋支动脉远端及钝缘支的显露主要借助心尖吸引盘;对于左室较大者,使用开有窗孔的纱布网,半包绕心脏后,予以不同方向的牵引;对于心功能较差及心律失常易发的患者,采取搬动、复位、再搬动的方法,使得血流动力学最终平稳。

(3)正确地使用合适的分流栓:既可分流冠脉内血流,又可保持术野的干净无血,熟练巧妙地借助分流栓的不同移位,既为吻合带来方便,又可防止吻合口缝合不当造成的狭窄。

(4)吻合血管的顺序:遵循先前降后其他,先吻合狭窄重者后其他的顺序来进行吻合,根据术前、术中判断来实施。如果病变前降支细小,其供血范围已主要由其他血管侧支来承担者,则应先行吻合其他狭窄最重的冠脉。对狭窄严重、心肌缺血明显者,在远端吻合完成后即刻吻合近端,以恢复心肌的血供,提高心脏的耐受性,然后再行完成其他吻合。

OPCABG 较传统体外循环下冠状动脉搭桥(CCABG)的优点是 OPCABG 最大的避免了体外循环可能对人体脑、肺、肾组织及凝血系统的非生理循环损伤,有效地避免了术后诸多相关并发症的发生,这在老年患者尤其是严重全身动脉硬化、全身多脏器功能不全者明显优于 CCABG。手术操作过程简化,手术时间缩短。机械辅助通气时间、ICU 时间、输血量、术后住院时间及住院费用均低于 CCABG,早期随访疗效满意。

国内多组回顾性临床研究比较结果显示,在手术病死率、术后重要并发症的发生率、术中出血量及输血量、术后康复时间、医疗费用开支等方面,OPCABG 较传统的 CABG 术式具有明显的优越性,且早期血管桥的通畅率也非常满意。临床数据也表明 OPCABG 是一种安全可行、效果良好的冠心病治疗方法。

4. 手术步骤

采用全麻,气管内插管,常规正中剖胸切口暴露心脏,静脉肝素化(1mg/kg)。根据需要体外循环予以干备或湿备,结合冠脉造影和术中探查冠脉情况决定血管移植部位与支数,使用美国 Guidant 公司生产的 CTS 心脏稳定器固定吻合区靶血管,以左乳内动脉、大隐静脉为移植物,乳内动脉桥分配于冠状动脉前降支,静脉桥远端吻合口完成后,依病情分次或一次完成近端主动脉吻合。若 SV 在 2 支以上时,可将第一支 SV 行远、近端吻合后,再将其他 SV 先行近端吻合后,立即开放主动脉侧壁钳,然后将 SV 远端吻合一支即开通一支。术中借助手术床的不同变位、结合使用心尖吸盘或纱布网牵引协助心脏搬动,调节心脏容量负荷以及必要时使用适量血管舒缩药物以保持血流动力学相对稳定。术后患者送入 ICU 进行呼吸、循环支持和监测,记录术后 8 小时 Cr、BUN、PLT 检测结果;记录术后 1 周及术后 3 个月复查的心脏超声结果(EF、LVDD、LVSD),记录患者出院时的 NYHA、CCS 分级结果。

5. 技术要点

(1) 低 EF 本身也会给完成 OPCAB 带来一定的困难,术中搬动心脏暴露冠脉时可能引起血流动力学改变而造成血压下降和心律失常,在术中应尽量操作轻柔,采用 Trendelenburg 体位,用较宽纱布条包裹牵拉心脏,使心脏受力均匀,对血流动力学影响较小,不易发生心律失常,容易耐受手术。

(2) 合理使用局部心肌稳定器和熟练、迅速、精确的外科操作是手术成功的重要因素。

(3) 对于左室收缩功能严重低下的病例,采用 William Cohn's 技术,打开右侧胸膜腔,于心包膈肌折返处将心包切开至右侧膈神经前,用胸骨撑开器将右侧胸骨抬高,这样在牵引心脏时,可使右心房、心室进入右侧胸腔而避免心脏受压,从而获得较好的血流动力学耐受性,对于低 EF 患者,获得满意的效果。

(4) OPCABG 由于手术是在跳动心脏上,无辅助循环的情况下进行,因此麻醉困难较大,所以麻醉师常被称为 OPCAB 的第一助手。麻醉诱导避免血压大幅度波动。在术中维持循环动力学的稳定,保持必须的冠状动脉血流量,则为麻醉的关键,另外维持较慢的心率(50 次/min 左右)。适度的抑制心肌收缩程度,为外科手术提供良好的条件,也十分重要。此外,对心功能的支持和有效血容量的调整应达到很好的平衡,过于饱满的心脏和过低的血压都是 OPCAB 所应避免的。

(5) 乳内动脉是目前最好的旁路材料,其远期通畅率明显优于静脉桥。笔者认为,对严重左心功能不全者使用乳内动脉,对提高重症患者的手术成功率和近、中期疗效非常有益。

(6) 要重视围手术期的处理、治疗并发症、预防并发症,加强对心功能的保护和调整,术中加强心肌保护。对术前、术后明显心脏低心排者使用 IABP,改善心肌供血和心脏功能。有学者建议将左主干病变、不稳定心绞痛和 LVEF<40% 作为术前预置 IABP 的指征。笔者赞同在 LVEF<20% 的患者中预置或台边准备 IABP(预先股动脉穿刺),特别对合并高血压和左心室肥厚患者,术前 IABP 能改善术前术后心功能,减少体外循环时间和 ICU 时间,减低手术风险。

左心室功能是冠脉搭桥术(CABG)后死亡的重要预测因素,左心室功能不全患者行冠脉搭桥手术,围手术期和远期死亡率均高于左室功能正常者。EF 是评价左心室功能的良好指标,EF 降低和临床心功能降低是 CABG 死亡率增高的预测因素,EF 越低,围术期死亡率越高,5 年生存率随之降低,低 EF 已成为 CABG 的独立危险因素。

低 EF 冠心病患者行 OPCAB 有良好的可行性,并取得良好的近期效果,低 EF 值患者行 CCABG 危险性较大,死亡率和并发症的发生率较高,患者行 OPCAB 术后一周 LVDD 明显缩小,心绞痛症状明显改善,术后 3 个月随访 EF 值明显提高,心脏明显缩小,心功能及活动度明显改善,说明低 EF 值的高危患者在尽可能小的手术打击后从血运重建中获益,顿抑和冬眠的心肌开始恢复。同时表明 OPCAB 极大的避免了 CPB 中主动脉阻断对心肌缺血再灌注的损伤,有较好的保护心脏功能,这对于已经有严重缺血病变的心肌更加有益,对于低 EF 值患者具有良好的可行性和确切的近期效果。

Cr、BUN 升高,PLT 下降是 CPB 术后常见且普遍的病理生理学改变。低 EF 值冠心病患者肝、肾功能有不同程度的减退,肾脏对手术、低血压、缺血再灌注损伤、全身炎症反应打击的承受能力明显减退，研究发现患者手术前后 PLT 未见明显变化，表明 OPCAB 有良好的血小板保护作用，大量文献表明，体外循环对血小板有明显的破坏作用，加之凝血因子消耗，术后引起出血并发症较为常见。OPCAB 避免了 CPB 后继发于纤溶和血小板功能障碍引起的出血，明显减少了二次开胸的几率，减少术后输血，多数患者可不输血。避免了因血容量不足和低血红蛋白及输血对低 EF 值患者心功能的影响，有效减少或避免了输血并发症，对于心功能低下的高危患者十分有利。OPCAB 并不降低吻合口通畅率，许多文献报道，早期 OPCAB 吻合口通畅率为 92%～96%，有效使用心脏固定器后提高到 96%～98%，而 CCABG 吻合口通畅率为 96%～99%，无明显差别。

冠心病患者因为长期慢性心肌缺血，会造成心肌细胞的功能低下甚至纤维化，导致心脏功能减退，主要表现为慢性心功能不全和左室射血分数（LVEF）下降，使得冠状动脉搭桥手术围术期风险增大。目前对左室功能减退尚无明确诊断分级标准，因此文献对 LVEF 的数值报告不统一。Yau 等对 20 614 例 CABG 患者进行总结，明确将 LVEF 0.2～0.4 分为中度心功能不全，LVEF＜0.2 为重度心功能不全，分别占手术总量的 19.9% 和 3.3%。这种临床分级比较科学规范。近阶段，不少学者回顾性总结了大量左心室功能明显减退的 CABG 患者，发现 CABG 通过使心肌再血管化，恢复冬眠心肌功能，保护未梗死心肌，使患者的心功能状况、生存率和生活质量得到改善。

低 LVEF 患者的冠状动脉旁路移植手术风险增大，严重慢性缺血性左心室功能不良 CABG 的手术风险主要来自于急诊手术、近期心肌梗死（30 天内）、高龄、广泛冠状动脉病变、合并糖尿病等。对围术期明显低心排（LOS）者，使用 IABP 可明显改善患者预后，降低死亡率。Neme 等对 LVEF＜30% 的治疗结果显示，住院死亡率 10%，死亡主要原因是心衰或多器官衰竭，低心排和室上性心律紊乱为术后常见并发症。高龄和低心排是术后早期死亡的主要危险因子，其早期死亡率和并发症发生率高于普通患者。因此，合理地评价、选择病例（多巴酚丁胺试验、LVEF 和 LVEDD）、成功的心肌再血管化、精心的术前术后处理，可显著改善左心功能，提高患者的预后，其近期疗效满意。

通过笔者有限的经验表明，OPCAB 安全、可靠，可减少手术创伤与 CPB 并发症，低 EF 冠心病患者实施 OPCAB 避免或减少了 CPB 损伤和缺血再灌注损伤，有良好的可行性和近期效果，而远期结果仍有待进一步观察。随 OPCAB 技术日益成熟，它将为冠心病的外科治疗，尤其是为低 EF 冠心病患者提供了新的选择和机会。

乳内动脉（IMA）是目前最好的旁路材料，其远期通畅率明显优于静脉桥。CABG 中联合应用 IAM 可提高血管桥远期通畅率，但和单纯静脉桥相比较，对近、中期心功能改善无明显影响。而在左室功能明显不良的 CABG 中，联合使用 IMA 对手术早期可能存在负面影响。国人 IMA 细、管壁薄，手术难度较大。因此，对严重慢性缺血性左心室功能不良的患者，在能熟练进行 IMA 吻合和确保血管桥通畅的基础上应用 IMA，对提高重症冠心病患者的手术成功率和近、中期疗效是非常有益的。

（秦　巍）

第2节 高龄患者的冠状动脉旁路移植术

70岁以上的高龄患者常常合并有不同程度的肺、肾等重要脏器功能不全,对这类患者进行冠状动脉旁路移植术可能增加手术风险。大量病例报道,年龄超过70岁、女性、LVEF值低下、高血压、糖尿病、曾经患有脑梗死、心肌梗死或有心脏手术史等是术后近期死亡的高危因素。但是高龄并不是CABG的禁忌证,再血管化治疗后可明显提高CABG患者的生活质量,术后再发心绞痛和晚期心脏事件的发生率明显降低。特别是近几年微创冠脉搭桥技术如非体外循环下冠脉搭桥技术对患者损伤小,术后恢复快,特别适用于高龄高危患者。老年冠心病患者术中容易出现循环不稳定,血压下降。一般认为在下列情况下需要转为体外循环下CABG:术中血流动力学不稳定、室颤或心脏骤停、桥血管不通畅等。笔者认为术中如果出现循环不稳定,应积极中转为体外循环下继续手术。有报道中转体外循环与非体外循环冠脉搭桥术相比并不增加术后并发症和手术风险。

老年患者术后再出血的发生率较高,推测可能与术后老年患者凝血功能恢复较迟有关。老年冠心病患者围术期死亡率较高。笔者认为,采用Off-pump技术后,与术后生活质量的明显提高相比较,老年患者围术期死亡率是可以接受的。有病例报道,与中转体外循环比较,非体外循环冠脉搭桥术近期手术死亡率和并发症的发生率明显降低。老年患者术后易发生胸骨哆开及急性呼吸窘迫综合征,这与老年患者骨质疏松和肺功能不全有关,提示对老年患者术后应加强呼吸道的管理和胸廓的固定。总之,70岁以上老年冠心病患者手术风险及术中中转CABG的发生率较高,术后易发生房颤、再出血、胸骨哆开和ARDS。围术期死亡率较高。OPCAB是否能降低围术期死亡率及手术并发症,仍然需要大规模研究病例进一步证实。

70岁以上高龄患者是冠心病手术治疗中的特殊群体,具有左主干病变发生率高、多支血管病变和左心室功能不全等特点;同时多合并糖尿病、高血压、外周血管病变及肾功能损害等危险因素,手术风险性及并发症发生率高,但采取积极的治疗方法后其近、远期疗效仍较理想。

1. 术前准备

(1)术前常规服用硝酸酯类及β受体阻断药,择期手术者术前5~7天停用阿司匹林,不稳定型心绞痛者静脉滴注硝酸甘油及皮下注射低分子肝素5000单位,每天2次。

(2)大于70岁患者多有明显的呼吸功能减退,术后需要更长的机械通气时间,肺部并发症的发生机会增加,围手术期处理应加强对呼吸功能的维护。术前积极训练患者呼吸、咳嗽。

(3)为了提高CABG的长期效果,对于冠心病患者,应该强调早期诊断,及早手术,这需要心脏内外科医生的共同协作和努力。此类患者冠脉病变重,合并高危因素较多,充分的术前准备显得尤为重要。术前正规的内科治疗,包括维持循环的稳定,必要时应用血管活性药物或IABP辅助;有心功能不全的患者术前可适当给予地高辛和利尿药物;缓解心绞痛和抗心律失常的药物应用到术前。术前心肌缺血严重,表现为顽固性不稳定型心绞痛,可能已经存在心电图不能显示的局灶性心内膜下缺血坏死,对于此类患者应谨防围手术期心肌梗死发生。

(4)术前仔细阅读冠状动脉造影,以便术中准确定位吻合口位置,减少不必要的心脏搬动,对于造影显示靶血管细小,有弥漫性血管病变,或者心脏明显扩大,有严重心律失常者,应做好体外循环准备,如果手术过程中不能耐受心脏搬动时应迅速改为体外循环下手术。

2. 术式选择

尽可能完全性再血管化及完好的吻合质量是确保术后疗效的关键。采用顺、逆灌注和终末再灌注冷血的方法保护心肌,可确保手术的安全性。该术式的优点是术中血流动力学干扰小,能满足术前造影所预计的完全再血管化的要求,尤其对靶血管条件差者,可确保吻合质量可靠,术后随访结果亦支持该术式的可靠性。目前文献报道,评估 OPCAB 和 CPB 下 CABG 术式的优劣仍缺乏可比性,对其确切定论需远期及大样本的随机比较。OPCAB 心脏显露及变更体位时对血流动力学干扰较大,个体耐受性存有差异,术中一旦出现血流动力学紊乱,术后并发症明显增高。OPCAB 可避免 CPB 所致全身器官的炎性反应,减少术后肺、肾等相关器官的损害,但术后心肌缺血症状发生率相对较高。因此,对高龄患者采用 OPCAB 时适度掌握适应证,主要用于左心室内径不超过 50mm,靶血管条件较好者,对合并有肾功能损害及慢性阻塞性肺病(COPD)患者优先选用。

3. 血管桥选择

对高龄 CABG 患者血管桥选择原则是 LAD 病变首选 LIMA。LIMA 为弹性动脉,管腔与 LAD 相近,不易受血管粥样硬化的影响,10 年通畅率达 90% 以上,使用 LIMA 可降低围术期病死率。LIMA 病理检查结果显示,仅 24% 的患者有轻度内膜增生。因此,对高龄患者 LAD 病变应将 LIMA 作为常规使用。RA 为肌性动脉,用钙通道阻断药处理 RA 血管桥,克服了容易痉挛的不足,改善了远期通畅率。对回旋支或 RCA 病变严重狭窄者将 RA 作为次选血管桥,除血管狭窄程度相近外,原则上不用于序贯吻合,避免竞争性血流影响。RA 除具动脉桥的优点外,还解决了高龄患者因多支冠脉血管病变而血管桥不足的矛盾。使用 RA 者术后未发生前臂缺血及肢体功能障碍等并发症,术前 Allen 试验、多普勒超声检查及术中 RA 切取前 Allen 试验可完全避免前臂缺血性并发症。

4. 手术技术

(1)心肺转流术(cardiopulmonarybypass,CPB)下行 CABG:胸部正中切口,在切断远端乳内动脉前静脉肝素化。手术在浅低温下进行,以肝素 3.5mg/kg 全身肝素化,中度低温(26～28℃)。阻断升主动脉后,经升主动脉根部灌注 4:1 含血冷停搏液使心脏停搏,心包腔内置冰屑局部降温。远端吻合口均在阻断升主动脉,心脏停搏下完成。大部分病例完成远端吻合后,开放升主动脉,心脏复跳后,部分钳夹升主动脉完成近端吻合口,同时进行辅助循环和复温。CPB 时升主动脉远端插灌注管,置右心房二级静脉引流管及冠状静脉窦逆行灌注管。主动脉阻断后经主动脉根部灌注冷心脏停搏液,心脏停搏期间主动脉根部吸引,冠状静脉窦逆行间断灌注冷血停搏液,以保护心肌。取大隐静脉远端用 7-0 Prolene 线与冠状动脉行端侧吻合,近心端在主动脉开放后部分阻断用 6-0 Prolene 线与主动脉行端侧吻合;乳内动脉与冠状动脉吻合时用 7-0 Prolene 线连续缝合。待移植血管远心端与近心端均吻合完毕后开放循环。

(2)不停搏冠状动脉旁路移植术(off pump coronary artery bypass,OPCAB):心包切开后经心包底部缝置牵引线暴露心脏,给予小剂量肝素(1mg/kg)。每小时监测 ACT 一次,保持 ACT>300s,使用 Octopus Ⅲ型负压吸引系统,以固定心脏局部,便于血管吻合。调整体位显露靶血管,稳定器固定后行远端吻合,采用血管内分流栓来控制吻合口血流。采用冠状动脉稳定系统(固定器)固定靶血管,深部心包牵引缝线暴露血管,心包内放置湿纱块,结合头低位及侧向摇床等方法完成远端吻合口后,部分钳夹升主动脉进行近端吻合口的缝合。对于主动脉有严重钙化者,为避免钳夹升主动脉导致斑块或钙化灶脱落而引起中风,使用近端自动吻合器(St-Jude Cymitric),先完成近端吻合,再完成远端吻合。其后如需再增加其他静脉搭桥,则在靶血管完成静脉桥的远端吻合,然后把静脉桥的近端吻合在第一条桥的主动脉端的自动吻合口附近,形成"Y"桥或"T"桥。完成所有吻合口后,通过超声测血管桥流量,符合要求后用鱼精蛋白中和肝素。

70岁以上老年病人搭桥能有效提高生活质量,但年龄大、病程长、合并症多者术前应充分准备、控制血压、血糖接近正常。其中不停跳搭桥对老年病人尤其合并肝、肾、肺功能不全者安全性比较大,损伤小,恢复快,能避免体外循环对重要脏器功能的不利影响,消除因体外循环带来的全身炎性反应。术中做到重建血管充分,避免低血压对心、肺、肝、肾、脑功能造成损害。术后在ICU中均应用小剂量血管活性药物及低分子肝素,严密观察出现的病情变化,及时处理出现的并发症,方能取得良好的效果。

由于CABG相关技术及围术期处理的进步,高龄患者的CABG疗效已有显著提高。有资料统计证实,75岁患者接受CABG后,10年和15年的生存率达59%和33%。高龄CABG患者虽具较高风险性,但术后效果仍然满意,可有效改善患者术后生活质量,降低心血管意外事件发生。

5. 技术要点

(1)手术过程中,麻醉师通过变动患者体位,补充血容量,使用血管活性药物等方法,保持血流动力学的稳定,以配合手术的顺利进行。吻合顺序为LAD、后降支(PDA)或RCA、钝缘支(OM)。

(2)心肌保护常规采用冷氧合血间断灌注保护心肌。术中经右房盲插冠状静脉窦逆灌管,先经主动脉根部顺灌使心脏迅速停跳,然后再行逆行灌注,术中先经主动脉根部顺行灌注,使心脏在空虚、无缺血状态下迅速停跳,最大限度减少心肌氧耗,然后经冠状静脉窦逆行灌注,又可使冠状动脉病变远端心肌保护更充分。

(3)术中先试行阻断靶血管,如心电图出现心肌缺血改变,血管吻合时应采用血管内通道(shunt)。先行左乳内动脉与前降支吻合,部分改善左心室血供,然后再吻合其他血管。病变部位冠状动脉侧支循环少,右冠状血管病变严重的患者,术中严重心律失常发生率高。术中一旦出现明显的心电图改变和血流动力学不稳定,应毫不犹豫地及时建立体外循环,在体外循环下完成手术。

(4)术中对于直径1mm以上的病变血管,均应争取再血管化。前降支常规采用左乳内动脉用7-0或8-0 prolene线连续缝合。对于急诊手术,特别是伴循环不稳定高龄患者,首选大隐静脉血管桥。因为大隐静脉取材简便快捷,可避免取乳内动脉对循环的干扰,争取时间尽早再血管化,改善心肌血供。同时大隐静脉桥早期又具有血管口径大,不易痉挛等优点。

(5)完全血管化和动脉桥的使用是提高术后早期和长期生存率的重要因素,使用乳内动脉可以降低手术死亡率,为了保持血管桥的长期通畅,虽然是高龄患者,仍尽可能选择乳内动脉,在游离乳内动脉及吻合时勿夹持血管防止内膜损伤。首先完成前降支血管重建可以提高心脏对搬动的耐受性,非体外循环时静脉桥先吻合近端,远端吻合后即能恢复缺血区心肌的血供,使心脏顺应性明显增加,为探查、吻合其他隐蔽血管、搬动心脏提供条件。对于对角支和回旋支钝缘支多采用序贯式吻合,可节约手术时间,减少手术操作对血流动力学的干扰,可能更有益于高龄患者。

(6)手术中转为 CABG 大部分发生于开展 OPCAB 的早期,患者冠状动脉狭窄严重,不能耐受麻醉或术中对心脏的操作而出现不稳定情况,或是由于患者心脏过大,不能暴露后壁和下壁的靶血管,需要通过体外循环对心脏减压减容。因考虑到主动脉阻断和停跳液能引起一定程度的心肌水肿和心肌缺血损害导致暂时性或者永久性心室损伤,使用非体外循环不停跳的方法,避免心肌缺血的过程,使心肌得到最大限度的保护。在体外循环的辅助下,心脏的负荷和容积明显减少,术中靶血管的暴露和稳定性与心脏停跳状态下基本相似,几乎没有增加手术的难度和时间,所以,把此种术式作为不停跳冠状动脉搭桥的补充和后备手段,特别是对高危病人的治疗,在临床上还是有一定的使用价值。非体外循环冠状动脉搭桥术式在高龄病例中能明显降低手术死亡率和术后并发症,应作为高龄冠心病患者的外科治疗首选方法。

6. 术后处理要点

(1)ARF 的处理:ARF 是高龄 CABG 术后的致命性并发症,其发生率约 10%,病死率高达 40%~60%。近年 CRRT 治疗技术的改进,对 CABG 后 ARF 的治疗倾向早期、全流量。笔者体会,术后及时发现 ARF,早期、积极 CRRT 治疗是降低病死率的重要因素。CRRT 治疗对血流动力学几乎无干扰,早期应高流量(40~45 ml/(kg·h)),以尽快消除氮质血症。经 CRRT 治疗有效者 6~8 小时后呼吸及循环功能即有改善,原有的正性肌力药物减量、心率稳定、肺氧合功能改善。CRRT 的治疗作用已不限于氮质血症,同时可调节循环血容量及水电解质,清除炎性介质及心肌抑制因子。

值得指出的是尿量不能作为评估肾功能的主要指标,高龄 ARF 患者可因早期多尿而被忽视。对高龄患者应提高警觉,密切监测血清肌酐(SCr)、尿素氮的变化,尤其当 SCr≥200mol/L 时,应定时重复测定。笔者认为具备下述之一者即有 CRRT 治疗指征:①连续 6 小时尿量≤50ml/h,呋塞米用量 100mg/次,累计用量超过 500mg 以上者。②不论尿量多少,SCr≥200mol/L,24 小时上升速度≥80mol/L,同时合并有血压波动及心律失常者。③SCr≥300mol/L 者。④血钾≥6.0mol/L,合并少尿者。

(2)围术期低心排:这是高龄患者常见的并发症。患者高龄,合并症多,心功能较差,且急诊手术比例高,近 30% 的患者术后有低心排表现。在补充容量的前提下,给予多巴胺和硝酸甘油持续泵入;如多巴胺用量达 8~10μg/(kg·min)仍不能维持循环,加用肾上腺素 0.5~1.0mg/h,即有明显的增强心肌收缩、提高血压作用,并可减小多巴胺的用量。患者循环改善后,及时减量或停用。肾上腺素用量达 1.5mg/h 短时间效果不明显,应立刻采用 IABP 或心室辅助。

(3)神经系统功能障碍:也是 CABG 手术后较严重的并发症,多数继发脑栓塞,与患者年龄、升主动脉及颈动脉有无粥样硬化、手术方式等有密切关系。Got 等报道在 60 岁以上,伴重度升主动脉粥样硬化行体外循环下 CABG 手术,术后脑栓塞的发生率高达 10.5%。一般采用主动脉阻断下用 6-0 prolene 线连续缝合完成血管桥近端吻合,特别是对于升主动脉有粥样硬化或钙化的患者,可避免开放主动脉后应用侧壁钳钳夹,减少术中发生栓塞的机会,同时又利于精确的吻合。

(4)糖尿病是切口感染的危险因素:对于合并糖尿病患者,术后早期血糖会更高,且波动较大,术后早期笔者应用微量泵持续静脉注射普通胰岛素 1~2U/h,定期检查血糖,使血糖控制较为满意。术后早期对血糖的严格监控和正确合理应用抗生素,将血糖维持在 6~10mmol/L,而且术后早期经静脉使用胰岛素可有效控制血糖,减少感染。

(5)CABG 术后低氧血症、呼吸功能衰竭:是常见的主要潜在致死性原因。术后尽早脱离呼吸机,术后经皮血氧饱和度相当于术前的水平即可接受。如面罩给氧效果不满意,可用双水平无创呼吸机经鼻面罩正压通气,此方法明显改善缺氧,避免了二次插管。适当延长机械通气,控制肺部炎症是主要的治疗措施。有研究认为,急症与择期手术相比,术后肺部并发症发生率无明显差别。如病人术前未行气管插管,术后不应延长机械通气时间。Canver 等统计分析 8802 例 CABG 手术,与术后发生呼衰有关的主要因素分别为 CPB 时间、败血症和感染性心内膜炎、胃肠道出血或坏死、中风、肾衰、胸骨深部感染以及出血再次手术。术后对患者肺功能的评估,应结合术前肺功能和血气分析检查结果综合考虑。CABG 术后,特别是体外循环手术患者,术后常出现数小时到数天的肺功能减退,表现为肺交换能力减退、低氧血症。通过呼吸机辅助呼吸,结合抗炎、利尿、平喘和理疗等措施,大多能顺利恢复。但延长机械辅助呼吸时间又会增加感染或其他的并发症。是否延长辅助呼吸,笔者以术前患者肺部基础情况和血气指标为参考,注重病人自觉有无缺氧症状,咳痰是否有力,同时强调稳定的循环对呼吸的支持。

(6)高龄患者行 CABG 后应重视营养支持:术后采用胃肠道结合静脉途径补充,提供充足的热量、氨基酸以及维生素和微量元素,提高机体的免疫力,有利于患者的康复。

(7)心律失常是 CABG 手术常见的并发症,特别是心梗急性期手术、术中及术后影响血流动力学的严重心律失常发生率高,且与年龄、冠脉病变支数、搭桥支数、手术方式等有关。房颤是冠状动脉旁路移植术后最常见的并发症之一,发生率为 5%~40%。多数学者认为术后房颤是一种良性的自限性心律失常,很少造成致命性的后果。对于急诊手术或术前曾出现心动过缓、传导阻滞等心律失常的患者,术中常规放置心外膜起搏导线备用;术后注意纠正缺氧、酸碱和电解质失衡,特别是钾、镁的补充。一旦出现室性心律失常,首选可达龙静脉推注后持续泵入。可达龙短期应用抗心律失常谱较广,对室上性心律失常也有效,且并发症相对较少,临床应用越来越广泛。

(8)术后早期积极的康复锻炼对改善心脏、肺、消化道等功能很有帮助,还能促进伤口愈合和预防深静脉、肺动脉血栓形成,这对高龄老年患者尤其重要。术后早期督促患者尽早下床活动,逐渐增加活动量。

年龄是影响 CABG 手术死亡率和预后的重要因素之一,由于高龄患者的心功能差,多合并周围脏器功能退化或障碍,正确的围术期处理和手术方法是提高术后早期和长期生存率的重要因素。CABG 术后死亡率与高龄密切相关,高龄患者常伴有高血压、糖尿病等多种疾病,对手术的要求和术后处理带来一定困难,70 岁以上患者手术死亡率为 5%~20%,平均 8.9%,明显高于年轻患者,因此应针对不同的病情采取相应的治疗策略,合理选择病例以及手术方式是降低手术死亡率,保证手术疗效的关键。

OPCABG 可避免体外循环带来的各种并发症,目前已成为冠心病外科治疗的一种新趋势。尤其对于合并肝肾功能不全、慢阻肺、升主动脉钙化、高龄等患者,OPCABG 更具优势,已占到 CABG 手术总数的 30% 左右。但对于心肌内冠状动脉、靶血管条件差(病变弥漫、病变动脉直径<1.5mm)、冠脉造影显示侧支循环少、心脏明显扩大难以承受搬动,或需做左冠状动脉回旋支远端血管吻合的患者,施行 OPCABG 有一定的难度。采用此手术方式,术中通过改变体位、补充容量和应用血管活性药物调节血压,配合适当的冠脉暴露方法,手术顺利完成。

对于病史长、反复出现心梗的病人,术中往往发现冠状血管病变广泛,靶血管条件较差。此类患者虽然术后早期效果满意,但远期疗效尚待随访观察。

OPCAB 对心肌细胞损伤轻,优于体外循环下冠状动脉旁路移植术,对高危患者明显降低手术死亡率及各种并发症,特别适合高危患者及体外循环风险大者,如高龄、有脑血管病史、合并慢性阻塞性肺部疾患等。但术中稳定器对心室壁的吸引和压迫,搬动和挤压心脏,局部阻断冠脉及移植冠脉开放后的缺血再灌注损伤等因素均对心肌有一定的影响,术后短期内常规给予小量多巴胺或多巴酚丁胺支持循环。

随着高龄人口比例的扩大,高龄冠心病患者接受冠状动脉旁路移植术(CABG)的数量在不断增多。由于高龄冠心病患者合并全身性疾病较多和机体器官储备能力下降,使高龄成为冠脉旁路术的高危因素。虽于 20 世纪 70 年代开始开展冠状动脉搭桥术,但在 20 世纪 90 年代手术病例数才有较大增加。手术疗效有了明显改善。70 岁以上高龄病例是冠脉外科手术治疗的高危因素之一。究其原因,高龄冠心病患者合并全身性疾病较多和机体器官储备能力下降是主要问题。高龄病例冠脉手术死亡率较一般病例手术死亡率高;同时,高龄病例冠脉手术后并发的脏器功能衰竭,脑血管意外,肺部感染及心律紊乱等的发生率均较一般病例有所升高。

美国胸外科医师协会(STS) 2000 年资料显示,冠状动脉旁路移植手术的平均手术死亡率约为 2.8%,而 70~80 岁年龄组冠状动脉旁路移植手术的平均手术死亡率约为 4.1%。如何降低高龄病人的手术并发症和手术死亡率,成为冠心病外科领域的研究热点。传统的体外循环冠状动脉旁路术是一种最常见、最成熟和疗效确切的手术,但体外循坏和停跳液停跳都是非生理的,它引起系统应急反应及凝血功能的改变,血管阻力增高,心肌再灌注损伤,心肌顿抑,神经精神方面的变化和脑卒中等一系列病理生理改变。为了避免体外循环引起的有害结果,非体外循环冠状动脉搭桥目前正在全世界范围内不断增加,早期和中期的结果均令人鼓舞,特别是在减少心肌损害,保护肾功能,减少神经系统并发症等方面显示了优越性。同时,因机体的凝血系统功能未被破坏,使手术出血量及输血量均有所减少。另外,因避免了体外循环的管道系统及插管操作,使 OPCAB 术中微栓塞的发生率较 CABG 术式有所下降。特别对于高危患者,可以降低其手术死亡率,缩短监护时间和住院时间,充分体现出这一术式的优势。OPCAB 术式减少低心排、围术期心肌梗死、肺部并发症、脑部并发症,住院时间和住 ICU 时间缩短,降低手术死亡率,对高龄冠心病患者更具优越性。但高龄病人术后苏醒需要时间较长,心肺功能以及各器官功能变化会比较隐匿,术后体力恢复也缓慢,因此术后监护需要更加精心,这对于减少术后并发症,促进早日恢复有重要意义。

(朱晓多)

第3节 左主干病变药物支架不能取代搭桥手术

随着支架技术在冠心病介入治疗中的应用和操作技巧及器械的进步,近年来多位学者进行了冠脉支架术治疗左主干病变的临床研究,初步结果表明,对有选择的无保护左主干狭窄的病人可以进行冠脉内支架置入术。对有些冠脉左主干病变,药物支架可以取得较好的疗效。但是,对于左主干病变,一定要做左心室造影,只有那些心功能好的病例才考虑进行介入治疗。

尽管药物支架的发展带来了治疗左主干病变的新手段,但是药物支架不能完全取代冠脉搭桥术。目前临床工作中确有一些左主干病变病人或家属不愿意接受冠脉搭桥手术,不愿接受全身麻醉,希望采用创伤更小的介入术进行治疗。尽管目前看来有选择地应用冠脉内支架术治疗无保护左主干病变是成功的治疗方案,但是在循证医学证据方面,大多数研究的样本量较小,其安全性和有效性尚待进一步观察。目前尚无选择性支架术和冠脉搭桥术治疗无保护左主干狭窄病人的危险性和益处相比较的资料,还需要前瞻性、随机的相关研究。

对冠状动脉外科研究(CASS)的长期随访发现,外科手术组与非外科组相比,15年生存率分别为37%和27%。平均生存时间分别为13年和6.6年。与预后不良有关的因素包括年龄、性别、左室射血分数、左心室舒张末期压力。现有的研究结果显示,无论是药物洗脱支架,还是裸支架,对于冠心病左主干病变均不能减少心肌梗死和死亡。介入治疗技术曾经历3次飞跃,从单纯的球囊扩张术发展至支架时代,2003年药物洗脱支架的出现推动了介入术更大的发展。与之相对应,心脏外科也在发展,先后出现了左乳内动脉搭桥(LIMA)、非体外循环冠脉搭桥(OPCAB)和双侧乳内动脉搭桥术。在临床上,心脏内科医师首先接触病人,决定患者接受什么治疗措施,同时还负责患者的术后治疗和随访。在心脏外科,接受冠脉搭桥术的患者很多是血管条件很差,曾经接受介入治疗或反复介入治疗的患者。

笔者认为,对于左主干病变的患者,临床医师必须首先判断是否单纯左主干病变、是否合并其他病变、左主干的管径大小、狭窄位置、斑块的钙化程度、分叉处有无病变、前降支与回旋支开口发出的角度如何等,并且一定要通过左心室造影了解患者的心功能。另外,还要根据患者的经济情况、是否合并其他疾病,例如糖尿病、肾功能不全等,才能最终决定是否行介入治疗,同时医师还要考虑有无主动脉内球囊反搏和外科手术的支持。虽然对于存在冠脉搭桥术禁忌证、拒绝外科治疗或经严格选择的左心功能正常的无保护左主干狭窄的病人,采用冠脉支架置入术也可以取得较好的疗效,但是,目前尚没有足够证据表明,对于左主干病变,药物支架可以取代冠脉搭桥术。

(秦 巍)

第4节 急诊冠状动脉搭桥术

随着人民生活水平的提高和人均寿命的延长,冠状动脉粥样硬化性心脏病(简称冠心病)已成为严重威胁我国中、老年人生命的主要疾病,急性冠脉综合征导致猝死的危险性更突出。早期对阻塞的冠状动脉再血管化是抢救该类患者的关键,急诊冠脉搭桥术(CABG)是有效治疗冠心病的外科方法。急性心肌梗死后30天内属于心梗的急性期和恢复期,由于心肌组织水肿坏死,存在顿抑心肌和全身状况差等原因,承受外科手术打击的能力差。特别是常规冠状动脉(冠脉)搭桥手术中存在的缺血再灌注损伤和体外循环损伤,更加重了对心脏及其他重要脏器功能的损害。有文献报道,急性心肌梗死后冠脉搭桥术的死亡率可高达15.8%。因此普遍认为,除急症手术外,不建议在急性心肌梗死后30天内进行冠脉搭桥术。

非体外循环冠脉搭桥术(off-pump coronary artery bypass, OPCAB)和体外循环心脏跳动下冠脉搭桥术(beating heart with cardiopulmonary bypass, BHCPB)很大程度上避免或减少了心脏缺血再灌注损伤和体外循环损伤,成为现代微创冠脉外科的代表术式。已有人尝试将其用于急性心肌梗死后的冠状动脉搭桥术。手术时机选择:急性心肌梗死后6小时发生不可逆性心肌坏死,因此6小时内开通阻塞血管,提供心肌再灌注对于减少心肌梗死面积和死亡率有很大意义。内科溶栓治疗和介入治疗在时间上有绝对优势。虽然进行6小时内的冠状动脉搭桥术也有重要意义,但在国内现有形势下还很少有单位大规模开展。

急性心肌梗死后5~8周心肌细胞才逐渐瘢痕纤维化。对于急性心肌梗死后的选择性冠状动脉搭桥术,过去多认为应保守治疗8周后再进行手术。而由于相当一部分患者存在多支病变或左主干病变,存在再梗死可能性,特别有一部分还存在除梗死血管外其他血管的狭窄引起的活动性缺血状态,因此提前进行手术治疗也有重要临床意义。特别在选择了OPCAB和BHCPB术式以后,笔者体会,如果患者心梗面积不大而心功能状态好,选择性手术的时机不受限制。而对于心梗面积较大而病情相对稳定的病例,在严密监护下内科药物保守治疗3~4周,待心肌酶和心电图没有急性期表现的情况下再进行OPCAB和BHCPB手术也是安全可行的。这较过去常规体外循环下进行选择性冠脉搭桥手术的时间概念缩短。

1. 适应证

手术患者符合ACC/AHA有关冠心病手术指南中急诊CABG适应证患者,包括:①药物不能控制的不稳定心绞痛和非ST抬高的MI,伴有左主干或相当于左主干明显狭窄(近段LAD和CX狭窄>70%);②ST抬高的MI,其血管病变符合CABG并反复心绞痛发作或PCI失败并反复发作心绞痛;③合并室壁瘤、室间隔穿孔及腱索断裂出现心源性休克;④PCI失败并伴有心功能不稳定或MI的危险者。急症手术病例多为内科介入治疗或药物治疗中发生心源性休克、梗死后心绞痛或左主干重度狭窄等不稳定病变。

这类急症手术的意义在于:①解除溶栓或介入治疗后残余的严重狭窄,挽救梗死区域可能存活的心肌,缓解梗死后心绞痛;②解除左主干或其他重要血管的狭窄,使非心梗区域心肌得到更好的血供,增加全心功能,挽救心源性休克;③或可减少心梗的面积及防止再梗的可能。

2. 手术技术

采用胸骨正中切口进胸。游离左乳内动脉后全身肝素化（3mg/kg）。远端切断后罂粟碱生理盐水纱布包裹。同时分组取大隐静脉或(和)桡动脉。体外循环手术采用浅低温（32℃），体外循环流量 2.2～2.4L/min，术中采用冷血停跳液顺行灌注方法。先吻合非前降支血管，最后吻合前降支，然后行二尖瓣置换等合并手术。急性心梗后 30 天内进行冠状动脉搭桥术意味着对心梗急性期和恢复期的心肌带来新的打击。因此术前、术中和术后的心肌保护常常是手术成败的关键因素。笔者提倡在急症手术的病例积极使用 IABP，有助于改善术前状态，保证麻醉和手术中的循环稳定，促进术后监护过程中的平稳恢复。手术中提倡尽可能使用 OPCAB 术式，可以从理论上最大限度减少或避免了体外循环损伤和缺血再灌注损伤，使得心肌氧需和氧耗的平衡关系尽可能接近术前状态，对于冬眠心肌和顿抑心肌的保护更加充分有效。在血管吻合完成后，心肌血运充分，心脏功能改善会更加明显。虽然急性心梗增加了 OPCAB 手术中的不确定因素，但笔者认为通过精心的麻醉调整、术中 IABP 辅助和熟练而谨慎的手术操作，是取得良好临床效果的主要因素。

3. 技术要点

(1) BHCPB 术式主要用于术前需要 IABP 辅助的心源性休克状态和伴有大面积心梗的大心脏手术。这类手术利用体外循环辅助，使心脏处于空跳状态，手术更易进行。急性心梗后的 OPCAB 手术更需要做好充分的体外循环准备。

(2) 乳内动脉桥和桡动脉桥的远期效果优于大隐静脉，但近期流量多不如大隐静脉，且有产生手术后动脉桥痉挛的可能，因此对于急性心梗后急症手术，特别是血流动力学不平稳的病例，笔者建议首选大隐静脉桥。对于择期手术组，遵循常规选择血管桥的原则进行，但术中和术后防止动脉桥痉挛也值得重视。

(3) 是否进行完全的再血管化是影响近远期效果的重要因素。笔者认为，即使是急症手术也应进行尽可能的完全再血管化。急性心梗后常由于局部室壁运动不良造成二尖瓣反流，大多可逐渐恢复。因此对于轻、中度二尖瓣反流不需手术处理。

(4) 死亡病例的主动脉阻断时间和转机时间明显长于其他病例。因此，缩短手术时间，特别是缩短主动脉阻断时间是减少围术期死亡率的关键。

4. 围术期处理

预防围术期心肌梗死是减少围术期死亡率的关键。保证阻塞的冠状动脉再血管化，围术期血流动力学稳定，并使用静脉滴注硝普钠或硝酸甘油是预防围术期心肌梗死的有效措施。根据不同病情与并发症的定义，急诊手术并发症约 25%～40%，最常见并发症为心律失常和二次开胸止血。为了减少出血并发症，对于择期手术患者，一般术前一周停用抗血小板药物。但急诊 CABG 不能停用抗血小板药物。因此，后期常规使用抑肽酶保护血小板功能，明显减少术后出血并发症。

5. 临床疗效评价

急诊冠状动脉搭桥术（Emergency coronary artery bypass, E-CABG）是治疗急性心肌梗死的有效手段。急性心梗后冠脉搭桥术的死亡原因主要与 LVEF 值小于 30%、术前心源性休克、年龄大于 60 岁、心梗后 48 小时内手术以及心梗后 Q 波形成等因素有关。Stone 报道急性心梗后急症手术死亡率为6.4%,择期手术死亡率为2%。急症手术组死亡与心梗面积大、术前心跳骤停和术前全身状态差有关,这类病人内科治疗预后也差。笔者认为,在不得已的情况下实施的抢救性外科手术可能是此类病人生存的最后希望。E-CABG围术期治疗中整体队伍要有较强的时间观念;术中应该尽量使用不停跳技术,减少并发症;确保血管桥吻合后即时的通畅良好;尽量应用完全再血管化、动脉化;应用优先开通IRA、温血外科、IABP辅助循环、"空跳"等技术。急性心梗后30天内进行冠状动脉搭桥术是必要而可行的,选用非体外循环和体外循环心脏跳动下的手术方法是安全可靠的。

冠状动脉搭桥手术是一种有效治疗冠心病的外科方法,其中冠状动脉造影明确的左主干病变、冠状动脉开口病变、多支血管病变、弥漫或严重钙化病变、糖尿病多支血管病变是外科治疗的最好指征,远期疗效、生存率以及手术安全性都要优于药物或支架治疗。同时有室壁瘤、心脏瓣膜疾病时,外科手术是惟一的治疗方法。目前,择期CABG的围术期死亡率约1%～3%,是安全有效的治疗手段。根据病情的不同,急诊CABG的围术期死亡率约3%～20%。

(杨兆颖)

第5节 缺血性心肌病的外科治疗

缺血性心肌病(ischemic cardiomyopathy)是冠心病的一种特殊类型,是由于严重、长期的冠状动脉供血不足,使心肌组织发生营养障碍和萎缩,导致心肌纤维增生。其临床特点是心脏进行性扩张,易发生心律失常和心力衰竭,酷似扩张型心肌病。该种类型的冠心病预后差,对现有的多种治疗手段效果不佳。目前对于缺血性心肌病缺乏十分有效的治疗方法,现有的各种治疗办法尽管某种程度上能缓解缺血性心肌病的一些症状,但如何选择合理而又有效的治疗措施一直是令临床医师困扰的难题。

缺血性心肌病的治疗效果在某种程度上取决于存活心肌的多少。在长期慢性或严重缺血的基础上,部分心肌细胞坏死之后经修复形成纤维化瘢痕,这部分区域即使恢复血流,其功能也不能恢复,对它的治疗就不能实施血管重建,而必须将治疗重点放在对心功能的调整、对心律失常的控制和心肌再生上。但是有时在坏死的纤维瘢痕组织之间,仍有大量的存活心肌,包括冬眠心肌、顿抑心肌、伤残心肌,这些心肌在恢复血流后,心功能可部分甚至全部恢复,在这种情况下,应采用多种手段评价存活心肌的数量,以决定血管重建的价值,选择适当的手段恢复血流或改善心肌细胞的功能。缺血性心肌病的治疗应包括以下几个方面。

1. 血运重建治疗

冠状动脉搭桥术(CABG)是冠脉血流重建的一种传统、有效的策略,历经几十年的发展,该项技术已完全成型。尤其治疗多支病变或左主干近段高危病变患者,与介入治疗和常规药物治疗相比有明显的优势。那么,这种传统的疗法对缺血性心肌病的益处如何？Connor等人比较了CABG和传统药物治疗缺血性心肌病的长期效果。该研究入选了1391例冠心病心衰患者,经冠脉造影证实存在一支或多支冠脉狭窄≥75%,且 LVEF<40%。其中,1052 例给予常规药物治疗,339 例实施 CABG,随访期从 30 天开始、直到 10 年以上,搭桥组的存活率明显高于药物治疗组($P<0.001$)。另外,Luciani 等人分析了 167 例 1991—1996 年确诊缺血性心肌病并施行 CABG 的患者资料,结果术后 1 年和 5 年的存活率分别为$(94\pm2)\%$和$(75\pm10)\%$。随访 2.7 ± 2.1 年,54%的患者无症状存活,1 年和 5 年的无心衰存活分别为$(78\pm11)\%$和$(47\pm20)\%$。这些试验结果均表明,CABG 对缺血性心肌病有一定的治疗效果,可能提高晚期存活率。但是否所有的缺血性心肌病患者都能受益于此,目前缺乏更具有说服力的试验结果。不过从该病的病理学角度来看,存活心肌的多少将最大限度地决定 CABG 的治疗效果。因此,需要从多角度评价存活心肌,并将缺血性心肌病患者予以分层,筛选出合适的患者,给予恰当的血管重建治疗。

2. 心肌再生

(1)自体骨骼肌成肌细胞移植:人体的三种肌组织(心肌、平滑肌、骨骼肌)的胚胎发育阶段经历了由间充质细胞分化为成肌细胞,再进一步分化为成熟肌细胞的过程。成熟个体的心肌组织和平滑肌组织不含有成肌细胞,一旦受损,则无法再生;骨骼肌组织含有大量的以卫星细胞存在的成肌细胞,即使受损,也可再生。那么,将骨骼肌成肌细胞植入到受损的心肌会产生什么样的效果呢?

目前的一些实验证实,在心肌组织的微环境下,骨骼肌成肌细胞可以增殖分化成具有骨骼肌和心肌特点的肌细胞。如具有较强的耐疲劳性、耐缺血性、再次受损时有较强的再生修复能力,并且不存在免疫排斥反应和无伦理问题,是一种较理想的细胞治疗方法,现在已有小样本的临床试验证实了该方法的效果。Menasche 等人报告了 Ⅰ 期临床研究的结果,10 例病人在心脏的瘢痕组织接受了骨骼肌成肌细胞的注射,平均随访 10.9 个月,左室射血分数(LVEF)从平均 24%增加至 32%;超声心动图检查发现,22 处接受注射的瘢痕节段中 14 处收缩期增厚得到改善。该试验表明,自体骨骼肌成肌细胞移植在严重缺血性心肌病患者是安全、有效的。Dib 等人设计了一项小规模、非随机、多中心的初步研究试验,探讨自体骨骼肌成肌细胞移植对缺血性心肌病的可行性和安全性。共入选 18 例患者,在 CABG 或左室辅助装置植入术时(LVAD)直接在心肌注射自体骨骼肌成肌细胞(12 例 CABG,6 例 LVAD)。结果显示,没有移植相关的并发症和不良后果,随访期 LVEF 从平均 25%提高到 34%,说明自体骨骼肌成肌细胞移植在缺血性心肌病的治疗中是安全、可靠的。由于要植入大量的骨骼肌细胞,这就需要大块的肌组织,这是骨骼肌细胞移植的不利之处;同时,分化形成的肌组织是否具有心肌组织的电生理特点,整块心肌的同步反应性如何,植入方式上是否有更好的途径,如用介入方法冠脉内灌注成肌细胞,其安全性、远期效果如何还需要大规模的临床试验结果。因此,目前还不能大规模的应用于临床中。

(2)干细胞治疗:干细胞是一类未分化的细胞或原始细胞,是具有自我复制能力、能够分化成为至少一种功能的早期未分化细胞。在一定的条件下,干细胞可以定向分化成机体内的功能细胞,形成任何类型的组织和器官,即具有"可塑性"。干细胞治疗是指直接用分离出来的细胞或体外纯化、培养和增殖后的细胞,移植到缺血坏死区域,通过新生的肌肉细胞替代纤维组织,从而改善心肌收缩和舒张功能,为心肌梗死和严重心衰治疗提供了崭新的治疗方法。目前,用于治疗的干细胞分为两类:肌肉类细胞,包括胚胎心肌细胞、胚胎干细胞、骨骼肌干细胞;非肌肉类细胞,包括骨髓干细胞、周围血干细胞。

2001年,Orlic首次报告了干细胞动物实验的结果,他提取绿色荧光蛋白表达增强的转基因小鼠的骨髓细胞,注射入梗死组织9天后,新形成的心肌组织在心室的梗死区域占68%,提示成体的干细胞能产生新的心脏组织。2003年Britten等人报告了TOPCARE-AMI研究,入选28例急性心梗患者,在冠脉重建后植入骨髓或血液造血干细胞,结果LVEF从(44 ± 10)%增加到术后4个月时的(49 ± 10)%,坏死组织容积由$46\pm32ml$减少到$37\pm28ml$,该研究证实干细胞在改善心脏功能方面有较好的效果。2004年Schachinger等人又发表了59例急性心肌梗死患者接受干细胞移植后1年的效果,发现其有同样的益处。上述研究结果都显示了干细胞移植对缺血性心脏病心肌再生的良好效果,推动着人们在该领域的深入研究,似乎缺血性心脏病心肌再生能通过干细胞的植入而解决,人们对此充满了希望。但是,最近发表在《Nature》上的一项研究对Orlic报告的干细胞能分化成心肌细胞的重要研究提出了质疑。华盛顿大学医学院的Murry未能发现造血干细胞在注射入缺血的小鼠心脏后能分化成心肌细胞。该项研究均采用新的技术,以基因对干细胞进行遗传学标记,用于识别心肌细胞(而Orlic采用的是荧光抗体标记)。故而推测Orlic的阳性发现的一种可能性是所检测的是收缩蛋白的本底荧光而不是干细胞。但Zeiher认为技术因素可能是另一种解释,"小鼠的心脏仅1mm厚,以每分钟500~600次的速度跳动,所以可能干细胞的注射没有成功。"另外,Vulliet的研究显示,在犬实验中经冠脉内注射骨髓间充质干细胞能导致急性心梗。因此,他对干细胞治疗的安全性提出了担心。正在进行中的Ⅲ期随机双盲的临床研究结果可能有助于阐明干细胞移植治疗的效果,采用成肌细胞的MAGIC研究计划收集300例病人,而采用骨髓干细胞的REPAIR-AMI研究计划收集200例病人。从上述的研究可以看出,干细胞移植治疗缺血性心肌病尽管取得了一些成绩,但还有很多问题存在。目前的研究热点是选择哪种类型的细胞效果最好?移植细胞的安全性如何?移植细胞的追踪问题?干细胞移植的路径、移植后的分化鉴定问题、长期效果如何?

3. 改善心脏功能

(1)心室减容术:心脏扩大是缺血性心肌病的主要特点,心脏增大导致收缩功能降低是发生心衰的主要机制。如果将扩大的心脏缩小,同时修补并存的房室瓣膜功能不全,是否可以改善心脏功能呢?Athanasuleas等人观察了1198例心肌梗死后缺血性心肌病患者接受心室减容术治疗的效果,所有患者均切除无运动或(和)运动障碍的心肌瘢痕,其中95%患者同时行冠脉搭桥,22%行二尖瓣修补,1%行二尖瓣置换。术后30天,总死亡率5.3%,其中接受二尖瓣修补者死亡率高于无修补者$(8.7\%\ vs\ 4.0\%,P<0.05)$,术后收缩功能明显改善(EF值由术前$29.6\%\pm11.0\%$上升到$39.5\%\pm12.3\%$);5年存活率为$68.3\%\pm2.8\%$。该试验结果表明心室减容术是一种行之有效的治疗缺血性心肌病的方法。Cotrufo等人总结了1996—2003年期间外科治疗的111例缺血性心肌病患者,其中42例实施心室减容术(包括冠脉搭桥、二尖瓣置换、瘢痕区域切除重建),69例接受心脏移植,对比分析了两种方法对缺血性心肌病的效果。结果发现采用心室减容术的患者与手术相关的风险小,随访期间无心衰生存、无再入院生存率均明显高于心脏移植患者,这说明心室减容术在治疗缺血性心肌病时可以替代心脏移植。

(2)聚质网心室包绕术:Raman报告了用特制的聚质网作心室包绕(ventricular containment),作为缺血性心肌病的一种附加治疗手段。研究者选择5例有心衰症状的缺血性心肌病患者,CABG后应用特制聚质网进行心室包绕,同时切除4例患者的心肌瘢痕。结果显示,术后LVEF由27.4%±6.6%提高到35.1%±12.6%,左室舒张末直径由63.2±1.6mm缩小到50.6±5.0mm,无舒张功能不全或心包缩窄征象。平均随访180天,心功能由术前Ⅲ级恢复到Ⅰ级,术后6个月桥血管通畅。研究者提出,应用特制网约束心室对有心衰的手术病例可作为一种附加手段,其长期效果还有待于进一步的评价。之后,Raman又报告了中期研究的结果,针对上述患者追踪随访12个月,发现LVEDD和LVESD改善的效果持续到12个月;NYHA分级由平均3级提高到12个月时的1.4级;没有死亡和因心衰再入院者。该试验进一步说明心室包绕方法对阻止缺血性心肌病的进一步扩张是有效的。但研究者仍提出要设计长期、随机试验来评价该种治疗手段的效果和未来角色。

(3)心脏再同步治疗(CRT):心脏再同步治疗可以改善心衰患者的运动耐量、生活质量,并延长生存时间。美国心脏学院,美国心脏学会,北美起搏和电生理学会(ACC/AHA/NASPE)起搏器和埋藏式心脏复律除颤器(ICD)指南将CRT列为心衰的Ⅱa类指征。Leclercqc等人针对103例患者(包括缺血性心衰48例、非缺血性心衰55例)给予心室同步化治疗,结果表明该治疗手段能明显改善心功能,提高患者的生活质量。沈阳军区总院报道了冠脉介入方法联合心脏再同步化治疗7例缺血性心肌病顽固性心衰患者的临床效果。7例患者的心功能分级为NYHA Ⅳ级,其中6例伴有心室内传导阻滞且QRS时限≥130ms,1例有三度房室传导阻滞,1例持续性快速心房颤动,2例曾发作心室颤动,左室舒张末期内径≥55mm,LVEF≤40%。5例PCI术后6个月CAG证实无再狭窄后行CRT;2例先行CRT,2周后行PCI。结果1例患者于术后4个月死于再次急性心肌梗死,其余6例随访5~41个月,发现心功能明显改善,NYHA提高2级,6分钟步行距离明显增加,二尖瓣反流和QRS时限明显减少。说明PCI联合CRT治疗缺血性心肌病顽固性心衰可改善心功能,提高生活质量并改善预后,具有较高的安全性。目前,CRT治疗缺血性心肌病的适应证为:①LVEF<35%;LVEDD>55mm;②NYHA Ⅲ~Ⅳ级,6分钟步行距离<450m;③合理最大用药包括ACEI、利尿剂、β受体阻滞剂、螺内酯;④室壁运动不协调,QRS>130ms。虽然多个研究结果证实了CRT在缺血性心肌病治疗中的地位,但该项治疗手段价格昂贵,并且还有很多问题尚待解决。

4. 心脏移植

缺血性心肌病晚期,尽管采用各种治疗措施,但由于存活心肌的数量太少,不足以维持基础活动时的心功能,常常导致患者死亡。因此,针对部分患者开展心脏移植成为治疗缺血性心肌病终末期的一个重要手段。几十年的临床经验已经证明了心脏移植的优势。但是,这种治疗手段仍存在着很多问题,如心脏供体缺乏;费用昂贵;机会性感染;排斥反应;移植心脏冠心病。所以,心脏移植并不能作为一种常规或普及的治疗方法,况且随着分子心血管病学的不断发展,细胞移植有可能取代心脏移植,成为更加有效的缺血性心肌病治疗手段。缺血性心肌病是终末期冠心病的一种类型,预后极差,现有的各种治疗手段都不能取得最令人满意的效果。临床上针对这类患者,应首先充分评价存活心肌的范围及数量,选择最佳的治疗策略,通常是几种方法的联合应用。

(杨兆颖)

第6节 糖尿病治疗的CABG和PCI之争

在2005年的欧洲心脏病学会会议上,外科医生和心脏病专家就如何更好的解决有糖尿病合并症患者的血管再建问题,展开了激烈的地盘之争,但是双方都同意,冠状动脉旁路移植术(CABG)可能是糖尿病患者的最好治疗方法,但是在细节问题上却存在着分歧。法国图卢兹的Jean Marco教授说:"过去我们已经知道,大多数患者复诊不仅仅是由于支架内的再狭窄问题,而且还有由于动脉粥样硬化的进行性加重,造成的近端或者远端的血管狭窄问题。即使疾病发生在近心端,旁路手术也可能成功实施,所以这可能就是糖尿病患者首选旁路手术的原因(以前的研究结果)。"在讨论会上,法国巴黎心血管研究所的Morice教授辩论说,糖尿病患者应该选择经皮冠脉介入(PCI)治疗,而不是冠状动脉旁路移植手术。Morice指出,在药物洗脱支架时代,外科医生和干涉主义者之间的争论只是基于个人经验,目前还没有一个随机对照试验分析CABG或者PCI对糖尿病患者的作用。正在进行的FREEDOM和CARDIA研究是大型的前瞻性随机试验,分析CABG或者PCI哪种比较适合于糖尿病患者,但是研究结果要几年后才知道。她总结说:"目前还没有研究结果证实,CABG或者PCI哪种比较适合于糖尿病患者。所以目前两种治疗方法都是可行的,必须根据患者具体病情和解剖学来决定。"Morice说,最重要的是要给予糖尿病患者一个最佳的治疗方案。已经证实,糖尿病专家的治疗效果比心脏病专家的治疗效果好。在今年召开的2005年美国心脏病学会上报道的ARTS Ⅱ研究结果,常常被人们作为例证。因为在ARTS Ⅰ研究中,将当代的药物洗脱支架和先前的CAGB进行了对比,欧洲心脏病学会会议上,外科医生就这一研究结果又进行了口头反驳。在Morice后,德国Leipzig大学的Friedrich教授进行了驳斥:"因为在ARTS试验以后,就像PCI一样,CABG也在继续发展,所以我认为,你应该停止比较ARTS Ⅱ和ARTS Ⅰ的研究结果。"Morice同意这一观点。

尽管大家就某些观点达成了共识,但是很快都表明了自己的观点。正如意大利米兰的Colombo教授说的那样:"在这个时代和下个世纪,冠状动脉血管再形成的主要方法是PCI。"Colombo还强调说:"并不是所有的糖尿病患者都需要手术。对于弥漫性血管病变和进行性加重的糖尿病患者来说,尤其是左前降支的病变,我认为这些患者最好采取手术治疗,但是这些患者只占糖尿病患者的20%～30%"。Mohr勉强承认同意Colombo的总体观点,但是他还是坚持CABG在糖尿病和慢性完全性闭塞疾病中的作用。同时他指出,目前的支架不能解决侧支闭塞的问题,所以侧支闭塞最好选择手术治疗,而不是反复的经皮介入治疗。如果心脏病专家能通过使用全金属外壳方法预防再狭窄和入口处的动脉粥样硬化进行性加重的问题,这将是最引人注目的事件。Mohr和Colombo都承认,当使用支架时,更容易出现侧支的闭塞。双方专家的其他争论根于效益-成本问题。心脏病专家推论,他们的方法比CABG便宜。但是外科专家指出,如果一旦使用全金属外壳,PCI的价格很快就会超过手术费用。然而,Colombo说,目前欧洲有5种支架,厂商之间的竞争将会很快降低多个支架的总体费用。他推测,在6个月以内每个支架的价格将会降低700～800英镑。Colombo坚持认为只要患者能够接受长期的双重抗血小板药物的治疗,支架更适合于糖尿病患者,但是他或她必须明确,这种治疗需要反复进行。

(杨兆颖)

第7节 冠心病合并慢阻肺患者的冠状动脉旁路移植术

慢性阻塞性肺疾病(COPD)是慢性支气管炎或肺气肿导致的以气流阻塞为特征的、进行性发展的一类小气道疾病,该类患者不但有气流受限特征,往往伴有肺实质的破坏和肺血管异常以及血液弥散功能障碍,CPB后对肺的损伤更为严重。体外循环后患者较非体外循环患者存在明显的氧合能力的差异,这种差异也表现在 CPB 相关因子的表达上,它与 COPD 患者特殊病变基础有关。ICAM-1 是一组细胞表面膜蛋白,参与慢性炎症的许多环节,它是白细胞 CDII/CD18 系统的配体,与白细胞聚集、白细胞对内皮细胞的黏附、内皮细胞的损伤等有关。既往研究证明,CPB 后 ICAM-1 的释放和心脏缺血再灌注损伤有关,并与再灌注损伤的程度有相关性。研究证实,CPB 后肺损伤的机制与粒细胞在肺微血管中聚集有关,ICAM-1 在白细胞活化、运动、黏附和炎症因子的释放等环节均起重要作用,它也是急性肺损伤的一个特异指标。研究中发现,ICAM-1 的释放和肺泡灌洗液中中性粒细胞的增加同步,表明 ICAM-1 可以作为 CABG 的监测指标,既反映了全身炎症反应的程度,也反映了肺功能损伤的严重性。

COPD 的气流阻塞严重程度是通过 FEV_1 和 FEV_1/FVC 的比例减少来确定,但仅以 FEV_1 或 FEV_1/FVC 来评价冠心病患者的肺功能储备远远不够,须同时对肺弥散功能充分重视,尤其是有反复心力衰竭病史的患者,由于肺淤血严重,即使其 FEV_1 或 FEV_1/FVC 轻度降低,仍有呼吸衰竭的可能,有下述情况说明肺储备能力低下不宜手术:① $FEV_1<45\%$ 或 $FEV_1/FVC<45\%\%$;②$FEV_1>45\%$,但肺 CO_2 弥散功能<预计值的 60%;③重度肺动脉高压或中度肺动脉高压伴反复哮喘发作依赖激素治疗者;④COPD 肺部感染活动期。

冠心病合并 COPD 的患者往往同时合并有高血压、糖尿病、肥胖、肾功能不全等高危因素,术前综合评价十分重要,欧洲常用的 Parsonnet 评分系统由于忽视肺功能的评判并不完善。应用 SCORE 作为术前手术风险的评估,并注意 CPB 对肺功能的影响,COPD 患者由于气道阻力增高,功能残气量增加等因素,产生内源性呼气末正压(PEEP),是否使用 PEEP 存有争议。有学者担心 PEEP 会使左乳内动脉受压,影响移植血管的通畅性而导致围手术期心肌梗死。笔者的体会是冠心病合并 COPD 患者术中预防性打开左侧胸膜腔,术后尽早使用 $5\sim8cmH_2O(1kPa=10.2cmH_2O)$ PEEP 有助于塌陷肺泡的膨胀,尤其对 CABG 术后肺水增多,肺毛细血管通透性增加的患者尤为重要。COPD 患者术后常发作支气管哮喘。术前常规给予氧疗和痰液溶解剂,对长期口服糖皮质激素患者应在术前选用不同作用机制的药物,以减少对糖皮质激素依赖的同时尽可能减少对心肌氧耗和氧供平衡的影响,宜雾化吸入为主,避免全身静脉用药。COPD 肺泡间质纤维化,肺实质弹性萎缩,间质内静水压增高,易形成间质性肺水肿,肺动静脉呈收缩状态,肺血管阻力增加,行非体外循环 CABG 患者术后往往易出现容量不足,更易导致肺血管痉挛,因而应用茶碱类药物既可解除平滑肌痉挛,又可改善心脏搏血量,扩张肺血管,是 COPD 术后控制哮喘发作的首选药物。

手术时患者均采用气管内插管静脉复合麻醉,常规进行心电图、中心静脉压、桡动脉或股动脉测压、鼻咽温度和尿量监测。均行胸骨正中切口,非体外循环患者肝素剂量为 1.5mg/kg,全血激活凝血时间(ACT)在 300 秒左右;体外循环患者肝素剂量为 3 mg/kg,ACT 控制在 480 秒以上。患者均用二级腔静脉插管建立标准的体外循环(CPB),同时也可采用桡动脉作旁路移植血管,以期提高远期通畅率。非体外循环患者使用 CTS 或 Medtronic Ⅱ 或 11 型固定器固定局部靶血管,结合 Trendlenburg 体位充分显露前降支、钝缘支、后降支和左室后支,以便完全再血管化,均先应用乳内动脉吻合前降支,再处理其他血管病变。

(秦 巍)

第 8 节 冠状动脉旁路移植术同期瓣膜手术

冠心病病人可因缺血或心肌梗死造成二尖瓣病变,而在风湿性心脏瓣膜病病人中,亦可能合并有冠心病。在进行冠状动脉(冠脉)旁路移植术(CABG)时同期施行瓣膜手术,这样才有利于心功能的恢复,提高手术疗效,避免再次手术。

瓣膜病病人因有心绞痛或年龄超过 50 岁行冠脉造影始发现冠脉狭窄。行 CABG 时并存的瓣膜病病因,以风湿性为主,退行性病变为次,缺血性再次。在风心病合并冠心病的瓣膜手术中,以瓣膜置换为主。与缺血有关的二尖瓣关闭不全(MR)可由以下 3 种原因引起:①黏液样退行性病变;②可逆性的缺血性病变和乳头肌功能不全;③不可逆性的缺血性病变和陈旧性心肌梗死引起的左室和乳头肌结构改变。实际中后两种情况多见,且合并有不同程度的瓣环扩大。对乳头肌断裂、二尖瓣严重对合不拢者可行 MVR,术中尽量保留瓣下结构,保护左心室功能。CABG 后心肌血供得以改善,慢性缺血性乳头肌功能不全可能会逐渐得到改善。笔者认为,中度以下的 MR 宜行成形手术,因为同期行 MVP 可使 CABG 后左心室功能得以更快恢复,特别是心功能低下者和年老的病人。MVP 能保证瓣环-腱索-乳头肌结构的完整,更好地维护左心室的收缩功能,降低左室容量负荷和收缩末期室壁张力。术中使用食管超声(TEE)对判断成形结果很有帮助。

CAD 合并心脏瓣膜病变,不论有无症状应积极处理瓣膜,争取同期手术。有研究显示,合并冠状动脉病变的主动脉瓣病变病人中,同期手术者术后 3 年生存率为 85.9%,单纯主动脉瓣置换者术后 3 年生存率仅 60%,并有 15% 的病人会发生心肌梗死需二次行旁路移植术。同时处理冠状动脉病变和瓣膜病变不可避免地使手术复杂化,体外循环时间和心肌缺血时间延长,导致手术风险增加。尽量缩短主动脉阻断时间是手术关键。Carcia 等认为术前心功能、心脏扩大、心肌梗死及充血性心衰与手术死亡率相关,而肺动脉高压、房颤、搭桥数及瓣膜损坏类型亦与手术死亡率相关。因此,在术前准备中应充分考虑存在的危险因素,注意掌握手术指征。

对冠状动脉病变合并瓣膜病变,术前严重心功能不全的患者,术前应常规强心利尿改善心功能,同时积极防治电解质和代谢紊乱,加强术中心肌保护,缩短手术时间,降低手术死亡率。

1. 手术技术

手术均在全麻、中低温(26～25℃)体外循环下进行手术,胸骨正中切口。手术取左乳内动脉和大隐静脉备用。主动脉、上、下腔静脉插管建立体外循环,无二尖瓣病变者,插右房管。心肌保护采用冷血停跳液主动脉根部间断顺行灌注4∶1含血停搏液,有主动脉瓣病变者经冠状动脉开口直接灌注;也可采用经冠状静脉窦逆行灌注。阻断主动脉后,有二尖瓣病变者切开右房及房间隔经右房房间隔探查二尖瓣,有明显增厚或关闭不全,即行瓣膜替换或整形;瓣膜无明显增厚、关闭良好的,单行冠脉旁路移植术。有主动脉瓣病变者,尽早切开主动脉直接经左、右冠脉开口灌注停跳液。先进行冠状动脉远端吻合;处理室壁瘤;再常规进行瓣膜成形或置换,2-0 prolene线连续缝合置换二尖瓣,美国强生公司产换瓣线间断缝合置换主动脉瓣;单纯二尖瓣置换者在升主动脉侧壁钳下完成近端吻合,同时主动脉置换者在升主动脉一次阻断下进行近端吻合。左前降支远端在瓣膜替换后吻合。开放主动脉阻断钳,心脏复跳后,侧壁钳夹主动脉壁,打孔,静脉桥近端与主动脉端侧吻合,充分排气后开放侧壁钳。瓣膜置换使用机械瓣。二尖瓣成形行交界处瓣环折叠或腱索缩短。

2. 技术要点

(1)在手术顺序上,如合并二尖瓣病变,需先将桥的远端吻合好,再行二尖瓣置换或成形,以免翻转心尖时硬质瓣环顶穿左心室后壁。

(2)对于主动脉瓣病变,先处理瓣膜和缝合主动脉切口后再搭桥。

(3)在这种复杂的手术中,是否要对缺血心肌实施完全再血管化的问题还值得探讨。风湿性瓣膜病合并冠心病的病人,冠状动脉受累的支数较少,主要累及前降支,心肌完全再血管化是可能的。但在CABG中搭桥数目较多时,同时再作瓣膜置换或其他心脏手术,势必延长心肌缺血时间,不利于心肌保护。Flameng等报道,此类手术危险性主要与主动脉阻断时间有关。所以要防止阻断时间过长,时间不允许时,可选择重要的冠状动脉分支搭桥,以降低手术死亡率。

(4)冠心病患者可因缺血或心肌梗死造成二尖瓣反流,术中应仔细探查,积极行瓣膜替换或成形。冠状动脉旁路移植合并瓣膜病变时,应同期积极外科治疗瓣膜。妥善处理瓣膜病变、充分的心肌再血管化和良好的心肌保护是手术成功的关键。乳头肌慢性缺血所致二尖瓣关闭不全病人的心功能较差,但大多数仍可行二尖瓣成形术纠正,尽管手术难度大,但手术的近、远期疗效良好。

随着我国人口老龄化和对心血管疾病的诊治水平的提高,瓣膜手术时发现并发冠心病(CAD)者越来越多;老年冠心病病人中常合并瓣膜功能不全,疏忽任何一方都将影响手术疗效甚至危及病人生命。瓣膜病人应争取一期手术。国外文献报道,约10%～50%接受心脏瓣膜手术的患者需同时行CABG。研究表明,心脏瓣膜病可损害心室功能,CAD因影响心肌收缩力、改变心室几何结构影响心功能,加重心功能损害;同时,心肌梗死会使心室变形,不仅导致心肌运动障碍,而且损害心脏瓣膜的功能。

CAD行CABG时,因术前有心脏超声、心室造影等检查,较易发现瓣膜问题。风湿性瓣膜病合并冠心病并非少见,是影响瓣膜置换术预后的重要因素。术前明确病人瓣膜病变是否合并CAD,对选择手术方案、提高生存率有重大意义。部分病人虽然冠状动脉严重狭窄,但心绞痛症状不明显,此类病人容易漏诊。建议瓣膜手术前冠脉造影(CAG)检查的指征,即年龄在50岁以上或有典型心绞痛或其他高危易患因素者。由于核素心肌扫描(ECT)的特异性较低、耐受性差,故对有指征的病人应直接行CAG检查。如果发现冠状动脉狭窄超过50%,需同期行CABG。冠心病病人中,对并存的瓣膜病变,同期行瓣膜成形或置换术可以改善血流动力学,减少再手术的风险。

冠心病心肌缺血引起的心脏瓣膜病变常常较复杂,左心室明显扩大或伴肥厚与劳损,与单纯冠状动脉旁路移植病人相比,手术危险性增加。因此,手术前EF<0.30的严重心功能不全病人,除非合并室壁瘤,否则应慎重决定是否手术。尽管如此,只要手术前制订良好的手术方案,瓣膜功能矫正满意,心肌再血管化完全和良好的围手术期处理,仍能取得满意的临床效果。冠状动脉粥样硬化性心脏病合并心脏瓣膜病变,两者均能导致心功能损害,这些患者大多年龄大,病程长,病情重,同期施行冠状动脉旁路移植术和瓣膜手术,可彻底处理冠状动脉病变和心脏瓣膜病变,使缺血的心肌再血管化并纠正心脏血流动力学的异常,促进心功能恢复,避免再次手术。但病情重、手术操作较复杂、手术时间长,增加了手术危险性。

(秦 巍)

参 考 文 献

1. Nalysnyk L, Fahrbach K, Reynolds MW, et al. Adverse events in coronary artery bypass graft CABG trials a systematic review and analysis. Heart British Cardiac Society, 2003; 767~772
2. Magee M, Jcoombs L, Peterson ED, et al. Patient selection and current practice strategy for off-pump coronary artery bypass surgery. Circulation Suppl, 2003; 19~14
3. Moshkovit Z, Sternik L, Paz Y, et al. Primary coronaryartery bypass grafting without cardiopulmonary bypass in impaired left ventricular functionJ. Ann Thorac Surg, 1997; 44~47
4. Bergsland J, Hasnan S, Lewina N, et al. Coronary bypass artery grafting without cardiopulmonary bypass an attractive, alternative in high risk patientsJ. Eur J Cardiothorac Surg, 1997; 876~880
5. Boyd W, Desai N, Rizzo F, et al. Off-pump surgery decreases postoperative complication and resource utilization. J Ann Thorac Surg, 1999; 1490~1493
6. Mujanovic E, Kabil E, Hadziselimovic M, et al. Heart Surg Forumsions in off-pump coronary surgery. Cover J, 2003; 135~137
7. Shalabir I. Off-pump on-pump coronary artery bypass decision making J. Ann Thoracic Cardiovascular Surg, 2002; 135~138
8. Liej T, Hammond I. Pathology of the senescent heart anatomic observations on 237autopsy studies of patients of 90 to 105 years old. J Mayo Clin Proc, 1988; 552~564
9. Alruzzen S, Ambler G, Asimakopoulos G, et al. Off-pump coronary artery bypass OPCAB surgery reduces risk-stratified morbidity and mortality a United Kingdom Multi-Center Comparative Analysis of Early Clini-

cal Outcome. J Circulation,2003;111~118

10 Eagle KA,Guyton RA,Davidoff R,et al. ACC/AHA 2004 guide-; a report of the Ameri-line update for coronary bypass graft surgerycan College of Cardiology/American Heart Association Task Forceon practice guidelines(Committee to update the 1999 guidelines forcoronary artery bypass graft surgery). J Circulation,2004,110(9):1168~1176

11 Ascione R,Rees K,Santo K,et al. Coronary artery bypass grafting:the influence of age and surgical tech- in patients over 70 years oldnique on early and mid-term clinical outcomes. Eur J Cardio-thorac Surg,2002, 22(1):124~128

12 Gaudino M,Glieca F,Alessandrini F,et al. High risk coronary artery bypass patient:incidence,surgical strategies,and results. J Ann Thorac Surg,2004,77(2):754~780

13 Ferguson TB,Coombs LP,Peterson ED. Internal thoracic arterygrafting in the elderly patient undergoing coronary artery bypassgrafting:room for process improvement? J Thorac CardiovascSurg,2002,123(5): 869~880

14 Zacharias A,Habib RH,Schwann TA,et al. Improved survival withradial artery versus vein conduits in coronary bypass surgery with left internal thoracic artery to left anterior descending artery grafting. J Circulation,2004,109(12):1489~1496

15 Bapat V,Sabetai M,Roxburgh J,et al. Early and intensive continuousveno-venous hemofiltration for acute renal failure after cardiac surgery. J Interactive Cadiovasc Thorac Surg,2004,3(3):426~430

16 Hart JC. A review of 140 Octopu off-pump bypass patients over the age of seventy: procedure of choice. J Heart Surg Forum,2001,4 Suppl 1:S24~9

17 Boyd WD,Desai ND,Del Rizzo DF,et al. Off-pump surgery decrease postoperative complications and resource utilizationin the elderly. Ann Thorac Surg,1999 Oct,68(4): 1490~1493

18 Nakano H, Shimakura T,Katsumata T. Scintigraphic comparison of graft patency between the left internal thoracic artery and saphenous vein graft after coronary bypass surgery. Kyobu Geka,1993 Jul,46(7): 566~574

19 Cremer J,Martin M,Red H,et al. Systemic inflammatory response syndrome after cardiac operations. Ann Thorac Surg,1996,61:1714~1720

20 Suat NM,Kann K,Mustafa G,et al. Midterm Angiographic assessment of coronary artery bypass grafting without cardiopulmonary bypass. Ann Thorac Surg,2000,70: 844~850

21 Bowles BJ,Lee JD,Dang CR,et al. Coronary artery bypasstheuse of performed without cardiopulmonary bypass is associated with reduced cerebral microemboli and improved clinical results. J Chest,2001,Jan, 119(1):25~30

22 Del RDF, Boyd WD,Novick RJ,et al. Safety and cost-effectiveness of MID-CABG in high risk CABG patients. Ann Thorac Surg,1998,66:1002~7

23 MehlhornU, Allen SJ,Adams DL. Cardiac surgical conditions induce by B-blockade: effect on myocardial fluid balance. J Ann Thorac Surg,1996,62: 143~150

第 19 章

微创冠状动脉旁路移植手术

冠状动脉旁路移植手术治疗冠状动脉阻塞或狭窄经历了漫长的发展历程。20 世纪 60 年代中期,Kosolov 首先施行了乳内动脉与冠状动脉左前降支的吻合术。随后,冠状动脉旁路移植手术在世界范围内迅速普及。然而,冠状动脉旁路移植手术仍是一个有严重并发症的大手术,外科医师正在寻找减少患者损伤的新方法。各种微创技术提供了一些希望。从首例冠状动脉旁路移植手术至今 40 余年的创新技术包括:更多地使用动脉桥,更好地进行心脏保护并且改进氧合器技术。氧合器从碟片、鼓泡和膜肺发展到中空纤维氧合器技术,体外循环变得更安全更有效,但是患者仍会发生严重的病理生理后果。

一名 50 岁男性有 0.7% 的可能在体外循环时发生脑卒中,而 80 岁老人的危险性上升到 8%。由于接受冠状动脉旁路移植手术患者的年龄持续增加,因此这一点至关重要。除了脑卒中以外,其他较为轻微的病变如:失去记忆及轻度人格改变也很常见。对术前肾功能下降的患者,其肌酐>130mmol/L 时,体外循环使大约 16% 的患者发生急性肾功能衰竭。凝血功能障碍、免疫抑制及肺部疾患是体外循环的另外一些偶见的不良后果。由于这些并发症,加上在外科其他领域使用微创技术的增长趋势,促使心外科医师考虑微创心脏手术是否能够变为现实,并能改善预后和降低费用。

对于不适合血管成形术的单支冠状动脉病变,从外科中演化出两种主要的相互"竞争"的手术方法:微创直接冠状动脉旁路手术(MIDCAB)以及经腹股沟血管体外循环下冠状动脉旁路手术(PORTCAB),这两种术式均可通过做一小的侧胸切口来提供极好的视野而暴露冠状动脉左前降支。PORTCAB 的患者需要进行体外循环,典型的是通过腹股沟血管建立体外循环,可在静止的心脏上做血管吻合。MIDCAB 手术根本不用体外循环,而手术医师采用一个平台或固定器在跳动的心脏上做血管吻合。固定器可以是成对的吸引臂或金属钳夹滑板,将其放在动脉的两侧,以使心脏的这个局部相对静止。这两种手术的结果均给人以深刻印象。

来自国际登记评估系统的首次报告显示,PORTCAB 手术是安全的,其并发症与经典的冠状动脉旁路移植手术一样低,但是不用切开胸骨。手术的设备和技术仍很昂贵和复杂。也有几个有关 MIDCAB 的大系列报告。Calafiore 等对于超过 400 例患者的研究显示左乳内动脉和左前降支冠状动脉的吻合通畅率达 95% 以上。其他研究显示采用 MIDCAB 后,脑卒中和房颤的发生率和输血、使用人工呼吸机的需要均大大减少。

冠状动脉单支病变只占冠状动脉旁路移植手术患者的 5%,仍需要进一步发展微创心脏手术,使其适用于大多数心脏病患者。尽管 PORTCAB 有时需要延长切口或再做一个切口,但可用于冠状动脉三支病变的患者;MIDCAB 则不行,特别是位于心脏膈面的区域。然而,随着外科医师逐步积累使用固定器的经验,现在行胸骨正中切口,能够在不用体外循环的情况下进行所有必要的血管移植。这对心脏外科医师的技术水平要求很高,但是患者在致残率方面可明显受益。不需进行体外循环,且住院时间缩短,能节约大量费用。

关于对患者造成更多损害的究竟是胸骨切开术,还是体外循环,仍有争论。需要更多的临床试验来确定不同技术的优劣,其中之一的 POEM 研究(MIDCAB 的通畅率、结果及费用研究)将在今年晚些时候完成。POEM 是一个大型多中心临床试验,比较 MIDCAB 和冠状动脉旁路移植手术之间的区别。需要证明的是 MIDCAB 的血管通畅率与经典的冠状动脉旁路移植手术接近。同时,今后几年,非体外循环冠状动脉旁路手术将显著增加,有可能很快达到所有冠状动脉旁路移植手术的一半。但是由于 PORTCAB 的费用降低以及技术提高并且易于开展,其应用也可能重新增多。

微创冠状动脉旁路移植术是指一组心外科技术,它避免了体外循环或常规的正中胸骨切口,减少创伤,加速患者术后恢复,减少住院时间和费用。90 年代尤其是近 5 年,微创冠状动脉旁路移植术在全世界范围内得到迅速推广,在我国也不例外。70 年代我国开始开展冠心病的外科治疗(1972 年 10 月第一例室壁瘤切除,1974 年第一例冠状动脉搭桥术),但进展相对缓慢,至 1997 年,全国开展的冠状动脉旁路移植手术仅有 800~900 例,只有少数几家医院开展例数超过 100 例,近两三年虽然得到迅速发展,年手术量估计在 3000 例以上,手术技术也迅速普及,但不同单位的手术例数和手术水平差别悬殊。但我国的微创冠状动脉旁路移植术一开始就和国际上保持同步,技术水平和临床结果也基本与国际先进水平持平,1996 年 6 月阜外心血管病医院首先开展胸骨正中切口不停跳的冠状动脉旁路移植手术,同年 10 月阜外心血管病医院和北京邮电医院分别实施胸骨旁小切口和左前外小切口的不停跳冠状动脉旁路移植术,1999 年 7~8 月阜外心血管病医院开展首例胸腔镜辅助下冠状动脉旁路移植术以及结合介入治疗多支冠脉病变的术式。到目前为止,国内估计完成的微创冠状动脉旁路移植术总数超过 1000 例,但只有 3~4 家医院或中心完成的例数超过 100 例,而大部分单位只有数十例的应用经验。

尽管目前国内微创冠状动脉旁路移植术越来越受到关注,开展的单位越来越多,但有些问题和概念值得商榷。

(1)微创心脏手术的目的:①减少手术创伤,使病人痛苦更小,恢复更快;②减少手术并发症和输血;③节省医疗费用;④在安全的前提下,取得比常规手术或介入治疗更好,至少相等的疗效。开展微创冠状动脉旁路移植术同样应该以此为目的,并以此作为评价的标准。

(2)手术适应证有待进一步明确,这就需要更多的临床应用研究,对各种类型的微创冠状动脉旁路移植术、常规手术和介入治疗进行大组的严格对照的临床试验,以得出不同方法之间手术死亡率和相关并发症的差别,以及远期疗效的对比,进而明确各自的适应证,目前就断言微创要优于传统冠状动脉旁路移植术尚为时过早。

(3)手术病人的选择。就目前而言,微创冠状动脉旁路移植术还只能适用于选择的病人,尤其是刚开展此类手术的单位,术前慎重选择病人和对病情的全面评估尤为重要。

(4)学习曲线问题。目前的微创心脏手术技术还存在一些明显的缺陷,如显露差、操作难度大,手术费时,需要借助特殊设备等,这就要求外科医生必须具备良好的心脏外科的基础和进行常规冠状动脉旁路移植术的能力和经验,同时需要接受一定的培训,并借助相应的器械,不可盲目模仿,以避免对患者造成严重后果。

(5)医疗费用问题。微创手术尽管避免了体外循环,但由于新的器械包括胸腔镜、特殊牵开器等的使用,又增加了一部分医疗费用,因此还需要配套的"绿色通道",从住院、麻醉、手术和术后监护达到高效率,才能真正缩短住院时间,节省医疗费用,但这方面目前在国内尚不完善。

(6)手术切口问题。需要指出的是,单纯为追求美容效果的小切口并不等于微创心脏手术,并可能因此延长手术时间,增加创伤。

综上所述,我国的微创冠状动脉旁路移植术发展迅速,但这项技术远非成熟,仍需要在临床实践中不断总结完善,以使更多的患者从中获益。

第1节　非体外循环冠状动脉旁路移植术

非体外循环下的冠状动脉旁路移植术(Off-Pump CABG,OPCAB)通过正中胸骨切口,不需体外循环,心脏跳动下完成多支血管的旁路移植术,由于手术器械(如胸骨牵开器、心表固定器等)的进步和手术技术的成熟,部分医生甚至常规使用该技术,其初步结果令人满意,开展的例数也最多。除冠状动脉病变弥漫、血管口径小、血管壁动脉硬化严重并有钙化,需要作内膜剥脱者或合并心内病变者,如室壁瘤切除、二尖瓣置换等情况外,该术式几乎可涵盖任何部位病变的血管。而对于高龄、脑血管意外史或肾功能障碍等有体外循环高危因素的多支冠状动脉病变患者则有更大的益处。

阜外心血管病医院1996年6月至2000年12月共完成189例,术前显示冠状动脉三支病变者119例,两支病变者59例,平均搭桥支数为3.03支,全组手术死亡1例,18例(9.5%)患者有术后并发症,包括术后心梗2例,再次开胸止血4例,其他为肺部感染、心律失常、创口感染等。分析1999年1月至2000年2月OPCAB治疗88例多支病变冠心病患者,其中三支病变者占58.9%,平均搭桥支数3.6支,94.1%的病人使用了乳内动脉桥,与同期的多支病变进行冠状动脉旁路移植术的结果比较显示OPCAB术后并发症的发生率低,气管插管和住院时间短,住院费用低,有统计学意义,而通过测量OPCAB和常规冠状动脉旁路移植术中血管桥的血流量显示两组间没有差别。万峰等1998年10月至1999年12月完成OPCAB多支搭桥术200例,占总冠状动脉旁路移植术的75%,平均搭桥支数3.8支,手术死亡1例,无二次开胸止血。随访(最长14个月)结果无事件存活率89.5%。由此可见OPCAB的早期结果还是令人满意的。

尽管如此,目前OPCAB还不能完全取代常规冠状动脉旁路移植术,一些部位的冠脉仍难以显露,血管吻合仍需要较高的技术。在术中发现靶血管条件不佳、或翻动心脏出现血流动力学不稳定等情况下仍需要转换为常规的体外循环下的冠状动脉旁路移植术。此外,虽然初期的对比结果显示OPCAB较之常规冠状动脉旁路移植术有一定的优势,但仍需更多严格对照的临床试验证实。

第2节 小切口冠状动脉旁路移植术

小切口冠状动脉旁路移植术(Minimally Invisive Direct,MIDCAB)通过胸壁小切口、胸骨旁切口,在心脏跳动下直视完成乳内动脉与左前降支或右冠状动脉单支血管病变的旁路移植术,而通过胸骨下段切口、结合MIDCAB、介入治疗或激光心肌血运重建术可治疗多支血管的病变。由于乳内动脉的高通畅率,其对单支血管病变近远期疗效要优于经皮冠状动脉腔内成形术。

阜外心血管病医院1996年10月至2000年12月完成59例,其中左前外切口31例,左胸骨旁切口2例,右前外切口1例,胸骨下段切口25例,全组无手术死亡,术后并发症包括围术期心梗1例、二次开胸止血2例,后期部分病人术中流量计检测显示血管桥均通畅,与常规体外循环下吻合的血管桥没有差别。

因为MIDCAB的术野暴露有限,所以其适应证也受到很大的限制,大多数MIDCAB只用于单支LAD或RCA病变。因为视野的限制,内乳动脉的游离有可能不够充分,或残留分支,导致术后吻合口扭曲、血管痉挛和窃血现象。此外,经胸腔手术后的胸膜反应有可能影响肺功能,过分牵拉肋骨导致肋骨骨折的发生率较高,患者术后疼痛未必轻于正中切口,这些仍需要细致的研究。侧开胸小切口建立体外循环或改行正中切口均不方便,因此术前应慎重选择病人。

第3节 胸腔镜辅助下冠状动脉旁路移植术

胸腔镜辅助下的冠状动脉搭桥术(Video-Assisted CABG,VACAB)在胸腔镜-电视系统的监视下,游离乳内动脉,然后通过胸壁小切口完成血管吻合,因为可以充分游离乳内动脉和切断所有分支,避免术后的吻合口因张力过大所致的扭曲和窃血现象,而胸壁切口比MIDCAB更小。至2000年12月,阜外心血管病医院已完成18例VACAB,平均获取乳内动脉时间45分钟,11例病人术终在手术室即拔除气管插管,除1例二次开胸止血外,其余病人均顺利恢复出院。

胸腔镜辅助下胸壁小切口非体外循环下冠状动脉旁路移植术是近年来开展的新型手术方

法，它是在胸腔镜电视系统监视下游离足够长度的乳内动脉，进行胸壁小切口非体外循环下冠状动脉旁路移植术。使得胸壁创伤减小，弥补了通过胸壁小切口不易完全游离乳内动脉的缺陷。

对高龄、伴有心功能不全、合并重要脏器功能不全、具有发生体外循环术后并发症高危因素的冠心病患者，胸腔镜辅助技术是一个可以选择的微创方案。该术式适用于单支左前降支或右冠状动脉病变的病人。胸膜广泛致密粘连不是该术式的禁忌证，但病人合并有肺部疾病或肺功能差不能耐受单肺通气，则无法进行该手术。再次手术并非手术禁忌。

1. 胸腔镜辅助手术技术

患者仰卧位，左侧或右侧垫高，左或右上肢向上抬高固定在手架上，全麻，双腔气管插管，单侧肺通气。在左或右前外第4肋间作长约1.0cm的切口，腋中线第5和第6肋间约1.0cm切口。胸腔镜可由第4肋间置入，第5、6肋间切口作操作口。置入胸腔镜专用的特殊器械如电刀、剪刀、钛夹钳等。在胸腔镜电视系统监测下沿左或右乳内动脉外侧切开壁层胸膜，游离乳内动脉，上方越过第1肋，下至第5肋，肋间分支用电烙或钛夹止血，离断乳内动脉远端前使用小剂量肝素，保持部分激活凝血酶原时间(ACT>300s)。经第5肋间的小切口直视下切开心包，显露左前降支或右冠状动脉，使用小切口胸腔牵开器和心肌固定器将预作吻合的冠状动脉局部固定，降低跳动幅度，直视下切开冠状动脉，向冠状血管腔内插入冠状动脉分流器，并用吹管向吻合口局部吹二氧化碳使冠状动脉切口清楚暴露以获得无血吻合口视野，用7-0 prolene线作乳内动脉远端与冠状动脉吻合，术毕根据ACT时间用鱼精蛋白中和肝素，用胸腔镜再次检查乳内动脉血管床有无出血，经第6肋间的操作孔放置胸腔引流管。

在胸腔镜辅助技术上新进发展的胸腔机器人辅助技术是向微创进行的有益探索。机器人辅助技术最初通过左胸小切口治疗单支病变，后来又通过其他部位的小切口重建回旋支和右冠状动脉的血运，而且还应用于再次冠状动脉旁路术。根据不同的目标血管，选择不同的手术切口和移植物，一般采用桡动脉和大隐静脉。针对对角支、中间支、第一钝缘支的手术径路通常为左前外侧第9肋间切口，针对第二钝缘支、左室后支的手术径路为左中外侧第5肋间切口，肋间外侧切口径路吻合口可作于降主动脉；针对右冠状动脉的手术径路为右前外侧第5肋间切口，采用右乳内动脉；针对后降支的手术，采用胃网膜右动脉；胸骨下段径路为剑突下或经腹切口。手术径路成功的关键在于游离。

2. 机器人辅助手术技术

全身麻醉，应用短效镇静和肌松剂，双腔气管内插管。胸部放置体外除颤电极。单肺通气。左侧抬高，左第4肋间前外侧作小切口，胸腔镜和操作孔部位的选择与胸腔镜下取乳内动脉相同，胸腔镜与机器人连接，其运动由外科医生的声音通过计算机控制，游离方法也与胸腔镜下相同，静脉注射肝素，维持部分激活凝血酶原时间(ACT>300s)。内镜下在膈神经前方纵形切开心包，经第9肋间插入一长针作为辨认标记，以此为中点作一长切口，牵开肋骨，悬吊心包。血管固定器固定，显露、切开冠状动脉，使用冠状动脉分流管和冲雾装置保证术野无血，缝线进行连续缝合完成吻合。吻合完成后常规以多普勒血流量仪测定流量。鱼精蛋白中和肝素。

3. 技术要点

乳内动脉上段在锁骨下动脉处仅覆盖一层薄的胸膜，易于辨认及游离；中段往往被脂肪覆盖，难以辨认；下段则走行于肌肉层中。分离血管时可从上段开始，沿血管走行距血管约0.5cm处切开壁层胸膜，逐渐向下游离血管，直至第6肋。以下几种情况可能影响血管的分离：

(1) 胸膜粘连，局限的粘连可以用电烙分开，即使是致密的粘连也可以在胸腔镜下分离。

(2) 胸壁过多脂肪遮盖血管，尤其是肥胖病人，在分离脂肪层之后可以显露血管，但可能会导致较多渗血；大心脏或心包脂肪影响显露，可在相应位置再作一小孔，置入爪形牵开器牵引心包以帮助显露。

(3) 分支出血影响视野，若血管蒂过短钛夹可能影响主干，可局部压迫止血，待视野清楚后再行处理。

胸腔镜机器人辅助时手术切口小，对胸廓损伤小，视野清晰。机器人辅助时胸腔镜稳定性好，机器人还可记忆重要解剖部位，减少胸腔镜反复拔出、插入、定位的时间。失败的常见原因有乳内动脉硬化狭窄或受损不能作为移植物，术中血流动力学不稳定或发生严重心律失常。因此，万一乳内动脉受损，可改用桡动脉或大隐静脉；术中根据造影特点和血管走行仔细辨认乳内动脉。胸壁常规安装体表除颤电极以备除颤；如果血流动力学不稳定，可在股动、静脉转流下完成，或改胸骨正中切口和体外循环下完成。

众所周知，常规体外循环心脏停跳下冠状动脉旁路移植术经过多年的临床应用，手术技术已很成熟，疗效也很确切。但体外循环本身所造成的术中及术后全身炎症反应如补体激活、白细胞聚集、微血栓形成等却无法避免，可导致肝、肾、脑、肺、消化道损害，且可发生凝血功能异常，心肌再灌注损伤致心功能受损、肺间质水肿等。虽然随着体外循环及心、脑保护技术的研究和发展，这些损害可控制在安全范围内，但其必然会对术后监护、管理及康复等带来影响。另外，建立体外循环虽然为手术的安全性提供了保障，但其操作过程所带来的并发症不能完全避免，有些(如主动脉出血、血气栓等)可影响手术的顺利完成。

近几年随着一些新技术和器械(如牵开器和心肌固定器等)的出现和改进，使不停跳非体外循环下的冠状动脉旁路移植术成为可能，不仅避免了体外循环的并发症，而且创伤小，减少输血和低心排血量的发生，缩短住院时间，减少住院费用。许多研究表明其围手术期死亡率和并发症低于体外循环下的冠状动脉旁路移植术，而且桥的通畅率也令人满意。但是通过胸壁的小切口游离乳内动脉有一定的难度，为获得足够长度的血管，有时常需扩大胸壁切口，甚至离断肋骨。胸腔镜在胸外科中的成功应用使人们想到胸腔镜辅助下游离乳内动脉，与直视下相比，在胸腔镜电视系统监视下游离乳内动脉的优点在于：有良好的视野，可以清楚地观察乳内动脉及周围结构；可以完全游离乳内动脉及离断所有分支，避免冠状动脉窃血现象；获取足够长度的血管，避免血管扭转及张力；不需切断肋骨；不需为取乳内动脉而延长胸壁切口，使得通过1.0cm左右的小切口即可完成手术，达到真正意义上的微创；病人创伤小，恢复快，结合控制麻醉深度可早期拔除气管插管，可以大大缩短病人的呼吸机使用时间，减少肺部并发症和在监护室和住院的时间，从而降低医疗费用。

由于支架的发展，尤其是药物支架的应用，降低了术后再狭窄率。因此应用胸腔镜辅助和机器人辅助结合经皮冠状动脉介入的杂交技术治疗多支血管病变,既可减少手术创伤,又可提高远期效果,尤其适用于心脏内、外科均为高风险患者。胸腔镜辅助和机器人辅助将进一步减少手术创伤,机器人辅助的杂交技术术后近期疗效满意。近几年越来越多的临床报道显示该术式的可行性和优越性,已被广大病人和心脏外科医生接受。

第4节 不用主动脉侧壁钳的冠状动脉旁路移植术

在升主动脉有明显硬化病变的病人,采用 OPCAB 技术,结合主动脉 No-touch 技术或主动脉近端吻合装置,可有效避免术后脑中风的发生。冠状动脉搭桥术是治疗冠心病的有效手段之一,手术后中风虽然发生率不高(1%~8%),但严重影响病人的预后,并消耗大量的医疗资源。在冠心病心脏搭桥手术后中风的各种危险因素中,升主动脉钙化是最主要的危险因素。这类病人如果进行升主动脉插管、阻断或主动脉侧壁钳夹都有可能导致手术后中风。非体外循环冠状动脉搭桥术(OPCAB)虽然可以完全避免主动脉插管和阻断操作,但常规 OPCAB 仍需要在主动脉侧壁钳下完成主动脉的近端吻合,同样可能因主动脉内硬化斑块脱落导致手术后中风。为了避免使用主动脉侧壁钳,需要对手术进行改进。采用不用主动脉侧壁钳的 OPCAB 治疗合并升主动脉钙化的冠心病人,取得满意效果。

手术均采用胸骨正中切口,打开心包后,病人均见升主动脉外观苍白、僵硬,可以摸到明显的升主动脉片状或弥漫性钙化斑块,手术中食道超声心动图(TEE)提示主动脉明显钙化。均常规取 LIMA,同时制备大隐静脉(SV)。全身肝素化后(1.0~1.5mg/kg,维持 ACT>300s),所有病人均按以前报告的方法暴露心脏冠状动脉各分支行 OPCAB,必要时冠状动脉腔内放置分流栓(coronary intraluminal shunt)。通常先行大隐静脉或桡动脉与 IMA 端侧吻合,并同时测试 IMA 远端和静脉或桡动脉的流量,确保流量满意后,先行左 IMA 与左前降支吻合(LAD),再依次对对角支、钝缘支、右冠状动脉、后降支等搭桥。以 LIMA 作为惟一的供血源,将其余的静脉桥或(和)桡动脉桥吻合到乳内动脉或无名动脉上,使用近端吻合装置行静脉桥与主动脉近端吻合,必要时行静脉-静脉"Y"型吻合;取双侧乳内动脉者,RIMA 搭桥到右冠状动脉及其分支,如长度不够,加接一段静脉桥,LIMA 为左冠状动脉及其分支提供血流。所有病人均在手术中行桥血流定量测定,并在关胸前再次确认各"桥"流量满意。手术中仅部分缝合上段心包外脂肪,下段心包敞开不缝合,关胸前留置纵隔和胸腔引流管。

冠状动脉搭桥手术围手术期神经系统并发症的危险因素包括高龄、中风病史、颈动脉狭窄、严重周围血管病变、主动脉粥样硬化、肾功能不全等,其中主动脉硬化可能是最重要的危险因素。严重升主动脉粥样硬化分为3型:A型:升主动脉大范围钙化,触之坚硬、无弹性,为瓷壳型升主动脉粥样硬化;B型:术中可见升主动脉壁苍白、僵硬无弹性,脏层心包与主动脉粘连紧密,升主动脉打孔时有奶酪样液体流出,为壁内液化型升主动脉粥样硬化;C型:升主动脉局部增厚伴钙化。手术中 TEE 可以帮助检测主动脉病变,Grossi 等对 5737 例心脏搭桥病人常规手术中行 TEE 检查,913 例检测到主动脉病变,678 例传统搭桥(74.3%),235 例(25.7%)行 OPCAB,在院死亡率传统搭桥为 8.7%,OPCAB 仅为 5.1%,神经系统并发症传统组

6.3%，OPCAB组仅2.1%（$P<0.01$），Bolotin等观察到手术中经主动脉壁直接超声检查，可以比TEE更及时准确地检测到主动脉硬化斑块，指导手术医生及时调整手术方案，包括调整主动脉插管的位置、调整使用主动脉阻断钳的位置、采用带滤器的主动脉插管、在主动脉一次阻断下完成近端吻合等，避免因主动脉上的不适当操作引起手术后中风。研究证实，严重升主动脉粥样硬化时升主动脉插管或阻断后患者致死性脑卒中的发生率可以高达25%。目前转到心脏外科来手术的病人年龄越来越大，合并疾病也越来越多，因此，术中认真探查、及时发现和正确处理升主动脉病变至关重要。病人均在手术中可以摸到明显的升主动脉钙化斑块，手术中TEE有明显提示。一旦明确严重升主动脉粥样硬化，术中应尽可能避免和减少旁路-升主动脉近端吻合；尽可能避免和减少升主动脉阻断和部分阻断；建立体外循环时应仔细探查，选择适当的动脉插管位置，避免损伤升主动脉。

近几年随着OPCAB技术的成熟，使得尽可能减少甚至完全避免主动脉上操作成为可能。Stamou等对比研究了数千例体外和非体外循环冠状动脉搭桥病人，显示术后中风的独立危险因素包括应用体外循环、女性、搭桥4支以上、高血压、中风病史、颈动脉疾病、COPD、左室功能减退。在除去其他影响因素以后，体外循环下搭桥病人手术后发生中风的可能性比OPCAB高1.8倍。提示了OPCAB在减少手术后神经系统并发症的优越性。

病人皆采用非主动脉侧壁钳下OPCAB，避免了升主动脉插管、阻断和钳夹，A和B型主动脉粥样硬化采用No-Touch技术。Lev-Ran等研究了160例75岁以上OPCAB病人，与不用侧壁钳仅用原位IMA搭桥组（103例）相比，主动脉侧壁钳下行血管桥与主动脉吻合组（57例），手术后中风发生率明显增加（3% vs 12%，$P<0.05$），多因素分析显示使用主动脉侧壁钳是神经系统并发症的最重要的独立危险因素，可以使手术后中风发生率增加6倍；在Lev-Ran等的另一项研究中，700例OPCAB病人中，429例采用No-touch技术，271例采用常规主动脉侧壁钳下进行近端吻合。手术中选择性采用主动脉直接超声检查和手摸，No-touch组主动脉病变重于常规组（17.4% vs 5.1%，$P<0.01$），No-touch组同时采用T型桥，人均搭桥支数两组相似（No-touch组2.6±0.6，常规组2.5±0.6;），心脏侧后壁在完全再血管化方面相似（No-touch组87%，常规组90%），手术后中风发生率No-touch组明显低于传统组（0.2% vs 2.2%，$P<0.01$）。相关回归分析显示使用主动脉侧壁钳是惟一的独立危险因素。中风危险增加28倍。因此OPCAB结合不用主动脉侧壁钳可以进一步减少手术后中风。以LIMA作为惟一的供血源，将其余的静脉桥或桡动脉桥吻合到乳内动脉或无名动脉上，避免了升主动脉部分阻断和旁路与升主动脉近端吻合。早期曾担心以LIMA作为惟一供血源可能不能满足心脏供血的需求，手术中均进行桥血流定量测定。结果显示，各"T"型或"Y"型桥血管血流量之总和基本等于LIMA远端的血流量，无IMA盗血现象。Tagusari等报告235例三支病变行OPCAB全动脉化搭桥（IMA，RA，RGEA），225例用RA接到LIMA，并以LIMA作为左冠状动脉系统的惟一供血来源，无一例出现IMA灌注不良综合征。手术后造影随访，通畅率在97%以上。因此只要手术中LIMA直径和流量满意，以LIMA作为惟一的供血来源是完全可行的，可以完全避免在主动脉上的任何操作。

早年的主动脉近端吻合器多数因各种原因已经退出市场，近年Enclose和Heartstcing近端吻合装置可允许外科医生在不阻断升主动脉的情况下，行旁路-升主动脉近端吻合，主动脉病变采用 Enclose 辅助完成近端吻合,其原理是用一特制装置,在局部相对正常的升主动脉上形成一小的无血区域,几乎可以不用改变手术医生的缝合习惯,在相对无血的术野下行旁路-升主动脉吻合,一套装置可以行多个近端吻合,必要时行静脉-静脉"Y"型吻合,避免了使用主动脉侧壁钳。但这些装置价格目前十分昂贵,限制了临床广泛应用。

综上所述,冠状动脉搭桥病人中,应该进行手摸或 TEE 检查。必要时主动脉直接超声检查主动脉是否有明显病变,以决定是否要调整手术方式。如升主动脉有明显硬化病变,采用 OPCAB 技术,结合主动脉 No-touch 技术或主动脉近端吻合装置,可有效避免术后脑中风的发生。

第 5 节 主动脉吻合器在冠状动脉旁路移植术中的应用

冠状动脉旁路移植术中大隐静脉-主动脉吻合口采用手工方法连续缝合已有近半个世纪的历史。近年来,冠状动脉外科向着微创、非体外循环心脏不停跳和机器人辅助方向发展,血管吻合器就是这一系列新技术之一,可安全、简单、可靠、快速地完成大隐静脉-主动脉吻合,而且不需主动脉部分钳夹,在国外已有临床应用。

1. 手术技术

全身麻醉,气管插管。常规开胸,取左乳内动脉及大隐静脉。应用主动脉吻合器时,先作近端吻合,后作远端吻合。根据目标血管裁剪合适长度的大隐静脉,离断大隐静脉,用肝素生理盐水充盈静脉,以专用卡尺测量静脉的外径,选用合适口径的静脉套于传动轴上,用静脉穿孔棒穿透静脉全层将其固定于传动轴末端的小钩钉,将传动轴置入发射手柄,下推静脉鞘并螺旋固定于手柄,套上鼻锥体,完成静脉吻合器的安装。选择升主动脉无病变处为吻合部位,剪除外膜,垂直插入圆形主动脉切割刀,在主动脉上打洞,退出切割刀,以手指堵住出血,将安装好静脉的吻合器垂直插入主动脉切口,按压手柄释放按钮,轻轻拔出传动轴,近端吻合口即告完成。然后搬动心脏,在非体外循环心脏不停跳下完成大隐静脉远端吻合口。常规用多普勒血流量仪测定近端吻合口血流量。吻合口完成时间均在 10 分钟以内。

2. 技术要点

(1)选择正确的主动脉吻合部位,除去主动脉外膜,左冠状动脉系统的近端吻合口应在主动脉左外侧,右冠状动脉的近端吻合口应在主动脉根部前方偏右侧。

(2)为避免吻合口出血,应正确测量静脉直径,选择合适吻合器,避免扭曲。吻合器过小,静脉会皱缩于吻合口内,造成吻合口狭窄;吻合器过大,静脉相对较小,静脉不能与主动脉壁紧贴而造成漏血。

(3)正确裁剪静脉长度,避免吻合口有张力。

(4)在安装过程中注意各部件的湿润,防止静脉内皮损伤。

(5)如果吻合口渗漏出血,虽然文献报道不宜修补,但经验认为修补常可获得成功。

(6)原则上垂直打洞和释放吻合器,可避免大隐静脉近端的扭曲而造成狭窄。

主动脉吻合器的最大优点为不需主动脉部分钳夹,其次为大大缩短吻合时间,再次为吻合口圆整,受力均匀,不易狭窄。常规近端吻合需要部分钳夹升主动脉,对于有高血压病、主动脉硬化的老年病人,可引起血管内膜钙化斑块脱落而发生脑卒中,甚至引起主动脉夹层分离,增加手术死亡发生率,延长住院时间。常规手工缝合会对血管壁造成损伤,暴露在管腔内的缝线及损伤的管壁容易引起血栓形成,而连续缝合的荷包效应可使吻合口变形、狭窄,影响吻合口的通畅率。应用主动脉吻合器,消除体外循环和主动脉操作对人体的影响,脑卒中并发症发生率可大大降低。应用主动脉吻合器能大大缩短吻合时间和手术时间。在术中还省去控制性降压和升血压的等待时间。先完成近端吻合口,逐步完成远端各个吻合口,主动脉逐步增加心肌灌注,可增加手术安全性。吻合器的操作简单,重复性好,成功率高。

主动脉吻合器的近期通畅率满意。但吻合器安装过程中,机械部件是否损伤静脉内皮细胞,吻合口有无血栓形成,从而影响远期通畅率,尚有待进一步观察研究。

第6节 激光重建心肌血运

冠脉搭桥术治疗严重冠心病的良好效果早已众所周知,无任何其他方法可以替代。但有时部分重要血管呈弥漫性病变,管腔细小,不适于血管搭桥,致使心肌血运重建不够完善,从而影响疗效。多支病变的不完全再血管化以及搭桥部位选择不当、吻合不佳是术后低心脏排血量综合征、围术期心肌梗死、死亡和再次手术的重要原因,因此充分再血管化的意义重大。

对于远端血管细小或病变弥漫的患者,为了使这部分患者心肌恢复尽可能完善的血运,可行激光心肌血运重建(TMLR)或冠脉搭桥加激光治疗。自20世纪90年代初,单纯激光心肌血运重建(TMLR)作为治疗冠心病的独立手段以来,其适应证及远期疗效一直备受人们关注。后者多与激光种类有关。大多数实验研究认为,CO_2激光在汽化心肌组织的时间和损伤程度方面优于其他激光,尤其高功率CO_2激光仅在50ms内(1个脉冲)即可营造孔道的特点,可避免激光诱发心律失常及孔道周围"暴震伤"。也有研究认为钛激光发出的能量是脉冲的,与组织相互作用时间短,对组织有较大的光消融作用和较小的热损伤。

美国多中心对200例接受TMLR的病人进行的前瞻性临床研究表明,TMLR后3~12个月心绞痛明显缓解,SPECT示缺血区心肌灌注显著改善,正电子断层扫描(PET)示心内膜下与心外膜下血流比例(SEn/SEp)明显增加,再入院率降低。March等报道,TMLR治疗后3~12个月,病人心绞痛改善、活动能力参数明显优于药物治疗组。但TMLR的长期疗效尚不清楚。因此,目前TMLR的治疗对象多为冠脉不宜接受CABG或PTCA的晚期重症冠心病病人。TMLR术后早期有心律失常、充血性心衰、急性心梗、肾脏并发症等,手术和术后早期病死率达9%~13%。

临床上多数冠心病患者可以通过冠状动脉搭桥手术达到治疗目的,但少数病人因血管病变的条件限制,是不能通过单一的CABG手术得到完全血管化或改善心绞痛症状。在这种情况下,虽然有人做病变动脉内膜剥脱术,但效果差,血管大多在短期内闭塞,故多数学者现已放弃此种术式。如任由此病变血管及所致缺血区域存在不作处理,则该缺血区心肌功能无法恢复,以后甚或发展至坏死,这可能是部分病人CABG术后效果不理想的重要原因之一。因此,将激光重建心肌血运作为 CABG 的补充治疗,即同期实施 CABG 和 TMR 已成为治疗重症冠心病的可行和有效手段。

1. 适应证

根据笔者所在医院临床经验及美国胸外科医师协会 2004 年冠心病治疗指南,CABG 联合 TMLR 的适应证为:心绞痛(CCS1～4 级)患者有明确的 CABG 适应证,同时至少有一个可逆性缺血区域因下列情况不适合搭桥:①严重的弥漫性病变;②缺乏完全再血管化的靶血管;③缺乏完全再血管化的桥血管。

较少证据或少数专家认为联合方法也适合那些有 CABG 适应证但不伴有心绞痛的病人,同时至少有一个可逆性缺血区域因下列情况不适合搭桥者:①严重的弥漫性病变;②缺乏完全再血管化的靶血管;③缺乏完全再血管化的桥血管。

2. 禁忌证

凡属下列情况者不作为入选对象:①严重心律失常难以控制者;②近期(<2 周)有急性心肌梗死史;③已形成较大范围室壁瘤,特别是有附壁血栓者;④有严重慢性阻塞性肺病者($FEV_1<55\%$);⑤出血性体质者。

3. 围术期处理要点

(1)全面系统的术前检查,SPECT 心肌灌注及活性检查结合运动心电图及双嘧达莫负荷心电图检查有助于正确判断打孔部位(可逆性缺血处)。加强心脏内、外科协同治疗,控制心绞痛最低程度发作,控制心律失常、高血糖及高血压。

(2)麻醉诱导要迅速和安全,避免病人紧张或受刺激而发生冠脉痉挛。打孔顺序依次为下壁、后侧壁、前侧壁、前壁及心尖,一面用纱布压迫打孔侧心壁出血,一面进行另一侧心壁打孔,可缩短操作时间。每次发射激光应在血压和心率平稳时进行。切开或剥离心尖部分脂肪后再用直形操作管打孔,有利于提高穿透率。

(3)术后早期严密监测血流动力学指标,及时监测心电图、心肌酶和电解质水平。低血钾者应持续静脉补钾保证其正常水平;控制心率低于 80 次/min;维持血压在 100～120mmHg (1mmHg = 0.133kPa)。对于伤口疼痛者要充分止痛。

(4)术前 EF 小于 0.40 或年龄大于 70 岁者,麻醉前放置 Swan - Ganz 导管,以便术中、术后及时了解肺毛细血管嵌压及左心功能。术前 EF 小于 0.30 时,术中、术后应用少量多巴酚丁胺或多巴胺辅助。

总之,TMLR 为不宜接受 PTCA 或 CABG 的冠心病病人提供了较安全、有效的治疗方法。充分的术前准备、正确的判断打孔部位、良好的麻醉及严谨的围手术期处理是手术成功的关键。

鉴于上述情况,外科医生在决定手术方案前,应仔细阅读冠状动脉造影片,确定可搭桥的血管和不宜搭桥或有可能搭桥失败的血管,确定实施激光治疗的区域或部位。如果不能判断拟行 TMR 区域的心肌是否存活或考虑到该区域可能梗死后瘢痕化,应行心肌核素灌注扫描或心肌代谢检查,以对手术预后有前瞻性的评估。

4. 手术技术

(1)单纯 TMLR:病人取右侧 45°卧位。高龄或心功能低下病人均置入 Swan-Ganz 漂浮导管监测肺毛细血管嵌压。全麻下插入气管插管后,放置食管超声探头。在左胸前外侧做5~7cm小切口,经第5肋间隙进胸,或切断部分肋骨经肋床进胸。剪开心包,显露左室壁。采用高功率(800W) CO_2 激光心脏打孔器,根据心脏表面脂肪多少调节激光参数(脉冲能量25~40J,脉冲宽度33~50ms),针对与SPECT诊断相对应的缺血区域,在术者控制下由心电图R波诱发激光,于心搏不应期打孔。打孔顺序为下壁→后侧壁→前侧壁→前壁→心尖,下壁和侧壁均从暴露最低处开始打孔。遇到心外膜脂肪组织较多时,用小圆刀及解剖剪小心游离或剔除少量脂肪组织后,再行打孔。孔道直径为1mm,孔间距1cm。通过食管超声心动图(TEE)显示激光汽化心肌达心腔后造成的微泡证实打孔有效。术毕,通过TEE观察有无新的室壁运动异常或因乳头肌损伤而致的二尖瓣反流。心外膜出血处经用纱布轻压止血,放置胸腔引流管后关胸。

术后每日监测血清心肌酶直到正常,1周内每日观察心电图改变。术后48~72小时内持续心电监测。单纯TMLR手术创伤小,时间短、术后恢复快,对合并高血压、糖尿病、肺和肾功能不全等危险因素者,尤其对不宜行CABG治疗的高龄或癌症术后病人,从缓解其心绞痛症状,提高生活质量方面考虑,可行单纯TMLR治疗。Horvath等提出单纯激光治疗的适应证为药物治疗无效的顽固性心绞痛、PTCA和CABG禁忌证、同位素检查为可逆性心肌缺血。

(2)常规CABG结合TMLR:在低温体外循环心脏停搏下先行冠状动脉搭桥术,待心脏复跳后行TMLR术。TMLR的时机可选择在并行体外循环时进行,也可在脱离体外循环并中和肝素后进行。前者对下壁及搬动心脏操作较为安全,且节省手术时间;后者出血少。笔者主张当体外循环复温时,有关人员应进行TMLR准备工作,心脏复跳,心率、血压基本稳定后即刻施行TMLR,一则可缩短手术时间,二则在体外循环辅助下,有利于维持血压和及时处理心脏或血管桥的意外情况,缺点是出血多。少数学者主张在建立体外循环后,心脏停跳前行TMLR术。

①主动脉-冠状动脉旁路移植术:即在体外循环与心脏局部深低温停跳下先行血管桥与冠状动脉吻合,继而行升主动脉近端吻合,或使心脏复跳后部分阻闭升主动脉,再行升主动脉近端吻合。心肌保护可采用首次顺灌冷晶体停搏液,而后间断顺灌或持续逆灌心脏停搏液。

血管桥准备时按需要移植血管的长度,仔细解剖出大隐静脉,结扎、剪断其分支,在大隐静脉上作好标志,防止移植时扭曲。明确无血管壁漏孔后,置于含罂粟碱生理盐水中备用。如进行全动脉化CABG,可选用桡动脉作为血管桥。

手术时用7-0聚丙烯线将大隐静脉远端与冠状动脉间断或连续吻合,后者须从吻合口的"足跟"部开始,冠状动脉切口口径一般为8~10mm。行大隐静脉-冠状动脉序贯式吻合时,一般用菱形吻合方法,也可在必要时用侧-侧平行吻合法。心脏复跳后部分钳闭升主动脉,在主动脉壁上作切口或打孔(5~6mm)后,用6-0聚丙烯线与大隐静脉近端行间断或连续吻合。

开放部分钳闭升主动脉时,必须行静脉桥排气。停止体外循环前,必须注意移植血管和吻合口有无漏血。对术前左室功能受损严重或难以停止体外循环者,应首选主动脉内气囊反搏法辅助循环。

②乳内动脉-冠状动脉旁路移植术:乳内动脉较大隐静脉远期通畅率高,带蒂的乳内动脉能根据生理需要调节血流量,故为CABG时首选。一般选左乳内动脉作左前降支血管桥,右

乳内动脉可作右冠脉血管桥。

手术游离乳内动脉时,须同时将伴行静脉、胸内筋膜及其临近组织作成一个血管蒂桥。先在第3～4肋软骨平面游离,上至左锁骨下动脉起源处,下至第6肋间隙,切勿在全身肝素化之前切断远端,将浸有罂粟碱溶液的纱布包绕血管蒂,防止乳内动脉痉挛。乳内动脉血流量应在100ml/min以上。冠状动脉切口直径一般为5～6mm。吻合方法可用7-0聚丙烯线作连续或间断吻合,在结扎最后一针缝线之前,必须注意排气。

③胃网膜动脉-冠状动脉旁路移植术:胃网膜右动脉-冠状动脉旁路移植术远期效果优于大隐静脉,但其长度有限、管腔直径仅为1.5～2mm,而且需要同时开腹手术。在全动脉化CABG时,主要用作右冠状动脉主要分支、回旋支及后降支的血管桥。

手术时将胸部正中切口向腹白线延长5～7cm,在胃大弯中部开始,向两端游离出胃网膜右动脉血管蒂,近端至胃、十二指肠起始部,注意保存十二指肠上动脉。应待全身肝素化后再切断远端,腹内止血要彻底,防止术后腹腔内出血。血管蒂一般经胃后方从小网膜囊引出,再经肝左叶前方,穿过相应的膈肌顶进入心包腔。与冠状动脉吻合方法与乳内动脉相同,必须确保血管蒂无张力和扭曲。

(3)常规CABG后TMLR:在全部血管桥远端吻合后,开放升主动脉钳,使心脏复跳。完成血管桥近端吻合。检查或修补吻合口漏血点后,实施TMLR治疗。应用高功率CO_2激光打孔时,下壁与侧壁常使用"弯型"手柄(激光导管),而前壁与心尖常用"直型"手柄。激光能量设置分别为下壁25～30J,侧壁和前壁30～35J,心尖和心表脂肪较多处用35～40J。每孔间距1cm。可通过食道超声显示激光汽化心肌达心腔后造成的微泡证实打孔有效。如未安放食管内超声探头,可根据脉冲音调变化判断是否已进入心腔,此时,还可见到有鲜血随心肌收缩而喷出。打孔部位的出血,一般用手指轻压片刻即能停止,必要时可浅缝一针。下壁与侧壁均从暴露最低处开始打孔。遇到心外膜脂肪组织较多时,用小圆刀及解剖剪小心游离或剔除少量脂肪组织后,再行打孔。每次发射激光应在血压和心率平稳的情况下进行,并要求快而准。心脏表面孔道出血用纱布轻压。TMLR结束后,在血流动力学平稳的情况下,迅速脱离体外循环。用鱼精蛋白中和肝素。多数情况下,当肝素被中和后,心外膜的激光打孔处出血会止住,少数情况需用6-0 Prolene线缝扎心外膜。

(4)非体外循环下CABG+TMLR:经胸正中切口或经左前第4肋间入胸。取左乳内动脉(LIMA)和(或)大隐静脉,全身部分肝素化(1mg/kg)。探查冠状动脉后,应用心肌稳定器(Octopus)固定冠脉靶血管,显露左前降支(LAD),将LIMA与LAD行端侧吻合。然后,在放置于心尖部的吸引装置(Suction cap或Starfish)帮助下,将心脏向上提起并调整其位置,以显露侧后方或膈面的目标血管用SV搭桥。切开前后,根据术者的习惯采用分流栓或冠脉阻断线,在心脏跳动下施行桥血管吻合。完成所有远、近端吻合后,中和肝素。最后,根据冠状动脉造影、心脏超声和术中探查所见,确定需要打孔的心肌范围,开始激光打孔,注意避开心表血管和乳突肌。开启激光器,在未进行血管重建的心肌缺血区域施行TMLR治疗,方法同上。如是钛激光,激光从心外膜发射,经心肌进入左心室,一般4～8个脉冲可以完成。如果这一部分缺血心肌未进行激光打孔血运重建,则难以达到改善临床症状效果。此方法更适宜于冠心病患者伴有主动脉粥样硬化、严重系统性疾病、高龄及二次手术等高危因素情况。

此前,也有许多学者研究过 CABG 和 TMLR 联合应用的临床价值。如 Allen 等报告多中心、前瞻性、随机分组研究结果,观察常规体外循环(CPB)下搭桥＋TMLR(CABG/TMLR)组(132例)与单纯搭桥(CABG)组(131例)的效果,发现前者术后早期及 5 年的死亡率、围手术期需要作左心支持人数及心脏事件发生率均低于后者。术后 1 年两组虽在心绞痛缓解程度、运动试验方面效果相近,但 CABG/TMLR 组的心绞痛患者明显少于 CABG 组($P<0.05$)。Allen 等采用的是低温 CPB 心脏停跳搭桥(常规 CABG),与常温、心脏不停跳搭桥(OPCAB)相比,后者没有 CPB 引起的全身炎性反应,心脏不经受缺血再灌注损伤,对某些年龄大、心、肾功能差的病人更安全些。Trehan 等报告采用不停跳搭桥加激光打孔手术为 77 例冠心病人作心肌血运重建,平均随访 16.6 个月,有 16 例随访时间超过 12 个月,术后 12 个月 89％病人心绞痛消失,心肌灌注闪烁扫描示搭桥节段心肌血流量增加 33％,TMLR 节段心肌血流量增加 25％。Trehan 等的病例中有部分侧后壁或下壁血管原本是适于做搭桥的,但限于当时技术条件,为避免 CPB 下搭桥,改做 TMLR。因此本组平均搭桥仅 1.12 支,平均激光打孔 10～12 个。随着技术进步、新型器械的研发以及麻醉的改良,现在不停跳情况下显露、吻合心脏侧后壁或下壁血管,同时维持血流动力学稳定已不再困难。因此,我们的原则是凡适于搭桥者,一律首选搭桥。对那些病变弥漫而严重,管腔过于细小,不能做搭桥者,才在其相关缺血区域做 TMLR。

研究激光打孔重建心肌血运已有多年历史,但将其实际应用于临床并有大量病例则是近年的事。TMLR 能改善心绞痛症状的机制是什么? 它是否真的能增加心肌血流灌注? 目前尚有争议。至于 CABG/TMLR 术后 CABG 对做 TMLR 的缺血区域影响如何更难以评估。但从实验研究、尸检资料及理论分析,使多数学者相信直接血流灌注假说(即左室氧合血经激光造成的小管道进入心肌内血管丛)难以成立,最可能的是 TMLR 造成心肌损伤后引起非特异性炎症反应,促使心肌内血管增生(angiogenesis)。此外,激光对心肌还有去交感神经作用(Sympathetic denervation)。如果这种认识正确,则有理由推测,因 CABG 后会使做 TMLR 的心肌缺血区域周围血运改善,将更有利于此缺血区域血管增生,缺血范围减少。

许多学者报告对那些有顽固性心绞痛又不适于做介入治疗或搭桥术(CABG)者,采用经心肌激光血运重建术(TMLR)治疗后,可使患者心绞痛症状大大减轻,体力活动能力明显增加,有的还发现激光处理区域心肌供血有较大改善,疗效显著优于单纯药物治疗的对照组。但另一些学者则发现,TMLR 治疗后虽然病人心绞痛症状可以缓解,生活质量也有提高,但与药物治疗组相比,心肌血流灌注的改善并不明显,死亡率也无大的差别。还有学者报告,TMRL 术后疗效不能持久,且术后发生心肌梗死和死亡率均较高。如 Carl 等用钛激光对 34 例冠心病患者做 TMLR 治疗,术前心绞痛平均为 $3.5±0.5$(加拿大分级法,下同),术后 1 年平均下降至 $1.8±0.8$,但术后 3 年又增至平均 $2.2±0.7$。术后早期死亡 1 例(低心排),晚期死亡 8 例(5 例为心肌梗死)。笔者认为 TMLR 后即使没有心绞痛,仍可发生心肌缺血和梗死。Landolfo 等也报告 TMLR 后症状改善时间难以持久。Horvath 等的研究既肯定了 TMLR 的疗效,同时又指出 TMLR 临床应用的最大潜力在于与搭桥术相结合。CABG/TMLR 的远期效果不仅会比单纯 TMLR 好,也会好于血运重建不完全的 CABG。

归纳起来,根据笔者有限经验及文献报告,笔者认为对于有适应证的病例,特别是对那些冠脉病变严重、心肾功能欠佳，不适于在体外循环下手术者，OPCAB/TMLR 是安全且有利的。由于单纯 TMLR 治疗的长期效果难以肯定，若非特殊情况，一般不宜将其作为治疗冠心病的独立疗法，最好还是将其作为 CABG 的辅助手段。从理论上说，单纯 TMLR 尚可减轻心绞痛症状，改善心肌血运，则施行 CABG 术后，对某些不能搭桥的心肌区域作补充性 TMLR，至少不会增加手术的风险，且可能在一定时间内会使心肌血运的重建更加完全。

第7节 微创冠状动脉旁路移植手术技术的争议和展望

微创冠状动脉旁路移植术（MICABG）包括小切口手术、非体外循环手术和胸腔镜辅助手术等。在避免了体外循环、正中开胸及相关并发症的同时，MICABG 也带来了许多新问题，因而争议颇多，主要集中在这类手术的安全性、远期效果及发展前景等方面。

目前欧美进行的评估 MICABG 远期效果的随机对照研究，有望对其在冠状动脉再血管化领域中的地位和作用做出确切评价。近年来，随着微创技术在心外科领域的普及，微创冠状动脉旁路移植术（MICABG）的应用迅速增多。目前，对 MICABG 尚无明确的定义。根据当前临床开展的情况，广义的 MICABG 应包括如下标准之一。

(1)小切口手术（MIDCAB）：指不用常规正中胸骨劈开途径，采用侧胸小切口的冠状动脉旁路移植术（CABG）。

(2)非体外循环手术（OPCAB）：指不使用体外循环、心脏不停跳的 CABG，无论其通过何种途径。

(3)胸腔镜手术（ECAB）：指胸腔镜辅助的 CABG，不论其是否使用体外循环，其中包括机器人辅助的胸腔镜 CABG，近期已在欧美用于临床。

MICABG 术语的混乱起源于探索阶段两个不同的出发点。由 Stanford 大学始创的小切口手术是受胸腔镜手术的启示，但保留了外周插管体外循环；而心脏不停跳手术是在认识到造成常规 CABG 创伤的主要原因是体外循环，而非正中开胸这一事实后采用的技术方法，第3种方法则集中了心脏不停跳和小切口的优点，有时包括用胸腔镜游离、切取左乳内动脉。Borst 等认为虽未免除体外循环，仍有以下优势：①切口并发症减轻，伤口愈合快；②恢复迅速；③住院时间短，节省医疗费用；④避免了常规开胸、主动脉插管建立体外循环的创伤。

尽管 MICABG 存在上述优势，但并非完全优于常规 CABG。常规 CABG 独特的优势在于：①冠状动脉（冠脉）吻合最佳位置的选择不受限制；②能认真仔细应付意外情况；③可以仔细挑选、应用长度准确的最佳血管桥；④避免了对血管桥和冠脉的损伤；⑤为微血管吻合提供了最佳条件；⑥能实现多支血管、完全的血运重建。与之相比，MICABG 在避免了体外循环和心脏停搏诸多并发症的同时，也产生了很多新问题。主要有：①心脏的跳动影响了冠脉吻合，需要医生有较高的微血管吻合技巧；②切开动脉时若穿破周围分支，可能在切口处产生汹涌的逆向血流，使其界限模糊，妨碍缝合；③与减压的停跳心脏相比，充盈跳动的心脏给医生在胸腔内轻松操作留下的空间有限；④确认目标血管可能更困难。

Izzat 等认为开胸手术后疼痛的主要原因是胸骨或肋骨受牵拉，而非切口的长度；Benetti

等的手术效果并不比完全胸骨切口优越,仅仅是缩短了切口长度,没有其他更多的优势。Pfister等指出非体外循环手术的技术要求更高,特殊麻醉、新设备及判定手术效果的检查等在一程度上增加了医疗费用,与节约费用的初衷相悖;并且该手术的学习过程太长。Ancalmo等反驳说,不能以100%的血管通畅率作为MICABG的目标,否则学习过程将永无完结。尽管在跳动心脏上吻合冠脉需要较高的微血管吻合技巧,但Jansen等认为用机械固定器进行冠脉固定,已能使心脏表面局部运动幅度明显降低。Doty等报告了162例冠脉局限病变的MIDCAB,术后早期死亡率5%,心肌梗死发生率4.2%,切口感染率15%;术后16.4%的病例进行了血管造影。

MICABG是以不需体外循环和心脏不停搏为前提、不良后果最少的手术;在评估MICABG的效果时,有无体外循环的区别至关重要。一般而言,非体外循环手术的优点有:①手术创面缩小,在外观上更受欢迎;②避免了插管和体外循环的损伤;③无需体外循环的设备与人员花费;④避免和减少了输血及其并发症;⑤避免了阻断升主动脉;⑥病人思想负担减轻,较易接受手术。非体外循环手术的缺点有:①阻断目标血管可能诱发局部缺血、心律失常和血流动力学恶化;②为了暴露心脏后方血管而将跳动的心脏向前搬动,会干扰正常泵血功能,使心排血量下降;③迄今为止,冠脉在心肌内穿行(肌桥)和弥漫性病变是相对禁忌证。

目前,关于MICABG存在着诸多争议,主要集中在这类手术的安全性、近期效果、再血管化的完全性、血管桥的远期通畅率及其发展前景等方面。MICABG的再血管化程度和血管桥的远期通畅率一直是备受关注的重要问题。McKeown指出Puskas等选择病例时存在偏倚,因为对照组病例在手术医生和血管桥数目两方面并不匹配:有、无体外循环时的血管桥均数分别为3.55和1.72,这也许是因为非体外循环手术的病例确实需要较少的血管桥,但并不能排除非体外循环手术导致不完全再血管化的可能性。Pfister认为对某些病人来说,完全再血管化不一定是最佳的治疗;最重要的是正确评估患者的冠脉阻塞程度,采取一项或多项微创技术及联合手段进行治疗。最近,Calafiore重申了对完全再血管化的见解:任何造成缺血的病变都需要完全再血管化;任何重要的大血管、供应较大范围,狭窄程度>70%,即使在没有明确的缺血表现和其他缺血区域已经搭桥的情况下,也需要完全再血管化。而任何狭窄性病变,无论其口径、重要性及是否导致了缺血的表现,都需要搭桥的观点是不足取的。

对单纯前降支病变,微创手术的提倡者如Mack等认为小切口手术后病人恢复快,2天内即可下地活动,其早、中期通畅率与常规手术无显著差异,应用价值很大。但单纯前降支手术的数量有限,不超过CABG总数的5%;而且单支左乳内动脉-前降支搭桥的常规手术非常安全,多数情况下仅需75~85分钟;血管桥远期通畅率>95%;Bonchek等认为以常规手术进行左乳内动脉-前降支的单支或多支搭桥,病人在术后3、4天出院,现在已司空见惯。

Izzat等认为MICABG的效果并不比经皮冠状动脉腔内成形术及支架疗法优越,且后者操作更简便;在未证实其远期效果优于常规手术之前,应慎重推广。右冠脉的MICABG操作困难较大,仅有为数不多的几家医院开展。Jansen等指出回旋支MICABG,由于空间不够、手术角度不佳,当向前牵拉跳动的心脏以显露后方血管时,会产生血流动力学紊乱,引起心排血量下降,这仍是一个难题。

对MICABG的发展前景众说纷纭。Borst等认为5年后,1/2以上的冠脉旁路移植手术将在跳动的心脏上进行,以动脉桥为主;一部分通过不开胸方法,一部分通过小切口途径。Mack的态度也很积极,"我们千万不能因为过去(指常规手术)的成就而不思进取,头脑僵化,错失进取的良机"。Bonchek、Ancalmo等认为,仅仅表明单支左乳内动脉-前降支MICABG的费用比常规手术低是不够的,同时还需要表明病人在所有重要的临床指标方面均相似;他们再血管化的完全程度相同,长期效果可比,任何熟练的医生都能实施,并具备与常规手术相同的安全性和可靠性。Singer认为那些没有条件进行动物手术训练、手术经验少、无法进行术后随访的医院,不应急于开展MICABG。Bonchek还指出,我们在任何时候都应该将患者放在第一位,根据每个患者的具体情况采取最适合的治疗。

目前欧美正在进行两组随机对照试验,以评估MICABG的远期效果。美国进行的MIDCAB的通畅率、效果和费用(POEM)研究旨在比较单支左乳内动脉-前降支搭桥患者,在常规手术和MIDCAB后6个月造影通畅率、安全性、手术效果、并发症及生存率。1998年3月,荷兰开始的多支病变动脉再血管化研究包括2个随机对照试验,每组560人,对病人进行血管造影随访1年。前者比较使用机械组织固定器的非体外循环手术和常规手术的效果,后者则比较使用机械组织固定器的非体外手术和支架疗法的效果。上述两组试验有望对MICABG在冠脉再血管化领域中的地位和作用做出确切的评价。

国内部分医院也先后开展了MICABG。1996年以来,阜外心血管病医院已完成各种术式近80例,邮电总医院已有80例非体外循环手术的报道,近期效果良好。在我国,由于经济条件和技术设备的限制,加上常规CABG的数量还不多,技术力量有限,在条件不充分的情况下开展MICABG要十分慎重,否则会出现不安全和浪费的结果。我们对MICABG技术应辨证地认识,充分讨论,认真总结分析,积极对待但不盲目推广,稳妥而慎重地推动我国微创心外科的发展。

(武 猛)

参 考 文 献

1 Chitwood WR. Endoscopic robotic coronary surgery-Is this reality or fantasy? J Thorac Cardiovasc Surg, 1999,118:1~3

2 Stevens JH, Burdon TA, Peters WS, et al. Port-access coronary artery bypass grafting: aproposed surgical method. J Thorac Cardiovasc Surg,1996,111:567~573

3 Jansen EWL, Borst C, Lahpor JR, et al. Coronary artery bypass grafting without cardiopulmonary bypass using the Octopus method: results in the first 100 patients. J Thorac Cardiovasc Surg,1998,116:60~67

4 Benetti FJ, Naselli G, Wood M. Direct myocardial revascularization without extracorporeal circulation: experience in 700 patients. Chest,1991,100:312~316

5 Benetti FJ, Mariani MA, Sani G, et al. Vedio-assistedminimally invasivecoronary operations without cardiopulmonary bypass: amulti center study. J Thoräc Cardiovasc Surg,1996,112:1478~1484

6 Borst C, Grundeman PF. Minimally invasive coronary bypass grafting: an experimental perspective. Circulation, 1999,99:1400~1403

7 Bonchek LI, Ullyot DJ. Minimally invasive coronary bypass: a dissenting opinion. Circulation, 1998, 98: 495~497

8 Pfister AJ, Resano FG, Krause TJ. Minimally invasive coronary artery bypass. Ann Thorac Surg, 1998, 65: 1195~1196

9 Bonchek LI. Somethought sonminimally invasive coronary bypass. Asian Cardiovasc Thorac Ann, 1999, 7: 82~83

10 Reardon MJ, Espada R, Letsou GV, et al. Minimally invasive coronaryarterysurgery-Awordofcaution. J Thorac Cardiovasc Surg, 1997, 114:419~420

11 Baumgartner FJ, Gheissari A, Panagiotides GP, et al. What is "minimally invasive"? Ann Thorac Surg, 1998, 66:980~981

12 Izzat MB, Yim APC. Didn't they do well? Ann Thorac Surg, 1997, 64:1~2

13 Ancalmo N, Busby JR. Minimally invasive coronary artery bypasssurgery: really minimal? Ann Thorac Surg, 1997, 64:928~929

14 Damiano RJ. The minimally invasive direct coronary artery bypass procedures: what Is its future role? J Thorac Cardiovasc Surg, 1999, 118:207~208

15 McKeown. Minimally invasive cardiac surgery. Ann ThoracSurg, 1999, 67:600~601

16 Mack MJ, Damiano R, Matheny R, et al. Inertia of success: a response to "Minimally invasive coronary bypass: a dissenting opinion". Circulation, 1999, 99:1404~1406

17 Jansen EWL, Grobbee RE. Off-pump internal thoracic artery-left anteriord escending coronary artery grafting via small anterior thoracotomy: when and compared to what? J Thorac Cardiovasc Surg, 1999, 117:1226~1227

18 Singer RL. Minimally invasive coronary artery surgery-Awordofcaution. J Thorac Cardiovasc Surg, 1998, 115:1392~1393

19 胡盛寿,吴清玉,任杰,等. 微创冠状动脉旁路移植术. 中国循环杂志, 1999, 14:105~107

20 Zhu XD. Minimally invasive cardiac surgery in China. Ann Thorac Cardio-vasc Surg, 1998, 4:231~23

第20章

冠状动脉外科新技术

第1节 全动脉化冠状动脉旁路移植手术

全动脉化冠脉旁路移植手术（TAMR）是冠脉外科近年来的主要进展之一。自20世纪80年代开始在临床广泛应用IMA动脉桥以来，由于IMA具有良好的临床效果和远期通畅率，促使其成为冠脉旁路移植手术（CABG）中第一选择的动脉桥材料。但有限的IMA不能满足全动脉化搭桥支数的需要，寻找适合的动脉材料行TAMR来加强CABG术后中、远期临床效果，一直是冠脉外科重点研究的课题。

70年代初，Carpentier首次采用桡动脉（RA）行CABG手术。RA有较为理想的长度和管径，易获取及易缝合。但早年使用时手术后通畅率低，效果差，主要原因是手术的损伤及去神经作用导致的RA痉挛和阻塞，曾一度导致弃用RA。后来研究发现，RA的远期通畅率很高，在早期使用时RA所发生的痉挛和阻塞主要和手术技术有关。近年来随着钙通道阻滞剂的使用和采用"免接触"手术技术，RA手术后的通畅率大大提高，在临床上将其作为动脉桥材料的使用也越来越多，已成为TAMR手术时动脉桥的主要材料之一。RA可以用序贯的方式搭桥，加上双侧的IMA，可以旁路移植4～5根动脉桥，对大多数患者已能满足全动脉化搭桥支数的需要，必要时可采用复合动脉桥的方法如"T"型桥或"Y"型桥来满足全动脉再血管化的需要。在获取RA时，不断地以含罂粟碱溶液的纱布包裹RA，减少痉挛；结合"免接触"的手术技术，所获取的RA质量均较高。手术后当日静脉给予硫氮䓬酮，次日给予口服剂量，维持6个月。考虑到患者自然生存的预期寿命，对年龄在65岁以下的患者实施全动脉化CABG，取得了满意的临床效果。

全动脉化非体外循环冠脉旁路手术术前用改良Allen试验及经皮氧饱和度测试证实前臂

及手掌的血运交通良好。

手术时胸骨正中切口，尽可能在胸膜外完成左乳内动脉（LIMA）的游离，根据搭桥支数以及是否伴有糖尿病决定是否获取右乳内动脉（RIMA）。对糖尿病患者不取 RIMA，避免术后发生胸骨愈合不良。动脉桥材料采取 LIMA，RIMA，桡动脉（RA），在乳内动脉（LIMA）将要获取完毕时予以半量肝素化（1～1.5mg/kg），维持激活凝血时间（ACT）大于300秒，每20分钟复查一次。采用 OPCAB 手术技术，首先显露前降支（LAD）并放置心肌固定器（Genzyme 及 CTS）。按 LAD、回旋支（OM）、对角支（Diag）、右冠脉（RCA）或后降支（PD）的顺序进行远端吻合。所有远端吻合口完成后，控制性降压，部分钳夹主动脉前壁，完成近端吻合口的吻合。最后用鱼精蛋白中和肝素，放置引流管，常规关胸。

术后当日应用硫氮䓬酮 $0.15\mu g/(kg \cdot min)$，次日口服硫氮䓬酮 30mg/次，每日3次，维持6个月。

全动脉化冠状动脉旁路手术（TAMR）和非体外循环冠状动脉旁路手术（OPCAB）是冠脉外科近年来的主要发展方向。非体外循环冠脉搭桥手术（OPCAB）是近年冠脉外科最为重要的进展，其优点是可以避免外循环（CPB）所引起的一系列并发症，降低围手术期的死亡率，在真正意义上做到了创伤小、恢复快、效果好和住院费用省的微创伤手术的特点。联合采用 OPCAB 和全动脉化 CABG 两种手术技术，结合了两者的特点，在微创伤基础上实现了全动脉化 CABG，使患者既得到了创伤小的手术近期好处，又得到了全动脉化 CABG 手术后动脉桥中、长期通畅率大大增加的效果，相得益彰，使冠状动脉搭桥手术后的临床效果最大化和最优化。笔者认为，OPCAB 与全动脉化 CABG 联合手术技术是一具有极大潜力的 CABG 手术方法，值得在临床上大力推广应用。

第2节 双侧乳内动脉的冠状动脉旁路移植手术

近几年来，由于内科介入治疗的发展和天然优势，尤其是药物涂层支架的应用，使得首选外科冠状动脉旁路移植手术的病人有所减少。然而，病人盲目拒绝首选手术治疗的结果使病变血管的质量越来越差，造成手术的难度增加，病人的长期生存率下降，经济负担加重。为了提高桥血管的长期通畅率，减少或避免病人二次有创治疗的机会，越来越多的外科大夫选择了动脉材料的桥血管，并逐渐增多了全动脉化完全心肌血运重建手术的比例。

为此，近年来开展在不停跳非体外循环下进行双侧乳内动脉 Y 型桥的完全心肌血运重建手术的尝试。冠状动脉粥样硬化是全身动脉硬化进程中的一部分，故此冠心病伴有升主动脉钙化的发生率很高，国外报告，术前 CT 检查，14.7% 发现升主动脉钙化，其中60岁以上的发病率为 22.5%，60岁以下的为 6.2%，具有明显的年龄相关性，而伴有升主动脉钙化时，冠状动脉旁路移植术后脑部并发症高达14%，因此伴有升主动脉钙化时的手术方法选择很重要。

采用双侧乳内动脉 Y 型桥序贯方法行冠状动脉旁路移植术，运用非体外技术和不接触技术，将乳内动脉直接吻合于冠状动脉上，不接触升主动脉，避免了钳夹升主动脉壁产生的粥样硬化斑块脱落，将术中术后脑部和神经系统并发症的危险性降到了最低，同时由于乳内动脉内径与冠状动脉内径相近,更接近生理状态,术后冠脉供血效果好,患者术后更稳定,但本方法由于乳内动脉血管内径较大隐静脉细,故此手术时要求更加精细,操作者更加熟练。

1. 手术技术

手术行常温非体外循环下冠状动脉旁路移植术,取胸骨正中切口入胸,切开心包后先探查升主动脉情况,术中探查升主动脉发现严重钙化后采用带蒂双乳内动脉Y型桥方法。常规先打开心包腔,心包腔内喷洒硝酸甘油(20mg硝酸甘油加入100ml生理盐水中),防止取双乳内动脉时间长患者发生急性心梗,先分别取材左、右侧的乳内动脉,近端游离至近锁骨下动脉处,远端至分出腹壁上动脉处,采用半骨骼化(semiskeletonization)的取材方法,肝素化后,术中维持ACT>300s。常规先取左乳内动脉,取下后用罂粟碱纱布浸泡放置一边,再取右乳动脉,从根部游离断下,将右侧乳内动脉游离切断后,近端用钛夹夹闭,远端血管用8-0 prolene缝线与左乳内动脉端侧吻合,形成倒立的"Y"型桥,吻合位置依第一个冠脉吻合的部位而定,一般距第一个吻合口3~4cm。采用Chase Medical的心脏表面血管固定器,温盐水间断冲洗吻合口。先行将左乳内动脉与左前降支端侧吻合或对角支和前降支的序贯吻合,再行右侧乳内动脉与对角支、回旋支(钝缘支)及右侧冠脉(左室后支、后降支)的序贯吻合,除最后的吻合口为端侧吻合外,其余的均为侧侧吻合,一般7-0缝线,遇到血管较细的用8-0缝线缝合。整个Y型桥在心表面为蛇行走行。吻合完毕后,用血液流量计进行桥血管的流量测定。合并室壁瘤的同期在不停跳下行室壁瘤成型。遇到冠脉腔近乎闭塞的行内膜剥脱术后再行吻合。遇到后降支细小有弥漫病变的,采用最后的吻合口与心中静脉吻合,实现冠脉血管的静脉动脉化。仔细止血,温水冲洗伤口,关闭心包,放置心包、前纵隔和胸腔的引流管。

2. 技术要点

(1)术中注意在带蒂动脉桥上应用罂粟碱和合贝爽,以防止乳内动脉痉挛,造成围术期心梗。

(2)右乳内动脉取下后先将周围脂肪结缔组织剥离,以便伸长乳内动脉和减少痉挛机会。

(3)术中保持心率在60次/min左右,尽量不用正性肌力药物,以防止吻合时心肌张力太大影响吻合。

桥血管的通畅率决定了病人的远期生存率和生活质量。国外报道,左乳内动脉桥10年通畅率为90%,大隐静脉桥则为50%。大隐静脉桥的远期通畅率低于动脉桥,尤其是乳内动脉桥,已是不争的事实。近些年由于心脏内科介入治疗技术的提高,近期支架的再狭窄率已经与大隐静脉桥相近又因介入治疗的微创性易于被病人接受,造成首选接受外科冠脉搭桥手术的病人有减少的趋势,并且造成外科病人的血管条件趋向复杂及弥漫,经济负担加重。另外,国内接受二次搭桥手术率低且并发症发生率高。这些情况要求第一次冠脉手术时应该选择一种通畅率最高并有足够长度的血管材料来尽量完成心肌的完全血运重建。这样才能提高病人的生存率,减少或避免再次有创治疗的机会,减轻病人和社会的经济负担。

乳内动脉在这些方面具有自身独特的特点,因其有相对致密而完整的内弹力层,对血流的冲击有一定的缓冲作用,并能有效的阻止中层平滑肌细胞向内膜下的移行,这种平滑肌细胞的移行是发生血管动脉硬化的重要机制之一。乳内动脉内皮细胞还有释放内皮舒张因子和前列环素的作用,可以扩张血管和对抗血小板聚集。乳内动脉中层只含有较少的平滑肌细胞,减少了发生血管动脉硬化的机会,同时血管管壁变薄,便于血液滋养血管全层。另外,乳内动脉位于胸骨旁,有左右两支,不用额外切口便可取材。为了真正发挥乳内动脉桥长期通畅率高的自身优势,首先在外科操作上就要确保动脉血管取材的成功率。为此笔者采用半骨骼化的采集乳内动脉的方法,用"不接触"乳内动脉血管的方法,可以延长乳内动脉桥的长度,也保证取材过程中减少对乳内动脉内膜干扰。这种方法保留了一定的血管周围组织和神经,对血管桥有一定的支持和保护作用,防止血管发生痉挛,便于桥血管的固定。

为了既合理利用乳内动脉的优势,又充分解决桥血管的长度问题,笔者采用了将右乳内动脉游离后,与左乳内动脉端侧吻合成"Y"型的血管桥和序贯吻合方法。这样既可以使左乳内动脉桥轻松的完成与对角支和前降支的血管序贯吻合,又使右乳内动脉桥与钝缘支及左室后支序贯吻合后,其远端能与右冠脉的后降支端侧吻合,且桥血管各吻合口之间无相互的牵张力。从而实现了对冠状动脉血管全部病变部位的完全血运重建。这样用乳内动脉这种通畅率极高的材料在心脏表面形成一个倒立 Y 型,并呈蛇行走行的血管桥,来恢复全部缺血心肌的血液供应。这种桥血管由于乳内动脉自身的特性,能根据心脏的血流需求来调节血管口径,有较强的血流量储备能力来应付术中及术后人体的各种应急状态,从而保证了病人的长期生存。术后对乳内动脉桥超声检查结果表明,术后一周乳内动脉桥全部通畅,主干口径略增粗,血流由术前的收缩期血流变为术后符合冠脉血流生理的舒张期为主的血流状态。在一定程度上证实了该种血管桥的合理性和其自身特点。

非体外循环不停跳下的冠状动脉搭桥手术 (OPCAB) 也是冠脉外科近年的主要进展。这种方法可以减少体外循环对人体的负面作用。对于一些由于心脏功能差,外科手术风险大的病人,可以从中获益。另外,冠状动脉粥样硬化的老年人,伴有升主动脉粥样硬化的发生率高,常规行冠状动脉旁路移植术时,钳夹升主动脉前壁会造成斑块脱落,引起脑部并发症。由于双乳内动脉 Y 型桥的方法,手术中没有有关升主动脉的操作,对于升主动脉有动脉硬化的病人,可以减少由于手术中对主动脉的打孔吻合等操作造成的动脉硬化斑块脱落而形成脑栓塞的几率。国外有观点认为,双侧乳内动脉的取材会增加术后胸骨骨髓炎的几率,尤其是糖尿病患者。但由于这种手术方法,操作要求精细程度较高,尤其对心脏功能差及心脏较大的病人,要术前做好准备,术中与麻醉师及时沟通,才能确保手术成功。另外,对于伤口和术后病情的处理要得法,这也是手术成功的关键。

总之,双乳内动脉 Y 型桥序贯吻合采用了非体外技术和不接触技术,缩短了手术时间,简化了操作,对伴有升主动脉钙化的冠心病人是一种安全可靠的方法。在非体外循环下双乳内动脉 Y 型桥的冠脉搭桥手术是安全和可行的。这一方面实现了对冠状动脉的全动脉化完全心肌血运重建,不增加额外创口和并发症,另一方面减少了手术对病人的损伤和引起脑卒中并发症的几率。虽然没有长期的随访资料,但理论上会使病人最大限度地避免二次搭桥手术,从而为最终改善病人生活质量和生存率提供了机会。远期效果有待进一步观察。

第3节 胸降主动脉血管桥治疗冠心病多支病变

目前手术治疗冠心病是公认最有效的方法。从20世纪90年代微创理论逐渐被人们所接受,微创技术也日新月异向多学科发展。进入21世纪后,微创冠状动脉搭桥技术受到学者们的广泛关注,各种微创技术相继开展,但由于其适应证仅为冠脉单支病变,众多冠脉多支病变的冠心病患者未能受益。国内已开展的微创冠脉搭桥术分为:①全麻左胸前外侧小切口(left anterior small thoraeotany,LAST);②全麻电视胸腔镜辅助下 LAST;③连续硬膜外麻醉清醒状态下 LAST;④全麻胸骨中下段小切口(lower end sternal split-ting,LESS 切口)。其中以第一种最为常用,但主要用于左冠单支病变者。目前临床上对于多支冠状动脉病变患者如何实施微创手术仍处于摸索阶段。此外,伴有升主动脉钙化者,施行 CABG 术后脑部并发症高达14%。一组31所医学中心1900例 CABG 的术后脑部并发症的多因素综合分析表明,升主动脉钙化是明确的独立危险因素之一。其中70岁以上的发病率为22.5%。

近年来开展的桥血管近端吻合于降主动脉的微创技术,为冠状动脉搭桥术的微创化进行了有益的尝试。

虽然左胸切口不停跳冠脉搭桥术避免了体外循环和胸骨正中切口引起的负面影响,但由于是在跳动的心脏上进行手术操作,手术空间小,操作部位深,需要较熟练的血管吻合技巧,因此该技术有其严格的手术适应证:①左主干、前降支、对角支、钝缘支及右冠单支血管病变,且直径大于1.5mm 者;②2支或3支以上病变,但显露良好者;有脑卒中病史;③二次心脏手术锯开胸骨困难,或合并有严重糖尿病估计术后胸骨不易愈合者;④冠心病合并左肺肿瘤,需同期手术者。

微创 CABG 对于冠状动脉在心肌内穿行(肌桥)和弥漫性病变者、术前有左侧结核性胸膜炎病史,胸片提示左侧胸膜粘连、增厚,心脏彩超显示有心包疾病者则属相对禁忌证;若合并乳头肌断裂、瓣膜有中到重度关闭不全、室间隔穿孔和室壁瘤者,则必须行体外循环心停跳下冠脉搭桥术。

手术时全麻,双腔气管插管,左胸抬高45°,取大隐静脉备用。先经左胸第4、6肋间腋中线戳孔置入胸腔镜,游离获得1~6肋间左乳内动脉段。作左胸前外侧切口经第5肋间进胸,切口长度10~15cm,撑开胸腔,探查左肺情况后全身半量肝素化(1.0mg/kg)。反"L"形切开心包并悬吊,控制麻醉深度、心率至每分钟45~60次。显露前降支,放置 Octopus 心脏固定器,前降支吻合口两端各缝阻断线,作乳内动脉与左前降支吻合。游离并切断左下肺韧带,取大隐静脉行右冠后降支及左室后支序贯吻合。切除降主动脉表层部分纵隔胸膜,安放主动脉侧壁钳,降主动脉前方打孔,完成血管桥近端与降主动脉吻合。另取一支大隐静脉分别与对角支或和钝缘支吻合或序贯吻合,近端与降主动脉至后降支血管桥行端侧吻合,形成降主动脉血管桥,同时向心脏膈面及左室前外侧壁两个方向供血即形成 Y 形桥。将血管桥主干固定在左侧纵隔胸膜上,避免血管桥扭曲、折叠。根据血管桥吻合口部位选择左膈神经后方心包另打孔引出。术毕间断缝合心包数针,防止心脏向左胸腔膨出,缝合心包时避开血管桥,防止压迫造成血管桥阻塞。

手术过程中出现恶性心律失常如室颤或心跳骤停,暂停手术操作,行电除颤,胸内心脏按压若无效。改平卧位,同时手术者迅速正中开胸建立体外循环,继续完成手术。

降主动脉作为供血源和Y形血管桥吻合具有下述优势:

(1)避免了体外循环后产生的系列炎性反应。

(2)不存在心脏停跳所导致的血流动力学紊乱及心肌缺血再灌注损伤。

(3)距离心脏目标血管近,减少移植血管长度。

(4)减少胸骨正中切口带来的痛苦和相关并发症,更符合病人审美要求。

(5)可以满足多支病变搭桥的需要。

(6)尤其适用于升主动脉存在广泛钙化或粥样硬化斑块者,避免了附壁斑块松动、脱落,导致栓塞的可能。

(7)手术过程无须向上翻动心脏膈面,不影响心搏出量,不易出现常规非体外冠脉搭桥术(Off-pump coronary artery bypass,OPCAB)时血压波动或心搏骤停等恶性意外的发生。

(8)防止序贯吻合对角支、钝缘支可能出现血管桥扭曲、通畅率下降的弊端。

(9)直视下手术吻合确切,损伤小,术后康复快。

总之,采用降主动脉经Y型血管桥向心肌供血,桥程短,并可同时完成向多支目标血管供血,是治疗多支冠脉病变和升主动脉钙化等高危冠心病患者的可供选择的术式之一。但其远期疗效还有待进一步观察。

第4节 杂交技术在冠状动脉外科中的应用

为了减少手术创伤,降低手术风险,冠状动脉搭桥技术不断改进,包括非体外循环心脏不停跳搭桥术(OPCAB)和微创小切口冠状动脉搭桥术((MIDCAB)。MIDCAB主要针对心脏前壁的血管,尤其是左前降支(LAD),临床中远期疗效满意。虽然冠状动脉介入治疗(PCI)的再狭窄率已显著降低,但对于LAD近端病变的远期通畅率仍低于乳内动脉(LIMA)的通畅率,而且一些血管慢性闭塞病人,PCI不能成功。因此,1996年起提出杂交技术(Hybrid)的概念,将MIDCAB与PCI相结合治疗冠状动脉多支血管病变。冠心病患者接受杂交技术进行心肌血运重建。杂交技术的病人入选标准为前降支病变不适合行介入治疗的二支和三支血管病变患者,尤其是对于心脏内外科均为高危患者,如高龄、心功能低下、合并慢性阻塞性肺病和肾功能不全等。

杂交技术(Hybrid)即结合微创冠状动脉旁路移植术和PTCA技术以治疗冠状动脉多支病变。通过MIDCAB或VA CAB完成IMA与LAD的吻合,而PTCA解决其他血管的狭窄问题。这种杂交技术的应用可弥补MIDCAB搭桥范围有限而PTCA远期通畅率不高的各自不足。通畅的LAD是影响冠心病患者预后的一个重要因素,而乳内动脉桥可以保持极高的远期通畅率。对于年轻患者估计将来有可能再次搭桥、年老患者有体外循环高危因素等有更大的益处。阜外心血管病医院1999年8月至2000年4月完成4例Hybrid手术,2例为三支病变,2例为两支病变,通过VACAB完成乳内动脉至左前降支的吻合,PTCA及支架植入处理另外血管的病变,术后早期显示血管桥通畅,病人症状缓解满意。但其远期效果仍有待于进一步明确。

对VACAB和PTCA的先后次序有以下几种选择:

①先行MIDCAB后行PTCA,MIDCAB恢复左前降支的血流可以为PTCA保驾,而PTCA时可观察血管桥和吻合口的情况,但对于那些三支病变,尤其是伴有左回旋支近端和右冠状动脉严重狭窄的患者,先行外科手术围手术期有一定风险。

②先行PTCA后行MIDCAB,PTCA如果失败,可由外科手术补救,而PTCA及支架置入术后需要抗血栓治疗,可能延缓外科手术的进行。

③同期进行,在特殊设计的造影-手术台上同时进行PTCA和MIDCAB。Hybrid技术的发展有可能使将来的冠心病治疗成为一兼容外科治疗和介入治疗的综合治疗单元。

1. 手术技术

全身麻醉,双腔气管内插管,单肺通气。左侧抬高45°。胸部放置体外除颤电极。在第4肋间前外侧做5~8cm小切口。常规方法取LIMA,包括直视下、胸腔镜辅助下和机器人辅助下,静脉注射肝素1.0~1.5mg/kg,维持凝血酶激活时间(ACT)200~300秒。切开、悬吊心包,显露LAD,裁剪LIMA。血管固定器固定LAD,切开冠状动脉,使用冠状动脉分流管和二氧化碳冲雾装置保证术野无血,8-0 Prolene缝线进行连续缝合,完成LIMA与LAD的吻合。吻合完成后常规以多普勒血流量仪测定LIMA流量。1∶1.5鱼精蛋白中和肝素。肋间神经用5%布比卡因封闭。

2. 介入治疗

冠状动脉PCI由心脏内科医生经股动脉穿刺进行。在早期,MIDCAB术前5~7天行PCI术,随着经验增多,根据心肌缺血的血管情况和病程的缓急,决定MIDCAB和PCI的先后次序。如果病因为非前降支血管,或病人以急性心肌梗死入院,则先行PCI。否则,在PCI后1~2周后行MIDCAB。根据病变特征和病人具体情况选择普通支架或药物支架。术后常规抗血小板治疗。

虽然以杂交技术实施心肌再血管化的病例报告较少,而且也无前瞻性随机对照临床试验,但现有资料证明杂交技术能降低手术死亡率和手术并发症,缩短住院时间,减少出血和输血,因为无须体外循环,几乎能消除脑卒中并发症。杂交技术尤其适用于对于心脏内外科均为高风险的冠心病患者,如高龄、左心功能不良、肾功能不全、慢性阻塞性肺病等。Zenati报道一组杂交技术病人,预计死亡率为20%,脑卒中预计发生率为22%,而实际无手术死亡和脑卒中发生。平均随访时间达2年,手术无死亡,住院并发症发生率7%,乳内动脉通畅率98%,再次血管化率14%,仅1例需再次搭桥术。Stahl等报道应用机器人辅助杂交技术进行心肌再血管化,无手术死亡,术毕乳内动脉通畅率为100%,住院时间仅3.4天,随访近1年,无心血管事件,生存率为87%,98.3%患者术后无心绞痛。但缺乏远期血管通畅率的随访结果。

杂交技术治疗心肌缺血尚有一些争议之处。

(1)MIDCAB与OPCAB孰优孰劣的问题:MIDCAB创伤小,无胸骨并发症,但手术显露不如OPCAB,取移植物可能对LIMA造成损伤,影响远期通畅率。MIDCAB如果结合胸腔镜和机器人,则可进一步减少创伤,并能显著改善手术显露。

(2)MIDCAB 与 PCI 孰先孰后的问题:先行 PCI 再行 MIDCAB,需停用抗血小板治疗药物,影响支架通畅率。可改用作用时间短的糖蛋白Ⅱa/Ⅲb 抑制剂或改用肝素,以避免 MIDCAB 术中出血。对于左主干或急性冠脉综合征,应先行 MIDCAB,对 PCI 有保护作用。

(3)药物涂层支架的应用对杂交技术的影响:虽然目前尚无药物涂层支架与 LIMA 远期通畅率以及 PCI 与全动脉化血管 CABG 的临床随机研究,但报告其 6~12 个月再狭窄率仍低于 LIMA 一年 98% 的通畅率,因此认为杂交技术将 LIMA 移植于 LAD,其他血管 PCI 应用药物支架,可达到手术创伤最小、远期疗效最佳的结果。

(4)医疗费用的问题:杂交技术需要心脏内外科的合作应用手术治疗和植入支架,因此医疗费用比常规 CABG 或 PCI 要高。

总之,杂交技术治疗冠心病安全有效,适用于一组特殊冠心病患者,是冠心病治疗的新方法之一,其长期疗效有待进一步观察和研究。

第5节 冠脉旁路移植术联合激光血运重建及干细胞移植

终末期缺血性心脏病的治疗一直是心脏病学的难点。此类患者往往冠状动脉病变严重,表现为冠状动脉纤细,弥漫性狭窄,常规的再血管化治疗难度大,症状缓解率低,远期效果不佳。激光心肌血运重建(TMR)技术的出现,为此类病患的治疗提供了新的思路。由于其作用机制长期未能阐明,该技术的发展一度陷入低谷,但近年来的若干随机对照临床试验肯定了 TMR 对顽固性心绞痛的症状缓解作用,使之重新进入人们的视野。对接受 OPCAB+TMR 患者的早期随访结果显示,至术后 6 个月,可观察到血浆血管内皮生长因子(VEGF)的升高和脑利钠肽(BNP)的下调,提示 TMR 可能通过促进血管新生发挥作用。在随后的研究中,对 40 例接受 OPCAB+TMR 手术的患者进行了最长达 6 年的随访,结果显示,与对照组相比,接受联合手术的患者术后生活质量更好,心绞痛评分明显更低,并拥有更好的活动耐量。但联合手术并未显示出对心功能有显著的提升作用。

终末期缺血性心脏病患者常已发生心肌梗死,因冠状动脉病变弥漫,旁路移植手术后症状可能难以完全缓解;存在较大面积心肌梗死,术后心脏功能可能无法得以提升;梗死后心脏有效收缩单位的减少和心室的进行性扩大构成了心室重构的主要内容,最终导致患者出现心力衰竭(缺血性心肌病)。现有的再血管化治疗不能挽救业已坏死的心肌,从而无法从根本上抑制心室重构。近年来,细胞移植技术为缺血性心肌病及其他终末期心脏疾患的治疗开启了新的局面。在多种移植细胞中,成体自身骨髓单核细胞(bone marrow mononuclear cells,BMMNCs)以其取材简便、无排异反应、无伦理学争议等优势成为具有临床应用价值的细胞来源。近期的临床研究亦显示,细胞移植可能有助于抑制心室重构,改善心脏功能。

在常规再血管化治疗的基础上,行非体外循环冠状动脉旁路移植+激光心肌血运重建+骨髓单核细胞移植手术(简称"三合一"手术)。联合应用激光心肌血运重建(TMR)和干细胞移植治疗,以期进一步改善终末期缺血性心脏病患者的心肌供血,提升其心脏功能。

手术麻醉诱导后,开胸前获取右侧髂骨骨髓150ml,加入羟乙基淀粉50ml,经沉降、离心,密度梯度法分离获得骨髓单核细胞(BM-MNCs)悬液5ml,其中单核细胞总数12.06×10^8。同时进行冠状动脉旁路移植手术。待搭桥操作完成后,使用注射器将分离后的BM-MNCs注入梗死灶边缘心肌,并在相应区域进行激光心肌打孔。

针对终末期缺血性心脏病的临床特点,联合应用机制不同的治疗手段,可能产生更好的临床效果。心肌打孔的促进血管新生作用,可能为移植细胞提供更为理想的微环境,有利于移植细胞的存活;而移植细胞的长期存活,应是保证其发挥改善心脏功能效应的前提条件。

(秦 巍)

参 考 文 献

1 孙衍庆. 现代化胸心外科学. 北京:人民军医出版社,2000
2 Razi DM. The challenge of calcific aortitis. J card sung,1993,8:102~107
3 John R, choudhri AF, Weinberg AD, et al. Multicenter review of preoperative risk factovs for stroke after coropary artevy bypass grafting. Ann Thorac surg,2000,69:30~55
4 Saito T, Terada Y, Sumu H, et al. The calcified ascending aorta-prepevative evaluation and intraoperative managament. Nippon kyobu Geka Gakai Zasshi,1992,40:1189~1194

第21章

冠心病外科手术围术期并发症处理

第1节 围手术期处理

心脏与大血管手术,特别是体外循环心内直视手术,对全身重要脏器生理功能的干扰复杂,会引起一系列的病理生理改变,病情变化迅速。因而,完善的术前准备,严密的术中及术后监护,及时而正确的围手术期处理是预防和减少并发症,降低手术死亡率,促进手术成功的重要保证。

一、术前准备

心脏与大血管手术病人,术前需要进行相关的多学科评价,包括详细地询问病史,认真细致的体格检查,必要的药物应用,以及全面的实验室检查和相关科室会诊。术前对心脏疾病及心脏以外的相关疾病均应及时处理,力争调整病人至最佳状态。

1. 病史询问

心脏病人的病史包括心脏疾病的病史及与心脏疾病相关的病史。

(1)心脏疾病病史:注意询问发生症状的时间、诱因、加重及缓解因素、新的症状出现时间。先天性心脏病病人多以发现心脏杂音为主诉,如无并发感染或诊治时间过晚,常无心衰表现。发绀型先心病病人应注意发绀出现的时间,发绀的严重程度,有无蹲踞表现等。风湿性心脏病病人,注意有无风湿热病史,大多数病人在风湿热后2年发生瓣膜病变,5年后出现典型的风湿性心脏病症状。二尖瓣狭窄多为风湿热所致,单纯性二尖瓣关闭不全则以非风湿性原因多见。冠心病病人患病年龄通常偏高,部分病人有家族史,病人多有高血压、高脂血症、肥胖等。劳力性心绞痛发作多有明显诱因,不稳定性心绞痛多在夜间发生。无力、疲乏、头晕、甚至昏厥多是由左心排出量减少引起。劳累性呼吸困难、气急、夜间阵发性呼吸困难及咳嗽,提示左房压升高。下垂性浮肿,常提示右心室输出量下降或右心室充盈压过高。胸骨后疼痛或压迫感常提示心肌缺血。低心排出量早期表现为运动耐力下降,易疲劳,且需要更多的额外休息,病人可能自身不易察觉,应仔细询问。要详细询问病人强心、利尿、扩血管药物及抗凝、抗生素等药物应用情况。

(2)同心脏疾病相关病史:注意询问有无心脏病的并发症,如体循环栓塞病史、感染性心内膜炎病史等。注意询问其他脏器系统病变情况,有无肝炎病史及治疗情况,有无肾炎病史,有无糖尿病病史,有无内分泌病症,如甲状腺功能不全或亢进,有无肾上腺功能异常等。有无慢性感染病症,如慢性胆囊炎、慢性中耳炎、慢性泌尿生殖系统感染等。

2. 体格检查

随着新的科学技术在医学领域的应用,各种新的检测手段为临床医师提供了大量而可信的诊断资料,但视、触、叩、听等物理学诊查仍然是临床医师获得诊断资料的基本方法,也是正确选择其他辅助检查的依据,因而每位医师必须具备良好的物理学诊断技术,并对病人进行详细认真的检查。随着治疗的实施,对重要体征应每日重复检查,以观察疗效及预见疾病的转归。

(1)一般体格检查:注意病人的精神状况,营养状态,发育情况。病人的一般情况常可间接反映心脏病变的严重程度。怀疑有感染性心内膜炎时应注意皮肤、黏膜及甲床有无出血点,有无脾脏肿大。注意某些疾病的特有表现,如马方综合征病人常有腭弓深凹,手指细长呈蜘蛛指样改变。

(2)心脏检查:心脏体检应依照视、触、叩、听的顺序逐步进行检查。通过视诊初步判定心脏大小,心尖搏动的强弱。严重主动脉扩张可见胸骨上窝搏动,严重三尖瓣关闭不全可见颈静脉搏动,右心室增大的病人心前区可见弥散搏动。触诊包括心尖搏动的位置及震颤的部位,震颤的部位常提示病变的相应部位,心尖部震颤提示二尖瓣病变,胸骨左缘第二肋间震颤提示肺动脉病变,胸骨右缘第二肋间震颤提示主动脉病变,胸骨左缘第三、四肋间震颤提示可能有室间隔缺损存在。心脏听诊是心脏外科医师的一项基本而重要的诊断技能。依据心脏瓣膜病变的发生率,通常心脏的听诊顺序为:二尖瓣听诊区→主动脉瓣第二听诊区→主动脉瓣第一听诊区→肺动脉瓣听诊区→三尖瓣听诊区。听诊应注意心音的强弱,心率快慢,心律状况,A_2、P_2有无亢进或减弱,有无心脏杂音,有无第三心音。对于心脏杂音的听诊应注意以下几点:部位、强度、出现时程、性质、有无传导及传导方向、音响强度增强及减弱的因素。

(3)周围血管征的检查:毛细血管搏动征、水冲脉、动脉枪击音、杜氏双重杂音的存在,提示脉压增大。常见于主动脉瓣关闭不全、动脉导管未闭、甲亢及严重贫血等。此外,尚应注意颈静脉有无怒张及异常搏动,颈动脉有无异常搏动等。

3. 实验室及辅助检查

(1)一般检查:一般检查包括血、小便、大便常规、血细胞比容测定、凝血酶原时间测定(PT)、部分凝血活酶时间测定(PTT)、纤维蛋白原测定、血生化(包括血肌酐、尿素氮和血糖)、肝功能、乙肝标记物。必要时检查丙型肝炎、梅毒及艾滋病相关指标。风湿性心脏病病人同时检查血沉、抗"O"和类风湿因子。冠状动脉粥样硬化性心脏病病人应查血脂。糖尿病病人应做糖耐量实验。慢性呼吸道感染病人做咽拭子和痰培养。肌酐升高病人,心导管检查后复查血肌酐,了解造影剂及造影手术创伤有无影响肾功能,如有肌酐升高,以肌酐恢复正常后手术为宜。疑有感染性心内膜炎病人,术前需行3次以上动脉血培养及药敏试验,以便选择敏感抗生素。

(2)影像学等检查:包括心脏三位片、心电图、心脏彩色多普勒检查。成人心脏病病人还应做肺功能和腹部重要脏器B超检查。50岁以上风湿性心脏病疑有冠心病者,术前做冠脉造影检查。复杂先心病术前心脏彩超不能明确诊断者,应做心导管检查和心血管造影,进一步明确诊断。冠心病病人除行冠脉造影及心脏多普勒检查外,应同时做大血管超声检查,了解大血管内有无粥样斑块形成。冠心病左心功能严重减退者,可做心肌核素成像,了解心肌是否处于冬眠状态,对预测冠状动脉搭桥术后心功能的恢复有一定参考价值。主动脉瘤病人应做磁共振及磁共振下三维血管成像。需手术治疗的心律失常病人,术前应做必要的电生理检查。

4. 药物处理

(1)先天性心脏病:非发绀型先天性心脏病的病人,无心功能不全症状时,术前通常不需特殊用药。有重度肺动脉高压者,术前应间歇吸氧,必要时可静脉应用扩血管药物,如硝普钠等。发绀型先心病的病人,术前均有不同程度的缺氧及酸中毒,应常规予以吸氧,根据动脉血气分析结果,结合病人的体重,术前适量补充5%碳酸氢钠,以纠正酸中毒。为降低血液黏滞度,改善组织氧供,可间断适量补充晶体,心功能欠佳的发绀型心脏病病人,术前可静脉小剂量应用多巴胺($2\sim5\mu g/(kg\cdot min)$),或口服强心利尿药,加强心功能支持。

(2)心脏瓣膜病:心脏瓣膜病常见的病因有风湿性与退行性病变。心脏瓣膜病的病人术前以心肺功能不全为主要表现,术前用药应以改善心功能,减轻心脏前后负荷为原则。

风湿性心脏瓣膜病的病人,术前多有不同程度的心功能不全及水钠潴留,术前应行必要的强心利尿治疗。通常为口服洋地黄制剂及中效利尿剂,应用利尿剂要同时补充钾盐,注意监测电解质。对于严重心衰病人同时需静脉应用中小剂量多巴胺,以加强心功能的支持,必要时应用强效利尿剂。

(3)冠心病:冠心病病人以冠状动脉供血不足为主要临床表现,术前用药的原则应为改善心肌血供,减少心肌氧耗,预防发生心肌梗死。

术前常规应用扩张冠状血管药物,如钙离子阻滞剂、β受体阻滞剂等及降血脂药物。术前1周停服阿司匹林,改用低分子肝素,以减少停用阿司匹林后冠状动脉阻塞的发生及术中术后渗血。术前有心律失常者应用相应的抗心律失常药物。合并高血压者应用降血压药物。冠心病病人术前服用药物应维持到术晨。

(4)特殊情况

①急性感染病人:术前应用合理抗生素控制感染,体温正常3天以上,复查血常规正常后方可手术。有慢性感染灶者,如慢性胆囊炎、慢性中耳炎、慢性牙周炎等,术前应消除慢性感染灶。风湿性心脏病需行人造瓣膜置换者更应注意慢性感染灶的消除,以减少术后心内膜炎的发生率。

②合并糖尿病病人:术前将口服降糖药改为皮下注射相应剂量的胰岛素,术前将血糖控制在正常水平方可手术。

③应用华法林抗凝病人:行心脏手术的术前处理是术前3天停用华法林,术前1天查PT正常即可手术,如PT高于正常,术前晚及术晨各肌内注射维生素K20mg,使PT恢复至正常水平。

④营养状况较差病人:术前要加强营养支持,可静脉补充白蛋白、脂肪乳剂、氨基酸等;贫血病人术前可少量多次输新鲜血,使血红蛋白达到100g/L以上,再行手术。

总之,心脏病病人的术前药物准备原则是改善心肺功能,纠正各项异常,力争使病人心肺及全身状况调整到最佳状态。

5. 术前讨论

心脏手术尤其是复杂及危重病人,术前应常规进行讨论,讨论应由外科医师、麻醉医师、灌注医师及相关护理人员参加。目的在于进一步明确诊断,完善手术方案,研究术中、术后可能出现的问题及处理方法,减少处理病人的盲目性,提高手术成功率。

6. 病人和家属的思想工作

心脏病手术复杂,有一定的风险性。不少病人有恐惧心理,精神高度紧张,甚至失眠、食欲减退,导致病人抵抗力下降,影响术后康复。医护人员应具备良好的工作作风,和蔼的服务态度,主动热情同病人交流,讲明手术的必要性及安全性;也可请术后恢复顺利的病人谈体会,进一步解除病人的思想顾虑。此外应注意训练病人有效的咳嗽及在床上大小便,便于病人术后配合治疗。对于病人家属及工作单位,既要讲明手术的必要性和有利条件,更要说明手术的潜在危险和可能出现的意外,取得病人家属和单位的完全理解。

二、术中监测

心脏手术病人在麻醉诱导、建立体外循环、体外循环期间及心脏复跳后均应全面监测,保证全身组织的血液灌注和氧供。术中血流动力学及氧供异常未能及时发现并纠正,都将会引起严重并发症,影响手术成功率。

(1)心电图:观察心率及心律的变化,了解有无心肌缺血、传导阻滞及提示电解质异常等。

(2)动脉压:常规监测无创及有创动脉压,有创动脉压置管通常选择桡动脉插管,连接心电监护装置,大血管手术,如主动脉缩窄、主动脉离断等,要同时监测上肢与下肢动脉压。

(3)中心静脉压:反映右心前负荷,受血容量、静脉血管张力及右心功能的影响。

(4)温度检测:将体温探头放置于直肠或鼻咽部,监测深部体温,必要时肢端放置体温探头,同时监测体表温度。

(5)经皮血氧饱和度监测:探头放置于指或趾端,反映动脉血氧饱和状态和末梢灌注状况。

(6)尿量:通过放置留置尿管观察每小时尿量,尿量是反映组织灌注状态的重要指标之一。

(7)电解质、血细胞比容、动脉及混合静脉血血氧饱和度监测:手术期间应对上述指标间歇测定。在麻醉诱导后、体外转流前、体外结束后及手术结束时常规复查动脉血气及生化指标,力争维持上述各项指标于正常或接近正常范围。

(8)右心漂浮导管的应用:危重心脏病病人需放置Swan-Ganz导管,便于术中及术后测定中心静脉压、肺动脉压、肺毛细血管嵌压、心排量及血温,为术中及术后处理病人提供重要参考数据。

(9)术中经食管心脏超声监测:在许多发达国家的心脏外科中心,经食管超声检查已成为麻醉科医师必须掌握的一项技术。超声探头一般于麻醉后全身肝素化前放入食管,经食管超声可判断左右心室局部及整体收缩状况,对心肌缺血尤为敏感,也可用于评价瓣膜成形效果及机械瓣功能。

三、术后早期常规处理

心脏手术欲获得良好的近远期效果,不仅需要手术成功纠正心脏病变作为前提,而且需要及时正确的术后处理作为保证。由于麻醉、手术创伤和体外循环的影响,使术后病人的病理生理发生明显的变化,往往发生心功能不全,呼吸功能异常,血液内环境不稳定,以及其他脏器或器官功能紊乱等。尤其在术后早期阶段病情变化更大更快,为此,对于心脏术后处理应做到抓住重点,兼顾全面,严密监测,及时处理。

1. ICU 病人的交接和初步评价

在从手术室向监护室转运过程中,要严密观察病情变化,因病人的搬动和监测仪器的变更,会引起血流动力学的变化和通气换气的改变,如突发低血压、严重心律失常及血氧饱和度降低。转运途中应连接心电监护仪,持续监测有创动脉压和经皮血氧饱和度,注意血管活性药物的滴注速度,以及各管道是否连接可靠。病人转移到 ICU 后,首先连接好呼吸机,供氧浓度调节至纯氧,而后再连接心电图、有创动脉压、血氧饱和度检测仪及其他监护装置,输液装置及血管活性药物更换时,应确保病人的血流动力学平稳,避免因血管活性药物更换造成病人血压突然下降。

交接平稳后,麻醉医师和手术医师要向监护医师详细交待病情,包括手术方式,病变矫正的满意程度。术中有无出现意外,麻醉及体外过程中是否平稳,术后有可能出现的情况和注意事项,病人体内水钠潴留情况,血容量的状况及水、电解质矫正满意程度。交接病人完毕后,监护医师应对病人进行初步评价。首先维持血流动力学稳定及充分供氧,进而通过监护数据了解其他异常并进行处理。

2. 术后早期心血管系统的处理

循环系统的稳定是保证其他脏器功能的前提。术后的首要问题是维持心血管功能正常,维持正常的心排出量及合适的血管张力,保证各重要脏器的血供。

(1)血容量:体外循环后,体内以血容量不足最为常见。先心病患儿对于血容量变化较为敏感,术后补充血容量更应严密监测,避免补液过多、过快,造成心脏负荷过重。

①血容量不足的主要原因:手术失血,包括术中、术后失血;低温体外循环引起毛细血管渗透性改变,体液分布异常,有效血容量减少;术中术后失血未得到及时补充;术中术后大量利尿,可引起或加重血容量不足;体外循环对红细胞的破坏,体内网状内皮系统清除功能异常红细胞,使血容量减少。

②血容量不足的评估:病人进入监护病房后,主要根据中心静脉压、左房压(肺毛细血管嵌压)、动脉压、血细胞比容来判断血容量。术后 24 小时内通过左房测压管或 Swan-Ganz 导管密切监测上述指标,要进行相应评价与处理。

③血容量不足的处理:补充机血或库血,体外循环停机后,如人工心肺机内仍有剩余机血,可将剩余机血装入无菌瓶内,再输入体内。库血以 3 天内为宜,大量输血时应将库血加热,避

免病人体温下降。

④自体血的应用:自体血的应用包括自体库血回输和术中术后自体血回输。为减少库血的应用,避免输血的并发症,自体血回输是一个最佳的选择。一般自体库血回输可在鱼精蛋白中和肝素后输注,不仅有效的补充血容量同时也补充凝血因子,有利于减少术后渗血。目前,在发达国家心血管手术时,均备有血液净化装置,手术时的出血均经净化回输给病人,甚至术后24小时胸腔与纵隔引流瓶的出血也经净化回输给病人。

⑤成分输血:按照血常规检查的结果,可有针对性的选择补充红细胞、血浆或血小板,如血细胞比容低,血容量不足,则补充红细胞悬液即可,如血细胞比容达到要求水平,仍存在血容量不足,可单纯补充血浆或白蛋白。

⑥补充白蛋白:血浆白蛋白可提高胶体渗透压,减轻组织间质水肿,提高血管内的血容量,改善脏器功能及利尿作用。对于体外循环早期,由于手术创伤引起的全身炎性反应,血管内皮间隙因炎症作用而扩大,从而可使部分低分子蛋白渗出,加重组织水肿,所以对白蛋白的应用时机尚有不同看法。笔者认为,如非特别急需,以体外循环结束后4~6小时,全身炎性反应呈消退趋势后再应用为佳。

体外循环心脏直视手术后病人血容量不足通常是全血丧失引起的,以补充全血为主,血细胞比容达0.35以上,则可适当补充白蛋白或晶体。如生化检查结果未有明显提示晶体渗透压过高,则尽量减少水分的输入,以补充胶体为主。输血、输液速度视病情而定,如血容量严重不足,可于30分钟内快速输注200~400ml,必要时速度可以更快,甚或加压输血,待血压稳定后再缓慢补充。但必须注意,对心功能欠佳病人,在应用强心药物同时,缓慢补足血容量。在紧急情况下,如暂无备用的胶体或合适晶体,可改变病人体位,以增加回心血量,如抬高双下肢或轻压腹部,亦可暂时弥补循环血量不足。

(2)心功能支持:无论是先天性心脏病或后天性心脏病的病人,手术、麻醉和监护医生,术前必须了解病人心功能状态,预测术中与术后心功能可能发生的变化,并根据术后监测指标进一步评估心功能状况,适当的应用辅助药物。应该明确,并非所有心脏术后病人均需正性肌力药物。如血容量补充满意,中心静脉压及左房压偏高,动脉压偏低时,提示有心功能不全,需药物支持。如有Swan-Ganz导管可直接测得心排量,依据心导管数据,决定用药情况。

常用的正性肌力药物有以下几种。

①多巴胺:为术后首选的正性肌力药物。该药具有直接激动α受体和β受体及多巴胺受体的作用,应用剂量不同,作用效果亦不同。小剂量为2~5μg/(kg·min),对心脏为正性肌力作用,使肾脏、肠系膜、冠状动脉及脑血管扩张;中等剂量为5~10μg/(kg·min),可以明显增强心肌收缩力,同时使皮肤、黏膜等外周血管产生轻度收缩;大剂量>10μg/(kg·min)应用时,正性肌力作用无明显增加,血管收缩作用更明显。临床安全剂量为<10μg/(kg·min)。可将多巴胺60mg加入50ml生理盐水,根据病人体重,调整要求输注量,利用微量泵输注剂量较为恒定。

②多巴酚丁胺:为β受体选择性激动剂,加强心肌收缩力,增加心排出量,无增加心率及血管收缩的不良反应。剂量、用法、配方与多巴胺相同,一般同多巴胺联合应用,二者有协同作用。

③肾上腺素：可兴奋 α 和 β 受体，表现为强烈、快速、短暂的 α 型和 β 型效应，为心脏术后的二线强心药，在应用多巴胺达 10μg/(kg·min) 时，病人循环仍不能维持稳定，可选择应用肾上腺素，应用剂量为 0.01~0.05μg/(kg·min)，通常最大剂量不超过 0.1μg/(kg·min)。由于婴幼儿心血管受体发育的不成熟性，应用剂量可适当加大。长海医院采用的配方是 1mg 肾上腺素加生理盐水 20ml，根据体重计算出需要应用剂量，应用微量泵经中心静脉输注。

④氨力农：为磷酸二酯酶抑制剂，除增强心肌收缩外，通过调节肌浆网对钙的摄入而改善心肌舒张功能，同 β 受体兴奋剂或洋地黄制剂合用有协同作用，可进一步提高效果，磷酸二酯酶抑制剂通常被列为三线强心药物。开始发挥作用时间为 0.5~1 小时，1~4 小时达高峰，半衰期为 8 小时，用法为初始负荷量 3mg/kg，维持量为 5~20μg/(kg·min)，配方为 100mg 氨力农加 20ml 平衡盐液，微量泵输注。

⑤米力农：为氨力农的衍生物，强心作用较弱，而扩血管作用较强，改善心室的舒张功能和顺应性是氨力农的 20~30 倍，不增加心肌耗氧。常用剂量为 0.375~0.75μg/(kg·min)，配方常为 10mg 加生理盐水 20ml。同氨力农一样被列为三线强心药，对于心室肥厚舒张功能欠佳或肺动脉高压的病人效果较佳，应优先选用。

⑥钙剂：通常用 10% 葡萄糖酸钙或 10% 氯化钙。血浆钙离子水平低于 1.2mmol/L 时，可应用钙剂缓慢静脉推注，有增强心肌收缩及增加心率的作用。

⑦洋地黄制剂：洋地黄制剂通过抑制 Na-K-ATP 酶，增加心肌钙内流而增加心肌收缩力，同时具有减慢心率、减慢心脏传导的作用，术后早期可静脉推注毛花甙丙 0.1mg，2 次/d，气管插管拔除后可改用口服地高辛 0.125mg，2 次/d，心率低于 70 次/min 时停药。

(3) 体循环血管张力的调节：血流动力学的稳定依赖充足的血容量，正常的心肌收缩力，适度的血管张力和周围血管的完整性，四者缺一不可。心脏术后的周围血管张力受体外循环、心功能状态、复温程度等诸多因素的影响。如放置有 Swan-Ganz 导管，可通过导管测定周围血管阻力，如无 Swan-Ganz 导管可根据周围末梢温度及动脉脉搏波形判断阻力高低。

①低血管阻力的处理：体外循环后外周血管张力下降，可能同术前应用血管紧张素转化酶抑制剂，术前静脉应用肝素，体外循环后炎性介质释放，心肌再灌注损伤，以及体外循环后肺损伤等有关。在血容量补充充分的情况下，心肌收缩力满意，病人肢端温度已达正常，但血压仍偏低，则说明有低周围血管阻力的存在，右心导管可直接测定周围血管阻力，明确周围血管阻力状态。

轻度周围血管阻力降低可利用补充血容量来调整，即适量补血补液。严重血管张力降低需要应用缩血管药物：去甲肾上腺素为 α 受体激动剂，促使血管收缩，常用剂量、用法及配方与肾上腺素相同。苯肾上腺素主要兴奋 α 受体，有明显的血管收缩作用，与去甲肾上腺素作用相同，作用弱而持久，毒性小，但使肾脏血流减少比去甲肾上腺素更为明显，现临床已较少应用。

②外周血管阻力升高的处理：体外循环后，以外周血管阻力升高最为常见，临床表现有肢端末梢温度低，体温不升，尿量少等。该种情况在应用扩血管药物的同时，应用强心药物，补充血容量。常用的药物如下：

硝普钠为首选的扩血管药物，有明显的扩张小动脉，降低动脉压和肺动脉压的作用，以及轻度扩张静脉的作用。静脉滴注后在体内转变为氰化物，经肝脏代谢为硫氰酸盐，再随尿中排出。该药起效快,作用时间短。使用方法为:100mg硝普钠加入5%葡萄糖溶液250ml中,缓慢输注,常用剂量为1~6μg/(kg·min),储存及应用过程中应避光。如应用剂量过大,血液中每100ml硝普钠含量>10μg,可发生氰化物中毒,引起细胞耗氧抑制,表现为混合静脉血中氧含量升高,动静脉氧差变小,代谢性酸中毒。病人可出现厌食、肌肉痉挛、定向力障碍、惊厥等症状。氰化物中毒采用25%硫代硫酸钠150mg/kg于15分钟内静脉输注,在硫氰酸酶的参与下,与体内氰离子结合,形成无毒的硫氰酸盐排出体外。近年来,随着体外循环技术的逐步改进,硝普钠的应用日趋减少。

酚妥拉明为α受体阻断药,主要作用为扩张动脉,降低后负荷,减轻心肌耗氧,有利于心功能恢复。作用发生快,持续时间短,常用静脉剂量为2mg/(kg·min)。

硝酸甘油扩血管作用较硝普钠弱,可以降低静脉张力和降低冠状血管阻力,用于冠心病冠脉搭桥的病人,可减少或避免冠状动脉痉挛,改善心肌缺血。常用剂量为0.5~3μg/(kg·min)。

3. 术后早期呼吸支持

辅助呼吸早在术中主动脉开放后,就已经开始,回监护病房后为预防护送途中缺氧,早期予以纯氧呼吸机辅助呼吸10~20分钟后,根据血气分析结果调整至合适的氧浓度。通常应用氧浓度在40%~50%,保持动脉血氧分压在100~200mmHg,通气方式为同步间歇指令性通气。其优点为病人无自主呼吸时可提供间歇正压通气,保证病人有效供氧。呼吸频率分别为10~20次/min,潮气量为8~10ml/kg,吸气和呼气时间比例为1:(1.5~2.0),湿化器温度调至37℃左右。适当应用呼吸终末正压通气,一般在3~6mmHg。呼吸辅助过程中注意听诊两肺呼吸音,及时吸除痰液。为保持病人安静,可给予吗啡、芬太尼或地西泮等镇静剂。观察病人床边胸片,及时了解胸膜腔、肺脏有无异常病变,以及调整合适的气管插管深度。

随着麻醉及体外循环技术的进步,对于术前心肺功能良好,手术顺利病人,术后6~8小时通常可以停用呼吸机,拔除气管插管,部分心肺功能差的病人需延长呼吸机辅助时间。

符合以下条件者可以试停呼吸机:①近4小时未使用长效镇静及呼吸抑制剂;②病人清醒,对刺激反应敏感,肌力恢复正常;③双肺呼吸音清晰,无血气胸,动脉血气分析正常;④循环稳定,无严重心律失常,肢体末梢温暖,纵隔无活动性出血,尿量>1ml/(kg·h);⑤无严重电解质异常。符合以上条件可以试停呼吸机,带气管插管吸氧,氧流量不超过5L/min,观察1小时符合以下条件可拔除气管插管:①呼吸平稳,频率<30次/min,无胸闷、气急,无鼻翼扇动;②血气分析正常;③循环稳定,试停呼吸机后,无心率严重增快与心律失常;④末梢循环良好,尿量无显著减少。

拔管前可以静脉注射地塞米松5~10mg,呋塞米5~10mg,有利于预防喉部水肿,改善肺功能。拔除气管插管后,应予以超声雾化吸入。一般拔除气管插管后4~6小时开始进食,如有声音嘶哑或试饮水后有呛咳现象需延长禁食时间,避免误吸。拔管后根据病人咳痰情况,决定雾化治疗及口服祛痰药的时间。

4. 术后抗生素的应用

心脏病人感染来源于以下3个方面:①病人自身的慢性感染病灶;②手术室与各类导管及手术器械的污染;③监护室各种插管及静脉径路的污染。在国外诸多心脏外科中心抗生素应用方法为手术前应用1次,术后应用2次即可。预防性应用抗生素的方法是麻醉诱导前给药1次,对于无心内置入物的病人,术后应用2~3天,有心内置入物的病人术后可以适当延长应用抗生素时间,通常以不超过1周为宜。对于感染性心内膜炎病人术后抗生素仍应应用至体温正常后4~6周,抗生素应选用杀菌性抗生素,同时兼顾革兰阳性和阴性细菌。预防性应用抗生素是减少术后感染的措施之一,更重要的是医护人员加强无菌观念,严格无菌操作,术前消除急慢性感染灶。

5. 维持电解质平衡

心脏直视手术,由于体外循环转流血液的稀释,术中超滤脱水,大量利尿剂的应用等因素,内环境受到很大影响,易出现电解质紊乱,其中尤以 K^+ 的异常为多见。

(1)低钾血症:术前长期应用利尿剂,虽血钾浓度维持正常,但体内钾的总量明显降低,加之低温麻醉,过度通气,术后利尿等,都是造成低血钾的因素。依据低血钾的程度不同,临床表现各不相同,循环系统可出现心动过速、房性、室性早搏,甚或出现室性心动过速或心室颤动。神经肌肉异常可表现为肌肉软弱无力、软瘫,病人可有烦躁不安、表情淡漠、恶心、呕吐、腹胀等症状与体征。严重低血钾,心电图可出现 Q-T 间期延长、ST 段下降、T 波低平或双向、U 波出现。预防低血钾的关键在于术中、术后及时复查血钾,根据血钾水平及时调整,待出现低血钾的临床症状或体征时,低钾多已相当严重。于体外循环心内直视手术的过程中,手术结束前及返 ICU 后,及时、间歇补钾,按时查电解质水平,严重的低血钾已很少发现。

术后一旦发现血钾低于 3.5mmol/L,立即应用 10%氯化钾 10ml+生理盐水 10ml,用微量泵 0.5~1 小时泵入。输注钾盐后 5~10 分钟复查血钾,如仍低于 3.5mmol/L,可再泵入 10%氯化钾 10ml,直至复查血钾水平正常。如估计低钾严重,可以适量增加泵钾量及速度。

(2)高钾血症:高钾血症常为医源性因素引起,补钾量过多、过快,或继发肾功能不全,临床上可出现心动过缓,传导阻滞,甚至心脏停搏,严重高钾血症可以出现心电图改变,处理高钾血症的原则是限制钾的摄入,增快钾排出,加速血钾向细胞内转移,从而达到降低血清钾的目的。常用的方法包括 5%碳酸氢钠 50~100ml 快速静脉滴注;25%葡萄糖溶液 200ml 加胰岛素 16U 静脉滴注,0.5~1 小时滴完;静脉注射呋塞米 10~20mg;应用 10%葡萄糖酸钙 10~20ml 缓慢静推;严重病人需行腹膜透析或血透。

(3)低钠血症:低钠血症的主要原因有大量利尿,术前长期低盐饮食,口服利尿剂及术后大量出汗等。临床上可以出现淡漠、疲乏、肌张力减退等表现,轻度低钠血症不需治疗,机体通常可以自行调整,如血钠低于 130mmol/L 或出现症状及体征,则应予积极治疗。通常输入 3%氯化钠,应用的剂量以达到缓解临床症状及体征为原则,以免增加心脏负荷,影响心功能。

补钠总量用以下公式计算:

所需补钠克数=[(142-血钠 mmol/L)×kg×0.2]÷17。

计算得出的结果,一次缓慢补给,输入高渗盐水后,复查血钠水平,严重的低钠血症,常需多次重复补给。

(4)高钠血症:血清钠水平≥150mmol/L 为高钠血症,原因为病人失水量大于失钠量。治疗为输入低渗盐水或 5%葡萄糖溶液,能进食的病人适量饮水即可纠正。术后顽固的高钠血症,可能同内分泌失调有关,如术后心房利钠肽分泌减少,或保钠激素分泌增多引起,高钠通常难以纠正,需等内分泌功能恢复正常后,血钠水平才能得到彻底纠正。

(5)低钙血症:低钙血症主要是由于体外循环及术后大量输库血引起,婴幼儿由于心肌肌浆网发育的不完善性及体内钙储备差,更易引起低血钙。临床表现可有自发性肌痉挛、心律失常或血压下降。处理办法是定时查血钙水平,及早发现及时纠正,补钙多以输注10%葡萄糖酸钙或10%氯化钙。推注速度缓慢,5分钟左右输完。

(6)低镁血症:镁是机体正常生理活动的重要离子之一,是细胞代谢以及能量储备,转化与利用所必需,镁离子间接影响心肌收缩能力,对心肌膜稳定性起到重要作用。心脏外科中,镁的异常越来越受到人们重视。术前及体外循环后大量利尿是低镁的重要原因,低镁血症缺乏典型的临床表现,严重者可出现恶性心律失常。细胞内镁的逸出,血镁水平往往不能反映体内缺镁状况,心脏术后病人前3天每天输注25%硫酸镁5~7.5g,常可以避免低镁血症的发生。

6. 维持酸碱平衡

心脏手术病人,在体外循环低温、低血压及低灌注情况下,易出现不同程度的酸碱平衡紊乱,其中以代谢性酸中毒最常见。

(1)代谢性酸中毒:轻度代谢性酸中毒不需处理,而应是改善心功能,补充血容量,保证组织供氧,通常可以自行纠正。严重酸中毒可以抑制心肌功能,增加肺血管阻力,使心血管系统对药物反应不敏感,应积极处理。临床选用的纠正酸中毒药物有:碳酸氢钠、三羟甲基氨基甲烷及乳酸钠,其中以碳酸氢钠最为常用。

碳酸氢钠的补充公式为:

5%碳酸氢钠=(测得SBE×0.3×体重×84)÷50

注:SBE=standard base excess(标准碱过剩)补充半量后,复查血气,直至调整血气分析至正常范围。

(2)代谢性碱中毒:代谢性碱中毒多为医源性引起,常见为补碱过多,亦见于细胞内缺钾或肾脏排碱功能减退。轻度代谢性碱中毒纠正低钾血症或输入等渗生理盐水后即可纠正,严重碱中毒应用精氨酸静脉滴注或口服稀盐酸纠正。

(3)呼吸性碱中毒或呼吸性酸中毒:呼吸性碱中毒或酸中毒多因呼吸机调整不当引起,可根据血气分析结果,通过调整呼吸频率,潮气量及呼吸比来纠正。婴幼儿应注意减少呼吸机的死腔量,避免因死腔过大引起的呼吸性酸中毒。

7. 营养支持

体外循环术后体内代谢同一般手术略有不同,术后排氮不仅不高,反而略有减低,可能与低温、麻醉、呼吸机辅助呼吸、镇静药作用有关,一般术后第3天排氮开始增加,6~10天下降,第15天左右恢复至术前水平。由于手术创伤、术后发热及可能存在感染、缺氧等异常,明显增加蛋白质消耗,术后要求的热卡约为基础代谢的1.2倍以上,即8368~104 600kJ(2000~2500kcal),严重的负氮平衡可出现贫血,低蛋白血症,影响伤口愈合、使病人全身防御功能降低。

营养支持原则为术后早期进食,一般手术病人,气管插管拔除4~6小时后可以开始试饮水,如无呛咳等异常,可以开始进流质食,少食多餐,逐步增加进食量,这样不仅可以提供营养,而且有利于维持水、电解质平衡。在进食早期,以易消化的糖类为主,辅以少量蛋白质,随着胃肠功能的恢复,蛋白质量可增加到150~200g,以保证高能耗,及早纠正负氮平衡,同时应注意补充维生素B与维生素C,直至正常饮食。

延迟拔管不能经口进食的病人,可于术后第2、3天予以鼻饲,经鼻胃管注入要素饮食或匀浆,同时结合静脉营养支持,以保证能量供给。

第2节 心脏术后并发症的处理

1. 术后出血和心脏压塞

出血是CABG术后最常见的并发症之一,发生率约为1%~5%,常发生在术后24小时内。常见原因有移植血管桥的小分枝未处理、吻合口漏血、胸骨、升主动脉插管口、膈肌切口、胸腺窝、钢丝孔、乳内动脉血管床剥离面渗血等。少数病人可因体外循环后凝血功能障碍而渗血。乳内动脉的使用、急诊冠脉搭桥术、术前停用抗血小板药物<7d的病人、合并有高血压、CABG其他手术、年龄>70岁的病人术后二次开胸止血的发生率高。术后早期(2~8h)监测ACT有益于及时纠正因血液低凝状态造成的过度渗血。当胸腔引流量大于200ml/h,并持续4~6小时,12小时内大于1500ml,或出现心包填塞时,应尽早转回手术室开胸探查止血或在ICU紧急开胸解除心包压迫。

心脏切口或纵隔内止血不彻底,是引起出血的主要原因。部分纵隔或心包血管电凝止血后,可因血压升高,而再度出血。此外体外循环影响血小板数量与功能;激活凝血系统使多种凝血因子消耗;术中鱼精蛋白中和肝素用量不足或过多,或出现肝素反跳现象;病人术前肝功能障碍,存在凝血功能异常;术前长期服用阿司匹林、双嘧达莫等影响血小板功能药物亦是导致胸液引流过多的原因。此外,拔除左房测压管,心外膜起搏导线,以及拔除心包或纵隔引流管时,也可造成纵隔出血。

术后出血的诊断并不困难,根据引流量,病人血压,中心静脉压等指标,可以判断有无纵隔出血,对于部分纵隔与胸腔交通病人,可以因纵隔出血流向胸腔而错误估计出血量。该类病人胸部平片对判断出血量可提供参考,床旁超声检查有助于诊断,此时应立即放置胸腔闭式引流,以便准确评估出血量及速度。诊断应明确是否为活动性出血,活动性出血表现为血液颜色鲜红或淡红,引流管有温热感,引流管中有血凝块,或血液引流至胸腔闭式引流瓶中很快凝结,病人循环欠稳定或经输血输液病人血压可以暂时回升,但输血输液速度放慢后,血压很快出现下降。对于心包纵隔引流量偏多或有活动性出血病人,应注意维持引流管通畅,预防急性心脏压塞的发生。

急性心脏压塞的表现有:①胸管引流量多,突然出现引流量减少,胸管出现不通畅情况;②动脉压降低,脉压减少;③静脉压升高,颈静脉怒张;④心音遥远,出现奇脉;⑤尿量减少,对利尿剂反应的敏感性明显降低,常是较早出现的临床表现;⑥末梢湿凉或由温暖转凉。

纵隔无活动性出血,心包、纵隔引流通畅,一般经输血、补液、纠正血容量不足,维持血压稳定,随着凝血机制的恢复、出血可逐步停止。

对于符合下列条件之一者,需急诊二次开胸手术:①确诊为急性心脏压塞;②有活动性出血;③经输血、输液循环不能维持稳定,或停止输血、输液时血压再次出现下降,收缩压<90mmHg;④连续3小时出血量>5ml/kg。严重活动性出血,如左室破裂或心脏大血管切口、插管处出血等,病情危急,则可在监护室床边紧急开胸,做止血处理,如用纱布压迫止血等。再送入手术室进一步处理,再手术病人入手术室后,注意循环呼吸监测。建立通畅静脉通道、备足血源,予以合适的麻醉深度,沿原切口进胸,清除血块,逐一检查,寻找到出血部位,予以彻底止血。国外文献报道,二次开胸可能是由于术后凝血机制障碍或血球压积低、低温,有10%左右的病人开胸无明显活动性出血部位发现,但二次手术后,病人纵隔渗血可以明显减少。

部分病人可能因心包腔过大,术后心包腔积血,血块溶解后心包腔内出现高渗环境,使心包积液增多而发生延迟性心脏压塞。此外,术后过早抗凝或拔出起搏导线时,用力过猛,引起心肌撕裂,亦是引起延迟性心脏压塞的原因,延迟性心脏压塞可引起术后心功能不全,使静脉、淋巴回流受阻,心包渗出增多,而加重心脏压塞,形成恶性循环。延迟性心脏压塞多发生于术后3~14天。对延迟性心脏压塞的处理方法是心包穿刺抽液,剑突下切开放置引流管减压或开胸手术。

2. 低心排出量综合征

低心排出量综合征是指心脏指数低于 $2.2L/(min \cdot m^2)$,同时伴有组织脏器灌注不足和周围血管收缩的临床表现,是低心排出量进一步发展的结果。CABG术后发生低心排血量的原因的常见原因是术后早期低血容量、外周血管阻力增加导致心脏后负荷过重、心肌收缩功能不良等。心肌收缩功能不良多见于术前冠状动脉病变广泛而严重、术前左心室功能低下、术中心肌保护不当、心肌再血管化不完全、围术期心肌梗死及酸中毒等情况。其他导致低心排血量的原因还有心包填塞、心律失常和张力性气胸等。应用温血停跳液及正性肌力药物防治低心排出量综合征。多数学者认为对于术前心功能低下或急诊手术者采用温血停跳液对减少术后低心排血量及死亡率均优于冷晶体停跳液。对于术前有慢性心功能不全的患者,更倡导应用温血停跳液。

针对心脏收缩功能差者,常应用正性肌力药物如多巴酚丁胺、多巴胺、肾上腺素和去甲肾上腺素。磷酸二酯酶抑制剂如安力农或米力农,有改善心脏收缩功能的作用,近些年越来越多地用于术后心衰治疗。在应用正性肌力药物的同时联合应用扩血管药物会得到更满意的临床效果。当正性肌力药物浓度较大,动脉收缩压仍偏低的情况下,应尽早安置主动脉内气囊反搏装置(IABP)或人工心室辅助装置。随着体外循环、心肌保护、手术技术及围手术期处理的不断进步,临床出现低心排出量综合征越来越少见。由于危重病人的增多及手术复杂程度的增高,又可使低心排出量综合征发生率增加,低心排出量综合征如得不到及时正确处理,常引起多器官功能衰竭,最终导致病人死亡。

(1)低心排出量综合征常见原因

①心肌损害:心肌收缩力下降是低心排出量的常见原因,可以由术前心功能状态欠佳,或术中心肌保护不良引起。

②低血容量:心脏前负荷不足,又未得到及时补充。

③心脏压塞:可以表现为急性心脏压塞或延迟性心脏压塞及局限性心脏压塞。对于后二者引起的低心排出量如不引起充分重视,常难以诊断。对于引流量较多,或严重发绀型心脏

病，对不明原因的低心排出量者应想到延迟性心脏压塞的可能。

④严重心律失常：各种原因引起的心功过缓或过速，都可以降低心排出量，引起低心排出量综合征。

此外，严重代谢紊乱，严重肺功能高压，心内病变未完全矫正，胸腔积液或气胸等亦是低心排出量综合征的诱因或加重因素。

(2) 低心排出量综合征的诊断及治疗：低心排出量综合征在临床表现有血流动力学表现，心脏指数 $<2.2L/(min·m^2)$；组织灌注不足表现，尿量减少、血乳酸水平增高（$>20mg\%$），混合静脉血氧含量增高，外周血管收缩的表现，是由于交感神经兴奋及肾上腺髓质分泌增多的结果。

低心排出量综合征一旦明确诊断，应根据急则治标、缓则治本，及标本兼治的原则进行积极处理，以免重要脏器灌注不足时间过长，导致不可逆性的组织或器官损害。低心排出量综合征的治疗包括以下几点：

①镇静：维持病人安静，减少躁动，减少机体氧耗，从而达到减轻心脏负担的目的。镇静药物可选择吗啡、异丙酚、芬太尼等，气管插管病人可应用肌松剂。

②辅助呼吸：机械辅助呼吸减轻心脏负担，平静呼吸时，氧耗仅占心输出量的5%，而严重呼吸困难，呼吸做功氧耗达心输出量的50%以上。因而，诊断为低心排出量综合征病人，一般治疗不能逆转，应及早气管插管，呼吸机辅助呼吸，尽可能减少心脏负担。

③纠正内环境紊乱：包括纠正酸碱平衡紊乱及电解质异常。

④控制液体输入，加强利尿，减轻心脏前负荷。

⑤防治中枢性高热：应用冰袋或物理降温，必要时应用冬眠合剂，即氯丙嗪50mg＋异丙嗪50mg＋哌替啶50mg，加入5%葡萄糖溶液50ml，用微量泵静脉输注。

⑥胃肠减压：应用H_2受体阻滞剂及胃黏膜保护剂，预防应激性溃疡的发生，保护肝、肾等重要脏器功能，避免发生多脏器功能衰竭。

⑦补充能量：如胃肠功能未能恢复选择静脉营养，一旦胃肠功能改善，首选经胃肠道予以营养支持。

⑧针对病因治疗：明确引起低心排出量原因，逐一进行处理。合理补充血容量，维持左房压在15~20mmHg，中心静脉压10~15mmHg；再次手术解除心脏压塞；纠正心律紊乱和控制心率；矫正残余心内异常；积极处理其他并发症，包括肝肾功能异常、灌注肺等。

⑨增强心肌收缩力及降低血管阻力和肺血管阻力：详见术后心功能的药物支持和周围血管张力的调节章节。

⑩机械辅助循环：低心排出量综合征病人10%~20%需用机械辅助循环，常用的方法是主动脉内球囊反搏（IABP），一旦药物治疗无效或效果不明显，有机械辅助指征应及早使用。

3. 急性呼吸衰竭的处理

呼吸衰竭是心内直视手术相对常见的并发症之一，仅次于术后心衰的发生率。单纯急性呼吸衰竭的病死率不高，其预后主要取决于并发症（如严重肺部感染、多脏器功能衰竭等）。心脏术后引起急性呼吸衰竭的因素有：①高龄病人，术前肺功能重度减退（$TV_1<40\%$）；②严重肺动脉高压（$mPAP>40mmHg$）；③巨大心脏，长时间体外循环（总转流>4h，或主动脉阻断时间>3h);④大量输入库血(输血量大于体内血容量的80%);⑤严重感染等。其临床表现为肺容量减少,肺顺应性下降;通气/血流比例失调及肺弥散功能障碍引起的进行性呼吸困难和顽固性低氧血症、高碳酸血症。胸部X线片检查依据病情轻重而有各种不同的表现,一般有两肺纹理增粗、边缘模糊,肺部斑片状阴影及两肺弥漫性毛玻璃样改变等。血气分析有严重低氧血症($PaO_2<60mmHg$),伴或不伴有高碳酸血症($PaCO_2>50mmHg$)。

急性呼吸衰竭的治疗是选择合理的机械通气方式,尽早再次气管插管,机械通气的指征是:①呼吸困难:病人表现为气急,呼吸频率加快>24~28次/min,全身大汗,末梢湿冷。②动脉血气:$PaO_2<80mmHg$ 或 $PaO_2/FiO_2<200\sim500$,$SaO_2<94\%$,增加吸氧浓度不能改善,并呈进行性下降。③混合静脉血气 $PvO_2<30mmHg$,$S_vO_2<50\%$。呼吸机模式首选SIMV+PEEP,选择适当PEEP,成人 $PEEP<12cmH_2O$,小儿 $<10cmH_2O$,以 $5\sim8cmH_2O$ 常用,可以起到预防肺泡萎陷及改善V/Q比的作用,理想的PEEP是以最低的氧浓度保持最佳的氧合,对循环无明显影响。

机械通气过程中,保证呼吸机合拍,根据病人病情变化,调整合理的呼吸参数。如气管插管时间超过5~7天,短时间不能撤离呼吸机者,可考虑气管切开。对于长时间呼吸支持的病人,由于肌力及全身状况的恢复需要相当的过程,停用呼吸机也应有一过渡过程,首先逐步降低PEEP,继而将呼吸模式改为SIMV+PS,使病人呼吸肌得到锻炼,当 $PS<8cmH_2O$,指令呼吸次数在6次/min以下,可试停呼吸机,停用呼吸机拔除气管插管指征同术后拔管指征基本相同,但试停呼吸机时间要延长。在机械通气的同时,应予以药物支持,消除引起呼衰的诱因,如降低肺动脉压、控制感染、调整合理的血容量、减少肺水量等。注意减少呼吸机支持的并发症,保证呼吸道通畅;常规气道湿化,合适的气管温度应在37℃左右。

体外膜式氧合是急性呼吸功能衰竭的一种替代治疗,近年在国外应用较为广泛,效果良好。

4. 术后心律失常的处理

心律失常是心脏术后常见的并发症。心脏术后引起心律失常的病因有手术操作、主动脉阻断时间过长、心肌缺血等因素造成心肌损伤;血容量不足、动脉压低,导致冠状动脉灌注不足;电解质紊乱与酸碱失衡,尤其低血钾与术后过度换气引起的呼吸性碱中毒;术前术后过量应用洋地黄制剂,引起洋地黄中毒等。

(1)室上性心动过速:心率>100次/min,心律整齐,QRS形态和时限正常,即为室上性心动过速。室上性心动过速持续时间过长或伴有血压下降时应及时处理,室上性心动过速常见原因有低血钾、低氧血症、低血容量、高热躁动、心功能障碍和某些药物的影响等。处理室上性心动过速时,应积极寻找病因予以消除,心律才能恢复正常。如病因未能消除,即或应用抑制心率药物,作用常难以持久,室上性心动过速很快会再度出现。病因消除后心率仍快,可以选用静脉推注维拉帕米3~5mg;有明显血流动力学障碍,亦可紧急电击复律,功率为10~50 W/s,或用起搏器超速抑制,起搏器次数超过心率次数。颈动脉窦按摩或压迫眼球等提高迷走神经张力措施亦可试用,心脏手术病人生理性应激较为强烈,这些措施未必奏效,双侧颈动脉窦同时按摩有引起心脏停搏或使病人发生血栓性脑卒中之虞。

(2)心房扑动及颤动:CABG术后最常见的心律失常是心房颤动。心房颤动发生率约为

20%~30%。多发生在术后1~3天,常为阵发性,但可反复发作,部分不经治疗可以自行终止,少数患者房颤可持续数周。在同期施行CABG和瓣膜手术时发生率明显增高。

CABG术后房颤的机制尚不完全清楚,一般认为是多因素造成的,主要与手术创伤、心肌缺血、低血钾、酸中毒及心肌再灌注有关。房颤为心脏手术后常见的并发症,可对血流动力学造成不良影响。引起低血压、心衰及中风等并发症;延长术后监护时间;增加住院费用;文献报道传统心脏冠脉旁路术后房颤的发生率约为20%左右。

随着近年微创心脏外科的发展,非体外循环冠脉旁路手术逐渐增多,目前的多数研究发现非体外循环能减少术后房颤发生率。房颤的发生率较低可能与治疗方法有关。非体外循环冠脉旁路手术可以避免插管等操作,以及体外循环所引起细胞因子和炎症介质释放所产生的损伤。研究证实术后常规应用含钾和镁极化液可以减少术后房颤的发生。脱呼吸机后的用药基本与术前相同,没有停用药物情况,避免了因停用β受体阻滞剂等药物引起的房颤。发生于术后者估计与下列因素有关:体液的重新分布,呼吸机的应用,停口服药物。术后其他因素的影响,如电解质的不平衡,血氧浓度的降低等。如未能得到及时纠正从而成为房颤发生的原因。对多中心的临床资料进行分析认为术后房颤原因诸多,房颤发生的危险因素包括术前患者年龄,性别,病变情况,有无心脏手术史,手术操作及术后电解质平衡,药物等。与房颤显著相关的因素有年龄、高血压、急诊手术、桥数、第一日引流量、术后房早等。年龄是相关性较强的因素,老年患者术后房颤的发生率较高。其原因主要是由于随年龄增加,心房组织的纤维化及退行性变可引起心房肌不应期的不一致,而易于形成折返。急诊手术和高血压是术后房颤的危险因素,急诊患者多病情危重,术前准备欠充分,成为房颤的危险因素。而高血压患者由于长期心脏负荷加重,心房内压力升高亦是独立的房颤预测因子。搭桥数与术后第一日引流量亦是术后房颤的危险因素,可能由于手术时间延长,心脏应激性增加,术后液体不平衡所致。钾离子是体内重要的电解质,其对维持心肌细胞的跨膜电位及其自律性、兴奋性和传导性至关重要,低钾血症时心肌细胞的兴奋性升高,传导性下降,自律性升高,心律失常的发生增加。关于血清钾离子浓度在房颤发生中作用的研究较少,术后一定程度的高钾状态有预防房颤发生的作用。术后血钾最好能保持于正常稍高水平以降低心脏的应激性,减少术后房颤的发生。在房颤控制指南中提到位于一支或多支肺静脉内的快速放电病灶能够触发房早,提示术后患者发生频发房性早搏时应警惕快速房颤的发生。房性早搏的基础上如血钾水平低可促发房颤。对术后频发房早患者应注意保持高水平的血钾浓度,若患者同时存在高龄、高血压、急诊等危险因素,可积极使用抗心律失常药物防止或减少术后房颤发生。

术前不停用或术后尽早应用β受体拮抗剂对房颤有明显的预防作用。Merrick等一项控制性临床试验结果表明术前3天应用β受体拮抗剂,术后房颤发生率为3%,而术前未服用者,术后房颤发生率为37%。

术后并发房颤的治疗原则是先控制心室率,然后进行复律治疗。β受体拮抗剂如艾司洛尔对控制心室率的疗效肯定,但对左室功能不全或慢性阻塞性肺疾病的患者应慎用。钙离子拮抗剂对控制心室率也有效。当左心功能不全或全身血流动力学不稳定时应首选洋地黄。

房扑或房颤是瓣膜心脏病及冠心病患者术后常见的心律失常。房扑、房颤病人心室率>160次/min以上时,且对循环稳定有影响,治疗方法同室上性心动过速,非严重性心室率增快

(120次/min左右),通常选择毛花甙丙0.1~0.2mg静脉注射或口服地高辛治疗,对冠心病病人,血压偏高者可同时应用β受体阻滞剂或钙离子拮抗剂。

心室率接近正常病人,血流动力学无严重障碍者,亦可不行特殊处理,术后3~6个月心肌完全修复,心功能改善后可考虑电复律。据研究,心房纤颤持续时间<3年,左房径<5.2cm的瓣膜手术病人,术后转为窦性心律的成功率高,术前无房颤者、术后窦性心律转复律亦高(82%),而慢性房颤病人电复律后仅9%能维持窦性心律2年。

(3)室性心律失常:CABG术后可发生偶发性室性早搏,常不需治疗。而术后发生致命性室性心律失常如室性心动过速、室颤等并不常见。其主要原因为围术期心肌缺血或心肌梗死、电解质紊乱如低钾等、术前心脏收缩功能严重低下等。偶发室性早搏,无重要血流动力学意义,不需特殊处理,去除可能产生室早病因,并严密监视。多发室性早搏,应及时处理,消除室性早搏后,逐一分析引起室性早搏因素,予以纠正如心导管刺激,冠脉供血不足,电解质及酸碱平衡紊乱等,常用的处理室早的方法是静脉快速推注利多卡因1mg/kg,继而持续滴注利多卡因1~3mg/min维持。利多卡因应用无效病人,可以选择静脉应用可达龙。

对于心室率在90次/min以下病人,偶发室性早搏,与室性早搏相关病因已排除的病人,可选择心房或心室起搏,抑制室性早搏的发生,起搏心率应大于心室率。

对于术前巨大左室、术前存在室性早搏及复杂先心病(如Ebstein畸形)患者,术后应预防性应用利多卡因3~5天,避免突发室性早搏及心室颤动。

(4)传导阻滞及心动过缓:术后缓慢型心律失常相对少见。可能原因为主动脉阻断及体外循环时间过长,术中直接损伤心脏传导系统等因素引起。如无永久性损害多数于24~48小时恢复正常,心动过缓病人无房室传导阻滞者选择心房起搏,有Ⅲ度房室传导阻滞病人选择房室顺序起搏。

药物治疗选择静脉应用异丙肾上腺素,剂量为0.01~0.1mg/(kg·min),亦可口服阿托品或舒喘灵治疗。术后长期不能恢复,确定为心脏传导系统永久性损害者,需放置永久性心脏起搏器。

(5)心搏骤停:心搏骤停是最严重、最危险的心律失常,包括心室颤动、心室停搏或心室缓慢型自身节律,以及心脏电机械活动分离等。

表现为突然意识丧失,心音消失,颈、股动脉搏动消失,心电图消失,或仅有起搏器信号而无QRS波,有创动脉压波形消失或脉搏波消失。严重心动过缓,心率<40次/min,或一时难以判定心搏骤停而高度怀疑时,即应按心搏骤停处理,切莫延误抢救时机。一旦确诊立即抢救,常规抢救措施如下:

①人工呼吸和保持呼吸道通畅:有气管插管呼吸机支持的病人,应立即改用麻醉机人工挤压球囊辅助呼吸,供给纯氧,以免心脏按压时,影响呼吸机正常工作,不能确保供氧。无气管插管病人,应立即口对口呼吸或应用麻醉机面罩给氧,并尽早气管插管供氧。

②心脏按压:首先快速、有力地叩击心前区2~3次,如无效立即心外按压,按压部位于胸骨中、下1/3交界处,频率70~90次/min,按压深度为胸骨下陷3~4cm,迅速下压与放松,使心脏舒张时间稍长于压迫心脏的时间。正确的心外按压方法为:伸直上肢,利用髋关节及腰部运动带动手掌起伏,起伏过程中手掌不能离开胸骨,避免压力直接冲击胸骨而致胸骨或肋骨骨

折。对于巨大心脏,心脏压塞,大量血胸病人,心外按压无效者,应迅速开胸行胸内心脏按摩。心脏按压有效的指征为:心电图恢复,股、颈动脉可扪及动脉搏动,口唇及肢端变红,瞳孔由大变小等。

③建立静脉通道:最好建立两条以上的静脉通道,一条用于补血、补液纠正酸中毒,另一条给予血管活性药物。按压同时静脉给予肾上腺素1mg,如无效,可间歇1~2分钟重复静推,心室细颤病人静脉推注利多卡因1mg/kg,使细颤转变为粗颤。对于疑有镁缺乏病人给予25%硫酸镁10ml静推亦有助于心脏复苏,同时静脉补充5%碳酸氢钠,直至抢救成功,并应根据血气分析再予调整酸碱紊乱,出血病人快速输血、输液保证心脏前负荷。

④电击除颤:心室颤动病人,应尽早应用电除颤,除颤越早,复苏成功率越高,通常以100W/s开始,逐步加大功率。心脏复苏过程中,选择心脏粗颤时除颤,复苏成功率高。

⑤复苏后处理:复苏成功的病人转送监护病房,进行后期复苏,分析心脏停搏的原因,予以相应的处理;纠正酸碱失衡及电解质紊乱;低温脑保护,促进脑复苏;应用利尿剂,保护肾功能;预防应激性溃疡发生及肝功能不全等。

及早发现心搏停止,及早建立呼吸通道及有效的心脏按压是心肺复苏成功的关键,心肺复苏后的转归大多取决于脑、肝、肾等重要脏器的后期复苏成功与否。

5. 肾功能不全的处理

急性肾功能衰竭是心脏外科术后常见的并发症,也是与CABG术后死亡率相关的独立危险因素。CABG术后发生肾衰的相关因素是:高龄、中到重度心衰史、CABG史、I型糖尿病和术前肾功能不全。心脏手术的病人约有7%~10%术后出现肾功能不全(术后血肌酐较术前增高50%),术前血肌酐升高的病人,尽管术中手术顺利,体外循环平稳,术后血肌酐仍会进一步升高,其表现形式可以是少尿型肾功能不全或非少尿型肾功能不全,对于术后早期少尿型肾衰需行血透病人,病死率高达50%以上,说明术后肾功能不全的处理仍是心脏外科的一个重要课题。

(1)术后肾功能不全的原因

①体外循环时灌注流量与灌注压低,无搏动血流,血液过度稀释和低温;

②术后血容量低,心排出量低,或大剂量长时间应用α受体兴奋剂;

③术前有肾功能不全。

(2)肾功能不全的预防:对于术前有肾功能不全的病人,术前应用利尿剂,改善肾功能使血肌酐尽可能恢复到正常水平再行手术。尽可能避免应用损害肾脏药物;体外循环过程中维持合适的灌注压,避免血液过度稀释;避免过度降温;手术简捷迅速,缩短主动脉阻断时间及体外循环时间。选择离心泵及膜肺,超滤过程中选择合适跨膜压,减少红细胞损伤,避免血红蛋白对肾脏的毒性。

术后应注意调整血容量,避免肾前性肾衰,加强心脏功能支持维持一定的肾脏灌注压,少尿时适当应用利尿剂及小剂量多巴胺($2\sim3\mu g/(kg\cdot min)$),对肾功能有一定保护作用;有血红蛋白尿的病人应碱化尿液。

(3)肾功能不全的处理

①调整血流动力学,维持适度的血压;

②严格控制液体的摄入,量出为入;

③停止钾的摄入,纠正钾异常;

④纠正酸碱平衡紊乱及代谢异常;

⑤预防及治疗其他脏器功能异常;

⑥加强营养支持;

⑦透析治疗。透析治疗的指征:严重水中毒;严重高血钾;进行性氮质血症或肌酐上升每天>150μmol/L;进行性酸中毒。

6. 术后切口及纵隔感染

包括纵隔炎、切口裂开、胸骨哆开及下肢取大隐静脉伤口感染等。增加伤口并发症的危险因素有手术时间过长、术后二次开胸、低心排出量综合征、呼吸功能不全、肥胖及糖尿病等。

CABG术后纵隔感染的发生率为1%～4%,在死亡率中占25%,也是与CABG术后死亡率相关的独立危险因素。研究表明术前应用抗生素和手术中或术后输血采用白细胞滤过装置均可明显降低CABG术后的感染率。胸部正中切口是心脏手术最常用的手术径路,现通常将胸部正中切口感染分为四级:

Ⅰ级:为浅层感染,多为皮肤及皮下组织的化脓性感染,其原因常为手术晚期或术后早期皮肤浅层的感染。表现为切口局部红肿、压痛或有波动感,常无全身反应。治疗关键在于勤查伤口,及早发现,开放引流,及时换药,创面新鲜后二期缝合。通常不需全身应用抗生素。

Ⅱ级:这类伤口感染常侵犯皮下深层组织,需要切开引流和应用抗生素治疗。在应用抗生素之前,对创面脓液应进行革兰染色和细菌培养检查,并对菌株进行药敏试验,选择有效的抗生素进行治疗。及时清理感染创面,通畅引流,清除异物。在全身应用敏感抗生素及局部治疗情况下,如感染症状与体征持续存在,应进一步考虑感染是否侵犯到胸骨。

Ⅲ级:胸部正中切口感染侵犯到胸骨合并胸骨不稳定。皮肤及皮下组织感染可以掩盖胸骨感染,如可触及胸骨不稳定,提示有胸骨感染的存在。但有时在胸骨感染的早期,皮下组织可不受侵犯,这时发热和胸骨疼痛是仅有的症状与体征。常规胸部X线片检查无助于诊断,放射性核素胸骨扫描和CT检查可发现局部感染灶。反复进行穿刺吸引可以抽出脓液,有助于胸骨感染的诊断。大部分外科医师主张,胸骨感染一旦明确诊断,必须及早进行清创重新固定胸骨,清除受累的感染坏死组织,彻底清创之后,胸骨后放置双套管冲洗,冲洗液中加入敏感抗生素,或应用0.2%～0.5%碘伏溶液冲洗,直至冲洗液清澈,细菌培养阴性为止。同时全身应用敏感抗生素及加强支持疗法,提高病人自身抵抗力。

Ⅳ级:为纵隔广泛的感染,这类感染局部及全身症状常较重,易于诊断,理学与X线片检查表现为纵隔炎,其处理为及早纵隔探查与冲洗。

7. 术后感染性心内膜炎

术后心内膜炎是心脏术后的严重并发症,多发生于有心内植入物的心脏手术病人。在心脏术后2个月内发生者为早期心内膜炎,晚期者为术后2个月以后发生。近年来指出,术后1年内者,统称为早期感染性心内膜炎,1年以后者为晚期心内膜炎。早期心内膜炎的发生率为2%～4%,晚期心内膜炎为0.5%。术后早期心内膜炎病人病死率达68%～87%,晚期病死率为36%～66%。

有心内置入物的早期心内膜炎常见致病菌为：表皮葡萄球菌，其次为金黄色葡萄球菌，革兰阴性杆菌和真菌（特别是念珠菌属）。晚期心内膜炎的感染来源可能来自牙齿、胃肠道和泌尿道，以及皮肤破损和间歇性感染所致的菌血症，主要致病菌有链球菌、金黄色葡萄球菌、肠球菌等。

发热是感染性心内膜炎的常见症状和体征。亚急性感染性心内膜炎病人的发热较低，很少超过39.4℃，为弛张热型且常无寒战。部分术后感染性心内膜炎常出现新的杂音或原有杂音性质的改变。血培养是诊断心内膜炎的主要实验室方法，在没有应用抗生素病人，血培养阳性率可达90%以上。心内膜炎的超声心动图诊断可有以下表现：①置入物有赘生物形成；②出现室缺残余漏，或瓣周漏等；③置入物周围组织受累，如发现异常缺损，瓣周脓肿或窦道等，经食管心脏超声检查常可以提高诊断的敏感率。早期确诊对术后感染性心内膜炎的治疗非常重要，如心脏术后病人持续发热，即应进行血培养、胸部X线检查及超声心动图检查，同时及早应用抗生素治疗，一般选用万古霉素与头孢霉素联合应用，待血培养结果回来后，调整为敏感、价廉抗生素。血培养结果阴性者应再次行血培养及经食管超声检查，以免延误诊断。

对于术后感染性心内膜炎虽经积极药物治疗，症状仍无明显改善，如有以下情况者，可选择外科手术治疗：①出现室间隔缺损残余漏，或瓣膜功能障碍、瓣周漏等，药物治疗无效，并有严重的心力衰竭；②应用药物治疗病情改善或稳定，但心功能、肺功能或肾功能恶化；③虽应用合理抗生素治疗，但菌血症持续存在；④应用抗生素与抗凝治疗，再次发生动脉血栓栓塞；⑤超声心动图检查证明心内膜炎或瓣周漏病变发展，或出现传导功能障碍；⑥真菌性置入物心内膜炎；⑦早期心内置入物心内膜炎。

术后感染性心内膜炎手术治疗病死率高，因此，外科医师必须全面考虑诊断的正确性，应用内科治疗治愈的可能性；以及延误手术的危险性等综合因素。心内置入物心内膜炎的手术方式的选择，应根据病变的严重程度来决定相应的手术方法，一般应拆除置入物，如补片、人造瓣膜、人造血管等，彻底清除邻近的病灶，同时应严格手术区域的无菌处理，术后继续应用敏感抗生素4~6周。

8. 围术期心肌梗死

CABG术后可发生非致死性手术周围区域心肌梗死，发生率为1.3%~10%。不稳定心绞痛患者术后心梗的发生率高于稳定性心绞痛患者。围术期心梗的原因可能与以下因素有关：①心肌再血管化不完全；②术后血流动力学不稳定；③桥血管问题。一般可从心电图上出现的新Q波，心肌酶变化等方面获得诊断。目前认为肌钙蛋白是最具意义的诊断指标。

治疗原则为血流动力学支持、标准的药物治疗（包括溶栓治疗）、纠正电解质和酸碱平衡紊乱。对心律失常者可用起搏器或抗心律失常药物。对桥血管闭塞者，可急诊行介入治疗或外科重新CABG。对于右心梗死者，如有介入治疗指征，应尽早进行。

9. 神经系统并发症

神经系统并发症是CABG术后致命的并发症之一。根据不同的报道及其分类，神经系统并发症的发生率可为0.4%~8.0%。其主要由于低氧、栓塞、出血和代谢障碍等因素引发。神经系统并发症是与CABG术后死亡率相关的独立危险因素。神经系统并发症可分为Ⅰ型和Ⅱ型。Ⅰ型包括严重脑损伤和昏迷，发生率为3.1%，死亡率达21%。Ⅱ型包括智力减退和记忆障碍,发生率为3%,死亡率约10%。与Ⅰ型并发症有关的因素为:①术前主动脉近端有粥样硬化;②既往有脑血管病史;③使用IABP;④糖尿病;⑤高血压病史;⑥不稳定心绞痛史;⑦高龄。此外与围术期血压偏高及左室引流也有一定关系。与Ⅱ型并发症有关的因素为:①酒精中毒史;②心律失常史(包括房颤);③高血压史;④CABG史;⑤周围血管疾病;⑥充血性心衰。与两种类型皆有关系的危险因素:年龄≥70岁和高血压病史。

10. 围术期冠状动脉痉挛

在各类心脏手术中或手术后,CABG术后冠状动脉痉挛的发生率高于其他手术,为1.0%~4.7%。应用Holter监测,术后约有8%的病人的ECG改变支持冠状动脉痉挛的诊断。多发生于体外循环停机时和停机后不久,个别发生于转流前。

(1)冠脉痉挛的原因:其原因主要有停机时麻醉减浅、体外循环时内源性儿茶酚胺增加及外源性儿茶酚胺的应用增加了冠脉对缩血管物质的敏感性,手术操作和冷停跳液灌注对冠状动脉内膜的损伤、血小板在损伤处激活释放缩血管物质、过度通气及应用碳酸氢钠造成碱血症等。另外,术后应用大剂量β受体阻滞剂使冠脉对儿茶酚胺的敏感性增加,术前停用钙通道阻滞剂还可诱发反跳性血管痉挛。

(2)冠脉痉挛的诊治:ECG是诊断冠脉痉挛简单而敏感的方法,特点为冠脉痉挛发生时ECG常表现为ST升高(占90%),这种跨壁性心肌缺血的改变是一过性反复出现的。由于手术干扰,心前区的缺血改变不易被发现。由于患者常伴随着各种室性心律失常及房室传导阻滞,血流动力学改变多为突发的严重低血压、心室充盈压升高,心输出量下降。个别病人也可保持在正常范围内。冠脉痉挛的治疗原则是尽快解除痉挛,阻止心肌缺血的发展,从而缓解由心肌缺血引起的心源性休克和心律失常。冠脉痉挛引起的心源性休克应用常规的升压药多无效,甚至加重痉挛,单一静滴硝酸甘油疗效欠佳或无效。目前积累的资料表明,有效的方法是硝酸甘油结合钙通道阻滞剂如硝苯吡啶口服或维拉帕米、地尔硫䓬静滴。

第3节 术后药物治疗

在接受了冠状动脉搭桥手术后无论是心脏功能还是全身的状态,都有一个逐渐恢复的过程,因病人术前的冠状动脉病变程度、心功能状况、体质等方面的情况不同,术后恢复的时间会有差别,通常需要6周左右。这期间有些注意事项是要遵守的,这样会有利于患者尽快恢复,从而使手术获得满意的疗效。

1. 针对性治疗

出院时医生根据每个患者的不同情况给予一些术后服用的药物,这些药物对术后患者是有针对性治疗作用的,所以应嘱患者在服药过程中注意以下几点:

(1)要知道服用每一种药物的名称和外表。

(2)按照医生的嘱咐,按时服用药物。

(3)请勿在未得到医生准许下,停用药物。

(4)请勿将药物给家人和亲朋好友服用,该种药物对患者是有益的,而对他人可能是有害的。

(5)嘱患者将服药期间的任何副作用告诉医生,有些药物存在轻微的副作用,随着时间的推移副作用会逐渐消失,但有些可能持续存在,不能忽略。笔者认为让患者明确了解每种药的作用是非常必要的。

2. 调脂治疗

血脂异常是引起冠心病最重要的危险因素之一。冠状动脉旁路术恢复心肌正常供血,解除心绞痛,防止严重并发症的发生,但不能解决引起动脉粥样硬化的危险因素。因此,为保持术后的长期疗效,调脂治疗至关重要。在大型循证医学 POST-CABG 研究中,冠脉搭桥术后用冠脉造影显示:患者用洛伐他汀治疗能显著延缓静脉桥的粥样硬化。平均随诊 4 年,LDL-C 达到小于 100mg/dl(2.60mmol/L)的大隐静脉桥血管病变进展仅 29%,而 LDL-C 达到小于 140mg/dl(3.64mmol/L)的大隐静脉桥血管病变进展达 39%。强化治疗组比中度治疗组有更低的再次血管成形率(6.5% vs 9.2%),两组间有显著差异。由此可见,调脂治疗是多么的重要。冠脉搭桥术后属于冠心病二级预防,目标应降低到总胆固醇小于 4.68mmol/L,LDL-C 小于 2.60mmol/L。三酰甘油(TG)目标值为小于 1.70mmol/(150mg/d)。HDL-C 目标值是越高越好,一般认为至少应大于 1mmol/L(40mg/dl)为宜。对于冠心病患者二级预防,目前国际上尚在探索最佳水平的目标值。当前首要的是强化调脂治疗,至少达到"建议"的目标水平。

冠脉搭桥术后的所有患者应为调脂治疗的重点对象。临床试验证明,调脂治疗重点应放在冠心病二级预防,即重点对象为冠心病及其他动脉粥样硬化患者;接受血管成型术或冠脉搭桥术(CABG)的患者。

如已有心肌梗死,冠脉搭桥术后和糖尿病患者应进行积极的调脂治疗。当总胆固醇>5.20mmol/L,LDL-C>3.12mmol/L 时,就应该开始药物治疗。目标应降低到总胆固醇<4.68mmol/L,LDL-C<2.60mmol/L。近来还有研究证明,冠心病即使没有高脂血症,也应该进行调脂治疗。强化调脂治疗可降低主要终点事件,可获得更大的临床效益。当前主张在搭桥术后患者应该尽早使用调脂药物为好。早治疗,早获益。搭桥患者住院期间就应该开始用他汀类调脂药物治疗。他汀类调脂药不仅可以显著降低"坏"胆固醇 LDL-C,而且大量临床研究已证实可以保护桥血管,降低心肌梗死、中风发生率,并可以减少死亡,挽救生命。

目前临床上应用的各类调脂药作用机理不同,各有其适应证。

(1)他汀类:其作用机制是抑制体内胆固醇的合成酶即 HMG-CoA 还原酶,从而限制胆固醇的合成。

(2)贝特类(贝丁酸类):增强脂蛋白酶的作用,使血中富含三酰甘油(TG)的乳糜微粒(CM)和极低密度脂蛋白胆固醇(VLDL-C)加速降解,降低血中 TG 水平。

(3)烟酸类:其作用机制是增强脂蛋白酶的作用,加速脂蛋白中三酰甘油的降解,使脂肪组织中脂解作用减慢,降低游离脂肪酸的水平。烟酸还能在辅酶 A 的作用下与甘氨酸合成烟尿酸,从而阻碍肝细胞合成胆固醇。常用剂量使 LDL-C 降低 15%～30%,TG 下降 20%～50%,HDL-C 升高 20%～30%。烟酸还可阻止胆酸或胆固醇从肠道吸收,促进胆酸或胆固醇从粪便中排出,并有增强肝细胞膜表面 LDL 受体的活性,从而加速血浆 LDL 的分解代谢,使血浆 TC 及 LDL-C 下降。

他汀类药物是降低 LCL-C 最有效的药物。美国心脏医学杂志主编 Roberts 教授对他汀类的评价如下:"他汀是一类神奇的药物,其对动脉粥样硬化的疗效如同青霉素治疗感染性疾病,对冠心病患者要充分应用这类药物"。

调脂治疗应在非药物治疗基础上,根据血脂异常类型、药物的作用机制以及调脂治疗的目标来选择调脂药物。

在治疗中应充分发挥他汀类的作用,做到早期、足量、合理使用。尽早使用调脂药,起始剂量应充分,搭桥患者强化降胆固醇治疗比常规剂量有更大获益。治疗达标后,还应在医生指导下制定一个长久的治疗计划,有效地长期控制血脂,使其维持在较低的水平。达标后只要没有特殊情况,就应继续使用他汀类药。只要 LDL-C 不低于 50mg/dl(1.30mmol/L),可不必减量。

(王芝洁)

参 考 文 献

1 张宝仁,朱家麟. 人造心脏瓣膜与瓣膜置换术. 第 2 版. 北京:人民卫生出版社,1999
2 Robert MB. Manual perieperative cato in cardimsurgery. Third edition,1998;121~323
3 Shively BK,Garule FT,Roldan CA,et al. Diagnostic valve Of trans-esophageal compared with transthoraciechoeardlography in infective,endocarditis. J Am CollCardiol,1991,18(2):191
4 Sochowski RA,Chan K. Implication of negative suits mono-plane trsnscsophageal echocar&ographic study in patients with suspected infection. J Am CoilCardiol,1993,21(4):216
5 Tomos P, Sanz K, Permanyer Miralda G. prosthetic vane endo-cardsids: immediate and longterm prognosis. Chest,1992,101(1):37
6 Edmunds LH. Cardiac Surgery the Adult. XrwYork,McGraw ltilI,1997:339~304

第22章

冠心病患者康复治疗

第1节 体育活动在心脏病康复治疗中的应用

按传统做法，心脏病病人的康复治疗只给低危的冠心病病人进行。冠心病病人处理的迅速演变改变了康复治疗的过程，现在积极的药物治疗和血管再通治疗已在冠心病的较早期进行。在无并发症的冠心病病人中较少出现体力致残的病人，饮食和生活方式调整并结合药物治疗可使冠状动脉粥样硬化进展减慢或减轻消退。高危的冠心病病人，如合并心力衰竭，采用修改的体育训练方案也能得到好处。虽然心脏病病人康复治疗的服务范围已增加，但至今在可能从心脏康复治疗能得到好处的病人中，只有少数人实际进行了康复治疗。

心脏病病人康复治疗有近期和远期治疗目标。近期康复治疗的目标包括重新调节体力活动以恢复习惯的生活；向病人和家属进行有关疾病过程的教育，以及在早期康复阶段给予心理上的支持。远期康复治疗目标包括检查和治疗影响疾病进展的易患因素，指导和加强能改善预后的卫生习惯，最适当地调节体力，以利于恢复职业性活动和业余爱好活动。心脏病病人的康复治疗必须是综合性的，又是个体化的。在制订康复治疗计划时，最重要的因素是要考虑疾病的轻重程度、药物和外科治疗、易患因素、体力条件、职业状况和情绪状态。

一、体力调节

1. 影响体力活动能力的因素

最大的体力活动能力是指心脏血管系统能向运动的骨骼肌提供氧和骨骼肌能从血液摄取氧的最大能力。测定体力活动能力的最准确的方法是检查最大氧摄取量（VO_{2max}），代表每分钟经肺转运的氧和运动高峰时骨骼肌摄取的氧（图22-1）。由于测定VO_{2max}的方法繁难费时，无并发症的冠心病病人常采用静息耗氧量的倍数(METs)。一个 MET 等于每分钟每千克体重摄取 3.5ml 氧,大致代表平静站立时的代谢耗氧量。运动试验的每个阶段事先用大致的 MET 数算定,但通常平板运动试验方案常过高估计病人的 VO_{2max}。有并发症的病人,如充血性心力衰竭,可用心肺应激试验进行较为准确的测定。

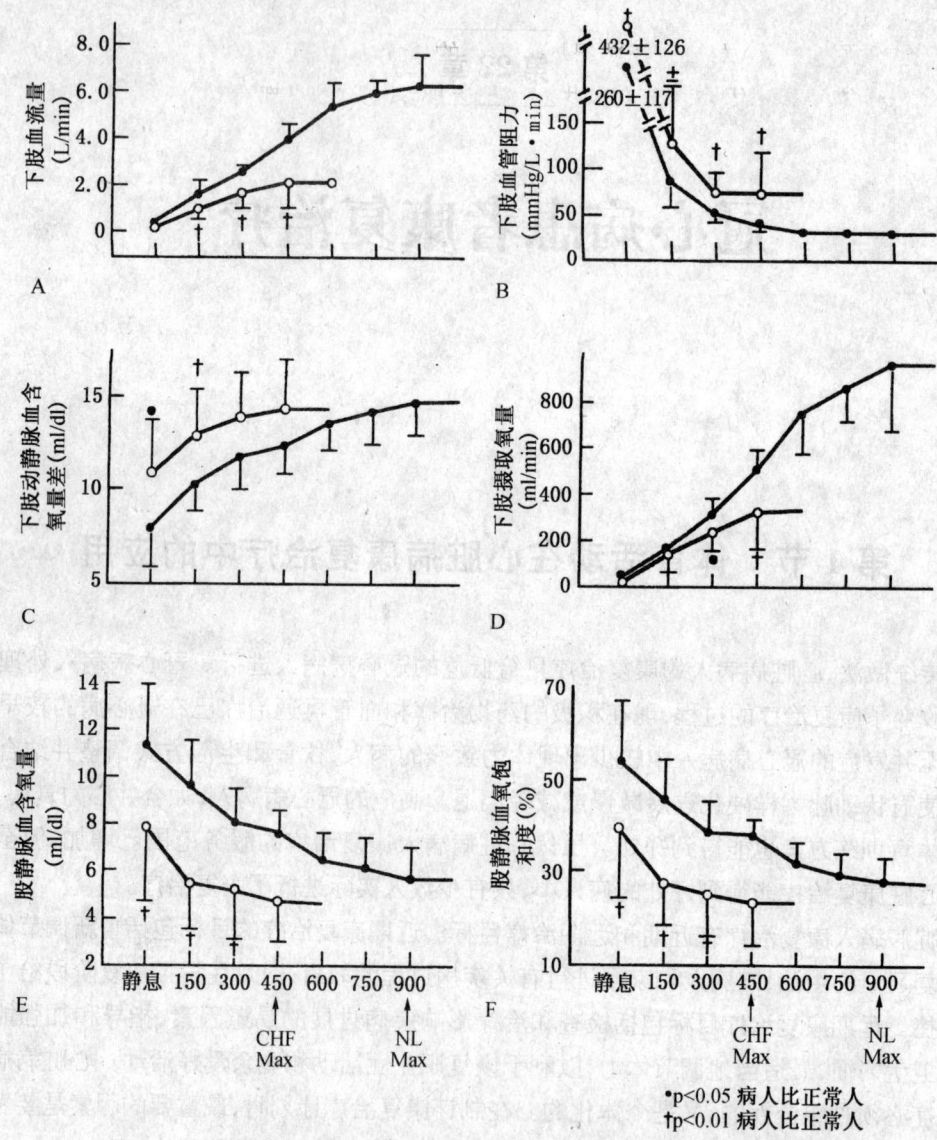

*p<0.05 病人比正常人
†p<0.01 病人比正常人

图 22-1 静息和运动时的单侧下肢血流量,下肢血管阻力,下肢耗氧量,下肢静脉血含氧量和股静脉血氧饱和度等指标

横坐标示静息和运动时间。(○)为 30 例慢性心力衰竭病人(CHF)。(●)为 12 例正常人(NL)。虚线示最大运动量时的比较。

心脏病病人丧失体力活动能力的程度与几个因素有关,如:①发生心脏事件前的体力活动能力:卧床休息和治疗用药;②血管内容量不足:左室功能减退;③残留心肌缺血;④病人年龄;

⑤自主神经功能;⑥骨骼肌做功能力;⑦周围血管疾病;⑧其他非心脏的疾病;⑨和体力活动时病人感受的症状等。要区分上述各因素的影响是有困难的,但认识到这些因素对体力活动能力的潜在效应是很重要的,以减少医源性效应和制订适当的体力调节计划。

2. 医源性和生理性因素

现在早期活动和缩短住院时间已成为冠心病的标准医治方法。卧床过久现仍是体力失调的最重要的医源性因素,左室功能减退是最重要的生理性因素。长期卧床引起的体力减退和继发于左室功能异常的体力减退有一些共同的表现。两种情况都有交感神经活动增强和副交感神经张力减退,骨骼肌纤维变细和氧化酶含量减少。两种体力减退也都有肺功能异常,如肺容量和肺活量降低,呼吸换气次数增加。两种情况的临床表现也相似,如运动耐量降低、体位性低血压、静息时心动过速和体力活动能力减退。仰卧位积极活动并不能防止站立位体力活动能力减退。只要每日有3小时处于垂直位体位就可显著减少卧床休息产生的体力减退。然而,甚至短期卧床也会产生一定程度的VO_{2max}降低。

冠心病病人常在运动时不能达到按年龄的预期最大心率,其原因尚未明确,看来是与运动时丧失正常的迷走神经反射有关。在心肌梗死后头几周内最大心率可减少25%。由于心率是决定心输出量的最重要的定量指标,最大心率不能增加是运动耐量减退的重要预测指标。在心肌梗死3~8周内由心脏功能不全引起的心率不能加快的缺陷常自行好转,VO_{2max}增加,甚至在不做正规的体力训练时,心率不能加快的情况也会自行好转。

3. 左心室功能减退

长时间卧床引起的生理性改变与左室功能减退引起的改变还是有区别的。左室功能减退时骨骼肌纤维的形态和分布会有变化,同时下肢血流量减少,血管张力增高。尽管摄氧分数增高,乳酸产率却增高而骨骼肌耗氧量减少,这些情况都支持骨骼肌血流灌注不足是左室功能减退病人运动耐量降低的首要原因这一假设(图22-1)。

卧床和左室功能减退引起的生理性改变的区别,也可以部分地说明一些观察结果,即静息时和运动时测定的左室做功指标与病人的运动能力间的相关性很差,如左室舒张期末内径、左室肌纤维周长缩短速率、收缩期时间和左室射血分数等指标。此外,运动试验的结果也不能预测具体病人的运动训练效果。然而,除了左室做功外,还有一些重要的血液动力学因素会对运动高峰时的心输出量产生不利影响,如运动时心搏量减少、舒张功能减退、肺动脉高压和二尖瓣反流。这些因素的各自的相对作用尚未确定,但都伴有VO_{2max}降低。

4. 心肌缺血

运动时如有大面积心肌缺血,病人的运动量因心绞痛、气急、无力等症状而受限制。无心绞痛而出现气急和无力是固定性左室功能减退,或运动诱发缺血性左室功能减退的表现,导致肺血管压力增高和心输出量不足。在没有运动诱发左室功能减退的情况下,心绞痛本身也使运动做功量受限。由于病人对心绞痛的感受性不同,同样程度的心肌缺血可使一些病人活动受限,另一些病人却能耐受。在不作正规的运动训练时,药物治疗可减轻有症状和无症状的心肌缺血,提高运动能力和改善心肌灌注。

5. 其他因素

伴发疾病,如慢性阻塞性肺病和周围血管疾病,也能限制运动能力,而且比心肌缺血和左室功能减退的表现出现更早。常用的心血管疾病药物包括硝酸酯类、β阻滞剂和钙离子拮抗剂,能通过增加冠状动脉血流量、降低心肌需氧量或改善运动时的血液动力学指标而增加运动能力。血管紧张素转换酶抑制剂对提高有心力衰竭病人的运动能力特别有益,可能是因为血管紧张素转换酶抑制剂对周围循环也有作用。

二、体育训练的效应

1. 骨骼肌

体育训练的主要生理性良好效果是提高骨肌做功量,这是与体育训练增加毛细血管密度,氧化酶含量、肌红蛋白浓度和增加线粒体的数量和大小等直接相关的。这些改变能增加骨骼肌的血液灌注和摄取氧的效率。

2. 心肌做功量

现有资料表明,进行体育训练计划的冠心病病人的心肌做功量提高,这些训练计划比传统的心脏病病人康复治疗的训练强度增加、次数增多或训练时间延长。用心电图和血液灌注量测定显示,高强度训练比低中强度训练计划更能改善心肌供氧。但要达到改善心肌供氧效果的最低训练强度、频度和持续时间,现尚未确定。

体育训练能降低静息时和次极量运动时的心率与血压,增加运动高峰 MET 量,增加体力和耐力。大多数病人的训练效果是开始训练时能完成的 MET 量越低,训练效果越大。心肌缺血又合并静息时左室功能减退的病人从短期的运动训练中较少得益。用β阻滞剂治疗的冠心病病人也能得到训练效果,但效果不大明显。运动训练的其他好处还有体重减轻,糖尿病病人的糖耐量改善,血浆 HDL 胆固醇浓度增高,以及心理方面较快恢复习惯活动的信心增加等。

3. 病死率和致残率

运动训练未能肯定地显示可降低冠心病病人的病死率和致残率。在 22 篇随机研究中,只有一项研究显示在心脏病病人康复治疗过程中作运动训练降低心血管疾病死亡率达到统计学显著意义。然而这些研究资料都有不足之处,例数不够多,随访时间短,有些研究在随机分组后又有交叉。有两篇回顾性研究显示,随机分入运动训练组的病人的总死亡率和心血管病死亡率(致死性再次心肌梗死和猝死)减少 20%～25%。运动训练组和对照组的非致死性再次心肌梗死发生率相似。运动训练得益的幅度与心肌梗死后用β阻滞剂作预防性治疗的得益幅度相似,提示运动训练和β阻滞剂的效果相当。

三、运动试验和体育训练的病人选择

1. 适合作运动训练的病人

近年来做运动训练的指征扩大,已包括有高危病人。以前曾认为是高危的病人,特别是有充血性心力衰竭的病人,现在的结果显示作运动训练也是安全而且有效的。能从运动训练得到好处的病人包括从心肌梗死后康复的病人,做过冠状动脉旁路移植、冠状动脉成形术、瓣膜手术、心脏移植、稳定型心绞痛和代偿性充血性心力衰竭的病人。医生制订的运动训练治疗方案应根据运动试验结果。给充血性心力衰竭病人制订体育训练计划前,加上心肺应激试验的信息是有帮助的。凡是不适合做运动试验的病人，如有严重心绞痛、未代偿的充血性心力衰竭和未控制的心律失常病人，都不适合做体育训练。其他不适合做运动试验的非心脏性疾病，如慢性阻塞性肺部疾病、周围血管病、脑卒中和骨科疾病，不一定不能做运动试验和训练，因为可以采用专门技术，如摇臂能量计等。

2. 运动试验

在心脏事件发生后不久，只要病人的条件允许，应进行症状或体征限制的运动试验。对无并发症的病人，运动试验可在心肌梗死后7～21天、冠状动脉成形术后3～10天、心脏手术后14～18天时进行。作过心脏外科手术的病人在术后稍晚作运动试验，以尽可能减少运动对伤口愈合和肺功能异常的不利效应。

在病人出院前或出院后不久常做亚极量运动试验，一般认为它比最大极量运动试验安全，然后在出院后6～8周时再做极量运动试验。然而，并没有资料能说明亚极量运动试验在经适当选择的病人中，比症状限制的运动试验更为安全，而且症状限制运动试验的价值也不比亚极量运动试验差。亚极量运动试验有时不能检出具有重要预后意义的心肌缺血征象、左室功能减退和心律失常表现。如果用亚极量运动试验评价病人的体力活动能力，病人可能不适当地只限于在习惯性活动和运动训练计划中活动，而恢复工作可能明显延迟。

经历心脏事件后的恢复期病人的体力活动能力降低，需采用修改过的平板运动试验方案。表22-1列出了标准的Bruce方案与修改过的Naughton方案的比较。Bruce运动试验方案每一阶段增加2～3个MET，很快就超过了从心脏事件刚恢复的病人的平均运动能力。Naughton方案的起始做功负荷就比较低，并且每次只增加1个MET。这样逐步增加做功负荷使恢复期病人较易耐受，并得出比较精确的MET活动能力测定结果；常见的运动试验终点症状是气急和无力，而中度的心绞痛、头晕和跛行较少发生。重要的体征出现作为运动试验终点有高级别室性心律失常（如连续三个室性早搏）、收缩压下降幅度比运动前降低20mmHg和显著的心肌缺血表现。

表22-1 平板运动试验时修改的Naughton方案与Bruce方案的比较

运动时间(min)	运动负荷(MET)	修改的Naughton方案			Bruce方案		
		阶段	速度(mph)	分级(%)	阶段	速度(mph)	分级(%)
3	3	1	2.0	3.5			
3	4	2	2.0	7.0			
3	5	3	2.0	10.5	1	1.7	10.0
3	6	4	2.0	14.0			
3	7	5	2.0	17.5	2	2.5	12.0
3	8	6	2.0	12.5			
3	9	7	3.0	15.0			
3	10	8	3.0	17.0	3	3.4	14.0

mph＝每小时英里数。

虽然运动试验是做出体育训练治疗的基础,但有时运动试验结果是体育训练的禁忌证。运动诱发的重度心肌缺血、心律失常和左室功能减退必须先行纠正,才能允许病人参加训练。进行治疗后必须复查运动试验,确定上述异常已经解除。在运动试验中心率快或运动负荷大时才出现的较轻的心肌缺血、心律失常和左室功能减退,不一定要定为运动训练的禁忌证,特别是病人已用了最积极的药物治疗,而现阶段没有其他的治疗方法可选择。有时运动训练计划可按下面讨论的方法作出修正,在运动训练期间加强监督。曾提出在急性前壁心肌梗死后是否可建议病人作早期运动试验和训练的问题,因为有实验和临床资料显示有心肌异常瘢痕形成。然而,对前壁心肌梗死恢复期病人进行评价的结果是,中度运动训练并不合并有左心室局部的解剖或功能变坏。对心肌梗死后作运动试验的预后价值也曾提出问题,从康复的目的来看,病人保存有运动能力又没有运动引起的缺血性异常改变,可确定病人属心脏事件复发的低危险组,不论梗死时是否用过溶栓治疗。

四、运动处方

1. 无并发症病例的个体化运动训练处方

运动训练的处方应根据症状限制运动试验的结果给每个具体病人作出。内容可归纳为三个缩写字母:FIT(合适,健康),即频度(frequency)、强度(intensity)和时间(time)。为改进心血管系统健康状况的最低训练频度是每周 3 次。训练时间通常是每课 30~60 分钟,也可以个体化安排。运动训练的频度、强度和时间的阈值虽未确定,但已有国家性机构建议的准则。

运动处方的体力调节效应是运动强度和时间之间的平衡。运动强度应根据运动试验时能达到的最大心率来确定。开始训练时应安排较低的强度使病人能完成 1 小时的训练课程而又不感到过度疲劳。通常开始训练时的目标心率是最大心率的 65%。有些病例,特别是心脏手术后的病人静息时的心率较快,65%最大心率就接近静息时的心率。在这种情况下只能采用较大的初步训练目标心率,用最大心率的 75%。另一种方法是在静息心率上加最大心率与静息心率之差的 40%~50%作为目标心率。为方便起见,每次可数 10 秒再计算目标心率。

2. 运动训练课的组成内容

不论个别或小组进行的运动训练课程都应持续 1 小时。每节课应分为热身准备阶段、有氧和肌肉活动调节阶段和整理恢复阶段。10 分钟的热身准备阶段包括伸展运动和轻度的柔软体操,可预防肌肉骨关节损伤和逐步增加心率。40 分钟的体力调节阶段最好能进行有氧体育活动,如步行、慢跑和骑自行车,适合在开始训练的前几周进行。游泳是很好的有氧运动,但存在监督、测定心率和有心血管急诊情况时难以作出处理反应等问题。运动训练课以 10 分钟的整理恢复阶段为结束,采用于准备阶段相似的伸展运动,这对冠心病病人特别重要,因为突然停止中度或高强度的运动常在冠心病病人中诱发室性心律失常。

在运动训练的开始几周重点应放在有氧活动的调节,而不是肌肉力量的训练上。手臂的训练活动,特别是等长运动,在体力训练的头几周是禁止的,因为可引起与心率不成比例的血压增高,在心脏术后 4~6 周手臂的等长运动可妨碍伤口愈合。标准的运动训练方案强调下肢的动态训练,采用步行、慢跑、骑自行车等方式虽然没有专门的上肢训练动作,也能增加上肢活动的肌力和耐力。如果上肢和肩带力量的训练也重要,病人可在运动训练计划早期在步行和慢跑活动中加上手持轻的器材,在训练计划后期进行同时加强上肢和下肢的肌力调节,作跑步等环行活动和肌力训练是有好处的,特别是在工作中需要完成更多上肢工作的病人更是如此。

3. 体育训练处方的加量

在体力训练过程中增加运动量时,参考Borg制订的自觉劳累程度表(Borg scale of rate of perceived exertion,RPE)很有帮助。从表22-2可见,病人感受的劳累程度用数值来表示。病人应达到RPE 13～15。病人感觉身体更健壮时RPE数值降低,运动强度可以增加,通常加量的目标是增加最大心率的5%～10%。最后,在整个训练课中病人能完成最大心率85%的运动量,大多数病人在训练6～8次课程后就能达到这个运动强度。开始训练后4～8周时应复查平板运动试验。许多病人在训练后的运动试验中能达到明显更高的心率。能达到更高的心率表示心血管系统能作更多的功,去完成原先因骨骼肌肌力失调而受限的活动。大部分病人在复查运动试验后可增加运动量,并可在运动时降低监督的要求。

表22-2 Borg制订的自觉劳累程度表

自觉劳累程度	评分
非常轻松	6,7
很轻松	8,9
轻松	10,11
有些困难	12,13
困难	14,15
很困难	16,17
非常困难	18,19,20

4. 心肌缺血病人的运动训练处方

运动诱发心肌缺血的病人应接受适当的药物治疗以去除或减轻心肌缺血。但有些病人仍有心肌缺血表现。如果缺血不是在极低的运动负荷下发生,这些病人仍可安全地从事体育训练,只要运动的目标心率低于发生缺血的心率,将最大的目标心率限制在比可发生缺血心率少10次/min是临床适用的。这些病人在运动训练开始阶段应加强监督,如采用连续心电图监测。

5. 心力衰竭病人

心力衰竭的病人有发生与运动有关的并发症的高度危险,但通过体育训练可以使病情得到改善。心力衰竭病人在监督下进行训练是安全的。由于病人的运动耐量受限,运动处方必须调整。短时间的有氧活动、减少目标心率、增加间歇休息阶段等,都可使病人减轻疲劳程度。最后的目标心率应保持比在运动试验时出现明显气急和疲劳的心率低10次/min。

有心力衰竭的病人又有运动诱发的心肌缺血表现,通常预示运动训练的效果差。这些病人在通常的训练期间不大能显示训练效果,而在随访期间却容易出现与冠心病有关的并发症。

6. 心律失常病人

心律失常对临床医生是重要的挑战,因为对心律失常的治疗就有争议,而运动时的安全性也不肯定。有关心律失常病人运动时的安全性目前尚缺乏明确的资料。患冠心病和运动诱发室性心律失常的病人,出现致死性心脏事件和非致死性心肌缺血并发症的危险都较高。在心脏病病人康复治疗中通常的做法是将运动诱发心律失常的病人排除在运动训练治疗之外,直至心律失常得到控制。也有人建议给心律失常病人作运动训练时,用连续心电图监测进行高级别的监督。目前还不清楚运动训练是否会影响心律失常,有一项研究报道运动训练后室性心律失常发生频度减少,可能是由于调节了交感神经在运动时的反应。在运动训练过程中心电图监测显示心律失常表现类型稳定,常用作允许病人可开始从事有监督的、没有心电图持续监测的运动依据。然而,这种做法的安全性尚未证实。

五、体育训练的危险

在心脏病病人康复治疗中,体育训练不是没有危险的。病人有未经治疗的或尚未识别的左心室功能减退、心肌缺血和室性心律失常时危险最大。对已接受适当治疗的病人来说,最大的危险在于运动水平达到或超过可诱发异常表现的水平。因此运动训练中的最大目标心率,应低于在运动试验时出现异常表现时的心率。

1. 病人的选择和监督

运动训练的安全性的最好保证是适当地选择病人和在运动训练时进行适当的监督。有些专业机构已公布有关运动训练危险性分级的指导准则。心血管并发症高危病人是指具有一项或多项表 22-3 列出的特征。在建议病人从事运动训练前,应努力纠正或减轻这些疾病状态。如果未能纠正,必须仔细考虑运动训练的危险和效果,并在建议运动训练时,要进行高级别的监督。如果运动训练的危险超过运动的效果,应将危险告诉病人,并建议不参加运动。由于充血性心力衰竭的自然病史对预后不利,病人和医生都应认识到除了运动方案的监督外,还需要密切随访。

最高级别运动时的监督是采用持续的心电图监测。适合从事运动训练的病人中 15%～25% 具有表 22-3 列出的危险因素,需要连续的心电图监测。下一个级别的运动训练监督是不做连续监测,而由卫生专业人员进行监督,这些人员应接受过生命支持的特别培训。没有心脏病高危特征的病人或者经运动和监测后临床病情好转的病人,可从事有监督而不作连续监测的训练。低危病人在学习脉搏监测和识别症状的原则后,可独立地进行体育训练是安全的。一般说来,低危病人的运动能力约相当 8METs 或更多,而不出现左室功能减退的症状和体征,也不会有心肌缺血或室性心律失常。可按这些指标让病人结束有监督的训练方案。

所有病人都应学习监测脉搏和认识运动时的症状。医生应告诉病人目标心率和掌握集体训练时的 RPE 概念。在完成一段正式的运动训练计划后,这些概念和原则能指导病人独立地、安全有效地进行运动训练。不能或不愿遵照医生提出的运动训练处方的病人,应接受较高级别的监督。

表 22-3 运动训练时作连续性心电图监测的指征

临床指征	客观体征
重度左室功能减退	左室射血分数<30%
充血性心力衰竭	
心源性休克史	
运动诱发重度心肌缺血	ST 段压低≥0.2mV
	在运动负荷≤5MET 时出现心绞痛
	核医学心肌灌注运动显像示多个灌注缺损
	运动超声心动图示多个异常收缩节段
	非持续性室性心动过速
复杂性室性心律失常	
(静息或运动诱发心脏停搏史)	负荷增加时收缩压降低 20mmHg 或更多
运动时血压降低	高峰运动负荷≤5METs
运动功能低下	
不能自己监测心率	

2. 有监督的体育训练方案的安全性

虽然运动过程中有心血管系统并发症的潜在危险,但有专业人员监督的运动方案的安全性记录是很好的。对 167 个运动训练方案的调查表明,每百万病人小时运动训练的死亡事件发生率是 1.3,心肌梗死发生率是 3.4,需做复苏抢救的心脏停搏是 0.9。持续进行心电图监测的运动训练方案和断续监测方案的安全性无显著差别,这次调查的事件发生率比 10 年前的调查显著降低,而又经最近的一项研究证实。运动训练方案的安全性提高的原因还是值得思索的,可能包括危险分级方法改进,血管再通技术和药物治疗方法改进,比较严格的心脏病人康复治疗标准,对高危病人需要监测的警惕性增加等。

第 2 节 二级预防

综合性的心脏病人康复治疗包括积极治疗易患因素。本节将重点讨论二级预防的戒烟问题。

一、吸烟的危险

吸烟是发生心绞痛和心肌梗死的确定因素,也增加再次心肌梗死和死亡的危险。心肌梗死后存活者中继续吸烟的人发生再次心肌梗死和死亡的危险是戒烟者的 1 倍。停止吸烟后第二次心脏事件的危险迅速降低。在心肌梗死后的 3 年内曾吸烟者患再次心肌梗死的危险,与从未吸烟者相同。作冠状动脉旁路移植手术的病人中,继续吸烟者的预期病死率是手术后戒烟者的 2～6 倍。

1. 病理生理

吸烟者患再次心肌梗死和死亡的危险增高的病理生理基础尚未肯定,曾考虑有血小板聚集、血栓形成、冠状动脉痉挛、冠状动脉和侧支循环血流量储备减少等。吸烟者的血浆纤维蛋白原浓度增高使心肌梗死的危险增加。虽然冠状动脉粥样硬化的轻重程度与吸烟习惯不是密切相关,但吸烟者中心肌梗死的危险与冠状动脉病变程度和血浆胆固醇浓度的相关性很强。

2. 烟草依赖性的原因

吸烟是一种复杂的行为,具有生理性、心理性和社会性根源。有关烟草依赖性的原因有几种理论,但没有单一的理论能解释吸烟行为的各方面问题。突然停止吸烟后,对尼古丁的依赖引起对烟卷的渴望。吸烟是能减轻负性情绪的行为,如悲痛、忧伤、愤怒、恐惧,也能抵消不安全的感觉。吸烟也用作转移这些负性情绪的应付手段,而成为社会接受的行为。最后,吸烟具有较深的社会根源,如模仿家长和同龄人。

3. 戒烟的方案

发生心脏事件后继续吸烟的病人常有人口学和心理方面的因素可找到,如职业和教育水平较低、吸烟量大、年龄较大、饮酒量多等,常与继续吸烟有关。心理性因素如对吸烟采取不很否定的态度、高度忧虑、对生活事件的个人控制能力低的人,在心脏事件后不大容易戒烟。

有 20%～60% 的病人患心肌梗死,冠状动脉手术和成形术是促使戒烟的动力,从卫生专业人员得到有力的戒烟建议的病人,比较容易停止吸烟且保持不吸烟。相信继续吸烟对自己有危害的病人,特别容易接受劝告。遗憾的是,急性期戒烟人数比例虽高,但在缺乏干预措施以保持节制时,重新吸烟的比率也高。

同时治疗吸烟的生理方面和心理方面的习惯,有利于停止吸烟。因心肌梗死或冠状动脉手术住院可有足够长的时间,可治疗停用尼古丁后的生理性表现,如易激动、情绪不稳、注意力不集中、恶心、头痛等。继续渴望吸烟的病人是对尼古丁依赖性较强者,需要逐步撤除尼古丁。

停用尼古丁的方法包括逐渐减少吸烟量,逐步改用尼古丁含量少的烟或用尼古丁替代治疗。经皮肤尼古丁贴膜或口服含尼古丁的"糖"可使血清尼古丁浓度提高到相当吸烟时浓度的 30%～60%,就足以显著削弱对吸烟的渴望,用尼古丁替代治疗的人在一年随访时,比不用替代治疗的人,继续保持不吸烟的比例多 1 倍,单用含尼古丁的糖并不减少长期戒烟率。但有资料表明,用经皮肤尼古丁贴膜的长期戒烟率较高,即使不用辅助的行为治疗。

行为治疗,加用或不加尼古丁替代治疗,可增加长期戒烟的比率。行为治疗由医生、护士或其他经培训的人员进行。用自我控制方法或其他有益健康的行为代替吸烟,可帮助病人戒烟。动员家庭、朋友、同事等社会支持,扮演拒绝吸烟的角色,可增强不吸烟的行为习惯。在正式的戒烟教育方案中,长期戒烟率可达到 70%,特别是新近诊断冠心病的人。行为干预措施最好集中在刚戒烟后的短时间,因为在停止吸烟后的头 2～3 周时,最容易继续吸烟。

二、心理因素

1. 常见的心理问题

心肌梗死病人中约 15% 合并有重度的心理性应激或较重的抑郁症,这些病人中的病死率和病残率较高。虽然大部分从事心脏病人康复治疗的专业人员认为体育训练和有关的服务有明显的心理治疗效果,但重症心理性应激和抑郁症需要专科性治疗。现已有资料表明,专业性治疗对重症心理性应激的治疗结局有良好的影响,但还缺乏有关重度抑郁症的资料。在心肌梗死的急性治疗期谵妄较常见,但影响较小;在心肌梗死康复阶段早期焦虑和轻度的抑郁症较常见,通常是短暂的,容易治疗的。

2. 自我评价

急性心血管疾病可造成许多心理影响,包括对许多正常活动的医学限制。而家属、朋友和同事会认为心脏病的预后差,怕体力和情绪的应激会损害心脏,进一步加强了对病人活动的限制。如果病人自己对疾病的认识很差,怕心脏问题复发,就会失去控制疾病的意识而缺乏对恢复习惯生活的信心。病人对自己丧失信心是恢复完美及积极的生活的重要障碍。

自我评价是一种心理学术语,是指人们对执行一项任务或活动的能力的评价,是决定人们是否会努力去完成任务或活动的重要决定因素。自我评价反映了人们的信心,对完成活动具有很好的预测价值。对一项具体的任务来说,自我评价的完成任务的信心可以是 0~100%。例如,对体力活动的自我评价可预测病人是否能完成定期的体育训练计划。冠心病人自我评价低的常见方面是体力活动、情绪应激和性生活。

提高冠心病病人的自我评价有 4 种方法:劝说解释,提供信息,替代性经验,激励性方法,以运动训练为例,医生可劝说病人能够完成训练。应告诉病人运动中预期会有什么感觉,不要把正常的生理反应如心率加快,看作是严重的症状。替代性经验是让已经成功地完成体育训练的病人介绍经验。然而,增加对运动训练自我评价的最有力的方法是在医生监督下完成运动试验。

自我评价也是预测其他行为改变措施成功可能的指标,如戒烟和饮食调整。如果病人的自我评价低,就要采取提供信息、劝说解释、交流和激励等方法以提高行为改变的成功率。配偶的理解对病人和治疗也是重要的。配偶对病人完成具体任务的成功或失败可能性的评价也有预测意义。配偶对病人改变行为的支持和鼓励对取得成功是极其重要的。提高配偶的评价也可以采用对待病人的相似方法。

3. A 型性格行为

A 型性格被认为是发生冠心病的易患因素,但对预后的影响不明。有些研究报告的结果是矛盾的,但这些研究各有缺点。主要的缺点是观察的人群不同,行为分类的工具不完善,随访时间和观察终点也有不足之处;有关 A 型性格认识的争议可能是因为性格是行为的集合,但又不是所有的行为与冠心病的发病和预后相关。A 型性格的三项主要特征中,即努力竞争取得成就、时间紧急感和敌意仇视,只有最后一项与冠心病的结局有独立的相关性,但也是有争议的。现在已有少量资料表明,调整 A 型性格能改变冠心病的预后,在作出治疗建议前还需作进一步探索。

第3节 心脏病康复工作规划

对大多数心脏病病人来说,康复工作在医院内就已开始,并持续到心脏事件发生后的几个月。传统的心脏病病人康复工作是按心脏事件后的时间提供准则规定的活动,这种按时间的康复工作可作为一种框架。根据病人的年龄、发生心脏事件前的情况、病情轻重程度和病人的意愿,个别病人的康复治疗进展可以快些或慢些。所以,康复治疗方案应个体化,以适应病人的情况,促进病人康复。

一、住院病人的康复治疗

心肌梗死和心脏手术病人在病情康复时的住院时间已显著缩短。因此,住院病人的康复治疗应使病人在短时间内自己胜任日常生活中的活动。作为二级预防内容的行为改变,可在院内开始,但大多数要推迟到出院后进行。

1. 早期活动

早期起床活动可减少长时间卧床的不利影响并可加快恢复习惯的活动。大部分病人在冠心病监护病房住院的24～48小时就可开始由别人帮助的动作练习。应鼓励病情稳定的病人逐日增加坐在椅子上的时间,以尽量减少血管内容量不足、骨骼肌肌力失调和骨关节病变。只要病情稳定,应尽快鼓励病人进行照顾自己的活动,如刮脸、洗漱和洗澡。

2. 逐步恢复体力活动

病人从加强监护病房转出后,就开始逐步进行体力活动。鼓励病人尽可能长时间处于垂直体位。在别人帮助下每日步行至少2次。虽然有些住院康复计划提出每日步行的具体距离,但还是根据具体病人的耐力而异,既不让病人超越自己的耐力去走,也不把能走的病人拉回来。目标心率和RPE评分可用作个体化参考。每次活动时,医护人员要测定立位心率和血压,接着进行5分钟准备活动。然后病人在他人帮助下步行,保持心率在静息心率加20次/min范围内,而RPE评分低于14。大部分病人第一天能耐受至少5分钟步行。只要心率和RPE维持在上述范围,步行时间可以延长到每日2次,每次30分钟。此时,步行课可包括上楼梯,以保证病人在家时也能上楼。不需他人扶助能步行30分钟和上楼梯的病人,就有足够的体力和耐力从事日常生活中的大部分活动。

3. 教育和咨询

病人在他人扶助下步行阶段,护士或理疗师应教会病人数脉搏,应RPE评分,并认识重要的症状。出院前病人应学会怎样寻求急救帮助,知道自己所用药物的名称、剂量,作用和副作用,有关病人心脏情况的具体问题也应得到答复。出院前或在其他时间,医生或护士应向病人介绍冠心病的易患因素,并对影响病人的因素着重介绍。

出院时病人应得到有关在家恢复活动的具体指点。即使是常识性的知识,医护人员也不要擅自假定病人是知道的。病人的配偶也应得到教育,因为住院病人能记住的信息是有限的,而在康复早期病人和配偶的不一致问题常与所接受的医学建议有关。对体力活动的简单处理方法就是当作体育训练一样,对大多数家务活动也可用静息心率加每分钟20次的准则。病人很快就会了解各项活动时的心率反应,对从事家中的活动就会有信心,病人也应知道日常活动有哪些限制,如上楼梯、抬重物、驾驶汽车、与来访者交往、采购和户外散步等。出院回家时病人和家属也应关注精神和心理应激的活动,如驾驶汽车、社交活动和买东西。精神应激对心脏做功产生负性效应。然而,直接比较运动的生理性应激和正规方法的心理性应激研究观察到,运动产生的血流动力学效应总是比心理性应激更大。心理性应激的病理生理和对预后的影响还尚未完全了解。在冠心病病人病情稳定的情况下,或在心肌梗死后不久,心理性应激大概不会诱发心脏事件,除非是极重的精神刺激。

二、出院后早期的运动试验和康复治疗

1. 运动试验前的活动

从出院到心脏病病人正式康复治疗的时间间隔应尽可能短。在这期间病人应继续出院前的步行计划,每次步行至少30分钟,每日2次,保持目标心率在静息心率加20次/min的范围内,RPE低于14。对能完成这些时间的病人应鼓励每日步行3次或每次延长到45分钟。只要病人愿意,应开始二级预防和开始行为改变。如果需要减轻体重或降低胆固醇,这时可安排营养师首次家访。戒烟计划也应开始。医护人员应向病人提供有关冠心病和治疗易患因素的知识。

2. 运动试验后的建议

出院后做运动试验对以后的康复治疗活动是一个很重要的关键点。根据运动试验结果作出正式的运动训练处方:减轻体重、降低血清胆固醇浓度、戒烟和恢复工作等目标也可订出。在平板运动试验时没有明显异常的病人,可以开始大多数习惯的活动,如驾驶汽车,性生活和抬举轻的物品。在心肌梗死和心脏手术后,要在6~8周后才能抬举物品。但已有研究表明,在无并发症的心肌梗死和心脏手术后,抬或拿中等度重的物品是没有危险的。冠心病人,包括心肌梗死后恢复期的病人,做静态举重物或静态举重物加平板步行。与单独步行相比,产生的血液动力学效应相似,或不到一倍。在这些研究中,单独静态举重不引起心肌缺血表现。

3. 性生活

冠心病病人常见的性生活问题是性欲减退或消失(即使性欲恢复也应避免性生活)和男性病人阳痿、早泄或延迟排精。性功能异常的原因包括以往存在的疾病、害怕诱发心脏事件、抑郁症、药物如β阻滞剂和利尿剂等。此外,性伴侣可能认为性生活会诱发心脏事件因此避免性生活。由于病人常回避讨论性功能异常,医生应提出性生活问题以考虑药物对性功能的影响。

性交对血流动力学的效应已在心肌梗死恢复期病人中进行检查。性交时的最大心率平均是120次/min,接近进行其他习惯活动时的最大心率。与不熟悉的性伴侣和在不熟悉的场所进行性生活产生的血流动力学效应,远比与熟悉的性伴侣性交时的血液动力学改变更大;过度饱餐和饮酒后性交产生的血流动力学改变也很大。运动试验可用来估计性生活对心脏可产生的应激,平板运动试验无明显异常的病人可建议逐步恢复性生活。采用放松的姿势,如侧对侧,可减少性交时对心脏的做功量,而上下姿势会增加等张运动做功。医生应告诉病人如性交时出心绞痛、持久的气急、过度疲劳和性交后心动过速持续10分钟以上应报告给医生。对习

惯久坐生活的人,上述症状也可能是运动诱发心肌缺血或左室功能不全的仅有表现。

三、院外病人的康复治疗计划

心脏病病人正式的康复治疗教程通常包括医学指导人员和教程指导人员。医学指导人员是医生而教程指导人员可由经不同专业培训的人员来担任。康复治疗队伍包括多种专业人员,如护士、理疗师、运动生理专业人员、营养师、就业咨询人员和心理学家。如果康复治疗教程参加的人员较少,不能支持那么多专业人员,则应有包括各专业的转诊咨询网络。院外体育训练应有适当的设施。如果参加的人中有高危病人,则应有持续的心电图监测、心肺复苏的设备和培训教具也是必须准备的。

1. 体育训练

体育训练指导准则已在前面谈到,大多数病人能从小组体育训练教程得到收益。标准的小组体育训练计划是每周上课3次共8~12周,有些病人需延长训练时间,也有病人较快就能独立训练。在这些训练小组教程中病人能学会怎样安全地进行训练和独立地进行有效的训练。在小组活动中病人也有机会从卫生专业人员那里得到有关冠心病和调整易患因素的可靠信息。在不同的冠心病康复阶段与其他病人相互交流以及得到社会支持对病人很有好处,但难以定量。集体训练课程也是发展教育和支持组织的重点。

2. 调整易患因子

心脏病病人综合康复治疗训练应包括运动训练和易患因素调整。戒烟和饮食咨询是应提供的两个最重要的服务内容。不断加强调整易患因子的宣传可提高病人遵守行为改变原则的依顺性。

现有资料表明,包括运动训练、戒烟和降低胆固醇浓度等方面的心脏病病人康复治疗教程可降低冠心病人的病死率和致残率。心脏病病人康复治疗也能促进功能恢复,在心脏事件后早期对病人按病情危险程度分级,包括做平板运动试验,可确定较重的需进一步治疗的病人和低危的可加快恢复习惯生活的病人。教育和咨询能改善心理学方面的结果。在心脏病病人康复治疗计划中加上职业康复,可体现明显的经济效益。参加心脏病病人康复治疗教程可减少随后的治疗费用,因为可减少再次住院的人数和其他医疗服务项目。随着心脏疾病康复治疗原则的应用推广,将会有更多的冠心病病人在医疗方面、心理方面和社会方面得到好处。

第4节 职业康复

心血管疾病致残的代价是很高的。在美国每年用于心脏病病人治疗的直接费用估计是850亿美元。因心血管疾病造成的不能供货或服务造成的间接损失,还要多几倍。增加返岗病人数和缩短从发病到恢复工作的间隔时间,可显著减少间接损失。

一、与受雇有关的因素

发生心脏事件后病人的受雇情况与人口学、医学和心理学等方面的因素相关。在发生心脏事件时原来就失业的60岁以上和从事蓝领工作的人,在事件后较少再恢复工作。60岁以后较容易得到退休或残疾人津贴,鼓励病人离开工作。而蓝领工人,特别是没有熟练技术的工人,很容易给别人替换而在心脏事件后失去工作。

在心脏事件后,病人的病情和医生有关恢复工作的建议是影响病人恢复工作的最重要因素。在没有人口学和社会心理因素的阻力时,医生必须首先保证病人发生心血管并发症的危险是低的,而且不会因恢复工作而增加并发症危险。然后医生需确定病人是否有体力能完成职业性工作,最后医生应就恢复工作的时间和病人以及雇主应该关注的工作须知提出建议。

二、促进恢复工作

对大多数经心脏手术或心肌梗死处于恢复期的病人来说,详细的临床检查和症状限制的平板运动试验,就足以指导医生作出恢复工作的决定。冠心病事件复发的危险分级的准确方法要根据住院期间的临床资料和住院期或出院后不久进行的专业检查结果定出。心肌梗死后存活的病人中,有一半以上没有充血性心力衰竭或心肌缺血的症状和体征。在首次冠心病事件后的一年中,发生心脏病死亡、心肌梗死和不稳定型心绞痛的危险不到10%。在症状限制运动试验中能完成7METs以上而无心肌缺血症状,则一年内发生心脏事件的危险在3%以下。

平板运动试验也能确定与病人职业工作有关的最高体力活动能力。人们可以在40%最高体力活动能力水平持续工作6~8小时。而在较高水平下工作,持续耐量降低。如在最高体力活动能力60%水平,可工作4小时;超过60%水平,只能工作2小时。一般工作的平均能量需求是5METs,这就意味着最高体力活动能力在7~10METs的人,就足以胜任职业性工作。现有资料表明,随着工作中自动化水平的提高,现行的指导准则常过高地估计家务活动和职业活动的能量做功需求,现在只有16%的美国人从事手工劳动,并随年龄增加这个百分比迅速降低。大部分手工劳动只需要间歇的高能量消耗,从而延长能耐受工作的时间。

一般病人在恢复工作前不一定要进行强化的体力劳动再调节。体力活动能力低而职业对体力要求高的病人,进行体育训练课程可加快恢复工作。除非病人的工作需要抬举或搬动中等或重的物件,前面介绍的标准有氧运动训练方案足以加快病人恢复工作。对于某些特殊情况,运动训练方案要包括上肢等长运动训练。有些场合增加工作刺激和专业性体力训练课程会有帮助。有些会影响公众安全的工作,如飞行员、警察和消防员,需制订有关恢复工作的严格要求。

从无并发症的心肌梗死到恢复工作,平均间隔70~90天;冠状动脉血管成形术后平均15~30天;无并发症的冠状动脉手术后平均50~100天恢复工作。采用危险分级的协调方案、平板运动试验和医生做出明确的恢复工作的时间建议,从心脏事件到恢复工作的间隔时间还可有实质性的缩短。在一项有关早期恢复工作的随机性研究中,没有临床高危表现和平板运动试验重度心肌缺血的病人从发生心肌梗死到恢复工作的间隔时间从75天缩短到51天。在心肌梗死后6个月内再次心脏事件的发生率是3.5%,恢复工作较早的病人中再次心脏事件的发生率并不比恢复工作较晚的病人更高。随后一项研究也取得相似的结果,表明平板运动试验中无心肌缺血表现的低危病人,在急性心肌梗死后约一个月能安全地恢复工作。上述研究未包括从事手工劳动的专门训练课题,其中有11%～17%的人也早期恢复工作,与从事案牍工作的人相似。有充血性心力衰竭和心肌缺血表现的病人,占60岁以下全部受雇病人的23%,未列入研究;这些病人恢复工作的决定需个体化。

(鄂继华)

参 考 文 献

1 Willich SN,Muller-Norn J,Kuliget M,et al. Cardiac risk factors,mediation,and recurrent clinical events after actue cor-onary diseases. Eur Heart J,2001,22:307～313
2 Keller DB,Lemberg L. Obesity and the metsolic syndrome. Am J Crit Care,2003,12(2):167～170
3 Chien KL,Huang PF. Assessment of quality of life in a doub-le-blind,randomized clinical trial of imidapril and captopril forhypertensive in Chinese Taiwan. Cardiotasc Drugs Ther,2002,16(3):221～226
4 张宝慧. 运动对心脏康复的有益作用. 心血管康复医学杂志,2003;S1
5 周勇,李旭平. 运动疗法对冠心病PTCA术后患者疗效的影响. 心血管康复医学杂志,2006;01
6 刘永平,郑兴. 康复锻炼对冠心病二级预防的作用. 中国老年学杂志,2007;04
7 吴国隆. 冠心病患者如何进行运动. 山西老年,2005;06
8 易定华. 安支架后冠心病照样能复发. 医药与保健,2005;11
9 姚可. 冠心病患者不可忽视心理保健. 长寿,2006;12
10 华兴振. 冠心病患者的生活禁忌. 长寿,2002;11
11 任秋萍. 冠心病患者的康复指导. 现代康复,1999;12

第23章

冠状动脉外科未来展望

一、冠状动脉旁路移植手术面临的挑战

冠状动脉旁路移植手术是目前惟一经过40余年临床应用并得到证实的侵入性治疗方法。在外科冠状动脉旁路移植手术出现之前,药物是治疗冠心病的主要手段。1967年,Favaloro首先在美国Cleveland医学中心应用大隐静脉进行升主动脉冠脉搭桥术,奠定了现代冠脉搭桥术(CABG)的基础。1974年北京阜外医院的郭加强教授在国内率先开展了冠脉搭桥术。通过大量的临床试验对比,证实外科治疗冠心病三支病变、左主干病变和合并糖尿病等比单纯药物治疗具有明显的优势。20世纪70年代出现的经皮冠状动脉腔内成形术(PCI)因为效果明确和创伤小得到迅速普及,并很快超过外科治疗的数量。但是,经皮冠状动脉腔内球囊扩张术因为其极高的再狭窄发生率(30%~60%)使其应用受到限制,在经皮冠状动脉腔内球囊扩张后植入支架(金属裸支架)(BMS)可降低再狭窄的发生率,但仍然在20%上下。针对金属裸支架的再狭窄率较高的问题,研究者发现在金属裸支架包被一些化疗药物如紫三醇、丝裂霉素等可以降低再狭窄的发生,称之为药物缓释支架(DES),并在20世纪末21世纪初应用于临床。美国食品与药品监督管理局(FDA)于2003年4月及11月先后批准Cypher和TAXUS两种DES用于冠状动脉介入治疗。早期的临床研究显示DES可以保持零或者极低的再狭窄率,DES的使用比率显著增加。因此有人宣称"'药物支架时代'已经来临!""外科冠状动脉旁路移植手术即将退出历史的舞台!"。但是实际情况是尽管现在药物缓释支架的使用尘嚣日上,它主要取代还是原来的金属裸支架,最近的一些临床证据显示:"药物缓释支架的远期安全性还不明确";"适应证以外使用药物缓释支架可能增加支架内血栓、心梗甚至死亡事件的发生率"。这些证据的出现促使人们开始重新审视DES的安全性和适应证。所以说不是冠心病的治疗已进入"药物支架时代",而只是又多了一种新的且其安全性和有效性尚待长期临床实践去证实的治疗技术。冠心病的药物治疗、介入治疗和外科手术治疗并举的格局并未根本改变。

二、药物缓释支架治疗的临床安全性及远期疗效仍有争议

不可否认,早期药物缓释支架临床试验获得了令人鼓舞的结果,许多心脏中心的医生和患者趋之若鹜。但是,2006年欧洲心脏病学年会(ESC)和世界心脏病学大会(WCC)上,公布了两项有关DES的荟萃分析研究,结果提示DES的远期死亡率和心肌梗死发生率较BMS增高,DES的安全性受到了质疑并成为学术界争论的焦点。DES延迟再内皮化、聚合物涂层导致的局部血管过敏和炎症反应以及支架晚期贴壁不良等,都可能会增加晚期血栓事件而引发灾难。从近期的研究数据中获悉,经DES治疗的患者可能由于支架血栓而导致死亡和心梗发生率增加,有可能对患者造成严重伤害,目前DES在瑞典的使用率已呈大幅度下降。

同时必须注意到的是,短期的临床试验结果不能用于说明长期的临床意义,药物试验通常要持续5年的时间,但是大部分DES的试验数据仅仅有9个月。而且DES的良好临床试验结果是基于经过严格选择的病例,也就是说现在的证据还远远不能证明其能安全有效地用于所有的冠心病患者。至少目前针对药物缓释支架临床研究和实践还是处于"过程中",还远未到下结论的时刻。新英格兰杂志中的一篇荟萃分析结果显示:DES与BMS在远期(随访4年)的死亡率、心肌梗死率无差异,DES的优势在远期的追踪中并没有显现出来,而在糖尿病人的亚群中,BMS的生存率反而高于DES组。另一篇荟萃分析也显示:4年追踪发现,两种DES支架植入后,患者的血栓发生率均高于BMS的对照组,因此由血栓而出现的临床事件也高于BMS组。同时,在欧洲大陆上,德国和意大利的研究组在三个心脏中心对DES植入者进行了21个月随访,结果显示DES术后较高的血栓形成率,连续2229的患者在成功植入DES后29例(1.3%)出现支架血栓,其中13例病人因此死亡,两种DES支架血栓发生率无差异。

2006年年底,FDA就DES使用安全性等众多问题进行了热烈的争论,会议关于药物缓释支架对于非批准适应证应用增加死亡、心梗风险提出警告,而且目前在适应证外使用DES的情况占DES总使用情况的大部分(60%~75%)。大家一致认为,DES若未按批准适应证使用,支架血栓形成风险以及心梗、死亡事件高于批准适应证。一些专家指出,对于某些再狭窄危险极高的病人应该限制DES的使用。分叉、重叠支架、血管血栓类疾病等使用DES后容易增加支架血栓形成危险,增加了与血栓相关不良心脏事件的发生率,而且具有统计学意义上的显著性差异。2007年初,FDA就DES使用安全性等问题作出了声明,指出DES治疗的患者可能由于支架血栓(支架内有血凝块)而导致死亡和心梗发生率较明显的增加。同时,FDA召见了DES的两大生产商,对所有可能与此问题有关的信息进行了讨论并给出他们的观点,将对所有数据进行全面的回顾,并提出合理的应对措施建议。建议对目前进行的随机注册研究中正在治疗的更加严重和复杂病变亚组(如糖尿病患者,急性心肌梗死或多支血管病变患者,或冠脉分叉、左主干和较长节段病变患者)患者进行长期随访。

此外,费用也是DES使用的重要问题。目前国内还缺少针对药物支架的费用效益比分析,一个来自瑞典的报道显示使用药物缓释支架半年医疗费用并没有因为其降低再狭窄率而降低,而每降低一件临床事件的发生(主要是再狭窄)需要多花费18 000美元的费用,每提高一人一年无事件生存需要多花费超过50 000美元的费用。另就美国一项调查显示,单就以药物缓释支架取代目前的金属裸支架,其全国的医疗预算要增加至少1个百分点。由此可见,应

用药物缓释支架的投入很高,这在医疗资源相对有限的中国广泛使用药物缓释支架是值得慎重考虑的。

三、药物缓释支架不能代替冠状动脉旁路移植手术

1999年ARTS-Ⅰ试验比较了冠状动脉支架植入术(普通金属支架)与CABG对多支血管病变的疗效,结果显示CABG优于冠状动脉支架植入术,1年无事件生存率分别为89%与75%。2003年公布的应用DES对多支血管病变介入治疗与CABG疗效进行对比研究的ARTS-Ⅱ试验结果,DES的1年无事件生存率高于CABG(95% vs 90%),这是目前最常被引用的证明DES优于CABG的临床证据,但该研究的结果存在显著的误导性。ARTS-Ⅱ(the Arterial Revascularization Therapies Study)共入选607患者,应用sirolimus支架治疗,结果与1999年ARTS-Ⅰ的结果进行比较(602例CABG和600例裸支架)进行比较,第1年中不良心脏事件发生率无差异,DES和CABG分别是10.4%和11.6%。然而,该研究比较属非随机和非同期的比较,组间存在差异(ARTS-Ⅰ组与ARTS-Ⅱ组,糖尿病患者分别占26.2% vs 18.2%,三支病变54% vs 28%,C型损伤13.9% vs 7.5%),这些因素为结果的准确分析带来了很多的问题。

DES在糖尿病组患者中的应用效果也不容乐观,Rao等报道糖尿病人接受DES后需要再次血管化率达到10%~15%,远不及CABG患者获得的效益,在相似的ISAR实验中,DES植入后9个月的重建血管的再血管化率Taxus组是12.2%,Cypher组是6.4%。在AHA年会中Macaya等(ARTS-Ⅱ)的结果显示,糖尿病亚组接受DES治疗的患者再血管化率(TVR)为12.6%,而同期的CABG为4.2%。糖尿病多支病变患者,CABG和DES组的1年死亡率无差异(8% vs 10%,$P=0.6$),但是MACE发生率CABG组明显低于DES组(12% vs 27%,$P=0.006$),同时再血管化率也低于DES组(3% vs 20%,$P<0.001$),同时造影显示植入DES后支架血栓率为3%,是术后急性MI的独立危险因素。这些研究充分说明,糖尿病患者选择DES同样需要谨慎和小心。

在左主干和(或)多支病变中,CABG仍有优势,Matthew等报道47例左主干和(或)多支病变植入DES后,随访276天中,21例术后出现病变血管再狭窄(42%),而且常累及回旋支开口,19例需要再次血运重建(38%)。正在进行的SYNTAX随机队列实验初步研究显示,欧洲和美洲104中心在2004的3个月中,患者接受CABG的占74%,其中3支病变占71%,左主干占29%。在3个月期间,平均每个中心有8.3个患者进行PCI,而同期有22.3个患者选择CABG;在美国,只有18%左主干和(或)三支病变患者选择支架植入,在欧洲为29%。实验说明在复杂病变血运重建中,CABG仍占有主导优势。

国际上正在组织三个大规模随机对照临床研究进行多支血管病变的PCI和CABG疗效评估:①FREDOOM:多支血管病变合并糖尿病患者的DES(Cypher或TAXUS)与CABG的对比研究;②SYNTAX:左主干和(或)多支血管病变的DES(TAXUS)与CABG对比研究;③COMBAT:左主干和(或)多支血管病变的DES(Cypher)与CABG对比研究。相信以上研究结果将有助于明确CABG和DES各自的优势和适应证。

四、冠状动脉旁路移植手术的发展方向

随着经皮冠状动脉介入治疗的发展,越来越多的简单病变的冠心病患者选择了介入治疗,而接受外科冠状动脉旁路移植术的多是复杂病变和有并发症的患者,以阜外心血管病医院近几年的临床病例为例,接受冠状动脉旁路移植术的病例大多是无法进行介入治疗的病例,或者是估计疗效不佳的病例,如慢性完全闭塞病变、三支病变、左主干病变、糖尿病和左心功能不全的病例。尽管接受外科治疗病例的危险程度越来越高,但是冠状动脉旁路移植术实际的手术死亡率却越来越低,阜外心血管病医院近几年的冠状动脉旁路移植术手术死亡率稳定在 0.7%~0.8%。同时,应对介入治疗的发展,外科微创概念和技术也得到迅速发展,如不停跳非体外循环下冠状动脉旁路移植术、微创获得血管材料,以及镇痛技术的发展,使得手术的并发症发生率越来越低,而且明显缩短病人的恢复时间。

为了避免传统移植静脉获取方法所造成的长的切口创伤,减少术后残留瘢痕,促进早期下床活动,1994 年 Lumsden 和 Eaves 首先报道了内镜辅助获取大隐静脉的技术,内镜辅助下的大隐静脉只需腿上选两个小小的切口就能完整的取出静脉,2004 年 Jeren 的前瞻性随机分组临床研究显示,内镜辅助获取大隐静脉可使伤口感染率从常规切口的 28.3% 降到 6.8%,从而减少了相关并发症的发生。

小切口直视下的 CABG 运用日益广泛,它减少了传统胸骨正中切口的创伤,经左前外、左胸骨旁、剑突下或右前外侧切口在常温心脏不停跳下进行冠状动脉搭桥手术,大大缩短了患者的康复时间,降低了术后并发症,同时胸腔镜辅助下的冠脉搭桥术进一步减少了创伤,促进了 CABG 向微创的方向发展。阜外医院先后在国内已经开展了胸骨旁小切口下的冠脉搭桥手术,胸腔镜辅助的冠脉搭桥手术,均取得了良好的效果。近几年来,随着智能化机器人的开发和应用,腔镜制作技术的改进,运用机器人辅助的 CABG 术成为现实,它在胸壁上开三个小窗,运用机械手的遥控操作即可完成手术,将手术创伤减到最少。德国的 Mohr 运用 Da Vinci 系统完成了世界上首例机器人辅助下的 CABG 以来,机器人辅助的 CABG 陆续在全球得到了推广,手术和现代科技的结合大大缩短了患者的住院时间,减少了术后并发症,更为患者所接受。

体外循环技术的出现促进了心脏外科的发展,同时它也能引起全身的炎性反应,造成重要脏器的损伤,延缓术后恢复。非体外循环冠脉搭桥术(OPCAB)就是在跳动的心脏上进行手术操作,避免了体外循环引起的并发症和心肌的再灌注损伤,减少了患者手术创伤,加快了康复时间,降低了住院费用。非体外循环下的 CABG 已经显示出良好的效果,根据日本冠状动脉外科协会 2005 年的资料显示,需要手术搭桥的患者,60% 实施的就是 OPCAB。在现在各种微创切口和胸腔镜的辅助下,OPCAB 能做到病变心肌的完全血管化,不受病变血管数量和位置的限制,是安全、经济的先进手术,尤其适用于心室功能受损的患者。同时,冠状动脉旁路移植术最常用的乳内动脉桥具有极高的远期通畅率,这是目前任何一种治疗方式都还无法比拟的,研究显示乳内动脉至前降支的血管桥 5 年通畅率达 96%,而 10 年仍高达 93%,这比目前几个有关药物缓释支架临床研究的一年通畅率还高。

通常术后的疼痛,气管插管辅助呼吸带来的不适,较长的 ICU 时间,患者术后的精神焦

虑、紧张，都为患者选择手术治疗带来了担忧、恐惧。1993年华盛顿大学提出"快通道心脏麻醉"（fast tracking cardiac naesthesia,FlEA）概念。十多年来作为心血管麻醉领域的新进展，快通道心脏麻醉的安全性及有效性受到许多学者的关注。成人心脏病手术FIEA是安全的，能够加快患者的康复，缩短ICU停留时间和住院时间，减少医疗支出，促进医疗资源合理应用，提高患者的满意度，进一步完善了手术后康复的效果。麻醉快通道技术就是要求术后即刻或术后1小时内拔除气管插管，以便病人尽早回到普通病房，而术后镇痛的普遍采用，消除了疼痛给病人带来的不便和痛苦，麻醉方法的改进让患者能尽早下床活动，加快院内的康复，减少心理负担及身体上的痛苦，让患者更舒适、安全、快速的康复出院。

冠状动脉搭桥手术迅速地向微创、安全、快速康复和无痛等方向发展，因此，在目前的"药物缓释支架时代"，外科冠状动脉旁路移植术仍具有药物治疗、介入治疗暂无法比拟的一定优势，仍是冠心病治疗的最有效的治疗手段之一。冠心病的外科治疗不是面临"过时"，而是可以做得更好。新的挑战需要完善以下措施：

(1) 建立冠状动脉搭桥手术的质量控制体系，提升围手术期的处理水平。冠心病介入治疗的广泛开展，接受冠状动脉搭桥病人的危险因素增多，高龄，二次搭桥，合并肾、肺、脑等脏器功能不全的病人比例增大，需要我们提高对病人术前危险因素控制及围手术期处理的水平，需要更多地与心内科医师、麻醉科医师及术后ICU医师紧密合作，建立冠状动脉搭桥手术的适应证选择、术前准备到围手术期处理、术后康复的目标管理，确保患者的手术质量和术后康复，增强患者的治疗信心。

(2) 不断提高动脉材料再血管化的比例，追求乳内动脉应用的尽可能达到"百分之百"的目标，并不断创新，改进冠状动脉吻合技术，确保冠状动脉搭桥的远期通畅率，使之成为冠心病心肌血运重建远期疗效的金标准，以确立其在冠心病治疗中作为"最可靠疗效"治疗手段的地位。

(3) 创新及合理应用微创技术，包括智能化的机器人辅助系统，心脏不停跳非体外循环下吻合技术，小切口及微创旁路材料采集技术等，努力减少手术创伤，减少手术并发症，不断改进术后患者止痛技术，让"无痛化手术"的概念广泛采用，减少患者的手术恐惧，促进病人尽快恢复。

(4) 建立冠状动脉搭桥病人的术后随访体系，更多的关注接受冠状动脉搭桥手术患者的术后康复进程，将术后康复与冠心病的二级预防和综合治疗相结合，提升患者术后的生活质量，降低心血管事件发生率，提高远期生存率。

自20世纪初开始，人们就为冠心病治疗不懈努力，从最早的颈交感神经节切除、甲状腺切除，到药物治疗、冠状动脉旁路移植术、经皮冠状动脉腔内球囊扩张、支架植入、外科微创心肌血运重建，到如今经皮冠状动脉腔内植入药物缓释支架，尽管方法众多，但始终朝着一个方向发展，那就是追求更加安全、更加有效和更小的创伤。"药物支架时代"的出现，是符合临床医学规律的。但是，就现阶段而言，还需要更加全面、客观地评价药物缓释支架。作为一名心外科医生，应当科学、客观地看待学科竞争与安全、有效的医疗实践的相互关系，正确认识和判断"药物支架时代"的冠心病外科治疗。

总之，作为心外科医师要不断学习创新技术，在临床工作中更加严谨的治疗病人，使冠状动脉旁路移植手术的优势最大化。让冠心病患者获取最安全、最有效的治疗是我们追求的最高目标，也是心血管外科能不断创新发展的基本要求。

(郝建潮)

向您推荐我社部分优秀畅销书

临床诊断与鉴别诊断

心脏血管外科疾病诊治技术与思路	88.00
皮肤性病诊断与鉴别诊断	428.00
儿科症状鉴别诊断学	89.00
肿瘤并发症鉴别诊断与治疗	34.00
口腔科疾病并发症鉴别诊断与治疗	29.00
眼科疾病并发症鉴别诊断与治疗	52.00
精神疾病与共病鉴别诊断与治疗	45.00
消化系疾病并发症鉴别诊断与治疗	28.00
儿科疾病并发症鉴别诊断与治疗	29.00

注:邮费按书款总价另加 20%

图书在版编目(CIP)数据

冠心病的外科治疗/郝建潮,秦巍主编．-北京:科学技术文献出版社,2009.11
ISBN 978-7-5023-6478-6

Ⅰ.冠… Ⅱ.①郝… ②秦… Ⅲ.冠心病-心脏外科手术 Ⅳ.R654.2

中国版本图书馆 CIP 数据核字(2009)第 191310 号

出 版 者	科学技术文献出版社
地 址	北京市复兴路 15 号(中央电视台西侧)/100038
图书编务部电话	(010)58882938,58882087(传真)
图书发行部电话	(010)58882866(传真)
邮购部电话	(010)58882873
网 址	http://www.stdph.com
E-mail	stdph@istic.ac.cn
策 划 编 辑	李 洁
责 任 编 辑	李 洁
责 任 校 对	唐 炜
责 任 出 版	王杰馨
发 行 者	科学技术文献出版社发行 全国各地新华书店经销
印 刷 者	北京密云红光印刷厂
版(印)次	2009 年 11 月第 1 版第 1 次印刷
开 本	787×1092 16 开
字 数	858 千
印 张	37 彩插 12 面
印 数	1～3000 册
定 价	85.00 元

© 版权所有　　违法必究

购买本社图书,凡字迹不清、缺页、倒页、脱页者,本社发行部负责调换。

1 | 彩色插页

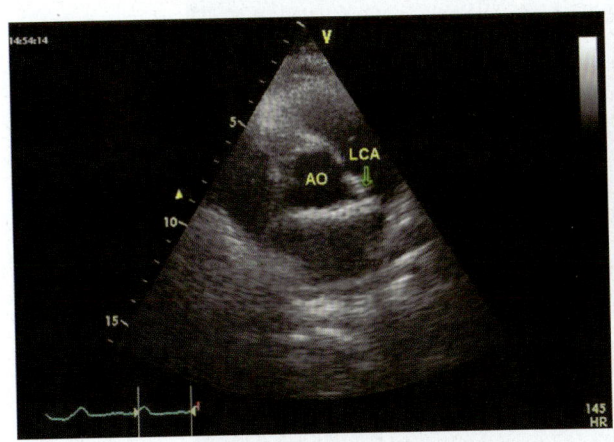

图 7-1 胸骨旁主动脉根部短轴切面显示左冠状动脉

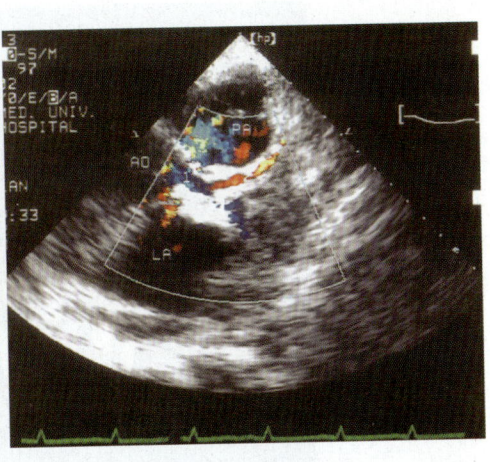

图 7-2 心尖四腔心切面显示左主冠状动脉

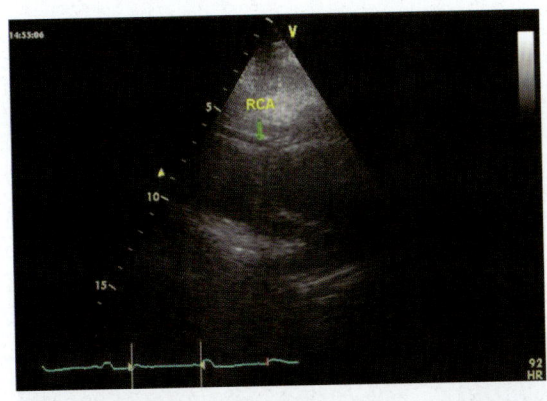

图 7-3 胸骨旁主动脉根部短轴切面显示右冠状动脉

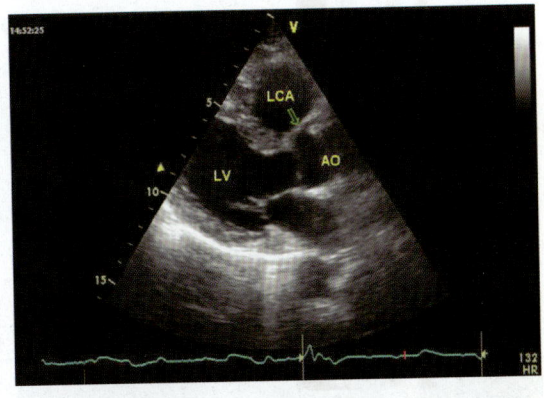

图 7-4 心尖四腔心切面显示右冠状动脉

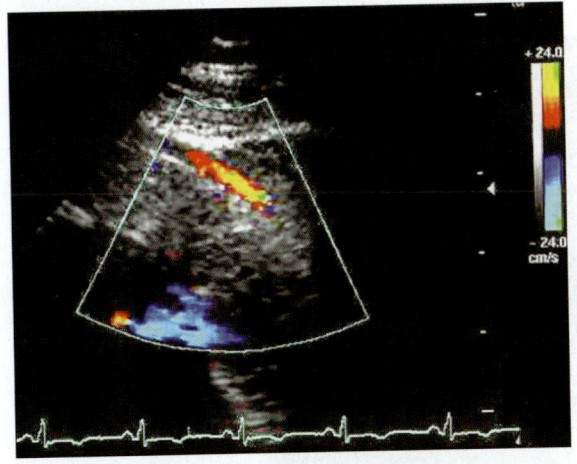

图 7-5 显示前降支中下段、后降支中下段、及钝缘支

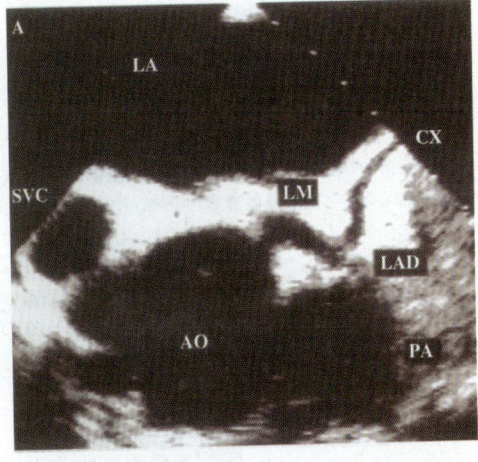

图 7-6 经食管超声心动图显示左旋支

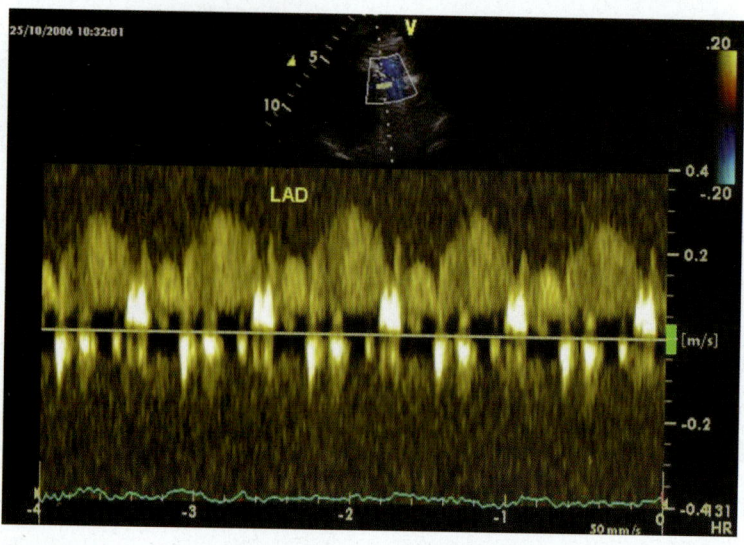

图 7-7 冠状动脉多普勒血流频谱

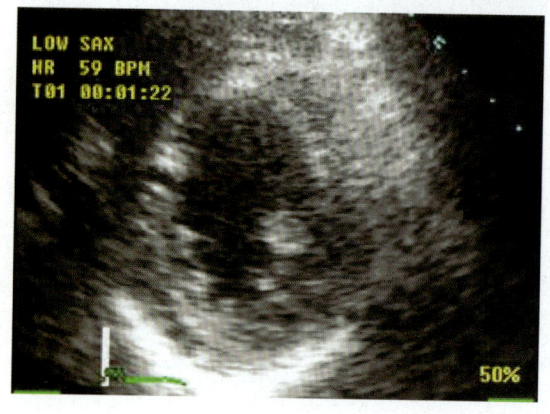
A

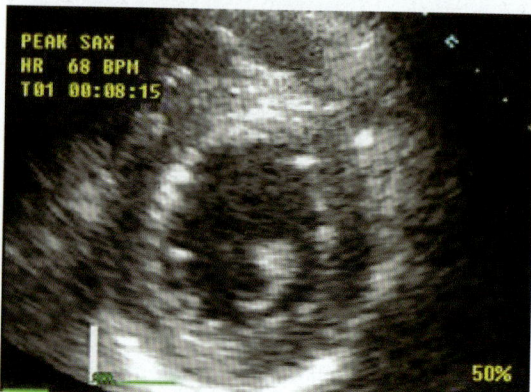
B

C

图 7-8 缺的判断

A. 用药初始室壁运动正常；B. 低剂量室壁运动增强；C. 高剂量收缩末期增强

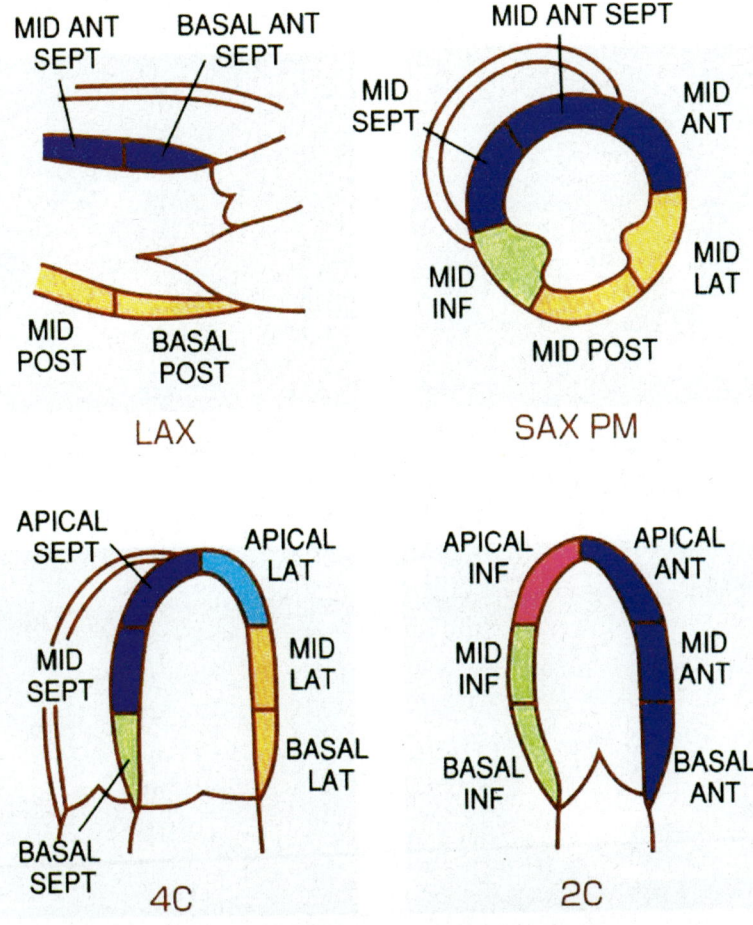

图 7-10 冠脉供血与心肌节段的关系

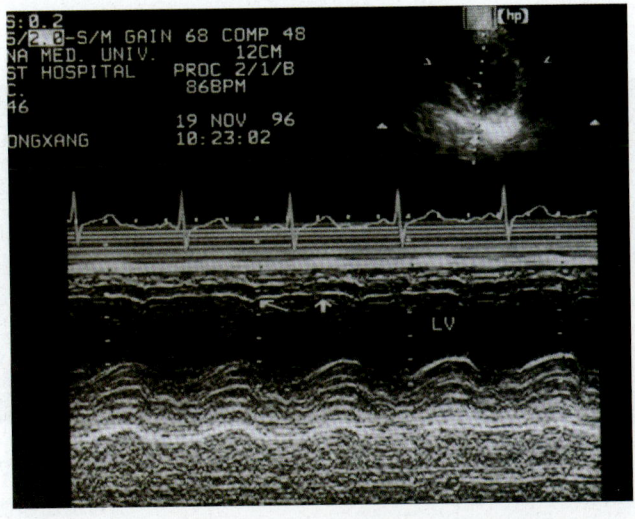

图 7-11 心肌缺血时心室壁收缩期增厚率明显减低

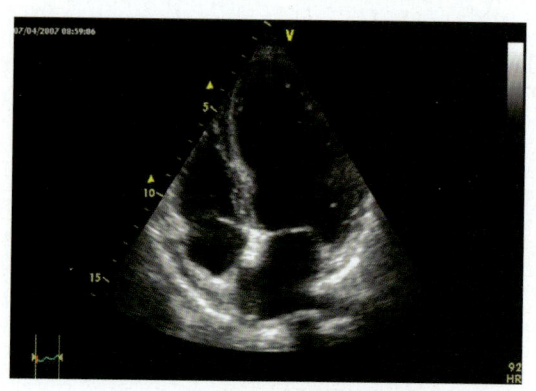

图 7-12　急性心肌梗死后左室的形态和功能发生变化

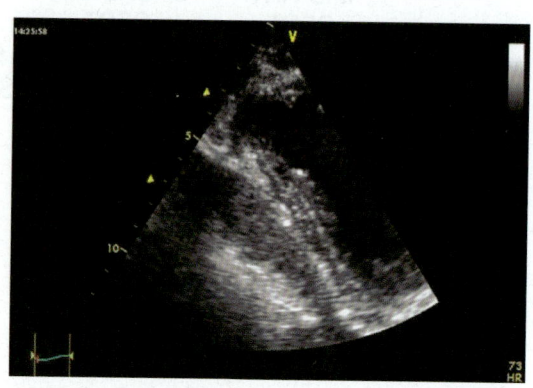

图 7-14　室壁瘤形成

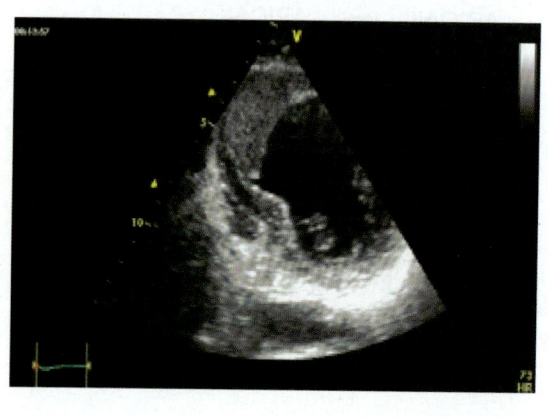

A

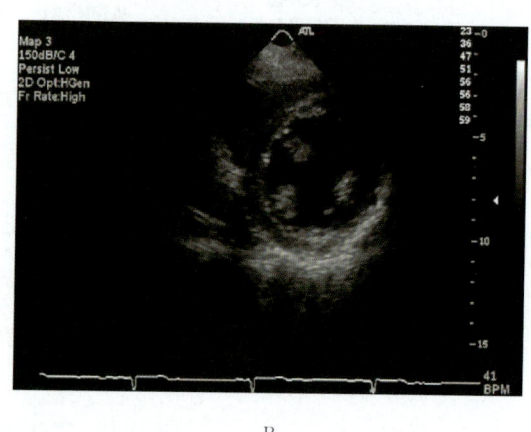

B

图 7-15　附壁血栓

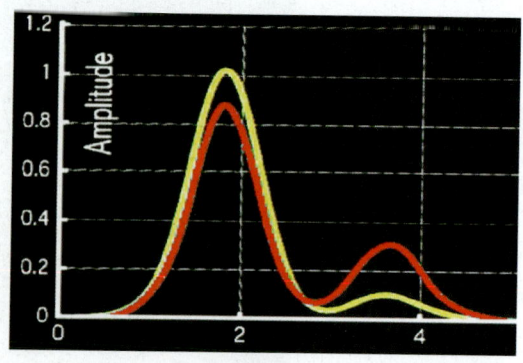

图 7-16　二尖瓣反流

图 7-17　TDI 的显示方式有速度图、加速度图和能量图

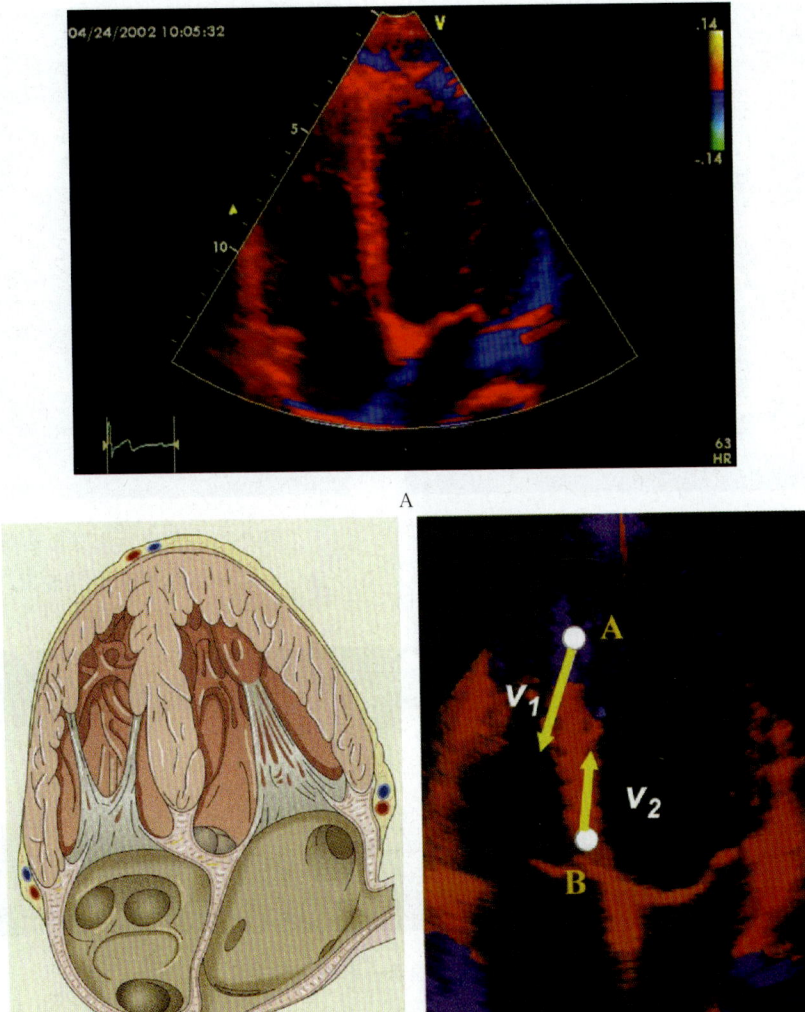

图 7-18 TDI 评价整体心脏功能

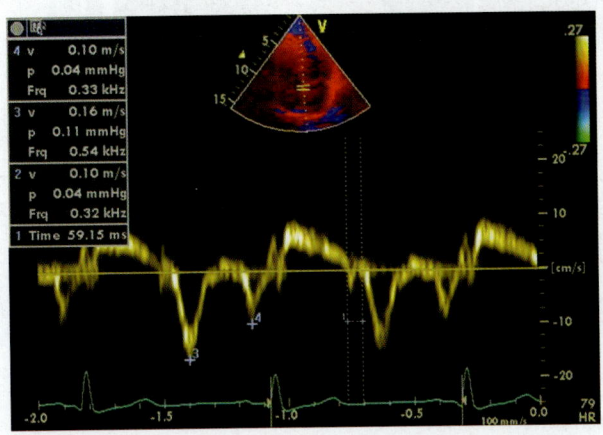

图 7-19 应用 TDI 技术评价左心室舒张功能

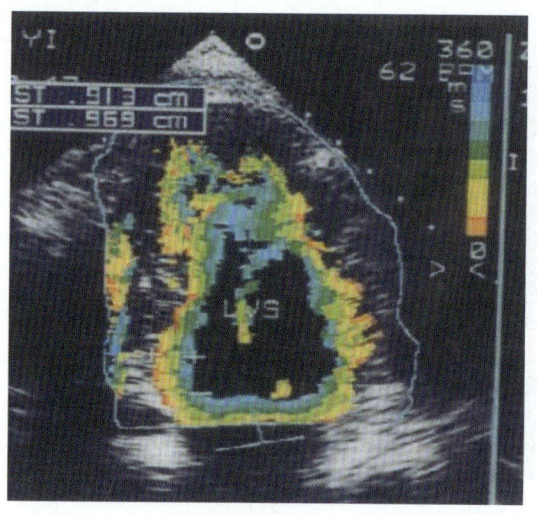

图 7-20 彩色室壁动态显示技术实时显示心内膜的运动

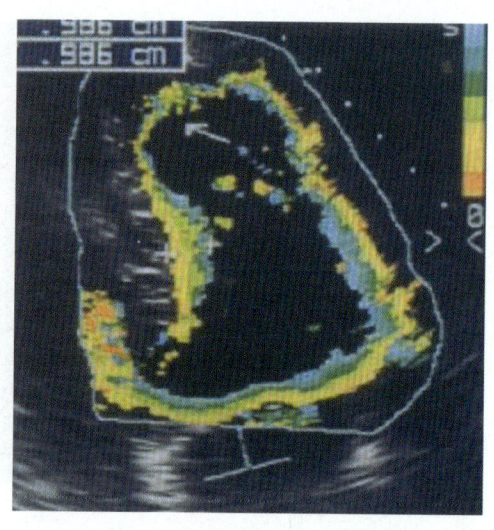

图 7-21 箭头所指缺血心肌室壁运动减弱,色带变窄

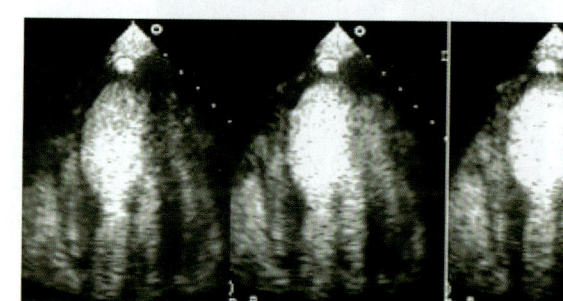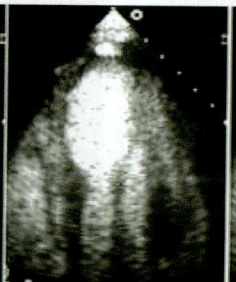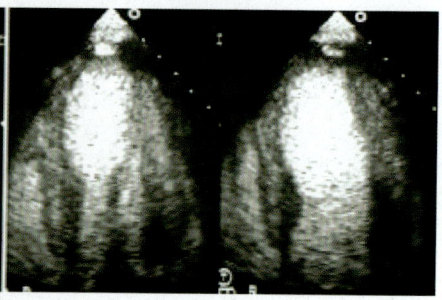

图 7-22 心肌声学造影显示心肌缺血的范围和程度

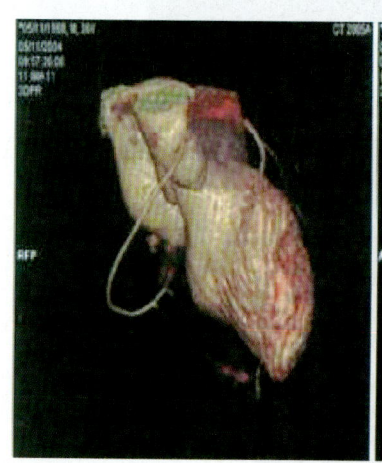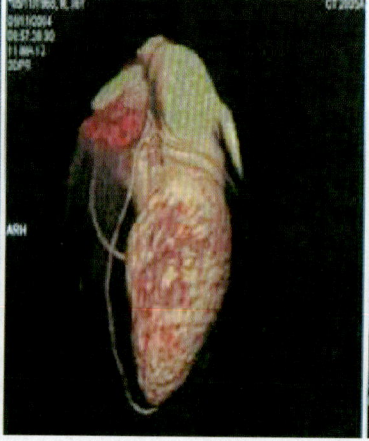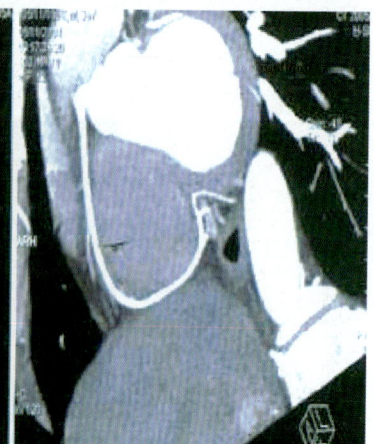

图 8-2 MSCT 对冠状动脉的显像

A. CT 的 VR 重组图像,清晰显示右冠脉和左冠前降支,其走形自然未见狭窄;B. CT 的 VR 重组图像,清晰显示左冠主干、左冠前降支、对角支及回旋支;C. MIP 重组图像,可以立体直观显示右冠脉及其细小分支

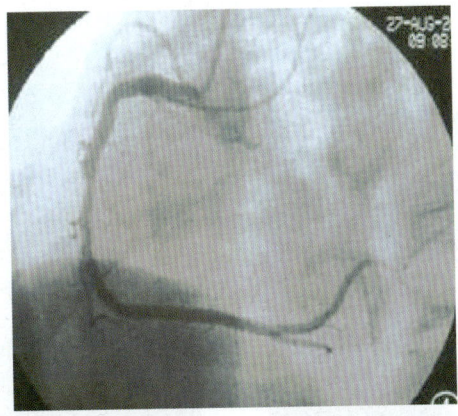

图 8-3 选择性血管造影图像可清晰显示右冠脉及其分支

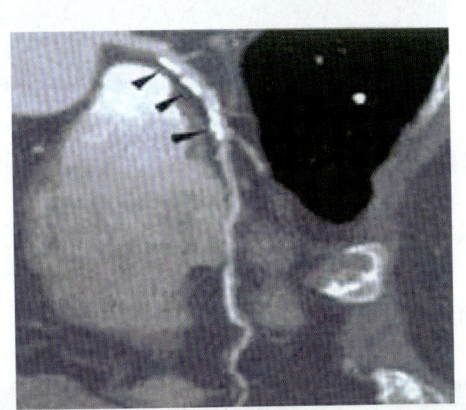 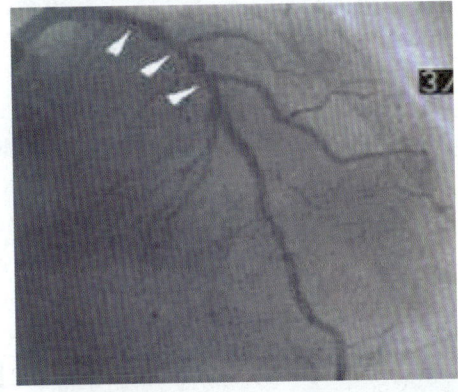

A   B

图 8-4 MSCT 显示冠状动脉狭窄

A. CTA 示 LAD 中段及 D2 支开口处多发钙化灶;其中 D2 支开口处斑块远端可见软组织成分血管狭窄,该处血管腔狭窄 85%;B. CAG 示 LAD 中段血管壁多发斑块浸润,D2 支开口处血管腔狭 80%,证实了 CTA 的诊断

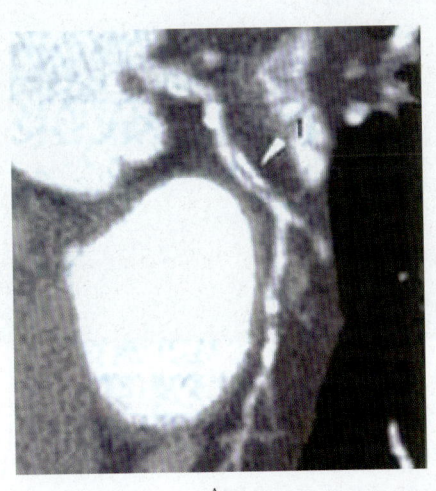 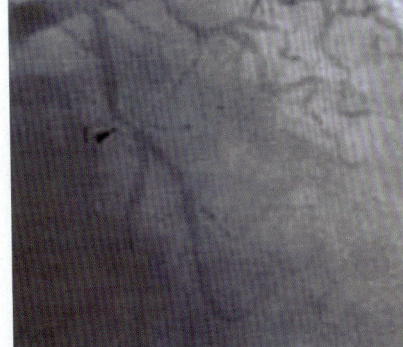

A   B

图 8-5 多层螺旋 CT 对冠状动脉粥样硬化斑块的检出

A. CTA 图像示 LCX 近段偏心性分布纤维钙化斑,对应管腔狭窄约 80%(箭头);
B. CAG 图像示 LCX 近段狭窄约 90%(箭头),证实了 CTA 的判断

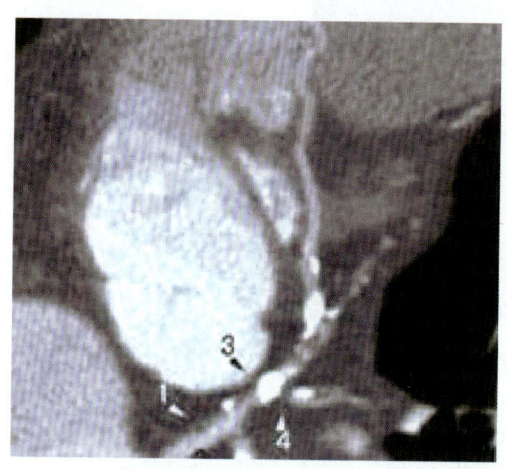 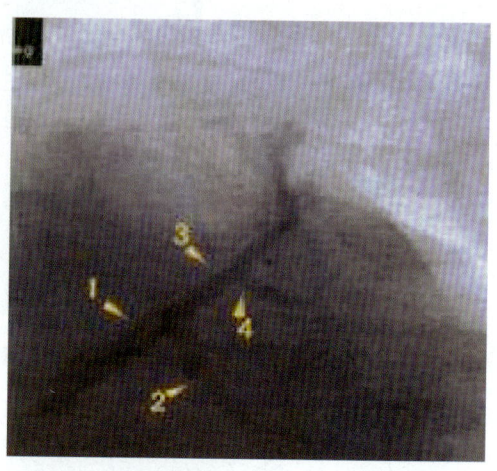

A B

图 8-6 多层螺旋 CT 与冠脉造影对硬化斑块检出的对比

1. LM；2. LCX；3. LAD1；4. D1

A. CTA 示 LAD1 近段累及血管全周钙化斑，管腔狭窄程度大于 50%；D1 支近段清晰可见纤维钙化斑，血管腔狭窄 70%～80%；B. CAG 示 LAD 近段未见明显狭窄，提示 CTA 所见为假阳性；D1 开口狭窄 75%，证实了 CTA 的判断

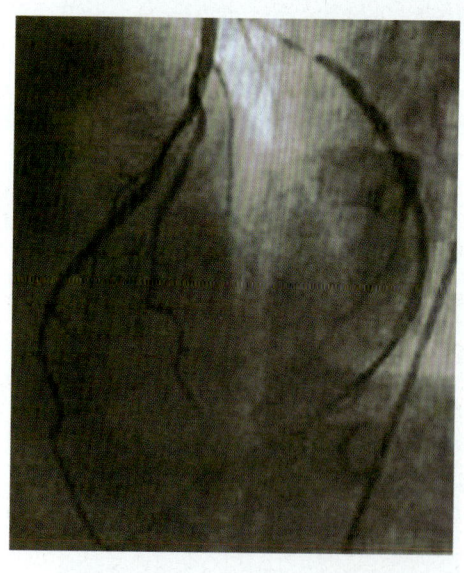 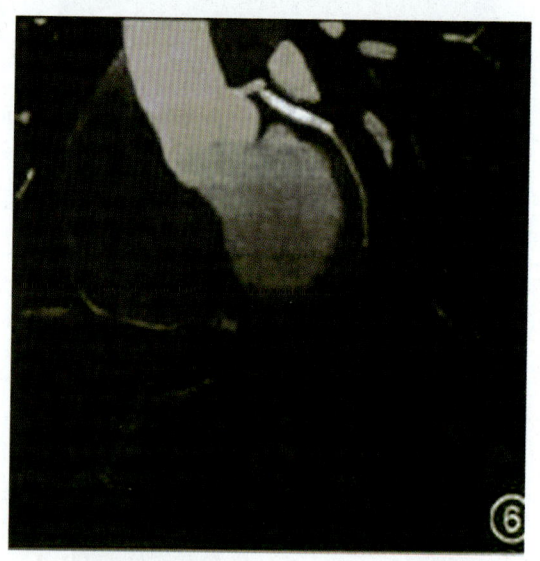

A B

图 8-7 MSCT 在冠状动脉支架的应用

A. 可清晰显示左冠脉回旋支近段明显不规则狭窄；
B. 可清晰显示左冠脉回旋支近段的支架，支架近、远端均通畅

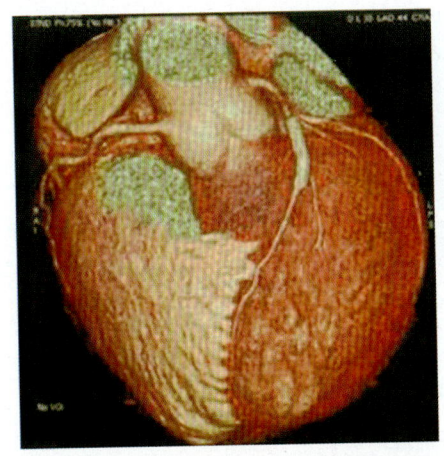

图 8-8 前降支近段支架管腔显影良好，提示支架通畅良好

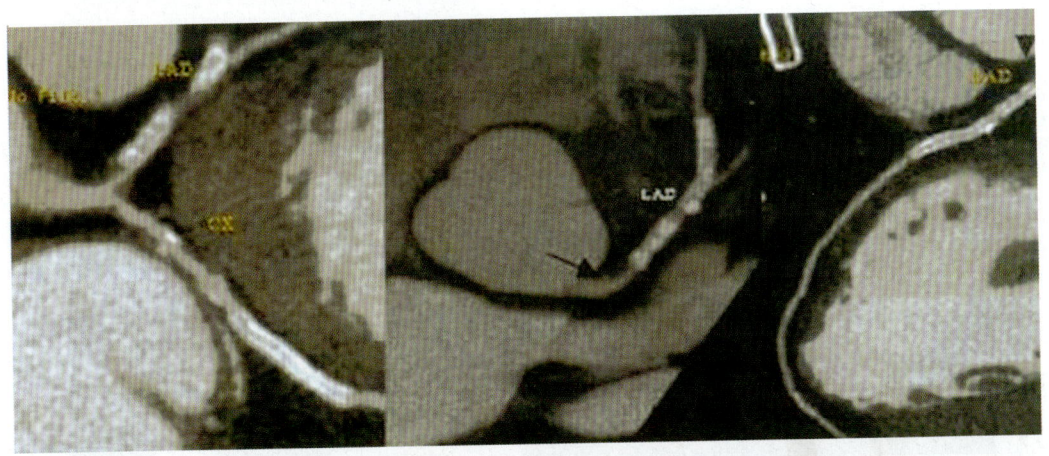

图 8-9 前降支近段和回旋支近段金属支架影

图 8-10 MSCT 在冠脉搭桥术后评估桥血管通畅情况

A. 三支搭桥血管通畅良好；
B. 左乳内动脉与前降支吻合口通畅良好

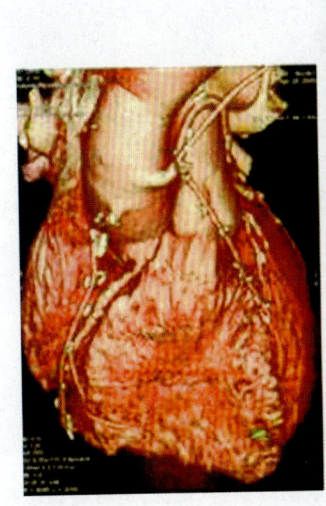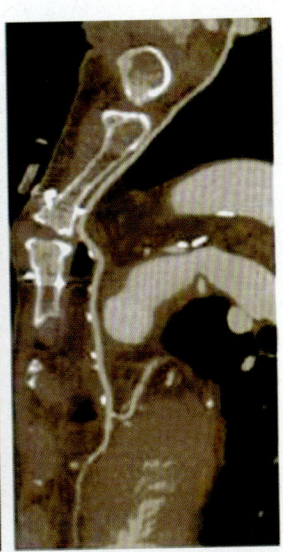

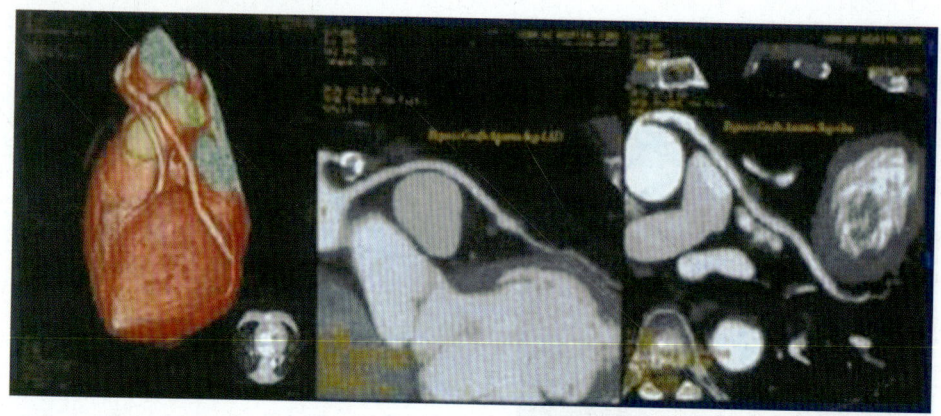

图 8-11　冠状动脉搭桥血管狭窄

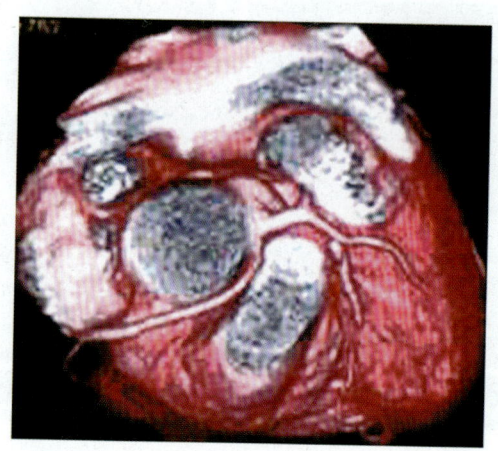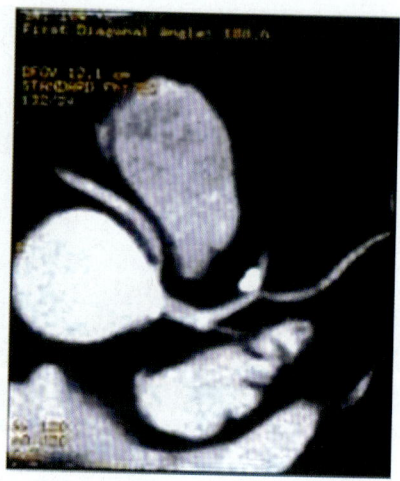

图 8-12　右冠状动脉起源于左冠状窦

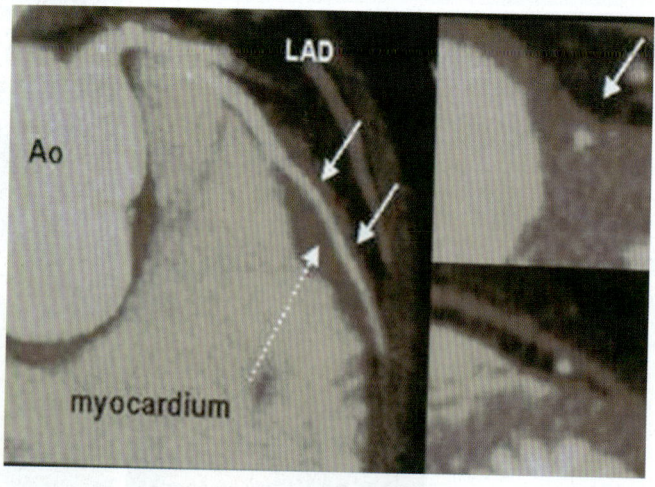

图 8-13　冠状动脉肌桥（箭头）造影容易诊断为局部的管腔狭窄

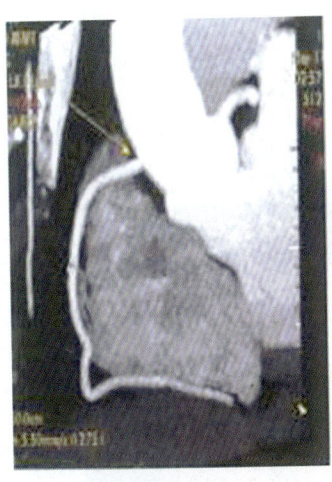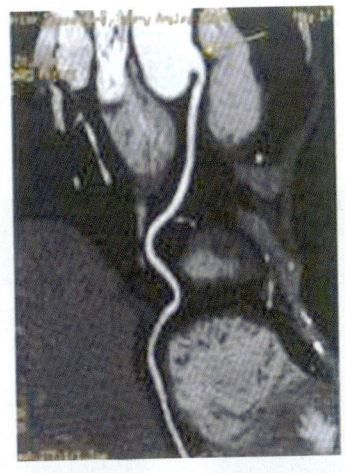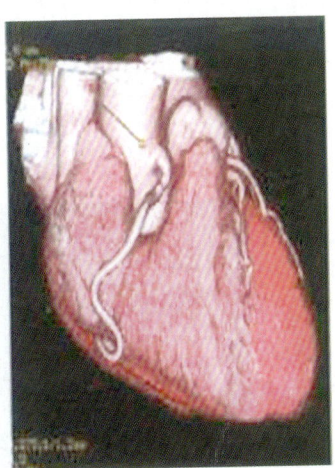

图 8-14　右冠状动脉高位开口

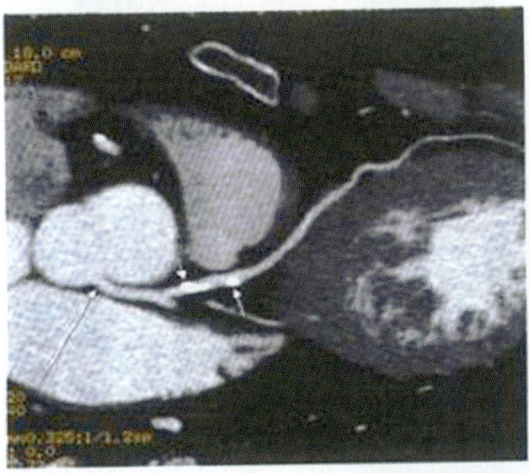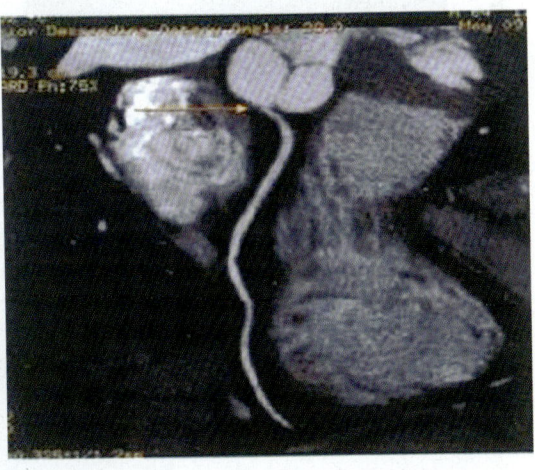

图 8-15　左冠状动脉主干起源于后冠状窦　　　　图 8-16　右冠状动脉起源于后冠状窦

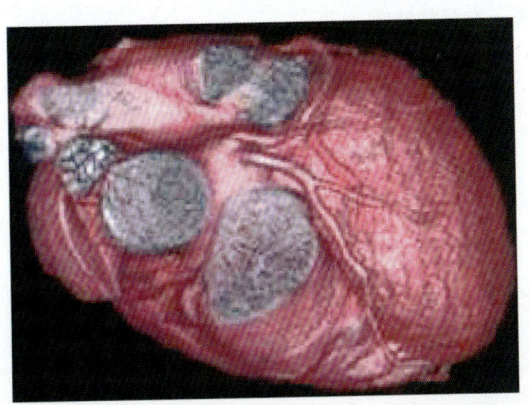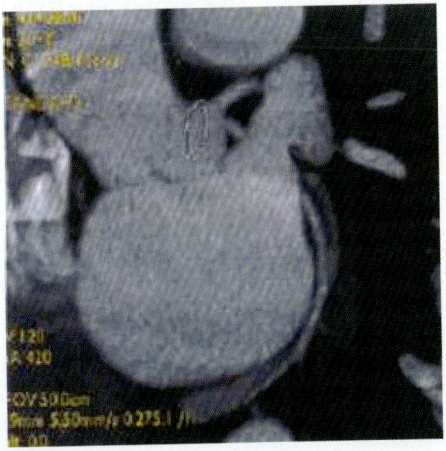

图 8-17　左前降支和左回旋支单独起源于左冠状窦

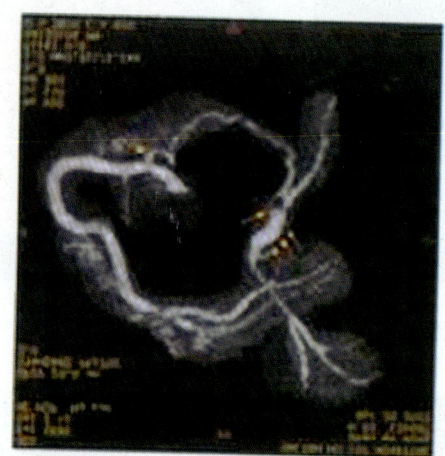
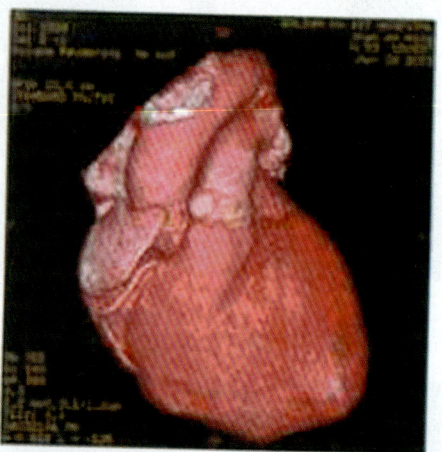
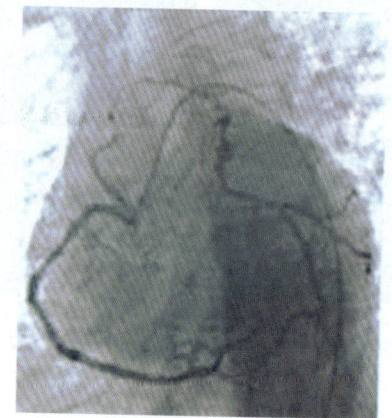

图 8-18 单一右冠状动脉